普通高等教育"十一五"规划教材

北京大学口腔医学教材

住院医师规范化培训辅导教材

# 临床牙周病学

## Clinical Periodontology

### （第 3 版）

主　　编　栾庆先（北京大学口腔医院）

　　　　　欧阳翔英（北京大学口腔医院）

副 主 编　徐　莉（北京大学口腔医院）

　　　　　胡文杰（北京大学口腔医院）

编　　委　（按姓名汉语拼音排序）

　　　　　曹采方（北京大学口腔医院）

　　　　　韩　劼（北京大学口腔医院）

　　　　　和　璐（北京大学口腔医院）

　　　　　侯建霞（北京大学口腔医院）

　　　　　胡文杰（北京大学口腔医院）

　　　　　康　军（北京大学口腔医院）

　　　　　栾庆先（北京大学口腔医院）

　　　　　孟焕新（北京大学口腔医院）

　　　　　欧阳翔英（北京大学口腔医院）

　　　　　释　栋（北京大学口腔医院）

　　　　　徐　莉（北京大学口腔医院）

　　　　　于晓潜（北京大学口腔医院）

　　　　　周爽英（北京大学口腔医院）

北京大学医学出版社

LINCHUANG YAZHOUBINGXUE

图书在版编目（CIP）数据

临床牙周病学 / 栾庆先，欧阳翔英主编 . —3 版
. —北京：北京大学医学出版社，2023.2
ISBN 978-7-5659-2369-2

Ⅰ.①临⋯　Ⅱ.①栾⋯ ②欧⋯　Ⅲ.①牙周病 – 诊疗 –
医学院校 – 教材　Ⅳ.① R781.4

中国版本图书馆 CIP 数据核字（2021）第 033907 号

临床牙周病学（第 3 版）

主　　编：栾庆先　欧阳翔英
出版发行：北京大学医学出版社
地　　址：（100191）北京市海淀区学院路 38 号　北京大学医学部院内
电　　话：发行部 010-82802230；图书邮购 010-82802495
网　　址：http://www.pumpress.com.cn
E-mail：booksale@bjmu.edu.cn
印　　刷：北京信彩瑞禾印刷厂
经　　销：新华书店
责任编辑：靳 奕　责任校对：靳新强　责任印制：李 啸
开　　本：850 mm×1168 mm　1/16　印张：31.5　字数：896 千字
版　　次：2023 年 2 月第 3 版　2023 年 2 月第 1 次印刷
书　　号：ISBN 978-7-5659-2369-2
定　　价：108.00 元

# 北京大学口腔医学教材编委会名单

# 第 3 轮序

八年制口腔医学教育是培养高素质口腔医学人才的重要途径。2001 年至今，北京大学口腔医学院已招收口腔医学八年制学生 765 名，培养毕业生 445 名。绝大多数毕业生已经扎根祖国大地，成为许多院校和医疗机构口腔医学的重要人才。近 20 年的教学实践证明，口腔医学八年制教育对于我国口腔医学人才培养、口腔医学教育模式探索以及口腔医疗事业的发展做出了重要贡献。

人才培养离不开优秀的教材。第 1 轮北京大学口腔医学长学制教材编撰于 2004 年，于 2014 年再版。两版教材的科学性和实用性已经得到普遍的认可和高度评价。自两轮教材发行以来，印数已逾 50 万册，成为长学制、本科五年制及其他各学制、各层次学生全面系统掌握口腔医学基本理论、基础知识、基本技能的良师益友，也是各基层口腔医院、诊所、口腔科医生的参考书、工具书。

近年来，口腔医学取得了一些有益的进展。数字化口腔医学技术在临床中普遍应用，口腔医学新知识、新技术和新疗法不断涌现并逐步成熟。第 3 轮北京大学口腔医学教材在重点介绍经典理论知识体系的同时，注意结合前沿新理念、新概念和新知识，以培养学生的创新性思维和提升临床实践能力为导向。同时，第 3 轮教材新增加了《口腔药物学》和《口腔设备学》，使整套教材体系更趋完整。在呈现方式上，本轮教材采用了现代图书出版的数字化技术，这使得教材的呈现方式更加多元化和立体化；同时，通过二维码等方式呈现的视频、动画、临床案例等数字化素材极大地丰富了教材内容，并显著提高了教材质量。这些新型编写方式的采用既给编者们提供了更多展示教材内容的手段，也提出了新的挑战，感谢各位编委在繁忙的工作中，适应新的要求，为第 3 轮教材的编写所付出的辛勤劳动和智慧。

八年制口腔医学教材建设是北京大学口腔医学院近八十年来口腔医学教育不断进步、几代口腔人付出巨大辛劳后的丰硕教育成果的体现。教材建设在探索中前进，在曲折中前进，在改革中前进，在前进中不断完善，承载着成熟和先进的教育思想和理念。大学之"大"在于大师，北京大学拥有诸多教育教学大师，他们犹如我国口腔医学史上璀璨的群星。第 1 轮和第 2 轮教材共汇聚了 245 名口腔医学专家的集体智慧。在第 3 轮教材修订过程中，又吸纳 75 名理论扎实、业务过硬、学识丰富的中青年骨干专家参加教材编写，这为今后不断完善教材建设，打造了一支成熟稳定、朝气蓬勃、有开拓进取精神和自我更新能力的创作团队。

教育兴则国家兴，教育强则国家强。高等教育水平是衡量一个国家发展水平和发展潜力的重要标志。党和国家对高等教育人才培养的需要、对科学知识创新和优秀人才的需要就是我们的使命。北京大学口腔医院（口腔医学院）将更加积极地传授已知、更新旧知、开掘新知、探索未知，通过立德树人不断培养党和国家需要的人才，加快一流学科建设，实现口腔医学高等教育内涵式发展，为祖国口腔医学事业进步做出更大的贡献！

在此，向曾为北京大学口腔医学长学制教材建设做出过努力和贡献的全体前辈和同仁致以最崇高的敬意！向长期以来支持口腔医学教材建设的北京大学医学出版社表示最诚挚的感谢！

俞光岩　郭传瑸
2020 年 6 月

# 第 2 轮序

2001 年教育部批准北京大学医学部开设口腔医学（八年制）专业，之后其他兄弟院校也开始培养八年制口腔专业学生。为配合口腔医学八年制学生的专业教学，2004 年第 1 版北京大学口腔医学长学制教材面世，编写内容包括口腔医学的基本概念、基本理论和基本规律，以及当时口腔医学的最新研究成果。近十年来，第 1 版的 14 本教材均多次印刷，在现代中国口腔医学教育中发挥了重要作用，反响良好，应用范围广泛：兄弟院校的长学制教材、5 年制学生的提高教材、考研学生的参考用书、研究生的学习用书，在口腔医学的诸多教材中具有一定的影响力。

社会的发展和科技的进步使口腔医学发生着日新月异的变化。第 1 版教材面世已近十年，去年我们组织百余名专家启动了第 2 版教材的编写工作，包括占编委总人数 15% 的院外乃至国外的专家，从一个崭新的视角重新审视长学制教材，并根据学科发展的特点，增加了新的口腔亚专业内容，使本套教材更加全面，保证了教材质量，增强了教材的先进性和适用性。

说完教材，我想再说些关于八年制教学，关于大学时光。同学们在高考填报志愿时肯定已对八年制有了一定了解，口腔医学专业八年制教学计划实行"八年一贯，本博融通"的原则，强调"加强基础，注重素质，整体优化，面向临床"的培养模式，目标是培养具有口腔医学博士专业学位的高层次、高素质的临床和科研人才。同学们以优异成绩考入北京大学医学部口腔医学八年制，一定是雄心勃勃、摩拳擦掌，力争顺利毕业获得博士学位，将来成为技艺精湛的口腔医生、桃李天下的口腔专业老师抑或前沿的口腔医学研究者。祝贺你们能有这样的目标和理想，这也正是八年制教育设立的初衷——培养中国乃至世界口腔医学界的精英，引领口腔医学的发展。希望你们能忠于自己的信念，克服困难，奋发向上，脚踏实地地实现自己的梦想，完善人生，升华人性，不虚度每一天，无愧于你们的青春岁月。

我以一个过来人的经历告诉你们，并且这也不是我一个人的想法：人生最美好的时光就是大学时代，二十岁上下的年纪，汗水、泪水都可以尽情挥洒，是充实自己的黄金时期。你们是幸运的，因为北京大学这所高等学府拥有一群充满责任感和正义感的老师，传道、授业、解惑。你们所要做的就是发挥自己的主观能动性，在老师的教导下，合理支配时间、学习、读书、参加社团活动、旅行……"读万卷书，行万里路"，做一切有意义的事，不被嘈杂的外界干扰。少些浮躁，多干实事，建设内涵。时刻牢记自己的身份：你们是现在中国口腔界的希望，你们是未来中国口腔界的精英；时刻牢记自己的任务：扎实学好口腔医学知识，开拓视野，提高人文素养；时刻牢记自己的使命：为引领中国口腔的发展做好充足准备，为提高大众的口腔健康水平而努力。

从现在起，你们每个人的未来都与中国口腔医学息息相关，"厚积而薄发"，衷心祝愿大家在宝贵而美好的大学时光扎实学好口腔医学知识，为发展中国口腔医学事业打下坚实的基础。

这是一个为口腔事业奋斗几十年的过来人对初生牛犊的你们——未来中国口腔界的精英的肺腑之言，代为序。

徐　韬

二〇一三年七月

# 第 1 轮序

北京大学医学教材口腔医学系列教材编审委员会邀请我为 14 本 8 年制口腔医学专业的教材写一个总序。我想所以邀请我写总序,也许在参加这 14 本教材编写的百余名教师中我是年长者,也许在半个世纪口腔医学教学改革和教材建设中,我是身临其境的参与者和实践者。

1952 年我作为学生进入北京大学医学院口腔医学系医预班。1953 年北京大学医学院口腔医学系更名为北京医学院口腔医学系,1985 年更名为北京医科大学口腔医学院,2000 年更名为北京大学口腔医学院。历史的轮回律使已是老教授的我又回到北京大学。新中国成立后学制改动得频繁:1949 年牙医学系为 6 年,1950 年毕业生为 5 年半,1951 年毕业生为 5 年并招收 3 年制,1952 年改为 4 年制,1954 年入学的为 4 年制,毕业时延长一年实为 5 年制,1955 年又重新定为 5 年制,1962 年变为 6 年制,1974 年招生又决定 3 年制,1977 年再次改为 5 年制,1980 年又再次定为 6 年制,1988 年首次定为 7 年制,2001 年首次招收 8 年制口腔医学生。

20 世纪 50 年代初期,没有全国统一的教科书,都是用的自编教材;到 50 年代末全国有三本统一的教科书,即《口腔内科学》《口腔颌面外科学》和《口腔矫形学》;到 70 年代除了上述三本教科书外增加了口腔基础医学的两本全国统一教材,即《口腔组织病理学》和《口腔解剖生理学》;80 年代除了上述五本教科书外又增加《口腔正畸学》《口腔材料学》《口腔颌面 X 线诊断学》和《口腔预防·儿童牙医学》,《口腔矫形学》更名为《口腔修复学》。至此口腔医学专业已有全国统一的九本教材;90 年代把《口腔内科学》教材分为《牙体牙髓病学》《牙周病学》《口腔黏膜病学》三本,把《口腔预防·儿童牙医学》分为《口腔预防学》和《儿童口腔病学》,《口腔颌面 X 线诊断学》更名为《口腔颌面医学影像诊断学》,同期还增设有《口腔临床药物学》《口腔生物学》和《口腔医学实验教程》。至此,全国已有 14 本统一编写的教材。到 21 世纪又加了一本《殆学》,共 15 本教材。以上学科名称的变更,学制的变换以及教材的改动,说明新中国成立后口腔医学教育在探索中前进,在曲折中前进,在改革中前进,在前进中不断完善。而这次为 8 年制编写 14 本教材是半个世纪口腔医学教育改革付出巨大辛劳后的丰硕收获。我相信,也许是在希望中相信我们的学制和课程不再有变动,而应该在教学质量上不断下功夫,应该在教材和质量上不断再提高。

书是知识的载体。口腔医学教材是口腔医学专业知识的载体。一套口腔医学专业的教材应该系统地、完整地包含口腔医学基本知识的总量,应该紧密对准培养目标所需要的知识框架和内涵去取舍和筛选。以严谨的词汇去阐述基本知识、基本概念、基本理论和基本规律。大学教材总是表达成熟的观点、多数学派和学者中公认的观点和主流派观点。也正因为是大学教材,适当反映有争议的观点、非主流派观点让大学生去思辨应该是有益的。口腔医学发展日新月异,知识的半衰期越来越短,教材在反映那些无可再更改的基本知识的同时,概括性介绍口腔医学的最新研究成果,也是必不可少的,使我们的大学生能够触摸到口腔医学科学前沿跳动的脉搏。创造性虽然是不可能教出来的,但是把教材中深邃的理论表达得深入浅出,引人入胜,激发兴趣,给予思考的空间,尽管写起来很难,却是可能的。这无疑有益于培养大学生的创造性思维能力。

本套教材共 14 本，是供 8 年制口腔医学专业的大学生用的。这 14 本教材为：《口腔组织学与病理学》《口腔颌面部解剖学》《牙体解剖与口腔生理学》《口腔生物学》《口腔材料学》《口腔颌面医学影像学》《牙体牙髓病学》《临床牙周病学》《儿童口腔医学》《口腔颌面外科学》《口腔修复学》《口腔正畸学》《预防口腔医学》《口腔医学导论》。可以看出这 14 本教材既有口腔基础医学类的，也有临床口腔医学类的，还有介于两者之间的桥梁类科目教材。这是一套完整的、系统的口腔医学专业知识体系。这不仅仅是新中国成立后第一套系统教材，也是 1943 年成立北大牙医学系以来的首次，还是实行 8 年制口腔医学学制以来的首套。为了把这套教材写好，教材编委会遴选了各学科资深的教授作为主编和副主编，百余名有丰富的教学经验并正在教学第一线工作的教授和副教授参加了编写工作。他们是尝试着按照上述的要求编写的。但是首次难免存在不足之处，好在道路已经通畅，目标已经明确，只要我们不断修订和完善，这套教材一定能成为北京大学口腔医学院的传世之作！

张震康

二〇〇四年五月

# 第3版前言

时光荏苒，《临床牙周病学（第3版）》的面世距第1版的发行已有15个春秋了，15年来我国的口腔事业有了长足的发展。"健康口腔，牙周护航"成为2018—2020年中华口腔医学会年会的主题，这是牙周病学专业受到广泛关注的体现，但前行的路上我们依然面临着巨大的挑战。2015年启动的第四次全国口腔健康流行病学调查结果显示，在中、老年组牙周健康者不足一成，12岁年龄组牙石检出率达61.3%，35～44岁年龄组牙石检出率达96.7%，牙周疾病的防治工作任重道远。

牙周事业的发展需要人才的支撑，尽管如今获得知识的渠道很多，但一本具有系统和规范化知识的教材对于医学生的培养和毕业后的继续教育依旧十分重要。

本教材与前两版一样，针对的读者对象是口腔医学教育8年制学生，涵盖了本科和研究生教育的内容。本教材尽可能从临床实用的角度出发，介绍相关的基本理论、临床知识和技能，同时反映学科的新进展。因此，本教材既可以作为本科生教材，也可以作为研究生教材，还可作为毕业后继续教育的学习用书。

为了与时俱进，第3版教材的第三章增加了2018年牙周病和种植体周病国际新分类介绍；第四章增加了第四次全国口腔健康流行病学调查结果；第五章在牙周病微生物致病机制、牙周致病菌与疾病关系中更加强调了菌斑生物膜的概念，增加了应用FISH技术对龈上、龈下菌斑结构观察的内容。在牙周微生物学的研究进展中对龈下微生物二代测序（next generation sequencing，NGS）等先进技术进行了介绍；在第十七章牙周医学中增加了阿尔茨海默病与牙周炎相关的内容；第二十二章牙周病的药物治疗中增加了对牙周炎全身用药及局部用药的最新共识和荟萃分析的内容，同时增加了益生菌辅助治疗牙周炎的介绍；在第二十五章牙周再生性手术中增加了牙周再生理论和技术进展的内容，为保留天然牙提供更多的治疗手段；在第二十六章牙周成形手术中增加了开展膜龈手术的器械、改良牙冠延长术及美学手术中的冠向复位瓣术、结缔组织移植与隧道技术联合应用等手术；第二十八章增加了与正畸相关的牙周手术；随着种植技术的普遍开展，与之相关的种植并发症也越来越突出，为此第二十九章种植体周组织及疾病中增加了种植体周健康、种植体周软硬组织缺损等内容，在种植体周炎治疗和预防部分增加了新的知识和内容。

本教材所采用的图片和病例多取自编者单位，在此对提供这些资料的同仁表示感谢。在本次教材编审过程中，两位前任主编曹采方教授、孟焕新教授提出了大量宝贵建议，编委会秘书周爽英主任医师付出了大量的辛勤劳动，邹沛辉和邱善湧医生协助编委为本书改绘了彩色插图，在此一并表示谢意。由于编写时间有限，本书难免有不足之处，敬请广大读者指正。

栾庆先　欧阳翔英
2022年5月

# 目　录

第二篇　疾病篇

## 第三篇　治疗篇

# 第一篇　基础知识

# 第一章 绪论

# Introduction

## 第一节　牙周病学是口腔临床医学中的核心课程
### Periodontology Is a Core Course in Stomatology

牙周组织作为口腔的一部分，可以发生各种疾病，如急性和慢性炎症（源于非特殊性感染或某些特殊感染，如梅毒、结核、HIV 等）、创伤、畸形、肿瘤等，还有不少全身性疾病和发生在口腔黏膜的疾病也可发生在牙龈上。然而牙周病学（periodontology）作为一门独立的专门学科（specialty），主要是研究牙周组织的结构、生理和疾病的病因、发病机制、病理变化等；它的另一个英文名称 periodontics 则是偏重研究牙周病的诊断、治疗和预防的临床学科，也译作牙周病学。这两个名词所针对的牙周病（periodontal diseases）特指只发生在牙周组织（牙龈、牙周膜、牙槽骨和牙骨质，periodontium）的各种疾病。这些疾病包括两大类，即牙龈病（gingival diseases）和牙周炎（periodontitis）。牙龈病是指只发生在牙龈组织（龈上皮和结缔组织）的疾病，较常见的可多达数十种，其中最常见的是牙龈炎（gingivitis）。牙龈炎的病因和治疗虽已比较明确，但因其相当高发，且有可能发展成为牙周炎而应受重视。牙龈疾病还包括一些特殊微生物的感染或全身性疾病在牙龈上的表征。而牙周炎则是累及牙周支持组织的炎症性、破坏性疾病（inflammatory，destructive periodontal diseases），是由牙菌斑引起了牙龈的免疫炎症反应，导致牙周附着结构的破坏，直至患牙松动、移位并丧失。牙周炎在全球范围均是成人牙齿丧失的首位原因，它可造成功能丧失、营养缺失以及心理障碍，甚至对全身健康和生活质量的影响都是巨大的。Kassebaum 等在 2014 年发表的一项《1990—2010 年全球疾病负担的研究》资料表明，重度牙周炎是全球第六位最多发的慢性非传染性疾病（non-communicable diseases，NCD），在上述 20 年间，牙周病造成的全球负担上升了 57.3%，而且还在继续上升。

我国是牙周病高发的国家，2015 年第四次全国口腔健康流行病学调查资料显示，我国各年龄人群的牙周病患病率均高于患龋率（表 1-1）。幼儿和青少年中牙龈炎高发且未得到治疗，中年人群的牙周炎患病率随着年龄增长，老年人群的失牙率和无牙颌率居高不下。中年和老

表 1-1　各年龄组人群牙周病和龋病的患病率（%）（2015 年）

|  | 12 岁 | 15 岁 | 35～44 岁 | 65～74 岁 |
|---|---|---|---|---|
| 患龋率（DFT） | — | — | 62.7 | 76.7 |
| 龋失补率（DMFT） | 38.5 | 44.4 | 89.0 | 98.0 |
| 牙石检出率 | 61.3 | 73.6 | 96.7 | 90.3 |
| 牙龈出血检出率 | 58.4 | 64.7 | 87.4 | 82.6 |
| 牙周健康率 | 41.6 | 34.8 | 9.1 | 9.3 |

年人群中牙周健康者分别仅为 9.1% 和 9.3%。由牙周病对个人所带来的病痛、工作和学习的延误，以及造成的社会经济负担随着我国进入老龄社会，将日益严重（表 1-1）。

　　牙周炎的早期症状不明显，为所谓 "silent infection"，待到中晚期会出现一系列疼痛不适、咀嚼和语言功能障碍、美观和心理问题，甚至影响营养及全身健康，这些问题都需要用口腔多个学科手段（如正畸、修复、种植等）来处理和治疗，甚至还要与临床医学相配合。另一方面，健康的牙周组织又是口腔内各种治疗的基石。不难设想，在牙龈红肿流血的情况下无法制作精良美观的牙齿修复体，也无法取得正畸治疗的良好效果，在牙周炎未控制时种植修复体也会遭到失败。反过来，设计和制作不当或维护不良的修复体、正畸装置以及种植修复等均可对牙周组织造成不同程度的损伤，或使原有的牙周病病情恶化。因此，诸如牙体和牙列的修复工作、正畸治疗、缺失牙的种植修复、牙颌面手术等均应该在原有的牙周病变得到控制，并保持牙周健康状态的基础上方可进行，其设计和操作更应该注意保护牙周组织，决不可伤害它。为此，诊断和治疗牙周疾病，不只是牙周专科医师的任务，每位口腔医师都应该有牢固的牙周病学知识和维护牙周健康的意识，必须对每位就诊的患者进行必要的牙周基本检查和评估，在此基础上方能做出合理的全面治疗计划。

　　临床医学和口腔医学的迅猛发展使人们认识到牙周病不再是单纯口腔内的疾病，而是与全身各系统和器官有着密切联系的重要身体情况。现已知道，牙周病与很多全身疾病，如心血管疾病、糖尿病、类风湿关节炎、妊娠并发症等有着密切的关联，而慢性炎症是它们的共同危险因素。口腔医师应以"治病人"的思维来对待牙周病患者，既全面规划口腔的治疗，又关注全身健康，做一个有全局观念的好医生。

## 第二节　牙周病学发展史中的里程碑
### Milestones in the Development of Periodontology

　　牙周病是人类最古老的疾病之一，考古学家发现生活于 50 万年前的北京猿人和 20 万年前的山顶洞人已有牙周炎迹象。在陕西省宝鸡市出土的新石器时代人类的遗骨（距今 5000 ～ 6000 年）中，已可看到不同程度的牙槽骨破坏，有牙槽骨破坏的颅骨占出土颅骨的 42.3%，有牙槽骨破坏的牙占总牙数的 11.4%。4000 ～ 5000 年前古埃及的木乃伊中，也多见到牙周破坏。古埃及的莎草纸文（B.C. 1600）记载用植物和蜂蜜等的混合物拭抹牙龈，来治疗牙痛和口臭。古印度的名医妙闻（Susruta）曾描述过疑似坏死性牙龈炎的症状。古人多用放血、切开、拔牙等来治疗牙龈流脓和牙齿松动。我国最早的医书之一《难经》有类似牙周病的描述："足少阴气绝……故骨髓不濡，即肉不着骨。骨肉不相亲，即肉濡而却，故齿长而枯，发无润泽。"隋朝的《诸病源候论》描述了"齿间出血""齿龈肿""齿挺""齿动摇"等，可用针灸治之。中世纪阿拉伯的阿维森纳（Avicenna）描述了 7 种牙龈病的表现，并提出用局部敷药或收敛性液体含漱等。然而，在相当长时期里，中外医学对牙周疾病并无明确的描述和命名，大多用局部敷药或含漱、针灸，甚至烧灼、拔牙或占卜来治疗，也有一些著作中主张刮除牙石。直到 1728 年法国的 Fauchard 出版了 *The Surgeon Dentistry*（《外科牙医学》），将此前的牙科知识和技术规范化，系统地从牙和口腔的解剖、病理以及治疗方面进行描述。在牙周病部分，他详述了牙石的成因以及牙龈病变最后会导致失牙，牙脱落后组织能自愈；他认为全身用药无效，提出每日清洁牙齿可以预防此病。可以说 18 世纪是牙科作为一门专业的开始，Fauchard 也因此被尊为近代牙科的创始人。之后至 19 世纪后期，以前主要实施拔牙和镶牙的理发师、铁匠或学徒出身的游医才逐渐被接受过正规牙科教育的医生所替代。19 世纪以后，牙医学的发展较迅速，在牙周病认识过程中有如下几件里程碑事件。

## 一、牙周病是感染性疾病

我国西汉时的《礼记》有记述"鸡初鸣，咸盥漱"，汉代墓葬中有金牙签，辽代墓葬中有两排八孔的植毛牙刷骨柄（图1-1），古印度有咬杨树枝成刷状用以洁牙等，都说明古人已认识到口腔清洁的重要性，但对牙周病的病因并不了解。虽然 W D Miller（1890）在 *The Microorganisms of the Human Mouth*（《人类口腔中的微生物》）一书中正式提出细菌可引起牙周病，然而在20世纪60年代以前，学界普遍认为牙周病的病因是牙石的机械刺激，而细菌是继发的。直到1964年，Keyes 和 Jordon 证明了接种细菌可以引起仓鼠的牙周破坏。1965年，Löe 等报道健康人停止刷牙后，牙菌斑的堆积会引发牙龈炎，而恢复刷牙后牙龈炎即可自愈。其后，欧美各国大量的动物实验和临床试验均表明，清除菌斑可使牙龈炎痊愈、牙周炎减轻。因此，牙周病是细菌感染性疾病的概念得到公认，不过当时学界认为主要是细菌量的增加使人患牙周病。

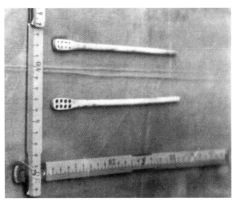

图1-1 辽代墓葬出土的植毛牙刷骨柄（周大成教授惠赠）

## 二、对菌斑微生物的认识

1684年荷兰的列文虎克（Leeuwenhoek）用自制的简陋显微镜观察到牙垢中有"比荷兰王国人口还多的微小生物"（animalcules），并绘制其形状，有球菌、杆菌、螺旋体、梭形菌等，与当今在相差显微镜下所见的菌斑微生物形态极其相似（图1-2）。但直到1976年，Schröeder 和 Listgarten 用电子显微镜才观察到牙菌斑的显微结构。20世纪70年代后，随着从牙周袋内很多厌氧菌的成功分离，非特异性菌斑致病学说成为共识。美国福赛牙科中心的 Socransky 及其团队对牙周致病菌的研究有重大贡献，1994年他们将龈下菌斑中的微生物按其聚合性和致病性归类为5种复

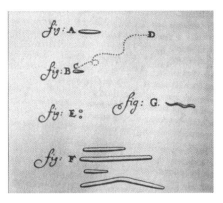

图1-2 列文虎克手绘的牙垢中的微生物

合体。同年 Costerten 提出菌斑生物膜（biofilm）的概念，进一步阐明菌斑的复杂结构以及生态。当前对于主要牙周致病菌的生物学特性及致病机制等的研究正方兴未艾，这方面的研究结果也极大地改变了牙周病诊断和治疗的理念。

## 三、宿主对菌斑的反应和个体特异性

除了讲究口腔清洁以防病外，古人认为牙疼的病因可用体液学说、经络、阴阳五行等全身背景来解释。明代李时珍著的《本草纲目》记述："牙痛，有风热，湿热，胃火，肾虚，虫蛀"。中医主张辨证施治，内服方药以调理全身。20世纪初，国际上对局部病因和全身病因学说争执不下。到70年代，有研究发现牙周炎患者的外周血单核细胞对其所感染的细菌抗原敏感，Lavine 等报告早发性牙周炎的多形核白细胞体外趋化反应低下。此后学界开启了对宿主免疫炎症反应的广泛深入研究，大量炎症介质被识别，细胞免疫和体液免疫机制被认识。学者们公认"决定疾病发生与否以及严重程度的是宿主对致病菌的免疫炎症反应，单有细菌尚不足

以致病，还需要有易感的宿主"。80 年代，Löe 等对牙周病自然进展的纵向研究也表明人群中不同个体对疾病的易感性有差异。由此激发了对牙周病发病机制和危险因素的广泛研究。1997年，Page 和 Kornman 归纳了牙周炎发生的病理生物学模式，包括个体和环境等危险因素的影响。当前，对危险因素的分析以及个体易感性的研究长盛不衰，临床上也要求对每位患者进行个体化的危险因素评估和处置。

## 四、治疗理念和方法的进步

**1. 非手术治疗**  古人在一千多年前即已用粗笨的器械去除牙石。唐代王焘（A.D. 752）在《外台秘要》中对治疗的描述类似于当今的"用器械刮除龈上和龈下的牙石"。刮牙石的器械从中世纪的 100 多件套不断改进简化，20 世纪 30 年代美国牙医 Gracey 设计了适用于不同牙位和牙面的龈下刮治器，成为当前使用最广泛的龈下刮治工具。超声洁牙机以及其他工具的研制都是为了有效、简便地清除牙石。70 年代后，牙周治疗的目标由"以清除牙石为中心"转变为"以控制菌斑为中心"，更重视持久的菌斑控制和定期的监测和维护。海量的临床和实验研究证明，洁治、刮治和根面平整（scaling and root planing，SRP）是牙周基础治疗中最基本的标准手段，彻底的 SRP 加上认真的维护治疗可以取得良好的疗效。

20 世纪后期，人们发现口服某些药物后，它在龈沟内有较高浓度，于是研制了多种用于牙周袋局部的缓释或控释的抗菌制剂，作为 SRP 的辅助疗法。学者们还研究宿主调节药物，以辅助病情的控制。在我国，众多中西医结合的医生经过不懈的研究开发出一些针对牙周炎的经验方（如补肾固齿丸、牙周败毒饮等），临床证明它们对某些类型的牙周炎患者有一定的辅助疗效。

**2. 手术治疗**  古人采用烙铁或化学药物烧灼法除去牙龈的病变组织。19 世纪麻醉、消毒等的发明大大改善了牙周手术方法。德国的 Neumann 和瑞典的 Widman 几乎在同年（1923年）提出翻瓣手术（使用沟内切口或纵切口，去除肉芽组织、切除"坏死骨"，最后缝合等），以后又研发了牙周敷料，消除了术后创面暴露的缺点，使手术痛苦大大减轻。此后，牙周手术从"以切除为中心"——切除牙周袋和"坏死的"牙槽骨及牙骨质，提升到以牙周组织修复和再生为目标。20 世纪 80 年代，瑞典学者提出牙周组织引导性再生手术的理论根据，催生了大量生物材料和生物技术的研发，以及手术方法的改进，如膜龈手术、牙冠延长术等，较好地满足了患者保留患牙和改善容貌及功能的要求。

**3. 缺失牙的种植修复**  2000 多年前就有人工修复缺失牙的记录。在洪都拉斯发现的一具史前人类颅骨的下颌切牙处有玉石雕刻的假牙，上有牙石，说明是生前植入的。公元 600 年的一个玛雅人的下颌骨上有 3 个贝壳所做的假牙（图 1-3）。埃及、阿拉伯、希腊、中国等在历史上都有将人牙移植或再植的记录。18 世纪已有用金属或瓷牙根植入骨内的实验，但多未推广。1952年，瑞典骨科医生 Brånemark 发现金属钛与骨有很强的结合能力，从此研发了种植体，并于 1986 年被美国牙医协会批准应用，从此开拓了口腔治疗的一个崭新领域。在西方国家中，植牙手术主要由

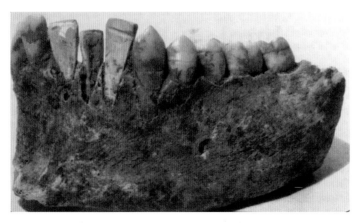

图 1-3  玛雅人下颌骨上的贝壳假牙

牙周专科医生实施，因为种植前和种植后的牙周健康是种植成败的重要条件。

## 五、牙周疾病和全身健康的紧密联系

古人有关于牙病引起全身症状如发热、关节痛等的记载，中医有牙痛始于阴阳失调、肾虚胃热等全身原因的说法，可惜对阴阳学说尚缺乏准确的客观标准，难以推广。20世纪初口腔感染病灶的学说盛行，导致病牙被大量拔除，到30年代因缺乏科学证据而被否定。1997年，在美国召开的牙周病与全身健康研讨会上提出了牙周医学（periodontal medicine）的概念，开创了对牙周病重新认识、将口腔健康与全身健康紧密相连的新时代。

## 六、教育和学术的发展

我国唐代的太医院已设有耳目口齿科；宋代设口齿咽喉科，学制4年。欧洲在中世纪前后即已有医学校，当时大多医学出身者从事牙病的医疗和研究。美国在1839年首先开设了巴尔的摩牙医学院，此后数年内英、法、德、俄、日等国相继开设牙科教育。美国于1902年开始培训洁牙士（hygienist），1914年成立牙周病学会，1947年牙周病学成为独立的专科。在我国，清末、民国时期西医牙科知识和技术逐渐传入，主要通过英美、俄国、法国、日本等国的教会或私人在北京、哈尔滨、成都、上海等地办学、办医，以及少数在国外培训后的牙医回国开业将牙科传入国内，但牙医依旧人数很少。1949年后，我国的口腔医学教育得到较快的发展。各校早期虽然开设有牙周病学课程，但受制于苏联教学体制和十年动乱时期的闭关锁国，使牙周学科的发展受到影响。80年代后，我国牙周病学逐渐与国际接轨，医教研得以复苏。1999年，在原来中华口腔医学会牙周病学学组的基础上，中华口腔医学会牙周病学专业委员会成立了；2000年卫生部规划教材《牙周病学》独立成册出版，牙周病学成为口腔医学本科生的独立课程，有的口腔医学院还能独立招收牙周专业研究生。

牙周病学是口腔医学中一门有完整体系的独立学科，它是每位口腔医师必须掌握和实施的知识和技能，是口腔临床工作的基石。中华口腔医学会提倡的工作任务"健康口腔，牙周护航"也明确强调了牙周病学的重要地位。

### 思考题

1. 结合后续的牙周病学课程内容，体会多学科治疗牙周疾病的重要性，以及牙周病学是口腔临床医学的重要基石。
2. 从牙周病学的发展历史体会本学科与临床医学、基础医学、生命科学和自然科学的密切关系。

（曹采方）

## 参考文献

[1] 周大成. 中国口腔医学史考. 北京：人民卫生出版社，1991.
[2] 程之范. 中外医学史. 北京：北京医科大学、中国协和医科大学联合出版社，1997.
[3] 郑麟蕃，吴少鹏，李辉奉. 中国口腔医学发展史. 北京：北京医科大学、中国协和医科大学联合出版社，1998.
[4] 王兴，冯希平，李志新. 第四次全国口腔健康流行病学调查报告. 北京：人民卫生出版社，2018.
[5] Carranza FA，Shklar G. History of Periodontology. Ottawa：Quintessence Publishing Co.，Inc，2003.
[6] Gold SI. Periodontics. The past. Part（Ⅰ）Early sources. J Clin Periodontol，1985，12（2）：79-97.

［7］Gold SI. Periodontics. The past. Part（Ⅱ）The development of modern periodontics. J Clin Periodontol，1985，12（3）：171-189.

［8］Gold SI. Periodontics. The past. Part（Ⅲ）Microbiology. J Clin Periodontol，1985，12（4）：257-269.

［9］Kassebaum NJ，Bernabé E，Dahiya M，et al. Global burden of severe periodontitis in 1990—2010：a systematic review and meta-regression. J Dent Res，2014，93（11）：1045-1053.

［10］Newman MG，Takei H，et al. Carranza's Clinical Periodontology. 11th ed. Philadelphia：W.B. Saunders Co，2012.

［11］Ring ME. Dentistry：an illustrated History. New York：H.N. Abrams，Inc.，1993.

# 第二章　正常的牙周组织

## The Normal Periodontium

**应知应会的内容：**

1. 正常牙龈的临床特征、组织学结构及其相互关系
2. 结合上皮的位置和生物学宽度
3. 龈牙结合部的组织学特征和临床意义
4. 牙周膜的结构和功能
5. 牙槽骨的特点
6. 前牙区的牙周美学特点

　　牙周组织（periodontal tissues，periodontium）由牙龈、牙周膜、牙槽骨和牙骨质组成（图2-1）。牙骨质虽然属于牙体组织，但它和牙周膜、牙槽骨一样，都是由牙发育期牙囊中分化的细胞生成，且它与牙龈、牙周膜和牙槽骨共同构成了一个功能系统。该系统将牙齿牢固地附着于牙槽骨，承受咬合力，同时使口腔黏膜与牙体硬组织间呈一良好的封闭状态。故习惯上将上述4种组织合称为牙周支持组织（periodontal supportive tissues）或牙附着装置（attachment apparatus of the tooth）。

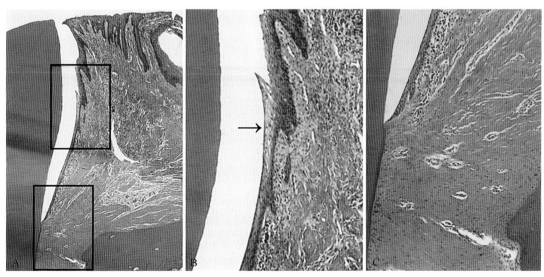

图 2-1　比格犬健康牙周组织

**A.** 低倍镜示脱钙牙体组织、牙龈、牙周膜和牙槽骨；**B.** 高倍镜示结合上皮和沟内上皮交界处（箭头），结合上皮细胞间隙大，排列疏松，上皮下有少量炎症细胞浸润；**C.** 高倍镜显示结合上皮根方，牙骨质、牙周膜和牙槽骨。

（黄宝鑫医师提供）

# 第一节　牙　龈
## Gingiva

### 牙龈的临床特点
### Clinical Features of Gingiva

牙龈（gingiva）是指覆盖于牙槽突表面和牙颈部周围的口腔黏膜上皮及其下方的结缔组织。它由游离龈、附着龈和龈乳头 3 部分组成（图 2-2，图 2-3）。

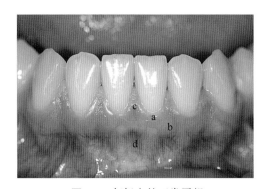

图 2-2　年轻人的正常牙龈
a. 游离龈；b. 附着龈；c. 龈乳头；d. 牙槽黏膜。
（胡文杰医师提供）

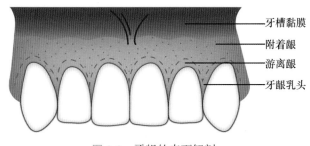

牙槽黏膜
附着龈
游离龈
牙龈乳头

图 2-3　牙龈的表面解剖

## 一、游离龈

游离龈（free gingiva）又称边缘龈（marginal gingiva），呈领圈状包绕牙颈部，宽约 1 mm。健康呈粉红色，菲薄而紧贴牙面。游离龈与牙面之间形成的间隙，称龈沟（gingival sulcus，gingival crevice）。牙面构成龈沟的一壁（硬组织壁），游离龈构成龈沟的另一壁（软组织壁），用探针可将游离龈从牙面上分开。牙齿完全萌出后，龈沟的底部通常位于釉牙骨质界。龈沟的深度是重要的临床指标。在无菌或长期严格菌斑控制的情况下，龈沟的深度几乎为零。临床健康的牙龈龈沟组织学深度平均为 1.8 mm。临床上常用带有刻度的牙周探针来探查龈沟的深度，称为牙周探诊深度。正常探诊深度不超过 3 mm。

## 二、附着龈

附着龈（attached gingiva）与游离龈相连续，均为角化上皮，质韧而富有弹性，临床上常将附着龈与游离龈合称角化龈（keratinized gingiva）。二者在牙龈表面以一条浅的线性凹陷小沟（游离龈凹痕，free gingival groove）为分界线。附着龈自游离龈沟向根方直至与牙槽黏膜（alveolar mucosa）相接（图 2-3）。附着龈表面角化程度高，缺乏黏膜下层，由富含胶原纤维的固有层直接紧附于牙槽骨表面的骨膜上，因此，附着龈坚韧且不能移动。附着龈宽度变窄或缺如易使牙周组织对局部刺激的抵抗力减弱、菌斑易于滞留而发生炎症或使局部的炎症加重，导致牙龈退缩和根面暴露。附着龈血管较少，通常呈粉红色，其颜色由血液供应、上皮的厚度及角化程度和是否存在色素细胞决定。

40% 成人的附着龈表面有橘皮样的点状凹陷，称为点彩（stippling）（图 2-4），在牙龈表面干燥时较明显易见。显微镜下，可见结缔组织乳头突向表面上皮，结缔组织乳突之间为上皮钉突，数个上皮钉突融合并在牙龈表面形成浅凹，使牙龈表面呈隆起和凹陷，于是形成了点彩。牙龈上皮角化的程度越高，点彩越明显。点彩的多少因人和部位而异，唇（颊）面多于舌面。点彩因年龄而变化：婴儿时期缺乏，5 岁左右开始在部分儿童中出现，至成人最多，但到了老年点彩逐渐消失。点彩是功能强化或功能适应性改变的表现，它是健康牙龈的特征。

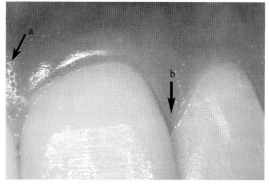

图 2-4　a.点彩；b.前牙龈乳头的唇面观呈锥形，尖端朝向邻牙接触区

牙龈有炎症时点彩减少或消失，当牙龈恢复健康时，原有点彩可重新出现。部分牙龈健康的人可以没有点彩。

附着龈的根方为牙槽黏膜，二者之间有明显的界限，称膜龈联合（mucogingival junction）。膜龈联合的位置在人的一生中基本是恒定的。牙槽黏膜的上皮无角化，上皮薄，无钉突，其下方的结缔组织较为疏松，且血管丰富，因此颜色深红、移动度大。临床上通过观察颜色不同，或牵动唇、颊，观察黏膜的移动度，即可确定膜龈联合的位置。

附着龈的宽度是另一个重要的临床指标，是指从膜龈联合至正常龈沟底的距离。正常附着龈的宽度因人和牙位而异，范围为 1 ～ 9 mm。上颌前牙唇侧最宽（3.5 ～ 4.5 mm），后牙区较窄。由于颊系带的附着多位于第一前磨牙区，故该区的附着龈最窄（1.8 ～ 1.9 mm），有学者报告最小的正常值为 1 mm。2010 年，一项针对 120 名汉族青年附着龈宽度的研究表明，上下颌侧切牙牙龈顶点相应处附着龈宽度最宽（上颌侧切牙 5.1 mm±1.4 mm，下颌 3.9 mm±1.2 mm）；第一前磨牙龈顶点相应处附着龈宽度最窄（上颌第一前磨牙 2.8 mm±1.1 mm，下颌 1.9 mm± 0.8 mm）。由于上颌牙槽骨较下颌牙槽骨高，故上颌牙的附着龈通常较下颌同名牙的附着龈宽。40 ～ 50 岁成人的附着龈宽度大于 20 ～ 30 岁者。有学者推测附着龈的宽度随年龄的增长而增宽，可能是𬌗面磨耗后，牙继续缓慢萌出的结果。国内的初步研究报告，青年人上颌前段牙弓唇侧的附着龈平均宽度为 2.8 ～ 5.1 mm，下颌则为 2.1 ～ 3.9 mm。

## 三、龈乳头

龈乳头（gingival papilla），亦称牙间乳头（interdental papilla），牙间乳头充满于相邻两牙接触区根方的楔状隙（embrasure），呈锥形或者中央有一凹陷，与邻牙接触区根方的形状相吻合。龈乳头的侧缘和顶缘由相邻牙的游离龈延续而成，中央部分由附着龈构成。锥形牙间乳头的顶端直接位于相邻牙接触点的根方（图 2-4），国内有学者应用锥形束 CT（CBCT）间接显影初步观察报告，青年人上前牙牙间乳头中 97% 呈锥形；中央凹陷的牙间乳头由唇侧和舌侧的龈乳头在相邻牙接触区的根方相会合而形成，呈谷样凹陷，称为龈谷（gingival col）。龈谷的上皮无角化、无钉突，对局部刺激物的抵抗力较低，牙周病易始发于此（图 2-5）。

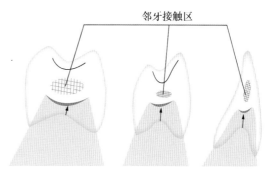

邻牙接触区

图 2-5　龈谷与牙形态的关系（箭头所示为龈谷）

龈乳头的形态取决于邻牙表面的外形以及牙龈楔状隙的位置和外形。相邻牙冠的颊舌径越小、根间距越近，则牙槽间隔近远中的宽度越小，牙龈乳头就越窄。若相邻牙的邻面较突，接触区根方的楔状隙较大，牙槽间隔的近远中向变宽，牙龈乳头的近远中向也随之变宽。关于龈乳头的高度，国内的初步研究显示，青年人健康上前牙的龈乳头平均高度为 3.5 ～ 4 mm，龈乳头高度与厚度两者呈中度正相关。

近年来，随着种植治疗的临床应用，种植牙与相邻天然牙之间龈乳头形态和结构受到学者们的关注。Chang 等的研究表明上前牙区种植牙与天然牙之间的龈乳头高度明显小于两个相邻天然牙之间的龈乳头，且外展隙充盈更差，推测可能与邻近天然牙的解剖结构［如邻牙牙根直径、邻牙的釉质牙骨质界（CEJ）轮廓或曲线、结缔组织附着水平］对种植体侧方龈乳头的影响有关。而针对满足种植体间 3 mm 间距的相邻种植体之间龈乳头的高度，Tarnow 等 2003 年通过对 33 名种植修复后至少 2 个月的患者共计 136 个前后牙位点进行穿黏膜探测，评估种植体间软组织（即"种植牙间乳头"）骨嵴以上的高度。结果发现，"乳头"的平均高度为 3.4 mm，90% 的测量值在 2 ～ 4 mm 范围内。

# 牙龈的组织学特点
## Microscopic Features of Gingiva

## 一、牙龈上皮

关于牙龈上皮，传统观点认为，上皮部分仅仅是抵抗感染的物理性屏障并构成其根方的上皮性附着；而现代观点则认为，上皮细胞与细菌的相互作用，在先天性宿主免疫防御反应中发挥着积极的作用，即上皮积极参与对感染的应答，激发进一步的宿主防御反应，整合先天性和获得性免疫防御反应等过程。例如，上皮细胞可能通过以下几种方式抵抗细菌感染：加速细胞增殖、改变细胞信号传导、改变细胞分化和细胞死亡，最后改变组织的自我平衡状态。

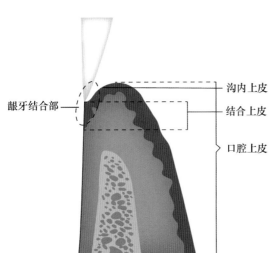

龈牙结合部 — 沟内上皮
结合上皮
口腔上皮

图 2-6　牙龈的解剖学标志

牙龈上皮按照形态和功能可划分为 3 个区：口腔上皮、沟内上皮和结合上皮（图 2-6）。这些不同区域的牙龈上皮具有各自的结构和代谢特征，反映了组织对于牙齿和牙槽骨的适应性。口腔上皮和沟内上皮主要起保护作用，而结合上皮则具有更多的功能，在维持组织健康方面发挥相当重要的作用。

**1. 口腔上皮**　口腔上皮（oral epithelium）也称牙龈表面上皮，覆盖于游离龈和附着龈的表面，为角化或不全角化的复层鳞状上皮，其中以不全角化上皮多见，平均厚 0.2 ～ 0.3 mm。牙龈角化程度随年龄的增长和更年期的开始而减低，但与月经周期无明显相关。细胞内的糖原未被降解时，可以在细胞内富集。细胞内糖原的浓度与上皮的角化程度和炎症程度负相关。

**2. 沟内上皮**　沟内上皮（sulcular epithelium）亦称龈沟上皮，为牙龈沟的衬里上皮。沟内上皮从结合上皮的冠方延伸到游离龈的顶部，为薄的非角化复层鳞状上皮；沟内上皮有上皮钉突，但缺乏颗粒层和角化层，且常有许多细胞呈水样变性。

实验显示当沟内上皮暴露于口腔，或者龈沟内的菌丛被完全清除时，该上皮仍然具有角化的潜能。同样，当口腔上皮与牙发生接触时，就会丧失其角化能力。这些现象说明龈沟内的局部条件妨碍了沟内上皮的角化。由于沟内上皮具有半透膜的作用，有害的细菌产物可通过沟内上皮进入牙龈。同样，牙龈结缔组织中的组织液及防御细胞也可通过沟内上皮进入龈沟。但其通透性低于结合上皮。

**3. 结合上皮**　呈领圈状附着于牙冠或牙根的上皮为结合上皮（junctional epithelium）。当牙完全萌出后，结合上皮应附着于 CEJ 处，其冠端构成龈沟底。结合上皮是靠基底板和半桥粒与牙釉质相附着（图 2-7）。这种有机的附着结构亦称为上皮性附着（epithelial attachment）。结合上皮是人体唯一附着于无血管、无淋巴、表面不脱落的硬组织上的上皮组织。

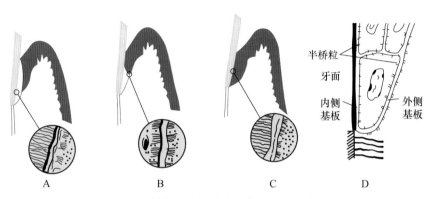

图 2-7　结合上皮的形成及其与牙面的附着

**A.** 牙初萌时，釉质表面的缩余釉上皮以基板和半桥粒与牙釉质表面相附着；**B.** 牙釉质表面的缩余釉上皮逐渐由结合上皮替代，缩余釉上皮与龈组织间以桥粒连接；**C.** 缩余釉上皮完全被结合上皮替代，结合上皮与牙面靠基板和半桥粒连接；**D.** 电镜下，结合上皮通过内侧基板和外侧基板分别与牙面和牙龈的结缔组织附着。

从组织发生学上看，当牙釉质发育完成后，其表面覆盖着缩余釉上皮。当牙萌出而暴露于口腔时，缩余釉上皮与口腔龈上皮互相融合，其内层的细胞逐渐变为鳞状上皮细胞（结合上皮），细胞之间通过桥粒、紧密连接和缝隙连接的方式相互连接。如没有外界因素干扰上皮附着于牙面，1～2年内，缩余釉上皮沿着根尖方向转化为结合上皮（图 2-7），其附着于牙面的位置逐渐由牙冠部移向牙颈部。结合上皮与牙面的附着也是通过基底板和半桥粒实现（图 2-7）。

光镜下，结合上皮由非角化复层鳞状上皮构成，无角化层，也无上皮钉突。儿童时期其仅有 3～4 层细胞的厚度。随着年龄的增长，细胞层数增加至 10～15 层。这些细胞可分为基底层和基底上层。其厚度向根方逐渐变薄。结合上皮的冠根方向长度为 0.25～1.35 mm。即便在临床健康的结合上皮中，也可见少量中性粒细胞，这是机体对于龈沟附近微生物的防御反应。电镜下，结合上皮的细胞间隙较大，桥粒数目较少，细胞之间的联系较松弛。结合上皮通过内侧基板和外侧基板分别与牙面和牙龈的结缔组织附着。外侧基板与牙龈结缔组织的附着与身体其他部位的上皮与结缔组织附着结构一样。内侧基板由毗连牙釉质的致密板（lamina dense）和有半桥粒附着的透明板（lamina lucida）组成。该处的内侧基板形态与外侧基板相似，但化学成分与结构不同。有机质呈带状从牙面伸入致密板。结合上皮也以同样的方式附着于根面牙骨质（图 2-7D）。

组织化学显示，结合上皮基底板的层粘连蛋白（laminin）是一种大分子糖蛋白，具有与多种分子结合的部位。它可促进上皮细胞的附着和增殖。结合上皮内侧基板中的层粘连蛋白仅与结合上皮细胞相邻，这种结构特征提示结合上皮细胞与层粘连蛋白的产生有关，因此该细胞在上皮附着机制中具有关键性的作用。

**4. 龈牙结合部**　龈牙结合部（dento-gingival junction）是指牙龈组织藉结合上皮与牙面连接，良好地封闭了软硬组织交界处（图 2-6）。口腔上皮的连续性是防止异物、细菌及其他抗原物质侵袭机体的重要物理屏障之一。当牙萌出时，口腔上皮被突破而失去连续性。结合上皮对牙的附着，因牙龈纤维而得到进一步加强。牙龈纤维使游离龈更紧密地贴附于牙面。因此，将结合上皮和牙龈纤维视为一个功能单位，称为龈牙单位（dentogingival unit）。

与口腔上皮相比，结合上皮既无角化层，也无上皮钉突。结合上皮的细胞间隙较大，桥粒数目较少，细胞之间的联系较松弛，上皮的通透性较高，较易被机械力所穿透或撕裂。临床上，在用牙周探针探测健康的龈沟时，探针常会穿透到结合上皮内，而不是将结合上皮从牙面剥离，致使临床探诊深度大于组织学的龈沟深度。在进行洁治术和刮治术时，器械也很容易穿透或撕裂结合上皮。结合上皮的连接还可被白细胞或酶等细菌代谢产物所削弱，使外来刺激物更易通过结合上皮而进入结缔组织。龈牙结合部还有活跃的防御系统，结缔组织内的白细胞、抗体、补体等也通过结合上皮进入龈沟内，使龈牙结合部成为机体防御系统与外部致病因子相互抗争的场所，可以说它是牙周病的始发部位。

**5. 牙齿萌出与结合上皮的位置**　牙齿的解剖牙冠指的是牙釉质覆盖的牙齿部分，解剖牙根则是指牙骨质覆盖的牙齿部分；与之相对应，临床牙冠意为不被牙龈覆盖，突出于口腔内的牙齿部分，临床牙根则是指牙周组织覆盖的部分。人类的牙齿在建立咬合关系后的一生中不断萌出。这种萌出包括主动萌出（active eruption）和被动萌出（passive eruption）。主动萌出是指牙齿向𬌗面方向运动；而被动萌出则是指由于牙龈缘根向移位，使临床牙冠延长。

牙齿在行使咀嚼功能过程中𬌗面会逐渐磨损，使上下颌间的垂直距离缩小。作为代偿，根尖部和根分叉部会有牙骨质不断形成，使牙根加长，牙继续萌出以补充𬌗面的磨损。同时牙槽窝底部和牙槽嵴顶也有新骨形成，以支持牙根。这种主动萌出保持了咬合功能和牙列的垂直距离。主动萌出并不引起龈牙结合部向根方移位，结合上皮仍位于牙颈部，保持与牙槽骨的正常关系。

牙被动萌出时，结合上皮则向牙骨质表面增殖，牙龈缘移向根方，龈沟底位于牙骨质，部分牙骨质外露，临床牙冠延长。牙龈边缘的退缩和结合上皮根方增殖的同时，也发生牙槽骨的丧失。临床上，许多病例中临床牙冠变长实际是源于牙周炎所造成的组织破坏使牙根暴露，以及治疗或口腔卫生状况改善后，牙周袋壁软组织退缩。另外，牙周组织长期受到各种损伤、刺激的作用（如不当刷牙等）也会导致牙龈退缩。牙龈退缩与增龄性的关系尚无定论。

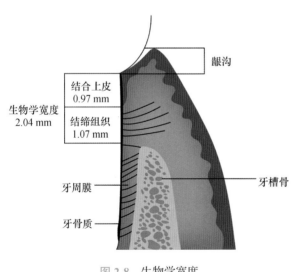

图 2-8　生物学宽度

**6. 生物学宽度**　生物学宽度（biological width，BW）指龈沟底与牙槽嵴顶之间的恒定距离，如图 2-8 所示。它包括结合上皮（宽约 0.97 mm）及结合上皮的根方与牙槽嵴顶之间的纤维结缔组织（宽约 1.07 mm），共约 2 mm。国内研究报告，我国男性青壮年的生物学宽度均值为 2.17 mm（结合上皮宽度为 1.07 mm，结缔组织附着宽度为 1.10 mm）。颊侧、舌侧、近中、远中 4 个位点的生物学宽度无明显差异。前磨牙和磨牙的生物学宽度分别为 2.23 mm 和 2.25 mm，大于前牙的生物学宽度（2.07 mm）。

牙槽骨的沉积与牙的主动萌出相伴随，结合上皮附着的位置与牙槽嵴顶之间的关系不变。当牙主动萌出或用正畸牵引使牙继续萌出时，牙槽嵴顶随之增高；当将牙压入牙槽窝时，牙槽嵴亦随之发生吸收。同样，在增龄或病变情况下，上皮附着向根方迁移，牙槽嵴顶亦随之降低，但沟（袋）底与牙槽嵴顶间的生物学宽度仍保持不变，如图 2-9 所示。临床上，因龈下根

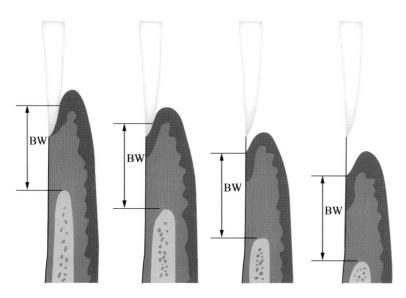

图 2-9　上皮附着向根方迁移，牙槽嵴顶亦随之下降，龈沟（袋）底与嵴顶间的生物学宽度（BW）保持不变

面龋、牙冠和牙根折断不利于固定义齿修复，而采取牙冠延长术去除部分牙槽骨来延长临床牙冠长度时，应该首先考虑恢复生物学宽度和形成未来正常龈沟深度，并满足术后固定义齿修复的要求，使手术后的牙槽嵴顶至临床牙冠边缘有足够的距离。

**7. 龈沟的形成**　龈沟是位于牙龈和牙面之间的较浅"V"形间隙或浅沟，围绕初萌牙的顶端。当牙齿萌出、暴露于口腔时，龈沟形成。龈沟由结合上皮冠方的浅沟构成，牙面构成龈沟的硬组织壁，而龈沟的沟内上皮则构成软组织壁，龈沟的冠方末端为牙龈边缘，龈牙结合部则形成沟底。

**8. 牙龈上皮的更新与分化**　口腔上皮在人的一生不断进行更新，基底层和棘层细胞的增殖以及表层上皮细胞的脱落，二者的平衡决定了上皮的厚度。细胞有丝分裂率无明显的性别差异，其周期为 24 h，表现为早晨最高，傍晚最低。在未角化的上皮区域细胞的分裂率较高。患牙龈炎时，上皮细胞的分裂率增高。细胞有丝分裂无性别差异，与年龄的关系尚无定论。实验动物口腔上皮细胞的分裂率从高至低排序如下：颊黏膜、硬腭、沟内上皮、结合上皮、游离龈以及附着龈。牙龈上皮的更新时间分别为：牙龈上皮 10～12 天，腭、舌和颊部 5～6 天，结合上皮 1～6 天。上皮更新的时间与其厚度有关。

结合上皮通过基底细胞的有丝分裂，不断地自我更新。增殖的上皮细胞移向牙面，并沿着牙冠方向移到龈沟中脱落（图 2-7A、B、C）。同时使附着于或侵入结合上皮的细菌也随之脱落。迁移的子代细胞始终与牙面保持附着关系。当结合上皮被人为地剥离后，1 周左右可以重新附着。若将牙龈连同结合上皮一同切除，则口腔牙龈上皮可向牙面爬行生长，重新分化出结合上皮，并分泌基底膜物质，重新形成上皮附着，其结构与原始结构一样。这种上皮再附着（epithelial reattachment）可出现于牙釉质、牙骨质或牙本质的表面。

牙龈上皮的主要细胞是角质形成细胞，与身体其他部位的复层鳞状上皮一样。此外还有几种非角质形成细胞。如黑色素细胞，呈树枝状，位于牙龈的基层和棘层；朗格汉斯细胞（Langerhans cell），也呈树突状，主要存在于正常牙龈的口腔上皮基底细胞上层的角质细胞之间，龈沟内上皮较少，结合上皮则缺乏该细胞，它属于单核吞噬细胞系统，来源于骨髓的单核细胞。朗格汉斯细胞作为淋巴细胞的抗原呈递细胞，在抗原穿越上皮的过程中，它会与抗原发生早期免疫反应，以阻止其进入上皮，从而在免疫反应中具有重要的作用。梅克尔细胞（Merkel cell）散在分布于牙龈上皮钉突的基底细胞层，包含神经末梢。它们与邻近的细胞通过桥粒相连。现已证实梅克尔细胞为触觉感受器。通常龈沟内上皮中无梅克尔细胞。

## 二、牙龈结缔组织

牙龈组织由上皮和结缔组织构成，没有黏膜下层。其结缔组织又称为固有层，可分为乳头层和网状层。乳头层邻接上皮，是位于上皮钉突之间的乳头突起；网状层与牙槽骨骨膜相邻。胶原约占牙龈结缔组织中蛋白质总量的 60%。Ⅰ型胶原蛋白构成了固有层的大部分，约占91%；Ⅲ型胶原蛋白占 8%；Ⅴ型胶原蛋白约占 1%。胶原纤维使牙龈组织具有一定强度的张力。Ⅳ型胶原束在Ⅰ型胶原蛋白之间分布，并与基膜和血管壁的Ⅳ型胶原蛋白相连接。弹性纤维系统由耐酸水解性纤维（oxytalan fiber）、中期弹性纤维（elaunin fiber）和弹性蛋白（elastin）纤维组成。牙龈中的弹性纤维少，仅分布于胶原纤维之间或与血管相伴。

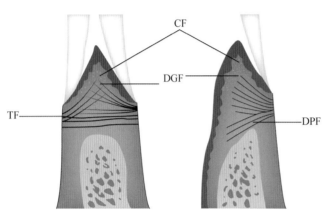

图 2-10　牙龈纤维示意图

DGF，龈牙纤维；DPF，牙骨膜纤维；CF，环行纤维；TF，越隔纤维。

**1. 牙龈的胶原纤维**　由Ⅰ型胶原蛋白组成的牙龈纤维有 3 个作用：①束紧游离龈，使其与牙面紧贴；②保持牙龈必要的硬度，使其承受咀嚼的压力；③使游离龈与牙骨质及相邻的附着龈相连。按牙龈纤维排列方向分为 4 个组（图 2-10）：

（1）龈牙纤维（dentogingival fibers，DGF）：起自结合上皮根方的牙骨质，向游离龈的颊、舌和邻面方向呈扇形散开，终止于游离龈和附着龈的固有层。

（2）牙骨膜纤维（dentoperiosteal fibers，DPF）：起自牙颈部的牙骨质，在颊舌面，向根方走行，连接并融入牙槽骨骨膜的外侧，或终止于附着龈。在游离龈和附着龈交界处，上皮下方常缺乏固位的胶原纤维束支持，因而形成了游离龈凹痕。

（3）环行纤维（circular fibers，CF）：位于游离龈和牙龈乳头的结缔组织中，呈环状围绕牙颈部。

（4）越隔纤维（transseptal fibers，TF）：此组纤维仅见于牙邻面，起于龈牙纤维的根方牙骨质，呈水平方向越过牙槽间隔，止于邻牙相对应的部位。

**2. 牙龈结缔组织的细胞成分**　正常牙龈结缔组织中，细胞成分约占总体积的 8%，而成纤维细胞约占细胞总体积的 65%。成纤维细胞为间充质来源，合成胶原纤维、弹性纤维以及无定形的细胞基质，如糖蛋白和糖胺聚糖。成纤维细胞也参与调节胶原纤维的降解。牙龈结缔组织中的其他细胞有肥大细胞、单核吞噬细胞、淋巴细胞和白细胞。

在临床上表现为健康的牙龈，其纤维结缔组织内，也可见少量的炎症细胞，中性粒细胞数量居多，近龈沟底部还可见少量的浆细胞和淋巴细胞。若按严格的临床标准去判定，则一个健康牙龈中不应存在这些炎性细胞。然而，龈牙结合部存在菌斑等刺激物，其中的抗原性物质通过龈沟内上皮和结合上皮渗入牙龈，引发低度亚临床炎症反应，因此这些炎性细胞成分不应视为牙龈组织中的正常细胞成分。

**3. 牙龈结缔组织的基质**　结缔组织的基质主要由成纤维细胞产生。肥大细胞也产生一些基质。而有些基质成分直接来源于血液。结缔组织的正常功能须藉由基质完成。如细胞之间水、电解质、营养成分及代谢成分的传送均发生于基质中。结缔组织基质的主要成分是一种生物大分子构成的胶状物质。构成基质的大分子物质包括蛋白多糖（proteoglycan）和糖蛋白（glycoprotein）。蛋白多糖是由蛋白质与大量多糖结合而成的大分子复合物，是基质的主要成分。其中多糖主要是透明质酸，其次是硫酸软骨素。硫酸软骨素为一组多糖分子，它们都是以含有氨基己糖的双糖为基本单位聚合成的长链化合物，总称为糖胺聚糖（glycosaminoglycan）。由于糖胺聚糖分子存在大量阴离子，故能结合大量水。透明质酸是一种曲折盘绕的长链大分子，由它构成蛋白多糖复合物的主干，其他糖胺聚糖则以蛋白质为核心构成蛋白多糖亚单位。后者再通过连接蛋白结合在透明质酸长链分子上。蛋白多糖复合物的立体构型有许多微孔隙的分子筛，小于孔隙的水和溶于水的营养物、代谢产物、激素、气体分子等均可以通过，大于孔隙的大分子物质则不能通过。因此，蛋白多糖调节基质中分子的扩散和液体的流动，并是维持组织中液体成分和维持组织渗透压的重要决定因素。由于蛋白多糖的结构和其亲水性，大分子物质起着抵抗组织变形的作用。一旦牙龈受压，基质中大分子发生变形；当压力消除后，这些大分子又恢复原状。故大分子物质对维持牙龈的弹性具有重要作用。

　　糖蛋白是基质内另一类重要的生物大分子，与蛋白多糖相反，其主要成分是蛋白质，主要有纤维粘连蛋白（fibronectin）和骨粘连蛋白（osteonectin）。这些基质大分子不仅参与基质分子筛的构成，同时通过它们的连接和介导作用也影响细胞的附着和移动以及参与调节细胞的生长和分化。纤维粘连蛋白将成纤维细胞黏附到纤维和细胞基质中的其他成分上，在牙周组织的附着或再附着的过程中起着重要作用。

# 第二节　牙周膜
## Periodontal Ligament

　　牙周膜，又称牙周韧带（periodontal ligament），是围绕在牙根周围并连结牙根和牙槽骨内壁的致密结缔组织，它有复杂的血管系统且富含细胞成分，与牙龈结缔组织相延续，并通过牙槽骨血管与骨髓间隙相交通。有文献记录牙周膜的平均宽度约为 0.2 mm，但是存在较大的变异。

## 牙周膜纤维
## Periodontal Fibers

　　牙周膜最重要的成分是胶原构成的主纤维（principal fibers）。主纤维呈束状排列，一端埋入牙骨质内，另一端埋入牙槽骨，从而将牙悬吊固定在牙槽窝内。主纤维的末端埋入牙骨质和牙槽骨的部分称为 sharpey 纤维。

　　主纤维主要由 I 型胶原纤维和耐酸水解性纤维（oxytalan 纤维）组成。胶原纤维使组织具有韧性和强度。

　　耐酸水解性纤维分布于胶原纤维之间。该纤维在邻近牙骨质处数量多，并与牙体长轴平行排列，有的一端埋入牙骨质和牙槽骨中，另一端在血管壁上，围绕血管形成网状。它具有调节血液流量的作用。推测该纤维在咀嚼压力下能保持血液的通畅。

　　根据牙周膜主纤维束的位置和排列方向分为以下5 组（图 2-11）：

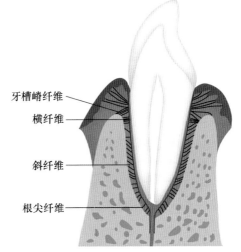

牙槽嵴纤维
横纤维
斜纤维
根尖纤维

图 2-11　牙周膜主纤维

**1. 牙槽嵴纤维（alveolar crest fibers）** 起自结合上皮根方的牙骨质，斜行进入牙槽嵴。其功能是将牙向牙槽窝内牵引防止牙齿脱出，并对抗侧𬌗力。该组纤维切断后不会明显增加牙齿的动度。

**2. 横纤维（horizontal fibers）** 该组纤维在牙槽嵴纤维的根方，呈水平方向走行，一端埋入牙骨质，另一端埋入牙槽骨中。

**3. 斜纤维（oblique fibers）** 斜纤维是牙周膜中数量最多、力量最强的一组纤维。它起于牙骨质，斜行向冠方进入牙槽嵴。它们可承受咀嚼压力，并将该力转变为牵引力均匀传递到牙槽骨上。

**4. 根尖纤维（apical fibers）** 位于根尖区，从牙骨质呈放射状进入牙槽窝底部的骨内。该组纤维具有固定根尖、保护进出根尖孔的血管和神经的作用。根未完全形成的牙无此纤维。

**5. 根间纤维（interradicular fibers）** 此纤维只存在于多根牙各根之间，有防止多根牙向冠方移动的作用。

# 牙周膜的细胞和基质
## Cellular Elements and Ground Substance

　　牙周膜中有 4 种类型的细胞：结缔组织细胞、Malassez（马拉瑟）上皮剩余细胞、防御细胞（巨噬细胞、肥大细胞和嗜酸性粒细胞），以及与神经、血管相关的细胞。结缔组织细胞包括成纤维细胞、成骨细胞、破骨细胞以及未分化的间充质细胞。成纤维细胞（又称为牙周膜细胞，periodontal ligament cell，PDLC）是牙周膜中最常见的细胞，呈卵圆形或细长形，排列方向与主纤维平行，并伸有伪足。该细胞的主要功能是合成胶原，同时具有吞噬并经酶水解而降解陈旧胶原纤维的能力。因此，胶原纤维受成纤维细胞的调节。大量实验结果显示，成人牙周膜中的成纤维细胞是一群异质性的细胞，存在表型独特、功能各异的成纤维细胞亚群。这些亚群细胞在光镜和电镜水平看起来完全一样，但不同的亚群可能分泌不同型的胶原或产生胶原酶。体外培养的牙周膜成纤维细胞至少存在两种表型：成纤维细胞表型和成骨细胞表型。成纤维细胞表型细胞具有较强的合成胶原的能力，成骨细胞表型细胞能发育为成骨细胞或成牙骨质细胞。在一生中，成纤维细胞不断形成新的主纤维、牙骨质，并改建牙槽骨。这种功能对牙周组织的修复十分重要，是牙周炎治疗后形成牙龈与牙根面之间新附着的主要细胞来源。近年来，针对牙周膜细胞的生物学特性和多向分化的潜能，以及它们在牙周组织再生中的作用和机制等，有很多新的研究，它也是牙周再生组织工程学（tissue engineering）研究中重要的一个方面。

　　具有多向分化潜能的干细胞（stem cell）或间充质细胞在牙周膜中也可分化为成骨细胞、成牙骨质细胞、破骨细胞和破牙骨质细胞。这些细胞均可在牙周膜的牙骨质和牙槽骨表面出现。Malassez 上皮在牙周膜中为小的上皮条索或团块。一般认为，上皮剩余是上皮根鞘的残余。在大多数牙的牙周膜中，上皮剩余沿靠近牙骨质的表面排列，且在根尖区和牙颈部较多。随着年龄的增长，上皮剩余的数量因变性而减少，或钙化而成为牙骨质小体（cementicle）。在受到机械、慢性炎性刺激时，上皮剩余可发生增殖，而形成根尖周囊肿或根侧囊肿的囊壁上皮。

　　牙周膜中也含有大量充填于纤维束间和细胞间的基质，含水量约为 70%。基质主要有两种成分——糖胺聚糖（透明质酸和蛋白多糖）和糖蛋白（纤维粘连蛋白和层粘连蛋白）。基质在维持牙周膜的代谢、保持细胞的形态、运动和分化方面起重要的作用；在牙承受咀嚼力时，也具有明显的支持和传导𬌗力的作用。

# 牙周膜的功能
## Function of Periodontal Ligament

**1. 牙周膜的物理功能**　主要通过牙周膜纤维起到缓冲作用，以抵抗各种机械外力导致的创伤，保护血管和神经，同时藉主纤维将咬合力传导至牙槽骨。牙周膜的纤维在静止状态下略呈波纹状，使牙有微小的生理性动度。如上所述，主纤维在不同的位置上，其排列方向和功能虽不相同，但又是互相协调，共同支持和稳固牙齿，以完成咀嚼功能。当牙齿承受轴向压力时，除根尖纤维外，几乎全部纤维呈紧张状态，并将此力传递至牙槽骨，可担负较大𬌗力。此时根尖区的牙周膜具有缓冲压力的作用，避免牙槽骨受到过大的冲击力，对根尖孔处及牙周膜内的血管和神经也可起保护作用。当单根牙在受到侧向压力时，以位于牙根的中 1/3 与根尖 1/3 交界处的转动中心为支点，发生倾斜，仅使部分纤维呈紧张状态，这时容易造成牙周膜纤维和牙槽嵴的损伤（图 2-12）。磨牙的转动中心则位于各牙根之间的牙槽骨。与牙齿生理性近中向移动相一致，通常牙周膜在牙根近中面的宽度窄于远中面。

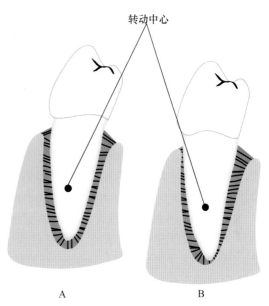

图 2-12　牙在受到侧向压力时，以转动中心为支点发生倾斜（**B**）

**2. 牙周膜形成和改建功能**　由于来自咀嚼、口腔副功能、发音和正畸牙齿移动的力，牙周膜细胞参与生理性牙齿移动、承受咬合力、损伤修复等过程中发生的牙骨质及骨质的形成与吸收。细胞内酶活性的不同与改建过程相关。虽然施加的负荷可能导致了牙周膜细胞的血管及炎症性变化，但是目前的证据表明上述这些细胞具有直接通过激活包括腺苷酸环化酶、牵张活性离子通道和改变细胞骨架等在内的不同机械感觉信号传导系统，直接应答机械力的机制。

**3. 牙周膜营养和感觉功能**　牙周膜通过血管输送营养至牙骨质、骨和牙龈，并且通过淋巴管进行引流。相对于其他韧带和肌腱而言，牙周膜富含血管，小鼠磨牙的牙周膜内血管占总体积的 10%。这种丰富的血管成分能够提供流体动力学缓冲以抵抗受力，并将力快速扩散至牙周膜。牙周膜具有丰富的感觉神经纤维，能够通过三叉神经传导触觉、压力和疼痛，其神经纤维束主要自根尖周区域和牙槽骨孔进入牙周膜，最终变成 4 种类型的神经末梢：①游离末梢呈树枝样分支，传递痛觉；②鲁菲尼（Ruffini）末梢，属于机械感受器，主要分布于根间区域；③触觉小体，也属于机械感受器，主要见于根中区域；④梭形压力震动末梢，周围围绕着纤维包膜，主要位于根尖。

**4. 牙周膜宽度及其调节**　牙周膜的宽度随年龄及功能状态而异，一般为 0.15 ～ 0.38 mm，平均 0.2 mm，以牙根中部支点附近最窄，牙槽嵴顶及根尖孔附近较宽。这种微小的差异在 X 线片上不能显示，整个牙周膜呈现围绕牙根的窄黑线。牙周膜的特征是其能够适应快速变化的力，并且一生中都能维持其宽度不变。此外，牙周膜细胞能够合成并分泌各种各样的调节分子，是组织改建和牙周膜维持稳定的重要组成机制。但需要提及的是，健康牙的牙槽嵴顶处约有 5.5% 的牙周膜间隙呈楔形增宽，主要分布在尖牙和第一、二磨牙区。这可能是由于过大𬌗力（正常牙可承受范围内）所致，是生理适应过程，而非病理性损伤。

# 第三节　牙骨质
## Cementum

### 牙骨质的结构
### Structure of Cementum

牙骨质（cementum）覆盖于牙根表面，硬度与骨相似。其45%～50%为无机盐，50%～55%为有机物和水。无机盐与釉质、牙本质一样，主要是以钙、磷，以羟磷灰石的形式存在。有机物主要为胶原和蛋白多糖。虽然牙骨质是牙体组织的一部分，但它参与了使牙稳固于牙槽窝内、承受和传导殆力的生理功能，同时参与牙周病变的发生和修复；它的新生也来源于牙周膜细胞，故也可视为牙周组织的一种组成部分。

牙骨质中有两种来源的胶原纤维。一种为外源性的sharpey纤维，纤维方向与牙根表面垂直并埋入其中；另一种为内源性纤维，是成牙骨质细胞自身产生的胶原纤维，纤维方向与牙根表面平行。成牙骨质细胞还产生一些非胶原的基质成分，如蛋白多糖、糖蛋白、磷酸蛋白和牙骨质附着蛋白（cementum attachment protein，CAP）等。

牙骨质有两种结构形式，即无细胞牙骨质（原发性）和有细胞牙骨质（继发性）。无细胞牙骨质形成于建殆之前的牙根发育过程中，紧贴于牙本质表面，分布在牙颈部到近根尖1/3处。其中不含牙骨质细胞，sharpey纤维构成其大部分结构，对牙起主要的支持作用。有细胞牙骨质形成于牙萌出并建殆之后，位于无细胞牙骨质的表面，但在根尖部可以全部为有细胞牙骨质，而牙颈部则经常全部为无细胞牙骨质。在有细胞牙骨质形成过程中，部分造牙骨质细胞被包埋于基质内，形成牙骨质细胞陷窝。陷窝间通过吻合的小管相互交通。无细胞牙骨质和有细胞牙骨质均具有一定的通透性，后者某些区域的小管与牙本质小管相邻近。随着年龄的增长，牙骨质的通透性下降。

### 釉质牙骨质界
### Cemento-Enamel Junction

牙骨质在近牙颈部最薄，仅16～50 μm，向根尖方向逐渐增厚，在根尖1/3和根分叉区可厚达150～200 μm。在牙颈部的牙骨质与牙釉质交界处即釉质牙骨质界（cemento-enamel junction，CEJ），它有3种形式（图2-13）：60%～65%的牙为牙骨质覆盖牙釉质；约30%为二者端端相接；另5%～10%为二者不相连接，其间牙本质暴露。最后一种情况，当发生牙龈退缩而牙颈部暴露后易发生牙本质敏感。而且在牙周治疗时，牙颈部菲薄的牙骨质

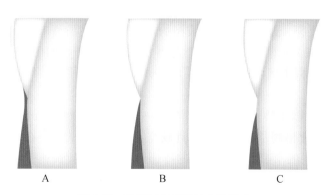

图 2-13　釉质牙骨质界的 3 种形式
**A.** 牙骨质覆盖牙釉质；**B.** 牙骨质与牙釉质端端相接；**C.** 牙骨质与牙釉质不相接。

也容易被刮去而暴露牙本质。

## 牙骨质的吸收和修复
### Cementum Resorption and Repair

　　牙骨质在一生中不断形成、增厚，从 11 岁至 70 岁约增厚 3 倍，主要在根尖区和根分叉区，以代偿牙骀面磨耗和使牙继续萌出。牙骨质的明显增厚称为牙骨质增生。它可发生于一个牙或整个牙列，其原因各异，且未完全明了。牙骨质也经常发生轻微的吸收，在已萌出或未萌出的牙均可发生，但只有程度严重时才能在 X 线片上显现。牙骨质吸收的部位，76.8% 位于根尖 1/3 区，19.2% 位于根中 1/3 区，4% 位于颈部 1/3。牙骨质吸收的深度，70% 仅局限于牙骨质而不累及牙本质。牙骨质发生吸收可能由于局部或系统的原因，或者无明显的病因（如特发性牙骨质吸收）。在局部因素中，牙骨质吸收主要发生于骀创伤、正畸治疗、牙再植、牙移植以及牙周炎或其他根尖周病变后。

　　牙骨质内只有少量牙骨质细胞，这些细胞不具备增殖和形成新牙骨质的功能，牙骨质也无血管、神经和淋巴管，代谢率很低，没有生理性的改建。它的新生和修复有赖于牙周膜中的细胞分化出成牙骨质细胞，在原有的牙根表面成层地沉积新的牙骨质，同时新形成的牙周膜纤维也埋入新牙骨质中（沙比纤维），重新在新形成的牙骨质中建立功能性关系。牙骨质新生在活髓牙和死髓牙上均可发生。在牙周炎病变的愈合过程中，这种生理功能是形成牙周新附着所必需的。但牙骨质新生需要有活力的结缔组织存在，若上皮增殖先占据并附着于暴露的牙骨质区域，则该区不会发生牙骨质的新生。若牙骨质和牙槽骨融合在一起，其间的牙周膜消失，则称为牙固连（ankylosis），牙齿及牙周膜对力的大小和方向适应能力减小。牙固连可伴发于牙骨质的吸收过程中。这提示牙固连是一种异常的牙骨质修复形式。牙固连也可发生于慢性牙周炎症、牙再植、正畸治疗、骀创伤之后，以及在埋伏牙周围。牙固连时，邻近牙骨质的牙槽骨表面排列的破骨细胞导致根的吸收，并使牙根逐渐被骨组织取代。因此，若再植的牙发生牙固连，则它将在 4 ～ 5 年内牙根吸收而脱落。但钛种植体植入颌骨时，骨直接与种植体发生愈合，其间无任何介入性结缔组织。

## 第四节　牙槽骨
### Alveolar Bone

　　牙槽骨亦称牙槽突（alveolar process），是上下颌骨包绕和支持牙根的部分。容纳牙根的窝称牙槽窝（alveolar socket），牙槽窝的内壁称为固有牙槽骨（alveolar bone proper），牙槽窝在冠方的游离端称为牙槽嵴，两牙之间的牙槽骨部分称为牙槽间隔（interdental septum）。固有牙槽骨在 X 线片上呈围绕牙根连续的致密白线，称为硬骨板（lamina dura）。当牙槽骨因炎症或骀创伤等发生吸收时，硬骨板消失或模糊、中断。

　　牙槽突的最冠方，即邻近牙颈部处称为牙槽嵴顶（alveolar bone crest）。牙槽嵴顶和釉质牙骨质界的距离在青年人中为 0.75 ～ 1.49 mm，平均为 1.08 mm。在 X 线骀翼片上，牙槽嵴顶到釉质牙骨质界的距离为 0.62 ～ 1.67 mm，平均为 1.15 mm。一般认为此距离 < 2 mm 均为正常。正常牙槽嵴顶处可呈不同的形态。该处 70% 存在硬骨板，边缘整齐或不齐；26.9% 的嵴顶区，硬骨板不明显，但嵴顶外形边缘仍整齐；仅极少部分的嵴顶区（0.6%），其硬骨板消失且边缘不规整和（或）有小坑状缺损。很多因素可造成牙槽嵴顶硬骨板消失或不清晰。这些征

象的单独出现并无病理意义。约有 2.9% 的嵴顶区出现硬骨板加厚，主要分布在上下颌第一、二磨牙区，为牙弓𬌗力负担较大的部位，可能是由于正常牙较大𬌗力所致的代偿性增厚，是生理适应过程，而非病损。

牙槽骨既是牙周组织中，也是全身骨骼系统中代谢和改建最活跃的部分。牙槽骨的改建受局部和全身因素的影响。局部因素如牙齿功能的需要和改变以及炎症影响，全身因素可能是性激素、甲状旁腺素、骨钙素等。牙槽骨的改建影响着牙槽骨的高度、外形和密度。主要表现在 3 个区域：与牙周膜邻接区、颊舌侧骨板的相应骨膜区以及骨髓腔的骨内膜表面。当牙萌出

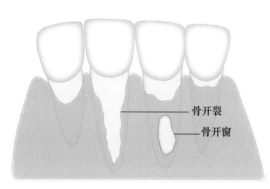

图 2-14　骨开裂和骨开窗

时牙槽骨开始形成、增高，并提供给正在形成中的牙周膜一个骨性附着面。牙槽骨在牙齿丧失后逐渐吸收，以唇（颊）侧骨吸收量和速度更为明显。如果牙位置特别偏向颊侧或舌侧，则该侧的牙槽骨很薄，甚至缺如，致使牙根面的一部分直接与骨膜和牙龈结缔组织相连，称为"骨开窗"（fenestration）；如果呈"V"形缺口直达牙槽嵴顶，则为"骨开裂"（dehiscence）（图 2-14）。此两种情况较多见于前牙的唇侧和上颌磨牙的颊侧，发生率约为 20%。"骨开窗"和"骨开裂"也可并发于牙周手术之后和正畸过程中。

牙和牙槽骨承受𬌗力是从牙周膜传导至牙槽骨内侧壁，由松质骨承接，继而转移到唇、舌侧的密质骨板，由其支撑。在受到侧方压力时，受压侧牙槽骨发生吸收，受牵引侧有骨新生。生理范围内𬌗力使吸收和新生保持平衡，牙槽骨的形态和高度保持相对稳定。例如，当牙主动萌出完成，处于功能𬌗时，牙的邻面接触区可因长期的磨耗而变扁平，牙的近远中径变窄，牙在𬌗力作用下趋向于近中移动，这种情况称之为牙的生理性近中移动。40 岁时，牙弓的长度从中线至第三磨牙可缩短 0.5 cm。牙生理性近中移动伴随着牙槽骨的重建，牙的近中受压区牙槽骨吸收增加，远中面张力区形成新的牙槽骨。

在成人，颌骨的骨髓通常为黄骨髓。然而，灶性的红骨髓偶尔可见于颌骨，并常伴有骨小梁的吸收。红骨髓通常位于上颌骨结节以及上、下颌的磨牙和前磨牙区域。X 线片上呈一透射区。Brånemark 1985 年将骨质分为 4 类（图 2-15）：下颌骨中 Ⅰ 类和 Ⅱ 类骨质多见，上颌磨牙

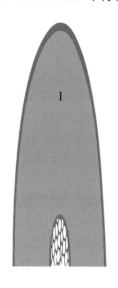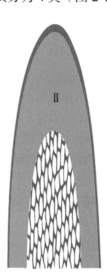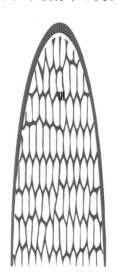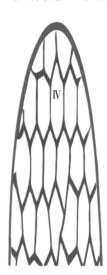

图 2-15　Brånemark 的骨质分类

Ⅰ 类，颌骨大部分由皮质骨组成；Ⅱ 类，颌骨中央为高密度松质骨，周围由厚的皮质骨包绕；Ⅲ 类，颌骨中央为具有一定强度的低密度松质骨，周围为薄的皮质骨包绕；Ⅳ 类，颌骨中央为低密度松质骨，周围为薄的皮质骨包绕。

区则多为Ⅲ类和Ⅳ类柔韧的海绵状骨，其机械强度较差。在具有充分骨量和良好骨质（Ⅰ类骨质）的部位，采用系列种植钻预备并植入种植体的术式可以形成预期的种植窝洞，并获得牢固的初期稳定，但在钻孔预备过程中，容易因产热过多而受损伤，特别是种植窝洞达 10 mm 以上深度时更明显。Ⅱ类和Ⅲ类骨质是种植治疗最理想的颌骨骨质，易于形成良好的骨结合。在周围被一薄层皮质骨包绕、骨密度低的松质骨（Ⅳ类骨质）部位采取种植钻植入种植体，其远期疗效要低于在其他类型骨质内植入的种植体。使用骨挤压技术或减少钻孔的级差，则可以利用海绵状骨的柔软特性，通过逐步向侧方挤压骨壁、压缩骨组织，在形成窝的同时将周围牙槽骨改变为利于种植体植入的骨质。

# 第五节　牙周组织的血液供应及神经支配
## Blood Supply and Innervation of the Periodontium

　　牙周组织的血液供应如图 2-16 所示。

　　牙龈有双重血供，分别来源于牙槽骨间隔的血管和牙槽骨骨膜表面的血管以及牙周膜的血管。这些血管分出很多细支进入牙龈结缔组织。在牙龈表面上皮的固有层乳突中，毛细血管形成发卡状的血管袢，与牙龈表面垂直；在沟内上皮和结合上皮的下方，毛细血管袢与牙面平行走向，形成密集的血管丛；在龈谷区则为相互吻合的毛细血管袢。

　　牙周膜的血管来源有 3 部分：①牙槽动脉进入根尖孔之前的分支，通过牙周膜（纵行牙周动脉）抵达牙龈组织；②上、下牙槽

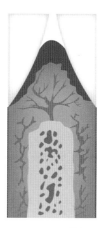
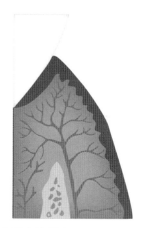

图 2-16　牙周组织的血液供应

动脉的分支进入牙槽骨，再通过福尔克 Volkmann 管及筛状板孔进入牙周膜；③来自牙龈的血管，在牙颈区牙周膜血管分支与临近的牙龈血管分支吻合成网，最后汇入相应静脉。在主纤维束之间可见动静脉吻合。多方面来源的血管在牙周膜中互相吻合成丛。因此在牙龈手术时不会影响牙周膜的血液供应。牙龈的神经主要来自三叉神经感觉支，如上颌神经、下颌神经的上牙槽支、下牙槽支。丰富的神经末梢分布于上皮内及其附近结缔组织内。游离神经末梢多见于上皮内，上皮基底部有细胞，乳头内可见触觉小体，固有层深部有环层小体。

　　牙周膜内丰富的神经纤维来自三叉神经，多与血管伴行，其中细的无髓神经纤维为 C 纤维，其游离末梢与痛觉有关；粗的有髓神经纤维为 Aδ 纤维，其终末呈螺旋状包围牙周膜纤维或呈有被囊的小结状神经末梢，类似鲁菲尼神经末梢，免疫电镜显示鲁菲尼神经末梢呈生长相关蛋白 -43（GAP-43）阳性。它是慢适应机械感受器，牙周损伤后，鲁菲尼神经末梢可以再生。牙周膜通过三叉神经传递触觉、压力和痛觉、温度感觉，感受和判断加于牙齿的压力大小、位置和方向。故当牙周膜发生急性炎症或临床叩诊检查时，患者能明确患牙的位置。

# 第六节　牙周组织的增龄性改变
## Aging of the Periodontium

　　增龄是一个形态学和生理学上缓慢、自然的衰变过程。许多组织变化随着年龄的增长而发

生，对牙周组织也可以产生部分影响。

随着年龄的增长，牙龈上皮角化程度降低，钉突减少或无改变。牙龈上皮细胞的分裂指数增加或无变化。近年来的共识是：牙龈退缩并非是不可避免的生理性增龄变化，临床上更多源于牙周组织炎症及创伤累积的结果。牙龈结缔组织中的细胞数量减少，细胞间质增加，耗氧量下降，胶原蛋白的质和量发生变化。膜龈联合线位置一生中则较为恒定。

增龄使牙周膜的弹性纤维增多，血管数量、细胞有丝分裂活性以及胶原纤维量和糖胺聚糖减少。牙周膜宽度的增龄性改变尚有不同的报道。牙周膜宽度减少可能为咀嚼肌的强度下降，使相应的牙周功能降低所致；也可能是由于牙骨质和牙槽骨不断沉积而侵占了牙周膜间隙。牙周膜宽度增加则可能是由于失牙而使剩余牙的功能性负荷加大所致。随着年龄增加，牙周膜细胞的增殖下降，其修复潜能也随之下降。

有关牙骨质的增龄性改变目前的共识之一是牙骨质宽度的增加，即随着年龄的增加其宽度可能会增加 5 ～ 10 倍，原因在于牙骨质在牙齿萌出后会继续沉积，根尖区和舌侧宽度增加更多。虽然牙骨质的改建能力有限，但吸收陷窝的增多可解释牙骨质表面不规则性增加的原因。

牙槽骨的增龄性改变与机体其他部位骨骼系统的增龄性改变相似，包括骨质疏松、血管减少、代谢率及修复功能下降。牙骨质及牙槽骨的牙周膜侧更加不规则，牙骨质的量随年龄的增长而不断增加。

为明确生理性增龄改变和疾病的累积作用，以及生理性增龄改变在牙周疾病的发生、发展过程中起多大的作用，一项对牙周破坏呈高、低不同敏感性的青年人和老年人实验性龈炎的研究发现，在对疾病易感性相同的人群中，老年人比年轻人的炎症发展快、病损愈合慢；但将对疾病易感的年轻人与对疾病不易感的老年人进行比较时，炎症在易感的年轻人中发展得更快、更严重，完全超过了年龄的作用。因此对疾病的敏感性远比年龄增加的影响更重要。

# 第七节    前牙美学区相关的牙周因素
## Periodontal Aesthetic Feature in Anterior Zone

围绕牙齿的牙龈组织，其形态是上前牙美学治疗设计时需要考虑的重要因素。牙龈形态或结构的任何缺陷都会破坏牙龈与天然牙齿、修复体的整体协调，从而影响粉白美学的效果。

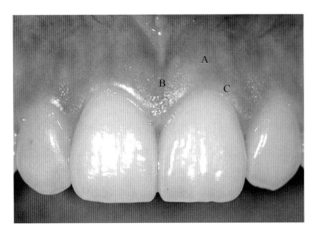

**图 2-17    健康牙龈的表面特征**
**A.** 牙龈呈粉红色；**B.** 牙龈点彩；**C.** 牙龈缘呈扇贝状。
（胡文杰医师提供）

健康的牙龈组织是体现牙周美观效果的前提，也是未来获得龈牙粉白美学效果的重要基础。健康的牙龈具有独特的表面特征，如正常的颜色、点彩、形状结构、牙龈乳头及牙龈生物型（图 2-17）。同时，根据美学基本原则，牙龈形态和牙冠形态一样需具有左右对称和协调一致的特点。口腔各专科治疗，尤其在美学相关治疗中，均应充分理解牙周组织解剖结构和其固有的美学特质，有助于临床医师更准确地做出判断、治疗计划以及疗效的评估。以下重点阐述牙龈的形状和结构、牙龈乳头、牙龈生物型及其与美学相关的临床特征。

## 一、牙龈

大量研究致力于上前牙牙龈形态的分析。牙龈位于唇、舌侧骨板表面，龈乳头呈锥形充满牙齿邻面间隙，牙龈缘形成与釉牙骨质界外形一致的连续抛物线形态。菲薄、扇贝形的牙龈形态主要受牙齿表面的凹凸度影响，即牙根表面凸度越大，牙龈缘的扇贝形状越明显（图2-18）。

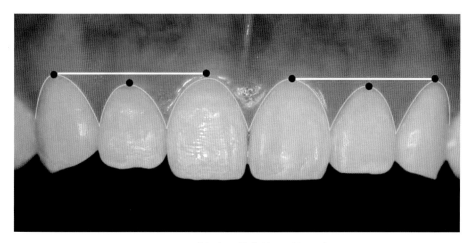

图 2-18　牙龈扇贝状曲线和牙龈顶点
（张艳玲医师提供）

健康的牙龈稳固地附着在其下方组织上，其厚度从附着龈至游离龈逐渐降低。在组织健康的状态下，游离龈及其根方的牙槽嵴顶应与釉牙骨质界的外形一致。唇（颊）侧龈缘位置较邻间龈缘偏向根方（图2-19）。在前牙区牙龈曲线起伏明显，到后牙区则趋向平缓。扇贝状牙龈曲线因牙齿在牙弓中的排列和位置、牙齿形状、邻接触的位置不同而有所差异。

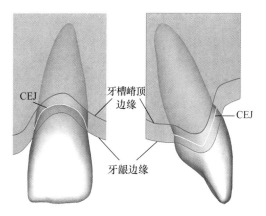

图 2-19　釉牙骨质界、牙槽嵴顶边缘和牙龈边缘的关系

牙龈顶点（gingival zenith）是指呈扇贝状龈缘曲线位于每个牙最根方的点，作为特殊的标志点，牙龈顶点具有方向性，即近远中向和冠根向。在近远中方向上，下颌切牙的牙龈顶点多位于牙长轴上，上颌中切牙和尖牙的牙龈顶点多位于牙长轴的偏远中，上颌侧切牙的龈顶点与牙长轴重合。在冠根方向上，同侧的上颌中切牙和尖牙牙龈顶点通常在同一高度或尖牙牙龈顶点略偏根方，侧切牙的龈顶点绝大多数比中切牙和尖牙更近切缘方向 0.5～1 mm。牙齿排列整齐的情况下，两侧同名牙牙龈位置与牙冠形态一样且对称，两个中切牙的牙龈顶点也应在同一水平线上。

牙龈线（gingival line，GL）由中切牙、尖牙牙龈顶点连线构成。牙龈线应与上颌切端曲线及下唇曲线基本平行一致；而且还应该与口角连线、瞳孔连线平行，或垂直于中线（图2-17）。如果不平行，则会缺乏美学对称和平衡感，严重时需采用牙周手术和（或）正畸治疗进行矫正。Chiche 和 Pinault 确立了关于牙龈线的两种美观标准：第一种，同侧牙龈顶点不在同一水平，侧切牙龈顶点位于牙龈线冠方 1～2 mm 处。第二种，同侧中切牙、侧切牙及尖牙的牙龈顶点都处于同一水平，该两种类型都应该在中线两侧对称存在。

　　需要指出的是，牙齿位置及排列异常则可以破坏牙龈形态和牙龈曲线的一致性和对称性，会造成视觉上的美学障碍。如进行牙周学治疗，应首先进行相应正畸治疗排齐牙齿。

## 二、龈乳头

　　龈乳头指充填于相邻牙之间接触点根方外展隙内并向牙冠方向突出的牙龈组织。其形态受到邻牙接触关系、面积、位置和邻牙外形的影响。在前牙区，龈乳头呈锥形，显得较高较窄，龈乳头的高度取决于牙槽骨水平、生物学宽度、邻牙根间距、邻牙接触区的位置及牙根外展隙形态等多种因素。1992 年，Tarnow 等间接测定发现，当两牙接触区根方到骨嵴顶的距离小于 5 mm 时，98% 的龈乳头将充满这个空间。当此距离为 6 mm 时，只有 56% 的龈乳头充满空间。如果此距离 ≥ 7 mm，则仅有 27% 或更少的龈乳头充满空间。2010 年，国内初步研究显示，上颌前牙区牙龈乳头高度是以中切牙为中心，其高度向两侧逐渐递减（图 2-20）；而且牙龈乳头充满与否还跟牙冠的颈部外形关系十分密切。当龈乳头不足以充满邻间楔状隙时，被称为龈乳头缺陷（gingiva papilla deficiency），就会在两牙的邻间形成"黑三角"（black triangle）（图 2-21），这是患者经常提出要求予以解决的美容问题。因此，临床上要维持天然牙之间充满的牙龈乳头形态，必须考虑相邻牙间牙槽骨的高度、相邻牙齿的牙冠颈部外形和接触区的位置。近年来种植治疗的广泛应用，保证种植牙与天然牙、种植牙和种植牙之间充满的龈乳头形态，也是新的挑战，需要深入研究其不同于天然牙龈乳头的特殊之处。解决"黑三角问题"是当前牙周病学、口腔修复学、正畸学及口腔种植学共同面临的临床美学问题之一。

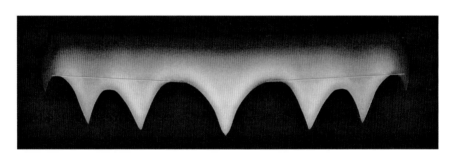

图 2-20　理想的牙龈线和前牙牙龈乳头模式图

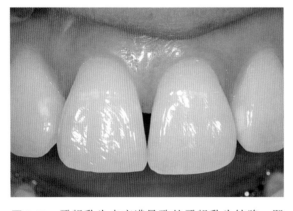

图 2-21　牙龈乳头未充满导致的牙龈乳头缺陷，即"黑三角"

（胡文杰医师提供）

## 三、牙周表型

　　牙周表型（periodontal phenotype）是指受基因和环境因素影响的牙龈、牙槽骨的特征，由牙龈表型（gingival phenotype）和牙槽骨形态（alveolar bone morphotype）所决定。牙龈表型包括牙龈厚度和角化组织宽度，牙槽骨形态则主要指唇（颊）侧骨板厚度。牙龈生物型（gingival biotype）的概念在以往许多文献和教材中常被使用，其不同于牙周表型，是由基因决定的，后天无法改变。在 2017 年国际牙周和种植体周组织及疾病的新分类中，考虑到基因和环境两方面因素在临床上均有意义，故将生物型包含于表型内涵之中，提出了牙龈和牙周表型的概念。

　　1989 年，Seibert & Lindhe 根据牙龈的厚度、角化龈的宽度、临床牙冠的宽长之比将牙龈生物型分为两种基本类型，即厚平型牙龈（flat-thick gingiva）和薄扇型牙龈（scalloped-thin gingiva）。厚平型牙龈多出现于正常萌出和临床冠萌出不足的情况，牙冠较宽，扇贝状龈缘曲线较平缓。薄扇型牙龈多出现于临床冠萌出过多的情况，牙冠较窄，扇贝状龈缘曲线较显著。

1993 年 Olsson 和 2002 年 Kao 等进一步分析并描述牙龈生物型及其对应牙齿形态的特点，厚平型牙龈对应的牙齿形态为方圆形、颈部凸起明显、接触区相对大，而且靠近根方。厚平型牙龈的附着龈相对量大，骨结构较厚并能够抵抗急性创伤和炎症，但易形成牙周袋和骨下袋；薄扇型牙龈对应的牙齿形态为锥形牙冠、颈部凸起不明显、邻面接触区小且靠近牙齿切端；薄扇型牙龈的附着龈相对量少，骨结构较薄，易出现骨开裂或骨开窗，炎症时常发生快速骨丧失伴随着牙龈退缩。薄扇形牙龈在牙周手术后的软、硬组织愈合外形和稳定性较厚平型牙龈难预测。临床上实施牙周手术需要充分关注这一点。

牙龈生物型的判断及分类，实际上主要基于牙龈厚度的测量。2003 年 Kan 提出了一种快速、简易判断牙龈生物型的方法。将牙周探针轻探入牙冠颊侧龈沟中，如果探入龈沟中的探针轮廓外形可以看见，则将该牙牙龈判定为薄，反之，则判定牙龈为厚（图 2-22）。2010 年 Kan 通过对 48 颗前牙进行牙龈厚薄的定性评价，并在拔牙后对唇侧牙龈厚度进行测量。结果表明这种定性的判断方法是可靠且客观的，与组织学直接测量法判断牙龈生物型无统计学差异。2012 年国内有研究通过 CBCT 结合软组织间接显影技术，证实了该方法的准确性和可行性，结果显示厚平型牙龈厚度显著高于薄扇型牙龈厚度，分别为 1.46 mm 和 1.02 mm。

随着 2017 年国际新分类关于牙龈和牙周表型概念的明确，牙龈表型在基于厚度的判断基础上，增加了角化组织宽度（KTW）的内容，因此临床上牙龈表型的判断需要牙龈厚度和角化组织宽度两方面内容。而作为牙周表型另一个重要内容还需要牙槽骨形态特征的内容，由于其需要锥形束 CT 测量获得，临床评价相对困难。

上前牙美学区的牙周表型与前牙的美学手术和修复治疗预后关系密切，牙周表型的相关研究越来越受到重视。

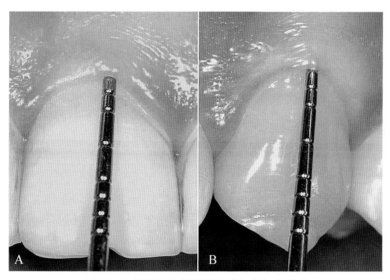

图 2-22　用探针法判断厚平型和薄扇型牙龈
**A.** 厚平型；**B.** 薄扇型。
（乐迪医师提供）

## 四、笑线

笑线是指微笑时上唇下缘相对于上中切牙龈缘的位置，实际上是反映唇、齿、龈协调关系的一项关键指标。1984 年，Tjan 等根据微笑时上颌中切牙处上唇位置和临床牙冠及牙龈显露量的不同，将笑线分为 3 类：高位笑线表现为显露全部上中切牙临床牙冠及颈部牙龈外形，中位笑线为显露 75%～100% 的上中切牙临床牙冠与邻间隙的牙龈，低位笑线为显露不超过 75% 的上中切牙临床牙冠（图 2-23）。他还发现在 454 名口腔专业学生中，高、中、低位笑线分别占 10.57%、68.94%、20.48%。综合多项研究发现，在普通人群中，大多数人是中位微笑，低位微笑次之，最后为高位微笑。值得指出的是，男性和女性存在笑线类型的差别，Peck 研究了 42 名男性和 46 名女性的笑线，发现在女性人群中，高位笑线是低位笑线的 2 倍；而在男性中，低位笑线则是高位笑线的 2 倍。在高位和中位微笑者中牙龈外形特点和龈乳头充满与否直接影响美学治疗效果，因此笑线类型是美学治疗风险评估的重要考虑因素。

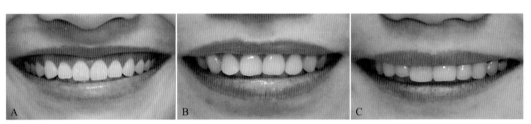

图 2-23　前牙笑线类型
**A.** 高位微笑；**B.** 中位微笑；**C.** 低位微笑。
（胡文杰医师提供）

牙龈显露量，是微笑时牙龈外形显露的最大范围。牙龈显露量是微笑美学研究中的热点。Ker 等研究了非专业人士对牙龈显露量的最大接受范围，结果发现非专业人士可以接受牙龈显露量在 3.6 mm 以内的微笑。Kokich 等的研究表明非专业人士与专业人士均认为牙龈显露量超过 4 mm 的微笑是不美观的微笑，上述研究均来自欧美国家口腔的美学分析研究。2018 年，王翠和胡文杰等通过视觉模拟评分法，研究中国汉族人种及其影响汉族青年对正面最大自然微笑审美评价的唇齿龈关系特点，结果表明笑线类型和牙龈显露量直接影响微笑审美评价，牙龈显露量 1 mm 以内是中国汉族青年女性理想的微笑特征之一。临床上一些前牙被动萌出不足时，牙龈显露量往往超过 3 mm 以上，专业上称谓过度牙龈显露（excessive gingival display），临床上称"露龈笑"（gummy smile）。因此，开展美学治疗时，进行笑线类型分析和微笑时牙龈显露量的评价，是美学设计十分重要的一环。

## 思考题

1. 试述牙周组织的临床解剖学标志。
2. 试述结合上皮的形成及其与牙面的附着。
3. 试述牙周生物学宽度及其意义。
4. 试述牙周组织再生的主要细胞和来源。
5. 试述龈牙结合部的位置及其组织学特点。
6. 试述 Brånemark 的骨质分类。
7. 试述前牙区的牙周美学因素。

（胡文杰　谢　昊）

## 参考文献

［1］Newman MG，Takei HH，Klokkevold PR，et al. Newman and Carranza's Clinical Periodontology. 13th ed. Philadelphia：WB Saunders Co，2019：180-325，3858-3863，3878-3885.

［2］曹采方，孟焕新.中国牙周病学研究的现状.中华口腔医学杂志，1997，32（5）：259-261.

［3］王正坤，杨若愚，何平，等.356名健康青年人附着龈宽度的测量.中华口腔医学杂志，1990，25（2）：111-113.

［4］张艳玲，张豪，胡文杰，等.120名汉族青年前段牙弓唇侧角化龈宽度的测量.中华口腔医学杂志，2010，45（8）：477-481.

［5］杨刚，胡文杰，孟焕新，等.基于软组织间接显影结合锥形束CT测量和分析上颌前牙软硬组织形态的初步临床研究.北京：北京大学，2013：29-47.

［6］曹洁，胡文杰，张豪，等.应用锥形束CT分析上颌前牙区龈乳头形态的初步研究.中华口腔医学杂志，2010，48（10）：581-583.

［7］Nanci A, Bosshardt DD. Structure of periodontal tissues in health and disease. Periodontol 2000, 2006, 40（1）：11-28.

［8］Mullen LM，Richard DW，Quaranta V. Evidence that laminin-5 is a component of the tooth surface internal basal lamina，supporting epithelial cell adhesion. J Periodont Res, 1999, 34（1）：16-24.

［9］谢光远，陈吉华.人牙周生物学宽度测量的初步报告.中华口腔医学杂志，2007，42（11）：690-692.

［10］佐藤直志.种植牙周围的组织重建.段建民，大井毅，主译.北京：人民军医出版社，2010：154-159.

［11］解建秀，曹采方，邹兆菊，等.正常牙周组织X线表现的初步研究.中华口腔医学杂志，1991，26（6）：339-341.

［12］胡文杰.牙周治疗技术在美容口腔临床的应用//韩科，刘峰.美容口腔医学.北京：人民卫生出版社，2010：123-140.

［13］Tarnow DP，Magner AW，Fletcher P. The effects of the distance from the contact point to the crest of bone on the presence or absence of the interproximal dental papilla. J Periodontol, 1992, 63（12）：995.

［14］乐迪，张豪，胡文杰，等.牙周探诊法判断牙龈生物型的初步研究，中华口腔医学杂志，2012，47（2）：81-84.

［15］Richard TK，Mark CF，Gregory JC. Thick vs. thin gingival biotypes：a key determinant in treatment planning for dental implants. CAD Journal, 2008, 36（3）：193-198.

［16］Kan JY，Morimoto T，Rungcharassaeng K，et al. Gingival biotype assessment in the esthetic zone：visual versus direct measurement. Int J Periodont Rest Dent, 2010, 30（3）：237-243.

［17］Chang M.，Wennstr MJ，Dman P. Implant supported single-tooth replacements compared to contralateral natural teeth. Clin Oral Implants Res, 1999, 10（3），185-194.

［18］Tjan AH，Miller GD，The JG. Some esthetic factors in a smile. J Prosthet Dent, 1984, 51（1）：24-28.

［19］Ker AJ，Chan R，Fields H W，et al. Esthetics and smile characteristics from the layperson's perspective：a computer-based survey study. J Am Dent Assoc, 2008, 139（10）：1318-1327.

［20］Kokich VO，Kokich VG，Kiyak HA. Perceptions of dental professionals and laypersons to altered dental esthetics：asymmetric and symmetric situations. Am J Orthod Dentofacial Orthop, 2006, 130（2）：141-151.

［21］Wang C，Hu WJ，Liang LZ，et al. Esthetics and smile-related characteristics assessed by laypersons. J Esthet Restor Dent, 2018, 30（2）：136-145.

［22］Søren J，Jack G，Jasim MA，et al. Periodontal manifestations of systemic diseases and developmental and acquired conditions：Consensus report of workgroup 3 of the 2017 World Workshop on the Classification of Periodontal and Peri-Implant Diseases and Conditions. J Clin Periodontol, 2018, 45（Suppl 20）：S219-S229.

# 第三章 牙周病的分类

## Classification of Periodontal Diseases

**应知应会的内容：**

1. 1999 年分类法的优点和缺点
2. 2018 年新分类法的更新点及其意义

    疾病的分类是建立在人类对该病认识的基础上的，它又转而指导临床的诊断、治疗和预后判断。为了对该病的病因、发病机制、疗效评估等进行深入研究，也必须有准确、统一的分类法，使研究对象具有统一的标准，以便对不同资料和研究的结果进行比较和分析。20 世纪以来，牙周病的名称和分类纷杂多变，这种情况正反映了人们对牙周病的认识仍很不统一。自 20 世纪后期，医学科学、生命科学和自然科学的不断进步，推动了人们对口腔疾病，包括牙周疾病的认识，随着对牙周病研究的深化以及大量临床资料的积累，人们也对牙周病的分类不断地进行修改和补充。

## 第一节 早期的几种代表性分类法简介
### Representative Classifications in the Past

    20 世纪初期关于牙周病的认识主要根据临床表现和组织病理学所见。学者们提出的牙周病分类法，有以下几个原则：

1. 按病理学分类，如炎症、退行性变、萎缩、创伤、增生等。
2. 按病因分类，如感染性、局部性、全身性、创伤性、药物性、特发性等。
3. 按临床表现分类，如急性、慢性、快速进展性，单纯性、复合性（compound）、复杂性（complex），局限型、广泛型（过去称弥漫型）等。

    也有些学者将病因与临床表现结合或将病因与病理结合。本节简要介绍几种在历史上曾起过较重要作用的分类法，以帮助读者了解过去、理解目前、展望未来。

### 一、Gottlieb（1928）

**炎症（inflammatory）**

    不洁性脓漏（schmutz pyorrhea），由口腔卫生不良所致。

**变性或萎缩（degenerative or atrophic）**

    弥漫性牙槽萎缩（diffuse alveolar atrophy），由全身或代谢性原因所致（注：为青少年牙周炎最早的名称）；

牙周脓漏（paradental pyorrhea），也曾称牙槽脓漏（pyorrhea alveolaris）。

## 二、Orban（1942/1949）

**炎症状态（inflammatory conditions）**

牙龈炎：急性或慢性，溃疡性或化脓性，由外在（extrinsic）原因或全身（intrinsic）原因引起等。

牙周炎：单纯性（由牙龈炎发展而来）和复杂性（由牙周变性而来）。

**变性状态（degenerative conditions）**

牙龈变性（gingivosis）：全身原因

牙周变性（periodontosis）：主要为全身原因，早期无炎症

**萎缩状态（atrophic conditions）**

牙周萎缩（periodontal atrophy）——骨退缩

**牙周创伤（periodontal traumatism）**

原发性（primary）

继发性（secondary）

**牙龈增生（gingival hyperplasia）**

感染、内分泌失调引起，也可为药物性或特发性（idiopathic）

本分类法被沿用很久，影响较大，国内外教科书多按炎症、变性、创伤和萎缩来分类。但 20 世纪 60 年代以后，发生了几个方面的重要转变。1966 年的国际会议上，专家们认为缺乏"牙周炎由退行性变所致"的科学证据，故决定取消牙周变性一词，后来改称青少年牙周炎（juvenile periodontitis）。牙龈变性这一名词也不再应用。牙周萎缩则改为牙龈退缩（gingival recession）。牙周创伤是指牙周组织对过大的咬合力的组织学反应，不是独立的疾病，因此也不再作为一个病名。20 世纪 80 年代后，牙周病的分类有了新的观点。

## 三、Page 和 Schröeder（1982）

主流的观点是牙周炎不发生于健康的儿童，但是也确有报告全身健康的儿童患有严重的牙周炎。Page 和 Schröeder 在 1982 年正式提出青春前期牙周炎和快速进展性牙周炎的分类名称，认为这是两个独立类型的牙周炎，并列出它们的诊断特征。

青春前期牙周炎（prepubertal periodontitis，PPP）包括局限型、广泛型。

青少年牙周炎（juvenile periodontitis，JP）包括局限型、广泛型。

快速进展性牙周炎（rapidly progressive periodontitis，RPP）

成人牙周炎（adult periodontitis，AP）

## 四、世界临床牙周病学研讨会（1989）

Ⅰ. 成人牙周炎（adult periodontitis，AP）

Ⅱ. 早发性牙周炎（early-onset periodontitis，EOP）

青春前期牙周炎（prepubertal periodontitis，PPP），广泛型或局限型

青少年牙周炎（juvenile periodontitis，JP），广泛型或局限型

快速进展性牙周炎（rapidly progressive periodontitis，RPP）

Ⅲ. 伴有全身疾病的牙周炎（periodontitis associated with systemic diseases）

如 Down 综合征、Papillon-Lefèvre 综合征（掌跖角化-牙周破坏综合征）、1 型糖尿病、

人类免疫缺陷综合征等伴随的牙周炎

Ⅳ. 坏死性溃疡性牙周炎（necrotizing ulcerative periodontitis）

Ⅴ. 顽固性（或难治性）牙周炎（refractory periodontitis）

## 五、欧洲牙周病学研讨会（European Workshop on Periodontology）（1993）

成人牙周炎（adult periodontitis，AP）

早发性牙周炎（early-onset periodontitis，EOP）

坏死性牙周炎（necrotizing periodontitis）

将青春前期牙周炎、青少年牙周炎和快速进展性牙周炎统称为早发性牙周炎，临床上对每一例早发性牙周炎应进行全面的病因分析、制定个性化的治疗计划。

# 第二节　1999 年分类法
## International Workshop for Classification of Periodontal Diseases（1999）

在 20 世纪末的 10 余年中，大量的临床观察和基础研究都是以上述第四、第五两种分类法为诊断依据的。然而它们也有其不足之处，主要是：

1. 没有包括对牙龈病的分类。

2. 过分强调了疾病的始发年龄及进展速度，而这两者在临床上是较难确定的。

3. 有些类型的标准和定义不够明确，如快速进展性牙周炎、顽固性牙周炎等。

4. 在疾病范畴上有某些重复。

因此，美国牙周病学会（American Academy of Periodontology，AAP）和欧洲牙周病学联盟（EFP）于 1999 年联合召开了牙周病分类的国际研讨会，根据当时的研究成果（例如微生物学、宿主的免疫炎症反应、基因多态性等）及概念达成共识，提出新的分类法，主要针对 1989 年分类法做出下列变动：

1. 增加了牙龈病的分类。分为菌斑性牙龈病和非菌斑性牙龈病两大类。

2. 用"慢性牙周炎"（chronic periodontitis，CP）取代"成人牙周炎"（AP）。

3. 用"侵袭性牙周炎"（aggressive periodontitis，AgP）取代"早发性牙周炎"（EOP）和"快速进展性牙周炎"（RPP）。建议将那些具有高度破坏方式的牙周炎统称为"侵袭性牙周炎"（包括原来的"青少年牙周炎"，但也有一些青少年牙周炎患者可能被诊断为慢性牙周炎）。取消"快速进展性牙周炎""顽固性牙周炎"和"青春前期牙周炎"的命名。

4. 将"坏死性溃疡性牙龈炎"（necrotizing ulcerative gingivitis，NUG）与"坏死性溃疡性牙周炎"（necrotizing ulcerative periodontitis，NUP）合并，称为"坏死性牙周病"（necrotizing periodontal diseases）。

5. 将牙周脓肿，牙周-牙髓联合病变，软、硬组织的先天或后天形态异常等单独列出。

## 1999 年分类法的大纲

Ⅰ. 牙龈疾病（gingival diseases）

A. 菌斑性牙龈病（dental plaque-induced gingival diseases）

B. 非菌斑性牙龈病（non-plaque-induced gingival diseases）

Ⅱ. 慢性牙周炎（chronic periodontitis）

　　A. 局限型（localized）

　　B. 广泛型（generalized）

Ⅲ. 侵袭性牙周炎（aggressive periodontitis）

　　A. 局限型（localized）

　　B. 广泛型（generalized）

Ⅳ. 反映全身疾病的牙周炎（periodontitis as a manifestation of systemic diseases）

　　A. 血液疾病（后天性白细胞缺乏、白血病、其他）

　　B. 遗传性疾病［家族性和周期性白细胞缺乏、Down 综合征、白细胞黏附不良综合征、Papillon-Lefèvre 综合征（掌跖角化-牙周破坏综合征）、Chediak-Higashi 综合征（白细胞异常色素减退综合征）、糖原贮积病、婴幼儿遗传性粒性白细胞缺乏病、Cohen 综合征、Ehlers-Danlos 综合征（Ⅳ型和Ⅷ型）、低磷酸酶血症、其他］

Ⅴ. 坏死性牙周病（necrotizing periodontal diseases）

　　A. 坏死性溃疡性牙龈炎（necrotizing ulcerative gingivitis）

　　B. 坏死性溃疡性牙周炎（necrotizing ulcerative periodontitis）

Ⅵ. 牙周组织脓肿（abscesses of the periodontium）

　　A. 牙龈脓肿（gingival abscess）

　　B. 牙周脓肿（periodontal abscess）

　　C. 冠周脓肿（pericoronal abscess）

Ⅶ. 伴牙髓病变的牙周炎（periodontitis associated with endodontic lesions）

　　A. 牙周-牙髓联合病损（combined periodontic-endodontic lesions）

Ⅷ. 发育性或获得性异常（developmental or acquired deformities and conditions）

　　A. 促进菌斑性牙龈病或牙周炎的局部牙齿因素

　　B. 牙齿周围的膜龈异常

　　C. 无牙区的膜龈异常

　　D. 咬合创伤

# 第三节　2018 年牙周病和种植体周病新分类

## Classification of Periodontal Disease and Peri-Implant Diseases and Conditions（2018）

任何一种分类法都不是完美无缺的，1999 年分类法也不例外。2017 年末美国牙周病学会和欧洲牙周病学联盟联合召开研讨会，参会者在对大量近期文献搜索和分析的基础上，提出了对牙周病和种植体周病的国际新分类（简称"2018 新分类"）。该新分类对 1999 年分类法的主要修改为：

1. 首次增加了牙周健康和牙龈健康的定义和标准，为临床医生诊断牙周疾病和状况，以及判断疗效等提供了共同的参考点。

2. 将"慢性牙周炎"和"侵袭性牙周炎"合并为"牙周炎"，并参照肿瘤学的分期框架提出新的牙周炎分类框架。

3. 首次制定种植体周健康以及种植体周疾病、状况的定义和统一分类。

# 牙周健康和牙龈健康
## Periodontal Health and Gingival Health

## 一、临床健康的牙龈包括下列 3 种情况

**1. 完好的牙周组织（intact periodontium）** 即有正常高度的支持组织。牙龈健康应是探诊后不出血、无红肿、无症状、无附着丧失和牙槽骨吸收。

**2. 牙周组织减少的健康状态** 牙周炎经治疗后，牙周组织减少（reduced periodontium），已有附着丧失和牙槽骨吸收，但病情稳定，无探诊后出血、无红肿、无症状。但这些患者仍有牙周炎复发的风险。

**3. 非牙周炎原因的牙周组织减少** 如牙龈退缩、进行过冠延长术等，标准同上。此类患者无牙周炎的风险。

## 二、健康龈的病例定义（case definition）

实际在临床实践中很少有绝对符合上述龈健康标准的患者，因此新分类中将临床健康龈定义为：1 或 2 个位点有轻度牙龈炎症、轻微探诊后出血和延迟出血，均可归入临床健康龈。在流行病学调查中，龈健康可放宽到 BOP（探诊后出血）位点＜ 10%，探诊深度≤ 3 mm。牙周炎治疗后病情稳定，但有牙周组织减少，若 BOP 位点＜ 10%、无探诊深度≥ 4 mm 且 BOP 阳性的位点、无红肿、无症状、无进展，则可归入 "牙周组织减少的健康状态"。然而此类患者仍有复发牙周炎的风险。

# 牙龈病
## Gingival Diseases

牙龈病仍分为两大类，包括牙菌斑生物膜诱导的龈炎（菌斑性龈炎）以及非菌斑诱导的龈病。

## 一、菌斑性龈炎（dental plaque-induced gingivitis）

牙菌斑生物膜和宿主的免疫炎症反应相互作用引起的炎症，局限于牙龈，未波及牙周附着。牙龈炎是牙周炎的主要危险因素，是牙周炎发生的主要前提。因此治疗牙龈炎是针对牙周炎的一级预防措施。

菌斑性龈炎的病例定义（case definition）为：探诊后出血（BOP）位点的比例≥ 10%，探诊深度≤ 3 mm（假设没有假性龈袋），无附着丧失和牙槽骨吸收。局限型龈炎的 BOP 位点比例为 10% ～ 30%，广泛型龈炎的 BOP 位点比例＞ 30%。

以上定义适用于完好（intact）牙周组织、非牙周炎所致的牙周组织减少以及经牙周治疗后稳定的牙周组织减少的病例。后者可适当调整为探诊深度≤ 4 mm 且不出血。此类患者易复发牙周炎，需加强监测。此种病例在流调时应归为牙周炎患者，而不是龈炎患者。

## 二、非菌斑性龈病（non-dental plaque-induced gingival diseases）

是指各种不是由牙菌斑所致，通常不能用菌斑控制来解决的状况，它们可能是全身状况

的表现，也可能是局限于口腔内因素导致的，包括遗传性疾病或发育性疾病，特殊感染，炎症和免疫状况异常，反应过程，肿物，内分泌、营养和代谢性疾病，创伤性病损和龈色素沉着。

# 牙周炎的新分类
## 2018 New Classification of Periodontitis

1999 年分类法强调的是不同牙周炎表型的独立特点，因而将牙周炎分为慢性牙周炎和侵袭性牙周炎。2017 年研讨会的与会者在分析大量文献的基础上，认为该分类的主要缺点是缺乏明晰的基于病理生理学的证据来证明它们是独立疾病，导致诊断不明确，难以指导临床治疗。因此将二者合并为"牙周炎"。同时，保留了"坏死性牙周病"和"反映全身疾病的牙周炎"为独立疾病。新的牙周炎分类如下：

## 一、坏死性牙周病（necrotizing periodontal diseases）

包括坏死性龈炎（necrotizing gingivitis）、坏死性牙周炎（necrotizing periodontitis）和坏死性口炎（necrotizing stomatitis）。

## 二、反映全身疾病的牙周炎（periodontitis as a manifestation of systemic diseases）

有些情况是由全身疾病导致了牙周组织的损害，则应以主要的全身疾病作为病名，不纳入牙周炎。

## 三、牙周炎（periodontitis）

**1. 牙周炎的病例定义**　①≥ 2 颗不相邻牙齿的邻面检测到有临床附着丧失（CAL），或②≥ 2 颗牙有颊侧或舌侧 CAL ≥ 3 mm，同时探诊深度≥ 3 mm。以上二者符合一项即可诊断为牙周炎。但颊、舌面的 CAL 需排除创伤性牙龈退缩、根面龋、因第三磨牙拔除后引起的第二磨牙远中颈部 CAL、牙髓-牙周联合病变从牙周排脓、垂直性根裂等非牙周因素。

**2. 牙周炎的分期和分级**　新分类以"牙周炎"取代了慢性牙周炎和侵袭性牙周炎，而参照肿瘤学的分期框架提出用分期（staging）和分级（grading）来强调个体化的诊断，以评估治疗的复杂程度。

分期主要依据就诊时疾病的严重程度以及预期其治疗的复杂程度，再描述病的范围和在牙列中的分布状况（局限型、广泛型、磨牙-切牙型），可分为 Ⅰ、Ⅱ、Ⅲ、Ⅳ 期。通过检查 CAL、骨吸收量和百分比、探诊深度、牙齿动度、角形骨缺损、根分叉病变以及因牙周炎失牙等多个变量来确定分期。Ⅰ 期为早期牙周炎（initial periodontitis）；Ⅱ 期为中度牙周炎（moderate periodontitis）；Ⅲ 期为重度牙周炎，可能有失牙（severe periodontitis with potential for additional tooth loss）；Ⅳ 期为重度牙周炎，可能造成牙列缺失（severe periodontitis with potential for loss of the dentition）（表 3-1）。

分级是根据疾病的生物学特性，包括根据病史来分析牙周炎进展速度、评估进一步加重的危险因素、对疗效进行预后判断，以及推测可能对全身健康的不利影响，分为 A、B、C 3 个级别。A 级为低风险，B 级为中等风险，C 级为高风险（表 3-2）。

表 3-1    2018 年牙周病国际新分类的牙周炎分期标准

| 牙周炎分期 | 严重程度 | | | 复杂程度（局部） | 范围和分布（作为分期的补充描述） |
| --- | --- | --- | --- | --- | --- |
| | 邻面 CAL 最重位点 | 影像学骨丧失 | 因牙周炎失牙 | | |
| Ⅰ期 | 1～2 mm | 牙根的冠 1/3（＜15%） | 无 | 最大 PD ≤4 mm，以水平型骨吸收为主 | |
| Ⅱ期 | 3～4 mm | 牙根的冠 1/3（15%～33%） | 无 | 最大 PD ≤5 mm，以水平型骨吸收为主 | |
| Ⅲ期 | ≥5 mm | 达根的中 1/3 区或更多 | ≤4 颗 | 在 Ⅱ 期复杂程度的基础上，PD ≥6 mm，垂直型骨吸收 ≥3 mm，根分叉病变 Ⅱ 度或 Ⅲ 度，中度牙槽嵴缺损 | 每期可将程度划分为局限型（累及少于30%的牙）、广泛型或切牙-磨牙型 |
| Ⅳ期 | ≥5 mm | 达根的中 1/3 区或更多 | ≥5 颗 | 在 Ⅲ 期复杂程度的基础上，还有咀嚼功能障碍、继发性𬌗创伤（牙齿动度 ≥2 度）、重度骨嵴顶缺损、咬合紊乱、牙移位、有散在间隙、余留牙少于 20 颗（10 对对颌牙）等，以及需要复杂的修复重建 | |

注：CAL 为临床附着丧失，PD 为探诊深度。

表 3-2    2018 年牙周病国际新分类的牙周炎分级标准

| 牙周炎分级 | 进展的直接证据（影像学骨丧失或 CAL）[a] | 进展的间接证据 [a] | | 危险因素 [b] | |
| --- | --- | --- | --- | --- | --- |
| | | 骨丧失/年龄 | 病例表型 | 吸烟 | 糖尿病 |
| A 级（缓慢进展） | 5 年内无丧失证据 | ＜0.25 | 大量菌斑生物膜沉积伴牙周低水平破坏 | 无 | 血糖正常或未诊断为糖尿病 |
| B 级（中速进展） | 5 年内丧失＜2 mm | 0.25～1.0 | 破坏程度与生物膜堆积量相一致 | ＜10 支/天 | 糖尿病患者，HbAlc ＜7.0% |
| C 级（快速进展） | 5 年内丧失 ≥2 mm | ＞1.0 | 破坏严重程度超过生物膜沉积量，特殊临床型提示快速进展和（或）早发疾病（如，切牙-磨牙型、对标准菌斑控制治疗缺乏反应） | ≥10 支/天 | 糖尿病患者，HbAlc ≥7.0% |

注：[a] 表示初始标准，[b] 表示级别调节因素，CAL 为临床附着丧失，HbAlc 为糖化血红蛋白。

# 其他影响牙周组织的状况
# Other Conditions Affecting the Periodontium

## 一、影响牙周支持组织的全身疾病或状况（systemic diseases or conditions affecting the periodontal supporting tissues）

## 二、其他牙周疾病

1. 牙周脓肿
2. 牙髓-牙周联合病变

## 三、牙齿周围膜龈异常和状况

1. 牙龈表型
2. 牙龈 / 软组织退缩
3. 牙龈不足
4. 前庭深度降低
5. 系带 / 肌肉位置异常
6. 牙龈过多
7. 颜色异常
8. 根面暴露的状况

## 四、创伤性𬌗力

1. 原发性𬌗创伤
2. 继发性𬌗创伤
3. 正畸力

## 五、调节或促使罹患菌斑性龈病 / 牙周炎的修复体和牙相关因素

1. 局部牙相关因素
2. 局部牙修复体相关因素

2018 年新分类对 1999 年分类法做了一些修改：①在描述膜龈状况时，用"牙周表型"（periodontal phenotype）取代了"牙周生物型"（periodontal biotype）。②用"创伤性𬌗力"（traumatic occlusal force）取代了"过大咬合力"（excessive occlusal force）。③用"嵴顶上附着组织"（supracrestal attachment tissues）取代了"生物学宽度"（biological width）。

# 种植体周病和状况的新分类
## 2018 Classification of Peri-implant Diseases and Conditions

2018 年新分类中首次设定了种植体周健康以及种植体周病和状况的内容，以利于临床诊治和群体研究。

**1. 种植体周健康（peri-implant health）**　种植体周组织无肉眼可见的炎症表现，无红肿，轻探诊无出血和（或）溢脓。探诊深度与基线相比无增加，骨嵴水平较初期改建后无进一步的吸收。

**2. 种植体周黏膜炎（peri-implant mucositis）**　病例定义为轻探出血和（或）溢脓，由于黏膜水肿或对探诊阻力减小，可使探诊深度较前增加，亦可不增加。除因初期骨改建所致的牙槽嵴水平改变外，无进一步的骨吸收。

**3. 种植体周炎（peri-implantitis）**　病例定义：①有基线资料者，轻探出血和（或）溢脓，探诊深度较基线检查增加，骨吸收程度超过初期改建后的嵴顶水平。②无初始 X 线片和探诊深度者，轻探出血和（或）溢脓，探诊深度 ≥ 6 mm，X 线片示 3 mm 及以上的骨吸收。

**4. 种植体周软硬组织缺陷（peri-implant soft and hard tissue deficiencies）**　牙齿缺失后的骨改建可导致牙槽骨突或牙槽嵴高度和宽度丧失，从而导致软、硬组织缺陷。更严重的牙槽嵴缺陷可发生在牙周支持组织严重丧失、拔牙创伤、牙髓感染、根折、颊侧骨壁较薄、牙齿

位置不理想、外伤以及上颌窦气化的位点。影响牙槽嵴形态的因素还包括使用可减少自然成骨量的药物和患系统性疾病、牙齿发育不全和机械负荷过重（mechanical overload）等，或上述因素的叠加。

## 思考题

1. 简述 2018 年新分类法与 1999 年分类法的主要区别。
2. 简述 2018 年新分类法的优点和缺点。

（曹采方）

## 参考文献

［1］American Academy of Periodontology. 1999 International Workshop for a Classification of Periodontal Diseases and Conditions. Annals of Periodontology，1999，4（1）：1-108.

［2］Armitage GC. Development of a classification system for periodontal diseases and conditions. Annals of Periodontology，1999，4（11）：1-6.

［3］Armitage GC，Culliman MP. Comparison of the clinical features of chronic and aggressive periodontitis. Periodontol 2000，2010，53：12-27.

［4］曹采方，孟焕新，闫福华，等 . 牙周疾病新分类法简介（1999 年国际研讨会）. 中华口腔医学杂志，2001，36（5）：391-393.

［5］曹采方，孟焕新，闫福华等 . 对牙周病新分类系统的说明 . 中华口腔医学杂志 . 2001，36（6）：479-480.

［6］Carranza Jr. FA  Glickman's Clinical Periodontology. 6th ed. Philadelphia：W.B. Saunders Co，1984.

［7］Weinmann SB，Geron PR. A chronological classification of periodontal disease：a review. J Intern Acad of Periodontol，2011，13（2）：31-39.

［8］Kornman S K，Papapanou P N. Clinical application of the new classification of periodontal diseases：Ground rules，clarifications and "gray zones". J Periodontol，2019，91（3）：352-360.

［9］Caton JG，Armitage G，Berglundh T，et al. A new classification scheme for periodontal and peri-implant diseases and conditions-Introduction and key changes from the 1999 classification. J Periodontol，2018，89（S1）：S1-S8.

［10］Papapanou PN，Sanz M，Buduneli N，et al. Periodontitis：consensus report of workgroup 2 of the 2017 World Workshop on the Classification of Periodontal and Peri-Implant Diseases and Conditions［J］. J Periodontol，2018，89（S1）：S173-S182.

［11］Tonetti MS，Greenwell H，Kornman KS. Staging and grading of periodontitis：framework and proposal of a new classification and case definition. J Periodontol，2018，45（S20）：S159-S172.

［12］孟焕新 . 2018 年牙周病和植体周病国际新分类简介 . 中华口腔医学杂志，2019，54（2）：73-78.

# 第四章　牙周病的流行病学

## Epidemiology of Periodontal Diseases

**应知应会的内容：**

1. 牙周病的流行情况和基本规律
2. 危险因素的定义及相关名词
3. 牙周病流行病学研究的特点

牙周病的流行病学（epidemiology）研究主要有 4 个目的：①主要采用描述性流行病学（descriptive epidemiology）方法，了解牙周病在不同人群中的患病情况（prevalence）、分布特点及疾病的严重程度，也可对同一人群在不同时间点监测牙周病的流行趋势。②通过上述调查结果分析出可能的危险因素，形成危险因子假说；然后通过分析性流行病学（analytic epidemiology）研究方法对该危险因子进行验证，为预防和控制疾病提供假设。③用实验性流行病学（experimental epidemiology）的方法对预防和控制牙周病的措施进行检验和评估。④为制定预防措施和政策提供依据。

## 第一节　牙周病的流行情况
### Prevalence of Periodontal Diseases

牙周病是人类最古老、最普遍的疾病之一。在世界各地的原始人颅骨上均可见到牙槽骨吸收以及牙缺失。我国发现的新石器时代（距今 8000—9000 年前）的人颅骨上，就曾看到严重的牙槽骨破坏，其发生率为 42.3%。有关牙周病流行情况调查的资料甚多，然而 20 世纪 70 年代之前，对牙周疾病的命名和分类比较混乱，加上缺乏统一的指标和调查方法，使其结果出入较大，缺乏可比性。

1982—1984 年我国卫生部组织了全国性的龋病、牙周病流行病学调查（流调），对我国 29 个省（直辖市、自治区）的 7 岁、9 岁、12 岁、15 岁、17 岁 5 个年龄组的 131 340 名中小学生进行了抽样调查。资料表明，该 5 个年龄组的中、小学生牙龈炎的患病率为 66.80%，其中 15 岁年龄组为 80.46%；牙周炎的患病率为 0.87%。1995—1997 年，第二次全国口腔健康流行病学抽样调查仍使用社区牙周指数（community periodontal index，CPI），抽样检查了 11 个省市 12 岁、15 岁、18 岁、35 ～ 44 岁、65 ～ 74 岁 5 个年龄组共计 117 260 人的牙周状况。结果表明全口 6 个区段（sextant）均健康的人很少，且随年龄的增加逐渐减少，牙石的检出率较高，且随年龄的增加而呈逐渐升高的趋势（表 4-1）。牙周炎的患病率随年龄的增加而逐渐升高，牙周袋的检出率与年龄的关系如图 4-1 所示。

表 4-1　全国各年龄组 6 个区段牙周健康的人数和百分比及牙石检出率（1995 年）

| 年龄（岁） | 受检人数 | 健康人数 | 百分比（%） | 牙石检出率（%） |
| --- | --- | --- | --- | --- |
| 12 | 23 452 | 7272 | 31.01 | 52.03 |
| 15 | 23 452 | 5062 | 21.58 | 67.91 |
| 18 | 23 452 | 3475 | 14.82 | 78.59 |
| 35 ～ 44 | 23 452 | 668 | 2.85 | 94.15 |
| 65 ～ 74 | 23 452 | 132 | 0.56 | 77.46 |

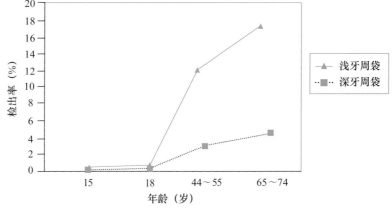

图 4-1　牙周袋检出率与年龄的关系（1995 年）

2005—2007 年第三次全国口腔健康流行病学调查，抽样检查了 30 个省（直辖市、自治区）5 岁、12 岁、35 ～ 44 岁、65 ～ 77 岁 4 个年龄组共计 93 826 人的口腔状况。这次在中、老年组增加了半口牙周探诊深度和附着水平的检查和记录，调查结果显示 35 ～ 44 岁年龄组的牙周健康率为 14.5%，65 ～ 77 岁年龄组的牙周健康率为 14.1%（表 4-2）。虽然第三次全国流行病学调查牙周检查的牙位和牙数不同于第二次，但是中、老年组的牙周健康率似较 10 年前有所改善。然而，中、老年组的牙龈探诊后出血检出率仍然很高，如表 4-2 所示，35 ～ 44 岁年龄组的牙龈出血检出率最高，达 77.3%；与此相应的是该年龄组的牙石检出率也最高，高达 97.3%。牙周探诊深度（periodontal probing depth，PD）及牙周附着丧失（attachment loss，AL）随年龄的增加而增加，如图 4-2、图 4-3 所示。

表 4-2　全国各年龄组牙周健康状况（%）（2005 年）

| 年龄（岁） | 牙周健康率 | 牙龈探诊后出血检出率 | 牙周袋[a]检出率 | 附着丧失[b]检出率 | 牙石检出率 |
| --- | --- | --- | --- | --- | --- |
| 12 | 57.7 | — | — | — | 59.1 |
| 35 ～ 44 | 14.5 | 77.3 | 40.9 | 38.9 | 97.3 |
| 65 ～ 74 | 14.1 | 68 | 52.2 | 71.3 | 88.7 |

注：[a] 表示牙周袋 ≥ 4 mm，[b] 表示附着丧失 ≥ 4 mm。

2015—2016 年第四次全国口腔健康流行病学调查，抽样调查了 31 个省（直辖市、自治区）3 ～ 5 岁、12 ～ 15 岁、35 ～ 44 岁、55 ～ 64 岁、65 ～ 74 岁 5 个年龄组的 172 425 人的口腔状况。在牙周状况评价中，12 岁、13 岁、14 岁组仅检查牙龈出血、牙石。15 岁、

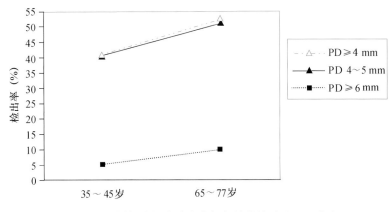

图 4-2　牙周探诊深度检出率与年龄的关系（2005 年）

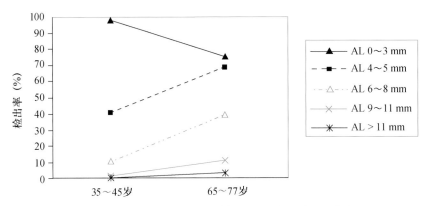

图 4-3　牙周附着丧失检出率与年龄的关系（2005 年）

35 ～ 44 岁、55 ～ 64 岁、65 ～ 74 岁年龄组检查了牙龈出血、牙石、牙周袋深度、附着丧失。检查全口牙，每项指标最重情况作为该牙的分值。调查结果显示中、老年组的牙周健康率不足 10%。虽然本次流调对全口牙进行的检查结果与第三次流调有所不同，但依然可以说明经过 10 年我国公众的牙周健康状况没有改善，形势依然严峻，如表 4-3 所示。

表 4-3　全国各年龄组牙周健康状况（%）（2015 年）

| 年龄（岁） | 牙周健康率 | 牙周探诊后出血检出率 | 牙周袋检出率[a] | 附着丧失检出率[b] | 牙石检出率 |
|---|---|---|---|---|---|
| 12 | 41.6 | 58.4 | — | — | 61.3 |
| 15 | 34.8 | 64.7 | 6.5 | 0.5 | 73.6 |
| 35 ～ 44 | 9.1 | 87.4 | 52.7 | 33.2 | 96.7 |
| 55 ～ 64 | 5 | 88.4 | 69.3 | 69.9 | 96.4 |
| 65 ～ 74 | 9.3 | 82.6 | 64.6 | 74.2 | 90.3 |

注：[a] 表示牙周袋 ≥ 4 mm，[b] 表示附着丧失 ≥ 4 mm，— 表示未检查。

根据以上不同年龄组人群的调查结果推算，我国 13 亿人口中至少有 9 亿以上的牙周病患者，但是绝大多数患者从未就诊，不知道牙周病可防可治。正因为如此，在我国大力开展和推广牙周病的防治工作非常必要，任务十分艰巨。

美国和欧洲一些国家比较了牙周疾病 30 年来的流行病学调查资料，结果发现近年来口腔卫生明显改善，牙石和菌斑显著减少，龈炎和轻中度牙周炎患病率下降。美国在 1988—2000

年间分别进行了两次全国牙周病的流行病学调查，美国国家健康和营养状况调查（National Health and Nutrition Examination Survey，NHANES，1999—2000 年）的流调显示牙周炎患病率降低至 4.2%，而 NHANES Ⅲ（1988—1994 年）的流调显示牙周炎的患病率是 7.3%，分析牙周炎患病率下降的原因可能是民众健康意识的加强和改变不利于健康的危险行为（如吸烟）等。美国不同种族人群的牙周炎患病率远低于我国，其非常重要的原因是美国不同种族的人都能定期进行牙科检查和采取预防牙周病的措施。据调查美国 50% ～ 68.2% 的人最少一年看 1次牙医，只有 8.7% ～ 19.1% 的人 5 年内没看过牙医。Hugoson 等分析了 1973—2003 年瑞典人群牙周炎分布的变化。瑞典基于 1973 年的流调结果，推出了预防牙科保健系统，该项目是通过执行专业牙科保健继续教育来实施的。在 30 年后，2003 年调查人口的平均菌斑检出率大大下降，20 岁人群的检出率由 30 年前的 30% 下降至 15%，70 岁老人由 66% 下降至 30%。与此相对，70 岁老人的龈炎位点百分率（龈炎位点 / 所有检测位点）由 60.2% 下降至 16.4%，且所有年龄组均低于 20%。平均骨水平高于以往的检查，60 岁组的骨水平相当于 1973 年和 1983年时的 40 岁组。40 ～ 80 岁无殆人数在 30 年间由 14% 下降至 3%。存留牙数大大增加，变化最大的是 70 岁组，1973 年 70 岁老人平均有 13.3 颗牙，而 2003 年时同龄老人平均有 20.7 颗牙，较 30 年前多存留 7 颗牙；更值得注意的是牙周健康人数显著增加，由 1973 年的 8% 上升至 2003 年的 44%。国外的研究结果充分说明，预防工作做好了，牙周病患病率就可以明显下降，这些措施和经验值得我国借鉴。

## 一、牙龈炎

　　国内外调查显示总的规律是牙龈炎（gingivitis）在儿童和青少年中较普遍，患病率（prevalence rate）在 70% ～ 90%。牙龈炎最早可见于 3 ～ 5 岁的儿童，随着年龄的增长其患病率和严重性也逐渐增加，到青春期达到高峰，且几乎所有的儿童都有或轻或重的牙龈炎。青春期后，牙龈炎的患病率随年龄的增长而缓慢下降。我国第四次全国口腔健康流调结果显示，12岁学生牙龈探诊后出血检出率为 58.4%，人均牙龈出血的牙数 4.31 颗；牙石检出率为 61.3%，人均有牙石的牙数为 3.79 颗（表 4-3）；刚完成乳恒牙替换的 12 岁儿童中近 60% 发生了牙龈炎。多因素分析显示，该年龄学生牙龈出血检出率和牙石检出率与每天刷牙次数呈负相关，每天至少刷牙 2 次的学生患牙龈出血和长牙石的风险最低，说明良好的口腔卫生习惯是减少牙龈炎的有效措施。最近一项对北京市海淀区幼儿园 3 岁、4 岁、5 岁儿童的抽样检查结果显示，该年龄儿童的龈炎患病率高达 95.3%，平均每名患儿的患牙数达 5.79 个。影响这些幼儿龈炎易感性的因素有儿童年龄、家长的文化程度、家长是否辅助儿童刷牙等。妊娠期龈炎在我国的患病率也较高，1996 年上海地区的牙周科医生对 700 名孕妇的调查显示，妊娠期龈炎的患病率为 73.6%。然而，在发达国家，随着口腔卫生保健措施的实施和口腔卫生习惯的改善，牙龈炎的患病率正逐年缓慢下降。1991 年美国公共卫生部（U.S. Public Health Service）资料显示发达国家的中小学生中，牙龈炎的患病率为 40% ～ 60%；1985—1986 年的成人资料显示，47%的男性和 39% 的女性口腔中至少有 1 个牙位点探诊后出血。1988—1994 年，NHANES Ⅲ 资料显示，在 13 岁以上年龄组中，54% 的受检者至少有 1 个牙位点探诊时出血，21% 的受检者至少有 1 个牙位点探诊深度超过 4 mm，38.1 的受检者至少有 1 个牙位点附着丧失超过 3 mm。坏死性龈炎自第二次世界大战之后患病率逐渐下降，近 20 年来，在发达国家，其患病率在0.001% ～ 0.03%；但在部分发展中国家，儿童的患病率仍较高。

## 二、牙周炎

　　牙周炎在成人中的患病率一般为 40% ～ 60%，多数成人罹患的牙周炎（periodontitis）为轻至中度。重症牙周炎仅累及少数人群，可能只占全部人群的 5%～20%。我国第四次全国口腔健康流行病学调查资料显示，35～44 岁组中 4 mm 及以上深度的牙周袋的检出率为 52.7%，4 mm 及以上的附着丧失的检出率为 33.2%；65～74 岁组牙周袋的检出率高达 64.6%，附着丧失的检出率更是达到 74.2%。Baelum 等曾报告，尽管受检者有大量菌斑、牙石，但牙周袋深度＞3 mm、附着丧失＞6 mm 的牙面不足整个受检牙面的 10%，而 75% 的附着丧失≥7 mm 的牙位发生在 31% 的受检者。这提示牙周炎不是均匀地分布在人群中。1992—1996 年，中日合作对无牙科保健的 576 名农村居民进行了长达 5 年的牙周病自然进程（natural history of periodontal diseases）调查。其中 2 年纵向调查的结果也表明，牙周活动性破坏是阶段性地发生于少数人的少数牙位，同时极少数牙位发生快速进展。

牙周炎的患病率和严重性随年龄增长而增加，35 岁以后患病率明显增高，50～60 岁时达高峰，此后患病率有所下降，这可能是一部分牙周破坏严重的牙已被拔除的缘故。失牙是未经治疗的牙周炎的最终结局，第二次全国口腔健康流行病学调查资料表明，35～44 岁人群中，无殆者占 0.11%，人均失牙 0.88 个；而 65～74 岁的人群中，无殆者占 10.5%，人均失牙剧增为 9.86 个；第三次全国口腔健康流行病学调查资料显示，35～44 岁人群中，无殆者占 0.06%，失牙率为 37%，人均存留牙数 29.40 个；而 65～74 岁的人群中，无殆者占 6.82%，失牙率为 86.1%，人均存留牙数 20.97 个。国内两项研究对上万颗成人牙的拔牙原因进行分析发现，牙周炎约占拔牙原因的 40%～44%。北京大学口腔医院的学者们在 1953 年和 1986 年分别在同一个口腔外科门诊各对一万余颗牙齿的拔牙原因进行分析发现，1953 年因牙周病拔除的牙占拔牙总数的 31%，而 1986 年时已占 44%。随着我国人均寿命的延长，以及龋病的预防和治疗的普及，更多的自然牙得以保存，然而牙周病的防治在我国尚薄弱。这可以预见，牙周炎的患病率及治疗需求将继续增加。

## 三、牙周病损具有部位特异性

同一患者的口腔内，各个牙的牙周病的严重程度是不一样的；同一个牙的各个牙面严重程度也不一致。牙石的分布也有其牙位特异性并与牙槽骨吸收的严重性分布一致，下前牙以及上颌第一磨牙牙石最多。对近 5 年在北京大学口腔医院牙周科就诊的 3 万余名牙周炎患者的临床资料的统计分析显示，慢性牙周炎和侵袭性牙周炎的后牙病损均较前牙为重，各牙邻面位点的病损较颊、舌侧中央位点重。牙周炎患者的牙槽骨吸收程度，一般而言，牙邻间区重于颊侧和舌侧，上颌较下颌为重，但前牙区的牙槽骨破坏则是下前牙重于上前牙。然而，最近国内有资料显示，慢性牙周炎的下颌牙的牙槽骨吸收明显重于上颌牙，侵袭性牙周炎也是下颌骨吸收重于上颌，其中尤以下颌切牙和下颌第一磨牙为重。

根据菌斑、牙石量、炎症程度以及牙槽骨吸收程度等综合分析的结果表明，各个牙罹病的概率顺序如下：最易受累的为下颌切牙和上颌磨牙，其次是下颌磨牙、下颌尖牙和上颌切牙、上颌前磨牙，最少受累的为上颌尖牙和下颌前磨牙。

## 四、牙周病和龋病的关系

临床上常发现有些患牙周炎的人，少有龋齿，甚至不发生龋，但是骨吸收、牙龈退缩明显的牙周炎患者相对较常见根面龋。关于牙周病和龋病发生之间的关系尚无定论。龋病和牙周病虽然都以牙菌斑为共同病因，但其菌斑中细菌的组成不同，发病机制和临床表现也迥异，为各自独立的疾病。

# 第二节 牙周病的危险因素
## Risk Factor for Periodontal Diseases

疾病的风险是某一个体在一个时期发生某种疾病的可能性。菌斑微生物在牙周病的发病过程中是必需的因素，但还有其他一些因素与牙周病的发生、发展密切相关。当前的研究更注重于发现和验证牙周病的危险因素。

危险因素（risk factor）是经纵向流行病学研究证实了的一些与疾病发生有关的因素，如个人行为或生活方式、遗传特征或某些环境条件等。有时用决定因素（determinant）来特指危险因素中那些不能改变的背景因素，如年龄、性别、遗传基因等。另一些危险因素则可因干预而改变，从而降低该疾病发生的可能性，如吸烟、口腔卫生等。危险因素是疾病原因链的一部分，它们的存在与某一疾病发生的可能性增加有关，但不一定必然导致发病；除去危险因素后，疾病也不一定能痊愈。

某种危险因素引起某一疾病的危险性大小常用绝对危险度（absolute risk）、相对危险度（relative risk，RR）、归因危险度（attributable risk，AR）或比值比（odds ratio，OR）来表示。绝对危险度是指个体经过一定的时期发生某疾病的可能性。相对危险度是用来比较两人群的健康程度。这是一种常用的前瞻性和辅助性研究的度量值，用于评估某一疾病在人群中的发病率。在研究中，RR 值越高，则表示引起疾病的致病证据越充分，具有病因学意义。归因危险度也是用于比较两组人群的健康状态。然而，与 RR 相反，AR 用于评估暴露与非暴露于某因素的两组人群或个体发生某疾病的发病率之差，具有疾病预防和公共卫生学上的意义。比值比是常用的一种相对危险度估计。绝对危险度、相对危险度、归因危险度及比值比的计算如表4-4 所示。

表 4-4  发生疾病的危险评估参数

|  | 患某病人数 | 未患某病的人数 | 小计 |
| --- | --- | --- | --- |
| 暴露于某因素的人数 | $a$ | $b$ | $a+b$ |
| 未暴露于某因素的人数 | $c$ | $d$ | $c+d$ |
| 合计 | $a+c$ | $b+d$ |  |

暴露于某因素而发生某疾病的绝对危险度 $= a/(a+b)$

未暴露于某因素而发生某疾病的绝对危险度 $= c/(c+d)$

相对危险度（RR）$= a(c+d)/(ac+bc)$

归因危险度（AR）$= a/(a+b)-c/(c+d)$

比值比（OR）$= \dfrac{ad}{bc}$

OR 的计算举例见表 4-5，300 名受检者中，有 180 名患有牙周炎，其中有 155 例有危险因素（例如吸烟）；120 例健康者中有 40 例吸烟。该危险因素与牙周炎的关系即可用 OR 值表示。OR $=(a/b):(c/d)=\dfrac{ad}{bc}=\dfrac{155\times80}{40\times25}=12.4$。意即吸烟使患牙周炎的可能性提高了 12.4 倍。

表 4-5　比值比的计算

|  | 患病人数 | 健康人数 |  |
| --- | --- | --- | --- |
| 吸烟者 | 155（$a$） | 25（$b$） | 180 |
| 非吸烟者 | 40（$c$） | 80（$d$） | 120 |
| 合计 | 195 | 105 | 300 |

目前，牙周病学研究的共同特点是在寻找危险因素与牙周病的患病率和严重程度之间的相关性时，运用多变量分析方法。比较明确的危险因素有：①口腔卫生情况，牙菌斑、牙石量与牙周病有极明显的正相关。②性别，一般男性重于女性。③年龄，老年人的牙周附着丧失重于年轻人，单纯的牙龈炎多见于年轻人和儿童。④种族，牙周病虽然为全球性的疾病，但其中青少年牙周炎有较明显的种族倾向，黑种人患病率较高。⑤社会经济状况，高收入和受教育程度高者患病率较低。在我国由于健康教育不普及，此因素不明显。⑥吸烟者的病情重。⑦某些全身疾病，如糖尿病。⑧某些微生物如牙龈卟啉单胞菌（*Porphyromonas gingivalis*，Pg）、伴放线聚集杆菌（*Aggregatibacter actinomycetemcomitans*）、福赛坦纳菌（*Tannerella forsythia*，*Tf*）、中间普氏菌（*Prevotella intermedia*，Pi）的感染等。⑨某些基因背景，如白细胞介素 -1（interleukin-1，IL-1）的基因多态性（genepolymorphism）等。另外，还观察到不同的危险因素在不同人群中的重要性可能不同。同一危险因素并不一定在每一次研究中均得到证实，它受受检人群的环境、地理、种族等条件的影响。

近年来的研究还表明，宿主的易感性（host susceptibility）在疾病的发生和进展中起重要作用。Löe 等对从来不刷牙且无牙科医疗条件的斯里兰卡茶场工人纵向观察了 15 年，其中 81% 的人牙周病情缓慢加重，成为轻、中度牙周炎，11% 的人病情稳定不加重，仅有 8% 的人牙周病情迅速加重，在 40 岁时已缺失多个牙。这种差别可能部分地受基因控制，目前从分子水平上揭示牙周炎的易感基因已成为研究的热点。

# 第三节　牙周流行病学指数的发展及其评价
## Periodontal Indices for Epidemiological Surveys

1925 年，Ainsworth 和 Young 在英国最早进行牙周病的描述性流行病学调查，但该调查没有使用客观的检查标准和指数（index），因此其获得的资料可靠性和可比性均差。1947 年，Schour 和 Massler 设计了乳头、龈缘、附着龈指数（papillary-marginal-attached gingival index，PMA），他们认为病变先从龈乳头开始，逐渐扩展至龈缘，最后达附着龈，通过目测牙龈病变波及的牙数和方式来反映病变的程度。后来的 PMA 指数又加以改进，以牙龈的色、形、质的变化分级记录。20 世纪 50 年代，学者们主张用平均数说明牙龈的健康状况和牙周组织的破坏程度，即以各受检牙的记分之和的平均值来表示一个人的牙周组织健康状况，又以每个人记分之和的平均值来表示该人群的牙周健康状况，此时期的代表指数为 Russell（1956 年）提出的牙周指数（periodontal index，PI）和 Ramfjord（1959 年）提出的牙周病指数（periodontal disease index，PDI）。PI 和 PDI 包含了牙龈炎和牙周炎两个部分，PDI 还首次对菌斑和牙石用了数字计分法（numerical score）计分。Ramfjord 提出的牙周病指数强调了探查附着水平，龈沟底的定位与釉牙骨质界这一固定点的关系，这是此指数非常重要的特点，对牙周炎的判定具有重要意义。以后的学者在此基础上提出，在两次检查结果之间，显示出釉牙骨质界至龈沟底的距离增加了，则是疾病处于活动期（active phase）或曾有过活动期的指标。此后，陆续出现了对牙龈的健康状况以及口腔卫生及菌斑、牙石等的定量标准。代表性的指数有 Greene 和 Vermillion（1960 年）提出的口腔卫生指数和简化口腔卫生指数（simplified oral hygiene index，OHI-S）、Löe 和 Silness 于 1963 年和 1964 年先后提出的牙龈指数（gingival index，GI）和菌斑指数（plaque index，PlI）。Mühleman 和 Son（1971 年）提出了龈沟出血指数（sulcus bleeding index，SBI），然而他们认为龈沟出血早于牙龈红肿等表征的出现，与 Löe 等持相反的观点（GI）。

Ainamo 等（1982 年）提出社区牙周治疗需求指数（community periodontal index of treatment needs，CPITN 或 CPI），世界卫生组织（WHO）使用该指数建立了各国牙周病流行情况的数据库。CPI 的设计者认为，牙周组织由健康转变为疾病状态是连续的过程，即从牙龈炎症（出血）发展为牙石沉积、浅牙周袋和深牙周袋。因此，有牙石的牙面也被认定为探诊后出血阳性，有中或深牙周袋者也被记为有牙龈探诊后出血和牙石。但研究结果显示，有牙石的牙中，实际上有 18% 并无牙龈探诊后出血；有牙周袋处，有 54% 未探到牙石，13% 无探诊后出血。CPI 只适用于大样本人群的粗筛，根据患病的区段数和病情，决定该人群对牙周治疗的需要和牙科医疗人力的规划等，而对于牙周病的程度、有关危险因素等，则不能提供足够的信息量。如我国第二次全国口腔健康流行病学调查采用了 CPI 指数，结果显示中年和老年组（35 ～ 44 岁、65 ～ 74 岁）的牙石检出率高达 94.15% 和 77.46%，而探诊后出血率只有 23.29% 和 13.92%。这些数据显然未能真实地反映牙周病的炎症状况，对于不了解 CPI 设计目的的人易造成我国人群牙周炎症轻的错觉。

为了描述口腔中牙周炎病变的范围和程度，1986 年 Carlos 等又提出了用范围和严重度指数（extent and severity index，ESI）来记录牙周支持组织破坏情况。该指数由两部分组成：①范围，描述受检部位有牙周炎破坏症状位点的比例；②严重度，描述达到牙周附着丧失 ≥ 1 mm 的病损部位，其总的牙周附着丧失均量。另外，要求检查包括口腔右上和左下象限的颊侧中央和颊侧近中部位。ESI 也只是记录牙周组织破坏的结果，并不能说明牙周组织破坏的进展。但 ESI 能较好地表达疾病的情况。如 ESI（90，2.5）表示中度弥漫型的牙周组织破坏，即 90% 的受检位点有平均 2.5 mm 的牙周附着丧失；ESI（20，7.0）表示重度局限型的牙周组织破坏，即 20% 的受检位点有平均 7 mm 的牙周附着丧失。如今学者们仍在探索既能说明牙龈健康状况，又能反映牙周组织的破坏程度，且易于掌握的指数。

某些流行病学指数也可应用于临床工作，探诊后出血和探诊深度的变化，特别是附着水平，这些指标在评价患者牙周健康状况的现状及动态变化是十分重要的。现在的许多研究倾向于同时测量附着丧失和牙周探诊深度或牙槽骨丧失的程度，以显示疾病的现状。

当前的各种牙周指数尚不能检查牙周病的活动性（periodontal disease activity）。计算机辅助的 X 线数字减影技术以及龈沟液或唾液成分的分析技术，可能有希望成为将来快速、准确诊断牙周炎活动性的方法。

# 第四节　影响牙周病流行病学研究的因素
## Issues in Periodontal Epidemiological Study

流行病学研究的特点是用群体观点研究人类的疾病和健康问题，其基本前提是明确所研究疾病的准确定义。然而，由于牙周病本身的特殊性，如疾病的多类型、缺乏特有的指标等，使得在以往许多的牙周病流行病学调查中，对本病的定义、分类、调查标准及统计分析单位等未能采取统一的方法，因此影响了各调查资料间的比较和分析，如表 4-6 所示。这些在定义上和方法上的不一致，以及调查对象的年龄分段不一致等，不可避免地造成牙周病患病率的调查结果有很大出入，对不同资料也难以进行直接比较。如我国第二次全国口腔健康流行病学抽样流调和第三次全国口腔健康流调，牙周检查的牙数和采用指标不一致，以致前后数据无法进行比较。最近美国学者通过研究发现，1988—1994 年，美国 NHANES Ⅲ 采用的随机半口仅检查颊侧近中和颊侧中央位点方案将美国人口附着丧失 ≥ 3 mm、4 mm、5 mm 的患病率低估了 50% 以上。此外，同一口腔内的不同牙和不同牙位（site）的疾病进展不均衡、病变程度各异、菌斑微生物的构成也不完全相同，也就是说牙周病具有个体特异性和牙位特异性（site-specific）。在流行病学调查中，不仅应报告患病者在群体中的比例，还应分析和报告患病部位的分布频率以及病情程度等资料。这些问题在近期的文献中已经强调要加以注意，努力统一疾病的诊断标准和研究方法。

表 4-6 影响牙周病流行病学研究的因素

| 影响因素 | 结果 |
| --- | --- |
| 疾病分类的改变 | 新、旧分类中，疾病名称不能完全对应 |
| 某些类型牙周炎的诊断缺乏金标准 | 对疾病诊断的可靠性受到质疑（如侵袭性牙周炎） |
| 采用的诊断指标不一致（如牙周袋深度、附着丧失、X 线显示有牙槽骨吸收等） | 对疾病的分类诊断结果可能出现差异 |
| 对疾病的诊断阈值不一致 | 调查结果出现差异。例如，在 55 ~ 64 岁年龄组，若以附着丧失 ≥ 2 mm 为阈值，则 90% 为牙周炎患者；若以附着丧失 ≥ 4 mm 为阈值，则 64% 为牙周炎患者 |
| 调查对象的年龄分段不一致 | 调查资料间难以进行比较 |
| 调查牙位和牙数不统一（检查全口牙、半口牙、代表牙或代表区段） | 各方法之间本身存在误差。如只检查代表牙，则牙周袋 ≥ 6 mm 的患者遗漏率达到 23% ~ 55% |
| 口腔内有多个牙，每个牙有多个位点 | 统计单位不同（人、牙、位点） |

每个受检者的口腔中并非每个牙和每个牙的每个位点均罹患牙周病。因此，理想的牙周流行病学调查应对每位受检者口中每个牙的每个位点均进行检查，且均拍 X 线片。但这样做在大规模流行病学调查中是不可能的。出于实际的条件限制，多数流行病学研究只对部分有代表性的牙进行检查和记录。曾有文献报告有些受检的代表牙可以反映整个牙列的牙周状况，如 Ramfjord 提出的 6 个代表牙即属于此。这可能由于同一个体其左右两侧的牙周状况有明显的对称性，故全口牙与半口牙的附着丧失记分在成年人中有较高的相关性。然而，若只检查部分牙，其结果的可靠性取决于受检人群中牙周疾病的实际流行情况及受检者的年龄。在患病率低、患病牙位较少的人群中，不宜采用只检查部分牙的方法，因为这样容易遗漏患牙，从而低估病情。例如，仅检查代表牙，则牙周袋 ≥ 6 mm 的患者比例在 25 ~ 29 岁、40 ~ 44 岁、50 ~ 54 岁年龄各组被遗漏的百分数分别为 55%、39% 和 23%。全口检查仍是准确评估人群中牙周疾病流行和严重性的最理想的方法。

## 思考题

1. 第四次全国口腔健康流行病学调查表明我国 12 岁年龄组的刷牙普及率达到 82.8%，但为什么牙石的检出率仍高达 61.3%？

2. 国外某项大样本的牙周病流行病学调查，其设计为对每位受检者任选 2 个象限（右上、左下或左上、右下），其中每个牙查近中颊和颊面中央 2 个位点，检查项目包括牙龈出血、探诊深度和附着水平。请评价此设计的优缺点。

3.试述 OR 值的含义。

（栾庆先　孟焕新　谢昊）

## 参考文献

［1］Newman MG，Takei HH，Klokkevold PR，et al. Newman and Carranza s Clinical Periodontology.13th ed，Philadelphia：WB Saunders Co，2019：80-88.

［2］曹采方，孟焕新 . 中国牙周病学研究的现状 . 中华口腔医学杂志，1997，32（5）：259-261.

［3］第二次全国口腔健康流行病学调查技术指导小组 . 第二次全国口腔健康流行病学调查报告 . 1998 年 3 月 .

［4］全国牙病防治指导组 . 第二次全国口腔健康流行病学调查报告 . 北京：人民卫生出版社，1998.

［5］No authors listed. Epidemiology of periodontal diseases. J Periodontol，1996，67（9）：935-945.

［6］Corbet EF，Zee K-Y，Lo ECM. Periodontal diseases in Asia and Oceania. Periodontol 2000，2002，29（1）：122-152.

［7］Albandar JM，Tinoco EMB. Global epidemiology of periodontal diseases in children and young persons. Periodontol 2000，2002，29（1）：153-176.

［8］Albandar JM. Global risk factors and risk indicators for periodontal disease. Periodontol 2000，2002，29（1）：177-199.

［9］齐小秋 . 第三次全国口腔健康流行病学调查报告 . 北京：人民卫生出版社，2008.

［10］Borrell LN，Burt BA，Taylor GW. Prevalence and trends in periodontitis in the USA：from the NHANES Ⅲ to the NHANES，1988 to 2000. J Dent Res，2005，84（10）：924-930.

［11］Hugoson A，Sjödin B，Norderyd O. Trends over 30 years，1973—2003，in the prevalence and severity of periodontal disease and severity of periodontal disease. J Clin Periodontol，2008，35（5）：405-414.

［12］王德惠，杜华田 . 三十年来拔牙原因的分析 . 现代口腔医学杂志，1992，6：174-175.

［13］王兴 . 第四次全国口腔健康流行病学调查报告 . 北京：人民卫生出版社，2018.

# 第五章 牙周病微生物学

## Microbiology of Periodontal Diseases

**应知应会的内容：**

1. 牙周微生物群的影响因素
2. 牙菌斑生物膜的概念和形成过程
3. 龈上、龈下菌斑生物膜的结构和生态特征
4. 菌斑生物膜致病学说
5. 牙周致病菌在牙周病发病中的直接作用
6. 重要牙周致病菌的生物学特性、毒力因子和致病性
7. 牙周微生物检测技术的发展

## 第一节 引 言
### Introduction

　　口腔是人体五大微生物库（口腔、肠道、皮肤、鼻咽和泌尿生殖道）之一，寄居着700种以上的微生物，有需氧菌、兼性厌氧菌和专性厌氧菌，还有真菌、支原体、病毒和原虫等其他微生物。口腔细菌密度高、数量大，唾液中的细菌超过$10^8$/ml。细菌寄生期长，从出生后3～4 h开始，一直寄生至宿主死亡。一方面，口腔中绝大多数细菌是在与人类长期共存进化过程中形成的，由人体为其提供生存空间和营养，能最大限度地利用口腔局部环境；另一方面，这些细菌能刺激宿主的免疫防御系统不断成熟与完善，形成宿主耐受（host tolerance），防止其入侵组织引发疾病。

　　正常情况下，寄居在口腔中的细菌以错综复杂的共生方式保持着菌群之间的相对平衡，同时保持着菌群与宿主之间的动态平衡。它们一般对宿主无害，甚至有益，称为口腔正常菌群（oral normal flora）。它们可以：①阻止外源性微生物的定植，也称定植抗性；②维持口腔或全身（如消化道）微生物的生态平衡；③刺激宿主免疫系统；④发挥营养功能和调节作用，如有些细菌会产生维生素K、代谢膳食硝酸盐等。这种宿主与生活在体内的细菌的和谐共生反映了宿主和细菌之间的长期适应、高度演变和动态平衡，在口腔健康的维护中扮演着重要角色。随着研究的深入，人们逐渐认识到口腔微生物之间的关系错综复杂，正常菌群是相对的、动态的、可变的和有条件的。当正常菌群失去相互制约或微生物与宿主间失去平衡时，原来的一些细菌便会产生致病力。因此，有学者建议使用常驻微生物群（resident microbiota）的概念，它是指在特定部位能够被经常检出的所有微生物，与其是否具有潜在致病能力无关。

　　龈上微生物群与龈下微生物群共同构成了牙周微生物群。与人体其他微生物库和口腔其他部位的微生物群类似，牙周微生物群受到许多因素的影响，包括宿主的遗传和种族、系统性疾病、激素水平、药物等全身因素，以及唾液、口腔疾病及相关治疗、口腔矫治器和义齿、口腔卫生习惯等口腔局部因素；此外，由于牙周组织的结构特征，牙周微生物群的构成及变化也具有自身的特点：①牙周组织的解剖结构。坚硬的牙面/根面使细菌可以长久附着，一些不易附着牙面/根面的能动菌则可藏匿于牙周袋内躲避唾液的清扫。②唾液及龈沟液的作用。唾液和龈沟液对细菌有一定的机械清扫作用，对细菌产生的酸、碱有缓冲作用，且含有很多抗菌因子和免疫细胞，但它们同时也是细菌的良好培养基。③微生物之间的相互作用。牙周微生物群的密度较高，细菌之间的关系错综复杂。早期定居的微生物能影响该部位之后的微生物定居，微生物间可为共生、竞争和拮抗等多种作用形式，但以共生为主。例如兼性厌氧菌在生长过程中消耗氧，为专性厌氧菌的生长提供了理想的环境。④牙周局部环境。营养物质、氧化还原电势、酸碱度、温度、湿度、渗透压等因素影响着牙周微生物的数量、种类与分布。

# 第二节　牙周病的始动因子——牙菌斑生物膜
## Initial Factor of Periodontal Diseases——Dental Plaque Biofilm

　　生物膜（biofilm）是适于微生物生存的实体，是微生物在自然界存在的主要生态形式。它广泛存在于海洋、湖泊、土壤、船底和沉积物等，以及人体和动物的口腔、肠道、膀胱与皮肤等部位，通常多存在于膜表面和各种界面。

## 牙菌斑生物膜的概念
### Concept of Dental Plaque Biofilm

　　1898年，Black首先把菌斑这一名词引入口腔医学，将胶粘在牙面上的不能被水冲去的细菌斑块称为牙菌斑（dental plaque）。而在微生物领域，直到20世纪90年代才由Costerton提出了生物膜的定义，即附着于表面的被自身分泌的多聚体基质所包裹的细菌的结构性团体。2002年，Socransky进一步完善了菌斑生物膜的概念，定义为附着于生物或非生物固体表面的、包裹在自身分泌的多聚体基质内的一种或多种微生物共同体。牙菌斑生物膜（dental plaque biofilm）的概念可归纳为：牙菌斑生物膜是口腔中不能被水冲去或漱掉的细菌性斑块，是由基质包裹的互相黏附或黏附于牙面、牙间或修复体表面的软而未矿化的细菌性群体。它们多构成有序生长的建筑式样生态群体，是口腔细菌生存、代谢和致病的基础。这一概念强调牙菌斑生物膜的细菌不同于浮游状态的细菌，它们是整体生存的微生物群体。一方面，细菌凭借牙菌斑生物膜这种独特结构黏附在一起生长，相互附着，难以清除；另一方面，牙菌斑生物膜的形成是一种适应过程，各种细菌长期共存，在其中发挥着不同的作用，使细菌能抵抗表面活性剂、抗生素或宿主防御功能的杀灭作用。

## 牙菌斑生物膜的形成
### Formation of Dental Plaque Biofilm

　　牙菌斑生物膜的形成和堆积是牙周疾病发生发展的直接原因。了解其形成过程，便可设法采取菌斑控制措施，及时干扰菌斑生物膜的形成，防止其堆积，预防牙周疾病。牙菌斑生物膜的形成大致可分为 3 个阶段：

## 一、获得性薄膜（acquired pellicle）的形成

最初唾液蛋白或糖蛋白被吸附至牙面，形成一层无结构、无细胞的薄膜。它形成的速度很快，1 ～ 2 h 迅速成层增厚。厚度为 1 ～ 20 μm，在龈缘区较厚，牙尖区较薄。获得性薄膜由蛋白质、糖和脂肪等组成，不仅能为细菌提供营养，还可选择性吸附细菌至牙面，决定细菌附着的顺序。因此，获得性薄膜是牙菌斑生物膜形成的基础。

## 二、细菌黏附（adhesion）、聚集（aggregation）和共聚（coaggregation）

获得性薄膜一旦形成，口腔内的细菌便陆续地定植（colonization）于薄膜。细菌表面与宿主组织表面间存在着高度选择性，仅少数细菌具有直接黏附（adhesion）于薄膜的能力。最初附着的主要是一些革兰氏阳性球菌。有的细菌如某些链球菌、乳杆菌和放线菌等能将食物中的糖转化成胞外多糖，如葡聚糖、果聚糖和杂多糖，这些长多糖纤维可包在细菌表面，形成黏性的糖液，构成菌斑的基质，将细菌黏合在一起；还有些细菌可通过综合的识别系统，如菌体表面的菌毛、绒毛、伞等附件，以及被称为黏附素（adhesin）的大分子物质，与获得性膜上相应的糖蛋白或糖脂受体结合，如早期定植的链球菌、放线菌可与薄膜内含脯氨酸的酸性蛋白质的不同位点（受体）结合。这些早期菌的定植继而又为晚期菌的附着提供表面。相同属（种）细菌间的黏附称为聚集（aggregation），而不同属（种）细菌表面分子间的特异性识别黏附称为共聚（coaggregation）。近年来，学者发现口腔微生物的共聚关系相当复杂，除细菌外，真菌也参与了共聚。

## 三、菌斑生物膜的成熟

细菌通过黏附、聚集和共聚相互连接，使菌斑成为有规则的细菌群体，定植菌迅速繁殖（multiplication）、生长（growth）或扩散（diffusion），导致菌斑细菌数量和种类增多，形成复杂菌群。在菌斑成熟过程中，首先吸附到牙面的是革兰氏阳性球菌，其中链球菌占优势，其次是放线菌、丝状菌或乳杆菌。随着菌斑的成熟，细菌种类逐渐增多，革兰氏阴性厌氧菌、能动菌和螺旋体增加，如梭杆菌、月形单胞菌、优杆菌和密螺旋体等比例上升。早期定植菌间可相互共聚，晚期定植菌间也可互相共聚。早期定植菌一般不识别晚期定植菌，仅少数细菌例外，如梭杆菌既可识别早期定植菌，又可识别晚期定植菌，是早、晚期定植菌的桥梁，在菌斑生物膜形成中起重要作用。早期菌斑增长较快，一般 12 h 便可被菌斑显示剂染色，9 天后便形成包括多种细菌的复杂生态群体。完全成熟则较慢，约数周甚至更长时间。

## 牙菌斑生物膜的结构
### Structure of Dental Plaque Biofilm

对牙菌斑生物膜结构的研究受到两方面的限制：一是生物膜内的细菌种类繁多，难以通过形态学、生物化学、免疫学的方法进行有效区分；二是目前的菌斑取样方法都会破坏生物膜的结构，通常无法取得完整的牙菌斑。

早期研究应用的是普通光学显微镜和扫描电镜或透射电镜对经过固定的菌斑切片进行观察。可见成熟的龈上菌斑具有非常有序的结构。在菌斑深层，细菌附着于牙齿表面，不同种类的细菌共聚，形成较致密的柱形微菌落，丝状菌垂直于牙面。菌斑生物膜的表层与深层的形态不同，较为疏松。

激光共聚焦显微镜（confocal laser scanning microscopy，CLSM）的出现使我们可以对未经固定的菌斑进行直接观察。牙菌斑生物膜显示为具有三维立体结构的生态系，不同生物量的细菌群体被获得性薄膜和（或）胞外基质包裹着，内部被丰富的大小不等的水性通道所间隔，通道内有液体流动，见图5-1。活菌斑内的氧溶解量测定显示细菌群体内部几乎无氧，为厌氧生存。而各层水性通道内则存在有效浓度的溶解氧，邻近水性通道的细菌为需氧生存。这种差异使生长条件不同的细菌能在同一生物膜内和谐共存。水性通道的功能类似于原始循环系统，充满着复杂的信号分子，满足细菌间的信息交流，可给菌斑生物膜内的不同细菌输送营养物质、清除代谢废物，使细菌发挥各自的作用。这种生物间生理协作的独特结构基于菌斑内细菌的共聚，与菌斑内细菌快速生长增殖及其在宿主体内的高度抵抗力密切相关。菌斑生物膜高黏度的基质具有屏障作用，可耐受干燥和流水冲刷，抵抗宿主防御成分或药物渗入，使菌斑对抗菌药物的敏感性降低。

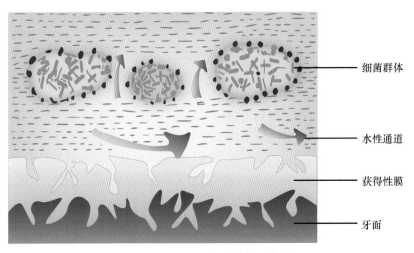

细菌群体

水性通道

获得性膜

牙面

图 5-1　牙菌斑生物膜结构示意图
注：图中红色的为链球菌，蓝色的为酵母菌。

荧光原位杂交（fluorescent in situ hybridization，FISH）技术是将特定种类微生物的特异性寡核苷酸探针与一个荧光探针相结合，从而显示这些微生物所在的部位，对菌斑中未能培养的微生物种类也同样适用。2010 年，Zijnge 等采用原位杂交荧光术对重度牙周炎患者因无望保留而拔除的患牙的龈上和龈下菌斑进行了观察，首次识别出体内形成的牙菌斑生物膜中与牙周炎相关细菌的位置，提供了多种有序建筑式样的牙菌斑生物膜图像。近年来，有学者应用组合标记和光谱成像 FISH（combinatorial labeling and spectral imaging FISH，CLASI-FISH），通过采用两种荧光标记一种微生物并用软件对混合荧光的光谱进行鉴别，将菌斑中可同时识别的微生物种类提升至 15 种。

模拟口腔环境的恒化器是研究菌斑生物膜常用的体外模型。结合激光共聚焦显微镜和活菌革兰氏荧光染色（G$^+$为红色荧光，G$^-$呈绿色荧光），观察 4 种代表性 G$^-$牙周致病菌——牙龈卟啉单胞菌（Porphyromonas gingivalis，P. gingivalis）、伴放线聚集杆菌（Aggregatibacter actinomycetemcomitans，A. actinomycetemcomitans）、具核梭杆菌（Fusobacterium nucleatum，F. nucleatum）、中间普氏菌（Prevotella intermedia，P. intermedia）和 4 种 G$^+$致龋菌——变形链球菌、血链球菌、嗜酸乳杆菌（Lactobacillus acidophilus）和黏放线菌（Actinomyces viscosus，A. viscosus）形成的人工菌斑生物膜，并进行连续断层扫描，重建三维立体结构，证实细菌在羟磷灰石表面的附着生长并非杂乱堆积，而是一个有序的连续过程。G$^+$菌较 G$^-$菌易附着于羟磷灰石，随着时间延长，G$^-$菌在生物膜中的比例增加，G$^-$菌主要分布于 G$^+$菌团之间或膜表层，见图 5-2。但应注意，体外与体内形成的菌斑结构可能并不完全相同。如体外形成的铜绿假单胞菌（*Pseudomonas aeruginosa*）生物膜为结构性很强的"蘑菇型"，而这种结构在体内并未被发现。

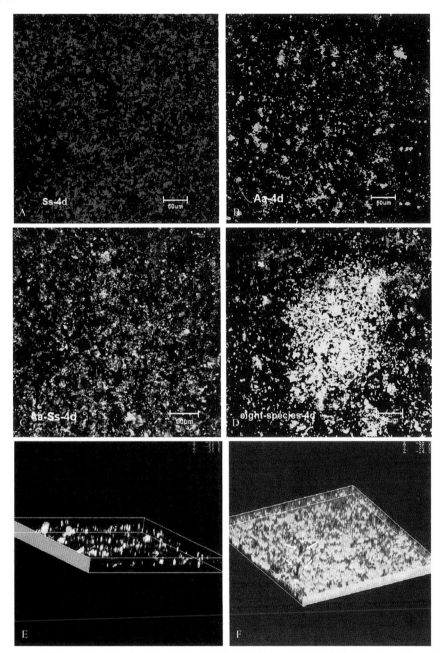

图 5-2 模拟口腔环境恒化器中不同组合细菌形成菌斑生物膜的激光共聚焦显微镜观察

**A.** 96 h 后血链球菌生物膜；**B.** 96 h 后伴放线聚集杆菌生物膜；**C.** 96 h 后血链球菌和伴放线聚集杆菌生物膜；**D.** 96 h 后 8 种菌形成的生物膜；**E.** 24 h 后 8 种菌形成生物膜的三维立体图像；**F.** 96 h 后 8 种菌形成生物膜的三维立体图像，白色箭头所指处为管道结构。

（李德懿研究员提供）

菌斑微生物作为牙周病始动因子的证据

Evidence for Dental Microorganism as Initial Factor of Periodontal Diseases

　　大量的实验研究、流行病学资料和临床观察证明，牙周病是菌斑微生物引起的感染性疾病，菌斑微生物是引发牙周病的始动因子，是产生牙周组织破坏的必要条件，证据如下：

## 一、实验性龈炎观察

1965 年，Löe 等选择了 12 名牙周健康的牙科学生，停止维护口腔卫生使菌斑在牙周积聚后，所有受试者在 10～21 天内均发生了实验性龈炎，牙龈出现炎症、出血。菌斑的组成也发生改变，牙周健康时细菌数量较少，革兰氏阳性球菌和短杆菌约占 85%，龈炎形成过程中细菌数量增加，革兰氏阴性菌占比增至 40%～55%。恢复清除菌斑的口腔卫生维护措施后，牙龈炎症在 1～8 天内全部消失。在之后的 6 年中，该研究组将实验性龈炎的样本扩增至 150 人，有力地证明了菌斑的堆积可直接引起牙龈炎症。动物实验还证实，长期的菌斑堆积可导致牙周炎的发生；大样本量的流行病学研究也表明，长期持续的牙龈炎是牙周炎和牙齿丧失的危险因素。

## 二、流行病学调查

流行病学调查发现，牙周病的分布、患病率和严重程度与该人群的口腔卫生状况、菌斑积聚量呈正相关。在新西兰的一项对 897 名个体观察了 32 年的研究中，通过测量口腔卫生指数和确定"生命周期菌斑暴露"模式，证实较高的菌斑暴露轨迹与牙周病具有相关性。

## 三、机械除菌或抗菌治疗效果

采用机械除菌的方法减少牙周袋内的细菌数量，可使牙龈炎症和肿胀消退，出血或溢脓停止，对阻止牙周破坏有效，甚至可以促进修复。大量临床观察还表明，应用抗生素辅助治疗牙龈炎和牙周炎具有一定疗效，能有效缓解症状。抗菌药物对急性坏死溃疡性龈炎有效是明确支持细菌为病因的直接证据。

## 四、动物实验研究

无菌动物实验证明，单纯的牙石或丝线结扎等异物刺激不会引起龈炎；而用加有细菌的食物饲养则可造成实验动物的牙周炎症。组织学证据也表明，细菌积聚与牙周破坏、骨吸收有关。1964 年，Keyes 和 Jordon 的动物实验证实牙周炎可在仓鼠间传播，结果见表 5-1。

表 5-1　仓鼠牙周炎的感染与传播因素

| | 患自发牙周炎的金黄仓鼠 | 无牙周炎的白化仓鼠 |
| --- | --- | --- |
| 合笼喂养 | 有自发的牙周炎 | 出现牙周炎 |
| 接种菌斑 | | 出现牙周炎 |
| 抗生素＋接种菌斑 | | 未出现牙周炎 |
| 抗生素 | 牙周炎减轻 | 无牙周炎 |
| 后代（幼仔） | 有牙周炎 | 接种菌斑→牙周炎<br>未种菌斑→无病 |
| 抗生素喂新生鼠 | 牙周炎减轻 | 无病 |

## 五、宿主免疫反应

在牙周病患者的血清或龈沟液内常可检测到牙周致病菌的高滴度特异性抗体，这种抗体反应在牙周治疗后下降。有的人抗体形成不足，或抗体的亲和性过低，则易发生严重、广泛的牙周炎。

# 牙菌斑生物膜的分类
## Classification of Dental Plaque Biofilm

牙菌斑生物膜在口腔卫生不良时积聚，但菌斑积聚不会无限增加，它受多种因素影响。不同个体之间，即使同一口腔的不同部位之间，菌斑形成的速度和构成也存在很大差别。以龈缘为界，可将牙菌斑生物膜分为龈上菌斑生物膜和龈下菌斑生物膜。

## 一、龈上菌斑生物膜（supragingival plaque biofilm）

位于龈缘以上的牙菌斑称为龈上菌斑生物膜，主要分布在近牙龈的 1/3 牙冠处和其他不易清洁的窝沟、裂隙、邻接面、龋洞表面等部位，以革兰氏阳性兼性厌氧球菌（facultative anaerobic cocci）为主，包括链球菌、丝状菌、放线菌、乳杆菌和酵母菌等，与龋病发生、龈上牙石形成有关（图 5-3A）。龈缘附近的龈上菌斑还会危害牙周组织。

用光镜和电镜可观察到，成熟龈上菌斑生物膜从牙面到菌斑外表面基本上分为 3 层：①基底层，由无细胞的获得性薄膜组成；②中间细菌层，与牙面垂直呈栅栏状平行排列的丝状菌，中间含不同形态的细菌；③表层，松散的球菌和短杆菌等，还有衰亡细胞、脱落上皮细胞和食物残屑。在近龈缘的成熟龈上菌斑表面，常见到细菌集聚呈"玉米棒"（comcobs）状或"谷穗"状（图 5-3B），其中心常为革兰氏阳性丝状菌，包括口颊纤毛菌、放线菌或梭杆菌等，表面附有许多球状菌，如链球菌、韦荣球菌和白念珠菌等，这种微生物集聚结构的病理意义尚不清楚。

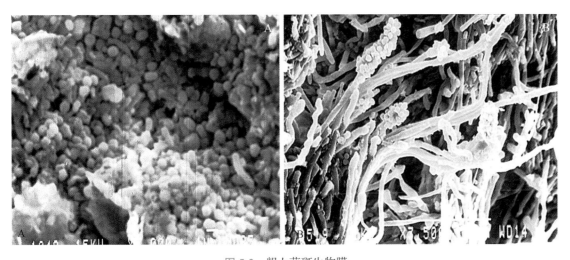

图 5-3　龈上菌斑生物膜
**A.** 牙面球菌占优势的龈上菌斑（SEM×7500）；**B.** 龈缘处"玉米棒"状或"谷穗"状龈上菌斑（SEM×7500）。

使用 FISH 技术对龈上菌斑进行观察发现，龈上菌斑从牙面到菌斑外表面大体分为两层，每层都具有多种结构类型。基底层（basal layer）与牙面相邻，可见放线菌或乳杆菌垂直于牙面，周围可有球菌串或链球菌；或由丝状菌、链球菌和酵母菌构成，链球菌在酵母菌周围形成微菌落（图 5-4A 至 C）。第二层（second layer）在基底层上方，链球菌在其中不均匀无规则分布，或是生长于生物膜裂隙中，也可在第二层的表面形成一层薄膜；噬细胞菌属-黄杆菌属-拟杆菌属菌群（*Cytophaga-Flavobacterium-Bacteroides* Cluster，CFB cluster）的细菌不均匀分布；乳酸菌属向外呈放散排列，被不同形态的细胞围绕（图 5-4D 至 G）。

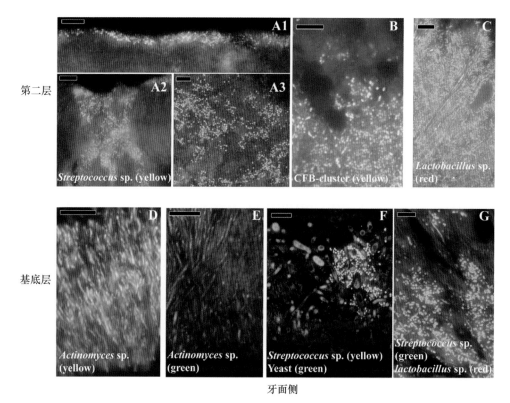

图 5-4    应用 FISH 技术观察到的龈上菌斑两层结构
（Hermie J. M. Harmsen 教授提供）

龈上菌斑的形成速度较快，在被清除后 2 天即可达到原有的细菌数目。开始主要是链球菌如轻型链球菌（*Streptococcus mitis*）和口腔链球菌（*Streptococcus oralis*），随后依次是放线菌属和起桥连作用的梭形杆菌的聚集。对于晚期定植的重要牙周致病菌［如 *P. gingivalis*、齿垢密螺旋体（*Treponema denticola*，*T. denticola*）、福赛坦纳菌（*Tannerella forsythia*，*T. forsythia*）］，其恢复常需数月甚至更长时间。当龈上菌斑中存在这些重要的牙周致病菌时，牙龈更易出现出血等炎性症状。义齿表面也可形成龈上菌斑，但速度较慢，菌斑中的链球菌比例显著高于天然牙表面的龈上菌斑，而侵蚀艾肯菌（*Eikenella corrodens*）、生痰二氧化碳嗜纤维菌（*Capnocytophaga sputigena*）、牙龈二氧化碳嗜纤维菌（*Capnocytophaga gingivalis*）、*P. intermedia* 和 *F. nucleatum* 等的量较少。

除上述获得性薄膜和牙菌斑外，未矿化的牙面沉积物还有白垢（materia alba），也称软垢，为疏松地附着在牙面、修复体表面、牙石表面和龈缘处的软而黏的沉积物。通常沉积在牙面的颈 1/3 区域，或在牙邻面及错位牙等不易清洁的区域，不需涂布显示液，肉眼便直接可见。白垢由活或死的微生物团块、脱落的上皮细胞、白细胞、唾液中的黏液素、涎蛋白、脂类及食物碎屑等混合物不规则堆积而成。目前对菌斑和白垢已不严格区分，因为它们主要的致病成分都是细菌及其产物。

## 二、龈下菌斑生物膜（subgingival plaque biofilm）

位于龈缘以下的牙菌斑称为龈下菌斑生物膜，分布在龈沟或牙周袋内。早期研究使用传统光学显微镜发现，与牙面相邻的龈下菌斑和与上皮细胞相邻的龈下菌斑之间存在一个微生物密度较低的区域。据此将龈下菌斑分为贴近牙面的附着性龈下菌斑生物膜和贴近上皮表面的非附着性龈下菌斑生物膜两部分（图 5-5）。

龈下菌斑由龈上菌斑延伸入龈沟或牙周袋内形成。健康的牙龈因龈沟较浅，龈下菌斑量少。当牙龈有炎症时，龈沟加深或牙周袋形成，龈下菌斑量随之增加。虽然龈上菌斑与龈下菌斑具有连续性，但二者所处的生态系不同。在菌斑生物膜形成过程中，龈下菌斑脱离了龈上生态环境，不再依赖于龈上菌斑。

使用免疫组织化学技术和 FISH 技术对龈下菌斑进行观察，可将其分为 4 层：基底层（basal layer）荧光较弱，仅可检测到放线菌属；基底层上方是中间层（intermediate layer），由许多纺锤形细菌组成，包括 *F. nucleatum* 和 *T. forsythia*；第三层为表层（top layer），由许多可疑牙周致病菌组成，如 *P. gingivalis*，牙髓卟啉单胞菌（*Porphyromonas endodentalis*）、*P. intermedia* 和微小微单胞菌（*Micromonas micro*，*M. micro*；原名为微小消化链球菌，*Peptostreptococcus micros*）。在表层还可见到互养菌（*Synergistetes spp.*）形成一层栅栏样结构，与宿主免疫细胞直接接触；第 4 层是非附着的细胞构成的外层（outside layer），主要为螺旋体，形成试管刷样结构（图 5-6）。

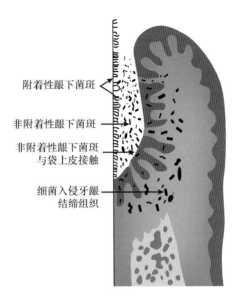

附着性龈下菌斑

非附着性龈下菌斑

非附着性龈下菌斑
与袋上皮接触

细菌入侵牙龈
结缔组织

图 5-5　龈下菌斑生物膜示意图

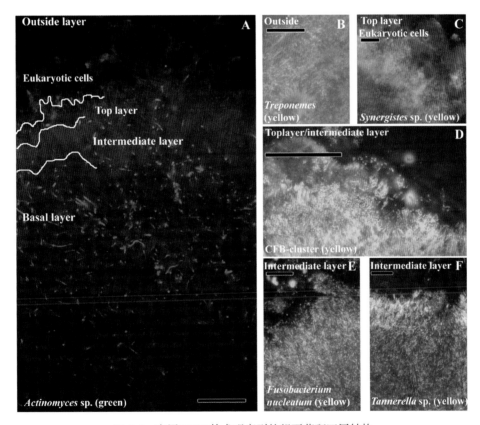

图 5-6　应用 FISH 技术观察到的龈下菌斑四层结构
（Hermie J. M. Harmsen 教授提供）

龈下菌斑被清除后，0 ～ 2 天内会出现以放线菌、链球菌、二氧化碳嗜纤维菌的增多为特征的快速增长，4 ～ 7 天则表现为以 *F. nucleatum*、*P. intermedia*、变黑普氏菌（*Prevotella nigrescens*，*P. nigrescens*）、*M. micro* 等增多为特征的快速增长。然而，与龈上菌斑的再形成过程类似，重新形成存在较高比例和数量的可疑牙周致病菌的成熟龈下菌斑需要数个月甚至 1 年以上。龈下生态环境中的多种因素，如龈沟液、持留菌（persisters，在高药物浓度下呈现出耐受性并进入休眠状态，待压力消除后恢复生长繁殖）、牙周袋/龈袋深度等，均可影响龈下菌斑的再形成。

# 牙菌斑生物膜的生态学
## Ecology of Dental Plaque Biofilm

与单细胞和浮游状态相比，微生物在生物膜内生长和生存具有很多优势。这些微生物在多个层次发生着相互作用，包括物理接触、代谢交换、小信号分子介导的交流和遗传信息交换。牙菌斑微生物群落与其生存环境共同构成的各组成因子之间相互作用的自然系统称牙菌斑生态系。

## 一、牙菌斑生态系的特征（characteristics of dental plaque ecosystem）

**1. 对共生微生物的影响** 首先，阻止外源性（通常是致病的）微生物的定植，即定植抗性。共生微生物可产生过氧化氢、细菌毒素等物质杀灭外源性微生物，也可与宿主受体有效附着，竞争内源性营养，形成不利于生长的条件以阻止入侵微生物的附着和增殖。其次，生物膜内明显不同的环境条件对其中的共生微生物的特性会产生显著影响。营养供给的改变、局部 pH 和氧化还原电势（Eh）等因素都有可能改变微生物的基因转录。有实验显示，与浮游状态相比，在生物膜状态下生长的 *P. gingivalis* 的基因组中约 18% 的基因转录发生了改变。

**2. 微生物之间** 菌斑内的环境具有很大的异质性，与微生物生长相关的重要指标在生物膜内形成梯度分布，使代谢和生长需求明显不同的微生物能够共存。

在菌斑生物膜内，早期定植微生物可通过代谢改变局部环境或提供黏附受体，利于其他种类的细菌附着和生长，扩大栖息地。如早期定植的需氧菌消耗局部微环境的氧气，为厌氧菌创造了生存条件。微生物多样性的增高也提高代谢的多样性和有效性，单一微生物难以分解代谢的分子常可被微生物群分解。

生物膜内的微生物对环境刺激、抗菌药物和宿主防御具有更高的耐受。菌斑内的一些微生物可产生中和酶（β-内酰胺酶、IgA 蛋白酶、过氧化氢酶等），保护先天易感的微生物。另外，某些菌株对药物和宿主防御的耐受特性还有可能通过水平基因转移等方式传递给其他种类的微生物。

**3. 宿主与微生物之间** 宿主在牙菌斑生态系中并不是被动接受菌斑生物膜的改变，而是通过察觉定植于其表面的微生物群并与之积极沟通，共同进化。一方面，使自己耐受定植的微生物不致诱发损伤性的炎症反应；另一方面，能够实现对病原体的有效防御。

## 二、龈上和龈下菌斑生物膜生态系的各自特征（characteristics of supra- and subgingival plaque ecosystems）

基本的生物膜特征虽然对龈上菌斑和龈下菌斑均适用，但两者因物理位置不同，故又具有特殊的决定因素和不同的细菌组成。一般来说，龈上菌斑以 G$^+$需氧菌和兼性菌为优势菌，与龋病关系密切。龈下菌斑以 G$^-$兼性菌、厌氧菌和（或）能动菌为主，与牙周病关系密切。

龈上菌斑生物膜（supragingival plaque biofilms）直接暴露于口腔，易受口内食物的机械作用及咀嚼摩擦作用的影响，还易受唾液冲洗和宿主防御成分，如分泌型免疫球蛋白 A（SIgA）、乳铁蛋白、溶菌酶和过氧化酶等的影响，细菌积聚受限。此外食物的硬度也影响龈上菌斑的形成，软的食物特别是糖有利于菌斑的堆积。

龈下菌斑生物膜（subgingival plaque biofilms）藏匿于龈沟或牙周袋内。首先，其生长主要受物理解剖空间的限制和宿主先天性防御系统的制约，因此比较薄。牙周健康者可供细菌生长的龈下空间有限，在加深的牙周袋中，龈下细菌不断扩展其生长空间，而宿主则通过上皮细胞屏障、吞噬细胞等先天性防御功能和获得性免疫成分来限制其扩展。其次，牙周袋是一个相对封闭的环境，龈下菌斑所处的环境不易受到口腔内机械摩擦、唾液冲洗和清洁，以及唾液防御成分的影响，使不易黏附于牙面的细菌如能动菌、螺旋体等有可能定居，牙周袋内的低氧化-还原电势也有利于厌氧菌的生长。再次，龈下菌斑中的不同细菌间有共聚或黏附倾向，可通过表面分子的相互作用或分泌细胞间黏附基质，以生态群体方式协同地生长繁殖。如 *P. gingivalis* 常在 *A. viscosus* 定植的部位生长，可能与前者产生的牙龈素与 *A. viscosus* 之间的共聚反应有关；又如 *T. forsythia* 的定植部位通常有 *F. nucleatum*，可能与 *F. nucleatum* 能为 *T. forsythia* 提供必需的营养成分有关。最后，细菌团块之间基质的屏障作用能阻止白细胞、抗体、补体等防御成分或药物的渗入，使细菌免于被杀灭。菌斑中的一些细菌，尤其是革兰氏阴性菌，如 *P. gingivalis* 和 *A. actinomycetemcomitans* 能够不断释放胞外囊泡或外膜囊泡，膜泡内含脂多糖、脂质和蛋白质等，在一定程度上能通过"消耗"宿主免疫成分从而保护菌斑内细菌。

龈沟液对龈下菌斑具有两方面的影响，它含有细菌生长所需的各种营养物质，有利于牙周致病菌的生长，但同时也含有效的抗菌成分，包括先天性和获得性免疫成分如溶菌酶、中性粒细胞、单核细胞、淋巴细胞、补体、抗体和 IL-8 等，对龈下细菌有较为确定的抑制作用。

龋病和牙周病是人类的常见病和多发病，均以牙菌斑生物膜为主要病因，但由于致病菌、发病机制及临床表现迥异，常被作为两种独立的疾病进行研究，它们的彼此联系和相互影响被忽视了。但有些临床现象值得关注，如某些牙周病患者少有龋齿，而另一些易患龋者似对牙周病免疫。近几十年来，牙周病和龋病这两个相关学科"结合部"的微生态联系受到关注，揭示它们的发生、发展以及生态受损、重建等方面的规律成为研究的热点。有学者对牙周病和龋病致病菌之间消长、共生或拮抗的关系进行研究，发现嗜酸乳杆菌和血链球菌具有明显的抑制牙周致病菌的作用。

# 菌斑生物膜致病学说
## Dental Plaque Hypotheses

在为数众多的菌斑微生物中，究竟哪一种或哪一群微生物是牙周病的致病菌，迄今仍是一个悬而未决的问题。100 多年来关于牙周病的细菌病因，由于时代背景、研究方法、认识观点不同，形成关于牙周病微生物学病因的不同学说。

## 一、非特异性菌斑学说（non-specific plaque hypothesis）

早在 1890 年，细菌的分离和鉴定技术尚处于萌芽期，Miller 提出了牙周病是由非特异性的口腔正常菌群混合感染所致的非特异性菌斑学说。20 世纪 50—60 年代，学者们普遍认为在牙周健康者与牙周病患者之间、同一个体的不同牙位之间或不同类型牙周病之间的菌斑组成相似，牙周病主要是由于细菌数量增多、微生物毒力增大、宿主抵抗力降低引起。非特异性菌斑学说强调与牙周组织相邻的总的细菌量或菌斑量，认为牙周病不是由某种特异微生物引起的疾病，牙周病的发生、发展是菌斑内总体微生物联合效应的结果，即由非特异性的口腔菌群混合感染所致。其主要依据是将健康者或牙周病患者的牙菌斑悬液接种于动物皮下，均可引起局部脓肿；临床和流行病学证据表明，菌斑牙石多者的牙周病较重。根据此假说，牙周病的治疗有赖于清除菌斑和控制菌斑的堆积。

然而此观点不能解释为何有些人的菌斑和牙石很多，龈炎很严重，年代经久却不发展成牙周炎；为何有些人仅有少量菌斑，却发生严重的牙周组织破坏；为何有的患者仅某些牙发生牙周破坏，而另一些牙却不受侵犯。

## 二、特异性菌斑学说（specific plaque hypothesis）

1890—1930 年，先后有不少学者使用微生物培养和显微镜观察技术，试图将原虫、螺旋体、链球菌等与牙周病联系起来，但因受到当时的技术条件限制未能如愿。20 世纪 70 年代初期，随着厌氧微生物培养技术及各种先进研究手段先后应用于牙周微生物学领域，人们对牙周病细菌病因的认识进入一个新时代。以 Loesche、Slots、Socransky 及 Newman 等为代表的学者，对牙周病与某些特殊细菌之间的关系做了大量开拓性研究，提出了许多令人信服的证据，如在局限型侵袭性牙周炎（原名青少年牙周炎）患者的深牙周袋中分离出特异性细菌——*A. actinomycetemcomitans*。1976 年，Loesche 正式提出特异性菌斑学说，认为口腔中只有某些微生物是牙周致病菌，当它们在菌斑中存在或数量达到一定程度时即可致病。该学说强调菌斑中细菌的质，认为菌斑不是均质的细菌团块，在牙周健康区与病损区、不同类型牙周病的病损区之间，菌斑微生物的构成不同。在为数众多的口腔微生物中，绝大多数细菌属口腔正常菌群，仅少数具有毒力和能够损害宿主防御功能的特异致病菌才对牙周病的发生发展起关键作用。然而，经过学者们几十年的研究，除了个别类型的牙周病与相应病原体的关系（如 *A. actinomycetemcomitans* 与局限型侵袭性牙周炎）被证实外，多数牙周疾病并未找到明确的病原体。

20 世纪 90 年代，高通量微生物检测方法的出现使我们得以对多种细菌与不同牙周疾病的相关性进行检测，由此催生出新的观点——不同种类的细菌可能以特定组合的形式引起牙周疾病。1999 年，Socransky 等应用棋盘式 DNA-DNA 杂交技术、使用 40 种细菌的全基因组探针对 13 000 多个菌斑样本进行了检测。通过细菌间的关联分析，发现不同种类的细菌间存在相互依赖或协同作用，它们作为一个特异性的复合体共同发挥作用。其中，红色复合体（red complex）是与牙周炎最为密切的细菌复合体，包含 *P. gingivalis*、*T. forsythia*、*T. denticola*；橙色复合体（orange complex）包含梭杆菌（*Fusobacterium spp.*）、普氏菌（*Prevotella spp.*）和弯曲杆菌（*Campylobacter spp.*），是稍晚期定植于牙菌斑的微生物，可促进红色复合体在成熟菌斑的定植，为它们提供更适合其生长的环境；黄色复合体主要为不同种类的链球菌（*Streptococcus spp.*）；绿色复合体代表菌斑的早期定植细菌，二氧化碳嗜纤维菌（*Capnocytophaga spp.*）为其中优势菌；紫色复合体由小韦荣球菌（*Veillonella parvula*）和溶齿放线菌（*Actinomyces odontolyticus*）构成；蓝色复合体由放线菌（*Actinomycetes spp.*）构成（图 5-7）。"微生物群"致病的观点与"牙周炎是多种微生物导致的感染"是一致的。另外，将某个微生物群体视为病原并不排斥微生物群体中的其他微生物在疾病发生中也发挥作用，特异性菌斑学说与非特异性菌斑学说并非完全对立。

特异性菌斑学说为牙周疾病的微生物病因学研究构建了框架。后续的许多体外研究和动物实验表明，这些可疑致病菌/复合体可直接或间接造成牙周组织的损害。然而，特异性菌斑学说同样存在着一些有待解决的问题。研究表明，牙周可疑致病菌或红色复合体细菌在健康个体也有较高的检出率，同时它们也并非一定存在于牙周炎位点的龈下菌斑中；另外，如果牙周炎由特异细菌导致，很可能会表现出明显的家庭聚集性，显然这与流行病学研究的结果并不一致。

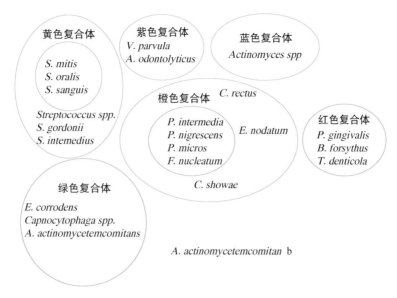

图 5-7　Socransky 等观察到龈下菌斑中的 6 个主要微生物复合体（1999）

## 三、生态菌斑学说（ecological plaque hypothesis）

20 世纪 80 年代，源于对牙周疾病时微生物群的总的群体改变的认识，Genco 等学者根据牙周感染的来源和牙周致病菌的概念提出一个折中的观点，认为牙周病是一组由不同病因引起的疾病，个别类型的牙周病是由外源性的特异致病菌感染所致，而多数类型可能由内源性的口腔正常菌群比例失调或某些细菌过度增殖而成为机会性致病菌所致。也就是说，牙周炎是一种机会性感染（opportunistic infection）。生物膜的构成是动态的，可受环境因素的影响而变化。生态平衡的改变可导致细菌多样性的改变、潜在致病菌的增殖及有益菌的减少等不利改变，即生态失调（dysbiosis）。2003 年，Marsh 提出生态菌斑学说，认为某些环境变化增加了可疑致病菌的竞争力和毒力因子的表达，而有益于口腔健康的细菌受到抑制。

从微生态角度来看，口腔是一个复杂完整的生态系，由众多生态区组成，每个生态区的生物都可能与口腔的健康和疾病有关。某些重要的毒性菌株并非单独致病甚至并非直接致病，而是通过微生物群的转变（microbial shift）导致牙周炎的发生和进展。2011 年，Hajishengallis 等通过动物实验为这一假说提供了重要证据——少量的 P. gingivalis 即可通过将无特殊病原体（specific pathogen free，SPF）小鼠的正常口腔菌群转化为生态失调状态并造成牙周软硬组织的破坏，而同等数量的 P. gingivalis 并不能造成无菌小鼠的牙周骨吸收。微生物学检测证实，在感染 P. gingivalis 后，SPF 小鼠的常驻菌的总负荷明显升高，常驻菌群的总体结构也发生了质的改变。

牙周生态系的环境变化是牙周病发病的重要因素。环境条件的改变，如饮食、卫生习惯、抗生素使用、病原微生物入侵、宿主全身状况、局部的血流速度、温度、龈沟液的量与成分等，都可能会影响菌斑中不同细菌的生长和增殖能力，从而打破微生物群的平衡。例如，当龈沟加深时，那些更适应在厌氧条件下生长的细菌将会部分取代需氧菌；牙龈局部炎症可导致龈沟液的成分发生改变，以铁、血红素为生长营养的细菌将会增殖；P. gingivalis 可通过其胞膜类脂质 A 拮抗宿主的天然免疫反应，它的增殖或功能性改变可使一些条件致病菌得以逃避宿主的防御反应，数量增加。如上所述，环境的变化导致了微生物群的转变，常常造成对宿主牙周组织的更大损伤。

牙周疾病的潜在病原体在健康状态下以相对较少的数量存在。当环境条件有利于它们生长增殖时，它们就可与菌斑中那些有益于健康的细菌竞争，成为群落中更占优势的微生物。因此，菌斑生态失调学说融入了对特异性和非特异性菌斑学说的要素，认为良性微生物群的生态失调在疾病发生中具有重要作用，并将牙周病微生物学病因理论与免疫致病理论有机地结合。

# 第三节　牙周微生物的致病机制
## Pathogenic Mechanisms of Periodontal Pathogens

　　绝大部分牙周病为慢性感染性疾病。目前公认牙周病是多因素疾病，菌斑细菌及其产物是牙周病的始动因子。牙菌斑细菌的抗原成分及其所产生的毒素和酶等毒性因子，可直接造成牙周组织破坏，也可引发宿主免疫反应和炎症反应，间接造成牙周组织破坏。当牙周生态系的动态平衡（dynamic equilibrium）未被打破时，少量菌斑细菌的致病作用可由宿主的防御功能所控制，仍可保持牙周组织的健康。牙周感染能否成立，实际上由细菌、宿主、环境3方面条件决定。影响动态平衡的一些局部促进因素，如牙石、牙面色素、牙体和牙周组织的解剖缺陷或异常、食物嵌塞、创伤、不良习惯和不良修复体等，可增强细菌的积聚和侵袭力。宿主的免疫反应虽然在早期是保护性的，阻止微生物进入牙周组织或在牙周组织中扩散，但在反应过程中产生的一些细胞因子（cytokines）、前列腺素（prostaglandin）和基质金属蛋白酶（matrix metalloproteinase，MMPs）等，可介导牙周结缔组织以及骨组织的破坏。一些全身促进因素，如遗传因素、内分泌失调、免疫缺陷、吸烟、精神压力、营养不良等，可降低宿主的防御力或加重牙周组织的炎症反应。牙周病的发生和进展可影响牙周袋 pH 值与氧化还原电势，还会影响微生物可利用的氧和各种营养等，进而又会影响微生物的生长。Page 和 Kornman 提出的牙周炎致病因子的相互作用见图 5-8。

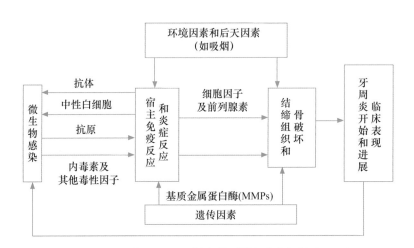

图 5-8　Page 和 Kornman 提出的牙周炎致病机制（1997）

　　当正常菌群间失去相互制约，或者牙周微生物与宿主之间失去平衡，转变成生态失调时，便可发生牙周病。揭示牙周病的防治，一方面可通过清除牙周致病菌或抗菌疗法，减弱细菌的侵袭力；另一方面可针对引起生态改变的因素，如阻断宿主免疫反应（如产生细胞因子、前列腺素及金属蛋白酶等）对牙周组织的破坏，降低炎症反应强度，或调整宿主防御能力，重建有利于牙周健康的宿主与微生物的生态平衡。

## 牙周病原体在牙周病发病中的直接作用
## Direct Effect of Pathogens in Periodontal Diseases

与牙周病相关的病原体主要为革兰氏阴性的专性厌氧菌和兼性厌氧菌。牙周致病菌的识别涉及对细菌毒力、细菌在动物模型中引起疾病的能力，以及细菌所引发的宿主反应等多个方面的检测分析。牙周致病菌在牙周病发病中的直接作用主要包括以下几方面：

### 一、牙周定植、存活和繁殖

牙周致病菌要发挥作用，首先必须选择性地黏附、定植（colonization）于宿主的适当部位，如牙体、牙周组织或已附着的菌斑团块表面，并在营养环境中生长繁殖，才能引起宿主组织破坏。在体内环境中不能生长和分裂的细菌无毒力。而对于大多数口腔细菌而言，唾液、龈沟液和牙周组织含有足够的营养供它们生长。由于牙周各部位的生态环境特性、生化条件各不相同，各种细菌对组织的选择性也不一样，因此牙周各部位的菌群组成存在着明显差异。早期定植于口腔环境的细菌很可能附着于获得性薄膜或唾液包裹的牙面，如 *A. viscosus* 通过表面的菌毛黏附于牙面唾液的富脯蛋白。细菌也可识别已附着于组织的细菌或菌斑团块，即通过细菌的聚集和共聚作用间接地附着于组织表面，如 *A. viscosus* 通过表面的菌毛与血链球菌表面的多糖受体特异性结合，这种识别作用对细菌在牙周环境中的定植很重要，导致菌斑内细菌种类和数量的增加。

### 二、入侵宿主组织

细菌附着后，其抗原成分和（或）毒性产物引发白细胞的趋化、吞噬以及炎症反应，造成表面组织的损伤，使细菌及其产物可通过上皮细胞或细胞间隙入侵（invasion）到表层下组织。

早在 1965 年和 1967 年，Listgarten 就应用电镜证实在坏死性溃疡性龈炎时有螺旋体入侵坏死部位深层组织。但除了急性坏死溃疡性牙龈炎，过去一般认为在牙龈炎或牙周炎早期，菌斑细菌本身并未直接侵入牙周组织，仅细菌的一些酶、毒素或代谢产物进入组织引起破坏。20世纪 80 年代，通过电镜观察等组织学研究证实，在牙龈炎、慢性牙周炎及侵袭性牙周炎等的牙周组织中均有入侵的细菌，包括球菌、短杆菌、梭形杆菌、螺旋体和真菌等。细菌可通过龈沟或袋壁的溃疡面、白细胞移出所造成的裂隙，或增宽的上皮间隙侵入棘细胞层。基底层的上皮侧常有细菌积聚，该区基膜常可见穿孔或断裂，沿基膜集聚的细菌可穿入结缔组织，有的细菌甚至能达到牙槽骨或牙骨质。某些细菌还可直接侵入宿主上皮细胞或结缔组织细胞，如 *A. actinomycetemcomitans*、*P. gingivalis*、*F. nucleatum* 及 *T. denticola* 均有直接入侵宿主组织细胞的能力。

### 三、抑制或逃避宿主防御功能

致病菌的生长和繁殖除了需要营养环境以外，还必须能逃避（evasion）宿主的防御功能，主要是逃避宿主的非特异性免疫功能，特别是吞噬细胞，唾液和龈沟液中的多种杀菌因子，如溶菌酶、过氧化物酶、乳铁蛋白、补体和抗体等。口腔中有毒力的细菌常对这些杀菌因子有抵抗力，有的细菌可降解 IgA 和 IgG，有的细菌能抑制白细胞的吞噬功能。白细胞对细菌的消灭作用包括趋化（chemotaxis）、黏附（adherence）、吞噬（phagocytosis）及细胞内杀死消化

（microbicidal activity）4 个阶段，有毒力的细菌可在其中某一阶段抑制吞噬细胞的活性，如抑制趋化、抑制黏附、抑制吞噬、释放可杀死吞噬细胞的溶解物质、抑制溶酶体的杀死消化，有的细菌甚至能在吞噬细胞内生长。疾病的临床结局取决于细菌的侵袭攻击能力与宿主的防御修复能力之间的博弈，结局可以是宿主征服细菌，或者是细菌破坏组织，或者是介于两者之间的情况。

## 四、损害宿主牙周组织

即使细菌本身尚未侵入牙周组织，它的抗原成分、各种酶、毒素及代谢产物也可进入并直接破坏牙周组织，或引起牙周组织局部的免疫和炎症反应，造成组织损伤。其毒力因子可分为以下四大类：

### （一）菌体表面物质

近年来许多学者关注细菌表面物质的分子结构与致病性的关系。

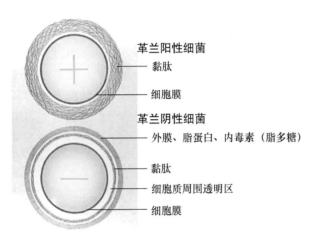

图 5-9　细菌细胞壁和细胞膜结构模式图

革兰阳性细菌
　黏肽
　细胞膜
革兰阴性细菌
　外膜、脂蛋白、内毒素（脂多糖）
　黏肽
　细胞质周围透明区
　细胞膜

**1. 内毒素（endotoxin）** 为革兰氏阴性菌细胞壁外膜中的脂多糖（lipopolysaccharide，LPS）成分。革兰氏阴性菌的细胞壁较复杂，一般可见相应的 2 ～ 4 个高致密区及中间透明区结构。在黏肽层外有 3 种多聚物（外膜、脂蛋白与内毒素），这些结构与革兰氏阴性菌的致病性有关，也与对某些抗生素、化学试剂有较大抵抗有关（图 5-9）。内毒素是磷脂-多糖-蛋白质的大分子复合物，由类脂质 A（lipid A）、核心寡糖（core-oligosaccharide）及 O-特异性多糖链（O-specific chain）组成。内毒素的毒性主要来自类脂质 A，不同种属的细菌具有结构基本一致较恒定的类脂质 A 骨架，可以介导几乎所有的内毒素活性。内毒素相当稳定，耐热，能耐受 60℃数小时。内毒素在结构和功能上具有 3 个"两性"（amphoteric）特征：①属于两性分子，有亲水性和疏水性；②携带两极电荷，有正电荷和负电荷；③发挥两相作用，有益作用和毒害作用。

内毒素可在细菌死亡或菌体崩解时释放，也可由活细菌以胞壁发泡的形式释放。细菌内毒素广泛存在于口腔的牙菌斑、牙石、唾液、龈沟液、炎性牙龈及病变牙骨质中。研究表明龈沟液中内毒素的量与牙周组织炎症程度显著相关。内毒素能通过健康、完整的龈沟上皮和基膜进入结缔组织；体外试验表明内毒素对牙龈成纤维细胞具有细胞毒作用，并可抑制其对根面的趋动附着。内毒素还能引发和促进骨吸收，提高其他骨吸收因子如前列腺素 E2、甲状旁腺激素等的作用；此外，内毒素大分子复合物是一种特殊的抗原物质，可通过模式识别受体激活宿主的天然免疫，脂多糖结合蛋白（LPS binding protein，LBP）与内毒素的类脂质 A 区域结合成复合物，再与 CD14 结合，激活 Toll 样受体（Toll-like receptor，TLR）通路；内毒素经常与牙周组织接触可引起牙周局部的许瓦茨曼反应（Schwartzman's reaction）或变态反应，如激活单核细胞、产生细胞因子、激活补体、诱生和释放介质（如过敏毒素、前列腺素 E2、IL-1、肿瘤坏死因子等），造成牙周组织的破坏。

**2. 脂磷壁酸（lipoteichoic acid，LTA）** 为革兰氏阳性菌的细胞壁、细胞膜和荚膜上一种含磷酸甘油残基的聚合物，其主要结构是由 16 ～ 40 个单体组成的 1,3- 链聚磷酸甘油骨架。

LTA 可黏附于羟磷灰石、黏膜、红细胞、淋巴细胞、血小板和心瓣膜等多种表面，与细菌毒力密切相关。在组织培养条件下，它与内毒素一样具有刺激牙槽骨吸收的作用，可直接刺激破骨细胞引起骨吸收，骨吸收诱导活性约为内毒素的 1/10。LTA 有细胞毒作用，可减少鼠成纤维细胞的合成，浓度高时可使细胞死亡；可促使巨噬细胞释放溶酶体酶；体外研究还发现它能促使对鼠牙周组织有破坏作用的酸性磷酸酶、N- 乙酰氨基葡萄糖苷酶、β - 半乳糖苷酶释放。

**3. 外膜蛋白（outer membrane proteins，OMP）** 外膜是细菌与外环境之间的一种物理和化学屏障，具有选择性通透、运输、细胞获能、生物合成和分泌外部组分的功能。它是多种蛋白大分子的嵌合体，包括外膜主蛋白和次蛋白，通过强烈的非共价作用将外膜锚定在其下面的肽聚糖上。OMP 的结构及分布复杂，且具菌株特异性。其活性不受细胞转录酶或转译的控制，而是受外环境的影响。在不同的培养条件下，OMP 结构可迅速发生改变以适应环境。OMP 结构对细菌在宿主体内的生存能力、毒力传递和毒力变化都有明显影响。因此，进一步阐明细菌 OMP 的生物学活性以及其在疾病中的作用具有重要意义。

**4. 纤毛蛋白** 细菌对牙周组织的黏附是致病的第一步，菌毛或纤毛在黏附过程中起重要作用。许多革兰氏阴性厌氧菌表面具有由蛋白质亚单位组成的菌毛（pili）或纤毛（fimbriae），如 *P. gingivalis*、产黑色素普氏菌、*F. nucleatum* 及 *A. viscosus* 等都具有菌毛及类似物。它们能凝集人或某些动物的红细胞，或选择性地吸附于牙龈上皮细胞。现已明确此黏附过程为一特异性的识别过程，菌毛或纤毛等与宿主细胞膜上的特异性受体相结合是诱发牙周病的先决条件。

**5. 膜泡（vesicles）** 又称细胞外膜泡（extracellular vesicles，ECV），由细菌外膜向外膨出呈芽状，并可从细菌外膜游离进入周围微环境的一种泡状膜结构。多种口腔细菌可形成膜泡，如 *A. actinomycetemcomitans*、*P. gingivalis* 和二氧化碳嗜纤维菌等。膜泡是许多革兰氏阴性菌的一种适应性或功能性生物学特征，它在形成过程中包容并浓缩了许多细菌固有成分和毒性产物，膜泡游离后扩大了细菌毒力作用的范围和强度。膜泡的生物活性特征主要包括：①体积小，容易透过上皮屏障；②包含与细菌表面相同的主要抗原和功能成分，可与宿主的抗体及免疫细胞反应，"消耗"一部分防御成分，从而削弱了宿主免疫防御反应对细菌的抑杀作用；③可作为细菌毒性产物如内毒素、白细胞毒素和蛋白水解酶等的载体，导致深层组织的破坏。

### （二）有关的致病酶

牙周细菌产生的酶是造成宿主组织破坏的一类重要分子，主要致病酶如下：

**1. 胶原酶（collagenase）** 宿主和口腔中的某些细菌均可产生胶原酶。宿主体内的中性粒细胞和单核细胞可释放胶原酶，口腔中的细菌如 *P. gingivalis* 和 *A. actinomycetemcomitans* 等也可产生胶原酶。胶原酶是一种金属蛋白酶，能水解蛋白质，破坏胶原纤维。胶原为牙龈、牙周膜和骨的主要基质成分，牙周组织中有Ⅰ、Ⅲ至Ⅶ 6 个型别的胶原，其中Ⅰ型胶原数量最多，占牙周膜中胶原含量的 80%。患牙周炎时，胶原在形态、数量和型别上均发生明显变化。病变早期便有牙龈胶原纤维束的结构变化和纤维变形。这些病理过程与胶原酶有关，胶原酶可使结缔组织破坏和附着丧失，使骨胶原降解，降解的胶原片段可刺激或吸引破骨细胞，造成牙槽骨的进一步吸收。

**2. 蛋白酶（proteinase）** 口腔中的某些细菌，如卟啉单胞菌属、普氏菌属、二氧化碳噬纤维菌属及放线菌属等，可以产生多种蛋白酶，降解牙周组织细胞的蛋白成为多肽，造成牙周组织的破坏，还可供养口腔内其他无蛋白质分解能力的细菌的生长。

**3. 胰蛋白酶样酶（trypsin-like enzyme）** *P. gingivalis*、*T. forsythia* 和 *T. denticola* 能分泌产

生胰蛋白酶样酶，可降解Ⅰ、Ⅳ型胶原，使胶原变性，激活补体系统，刺激前列腺素介导的破骨细胞骨吸收，还可降解免疫球蛋白SIgA、IgA和IgG，抑制免疫反应。

**4. 神经氨酯酶（neuraminidase）** 即唾液酸苷酶（sialidase），由口腔链球菌、类白喉杆菌、*P. gingivalis* 和 *T. forsythia* 等产生。它能水解糖胺聚糖，使结缔组织的另一主要成分神经氨酸被破坏，损伤牙周组织；同时能使唾液中的唾液酸丧失，产生黏糖蛋白沉淀，促进牙菌斑的形成和成熟。

**5. 透明质酸酶（hyaluronidase）** 可由口腔中的 γ - 溶血性链球菌和葡萄球菌等产生。牙龈上皮细胞和结缔组织细胞间均有透明质酸，该酶可降解龈沟上皮的细胞间质，促进其他细菌或酶进入深层结缔组织，使基质解聚、组织水肿和血管通透性增高，促使炎症扩散。牙骨质内透明质酸的分解可导致上皮细胞与牙骨质分离。

**6. 硫酸软骨素酶（chondrosulfatase）** 可由口腔中的类白喉杆菌及 *T. denticola* 所产生，它能水解牙骨质、骨组织及牙周结缔组织基质中的硫酸软骨素，参与牙周袋形成及牙槽骨吸收等破坏过程。

**7. 牙龈素（gingipains）** 最初称为胰酶样蛋白酶（trypsin-like protease，TLP），又称卟啉素（porphypains）。1990 年，Shah 等证实其为半胱氨酸蛋白酶，是存在于 *P. gingivalis* 的外膜、膜泡或胞外的一组蛋白酶，包括精氨酸-牙龈素（arginine-gingipain，RGP）和赖氨酸-牙龈素（lysine-gingipain，KGP），分别能特异性切断蛋白质中与精氨酸残基和赖氨酸残基结合的肽段。RGP 由 *RgpA* 和 *RgpB* 两个基因编码。*RgpA* 基因的 DNA 序列由氨基端的前肽区（当蛋白酶激活时该区被切断）、蛋白酶区及羟基端的黏附区组成；*RgpB* 基因的前肽区、蛋白酶区与 *RgpA* 相应片段紧密相关，但无黏附区；*KGP* 由单个基因编码，基因组成与 *RgpA* 相似，也包括前肽区、蛋白酶区和黏附区。*Kgp* 蛋白酶区的序列与 *RgpA* 相应区段不同，但二者的黏附区非常相似。对牙龈素同源突变株的研究发现，当 *RgpA* 基因失活，细菌黏附能力部分丧失，降解Ⅰ型胶原的能力也丧失；当 *RgpA* 和 *RgpB* 均突变，抑制中性粒细胞的功能丧失，细菌菌毛缺失；*Kgp* 基因失活，则会影响细菌利用血红蛋白及储存亚铁血红素的能力，使菌落无法变黑；当 *RgpA*、*RgpB* 和 *Kgp* 基因均失活时，*P. gingivalis* 胞外的蛋白水解活性完全丧失。

牙龈素具有多方面功能：①是破坏宿主组织的重要毒力因子。它能降解非常广泛的蛋白质或多肽底物，降解Ⅲ型胶原，破坏牙周组织细胞，还能促进缓激肽释放，提高血管通透性，增加龈沟液量，造成炎症区渗出增加、组织水肿。②帮助其他细菌生长。牙龈素能将组织的蛋白质降解为短肽链，扩大细菌营养摄取范围，为细菌生长和毒力发挥提供养分。③有助于 *P. gingivalis* 在牙周组织的黏附定植。牙龈素对纤维蛋白有强亲合力。④干扰宿主免疫反应。影响中性粒细胞功能，降解宿主细胞的 LPS 受体 CD14，抑制宿主细胞对细菌的识别反应，还有降解细胞因子如 IL-Iβ、IL-6、IL-8 及 TNF 等的作用。

降解宿主牙周组织的主要细菌酶见表 5-2。

表 5-2　降解牙周组织的重要细菌酶

| 细菌酶 | 细菌 |
| --- | --- |
| 胶原酶（collagenase） | 牙龈卟啉单胞菌（*P. gingivalis*）<br>伴放线聚集杆菌（*A. actinomycetemcomitans*） |
| 角蛋白酶（keratinase） | 牙龈卟啉单胞菌（*P. gingivalis*）<br>齿垢密螺旋体（*T. denticola*） |
| 芳基硫酸酯酶（arylsulfatase） | 直肠弯曲菌（*C. rectus*）<br>牙龈卟啉单胞菌（*P. gingivalis*） |

续表

| 细菌酶 | 细菌 |
|--------|------|
| 神经氨酯酶（neuraminidase） | 牙龈卟啉单胞菌（*P. gingivalis*）<br>福赛坦纳菌（*T. forsythia*）<br>产黑色素普氏菌（*P. melaninogenica*） |
| 降解纤维粘连素酶（fibronectin-degrading enzyme） | 牙龈卟啉单胞菌（*P. gingivali*）<br>中间普氏菌（*P. intermedia*） |
| 磷脂酶 A（phospholipase A） | 中间普氏菌（*P. intermedia*）<br>产黑色素普氏菌（*P. melaninogenica*） |
| 硫酸软骨素酶（chondrosulfatase） | 齿垢密螺旋体（*T. denticola*） |
| 牙龈素（gingipains） | 牙龈卟啉单胞菌（*P. gingivalis*） |

　　牙周细菌产生的酶几乎能降解牙周组织所有的细胞和间质分子，特别是一些能降解胶原、纤维粘连素、免疫球蛋白的蛋白酶和胰蛋白酶样酶，可造成牙周组织破坏和附着丧失，促使细菌入侵组织，还可降解组织细胞的蛋白质成为多肽，供养无蛋白分解能力的细菌生长。然而在牙周疾病过程中细菌产生这些蛋白酶的确切作用尚未确定，因为牙周环境中还存在着宿主来源的类似酶。事实上，细菌能产生的酶可直接破坏组织，也能间接导致宿主组织产生基质金属蛋白酶和弹性蛋白酶，造成牙周组织破坏。

## （三）毒素（toxin）

　　**1. 白细胞毒素（leukotoxin，LTX）**　是 *A. actinomycetemcomitans* 产生的一种外毒素，对高温和蛋白酶敏感，分子量为 $1.15 \times 10^5$。其 C 末端为一系列富糖基的重复序列，参与阳离子结合。LTX 是一种孔道形成毒素，可使靶细胞膜形成微孔，导致水进入胞内，使细胞溶解死亡。在低浓度条件下，可导致细胞凋亡（apoptosis）。研究证实，高浓度的 LTX 可在短时间内杀死人体内的多形核白细胞、单核细胞和淋巴细胞。

　　*A. actinomycetemcomitans* 产生的 LTX 由多基因操纵子编码，包括 *1txC*、*1txA*、*1txB* 和 *1txD* 基因，这些基因均与 LTX 的功能有关。其中 *1txA* 编码 LTX 结构，产生无活性的"前毒素"状态，*1txC* 具有激活"前毒素"的功能。某些 *A. actinomycetemcomitans* 在早期生长阶段便可分泌大量的 LTX 到胞外，*1txB* 和 *1txD* 基因则参与细菌分泌 LTX 的过程。

　　某些 *A. actinomycetemcomitans* 菌株具有高毒力，能够产生高水平的 LTX，而另一些菌株则毒力弱，仅产生低水平的 LTX。对 LTX 的研究发现，由于 *A. actinomycetemcomitans* 的 *JP2* 基因型在白细胞毒素操纵子的启动子区域的 530 碱基对缺失，其产生的 LTX 显著增多，细菌毒性可增加 3～4 倍。因此，可采用 PCR 技术检测伴放线聚集杆菌的 DNA 序列中的 530 碱基对是否缺失，以区分高、低毒力株。

　　LTX 被认为是 *A. actinomycetemcomitans* 的一个最重要的毒力因子，它使 *A. actinomycetemcomitans* 能对抗宿主的防御功能。高毒力株能迅速引起中性粒细胞变性，然后溶解中性粒细胞；低毒力株不引起中性粒细胞溶解，而是被细胞吞噬。

　　**2. 抗中性粒细胞因子（antineutrophil factor）**　能使中性粒细胞的形态及其趋化性发生缺陷。它含有两种因子：①白细胞趋化抑制因子（leukocytic chemotaxis inhibitor），是二氧化碳噬纤维菌（*Capnocytophaga spp.*）和 *A. actinomycetemcomitans* 产生的一种能抑制人类中性粒细胞趋化功能的物质，能阻碍白细胞向炎症中心部位集中，有学者提出这种物质是致病微生物的第Ⅳ型毒性因子；②膜动抑制因子（membrane mobility inhibitor），二氧化碳噬纤维菌能产生一种可透析的因子，主要抑制中性粒细胞的运动性，能抑制白细胞膜包绕吞噬细菌的伪足运动，降低中性粒细胞的吞噬功能。

### （四）代谢产物

细菌的一些代谢产物（metabolic end products），如各种有机酸（丁酸、丙酸、己酸、乳酸和长链脂肪酸）、硫化氢、吲哚、氨和毒胺等，可抑制宿主组织细胞生长或改变宿主组织细胞代谢，或直接对宿主的上皮细胞和成纤维细胞等产生不同程度的毒性，导致牙周组织损伤。

## 五、牙菌斑矿化成牙石

牙菌斑矿化可形成牙石。龈上菌斑的矿化成分来源于唾液，龈下菌斑的矿化成分来源于龈沟液。在矿化过程中，晶体先在菌斑细菌间的基质和细菌表面形成，最后可进入细菌，形成牙石。表面粗糙的牙石又为细菌继续沉积提供良好的部位。菌斑矿化成牙石，牙石表面再沉积菌斑，如此往复循环，牙石便层层加厚（图 5-10）。牙石的致病作用主要在于它表面沉积的未矿化菌斑，牙石的多孔结构也容易吸附大量的细菌毒素，均可刺激牙龈造成炎症；牙石本身坚硬粗糙，对牙龈有机械压迫作用；同时牙石妨碍日常口腔卫生措施的实施。因此，牙石也是牙龈出血、牙周袋加深、牙槽骨吸收和牙周病发展的一个重要致病因素，在治疗中务必去除牙石（详见第七章）。

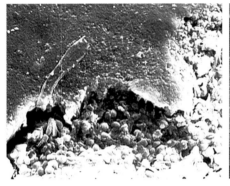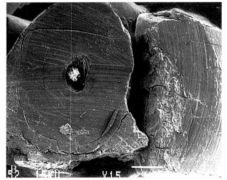

图 5-10　牙石

**A.** 龈上菌斑表面矿化的大块牙石（SEM×5000）；**B.** 牙根及根面大块牙石的横剖面，有些地方牙石与牙骨质结合很紧密（SEM×30）。

## 牙周微生物引发宿主免疫反应在牙周病发病中的间接作用
### Periodontal Pathogen Induced Host Immune Responses in Periodontal Diseases

随着对牙周病发病机制的深入研究，人们认识到菌斑微生物及其产物是牙周病的始动因子，但是牙周病时的许多组织破坏并非由感染微生物直接所致，而是宿主在对感染微生物及其毒性产物的免疫应答过程中产生的间接免疫病理损伤。因此，有学者提出牙周病是全身免疫反应的局部表现。宿主免疫反应的复杂性与牙周微生物的复杂性是一致的，机体在阻止微生物入侵或扩散时产生的免疫反应也会损害局部牙周组织，宿主免疫的保护-破坏机制是牙周病进程的重要环节（详见第六章）。

# 第四节　牙周病原体
## Periodontal Pathogens

牙周细菌的数量、组成与牙周健康状况有关。牙周健康状态下的细菌数量较少，多数为需氧或兼性的革兰氏阳性链球菌和放线菌，革兰氏阴性杆菌仅占 15% 左右。这时，宿主能产生有效的防御反应，维持牙周健康。大量研究表明，牙周组织破坏与龈沟细菌从有发酵能力的革兰氏阳性需氧或兼性优势菌转向能分解蛋白质的革兰氏阴性厌氧菌密切有关。牙龈炎时牙周细菌数量增加，革兰氏阴性菌增加，上升至 30%～50%。牙周炎时龈下菌斑细菌的数量显著增加，革兰氏阴性厌氧菌可高达 75%，活动杆菌和螺旋体常占优势。

关于与各型牙周病有关的致病菌的检出情况，研究报道不尽相同。一些较为一致的结果可参见表 5-3。

表 5-3　各型牙周病有关的致病菌

| 牙周病类型 | 致病菌种类 |
| --- | --- |
| 牙龈炎 | 黏放线菌（*A. viscosus*）<br>内氏放线菌（*A. naeslundii*）<br>微小微单胞菌（*M. micro*）<br>黄褐二氧化碳嗜纤维菌（*C. orchracea*）<br>牙龈二氧化碳嗜纤维菌（*C. gingivalis*） |
| 妊娠期龈炎 | 中间普氏菌（*P. intermedia*） |
| 坏死性溃疡性龈炎 | 具核梭杆菌（*F. nucleatum*）<br>中间普氏菌（*P. intermedia*）<br>齿垢密螺旋体（*T. denticola*） |
| 慢性牙周炎 | 牙龈卟啉单胞菌（*P. gingivalis*）<br>中间普氏菌（*P. intermedia*）<br>福赛坦纳菌（*T. forsythia*）<br>直肠弯曲菌（*C. rectus*）<br>具核梭杆菌（*F. nucleatum*） |
| 局限型侵袭性牙周炎 | 伴放线聚集杆菌（*A. actinomycetemcomitans*） |

## 牙周病原体的概念
## Concept of Periodontal Pathogens

牙菌斑中绝大多数细菌属口腔正常菌群，是人类与微生物长期共存进化过程中形成的微生物群，对宿主无不良影响，仅少数细菌（约 30 种）与牙周病的发生、发展密切相关。在各型牙周病的病损区，常可分离出一种或几种优势菌。它们具有显著的毒力或致病性，能通过多种机制干扰宿主防御能力，具有引发牙周破坏的潜能，称之为牙周病原体（periodontal pathogen）。

# 识别牙周病原体的标准
## Criteria for Identifications of Periodontal Pathogens

从人类口腔内已分离出 700 多种不同微生物，在为数众多的口腔微生物中，哪些是牙周病的病原体？确定牙周病原体的标准是什么？一个多世纪以来，各国学者在锲而不舍地探索。由于菌斑细菌种类繁多，对许多细菌的特征未完全了解，对菌斑生态学的了解十分肤浅，因此至今仍未彻底解决。

确定病原体一般要符合经典的 Koch 法则（1884），其规定为：①在同样的疾病中能发现同一种病原体；②能从该疾病组织中分离出病原体并纯培养；③这种纯培养物接种至易感动物能引起相似的疾病；④能从实验动物中重新获得病原体纯培养。随着科学的进展，发现此法则过于偏重单一病原体的致病作用，且忽视了机体的防御机能。但该法则在确定某一新病原体时仍有重要的指导意义，可避免从病灶中分离到某菌就轻易下病原体的结论。

牙周病与 Koch 当时研究涉及的炭疽、结核和霍乱等传染病（外源性感染）有显著不同，牙周病（内源性感染）伴随着一系列更为复杂的因素。因此在确定牙周病原体时，必须加以修正。另外，由于有关牙周病原体的研究结果多将可疑病原体指向细菌，学者们多以"牙周病原菌"或"牙周致病菌"来替代"牙周病原体"。

Socransky（1979）将 Koch 法则修改为：①病原菌必须在病损部位增多，在健康部位或其他类型牙周病较少或缺如；②消灭或减少该病原菌后，疾病应中止；③宿主对某特异细菌的细胞免疫或体液免疫增强或减弱，可为该细菌在疾病过程中起特殊作用提供重要线索；④接种该细菌于易感动物或无菌动物的龈沟，会引起类似人牙周炎的病变，如炎症、结缔组织破坏和骨吸收；⑤明确该细菌的致病性和毒性因子，即该菌引发疾病的机制。

Smith（1979）从另一角度考虑，认为作为牙周病原菌必须满足以下 4 个基本条件：①能定居于宿主组织；②能利用宿主环境中的营养，存活和繁殖；③能逃避宿主的防卫功能；④具有毒力，能进一步损害宿主组织。此判断病原菌的基本条件简明扼要，有一定的现实意义。

Socransky（1992）归纳了牙周病致病菌的条件：①必须是毒性克隆株；②具有引发疾病的染色体遗传因子；③宿主必须对该菌易感；④数量超过宿主阈值；⑤寄居于适当部位；⑥其他菌群必须促进或至少不抑制其致病过程；⑦局部环境有助于毒性因子的表达。

Haffajee 和 Socransky（1994）再次修正确认牙周病致病菌需满足的条件：①相关性（association），流行病学研究证实可疑致病菌与牙周病的正相关性；②清除（elimination），清除可疑致病菌后牙周病得到缓解或恢复；③宿主反应（host response），可疑致病菌可引起宿主免疫反应；④毒力因子（virulence factor），明确可疑致病菌具有毒力因子；⑤动物实验（animal studies），可疑致病菌与牙周病的因果关系在动物实验中得到验证；⑥风险评估（risk assessment），通过检测可疑致病菌可对牙周病患病风险进行评估。

上述牙周病致病菌的评判标准均未根本背离 Koch 法则，只是在研究牙周微生物的过程中，考虑到其复杂的生态关系，建立了更为细致全面的衡量标准。

# 重要的牙周致病菌
## Important Periodontal Pathogens

1996 年召开的世界牙周病学研讨会上，专家们一致认为下列 11 种微生物与牙周病密切有关，为重要的牙周致病菌（表 5-4）。

表 5-4　牙周病的重要致病菌

| 证据充分的致病菌 | 中等证据的致病菌 |
| --- | --- |
| 伴放线聚集杆菌（*Aggregatibacter actinomycetemcomitans*） | 直肠弯曲菌（*Campylobacter recta*） |
| 牙龈卟啉单胞菌（*Porphyromonas gingivalis*） | 缠结优杆菌（*Eubacterium nodatum*） |
| 福赛坦纳菌（*Tannerella forsythia*） | 具核梭杆菌（*Fusobacterium nucleatum*） |
| | 中间普氏菌（*Prevotella intermedia*） |
| | 变黑普氏菌（*Prevotella nigrescens*） |
| | 微小微单胞菌（*Micromonas micro*） |
| | 中间链球菌（*Streptococcus intermedius*） |
| | 齿垢密螺旋体（*Treponemas denticola*） |

几种主要的牙周致病菌的生物学特性、致病性和临床意义如下：

# 一、伴放线聚集杆菌（*Aggregatibacter actinomycetemcomitans*）

该菌为 20 世纪 70 年代发现的菌种，最先被归于放线杆菌属（*Actinobacillus*），因常与放线菌共生，命名为伴放线放线杆菌（*Actinobacillus actinomycetemcomitans*，*A. actinomy-cetemcomitans*）。2006 年根据 DNA 同源性研究和 16S rRNA 序列分析，该菌归属于全新的聚集杆菌属（*Aggregatibacter*），被命名为伴放线聚集杆菌（*A. actinomycetemcomitans*）。*A. actinomycetemcomitans* 是多年来在牙周炎的细菌病因学研究中讨论得最多和研究得较为深入的细菌之一，被公认与局限型侵袭性牙周炎关系密切，还可引起腹部或脑部的脓肿、败血症及感染性脑膜炎等。

**生物学特性**　革兰氏阴性短杆菌，有的略弯曲，无芽孢、无动力，成单、成双或小堆状排列，多次传代后菌体可较长。为微需氧菌，但在无氧或 5% ～ 10% $CO_2$ 环境下均可生长，最适生长温度为 37℃，在血清琼脂或血琼脂上可形成圆凸、边缘不规则、半透明、湿润的菌落（图 5-11）。在胰蛋白胨大豆琼脂-血清-杆菌肽-万古霉素（triptic soy-serum-bactiaria-vancomycin，TSBV）选择性培养基上呈白色透明、底部有星状或交叉的雪茄烟状菌落，黏着于琼脂不易剥离，可作为鉴别特征。在肉汤培养液中管底生长物呈颗粒状，并牢固地黏附于管壁，多次传代后可呈均匀混浊生长。

## 致病性和临床意义

根据血清学试验结果不同，*A. actinomycetemcomitans* 可分为 a、b、c、d、e、f 6 个血清型（serotype）。国外文献报道 b 型为侵袭性牙周炎龈下菌斑中最常见的血清型，毒力最强，d 型和 e 型较少见。在我国人群中以 c 型为主，b 型较少。*A. actinomycetemcomitans* 表面有许多细小的突起、不定型结构和菌毛等附着器，因此较容易定植在牙周袋内，并入侵牙龈组织。有学者认为它表面还有荚膜结构，能抵抗吞噬细胞的吞噬和消化。它可产生许多毒性因子，如白细胞毒素、细菌素、趋化抑制因子、细胞毒素因子、Fc 黏合蛋白、内毒素、胶原酶和抗生素抵抗因子等。它在生长期间还能排出许多膜泡（图 5-11），内含内毒素、白细胞毒素和骨吸收因子等毒性因子，均可造成牙周组织的破坏。在上述毒性因子中，白细胞毒素（leukotoxin，LTX）被认为是最重要的毒力因子，研究得较深入。

*A. actinomycetemcomitans* 的致病作用主要包括 3 个方面：①降低宿主抵抗力。它是唯一能

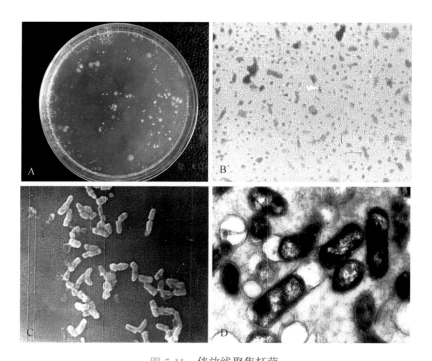

图 5-11  伴放线聚集杆菌

**A.** 菌落形态；**B.** 革兰氏染色菌体形态；**C.** 扫描电镜图像（SEM×5000）；**D.** 透射电镜图像，可见膜泡（TEM×15 000）。

分泌 LTX 的细菌。LTX 可损伤人牙龈内和外周血中的中性粒细胞、单核细胞和淋巴细胞的细胞膜，导致白细胞死亡，释放溶酶体，造成牙周组织的破坏。它还能产生中性粒细胞趋化抑制因子、细胞致死膨胀毒素和杀上皮毒素等，阻止白细胞向炎症部位集中，降低牙龈局部的防御力。②骨吸收作用。它具有内毒素，能刺激巨噬细胞释放白介素（IL-1，IL-1β）及肿瘤坏死因子（TNF）等，可通过膜泡将内毒素释放到细菌外，造成牙槽骨吸收。③组织破坏作用。能产生细胞毒素和成纤维细胞抑制因子，抑制牙周组织内成纤维细胞合成胶原，并通过胶原酶降解牙周组织中的胶原和结缔组织。

据西方国家的学者报道，从局限型侵袭性牙周炎患者牙周袋中分离出 *A. actinomycetemcomitans* 的阳性率可高达 97%，而同一患者口腔的健康牙位、慢性牙周炎患者或健康者的检出率低于 20%。经过有效的牙周治疗后，该菌消失或显著减少。因此，*A. actinomycetemcomitans* 被认为是局限型侵袭性牙周炎的特异性致病菌。需要注意的是，该菌种中可大量生成 LTX 的 *JP2* 基因型仅存在于西非后裔。我国等亚洲国家的相关研究也显示，在亚洲的侵袭性牙周炎患者中，该菌在牙周袋中的检出率要低得多。由于其病原性表现出很强的宿主嗜性，*A. actinomycetemcomitans* 并未被归入与牙周疾病关系密切的红色复合体或橙色复合体。

## 二、牙龈卟啉单胞菌（*Porphyromonas gingivalis*）

牙龈卟啉单胞菌曾称牙龈拟杆菌（Bacteroides gingivalis）。由于其生物、化学特性与拟杆菌的典型菌株——脆弱拟杆菌有明显差异，1988 年，Shah 等将它从拟杆菌中划出而成一新属——卟啉单胞菌属（*Porphyromonas*），命名为牙龈卟啉单胞菌（*P. gingivalis*）。*P. gingivalis* 在牙周病尤其是慢性牙周炎病变区或活动部位具有较高的检出率，健康龈沟内较少出现。它的存在与牙周炎治疗后复发或病情继续加重有关，是红色复合体之一，也是牙周微生物领域重点研究的厌氧菌之一。目前已从微生物学、毒理学、分子免疫学、分子生物学和基因遗传工程等方面进行了深入研究，获得了许多重要结果。

**生物学特性**　为革兰氏阴性无芽孢的球杆菌，表面有纤毛，其模式株为 ATCC 33277。专性厌氧，最适生长温度为 35 ～ 37℃，在血平板上可形成特征性的黑色菌落。*P. gingivalis* 不能降解糖作为生命活动所需的能量来源，也不能利用游离氨基酸作为生命合成所需的前体，它能产生许多蛋白水解酶，将蛋白质降解成短肽链，提供碳、氮和能量。当培养基中加入氯化血红素、维生素 K 和冻溶血时，黑色出现较快。以前错误地认为它能产生黑色素，现在已明确此黑色是由吸收血红蛋白和聚集血红素所致（图 5-12）。

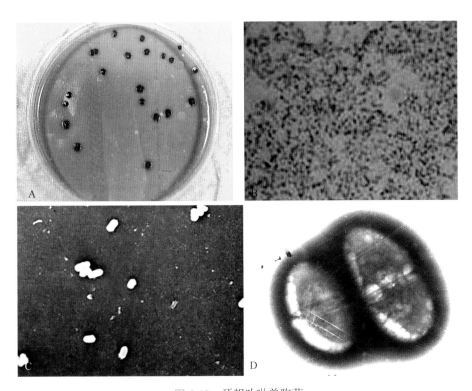

图 5-12　牙龈卟啉单胞菌
**A.** 菌落形态；**B.** 革兰氏染色菌体形态；**C.** 扫描电镜图像（SEM×5000）；**D.** 透射电镜图像，可见菌毛（TEM×20 000）。

## 致病性和临床意义

**1. 有关附着和凝集的因子**　细菌附着于宿主组织细胞是致病的先决条件，体外实验发现 *P. gingivalis* 能附着于颊黏膜、牙周袋上皮及菌斑其他细菌的表面，附着并凝集人或羊的红细胞等。它的表面结构如疏水性强的周边纤毛、荚膜、外膜、膜泡和一些蛋白酶等均与这些功能有关，它的一些因子如外源凝聚素（lectin）、脂多糖（LPS）等直接起着黏聚分子的作用。

**2. 抵抗宿主先天性免疫系统**　*P. gingivalis* 能阻断防御反应的许多关键步骤：阻止内皮细胞产生选择素 E（E-selectin），使白细胞不能与内皮细胞贴壁，不能向血管外游走；抑制单核细胞趋化蛋白 -1（monocyte chemotaxis protein-1，MCP-1）、白介素 -8（IL-8）和细胞间黏附分子（intercellular adhesion molecule，ICAM）等白细胞趋化因子在内皮细胞、牙龈成纤维细胞和牙龈上皮细胞的表达，从而逃避或抑制宿主对细菌的先天性免疫反应，保护其自身和其他菌斑细菌得以定植和生长；释放外膜膜泡或脱落胞壁片段，吸引和结合宿主的先天性免疫成分，有助于保护菌斑内其他细菌免受攻击；能侵入牙龈上皮细胞，隐藏在宿主细胞内，进入逃避宿主先天防御的安全区；可通过改变不同类型脂质 A 的比例来调控 TLR 信号通路，下调炎症反应。人们逐渐意识到，*P. gingivalis* 为逃避宿主防御所采取的策略才是它的关键特性。

**3. 分泌大量的毒力因子** 膜泡包容和浓缩了细菌的许多毒性成分，可作为毒性产物的载体；膜泡体积小，可透过上皮屏障，扩大了毒理作用范围；产生多种胞外蛋白酶（如牙龈素、胶原酶、肽酶）、内毒素、酸性和碱性磷酸酶、吲哚、有机酸等代谢产物，均可对牙周组织产生破坏作用。

## 三、福赛坦纳菌（*Tannerella forsythia*）

它是最初由 Forsyth 牙科中心的 Tanner 教授等（1979）从活动性重度牙周炎患者口腔中分离出来的新菌种，1986 年被命名为福赛拟杆菌（*Bacteroides forsythus*），经过深入研究，2003 年此菌已从拟杆菌属中划出而归入新属——坦纳菌属（*Tannerella*），改名为福赛坦纳菌（*T. forsythia*）。

**生物学特性** 革兰氏阴性梭形球杆菌，两头尖细，中间膨大。模式株为 ATCC 43037。专性厌氧、生长缓慢、营养要求很高，最初分离培养时经常像是牙龈卟啉单胞菌或具核梭杆菌喂养的卫星菌群，在培养基中加 N- 乙酰-胞壁酸或冻溶血，培养 7 ～ 10 天后，才形成直径为 1 ～ 2 mm 粉红色或黑色的斑点状菌落。*T. forsythia* 在液体培养基中生长较差，仅在补充乙酸钠、硫酸钠、琥珀酸钠和氯化血红素后生长尚好，由于不易培养，故研究较少。

### 致病性和临床意义

应用分子检测技术发现，*T. forsythia* 在牙龈炎和牙周炎患者的龈下菌斑中都有很高的检出率，但在牙周炎时具有更高的比例（10%）。它与 *P. gingivalis*、*T. denticola* 或 *F. nucleatum* 常同时检出，且在吸烟者的检出率明显升高。

*T. forsythia* 能产生大量的毒性产物和酶，如吲哚、α - 岩藻糖苷酶、N- 乙酰 -β - 葡萄糖苷酶和胰蛋白酶样酶等，导致组织损伤。Loesche 教授等曾检测 40 多种常见牙周微生物，其中只有 *P. gingivalis*、*T. forsythia*、*T. denticola* 能产生胰蛋白酶样酶，后者能分解人工合成的多苯甲酰 -DL- 精氨酸 -β - 萘酰胺（BANA）。因此，可用 BANA 试验来快速检测这三种细菌。*T. forsythia* 是重要的牙周致病菌，也属于红色复合体。

## 四、具核梭杆菌（*Fusobacterium nucleatum*）

具核梭杆菌（*F. nucleatum*）是龈上菌斑、龈下菌斑、牙周袋及感染根管等口腔感染部位的优势菌。大部分临床研究表明，其检出数量、频率与牙周组织的炎症、破坏程度之间存在着正相关关系。它是口腔坏疽性病变的主要病原菌，如急性坏死溃疡性龈炎、牙源性颌面部感染等，常在与螺旋体、链球菌或 *T. forsythia* 等的混合感染中起协同作用。近年来随着研究的深入，其在牙周炎中的重要性逐渐显露，但还有许多问题如菌体成分、毒力因子和菌群相互作用等方面尚待进一步阐明。

**生物学特性** 革兰氏阴性无芽孢的梭形杆菌，两端尖锐，中间膨大，胞内常有革兰氏阳性颗粒，模式株为 ATCC 25586。专性厌氧，最适生长温度 37℃，血平板上形成扁平、边缘不齐、中央凸起的半透明菌落，呈玻璃屑或面包屑状（图 5-13）。

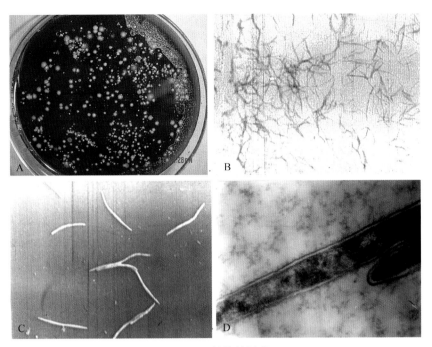

图 5-13 具核梭杆菌

**A.** 菌落形态；**B.** 革兰氏染色菌体形态；**C.** 扫描电镜图像（SEM×5000）；**D.** 透射电镜图像（TEM×30 000）。

### 致病性和临床意义

*F. nucleatum* 具有致病潜力。它拥有多种凝集素，能凝集人及绵羊红细胞，可附着于上皮细胞和羟磷灰石表面；它既可与早期定植菌如链球菌、放线菌等共聚，又可与晚期定植菌如卟啉单胞菌、聚集杆菌、螺旋体等共聚，可作为早、晚期定植菌的黏接桥；能产生内毒素，可引起局部许瓦茨曼反应，组织出血性坏死和抑制细胞生长等毒性作用；它还可产生蛋白酶、硫酸酯酶以及一些有机酸等，诱导宿主免疫细胞发生凋亡，改变宿主免疫功能，造成牙周组织的破坏；它能作用于甲硝唑，使其产生乙酰胺而失去抗菌作用，使菌斑内的 *P. gingivalis* 得到保护。*F. nucleatum* 在菌斑生物膜形成、细菌定植、混合感染的进展变化中起重要作用，在临床药物治疗中应注意其抗药作用。

## 五、中间普氏菌（*Prevotella intermedia*）和变黑普氏菌（*Prevotella nigrescens*）

中间普氏菌（*P. intermedia*）和变黑普氏菌（*P. nigrescens*）以前均归拟杆菌属，由于生物学特性与拟杆菌属细菌有差异，故划归入新的普氏菌属（*Prevotella*）。

**生物学性状** 革兰氏阴性杆菌，长短不一，专性厌氧，最适生长温度为 35～37℃，在血平板形成圆形、低凸、半透明、表面光滑的溶血菌落，氯化血红素、维生素 K 能促进其生长，兔血或冻溶血可加快黑色形成。用 366 mm 紫外光照射新鲜的菌落可见砖红色荧光，还可产生 β-半乳糖酶。

### 致病性和临床意义

*P. intermedia* 有许多与 *P. gingivalis* 类似的毒力因子，如荚膜、纤毛、内毒素，酸性和碱性

磷酸酶、胰蛋白酶样酶、IgA 蛋白酶、IgG 蛋白酶及氨等，可造成牙周组织的破坏。

　　*P. intermedia* 与中度或重度牙龈炎、急性坏死溃疡性龈炎和慢性牙周炎有关，可从牙周袋、冠周炎、感染根管和头颈部感染部位中检出。特别是在妊娠期龈炎时，*P. intermedia* 常为主要优势菌。这是由于妊娠期孕激素增多，*P. intermedia* 可利用孕激素来满足它对维生素 K 的需要，导致它明显增加，在分娩后会减少。

　　1983 年，Johnson 等研究发现 *P. intermedia* 具有种内异源性，分为基因型 I 型和 II 型。1992 年，Shah 等用多位点酶电泳法和 DNA-DNA 同源性比较证实了这种异源性，将 *P. intermedia* 基因型 II 型从 *P. intermedia* 中独立出来，命名为 *P. nigrescens*；而现在的 *P. intermedia* 即为原基因型 I 型。由于以往将 *P. intermedia* 与 *P. nigrescens* 混在一起研究，用常规的生化方法又难以区分，因此它们在牙周正常部位、病变部位或活动部位的检出率不一，研究结果常有矛盾之处。

## 六、黏放线菌（*Actinomyces viscosus*）

　　口腔中存在着数量很多、种类复杂的放线菌，其数量仅次于链球菌，是口腔正常菌群成员。主要定植在牙菌斑、牙石、龈沟、口腔黏膜和唾液等部位。临床和流行病学研究证实，病原性放线菌可引起内源性感染，常形成有慢性肉芽肿、化脓、窦道的颈部放线菌病，在感染根管和根尖肉芽肿也常分离到放线菌。黏放线菌（*A. viscosus*）与牙周病关系的研究较多。

　　**生物学特性**　为革兰氏阳性杆菌，可弯曲，末端膨大，长短不一，呈"T""V""X"和"Y"字状排列，表面有 I、II 型菌毛，模式株为 ATCC l5987。兼性厌氧，厌氧培养时加 5% ～ 10% $CO_2$ 生长良好，在脑心浸液琼脂上开始为致密菌丝，7 天后为平滑型微菌落，圆凸、灰白色、不透明、有黏性（图 5-14）。

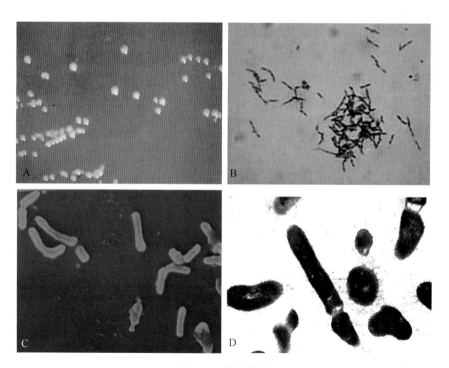

图 5-14　黏放线菌

**A.** 菌落形态；**B.** 革兰氏染色菌体形态；**C.** 扫描电镜图像（SEM×5500）；**D.** 透射电镜图像，可见菌毛（TEM×15 000）。

### 致病性和临床意义

在动物实验中，*A. viscosus* 可引起仓鼠牙周炎和根面龋。它是一种产酸菌，可利用葡萄糖、乳糖、麦芽糖和蔗糖。在有氧条件下，它产生乙酸量最多；在无氧环境下，终产物以乳酸为主。因此，不能低估在厌氧环境中 *A. viscosus* 的致龋能力。实验性龈炎形成过程中，菌斑内 *A. viscosus* 比例增加，数量明显增多。其数目增多常发生在临床症状出现之前，提示可能在形成龈炎的初期起作用。

在 *A. viscosus* 的牙周致病潜力方面，一般认为它直接损伤牙周组织的毒力较弱。它不产生易挥发的含硫化合物，酸性终末产物也不如其他细菌强，仅能产生少数蛋白酶和一些其他水解酶。其致病性可表现在以下几个方面：*A. viscosus* 借表面的 Ⅰ、Ⅱ 型菌毛及合成的果聚糖、杂多糖，黏附定植于牙面、龈沟或浅牙周袋中，对牙本质和牙骨质的胶原有较高的亲和力，与根龋关系密切；它的 Ⅱ 型菌毛在细菌间共聚和菌斑形成中起作用，可介导它与血链球菌的共聚。*A. viscosus* 定植后，使许多与牙面无亲和力的韦荣球菌、卟啉单胞菌等定植，促进需复杂营养的有毒力的革兰氏阴性厌氧菌生长，如 *A. viscosus* 产生的琥珀酸盐可促进 *P. gingivalis* 的生长，进而造成牙周组织破坏；此外，*A. viscosus* 刺激炎症反应的作用较强，能引起宿主对其抗原的过敏反应，间接影响牙周健康。

## 七、齿垢密螺旋体（*Treponema denticola*）

密螺旋体属为厌氧性螺旋体，主要存在于人和动物的口腔、肠道和生殖道，形态上多为细长、螺旋状，有时呈扁平波浪形，具复杂的抗原结构，能自主运动，多呈旋转运动。

口腔密螺旋体是口腔常驻菌群成员，很少出现于萌牙前的婴儿或无牙殆的成人。50% 的学龄儿童及青年存在口腔密螺旋体，年龄较大者几乎全都存在螺旋体。密螺旋体主要存在于菌斑的外表面，与龈沟和袋上皮接触，可入侵牙周组织，在一定条件下具有致病性。口腔密螺旋体包括齿垢密螺旋体（*T. denticola*）、奋森密螺旋体（*Treponema vincentii*，*T. vincentii*）等，其中 *T. denticola* 最为常见，其牙周致病性也得到了大量研究的证实，属红色复合体。

**生物学特性**　齿垢密螺旋体为细长螺旋形细胞，末端尖削和稍弯，两根轴丝插入细胞的两端，几乎见不到从细胞末端伸出的轴丝，以颤簸的迅速移动方式运动，幼龄细胞沿它们的轴迅速旋转。革兰氏染色不易着色，常用暗视野显微镜或荧光显微镜检视。在厌氧条件下，在蛋白胨酵母提取物血清培养基中生长良好，生长需要动物血清或腹水液，最适生长温度为 37℃，pH 为 7.0。

### 致病性和临床意义

健康状态下，*T. denticola* 位于牙与牙龈的交界处，一般在牙周袋内氧张力低的部位定居。牙龈炎或牙周炎时，*T. denticola* 分布于龈下菌斑生物膜和牙龈上皮之间，通过酸性糖胺聚糖黏附于牙龈上皮组织，产生一系列毒性物质。其致病机制尚无定论，可能有以下几方面因素：

**1. 机械性穿入**　扫描电镜观察发现，在冠周炎、急性坏死溃疡性龈炎及慢性牙周炎的牙龈组织中，*T. denticola* 可以侵入上皮细胞间隙和结缔组织中，侵入坏死病损前沿的健康组织，提示这种机械性侵入能力可能在致病作用中起先导作用。此外，一些无活动能力的细菌可附着于螺旋体或随螺旋体的滑行运动被带入组织。

**2. 致病性酶和侵袭性酶**　研究证实，*T. denticola* 能产生胰酶样蛋白酶、肽酶、磷酸脱氢酶、透明质酸酶、酸性磷酸酶和硫酸软骨素酶。这些酶能扩散入组织，水解组织成分，产生破坏作用。

**3. 抑制成纤维细胞**　Hansruedi（1984）发现 *T. denticola* 的可溶性超声波提取物可以抑制人和鼠的成纤维细胞增殖。成纤维细胞发育障碍可导致胶原成分减少，影响牙周组织附着。

**4. 抑制免疫作用**　*T. denticola* 的外鞘具有抗中性粒细胞吞噬的作用，还可抑制外周淋巴细胞反应。

**5. 产生毒性物质**　*T. denticola* 细胞壁具有内毒素样物质，可发挥多种生物活性。此外，还可产生大量硫化氢和氨，破坏上皮细胞的完整性。

动物实验表明，单纯接种 *T. denticola* 的致病力弱，如将 *T. denticola* 与梭杆菌、卟啉单胞菌或厌氧球菌等混合接种，则可发挥协同致病作用，产生明显的免疫反应和显著的牙槽骨吸收；混合接种 1∶1 的 *T. denticola* 和 *P. gingivalis*，可引起相当于单纯接种 40 倍 *P. gingivalis* 的牙槽骨吸收。*T. denticola* 和 *P. gingivalis* 可在蛋白分解、营养利用和促进生长方面起协同作用，说明 *T. denticola* 在混合感染（polymicrobial infection）中起十分重要的作用。

# 第五节　牙周微生物学的研究进展
## Research Development of Periodontal Microbiology

### 微生物检测技术的发展
### Development of Microbiological Analysis Methods

牙周微生物学的进步依赖于研究技术手段的发展和更新。从早期的形态观察和简单的微生物培养到今天的分子检测、高通量测序，技术的进步不断地改变着我们对牙周微生物学和牙周病的微生物病因学的认知。

## 一、早期的微生物培养研究

在 19 世纪末，最初的牙周病原体的研究方法主要是镜下目检及相对原始的微生物培养。通过镜检，人们发现阿米巴虫、螺旋体和梭形杆菌与牙周疾病相关。但由于微生物培养手段相对原始，可培养的细菌种类非常有限，也无法细分类，很难准确判定牙周疾病的病原体。20 世纪 70 年代，厌氧培养技术的出现使我们对牙周微生物的认识有了重大突破。通过比较牙周疾病位点与健康位点的菌群，找到了一些主要的可疑牙周致病菌。由于细菌培养需要将每个菌斑样本在多种环境条件下使用不同的培养基进行培养，培养后的纯分离物还需应用形态学、生物化学、免疫学等多种技术进行鉴定。为了找到牙周疾病活动性位点与健康位点以及健康个体的菌斑构成差异，往往一项研究就牵涉到几千个菌株的分离鉴定，工作量巨大。通过微生物培养初步证实，在人的口腔中定植着约 500 种微生物，其中常见细菌有 359 种，牙周可疑致病菌约为 10 ～ 30 种，包括 *A. actinomycetemcomitans*、*P. gingivalis*、*E. nodatum*、*F. nucleatum*、*P. intermedia*。正是这些艰苦的研究，奠定了后续微生物分子检测研究的基础。

## 二、微生物定向研究

确定了可疑牙周致病菌之后，就可以进行更有针对性的研究，尤其是在大量的样本中对特定的可疑致病菌与牙周疾病之间的关系进行验证。具体手段可以是利用选择性培养基对特定种类的细菌进行定向培养，也可以应用免疫学技术对细菌进行标记识别。而核酸检测技术的出现，使检测不再依赖于微生物培养，极大地降低了微生物定向检测的时间和人力成本，扩展了检测范围。

棋盘式 DNA-DNA 杂交（checkerboard DNA-DNA hybridization）由 Socransky 教授于 1993 年设计开发，是一种高通量的定性和半定量的核酸检测技术。该方法可以一次性检测 45 份样本中的 40 种微生物，后来有学者将可检测微生物的种类扩展到 80 种。基本方法是使用地高辛标记的目标细菌全基因组 DNA 探针与样本 DNA 杂交，通过荧光标记的地高辛抗体使信号实现可视化。与细菌培养检测技术相比，DNA-DNA 杂交技术使我们可以对多种牙周可疑致病菌进行大样本量的检测与关联性分析。以 Forsyth 研究所为例，在依赖细菌培养检测技术时期，平均每年检测样本数为 50 个；使用棋盘 DNA-DNA 杂交技术后，平均每年检测样本数达到 5734 个。Socransky 等也正是利用这项技术完成了 13 000 多个菌斑样本的检测，提出了细菌复合体的概念及分类。由于使用的是全基因组 DNA 探针，同一样本中相近的细菌种属可能会出现交叉反应，如具核梭杆菌文森亚种（*F. nucleatum ss vincentii*）会与具核梭杆菌具核亚种（*F. nucleatum ss nucleatum*）和具核梭杆菌多型亚种（*F. nucleatum ss polymorphum*）有比较弱的交叉杂交。这种误差可以通过使用消减杂交或竞争杂交等方法予以解决。

定向核酸检测还可以使用 16S rRNA 技术。16S rRNA 是所有细菌核糖体 30 S 小亚基的一个组成部分，其基因编码为 16S rDNA。16S rDNA 高度保守且包含有种特征序列的高变区域。因此，可以使用与高变区域序列相匹配的探针特异性扩增目标细菌的 16S rDNA 并进行检测。与 DNA-DNA 杂交相比，该方法检测灵敏度高（仅需 100 个细胞）。但由于需要进行 PCR 扩增，即使应用实时 PCR 技术也无法完成对细菌的准确定量。

为了能够对牙周感染中包括低丰度和未能培养细菌的大量细菌的种系型进行快速鉴定，Forsyth 研究所开发了人类口腔微生物鉴定微阵列（Human Oral Microbial Identification Microarray，HOMIM）。首先依据细菌的 16S rDNA 序列合成寡核苷酸探针，并将 300 多种与牙周疾病相关的细菌的探针打印在载玻片上。然后用 16S rRNA 引物扩增临床样本中的 16S rRNA 基因，荧光标记后与载玻片上的探针杂交。杂交结果以"条形码"形式呈现，每个条带对应着特定微生物，条带强度则反映该微生物的丰度。

## 三、基因测序

无论是 DNA-DNA 杂交还是 HOMIM，虽然可一次检测多种微生物，但所检测微生物的种类是预先确定的，难以检测样本中的所有微生物，也不能对微生物群的整体改变做出准确判断。由于 16S rRNA 在生物体中普遍存在，学者们试图通过对细菌 16S rRNA 基因的保守区域进行 PCR 扩增，用序列分析方法对微生物群中的所有微生物种类进行识别。Paster 等于 2001 年发表了第一篇关于龈下微生物群的测序研究结果，揭示了 SR1、TM7、互养菌门等新的可能与牙周炎相关的细菌种类。十余年来，更为经济快捷的二代测序（next generation sequencing，NGS）技术在口腔领域被越来越广泛地应用，将牙周菌群的研究带入一个全新阶段。利用 NGS 技术，Kumar 等观察到 *P. gingivalis*、*T. denticola* 和龈沟产线菌（*Filifactor alocis*）是牙周炎病变位点的优势菌，而 *S. mitis* 和 *S. sanguinis* 是牙周健康位点的优势菌。Griffens 等也发现一些尚未能培养的细菌种类在深牙周袋中有着与 *T. forsythia* 等牙周致病菌相似的高丰度，如 TM7 oral taxon 437 和 349、*Desulfobulbus* R004、*Treponema sp.* oral taxon 230、*Synergistetes* oral taxon G36。通过 NGS 技术对微生物群进行开放式检测，还可以对微生物群的多样性、不同细菌种属之间的关系进行分析。但 NGS 也存在着许多问题，如 16S rRNA 基因的目标区域的选择，PCR 扩增条件、仪器种类等都会影响检测结果。为了使测序结果达到种属水平，需对高颗粒度的种系型信息反复压缩。这会导致一些信息的丧失。

需要强调的是，第二代检测方法的出现并非是对以往技术的完全否定或更替。在牙周微生物的研究中，某个科学问题的解决经常要利用多种检测方法才能得以实现。例如，通过测序研究可以对牙周炎病变位点的菌群转变进行分析，寻找可疑致病菌；当需要扩大样本量，将可疑致病菌与多种疾病状态或其他特定致病菌相关联时，可采用定向的核酸检测方法；以动物模型或体外实验进行验证或毒力研究时，则依赖于微生物培养技术。因此，本研究领域的学者们在多个层面不懈努力——不断丰富人类口腔微生物组数据库（Human Oral Microbiome Database，HOMD），目前已有 687 种生物数据（版本 14.51）；改进和发展新的检测方法和技术，如为了能够对 NGS 的测序结果进行种水平的检测，创建了将 HOMIM 与 NGS 的 MiSeq 平台相结合的 HOMI*NGS* 技术；改进培养技术，已将 HOMD 中未能培养的微生物种类降至约 30%。此外，功能基因组学（包括宏基因组学、转录组学、蛋白质组学和代谢组学）也被应用于牙周微生物病因研究，为我们认识牙周疾病产生和发展的机制提供了新的视角。除了检测微生物群的改变，功能基因组学还可以揭示微生物群的生态失调如何影响宿主细胞的转录以及蛋白质功能和代谢反应的变化，使我们在分子水平对牙周疾病发生的整个过程有更透彻的理解。

# 牙周病的病毒研究
## Researches on Virus in Periodontology

在牙周病的病因研究中，有关细菌的研究较多。自 20 世纪 90 年代起，病毒的研究日益受关注。病毒（virus）是 19 世纪末才被发现的一类由核酸和蛋白质等少数几种成分组成的微小病原体，其本质是一种仅含 DNA 或 RNA 的遗传因子。它们既无产能酶系，也无蛋白质和核酸合成酶系，以感染态和非感染态两种状态存在。病毒在宿主体内呈感染态，依赖宿主的代谢系统获得能量，合成蛋白质和复制核酸，通过装配，大量繁殖。有些病毒的核酸还能整合到宿主的基因组中，诱发潜伏性感染；在离体条件下呈非感染态，以无生命的生物大分子状态长期存在，并保持其侵染活性。

病毒学和细菌学的关系最为密切，它们的研究对象都是极微小的生物，在研究方法和技术上有不少共同之处。但是大多数病毒体积很小，直径为 20 ～ 200 nm，能通过滤过器，不能用光学显微镜观察，必须借助电子显微镜观察；不能在人工培养基上培养，仅能在活的细胞内生长繁殖；病毒与宿主或细胞的关系复杂，病毒分离、培养和鉴定困难；基因往往具有多态性，不同基因型病毒的致病种类、致病性及预后均有较大差别。一般用血清学方法辅助诊断，或用标记 DNA 探针核酸杂交或 PCR 法检测病毒 DNA。在病毒数量和毒力测定时，必须观察病毒感染所引起的病征、病理变化或接种组织培养后的细胞变化。因此牙周病的病毒研究年代不久，进展较慢。

目前牙周病的病毒研究主要集中在疱疹病毒（herpes virus）。疱疹病毒是一群中等大小、球形、有胞膜的 DNA 病毒。完整病毒由核心、核衣壳、被膜和包膜组成。核心由线性 DNA 分子组成；核衣壳为 162 个壳微粒组成的立体对称 20 面体，直径为 120 ～ 150 nm；核衣壳周围有一层厚薄不等的非对称被膜；最外层为包膜，表面有病毒编码的糖蛋白组成的刺突。已识别的与人类有关的疱疹病毒有 8 种：单纯疱疹病毒（herpes simplex virus，HSV）1 型和 2 型、带状疱疹病毒（varicella-zoster virus，VZV）、EB 病毒（Epstein-Barr virus，EBV）、人巨细胞病毒（human cytomegnlovirus，HCMV）和人类疱疹病毒（human herpes virus，HHV）6、7、8 型。

病毒感染宿主细胞可表现为增殖性感染，引起细胞破坏；也可表现为潜伏性感染，病毒 DNA 稳定地潜伏于细胞核内，病毒基因组的表达受抑制，受刺激激活后又转为增殖性感染。近年研究表明，HCMV、EBV-1 和 HSV 可能与牙周炎的发病有关。已知 HCMV 属 β 疱疹病毒，可感染各种不同的上皮细胞、T 细胞和单核-巨噬细胞。EBV 是一种嗜 B 细胞的 γ 疱疹病毒，主要侵犯 B 细胞。过去认为只有 B 细胞表面有 EBV 受体，最近发现在腮腺导管、咽部以及某些上皮细胞也有 EBV 受体。EBV-1 可感染 B 细胞和 T 细胞，使之凋亡。HSV 是疱疹病毒的典型代表，结构见图 5-15，其宿主范围广，复制周期短，致细胞病变作用强，是口腔感染的最常见病毒，皮肤、眼、会阴及中枢神经系统也易受累。

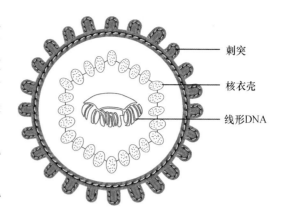

图 5-15 HSV 结构示意图

刺突
核衣壳
线形DNA

多地区的流行病学研究表明，EBV-1 病毒、HCMV 以及其他种类的疱疹病毒在多种类型的牙周炎以及急性坏死性牙龈炎中都有较高的检出率和检出水平。以 2010—2015 年相关研究的结果进行统计，HCMV 在侵袭性牙周炎、慢性牙周炎和健康位点的检出率分别为 49%、40% 和 3%；EBV 在 3 种类型位点的检出率分别为 45%、32% 和 7%，HSV 在 3 种类型位点的检出率为 63%、45% 和 12%。与静止区相比，病损活动区可检测到更多数量的含病毒的淋巴细胞。Kamma 等检测了 16 例侵袭性牙周炎患者的龈下菌斑样本，发现在病变活动位点（active sites）HSV-1、HCMV 和 EBV 的检出率均显著高于病变稳定位点（stable sites）（HSV-1 为 35% vs. 9%，$P < 0.001$；HCMV 为 59% vs. 13%，$P < 0.001$；EBV 为 44% vs. 13%，$P = 0.03$）。病毒 DNA 不仅存在于龈下菌斑和龈沟液中，也存在于相邻的牙周软组织中。此外，在牙周炎进展期以及未治疗的病损区，EBV-1 和 HCMV 的基因组 DNA 拷贝数（分别为 $8.3 \times 10^8$ 和 $4.6 \times 10^5$）明显高于治疗后及稳定的牙周位点。

疱疹病毒常与牙周致病菌共同感染牙周组织。在可以检出 EBV-1 和（或）HCMV 的部位，牙周致病菌的数量也有所增加；牙周炎活动位点的疱疹病毒与 *P. gingivalis*、害肺小杆菌（*Dialister pneumosintes*）、*A. actinomycetemcomitans* 或 *T. forsythia* 的混合感染率显著高于稳定部位（40.6% vs. 0%，$P < 0.001$）。动物实验证实，病毒与细菌的混合感染可以增强细菌的毒力，抑制宿主免疫防御系统对细菌的清除，同时还能提高病毒的毒力。如 *P. gingivalis* 的超声裂解物可活化 EB，*P. gingivalis* 与鼠巨细胞病毒的混合感染可导致小鼠死亡率显著高于单一微生物感染者。

宿主对疱疹病毒感染的最主要防御是细胞介导的免疫反应。由于疱疹病毒具有潜伏 / 再活化的双相感染周期，它可高度适应于人体。在潜伏期时，它可通过多种方式抑制天然免疫和获得性免疫，比如下调或降解被感染细胞中的 MHC 分子以避免 NK 细胞的清除，或通过分泌病毒编码的 IL-10 类似物、诱骗受体等降低宿主的炎症反应。当疱疹病毒因环境变化而再活化时，其多肽片断可与 MHC Ⅰ类和 MHC Ⅱ类分子结合，引起宿主的细胞免疫和体液免疫反应。疱疹病毒还可通过模式识别受体激活 NF-κB 等信号通路，直接引起免疫炎症反应。

获得性免疫缺陷综合征（acquired immune deficiency syndrome，AIDS）即艾滋病，病原体为人类免疫缺陷病毒（human immunodeficiency virus，HIV），属于逆转录病毒科的慢病毒亚科，是一种典型的 C 型 RNA 病毒。病毒颗粒呈星形或卵形，直径为 100 ～ 140 nm，是一种不耐高温脆弱的病毒，离开人体不易生存，其结构见图 5-16。HIV 进入人体后，可以

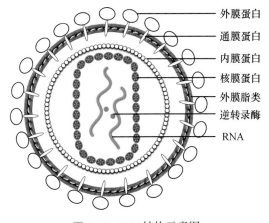

外膜蛋白
通膜蛋白
内膜蛋白
核膜蛋白
外膜脂类
逆转录酶
RNA

图 5-16　HIV 结构示意图

选择性地与 CD4$^+$淋巴细胞表面的 CD4 受体结合，诱导 CD4$^+$淋巴细胞，主要是辅助性 T 细胞的凋亡。这会使依赖辅助性 T 细胞调节的各种免疫功能处于失控状态，导致一些机会性感染和肿瘤的发生。

HIV 感染的口腔表现很多，有口腔毛状白斑、白念珠菌感染、疱疹性口炎、带状疱疹等，约 75% 伴 HIV 感染的牙周炎患者的龈下菌斑中检出白念珠菌。其牙周组织常表现为不典型病损，包括线性牙龈红斑（linear gingival erythema, LGE）和一些坏死性牙周病。有时可见扩散至相邻的软、硬组织的破坏性病损。

流行病学研究显示，对于慢性牙周炎患者，HIV 感染可导致患者出现更多的附着丧失和更广泛的牙龈退缩。其龈下菌群与无 HIV 感染的牙周炎患者的菌群类似，但多种螺旋体的检出率较高，在坏死性病损区可检测到比较少见的条件致病菌。

近年来，随着联合抗逆转录病毒疗法的出现，HIV 患者的生存率得到显著提高，破坏性牙周疾病的发生率也显著下降。研究表明，使用联合抗逆转录病毒疗法后，HIV 患者与非患者之间的主要牙周指标趋于一致。在微生物学方面，HIV 患者与非 HIV 患者的龈下菌群无显著差异。

此外，在 HIV 牙周炎患者的牙周袋中，其他种类的病毒也有较高的检出率，如 HCMV、HSV、EBV、HPV 等，且与非 HIV 牙周炎患者相比具有更高的病毒数量。

病毒-细菌之间的作用是双向的。一方面病毒具有降低宿主抵抗力的潜能，导致局部免疫功能下降或异常，增加细菌感染的风险，有利于 *P. gingivalis*、*A. actinomycetemcomitans*、*P. intermedia*、*P. nigrescens*、*T. forsythia* 和 *T. denticola* 等牙周致病菌的定植和繁殖。另一方面细菌造成的牙龈炎症也有利于病毒感染细胞，进入牙龈组织。这些感染因子之间的相互作用以及有关的宿主反应在牙周炎进展中的作用还需进一步研究。

## 思考题

1. 牙周微生物群的影响因素有哪些？
2. 简述牙菌斑生物膜的概念及其意义。
3. 简述龈上和龈下菌斑生物膜有何共同的及各自的特点。
4. 简述非特异性、特异性和生态菌斑学说，以及对 3 种学说之间的关系的理解。
5. 红色复合体与橙色复合体分别包含哪几种细菌？
6. 菌斑细菌是牙周病发病始动因子的证据有哪些？
7. 在牙周炎发生发展过程中，可直接损害宿主牙周组织的牙周致病菌毒力因子有哪几类？
8. 牙周细菌所产生的致病酶有哪些？
9. 伴放线聚集杆菌的致病性表现在哪几个方面？
10. 简述牙龈卟啉单胞菌的致病性及临床意义。
11. 简述具核梭杆菌和黏放线菌的致病基础。
12. 牙周炎状态下，齿垢密螺旋体主要分布在龈下菌斑的哪个层面？简述可能的致病机制。
13. 目前常用的牙周微生物分子检测技术有哪些？分别有何优缺点？

（于晓潜　李德懿）

# 参考文献

［1］Broadbent JM，Thomson WM，Boyens JV，et al. Dental plaque and oral health during the first 32 years of life. J Am Dent Assoc，2011，142（4）：415-426.

［2］Loe H，Anerud A，Boysen H，et al. Natural history of periodontal disease in man. Rapid，moderate and no loss of attachment in Sri Lankan laborers 14 to 46 years of age. J Clin Periodontol，1986，13：431-445.

［3］Loe H，Anerud A，Boysen H，et al. The natural history of periodontal disease in man. The rate of periodontal destruction before 40 years of age. J Periodontol，1978，49：607-620.

［4］Loe H，Theilade E，Jensen SB. Experimental gingivitis in man. J Periodontol，1965，36：177-187.

［5］Schatzle M，Loe H，Lang NP，et al. The clinical course of chronic periodontitis. J Clin Periodontol，2004，31：1122-1127.

［6］Socransky SS，Smith C，Martin L，et al. "Checkerboard" DNA-DNA hybridization. Biotechniques，1994，17：788-792.

［7］Socransky SS，Haffajee AD，Cugini MA，et al. Microbial complexes in subgingival plaque. J Clin Periodontol，1998，25：134-144.

［8］Marsh PD. Are dental diseases examples of ecological catastrophes？ Microbiology，2003，149：279-294.

［9］Zijnge V，van Leeuwen MBM，Degener JE，et al. Oral Biofilm Architecture on Natural Teeth. Plos One，2010，5：e9321.

［10］Haffajee AD，Socransky SS，Patel MR，et al. Microbial complexes in supragingival plaque. Oral Microbiol Immunol，2008，23：196-205.

［11］Cassai E，Galvan M，Trombelli L，et al. HHV-6，HHV-7，HHV-8 in gingival biopsies from chronic adult periodontitis patients. A case-control study. J Clin Periodontol，2003，30：184-191.

［12］Costeron JW，Stewart PS，Greenberg EP. Bacterial biofilms：a common cause of Persistent infections. Science，1999，284：1318-1322.

［13］Lo AW，Seers CA，Boyce JD，et al. Comparative transcriptomic analysis of Porphyromonas gingivalis biofilm and planktonic cells. BMC Microbiol，2009，29：9-18.

［14］Griffen AL，Beall CJ，Campbell JH，et al. Distinct and complex bacterial profiles in human periodontitis and health revealed by 16 S pyrosequencing. ISME J，2012，6：1176-1185.

［15］Haffajee AD，Socransky SS. Microbial etiological agents of destructive periodontal diseases. Periodontol 2000，1994，5：78-111.

［16］Hajishengallis G，Liang S，Payne MA，et al. Low abundance biofilm species orchestrates inflammatory periodontal disease through the commensal microbiota and complement. Cell Host Microbe，2011，10：497-506.

［17］Moore WE，Moore LV. The bacteria of periodontal diseases. Periodontol 2000，1994，5：66-77.

［18］Paster BJ，Boches SK，Galvin JL，et al. Bacterial diversity in human subgingival plaque. J Bacteriol，2001，183：3770-3783.

［19］Paster BJ，Dewhirst FE. Molecular microbial diagnosis. Periodontol 2000，2009，51：38-44.

［20］Slots J. Human viruses in periodontitis. Periodontol 2000，2010，53：89-110.

［21］Slots J. Periodontal herpesviruses：prevalence，pathogenicity，systemic risk. Periodontol 2000，2015，69：28-45.

［22］Kamma JJ，Contreras A，Slots J. Herpes viruses and periodontopathic bacteria in early-onset periodontitis. J Clin Periodontol，2001，28（9）：879-885.

［23］Teles RP，Haffajee AD，Socransky SS. Microbiological goals of periodontal therapy. Periodontol 2000，2006，42：180-218.

［24］Uzel NG，Teles FR，Teles RP，et al. Microbial shifts during dental biofilm re-development in the absence of oral hygiene in periodontal health and disease. J Clin Periodontol，2011，38：612-620.

［25］Valm AM，Mark Welch JL，Rieken CW，et al. Systemslevel analysis of microbial community organization through combinatorial labeling and spectral imaging. Proc Natl Acad Sci USA，2011，108：4152-4157.

# 第六章 牙周病的免疫炎症反应

## Immunoinflammatory Responses in Periodontal Diseases

**应知应会的内容：**

1. 牙周组织防御体系的构成
2. 宿主与微生物在牙周病的发生与发展中的相互作用
3. 龈沟液与牙周炎症的关系

## 第一节 宿主的免疫炎症反应
### Host Immunoinflammatory Responses in Periodontal Diseases

牙龈炎和牙周炎都是慢性感染性疾病，微生物与宿主的相互作用决定了疾病的过程和进展。微生物可通过自身代谢产物引起组织破坏，直接发挥致病作用，或通过刺激和改变宿主反应间接起致病作用。如今，随着对牙周病发病机制的进一步了解，我们已清楚地认识到牙周病的大多数组织损害是由于宿主对感染的应答引起的，而不仅是感染的微生物直接引起的。宿主对微生物挑战（challenge）的应答作用可分为先天性免疫反应（innate immune response）和获得性免疫反应（acquired immune response），宿主的反应由微生物的作用和宿主遗传特征（包括遗传因素）所介导，个体间差异很大，此后的组织破坏也不尽相同。

### 先天性免疫反应
### Innate Immune Response

牙周病的发生涉及一系列免疫炎症反应。先天免疫系统（innate immune system）由不同的细胞（中性粒细胞、单核/巨噬细胞、肥大细胞）和因子组成。其中可溶性因子-补体（complement）、急性期蛋白（acute-phase protein）和干扰素（interferon）具有广泛的活性。补体和急性期蛋白的固有功能是抗细菌和真菌，而干扰素是抗病毒感染。在感染期，这些可溶性因子的浓度增加，可达100倍。先天性（非特异性）免疫反应包括炎症反应，以非特异性的方式抵御外来感染，是构成人体机体抵御病原体入侵的第一道防线，绝大多数有可能致病的细菌在导致明显的感染之前可被清除掉。过去认为，上皮和其他非白细胞如内皮细胞、成纤维细胞不参与特异性免疫或炎症反应，如今发现上皮细胞、内皮细胞和成纤维细胞表面都具有

Toll 样受体，能结合微生物的脂多糖、菌毛、脂磷壁酸等，起到监视细菌入侵的作用；防御素（defensins）对特定微生物有特异性，这说明宿主的先天反应对某些细菌也有特异性。口腔上皮的屏障功能和与炎症反应相关的血管和细胞等都包括在先天免疫系统中。

炎症是生物组织受到某种刺激如外伤、感染等损伤因子的刺激所发生的一种以防御反应为主的基本病理过程，也是一种非常精密的协调过程，包括血管通透性增加，中性粒细胞、单核细胞和淋巴细胞在炎症组织中浸润，以及细胞激活并分泌炎症介质，进而级联放大生物化学反应和细胞学反应。牙龈组织受到菌斑生物膜刺激可以引发"炎症（inflammation）反应"。牙龈炎的发生是在免疫炎症反应的早期，其炎症过程是先天免疫反应的一部分。

### （一）补体

补体（complement，C）是血清和体液中一组具有酶活性的蛋白质，其功能主要是抗感染、控制炎症和免疫调节。宿主对细菌感染的反应是补体活化，通过补体激活免疫细胞，清除微生物，加强免疫，达到控制炎症的目的。补体活化通过 3 个基本途径：①是对抗原抗体复合物的反应，由补体 1（C1）的亚单位 C1q 识别，是特异性的激活，称为经典途径（classical pathway），经典途径在感染后期（或恢复期）发挥作用；②是由血浆中甘露糖结合凝集素（mannose-binding lectin，MBL）直接识别多种病原微生物表面的 N- 氨基半乳糖或甘露糖，进而依次活化 MBL 相关丝氨酸蛋白酶（MBL associated serine proteases，MASPs）MASP1、MASP2、C4、C2、C3，与经典途径相同，形成 C3 转化酶与 C5 转化酶，激活补体级联酶促反应的活化途径。其后的反应过程与经典途径相同，称为凝集素途径（lectin pathway）或称 MBL 途径，MBL 途径在感染早期或对未免疫个体发挥抗感染效应；③是非特异的激活，发生在微生物感染时，由病原微生物等提供接触表面，直接从 C3 激活开始的途径称为旁路途径或替代途径（alternative pathway）。旁路激活途径在细菌性感染早期，尚未产生特异性抗体时，即可发挥重要的抗感染作用。3 种激活途径具有共同的末端通路，即攻膜复合物的形成及其溶解细胞效应。补体活化产生各种具有抗菌和免疫调节性能的多肽。目前已明确补体有 3 种抗菌作用：①有些补体蛋白具有溶解细菌膜的固有能力，导致细菌死亡；②一些补体蛋白作为吞噬细胞的趋化因子可使吞噬细胞向损伤或感染处移出，使血管扩张、通透性增加；③补体调理或包被细菌，使吞噬细胞得以识别细菌而吞噬之，如细菌经过补体 iC3b 调理后，即能被白细胞表面的受体 CR3 识别，从而吞噬细菌。此外，细菌细胞可被结合补体的特异性抗体包被，并导致 C3b 的表面沉积，当转换为 iC3b 时由中性粒细胞受体 CR3 识别而吞噬。

补体活化导致产生补体来源的过敏毒素 C3a 和 C5a。过敏毒素通过静止白细胞-肥大细胞的脱颗粒间接刺激血管的变化。牙龈炎症增加时牙龈结缔组织内的脱颗粒肥大细胞增多。肥大细胞不断地转录肿瘤坏死因子 - α（TNF-α）、转化生长因子 - β（transforming growth factor-β，TGF-β）、白介素 4（interleukin-4，IL-4）、白介素 6（IL-6）；当受刺激时，它们诱导致炎细胞因子，如 IL-1、IL-6、γ 干扰素（interferon-γ，IFNγ）和其他因子的转录。内皮细胞受 C5a、IL-1β 和 TNF-α 以及细菌 LPS 的刺激，导致细胞的腔面表达选择素（selectin），并释放趋化因子。这些过程是白细胞移出内皮细胞的间隙，向局部组织移动的关键。牙周健康者龈沟液（gingival crevicular fluid，GCF）中的补体水平大约是血清中的 3%。牙周炎症加重时，伴随着补体水平的增高，C3、C4 水平可增至血清水平的 25% ～ 85%。GCF 中的补体水平足以支持急、慢性炎症细胞的补充、调理和致病物质的中和，以及局部调节结缔组织的变化。

### （二）急性期蛋白

急性期蛋白包括 α2- 巨球蛋白（α2-macroglobulin，α2-M）、α1- 抗胰蛋白酶（α1-antitrypsin，α1-AT）、转铁蛋白（iron-binding proteins transferring，IF）、乳铁蛋白（lactoferrin，LF）、血清淀粉 A（serum amyloid A，SAA）、α1- 酸性糖蛋白（α1-acid-glycoprotein，AAG）、α1- 抗

糜蛋白酶（$\alpha_1$-antichymotrypsin，ACT）和 C 反应蛋白（C-reactive protein，CRP）。当前研究较多的 C 反应蛋白代表了急性期蛋白。C 反应蛋白调理细菌，有利于补体结合，使细菌较易被吞噬。牙周炎时急性期蛋白增加，C 反应蛋白的增加与牙周病的活动期或未治疗的牙周病有关。CRP 水平的增高已被认为是动脉硬化的危险因素，可导致心血管和脑血管疾病（如心肌梗死和卒中）。

### （三）中性粒细胞

中性粒细胞（neutrophil）又称中性多形核白细胞（polymorphonuclear leukocytes，PMNs）在控制牙周微生物中发挥着重要作用，其数目的异常和功能的缺陷均会大大增加牙周炎的易感性和严重程度。在牙龈组织中，每天有 1% ～ 2% 的中性粒细胞沿趋化梯度穿越沟内上皮和结合上皮移至龈沟。沟内上皮和结合上皮表达趋化细胞因子（chemokine）IL-8 和细胞间黏附分子 1（intercellular cell adhesion molecule 1，ICAM-1），形成膜结合 ICAM-1 和可溶性 IL-8 的趋化梯度，其表达沿结缔组织向龈沟递增，这是 PMN 向龈沟移动的理想分布。中性粒细胞在上皮移出过程中可利用自身的黏附因子淋巴细胞功能相关抗原 -1（lymphocyte function associated antigen-1，LFA-1）、攻膜复合物 -1（membrane attack complex-1，MAC-1，又名 iC3bR 或 CR3）、或二者一起与上皮细胞上的 ICAM-1 结合。在炎症期由不同细胞产生的致炎细胞因子上调黏附分子。此外，结合上皮内的特异性黏附分子如 ICAM-1 可协助中性粒细胞移入龈沟，并由细菌产物的直接作用和中性粒细胞产生的细胞因子上调。于是，大量中性粒细胞进入龈沟并在补体和抗体（调理）的协同作用下开始吞噬细菌。中性粒细胞是结合上皮内和龈沟中的主要防御细胞，其功能包括从血管内皮细胞间隙移出、趋化、从上皮移出、吞噬细菌和吞噬后将细菌在溶酶体内杀死，这些功能都必须完整无缺才能有效地控制细菌感染。中性粒细胞的功能障碍与细菌入侵牙周组织引起感染和侵袭性牙周炎有关。例如，累及乳牙列和恒牙列的重度牙周破坏的患者多具有中性粒细胞趋化和吞噬功能的障碍。而患重度牙周病的全身健康者也可能有中性粒细胞功能的微小缺陷。体外研究显示牙龈卟啉单胞菌阻止中性粒细胞向上皮移动，并阻止上皮细胞分泌 IL-8。这些干扰宿主免疫反应的特性可归于 Pg 的毒性。

中性粒细胞表面不仅具有介导细胞趋化反应的受体，而且还具有与细胞吞噬有关的受体——Fc 受体。IgG 亚类的特异性抗体与中性粒细胞的 Fc 受体直接结合有利于细胞吞噬。一些研究发现，当 Fc 受体变化时易患牙周病。此外，中性粒细胞数目的下降也十分有损牙周组织，与重度牙周炎有关。

中性粒细胞一旦与经过调理的细菌接触，便会吞噬（phagocytosis，又称胞噬）细菌，使细菌被卷入膜结构，称为吞噬体（phagosome）。吞噬体和吞噬溶酶体（phogolysome）内的细菌可被氧化或非氧化机制杀死。龈沟的特征是氧分压低，牙周袋的氧化还原电势较龈沟更低。这能通过测量龈沟的含氧水平、氧化还原电势所证实，并通过严格厌氧的牙卟啉单胞菌和螺旋体的生长所反映。健康龈沟中的中性粒细胞的氧化杀菌机制是完好的，但是牙周袋中的可能受损害。氧化杀菌的中止可能是牙周炎进展的重要因素。非氧化杀菌涉及吞噬-溶酶体功能，导致分泌抗菌物质如溶酶体酶、组织蛋白酶 G 和 $\alpha$ - 防御素进入含细菌的吞噬溶酶体。某些牙周致病菌侵入吞噬细胞作为毒性机制干扰宿主防御反应。例如，伴放线聚集杆菌（Aa）的白细胞毒素通过结合 LFA-1 粘连素可杀死吞噬细胞，溶解真核细胞。近年来体外实验已证实，抗 Aa 的特异性抗体或抗白细胞毒素的抗血清能保护中性白细胞免受白细胞毒素介导的损伤，能使吞噬继续进行。

在中性粒细胞向龈沟移出的同时，其他白细胞如单核细胞、巨噬细胞和淋巴细胞也一起向龈沟移动，进入龈沟，但是与中性粒细胞相比，这些细胞的数量要少得多。巨噬细胞是龈沟内仅有的能够吞噬死亡和正在死亡的中性粒细胞的细胞，并将之移走。这种功能对于宿主是有益的，因为正在死亡或过度激活的中性粒细胞能脱颗粒，即无控制地释放酶，会对宿主组织造成更大的损伤，并进一步加重炎症。因此，巨噬细胞的清扫作用在减轻炎症方面是有用的。巨噬细胞的其他主要作用如抗原呈递作用在龈沟内不能实现，因为这些细胞不可能返回宿主组织和淋巴管完成该功能。巨噬细胞的抗原呈递作用和 B 细胞、T 细胞的免疫功能在结缔组织内发生，黏附分子如 CD44 能锚住组织内的这些免疫细胞发挥功能，而不至于进入龈沟内。

如上所述，先天免疫反应与致病微生物为首次接触，免疫机制包括皮肤、黏膜上皮的物理屏障和炎症反应的血管和细胞成分。有效的反应可以快速消除炎症病损或是根本不发生损害，无效反应则可能导致慢性病损或是破坏性的病损。如果第一道防线被突破，则适应性（adaptive）免疫系统被激活，对各种感染病原产生特异性反应，从而消灭这种病原，这种适应性（adaptive）反应或称获得性（acquired，特异性）反应，是宿主的第二道防线，能识别病原微生物并较有效地抗致病菌的免疫反应。

*获得性免疫反应*
Acquired Immune Response

获得性（适应性）免疫反应是个体在生活过程中与病原微生物等抗原物质接触后所产生的，在出生后形成，具有特异性，不能遗传。特异性免疫应答通常紧接在感染性疾病恢复之后，这种反应包含一系列细胞的相互作用，包括特异性细胞产物。原发感染导致宿主对病原微生物再次感染的易感性下降，而特异性免疫细胞和分子能识别和区别对待外来物。获得性免疫系统通常由体液免疫（humoral immunity）和细胞介导免疫（cell mediated immunity）组成。体液免疫的特点是产生抗体，这是一类能与刺激物发生作用、结构独特的蛋白质。细胞介导的免疫包括一系列活动，需要有活力的效应细胞参与。保护性获得性免疫类型因不同的感染因子而不同。一般来说，体液介导的保护反应（免疫球蛋白）有效地抵抗细胞外存在的感染微生物。相反，细胞内微生物感染主要通过细胞介导的免疫反应解决。

近年来，宿主受到微生物挑战后的免疫炎症反应在牙周病进展中的作用已得到充分肯定。牙菌斑积聚在牙龈附近的牙面，使龈沟内上皮和结合上皮与定植菌的代谢产物、酶和表面成分接触，细菌和细菌成分特别是脂多糖（lipopolysaccharides，LPS）还能通过结合上皮和牙周袋上皮进入结缔组织和血管，激发上皮细胞、内皮细胞等多种细胞产生致炎细胞因子和其他炎症化学介质，开始组织内的炎症反应。

## 一、抗原提呈（antigen presentation）

抗原提呈细胞（antigen-presenting cell，APC）是指能摄取和在细胞内加工处理抗原，并将抗原信息提呈给 T 淋巴细胞的细胞，包括树突状细胞（dendritic cell，DC）、巨噬细胞（macrophage，M），被称为专职性抗原提呈细胞（professional APC）。近年来发现 B 淋巴细胞也能表达 MHC Ⅱ类分子（class Ⅱ molecule of the major histocompatibility complex，），也被视为专职性 APC。在 APC 中加工过的抗原（如多肽）与重要的携带分子 MHC Ⅱ结合被传送到细胞表面，由 T 细胞识别。

## 二、细胞介导免疫反应和体液免疫反应（cell mediated immune response and humoral immune response）

淋巴细胞是获得性免疫系统的主力军，T 细胞和 B 细胞是最主要的两类淋巴细胞。炎症开始时，上皮内的朗格汉斯细胞（Langerhans cells）摄取细菌抗原物质并携带到淋巴组织，呈递给淋巴细胞。记忆淋巴细胞返回到微生物存在的部位，促使 B 淋巴细胞转换为浆细胞并产生抗体，或使 T 细胞应答，辅助体液反应和对这些微生物的细胞介导的免疫反应的发生。

在牙周疾病中，由辅助性 T（T helper，Th）细胞产生的细胞因子负责调控获得性免疫防御反应中的多种功能。Th 细胞包括 Th-1 细胞和 Th-2 细胞，它们都表达 CD4 分子，但互相之间可以通过细胞因子产物相区分。Th-1 细胞可以产生 IL-2、IFN-γ 和 TNF-α，这些细胞因子具有多种功能，可激活其他 T 细胞如细胞毒性 T（cytotoxic T，Tc）细胞。Th-2 细胞产生 IL-4 和 IL-6。最近的资料显示，慢性牙周炎病损由 Th-1 和 Th-2 两种细胞共同调节。细胞毒性 T 细胞表达 CD8 分子，可以对抗侵犯宿主细胞的微生物，如病毒、细菌等。在受到感染的宿主细胞中，由细胞内病原体产生的抗原（如一段肽链）可以与 MHC Ⅰ类分子结合，它可以将抗原运送至受感染的宿主细胞表面。Tc 细胞能识别 MHC Ⅰ类分子的改变，并引发其宿主防御反应，破坏受感染宿主细胞的细胞膜，并激活其核酸酶。这种 Tc 细胞介导的宿主免疫反应过程有巨噬细胞的参与与活化。近年来新发现两种 $CD4^+$ T 细胞的亚类，一种是调节性 T 细胞（regulatory T-cells，Treg cells），是分泌 IL-10 和 TGF-β 的 T 细胞亚群，具有抑制免疫反应的作用；另一种是分泌 IL-17 的 Th17 细胞，IL-17 细胞是最早参与抗感染的免疫效应细胞，在固有免疫中起关键作用。IL-17 是促炎性细胞因子，它的分泌触发大量细胞因子分泌，导致中性粒细胞和巨噬细胞募集及其病理清除过程。通过该方式，IL-17 介导适应性免疫和固有免疫的相互联系，达到有效的免疫反应。

牙周环境中存在大量的可溶性抗原。这就需要不同于细胞介导的免疫反应的另外一种宿主免疫反应。局部或全身产生的抗体通过凝集微生物或与它们结合来防止其黏附到上皮，与补体结合调理微生物，并被中性白细胞上的受体识别，使之实行有效的吞噬。牙周炎患者的血清和龈沟液中常显示很高的抗牙周致病菌的特异性抗体。虽然 B 细胞直接产生抗体，但是 T 细胞是调节 IgM、IgG 所必需的。抗原提呈细胞如朗格汉斯细胞、巨噬细胞和 B 细胞在牙龈组织中很丰富，能将抗原传送到局部淋巴结，促使血清 IgG 抗体的产生。牙龈内也已证实有局部免疫球蛋白的产生，牙龈组织内有很高水平的免疫球蛋白，它们是由 B 细胞增殖分化而来的浆细胞产生。龈沟液中的 IgG 亚类比例与血清类似，与该位点龈组织中 IgG 亚类的 mRNA 阳性细胞数相关（$IgG_1$ 平均为 63%，$IgG_2$ 平均为 23%，而 $IgG_3$ 和 $IgG_4$ 分别为 3% 和 10%）。龈组织中 IgA1 亚类的 mRNA 阳性细胞数较高（平均 65.1%），相反，龈沟液中 IgA2 的浓度比 IgA1 高，IgA1 Fab 片段的检出高于完整的 IgA。龈沟液中 IgA1 Fab 的检出提示分泌的 IgA1 蛋白可能被龈沟液中的牙周致病菌降解。

目前认为，抗体的量和质都是重要的，不同患者的抗体水平、类型和亲和性强度不同。具有有效抗体的人可能较抗体反应的质和量均有缺陷的人更不易患牙周炎。牙周组织的炎症和组织破坏程度伴随着抗体的质、量和特异性而变化。最近对 Aa 感染者抗体亲和性的研究提示，抗体亲和性可能是一种有波动的动态过程，与牙周组织中的宿主-微生物相互作用的变化结合更密切。对牙周疾病中 Pg 抗体亲和性的研究提示，抗体的亲和性可能与这些患者的疾病程度有关。例如，有些广泛型侵袭性牙周炎患者在自然感染后并没有产生足够的具有生物学功能的抗体，似与疾病的范围和严重程度有关。

抗体行使功能有利于宿主清除牙周致病菌，有研究显示抗体是调理和吞噬 Aa 和 Pg 毒性株的基本要素。抗体也可中和细菌成分，在细菌的定植和宿主细胞的相互反应中起重要作用。

近年来的研究结果表明，原先关于区分先天性免疫和适应性免疫的界限可能并不那么清楚，T 细胞其实也参与天然免疫的早期炎症反应及其稳态的建立与维持，在发挥抑制天然免疫反应的功能时，T 细胞并不需要具备抗原特异性。最新的体内外研究显示血小板参与实验性牙周炎的发生发展，并通过与血管内皮和白细胞的相互作用参与牙周炎的免疫炎症反应。

# 第二节　牙周炎发病中宿主和微生物的相互作用
## Host–Microorganisms Interactions in Periodontitis

龈下微生物是牙周炎的始动因子，有害菌可直接与宿主组织相互作用，介导组织的破坏。此外，许多与牙周病有关的组织变化似乎是相互呼应（well orchestrated）的微生物与宿主反应的综合结果。最近的研究显示，细菌-宿主相互作用通常并不致病，而是力求共生。宿主和细菌在和平的共存中均可以受益，而且微生物定植对宿主健康的维护具有重要作用。益生菌的存在对宿主建立完善的免疫系统至关重要。在牙周健康的维持中，共生菌及其产物是健康牙周组织必不可少而且有益的成分。

目前学者们通常用稳态（balance）来形容宿主和定植微生物之间的相互作用。牙周稳态反映了牙周定植菌和宿主固有免疫之间的动态平衡。牙周病原菌对启动牙周疾病非常重要，但是组织破坏的程度和严重性主要取决于宿主-微生物的相互作用。这些相互作用是动态的，因为菌斑生物膜的微生物成分和宿主的免疫能力在不同的宿主之间各不相同，因此宿主免疫反应和此后的组织破坏也不尽相同。牙周破坏（疾病）和牙周稳定（健康）之间的平衡受牙周致病菌、危险因素和宿主来源的炎症细胞因子及酶的影响：宿主免疫炎症反应活性不足或活性过度则发生不平衡，向疾病倾斜；当危险因素得到调控、炎症受到抑制则平衡恢复，向健康倾斜。

在宿主反应中，急性炎症细胞（中性粒细胞）具有抗微生物活性，而慢性炎症细胞则作用于适应性反应。中性粒细胞的功能包含吞噬和杀死细菌以应对微生物挑战，并通过释放组织降解酶造成局部组织的损害。慢性炎症细胞，即淋巴细胞、单核细胞，可协调结缔组织的变化，与牙周组织的感染和牙周组织的修复与愈合有关，其功能还包括通过形成特异性的调理抗体辅助中性白细胞控制细菌感染。结缔组织中的宿主反应可导致组织的局部破坏，即牙周炎。近年来，学者们已对全身因素对牙周病的潜在影响增加了了解。本节主要阐述免疫系统在牙周病发病机制中的作用。

## 牙周炎的组织破坏
## Tissue Destruction In Periodontitis

牙周炎的主要表现是牙周软硬组织的破坏和改建。牙周结缔组织的改建呈周期性，以破坏和重建的循环方式发生，过多的破坏或不适当的重建能导致局部软组织、骨、牙周附着的丧失。从牙龈炎发展为牙周炎的基础是附着于牙齿的软组织破坏以及牙槽骨丧失。炎症介质的产生是宿主反应的一部分，与组织破坏有关的介质包括蛋白酶、细胞因子和前列腺素。

### （一）蛋白酶（proteinases）

来自宿主和微生物的蛋白酶（proteinases or proteases）在牙周炎的组织破坏过程中起着重要的作用。蛋白酶通过水解肽链裂解蛋白质。

基质金属蛋白酶（matrix metalloproteinases，MMPs）是一个与牙周组织破坏有关的蛋白溶解酶家族，主要降解细胞外基质分子，如胶原、凝胶、弹力蛋白等。MMP-8 和 MMP-1 都是胶原酶：MMP-8 由浸润的中性粒细胞释放，而 MMP-1 则是由其他细胞包括成纤维细胞、单核细胞、巨噬细胞和上皮细胞表达。牙周炎结缔组织和龈沟液中的胶原酶较龈炎患者或健康对照者增高。分泌后的 MMPs 处于无活性状态，组织中的酶活性部分受潜在酶（latent enzyme）的激活和酶抑制物的水平所调控。MMP 激活的机制之一与隐性酶的蛋白溶解裂解有关。能激活 MMPs 的蛋白酶包括微生物酶如牙密螺旋体产生的糜蛋白酶（chymotrypsin-like protease），以及宿主细胞酶如中性粒细胞的组织蛋白酶 G（cathepsin G）。MMPs 可被血清和龈沟液中的 α 巨球蛋白和宿主组织和体液中多种细胞产生的 MMPs 的组织抑制物灭活。

其他与牙周炎有关的蛋白酶包括中性粒细胞的丝氨酸蛋白酶、弹性蛋白酶、β-葡萄糖醛酸酶和组织蛋白酶 G。弹性蛋白酶能降解多种分子，包括弹性蛋白（elastin）、胶原蛋白（collagen）和纤维粘连蛋白（fibronectin）。组织蛋白酶 G 是一种杀菌蛋白酶，也能激活 MMP-8。弹性蛋白酶和组织蛋白酶 G 的内源性抑制物（如 $\alpha_1$-蛋白酶抑制物，$\alpha_1$-抗糜蛋白和 $\alpha_2$-巨球蛋白）存在于血浆和龈沟液中。这些酶在病理发生中的作用可能取决于局部组织中酶与酶抑制物的平衡。组织蛋白酶 G 在成人牙周炎的牙龈组织和龈沟液中增高。龈沟液中的弹性蛋白酶水平增高与牙周附着丧失有关，弹性蛋白酶可作为疾病严重程度和进展的标志。

## （二）细胞因子（cytokines）

细胞因子是由细胞分泌的蛋白质，作为信息分子将信号传导到其他细胞。细胞因子具有许多作用，包括始发和维持免疫和炎症反应，调节细胞的生长和分化。白细胞介素（interleukin）是细胞因子家族中的重要成员，主要沟通免疫炎症过程中白细胞和其他细胞如上皮、内皮和成纤维细胞的联系，对于携带特异性受体的细胞有多种作用。细胞因子有多种，互相间有重叠作用，并互相介导形成活动网络（active network）来控制宿主反应。调控细胞因子的释放和激活是复杂的，与细胞因子的抑制因子和受体有关。许多细胞因子能够反作用于生成细胞以致刺激自身的产生和其他细胞因子的产生。

白细胞介素 -1（IL-1）和肿瘤坏死因子（TNF）这两种致炎细胞因子（proinflammatory cytokine）在牙周组织破坏中起着重要作用。IL-1 有两种活性形式：IL-1α 和 IL-1β，由分开的基因编码。这两种都是潜在的促炎性分子，是破骨细胞激活因素的主要成分。IL-1 家族也包括 IL-1 受体拮抗剂（interleukin-1 receptor antagonist，IL-1Ra），它能与 IL-1 受体结合而不刺激宿主细胞。TNF 也有两种形式，TNF-α 和 TNF-β。TNF-α 具有与 IL-1 类似的生物学活性，包括刺激骨吸收。

IL-1 主要由激活的巨噬细胞或淋巴细胞产生，也可由其他细胞包括肥大细胞、成纤维细胞、角质细胞和内皮细胞释放产生。最近的研究发现，B 淋巴细胞可能是牙周炎 IL-1 的主要来源。细菌的 LPS 是巨噬细胞产生 IL-1 的潜在激活剂，而 TNF-α、IL-1 本身也能激活巨噬细胞产生 IL-1。TNF-α 也能由激活的巨噬细胞产生，特别针对细菌 LPS 的反应产生。TNF-β 主要由 $CD4^+$ T 细胞的 Th1 亚类细胞由抗原或分裂原激活而产生。IL-1 和 TNF-α 的致炎作用包括刺激内皮细胞表达选择素（selectin）以利于白细胞的移出，激活巨噬细胞 IL-1 的产生，诱导巨噬细胞和牙龈成纤维细胞产生 $PGE_2$。

这些细胞因子的性能与组织破坏有关，包括刺激骨吸收和诱导组织降解的蛋白酶。IL-1 是一种潜在的破骨细胞增生、分化和激活的刺激因子。TNF-α 对破骨细胞也有类似的作用，但潜能远不如 IL-1。二者均能诱导间质细胞产生蛋白酶，包括 MMPs，这些蛋白酶与结缔组织破坏有关。体内研究的真实资料支持 IL-1 和 TNF-α 是牙周炎病理发生的关键分子的概念，如牙周炎部位龈沟液中的 IL-1 和 TNF-α 浓度高，成功治疗后 IL-1 浓度下降；牙周炎的炎症程度增加与 IL-1 的浓度增加和 IL-1ra 浓度减低有关；在实验性牙周炎的原始模型中使用 IL-1 和 TNF 的拮抗剂可使移出到牙槽骨的炎症细胞减少 80%，骨丢失减少 60%。

## （三）前列腺素（prostaglandin）

前列腺素是环氧化酶（COX-1、COX-2）作用下产生的花生四烯酸代谢产物。花生四烯酸是一种二十碳聚不饱和脂肪酸，见于多种细胞的质膜。COX-2 由 IL-1β、TNF-α 和细菌 LPS 上调，与炎症相关的 $PGE_2$ 的产生有关。在牙周膜中产生 $PGE_2$ 的主要细胞是巨噬细胞和成纤维细胞。许多研究发现 $PGE_2$ 在炎症和附着丧失位点的组织中和龈沟液中增高。Offenbacher 等报告，牙龈炎时龈沟液中 $PGE_2$ 的浓度要高于健康龈，而在牙周炎的进展期 $PGE_2$ 浓度非常高。

$PGE_2$ 与牙周炎的骨丧失有关，$PGE_2$ 诱导 MMPs 产生和破骨性骨吸收。体外研究证实，与几种牙周致病菌有关的骨吸收可部分被合成的前列腺素抑制剂所抑制。此外，用非甾体抗炎药（nonsteroidal antiinflammatory agent）作为进行性牙周炎患者前列腺素合成的抑制剂的患者较不用药的对照组骨吸收明显减少。重度或侵袭性牙周炎患者的单核细胞释放的 $PGE_2$ 要多于轻度牙周炎或无牙周破坏的患者。据推测，高危牙周炎患者具有单核细胞过度分泌特性（monocyte hypersecretory trait），导致局部和全身对细菌 LPS 的过度反应。

## （四）总结

这些由宿主组织细胞产生的蛋白酶和炎症介质以及它们的抑制剂受细菌和宿主细胞产生的调节分子的影响。在正常组织转换（normal tissue turnover）时，存在着平衡，不发生组织破坏。疾病时发生组织丧失，提示这种平衡被打破。此外，虽然细菌蛋白酶在这种环境中并不突出，但是它们在牙周生态环境中的作用可能是重要的。牙周炎的骨丧失有一部分是通过调节分子，包括 IL-1、TNF-α 和 $PGE_2$ 的作用而发生。表 6-1 显示了与牙周组织破坏有关的细胞因子和效应分子。

表 6-1　与牙周组织破坏有关的一些细胞因子和效应分子

| 细胞因子 / 效应分子（cytokine/molecule） | 主要来源（major source） | 主要作用（principal actions） |
| --- | --- | --- |
| IL-1、TNF-α | 单核 / 巨噬细胞 | 致炎作用：如白细胞趋化、激活单核 / 巨噬细胞，增加 IL-1 和 $PGE_2$ 的产生，刺激破骨细胞<br>增加 MMP 的产生<br>激活 T 细胞 |
| IL-6 | T 细胞、单核 / 巨噬细胞 成纤维细胞、上皮细胞 | 致炎作用，如增加 IL-1、$PGE_2$、MMP 的产生 Th2 反应（B 细胞分化） |
| IL-8 | 上皮细胞 | PMN 趋化和移出上皮 |
| $PGE_2$ | 单核 / 巨噬细胞 成纤维细胞 | 刺激破骨细胞<br>增加 MMP 的产生 |
| MMP-1 | 成纤维细胞、单核 / 巨噬细胞、上皮细胞 | 胶原水解 |
| MMP-8 | PMN | 胶原破坏 |
| IL-2 | T 细胞 | T 细胞生长和扩充 |
| IL-2、IL-12、IFN-γ | T 细胞 | Th1 反应（T 细胞分化） |
| IL-4、IL-5、IL-10 | T 细胞 | Th2 反应（B 细胞分化） |
| IL-17 | T 细胞 | 致炎作用 |

# 牙周炎的愈合过程
## Healing Processes in Periodontitis

　　牙周炎的病程中同时存在着组织破坏和组织愈合（重建），二者孰强孰弱决定着疾病的性质和过程。即便在牙周炎较重时，其周边也存在着愈合的迹象。了解愈合过程有助于我们在进行牙周治疗时使牙周组织的愈合方式向再生方向发展。

　　免疫系统在愈合过程中起着重要作用，愈合过程由再生和修复组成。

## 一、再生（regeneration）

　　是指由与原来组织同样的新生组织取代，其结构和功能与被取代的组织相同。牙周组织自身再生能力有限，近年来相当多的研究致力于发展增加牙周组织再生能力的技术和材料。

## 二、修复（repair）

　　是指一种组织由另一种组织取代，如由纤维结缔组织替代已破坏的原有组织，它不能完全行使原组织的功能和作用。例如，牙周炎患者经治疗后，牙周组织破坏区虽然有部分骨质和胶原纤维形成，但它们不具备正常牙周膜连接牙槽骨和牙骨质的结构和功能。在受创或外科损伤后，愈合（healing）作为即刻和急性炎症反应的一部分即开始。损伤后几乎立即形成的血凝块能止血，也形成了一种富有血小板源细胞因子的基质，刺激并有利于愈合。相比之下，在牙周感染存在的情况下，一般不能产生在创伤中所观察到的富有血小板的血凝块。于是，牙周的"愈合"主要发生在炎症停止、血管生成和纤维生成的交叠期，在此过程中，细胞而不是血小板提供了重要信号。

　　在炎症控制或减轻后的愈合过程开始时受白细胞指挥。一些重要抗炎信号由白细胞产生，包括白细胞介素 -1 受体拮抗剂（IL-1 receptor antagonist，IL-1Ra）和转换生长因子 β（transforming growth factor β，TGF-β）。在炎性牙周组织中，巨噬细胞产生 IL-1Ra，而中性粒细胞、巨噬细胞、肥大细胞和淋巴细胞产生 TGF-β。

　　血管生成和纤维生成以及细胞因子（如 IL-1Ra 和 TGF-β 等）有助于诱导这些过程，特别是炎症和愈合。IL-1β 和 IL-1α 通过刺激 $PGE_2$ 的产生或次级（secondary）细胞因子〔如血小板生长因子（platelet-derived growth factor，PDGF）和 TGF-β〕的释放间接诱导成纤维细胞的增生和胶原的合成。PDGF 是由 α 和 β 链的不同组合而形成的蛋白质复合物，有 3 种亚型：PDGF-AA，PDGF-AB，PDGF-BB。它由多种细胞和组织产生，包括内皮细胞、血管平滑肌和巨噬细胞，能激活成纤维细胞和成骨细胞，诱导蛋白质合成。PDGF 的结构和功能与血管内皮生长因子（vascular endothelial growth factor，VEGF）相关。VEGF 是内皮增生的重要因素，是一种由抗炎因子如 TGF-β 诱导、多种细胞（包括单核巨噬细胞）产生的糖蛋白。

　　TGF-β 是一种多功能肽，刺激成骨细胞、成纤维细胞，抑制破骨细胞、上皮细胞和大多数免疫细胞，其受体几乎遍布所有的细胞。TGF-β 由前肽（propeptide）变化而来，其激活需要酸性条件。TGF-β 能促进成纤维细胞细胞外基质黏附的构建。

　　其他可能起作用的成纤维性细胞因子包括碱性成纤维细胞生长因子（basic fibroblast growth factor，bFGF）、TGF-α 和 TNF-α。TGF-α 和 TNF-α 主要由单核细胞系列的细胞产生，在牙周组织中 bFGF 主要由牙周膜细胞和内皮细胞产生。

骨的再生能发生于牙槽骨的愈合中，其机制在于免疫系统能通过阻止破骨细胞的形成、增加破骨细胞的死亡明显降低破骨细胞的活性，以及激活成骨细胞而诱导再生性骨愈合。骨基质中的 TGF-β 是破骨细胞形成的潜在抑制剂，由破骨性吸收所释放，经破骨细胞提供的酸性环境激活可抑制破骨细胞的形成。破骨细胞的分化和激活受 NK 细胞、Th1 T 细胞和巨噬细胞分泌的 γ 干扰素（IFN-γ）的抑制。IFN-γ 的主要作用是抑制 IL-1 和 TNF-α 诱导的破骨细胞活性。IL-1Ra 也能有效地阻断 IL-1 和 TNF-α 诱导的破骨细胞活性。

目前有许多研究集中在激活成骨细胞和 PDLC 作为促进再生愈合的方式。胰岛素样生长因子（insulin-like growth factor I，IGF-I）和 PDGF 这两种物质能诱导或增强再生性修复。胰岛素样生长因子诱导成骨细胞的生长、分化和胶原的合成。非人哺乳类动物的几项研究表明，IGF-1 和 PDGF 的结合明显有效地加强新牙槽骨和牙骨质的再生。

# 第三节　牙周组织的防御机制
## Defense Mechanisms of Periodontal Tissues

口腔是一个开放的系统，不断受到微生物及其毒性产物和抗原成分的挑战。唾液冲洗着口腔表面，清除口腔表面附着松散的微生物。此外，龈沟液流动、口腔卫生措施和口腔黏膜上皮细胞脱落都具有去除口腔表面细菌的作用。龈牙结合部（dento-gingival junction）是龈上、下菌斑积聚处，是宿主防御系统与细菌相互抗争的重要场所，也是牙周病的始发部位。牙周组织的防御机制包括以下几点：

## 上皮屏障
### Epithelial Barrier

人牙龈上皮是特异性复层鳞状上皮，可以进一步分为口腔上皮、龈沟上皮和结合上皮。这些上皮覆盖的小生态区无论在健康还是疾病状态下常常受到微生物的侵扰。因此牙龈上皮在控制微生物感染、保护上皮下组织和维持牙周组织稳态（tissue homeostasis）方面具有非常重要的作用。

牙龈上皮在宿主免疫防御中对微生物不仅具有物理屏障的作用，而且通过表达多种模式识别受体（pattern-recognition receptors，PRRs）识别微生物相关分子模式（microbiota-associated molecular patterns，MAMPs），并通过分泌多种细胞因子和化学因子如白介素 -8 和抗菌肽与MAMPs 反应，在宿主免疫识别和启动方面发挥着主动的生物屏障作用，积极参与宿主的先天性免疫反应（innate immune response）和获得性免疫反应。

龈牙结合部的牙龈组织籍结合上皮与牙齿表面连接，称为上皮附着（epithelial attachment），封闭了软硬组织的交界处。结合上皮的更新约为 5 天，比牙龈表面上皮的更新约快 1 倍。表层的衰老细胞以较快的速率脱落到龈沟内，同时使附着于结合上皮的细菌也随之脱落，这是龈牙结合部的重要防御机制之一。最近的研究发现，结合上皮在抗菌防御中不仅具有上皮屏障的作用，而且结合上皮细胞本身能产生有效的抗菌物质，包括防御素（defensins）、钙防卫蛋白（calprotectin）和溶酶体酶；被微生物产物激活的上皮细胞能分泌趋化因子，如白介素 -8、单核细胞趋化蛋白 -1（monocyte chemoattractant protein-1，MCP-1）；细胞因子，如白介素 -1 和白介素 -6，以及肿瘤坏死因子 -α。它们吸引并激活了专门的防御细胞如中性粒细胞，单核 /巨噬细胞和淋巴细胞。这些细胞分泌的产物又依次进一步导致了结合上皮细胞的激活。

# 吞噬细胞
## Phagocytic Cells

### （一）中性粒细胞

龈沟内的 PMN 是抗牙周致病菌的第一道防线。成熟的 PMN 受细菌及其产物脂多糖等的刺激，在细胞因子、黏附分子和趋化因子的调节下，通过黏附贴壁和趋化等系列活动穿越血管内皮，到达炎症部位，吞噬细菌，再通过释放溶酶体酶或呼吸爆发活动杀灭细菌。如果 PMN 趋化或黏附功能降低或有缺陷，将严重影响 PMN 向炎症部位聚集。即使 PMN 能达到炎症部位，由于内源性或外源性吞噬或杀菌功能异常，如伴放线聚集杆菌的白细胞毒素或一些病原菌能躲避 PMN 的吞噬等，也会阻碍 PMN 防御作用的发挥。有证据表明，某些伴有 PMN 数目减少或功能缺陷的全身疾病，如周期性中性粒细胞减少症（cyclic neutropenia）、Chediak-Higashi 综合征（白细胞异常色素减退综合征）、Papillon-Lefèvre 综合征（掌跖角化-牙周破坏综合征）等患者常伴有严重的牙周炎。由此可见 PMN 对牙周健康的维持是必不可少的。

PMN 在牙周炎症过程中不仅是重要的防御细胞，而且具有致炎的双重作用。如果 PMN 对病原刺激物的反应过于激烈，便会对机体产生免疫损伤。PMN 在吞噬细菌后，通过两种机制杀菌——需氧杀菌和非需氧杀菌。需氧杀菌通过呼吸爆发活动完成，主要的杀菌物质是超氧离子；而非需氧杀菌则通过释放溶酶体酶。无论是超氧离子还是溶酶体酶，在杀菌时并无特异性。它们一旦过多地释放，均会对周围组织和细胞造成破坏，加重炎症反应。PMN 在其吞噬细菌的过程中产生和释放的致炎细胞因子也会加重炎症。

近年来的研究表明，PMN 在炎症过程中还具有调节作用。PMN 具有蛋白合成能力，通过合成和释放具有免疫调节作用的细胞因子而参与免疫应答的诱导。外周血和龈沟中的 PMN 均可合成或分泌白介素 -1、肿瘤坏死因子 -$\alpha$（tumor necrosis factor $\alpha$，TNF-$\alpha$）、IL-6 和 IL-8 等细胞因子，以及前列腺素 E$_2$（prostaglandin E$_2$，PGE$_2$）。IL-1、TNF-$\alpha$、PGE$_2$ 等既可促进结缔组织基质的降解，也刺激骨吸收。IL-1、TNF-$\alpha$ 和 IL-8 等细胞因子还可通过自分泌和旁分泌途径，刺激更多的 IL-1、TNF-$\alpha$ 和 IL-8 的产生，从而扩大向炎症部位聚集与激活 PMN 的能力，引起炎症的加重和扩大。PMN 在牙周致病菌的刺激下还可产生白介素 -1 受体拮抗剂（interleukin 1 receptor antagonist，IL-1Ra），即 IL-1 的抑制因子。国内外最近的研究发现 PMN 的主要胞浆蛋白-钙防卫蛋白生物学功能广泛，不仅具有抑制哺乳动物细胞和微生物生长、诱导凋亡等生物学活性，更在免疫炎症反应中发挥了重要的调节作用，可以作为评价龈炎 / 牙周炎炎症程度的一个生物学指标。

### （二）单核 / 巨噬细胞

单核 / 巨噬细胞（monocytes/macrophages）是宿主防御系统的重要组成部分，在动员宿主的防御机制抗细菌感染中发挥关键作用，维持着宿主-微生物之间的平衡。在微生物感染时，单核 / 巨噬细胞要发挥防御功能，必须向感染部位移出和聚集，因此单核细胞的趋化和吞噬能力如何直接影响其防御功能的发挥。有学者报告，有些快速进展性牙周炎患者的单核细胞有趋化功能的异常。

单核 / 巨噬细胞在反应初期作为抗原载体细胞，在效应期除了具有调节功能外，还可作为炎症细胞、杀肿瘤细胞和杀菌细胞。一旦与外来细菌接触，巨噬细胞的杀菌能力增加，并分泌许多细胞因子刺激其他细胞的抗菌反应。这些细胞因子具有多种功能，包括放大特异性免疫系统、诱导和扩大炎症、刺激组织破坏。此外，巨噬细胞产生的细胞因子 IL-1β 和 PGE$_2$ 能刺激破骨细胞、促进骨破坏。因此，巨噬细胞虽然在所有的免疫反应中都起了重要的作用，但在组织破坏和骨吸收中也起了不可忽视的作用。

# 龈沟液
## Gingival Crevicular Fluid

龈沟液（gingival crevicular fluid，GCF）系指通过龈沟内上皮和结合上皮从牙龈结缔组织渗入龈沟内的液体。龈沟液的液体成分主要来源于血清，其他成分则分别来自血清、邻近的牙周组织（上皮、结缔组织）及细菌。内容包括补体-抗体系统成分、各种电解质、蛋白质、葡萄糖、酶等，也含有白细胞（主要为通过龈沟上皮迁移而出的中性白细胞）、脱落的上皮细胞等。由于 GCF 来自并通过牙周组织，疾病时可通过 GCF 成分的分析获得早期的生化指征而得知牙周组织的变化。

有关龈沟液的研究最早可追溯到 1958 年，Brill 和 Krasse 给狗注射荧光素液，然后将 4 mm 宽的滤纸条放进狗的龈沟内 3 min。他们收集到一定量的荧光液体，证实这些物质不是来自大涎腺、小涎腺，而是来源于血清。此结果引起学者们的极大兴趣，开始对 GCF 的产生原理进行了大量研究。20 多年来有关龈沟液的研究方兴未艾，如今龈沟液已是牙周病学的重要基础。

牙龈健康者只有极少量龈沟液，由组织液通过组织内的渗透梯度渗入龈沟内而形成。因为健康的牙龈也可能有少量的龈下菌斑，菌斑微生物会产生一定量的大分子产物，这些产物可扩散而聚集于基底膜处，从而产生持续的渗透梯度，形成龈沟液流（GCF flow）。Bickel（1985）的研究表明，没有菌斑时，收集不到 GCF；而当菌斑堆积时间延长，龈沟液量增多。许多学者的研究结果显示，龈沟液并非一种单纯的漏出液，而是一种炎性渗出液。因为龈沟液中通常有炎症细胞，其他化学成分与组织液也不完全相同，且龈沟液的流出量与该部位的炎症程度成正比。

龈沟液量增多是牙龈炎症早期的主要表现之一，常早于临床表征的改变。牙龈炎症明显时，龈沟液量明显增多。影响龈沟液量的因素较多，除牙龈炎症外，龈沟液量还可因机械性刺激（咀嚼粗制食物、刷牙、牙龈按摩、龈沟内探诊或放入滤纸条等）和化学刺激而增加。性激素可直接或间接影响毛细血管的通透性，故妇女排卵期、妊娠期或服用激素性避孕药时龈沟液量可增多。牙周治疗后的愈合期内龈沟液量也增加，但龈沟液量并不因猞创伤而增加。若细菌或其他颗粒性物质进入龈沟，它们会在数分钟后随龈沟液的流出而被清除。龈沟液的清洗龈沟的作用是局部防御机制的一种重要方式。

龈沟液中的免疫球蛋白与口腔防御功能有关，具有针对不同致病菌的特异抗体功能，其中 IgG 水平高于 IgA 和 IgM。特异性抗体可通过阻止细菌附着、调理吞噬和与细菌形成抗原抗体复合物等作用来阻止细菌的入侵。国内外的研究均表明，牙周炎患者（侵袭性牙周炎和慢性牙周炎）血清中及龈沟液中抗牙龈卟啉单胞菌（Pg）、伴放线聚集杆菌（Aa）等牙周病致病菌的特异抗体水平显著高于牙周健康者，龈沟液特异抗体水平的升高与该部位（牙周袋）特异细菌的感染有较强的相关性。近年来的研究表明，侵袭性牙周炎患者比重度慢性牙周炎和健康人含更高浓度的抗伴放线聚集杆菌的特异抗体 $IgG_2$，$IgG_2$ 是机体对 Aa 和其他微生物的多糖抗原（如脂多糖）免疫反应的主要抗体亚类，黑色人种 $IgG_2$ 水平明显较高。早期的研究还表明，补体成分也存在于龈沟液中，补体可以直接或与抗体一起结合杀死细菌，也可通过趋化作用吸引白细胞使白细胞释放溶酶体酶，以及通过补体介导的组织细胞溶解和肥大细胞脱颗粒引起组织损伤。在牙周病患者的牙龈中检测到 C3 和 C5，表明 GCF 中的补体不仅来自血浆，也有局部产生的。

在炎症时，龈沟液中的炎症介质水平增高，如 IL-1、$PGE_2$ 等。IL-1 是炎症反应的主要介质，在组织受到微生物、细菌毒素刺激或损伤时，由多种宿主细胞产生。成人牙周炎患者的牙龈中 IL-1 水平较健康龈者或龈炎者高，活动性炎症部位的 IL-1 水平较稳定性的高。前列腺素由多种宿主细胞合成，炎症牙龈含较多的 $PGE_2$，能使血管扩张、骨吸收并影响胶原的合成。牙周炎龈沟液中的 $PGE_2$ 浓度显著高于龈炎，而且龈沟液中 $PGE_2$ 水平大大超过血清，说明龈沟液中的 $PGE_2$ 有一部分来自局部的牙周组织。龈沟液中的 IL-1 和 $PGE_2$ 水平可作为监测牙龈炎和牙周炎进展的有效而非侵入性方法，经牙周治疗后，IL-1 和 $PGE_2$ 水平下降。

白细胞是龈沟液中的重要防御细胞。龈沟内的大多数白细胞均有活性，具有吞噬和杀菌能力。虽然在白细胞杀菌过程中也会释放出有害牙周组织的物质，但一般情况下会被局限，并因牙周组织的快速更新而得到修复。因此，这些白细胞组成了一个防御外源性菌斑进入龈沟的主要防线。炎症性龈沟液中含许多坏死、分解的白细胞和细菌，白细胞的数目随炎症反应的加重而增加，中性粒细胞产生的酶如弹性蛋白酶、髓过氧化物酶的水平在牙龈炎和牙周炎患者的龈沟液中明显增高，提示这些酶从细胞内移出到释放的过程可能在牙周炎的病理发生中起着重要作用。

龈沟液中含有多种酶，其中谷草转氨酶、碱性磷酸酶、胶原酶等与牙周病的严重程度和活动期等有一定的关系。有些酶不仅来自宿主，也可能来自龈沟中的细菌，如胶原酶和碱性磷酸酶可能由成纤维细胞或中性白细胞产生，也可能由细菌产生。龈沟液中的酶抑制物是由局部产生或是血浆循环而来。血浆来源的主要有 $\alpha_1$-抗胰蛋白酶和 $\alpha_2$-巨球蛋白，其龈沟液中的浓度是血清浓度的 3/4。$\alpha_2$-巨球蛋白能抑制 PMN 产生的多种中性蛋白酶，炎症时增高，在实验性龈炎末期是开始时的 2 倍，治疗后下降。$\alpha_1$-抗胰蛋白酶主要失活血清蛋白酶、弹性蛋白酶、组织蛋白酶 G 和部分哺乳动物细胞的胶原酶，还可结合细胞因子，抑制淋巴细胞反应、补体激活以及中性白细胞渗出。

从全身途径进入体内的某些药物如抗生素等，也可进入龈沟液，并达到高而持久的浓度，因此可被利用来进行牙周治疗。如一次口服四环素后，龈沟液内药物浓度为血清的 2～7 倍，16 小时后仍为血清中浓度的 10 倍。

综上所述，龈沟液具有以下作用：① GCF 流动冲洗龈沟内的外来物质；②含有可以促进上皮附着于牙面的血浆蛋白；③具有抗微生物的特异性抗体；④在牙龈防御机制中，其所含补体可促进抗体的活化；⑤能提供龈下细菌丰富的营养成分；⑥提供牙石矿化的物质。龈沟液在牙龈组织的防御体系中起着重要作用，研究龈沟液的量及内容的变化，对了解牙周疾病的发生机制、病情变化及治疗效果等均有重要意义。

# 唾　液
## Saliva

唾液（saliva）是一种维持口腔健康的重要体液，每昼夜平均分泌 600 ml 唾液，由 3 对大涎腺和许多小涎腺分泌，也有龈沟液的渗入。唾液具有润滑、缓冲、清洁、抗微生物、凝集、薄膜形成、消化等多种功能，是宿主口腔免疫防御系统的重要组成部分之一。唾液的保护作用与其有效成分、流量、流速有密切联系，唾液功能失调会导致严重的口腔软硬组织疾病。

唾液的物理特性可以起到生理性保护作用。有效的唾液流量/流速可以提供必要的润滑作用，帮助运送食物、清除细菌和脱落的上皮以及不断补充新鲜的抗菌成分，如溶菌酶、乳铁蛋白、过氧化氢酶、富组蛋白以及免疫球蛋白。唾液的缓冲作用对保持牙釉质的动态平衡是非常关键的。唾液物理特性的改变，如流量 / 流速的减少或缓冲作用的降低都将导致唾液防御功能的下降，进而引起龋齿和牙周疾病的发生和发展。

唾液蛋白参与了牙菌斑的初始形成，即在清洁的牙面首先形成唾液薄膜，然后细菌附着和定植。唾液还参与了菌斑的矿化，形成牙结石。

唾液中还含有丰富的抗微生物成分：

**1. 溶菌酶**　溶菌酶是一种碱性蛋白质，它的主要作用是水解细菌胞膜的肽糖苷键而引起细菌的分解和死亡。

**2. 过氧化物酶**　主要作用是利用唾液中的过氧化氢催化氧化反应，产生杀菌物质新生态氧。

**3. 乳铁蛋白**　是一种铁离子结合蛋白，它的抗菌作用主要是与细菌争夺营养成分——铁，从而抑制细菌生长。

**4. 分泌型免疫球蛋白 A（sIgA）**　是唾液中主要的抗体成分，经抗原刺激由大、小涎腺的免疫细胞产生。sIgA 与血清 IgA 不同：IgA 主要是单体，也可为多聚体；sIgA 为双体。sIgA 可以凝集口腔微生物、干预微生物在口腔表面的附着，还可以中和病毒。

**5. IgG 和 IgM**　这些免疫球蛋白的存在与全身和局部免疫反应有关，可能主要来自龈沟液。一些研究证实唾液中存在抗牙周致病菌的特异性抗体。

唾液中的其他蛋白质如富脯蛋白、富胱蛋白、黏蛋白、富组蛋白可能对口腔细菌的生态环境有影响。由于唾液防御蛋白的细胞来源不同，许多由腺泡细胞分泌，部分来自腺管细胞，有的来自龈沟液，因此影响唾液蛋白成分的浓度。唾液蛋白质之间还存在着互补或拮抗作用：研究表明，过氧化物酶可以加强 sIgA 和乳铁蛋白的作用，而 sIgA 则可以降低乳铁蛋白的效力，黏蛋白可以与 sIgA、溶菌酶、富胱蛋白、富组蛋白形成复合物。有关唾液抗菌物质与牙周疾病发生发展的关系的研究目前尚未获得明确的结果。

唾液中的细胞成分除脱落的上皮细胞外，还含有主要来自龈沟液的各种白细胞，主要是中性粒细胞。不同个体的白细胞数不同，同一个体不同时间的白细胞数也不同。龈炎时白细胞数增加，一些研究者认为白细胞的移出率与牙龈的炎症程度有关，是评估牙龈炎的可靠指数。此外，唾液在牙周致病微生物方面的研究价值也日益得到重视，牙周炎患者唾液中致病微生物的检出率与龈下菌斑的检出率大致相似。

综上所述，上皮附着的封闭作用，上皮细胞产生的抗菌物质和结合上皮细胞的快速更新及修复能力，唾液的冲洗，凝集素和 IgA 的保护作用，龈沟液的冲洗、调理和 IgG、补体的免疫作用，以及中性白细胞和单核 / 巨噬细胞的吞噬和杀菌作用等，构成了牙周组织的多重防御机制。此防御机制对于抵抗牙菌斑向龈沟延伸、保护牙周组织免受细菌入侵和破坏起了极其重要的作用。

## 思考题

1. 牙周组织的防御机制包括哪些部分？
2. 宿主免疫细胞及细胞因子有哪些，在牙周炎的发生发展过程中起什么作用？
3. 宿主对龈下微生物的免疫炎症反应与其他部位感染性疾病的免疫反应比较有何异同？
4. 牙周炎的组织损害大多是由于感染的微生物直接引起的，还是宿主对感染的应答引起的？

（孟焕新）

## 参考文献

［1］Kinane D，Bergundh T，Lindhe J. Host-parasite interactions in periodontal disease. //Lindhe J，Karring T，Lang NP，et al. Clinical Periodontology and Implant Dentistry. 4th ed. Copenhagen：Blackwell Munksgaard，2003：150-175.

［2］Holmstrup P. Histopathology of periodontal diseases. //Wilson TG and Kornman KS. Fundamentals of Periodontics. 2nd ed. Chicago，Berlin：Quitessence Publishing Co，Inc.，2003：39-45.

［3］Meng HX，Zheng LF. T cells and T cell subsets in periodontal diseases. J Periodontal Res，1989，24（2）：121-126.

［4］孟焕新，郑麟蕃.牙龈上皮中的郎格罕氏细胞.中华口腔医学杂志，1990，25（3）：146-148.

［5］孟焕新，郑麟蕃.牙周病损中免疫球蛋白阳性细胞的定量分析和补体3的分布.中华医学杂志，1994，74（8）：486-488.

［6］欧阳翔英，曹采方，陈智滨，等.牙周病患者血清及龈沟液特异抗体水平与龈下细菌量的关系.中华口腔医学杂志，1994，29（2）：72-74.

［7］朱小玲，孟焕新.快速进展性牙周炎牙龈组织中单核/巨噬细胞浸润与Mcp-1表达.中华口腔医学杂志，1999，34（4）：214-216.

［8］Liu RK，Cao CF，Meng HX，et al. Polymorphonuclear neutrophils and their mediators in gingival tissues from generalized aggressive periodontitis. J Periodontol，2001，72（11）：1545-1553.

［9］Haake SK，Nisengard RJ，Newman MG，et al. Micriobial interactions with the host in periodontal diseases. //Newman MG，Takei，Carranza FA：Carranza's Clinical Periodontology，9th ed，Philadelphia：WB Saunders Co，2002：132.

［10］Marja P，Salonen JI，Uitto VJ. JStructure and Function of the tooth-epithelial interface in health and disease. Periodontol 2000，2003，31：12-31.

［11］Rowland RW. Immunoinflammatory response in periodontal diseases. //Rose LF，Mealey BL，Genco RJ，et al. Periodontics：Medicine，Surgery，and Implants. St. Louis：Mosby，2004：85-98.

［12］Offenbacher S，Heasman PA，Collins JG. Modulation of host PGE2 secretion as a determinant of periodontal disease expression. J Periodontol，1993，64（S5）：432.

［13］阎福华，曹采方，李晓新.龈沟液中天冬氨酸转氨酶水平与牙周炎活动性的关系.中华口腔医学杂志，1995，30（1）：40-42.

［14］Cimasoni G. Crevicular Fluid Updated. Basel：Karder，1983.

［15］Kramer JM，Gaffen SL. Interleukin-17：a new paradigm in inflammation autoimmunity，and therapy. J Periodontol，2007，78（6）：1083-1093.

［16］曹雪涛.免疫学前沿进展.2版.北京：人民卫生出版社，2011：1-38.

［17］Sun X，Meng H，Shi D，et al. Analysis of plasma calprotectin and polymorphisms of S100A8 in patients with aggressive periodontitis. J Periodont Res，2011，46（3）：354-360.

［18］Zhan Y，Lu R，Meng H，The role of platelets in inflammatory immune responses in generalized aggressive periodontitis. J Clin Periodontol，2017，44（2）：150-157.

［19］Liu J，Wang Y，Meng H，et al. Butyrate rather than LPS subverts gingival epithelial homeostasis by downregulation of intercellular junctions and triggering pyroptosis. J Clin Periodontol，2019，46（9）：894-907.

# 第七章 局部和全身促进因素

## Local and Host Contributing Factors

**应知应会的内容：**

1. 牙石的分类、形成、结构和成分
2. 牙石对牙周组织的影响
3. 解剖因素在牙周病发生、发展中的作用
4. 不良修复体、不良正畸治疗对牙周组织的损害
5. 骀创伤在牙周病进展过程中的作用
6. 食物嵌塞的危害性
7. 宿主遗传因素在牙周炎中的重要作用
8. 性激素水平的变化对牙周组织的影响
9. 吸烟在牙周炎的疾病发生、进展和组织破坏与修复中的作用
10. 系统疾病与牙周炎的关系
11. 精神压力在牙周病发病机制中的地位

## 第一节　局部促进因素
### Local Contributing Factors

　　局部促进因素（local contributing factors）是指影响牙周健康的口腔和牙、骀的局部因素（而非全身作用）（anything that influences the periodontal health status at a particular site or sites, with no known systemic effects）。这些局部因素会促进或有利于牙菌斑的堆积；或造成对牙周组织的损伤，使之容易受菌斑微生物的感染；或对已存在的牙周病起加重或加速破坏的作用。

　　牙菌斑生物膜是牙周组织发生炎症和破坏的始动因子。某些龈上局部因素如牙排列拥挤、牙石和粗糙的修复体等，有利于龈上菌斑生物膜的滞留，使微生物免被唾液和口腔卫生措施清除。一般而言，如果宿主对微生物有足够的防御反应，则只形成牙龈炎。如果龈上生物膜的滞留时间延长，细菌将开始向龈下生长，环境的改变将有利于厌氧菌的生长。一些龈下不利因素如牙根解剖形态不良、密合度不良的龈下修复体边缘、充填体悬突和其他异常会促使细菌黏附到袋上皮和根面，使龈下菌斑繁殖。龈下潜在的致病菌可在某部位常年存在而不引起明显的疾病，然而局部环境一旦改变，打乱了微生物和宿主防御机制之间的平衡，牙周破坏就会发生。

# 牙 石
## Dental Calculus

牙石（dental calculus）是沉积在牙面或修复体上的已钙化的或正在钙化的菌斑及沉积物，由唾液或龈沟液中的矿物盐逐渐沉积而成。牙石形成后刷牙方法无法将其去除。牙石根据沉积的部位，以龈缘为界，可分为龈上牙石和龈下牙石（supragingival and subgingival calculus）（图 7-1）。

## 一、龈上牙石和龈下牙石

**1. 龈上牙石**  沉积在临床牙冠，直接可看到的牙石称为龈上牙石，呈黄或白色，亦可因吸烟或食物着色而呈深色（图 7-2）。一般体积较大，尤其是在与唾液腺导管开口相应处的牙面上沉积更多，如上颌第一磨牙颊面和下颌前牙的舌面。

**2. 龈下牙石**  在龈缘以下的牙面上，肉眼看不到，需探诊才能查到的称为龈下牙石，有时在 X 线片上也可见。龈下牙石呈褐色或黑色，较龈上牙石体积小而硬，一般与牙面的附着比龈上牙石更牢固。龈下牙石见于大多数牙周袋内，通常从釉牙骨质界延伸至袋底附近，其最初形成多始于邻面，成年人群中龈下牙石的分布无明显牙面特异性（图 7-3）。

## 二、成分和结构（composition and structure）

牙石中含 70% ～ 80% 无机盐，其余为有机成分和水。龈上牙石和龈下牙石的化学成分类似，其无机成分与骨、牙本质和牙骨质相似。

无机盐的主要成分为钙、磷。钙约占无机盐重量的 40% 以上，磷约为 20%，并有少量的镁、钠、碳酸盐和微量元素。至少 2/3 的无机盐为结晶形式存在，主要为羟磷灰石、磷酸盐的三斜晶系、八钙磷酸盐和磷酸氢钙。

有机成分为蛋白质和糖，脂肪甚少。其有机构成与菌斑相似，包括各种微生物和脱落的上皮细胞、白细胞等。

根据电镜观察，牙石呈层板状结构，与身体其他处的结石相似。各层的矿化程度不一，其

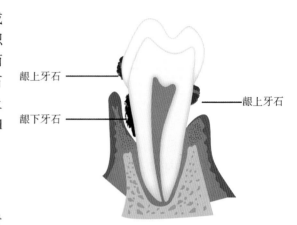

龈上牙石 ——

—— 龈上牙石

龈下牙石 ——

图 7-1    牙石附着部位

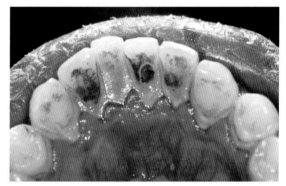

图 7-2    龈上牙石及烟斑

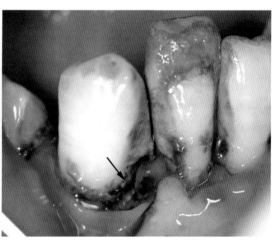

图 7-3    龈下牙石

中有各种形状的结晶，呈规则或不规则地排列，还可见矿化了的细菌。

牙石紧密地附着于牙面，其原因为：①可能是菌斑下方的获得性薄膜也矿化，因此矿物晶体与釉质、牙骨质或牙本质密切接触。②龈下牙石所附着的牙骨质表面不规则，常凹凸不平，这是由于根面在牙周炎过程中被吸收或有小面积牙骨质撕脱形成的。③牙骨质表面还有残存的 Sharpey 纤维，龈下牙石常与牙面呈犬齿交错的镶嵌式附着，使龈下牙石附着相当牢固，临床上要刮净龈下牙石比较困难。牙石也可附着于种植体表面，但在精密制作的纯钛种植体表面的附着远不如在牙体表面坚固，因此，去除种植体上的牙石可以不伤害种植体表面。牙石的表面总是覆盖着菌斑。

## 三、形成和矿化（formation and mineralization）

牙石的形成包括 3 个基本步骤，即获得性薄膜（acquired pellicle）形成、菌斑成熟（plaque mature）和矿物化（mineralization）。菌斑的形成要先于牙石的形成。菌斑成为后来矿化沉积的有机基质，即矿化的核心。龈上牙石和龈下牙石的矿化物质分别来源于唾液和龈沟液。最初小晶体开始沉积在菌斑基质中，然后基质完全钙化，细菌也钙化。晶体沉积在菌斑内是钙化形成的通常途径，与此同时矿化物也可沉积在龈上菌斑积聚的表面。钙化先呈小灶状，逐渐增大，并互相融合成大块牙石。早期的菌斑内有少量无机成分，在菌斑形成后 1～14 天内即开始矿化，逐渐形成牙石。有些人龈上菌斑形成的时间不到 2 周，矿化已达 60%～90%，也有几天就发生矿化的。不过，沉积发展成具晶体特征性质的陈旧性牙石需数月或数年。微生物并非牙石形成过程所必需的，因为在无菌饲养的动物中也可有牙石形成。菌斑中除细菌本身可作为矿化的核心外，其他如脱落上皮细胞、白细胞和食物碎屑等均可成为钙化的核心。

牙石的矿化机制虽经学者们多年探讨，尚未完全明了。牙石的矿化与两个因素有关：

**1. 矿化的核心** 矿化物质的沉积必须存在矿化的核心，菌斑中的细菌、上皮细胞和细胞间质可能为主要的核心物质。

**2. 矿物质沉积** 唾液中的钙、磷等矿物盐呈过饱和状态，是龈上牙石中无机盐的主要来源，而龈下牙石则来自龈沟渗出液中的矿物盐。矿化过程的始动假说有两种：

（1）二氧化碳理论：唾液在刚流出导管口时，$CO_2$ 张力较高，其中钙、磷等矿物离子呈过饱和状态；进入口腔内后，$CO_2$ 张力下降约一半，使唾液 pH 升高，钙、磷等离子从过饱和状态析出而沉淀于菌斑中。此理论解释了龈上牙石多发生在主要涎腺导管口，但不能解释龈下牙石。

（2）氨生成理论：细菌代谢即蛋白质分解所产生的氨使唾液或龈沟液的 pH 升高，氨的生成与蛋白溶解活性有关。有学者发现蛋白溶解活性与牙石形成呈正相关。

## 四、牙石的病因意义（etiologic significance）

牙石与牙周病关系密切。流行病学调查表明，牙石量与牙周炎呈明显的正相关。虽然，牙石本身对牙龈可能具有一定机械刺激，但较早期的研究已显示其粗糙面并不会引起牙龈炎；相反，在猴子实验中发现，结合上皮在无菌的牙石上能形成半桥粒和基底膜这种正常的上皮附着。另外，消毒过的牙石在体内不会诱导炎症或脓肿。上述研究排除了牙石本身作为牙周病原始病因的可能性，其作用可能是继发的，即牙石为菌斑的进一步积聚和矿化提供理想的表面。牙石对牙周组织的主要危害来自其表面堆积的菌斑，由于牙石的存在使得菌斑与组织表面紧密接触，引起组织的炎症反应。此外，牙石的多孔结构也容易吸收大量的细菌毒素，它还会妨碍口腔卫生措施的实施。牙石是牙周病发展的一个重要因素，去除牙石是牙周治疗和疗效维护的基本原则。

# 解剖因素
## Anatomic Factors

某些牙体和牙周组织的解剖缺陷或异常，常可成为牙周疾病发生的有利条件，或加重牙周病的进程。

## 一、牙解剖因素（dental anatomy factors）

### （一）磨牙（molars）

**1. 根分叉（root furcations）**　在因牙周炎导致的失牙中，磨牙尤其是上颌磨牙最常见。根分叉的解剖位置易使菌斑积聚，当附着丧失达分叉水平形成根分叉病变后，牙周治疗和口腔卫生措施在该区域难以施行。根分叉受累的水平和垂直深度会因釉珠、根柱长度、分叉入口的大小和分叉顶部的解剖变异等条件而有所不同（详见第十四章）。

**2. 根柱长度（root trunk length）**　根分叉病变的严重程度主要取决于附着丧失的量和釉牙骨质界到分叉口的距离，即根柱的长度。Hou 等的分类法将根柱的长度分为 3 型：A 型最短，根柱的长度约为牙根全长的 1/3 或更短；B 型根柱的长度约为牙根长度的一半以上；而 C 型，分叉口约是在近根尖的 1/3 部分。A 型的根分叉暴露在骨丧失少时即可发生；而 C 型的根分叉病变即使只有 I 度，预后也很差，因为牙根表面的牙槽骨覆盖不足 1/3。据报告，上第一磨牙的根分叉中 B 型占 47.1%，A 型占 41%，而 C 型较少占 11.9%。下第一磨牙一般 A 型占 83.5%；而上、下第二磨牙 B 型较常见，分别占 60.8% 和 52.6%。其他的研究证实，上磨牙的根柱（距釉牙骨质界 3.6～4.8 mm）较下磨牙长（2.4～3.3 mm）。离根尖最近的分叉是上第一磨牙的远中，还有上颌双尖牙；根柱最短的是下第一磨牙，在牙周炎的早期就会暴露根分叉。

**3. 分叉口的大小（size of furcation entrance）**　根分叉入口（即根分叉的角度）的大小对于预示牙周治疗的成败极为重要。Bower 等报告，多数根分叉的入口小于 Gracey 刮治器的宽度，81% 的根分叉开口 < 1.0 mm，58% 的根分叉开口 < 0.75 mm。这种解剖形态增加了磨牙根分叉治疗的难度。即使进行手术治疗，窄根分叉区仍难以彻底清洁。

**4. 双根分叉嵴（bifurcation ridges）**　有学者用立体显微镜观察了拔除的上颌和下颌第一磨牙根分叉区的复杂形态图，他们的研究清楚地显示了分叉区解剖的复杂性。他们发现，分叉顶的各种凹陷和嵴使得治疗更加困难。这些嵴从一个根延伸到另一个根，有的上颌磨牙还延续到根尖。连接近中和远中根的中间嵴（intermediate ridges）主要由牙骨质组成。下颌磨牙可有中央嵴在分叉顶部形成明显的凹坑，Hou 和 Tsai 确认，这些嵴与分叉区的附着丧失密切相关。

**5. 根面凹陷（root concavities）**　根面凹陷（root concavities）或称根面凹槽（root fluting），不同程度地存在于所有的磨牙中。凹槽存在于分叉顶部、根的表面。这些凹陷通常难以诊断，除非在给患者进行手术治疗或牙根手术时在麻醉下检查。如同其他解剖因素一样，凹陷的存在使菌斑易于积聚，并不易被清除，从而促使附着丧失的进展。

**6. 颈部釉突（cervical enamel projections）和釉珠（enamel pearls）**　牙釉质在釉牙骨质界的根方异位沉积呈指状突起伸向根分叉处，有的突起还能进入根分叉区内，被称为颈部釉突（图7-4），是根分叉病变的发病因素。有学者采用探诊、拍根尖 X 线片、翻瓣等方法观察了 78 名有根分叉病变的患者，发现有颈部釉突的牙容易发生根分叉区的牙周病变，发生率可达 82.5%；而无颈部釉突的磨牙根分叉病变发生率只有 17.5%，因为釉突处只有结合上皮的附着，缺乏牙周膜结构。

颈部釉突对根分叉的影响取决于突起的范围。1964 年，Masters 和 Hoskins 采用的分类法沿用至今（图 7-4）：

Ⅰ类：沿釉牙骨质界向根分叉延伸的短而明显的改变。

Ⅱ类：颈部釉突接近分叉区，但无接触。

Ⅲ类：颈部釉突延伸入分叉区（图 7-5）。

Roussa 发现，Ⅰ类和Ⅲ类突起较常见，下颌第二磨牙的颈部突起较上颌或下颌第一磨牙更常见。

釉珠的发生率低于釉突，但是也与根分叉病变的病因有关。釉珠的发生率在 1.1%～9.7%。约 1/3 的釉珠发生在上第三磨牙，下第三磨牙和上第二磨牙发生率次之。

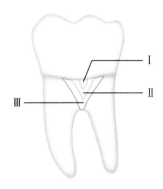

图 7-4　颈部釉突分类：
Ⅰ、Ⅱ、Ⅲ类

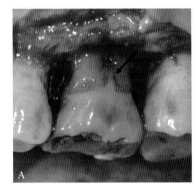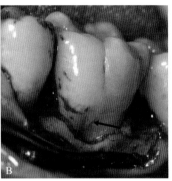

图 7-5　釉突
**A.** 左上 6 颊侧颈部Ⅱ类釉突
（释栋医师提供）
**B.** 左下 6 颊侧颈部Ⅲ类釉突
（冯向辉医师提供）

### （二）上颌前磨牙（maxillary premolars）

上颌前磨牙常有两个根。Joseph 检查了 100 颗前磨牙的解剖形态，发现 37 颗牙存在根分叉，在有根分叉的上颌前磨牙中，62% 的颊根的腭侧有分叉凹陷，平均深度 0.46 mm。分叉口的平均宽度是 0.71 mm，小于刮治器的刃面宽度。所有上颌前磨牙的邻面均有凹陷，近中面的凹陷要深于远中面。上前磨牙的邻面也有的显示"V"形沟，通常向根尖部延伸，较无沟牙有更多的附着丧失。上颌前磨牙的根分叉位置也常接近根尖。

### （三）前牙（anterior teeth）

**腭侧沟（palatal groove）**　也称畸形舌侧沟，多发生于上颌侧切牙。它是一种发育异常，由内釉上皮和 Hertwig's 上皮根鞘内陷产生的沟，从上颌切牙的腭侧窝延伸至根面，甚至可接近根尖区。沟内易滞留菌斑，且结合上皮不易附着，因此形成窄而深的牙周袋，有的甚至反复形成脓肿而出现窦道（图 7-6）。有学者报告，在所检患者中 3.9% 有腭侧沟，主要见于上颌侧切牙的腭侧（3%），不足 1% 的上颌中切牙颊腭侧有这种沟。这些沟槽一般呈"U"形，约一半越过釉牙骨质界伸向根方 5 mm 以上，类似漏斗，使菌斑在沟槽的深部得以集聚而不易被清除。因此具有根向延伸的腭侧沟的患牙预后较差。

### （四）牙根形态异常及其他解剖因素

牙根过短使得冠根比异常，锥形牙根（图 7-7）、磨牙牙根融合等使根周膜面积降低，这些因素均降低了牙齿承受殆力的能力，从而加快了疾病的进展。徐莉等根据根尖 X 线片分析了近 4000 颗牙齿的牙根，结果表明侵袭性牙周炎患者的牙根形态异常状况（锥形根、细长根、冠根比例过短和后牙融合根）发生比例为 14.3%，显著高于慢性牙周炎患者（5.0%）和

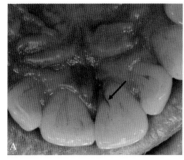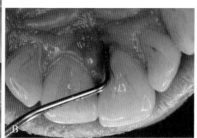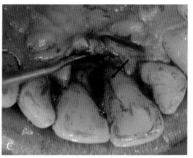

图 7-6　前牙腭侧沟
**A.** 上中切牙腭侧沟；**B.** 探诊示深牙周袋；**C.** 翻瓣见腭侧沟根向延伸达根中部，局部骨缺损
（释栋医师提供）

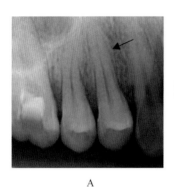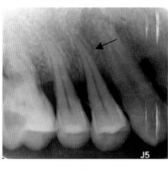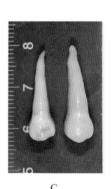

A　　　　　　　　　　B　　　　　　　　　　C
图 7-7　锥形根
**A.** X 线片中的正常牙根形态；**B.** X 线片中的锥形根表现；**C.** 锥形根（左侧）与正常牙根（右侧）对比
（刘建医师提供）

牙周健康对照者（3.7%）。乔敏等对侵袭性牙周炎患者及其家系成员的 X 线片进行测量，结果表明牙根形态异常者牙位剩余牙槽骨占根长百分比为 67.5%，显著低于牙根形态正常的牙位（73.1%）。该研究还对不同类型的牙根形态异常的遗传度进行了分析，发现冠根比异常、牙根形态异常及磨牙锥形根的遗传度分别为 46.6%、30.3% 和 40.1%，提示遗传因素在牙根形态发育中发挥了一定的作用。

## 二、膜龈异常（mucogingival deformities）

"膜龈"是指覆盖牙槽突的口腔黏膜部分，包括牙龈（角化上皮）和相邻接的牙槽黏膜。膜龈状况是指角化龈的量、牙龈退缩的量、有无异常的系带以及前庭的深度等。膜龈异常是指牙龈和牙槽黏膜的宽度、形态异常和（或）二者的关系异常。此种异常可能伴有其下方的牙槽骨异常，这些状况对于需要修复治疗或正畸治疗的患者尤其重要。

### （一）系带附着异常（aberrant frenum position）

唇颊系带附着位置过高而进入牙龈或龈乳头，使游离龈缘和龈乳头在咀嚼或唇颊活动时被拉离牙面，加重了菌斑滞留和牙周病的发生及牙龈退缩（图 7-8）。对于前庭较浅和附着龈较少的区域来讲此问题尤为突出。

### （二）附着龈宽度（width of the attached gingiva）

角化龈（keratinized gingiva）不等同于附着龈，因为角化龈包括附着龈和游离龈。角化龈的宽度减去牙周探诊深度即是实际附着龈的部分。一般在上颌和下颌牙齿的颊侧正中以及下颌牙齿的舌侧正中进行测量。因为附着龈紧密地附着于骨膜上，临床上一般认为附着龈是抵御感

表 7-1　牙解剖形态

| 牙 | 解剖形态 | 发生率 |
|---|---|---|
| 上颌切牙 | 腭侧沟，98% 见于侧切牙 | 0.79%～21% |
| 上颌第一前磨牙 | 根柱长度，平均 4～14.6 mm | |
| | 颊根腭侧的分叉凹陷 | 62% |
| | 近中根凹陷 | 100% |
| | 分叉入口直径＜0.75 mm | 57% |
| 上颌磨牙 | 分叉入口直径＜0.75 mm | 63% |
| | 根柱长度，平均 | |
| | 　近中：3.5～4.2 mm | |
| | 　颊侧：4.0～4.8 mm | |
| | 　远中：3.3 mm | |
| | 颈部釉突 | 32.6% |
| 下颌磨牙 | 分叉入口直径＜0.75 mm | 50% |
| | 根柱长度，平均 | |
| | 　颊侧：2.4～3.14 mm | |
| | 　舌侧：2.5～4.17 mm | |
| | 颈部釉突位置 | |
| | 　第一磨牙 | 80.4% |
| | 　第二磨牙 | 48.4% |
| | 双分叉嵴 | 65.5%～76% |

数据来源于 Matthews DG，Tabesh M. Detection of localized tooth-related factors that predispose to periodontal infections. Peiodontology 2000，2004，34：139.

染、防止附着丧失的屏障。对于附着龈过窄者可实施附着龈增宽术。

有学者认为附着龈窄或缺如的患者相对于附着龈宽者更易发生牙龈退缩。近年来一些研究对此提出质疑，并证实只要局部没有菌斑细菌的感染，即使附着龈很窄，也能保持牙龈的健康和附着水平。一项长期研究发现在口腔卫生良好者，无角化龈的区域和有较宽角化龈的区域相比，牙龈退缩的发生率并不高。

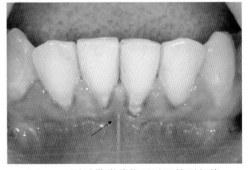

图 7-8　唇系带附着位置过于接近龈缘
（释栋医师提供）

Stetler 和 Bissada 研究了角化龈宽度、修复体龈下边缘和感染发生的关系。修复体边缘在龈下以及角化龈较窄（＜2.0 mm）的牙齿更易患龈炎，而修复体边缘齐龈或在龈上的牙齿，无论角化龈宽窄，龈炎的发生率并无差异。因此，修复体边缘在龈下且角化龈较窄（＜2.0 mm）的牙齿要引起特别的注意。对于菌斑控制不良的这类患者，最好采取措施增加角化龈的宽度。

## 牙齿位置异常、拥挤和错𬌗畸形
### Malalignment，Crowding and Malocclusion

个别牙的错位、扭转、过长或萌出不足等，均易造成接触区位置改变或边缘嵴高度不一

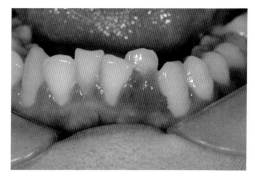

图 7-9    前牙排列拥挤
（释栋医师提供）

致等，导致菌斑堆积、食物嵌塞，因此好发牙周疾病。当缺失牙长期未修复时，邻近的牙常向缺牙间隙倾斜，在倾斜侧常产生垂直型骨吸收和深牙周袋。错𬌗畸形与牙周病有一定的关系，如前牙拥挤者易患牙周疾患，可能因排列不齐，妨碍了口腔卫生措施的实施，使菌斑堆积（图 7-9）。对于口腔卫生控制良好的患者，牙槽骨吸收与牙列拥挤间没有任何关系。

另外，对于位置过于偏唇（颊）侧的牙齿，其牙根唇（颊）侧牙槽骨板菲薄，甚至有开窗（fenestrations）或开裂（dehiscence）的位点，这也增加了局部发生牙龈退缩的风险。

在某些重度深覆𬌗的患者中，下颌切牙的切端会直接损伤上颌切牙的腭侧牙龈，致使牙龈退缩。同样，在严重的 2 类错𬌗畸形第二分类中，功能性创伤可导致下颌切牙唇侧牙龈缘的退缩。

# 不良修复体和不良正畸治疗（其他促进因素）
## Faulty Dentistry

不少牙周炎症和牙周组织的破坏可能与不完善的牙体治疗和修复体有关，即所谓的医源性因素（iatrogenic factors）。许多研究表明，修复体悬突和修复体的龈下边缘为牙周致病菌提供生态小境（ecologic niche）起了重要作用。

## 一、充填体悬突（overhanging dental restorations）

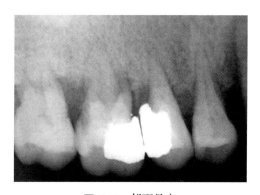

图 7-10    邻面悬突

牙根的解剖变化，特别是牙根面的凹陷，使修复体边缘与牙根面之间形成严密、光滑的接触关系有一定的困难。如果形成邻面充填体（银汞合金或复合树脂充填体）的悬突（overhangs）（图 7-10），就会成为菌斑积聚和细菌增殖的场所。因为在这些区域难以进行牙间清洁，即使患者有良好的口腔卫生习惯也难以彻底清洁。许多研究表明，有悬突的牙其牙周附着丧失较无悬突的牙更多。悬突能造成菌斑量的增加、菌斑成分改变，使得健康菌群转变为牙周致病菌群，还能刺激牙间乳头引起炎症，甚至牙槽骨吸收。Lang 等的实验性研究显示，悬突处革兰氏阴性厌氧菌，尤其是产黑色素类杆菌群的比例明显增高，去除悬突后该类菌群的比例下降。去除悬突还有利于自我菌斑控制，牙龈健康得以恢复。除了在炎症进程中的作用外，悬突还通过侵犯邻间隙和生物学宽度而导致牙周组织的损害。银汞充填体悬突导致的牙周组织破坏与年龄之间似乎没有任何统计学关系，也就是说悬突对年轻人和老年人具有同样的破坏性。

即便仔细放置充填材料并使用牙间楔，也很难完全避免悬突的产生。以往关于悬突发生率的报告不一，其范围在 18% ～ 87%。国内部分地区资料统计，70% 以上的邻面充填体有悬突。各研究的差异可能与修复技术以及悬突的诊断标准不一致有关。Lervick 应用𬌗翼片（bitewing radiographs）、显微镜、放大镜进行观察，他们报告 96% 的悬突距牙面小于 0.5 mm。这表明那些采用 0.5 mm 为诊断标准的研究会低估了悬突的发生率。Pack 等发现𬌗翼片和临床探查的方法只能检出 35% 的邻面悬突。上述研究表明去除悬突应该是牙周基础治疗阶段的重要内容，早期发现并消除悬突也是口腔预防医学的重要内容。应该采用具有灵敏触感的工具，如精细的探针和 X 线检查结合起来，以利于邻面悬突的检出。

另外，失活剂和一些化学试剂放置不当或过多也可引起局部牙周组织的炎症和坏死，甚至死骨形成。这些医源性因素值得引起口腔医师的高度重视。

## 二、修复体的设计（design of restoration）

修复体作为异物能通过多种方式刺激组织。修复体的龈缘位置、密合程度与牙周病变有密切关系。过去强调将充填体和全冠的龈缘位置放在龈下，即龈沟中。然而，大量的研究表明，延伸到龈下的修复体边缘对牙龈的危害较大。一些研究者比较了修复体边缘的不同位置对牙周组织的影响，发现冠缘放在龈缘以下的牙面菌斑量较多，牙龈炎症较重，探诊深度较深；齐龈缘处的次之；冠缘在龈缘以上的牙周状况与无修复体的对照面相似。即使制造精良的修复体放于龈缘下，也会增加菌斑量，加重牙龈炎症以及龈沟液的渗出（图 7-11）。修复体表面粗糙、与牙面的密合程度不佳、粘着剂表面外溢或日久溶解后出现牙体与修复体之间的裂缝等，易成为细菌生长堆积的条件，刺激牙龈发炎。近年来更多学者主张理想的修复体边缘应尽量放在龈缘以上，只有在影响美观的部位才考虑将冠缘放在龈缘以下。

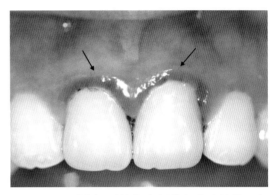

图 7-11　两颗中切牙烤瓷全冠修复体边缘位于龈下，且侵犯生物学宽度，导致牙龈炎症

龈下边缘除影响牙周炎症的进程外，对牙周附着也有作用。健康的龈沟底与牙槽嵴顶间的这一区域被称为生物学宽度，包括结合上皮与嵴顶上方的结缔组织，平均约为 2 mm，然而不同个体和不同的牙之间存在差异。生物学宽度实质上是牙槽嵴顶冠方软组织与根面之间形成的附着和封闭，可以将菌斑微生物与深层牙周组织隔离，对维持牙周健康有重要意义。修复体边缘位于龈下过深时，可能会破坏这种封闭，也就是侵犯生物学宽度，这会造成局部牙龈组织的炎症反应。

可摘式局部义齿的设计和制作对牙周组织有极大的影响。有学者报告可摘式局部义齿的基牙在 1～4 年内出现动度增加、牙龈炎症加重和牙周袋加深。这是因为局部义齿有利于菌斑的积聚，尤其是义齿覆盖牙龈组织时危害更大。白天和夜间都戴义齿者相比仅白天戴牙者有更多的菌斑堆积。一般认为金属支架或基托比树脂基托对牙周组织的危害小。设计不良的局部义齿会增加菌斑的堆积和基牙的咬合负担，针对佩戴可摘式义齿或固定义齿的患者应特别加强口腔卫生指导和牙周维护。

过凸的修复体外形对牙龈不利，易造成凸处与龈缘之间的牙面上菌斑堆积。如果修复体未能恢复适当的接触区、边缘嵴以及外展隙，则易造成食物嵌塞。

## 三、修复体材料（restorative materials）

修复材料的光洁度和性能对牙龈有不同的影响，如硅黏固粉、树脂充填材料等对牙龈的刺激大于精细抛光的烤瓷、黄金、银汞合金等。

虽然修复材料的表面结构在滞留菌斑的能力上存在差异，但如果它们能被磨光（包括义齿的内侧面），并使患者容易清洁，所有的修复体都能得到充分的维持。尽管很少有证据说明义齿下的菌斑会引起基牙的附着丧失，但义齿下菌斑的长期积聚应视为危险因素。有实验表明，高度磨光的陶瓷比牙釉质更不容易滞留菌斑。

## 四、正畸治疗（orthodontic treatment）

可摘式或固定式矫正器均会助长菌斑的堆积，引起牙龈炎，甚至牙龈增生，或使原有的牙龈炎明显加重（图 7-12）。有实验证明，正畸患者戴固定矫正器，即便矫正器不施力也会发生菌斑量增加，引起牙龈炎症。

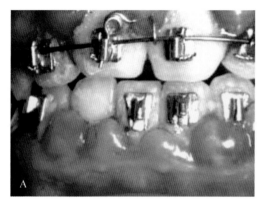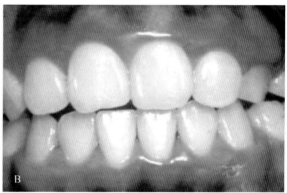

图 7-12    固定矫治器助长菌斑堆积，引起牙龈炎
**A.** 14 岁的女性患者正畸治疗中，**B.** 同一患者刮治治疗后 3 个月。
（和璐医师提供）

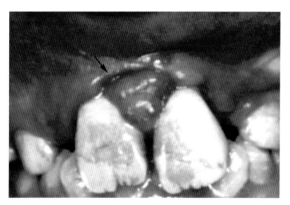

图 7-13    正畸橡皮圈滑入龈沟形成深牙周袋和重度骨吸收（箭头所示为橡皮圈滑入形成切迹）
（曹采方医师提供）

正畸治疗的对象大多为儿童，有的正处于萌牙或替牙期，此时上皮附着尚在釉质上，如将矫正器（如带环等）过于伸入龈下，将造成对牙龈的刺激。矫正的力量也要适当，过大、过快都会造成牙周膜及邻近牙槽骨的坏死和吸收。此时再加上牙龈及牙周膜的炎症，将会造成不可逆的牙周组织破坏。

更有甚者，不恰当地使用橡皮圈来矫正替牙期儿童前牙之间的缝隙，常使橡皮圈滑入龈沟和牙周膜间隙，在短期内造成深牙周袋和牙槽骨吸收，使牙齿极度松动（图 7-13）。若不及时发现和取出橡皮圈，将导致不可挽回的拔牙结果。

## 创伤性𬌗
### Traumatic Occlusion

𬌗力是进食时咀嚼肌群收缩而产生的力。不正常𬌗接触关系或过大𬌗力，造成咀嚼系统各部位的病理性损害或适应性变化称𬌗创伤，但一般𬌗创伤一词仅用于对牙周组织的损伤。造成牙周创伤的𬌗关系称为创伤𬌗，如咬合时牙齿的过早接触、过高的修复体、牙尖干扰、夜磨牙等，正畸治疗时施力不当也可造成牙周创伤。

从𬌗力与牙周组织两方面来考虑𬌗创伤又可分为：①原发𬌗创伤：异常𬌗力作用于健康

的牙周组织。②继发𬌗创伤：𬌗力作用于病变的牙周组织，或虽经治疗但支持组织已减少的牙齿。由于支持组织的减少，对原来可以耐受的正常强度的咬合力已变成超负荷，超过了剩余牙周组织所能耐受的程度，因而导致继发𬌗创伤。③原发和继发𬌗创伤并存，在临床上，牙周炎患者常二者并存，难以区别原发和继发𬌗创伤。

有关人和动物实验的研究证实，无论是单方向𬌗力还是摇晃力作用于健康的牙周组织，均不会导致牙周袋的形成或结缔组织附着的丧失。单纯𬌗创伤可导致受压侧牙槽骨吸收，牙周膜间隙增宽，使得牙动度增加，这种骨吸收可视为牙周膜和牙槽骨对创伤𬌗力的生理性适应。不过，对于已存在的菌斑性牙周疾病的患牙而言，𬌗创伤作为破坏过程的协同因素可加重疾病的进展。

创伤性𬌗的详细内容见第二十章。

# 食物嵌塞
## Food Impaction

在咀嚼过程中，食物被咬合压力楔入相邻两牙的牙间隙内，称为食物嵌塞（图 7-14）。

食物嵌塞是导致局部牙周组织炎症和破坏的常见原因之一，除引起牙周组织的炎症外，嵌塞物的机械刺激作用和细菌的定植还可引起牙龈退缩、龈乳头炎、邻面龋、牙槽骨吸收和口臭等。食物嵌塞可以引起牙龈炎和牙周炎，也可以加重牙周组织原已存在的病理变化。

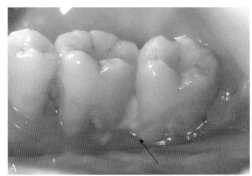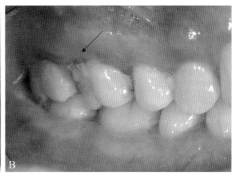

图 7-14　食物嵌塞：**A.** 水平性食物嵌塞；**B.** 因相邻牙边缘嵴高度不一致导致的垂直性嵌塞
（刘凯宁医师提供）

在正常情况下，邻牙之间有紧密的接触关系，完善而牢固的接触点能防止食物通过接触点进入牙间隙。良好的边缘嵴和窝沟形态以及牙的外形均能防止食物在咀嚼过程中被挤压入两牙之间。

根据食物嵌入牙间隙的方式不同，食物嵌塞可分为两大类：

## 一、垂直性嵌塞

食物从𬌗面垂直方向嵌入牙间隙内。此型食物嵌塞嵌入较紧，不易剔除（图 7-14）。造成垂直性食物嵌塞的原因是多方面的，大致可分为以下 3 个方面：

1. 两邻牙失去正常的接触关系，出现缝隙（尤其是窄缝）（图 7-15），则食物易嵌入。这种情况发生于：①邻面龋破坏了接触区和边缘嵴；②充填物或全冠等修复体未恢复接触区；③牙齿

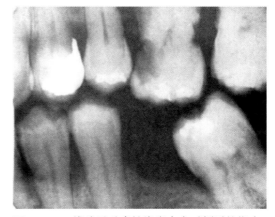

图 7-15　X 线片示垂直性嵌塞来自对颌牙的楔力。下磨牙缺失，邻牙倾斜，对颌牙下垂，造成食物嵌塞和邻面龋

的错位或扭转等，使接触区的大小和位置异常；④缺失牙未及时修复，邻牙向缺牙间隙倾倒，使相邻牙之间失去接触；⑤患牙周病的牙过于松动，接触不佳。

2. 来自对颌牙的楔力或异常的𬌗力（图 7-16）  ①牙形态异常，某个牙尖过高或位置异常，正好将食物楔入，致使对颌牙接触点发生瞬间分离。能将食物挤入牙间隙的楔状牙尖称为充填式牙尖。②不均匀的磨耗所形成的尖锐牙尖或边缘嵴，可将食物压入对颌两牙之间。③由于不均匀的磨耗或牙齿的倾斜，使相邻两牙的边缘嵴高度不一致，在咬合时也可使食物嵌入两牙之间。这种情况还可见于拔除下颌智齿后，上颌第三磨牙因无对颌牙而下垂，在上颌第二、三磨牙之间嵌塞食物。下颌第三磨牙近中倾斜，低于下颌第二磨牙𬌗平面时，则下颌第二、三磨牙间嵌塞食物。④在上下颌牙对咬时发生的水平分力，可使牙间暂时出现缝隙。

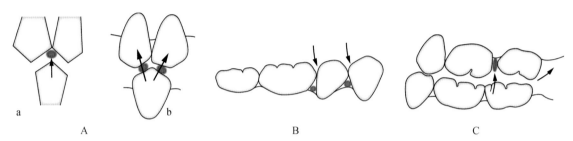

图 7-16  垂直性嵌塞来自对颌牙的楔力或异常咬合力
**A.** 充填式牙尖，**a.** 充填式牙尖，**b.** 调磨后；**B.** 邻牙边缘嵴高度不一致；**C.** 咬合时的水平推力。

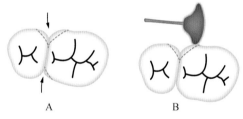

图 7-17  外展隙不足，引起食物嵌塞
**A.** 调磨前；**B.** 调磨后。

3. 由于邻面𬌗面的磨损而使食物外溢道消失，致使食物被挤入牙间隙。正常的接触区周围应有外展隙，𬌗面的裂沟应延长到边缘嵴或颊、舌面，形成食物向颊、舌侧溢出的通道，即可避免嵌塞。正常的边缘嵴还可阻止食物滑入牙间隙（图 7-17）。

## 二、水平性嵌塞

除了咬合力引起的食物嵌塞之外，唇、颊和舌的压力等都能将食物压入牙间隙。牙周炎患者由于牙间乳头退缩和支持组织的高度降低，使龈外展隙增大。在进食时，唇、颊和舌的运动可将食物压入牙间隙造成水平性食物嵌塞（图 7-14）。

食物嵌塞可引发牙龈和牙周的炎症，可引起下列表征和症状：①两牙间发胀或有深隐痛；②牙龈发炎出血，局部有臭味；③龈乳头退缩；④牙周袋形成和牙槽骨吸收，严重者可发生牙周脓肿；⑤牙周膜可有轻度炎症，导致牙齿咬合不适或叩诊不适；⑥根面龋。

临床上检查食物嵌塞的原因时，常可发现多个因素并存，应分别解决。

# 不良习惯
# Habits

## 一、口呼吸（mouth breathing）

口呼吸患者常兼有上唇过短，上前牙牙龈外露，患牙龈炎和牙龈肥大的机会较大。有许多患者的增生区是以唇线明确为界的（图 7-18）。一般认为，口呼吸者的牙龈表面因外露而干燥、牙面缺乏自洁作用，均可使菌斑堆积而产生龈炎。

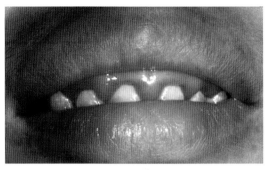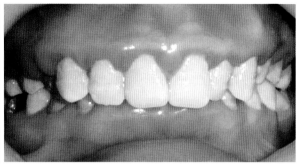

图 7-18　与口呼吸有关的牙龈炎症及增生

## 二、吐舌习惯（tongue thrusting）

由于某些先天异常如巨舌症等，或由于幼时形成的不良习惯造成。有些人常将舌头置于上下牙之间，或在吞咽时将舌前伸，顶住前牙。吐舌习惯对牙（尤其前牙）造成过度的侧方力，使牙倾斜或移位，致使前牙出现牙间隙、开𬌗、牙松动等，也可使上下牙𬌗关系紊乱，以及食物嵌塞等。

## 三、牙刷创伤（toothbrush trauma）

使用不合理的牙刷或刷牙方法不当可引起牙及牙周软硬组织的损伤。使用新牙刷，尤其是硬毛牙刷可能引起牙龈表面的糜烂或溃疡（图 7-19）。边缘龈较薄处被磨损后会导致龈退缩、根面暴露，还可在釉牙骨质界处形成楔形缺损（图 7-20）。对于此类患者应建议使用软毛牙刷、摩擦剂较细的牙膏，避免横刷牙法。

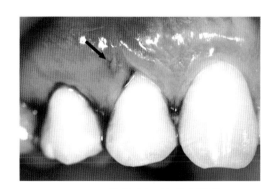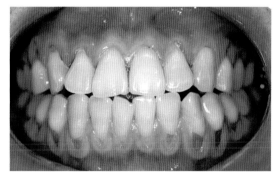

图 7-19　刷牙不当引起的龈损伤　　　图 7-20　刷牙过度引起牙面磨损及牙龈退缩

其他原因如咬唇（颊）习惯，使下颌位置偏斜；不正确地使用牙线、牙签或其他不恰当的工具剔牙；吮指、咬指甲或咬铅笔，夜磨牙（bruxism）或咬紧牙（clenching）；职业性习惯，如木匠咬钉子、乐器吹奏者有特殊唇、齿习惯等，均可对唇颊、牙周膜及骨、牙体及𬌗关系造成一定的影响。

## 牙面着色
## Dental Stains

牙面色素通常与食物、化学物质、烟草及色源细菌有关。

## 一、食物和化学物质

一些食物如茶叶、咖啡、饮料、嚼槟榔等易使牙面着色。某些金属色素进入口腔,可沉积于牙面或渗入牙组织,形成不易去除的颜色。此外,抗菌斑的药物氯己定(洗必泰)也能引起牙面、舌黏膜等部位着色。良好的个人卫生措施有助于预防或减少牙面着色。

## 二、烟草

长期吸烟可使焦油沉积于牙面,形成烟斑,使牙面呈黄色、褐色或黑色(图7-2)。烟斑在牙面的分布以下前牙舌侧和上磨牙腭侧为最多,主要集中在颈1/3处牙面、邻面和点隙裂沟处,可随菌斑散在分布,呈不规则点状,或在龈缘处呈狭窄带状,或形成宽厚坚实的柏油样块,甚至扩展到整个牙冠。烟斑常与牙面的菌斑牙石结合,使牙石呈黑色,甚至还有烟斑渗透到釉小柱,故不易除去。烟斑沉积不仅是简单的物理沉积过程,还有复杂的化学成分的因素。烟斑量和吸烟量不一定成比例,还与口腔卫生情况、烟草燃烧温度、烟气成分、口腔中的烟气走向及停留时间等有关。

牙面着色本身对牙龈刺激不大,主要影响美观,但由于色素往往沉积在菌斑牙石上,故它可作为口腔卫生情况和微生物多少的指标。大而厚的色斑沉积物能提供菌斑积聚和刺激牙龈的粗糙表面,继而造成或加重牙周组织炎症。

## 小　结
### Summary

如上所述,局部促进因素,可妨碍龈下菌斑的去除或促进菌斑的积聚,甚至导致牙周组织的破坏。因此,发现并且尽可能地去除可导致疾病发展的菌斑滞留因素是十分必要的。医源性因素,例如修复体的龈下边缘、悬突、修复体过大以及有未抛光的表面和修复体粘结剂过多均要避免产生。同样,对于某些病例,颈部釉突、釉珠、舌侧沟要去除或者改形以有利于菌斑控制。解剖学变异,尤其在后牙,不容易改形。然而,认识到这些解剖学变异的潜在危害以及早发现异常,有助于预防将来可能发生的附着丧失。

# 第二节　全身性促进因素
## Host Contributing Factors

牙周致病菌的存在是牙周病发生的必要条件(始动因子),但单有微生物尚不足以引起病损,宿主的易感性也是基本要素。大量的临床事实和流行病学研究结果表明,一些口腔卫生不良的人群也可以不发生牙周病,或长期停留在牙龈炎阶段,而不发展为牙周炎;相反,有些人菌斑量很少,却发展成迅速而广泛的牙周支持组织破坏。20世纪80年代以来,大量的研究揭示了宿主反应在牙周病发生、发展过程中起着十分重要的作用。最近的研究发现,宿主天然免疫防御系统高度活化和炎症介质表达的失衡或破坏,对于组织破坏和支持骨的吸收起重要作用。

易感(susceptibility)的宿主以及某些能增加宿主易感性的因素是影响牙周病的方式、类型、进程和对治疗反应的重要因素,有些学者甚至认为宿主因素是决定性因素(determinant factors)。然而,宿主易感因素的研究是非常复杂的,往往需要多种因素的共同存在才可能明显改变宿主的抵抗力,这些因素的结合可能在个体一生的不同时期是不同的。微生物的量及致病性与宿主的防御功能是一对矛盾的两个方面，有关的研究方兴未艾。本节主要介绍牙周炎的一些全身性促进因素（host contributing factors）、易感因素（susceptibly factors）或危险因素（risk factors），它们与牙周炎之间构成复杂的相互关系，而非简单的因果关系。

# 一、遗传因素（genetic factors）

尽管牙周炎的发生是细菌、毒素和机体的防御功能间的平衡被打破所致，但是近年来越来越多的研究表明，与遗传有关的宿主易感性可能是侵袭性牙周炎和（或）重度牙周炎发病的主要决定因素之一，能影响和改变宿主对微生物的反应，并决定疾病的进展速度和严重程度。国外的研究报告侵袭性牙周炎具有多种遗传方式：①常染色体显性遗传；②常染色体隐性遗传；③ X 染色体连锁隐性遗传等特征。单纯遗传因素不会引起牙周疾病，但某些遗传因素可增加宿主对牙周病的易感性。遗传因素对牙周炎易感性的影响已得到国内外学者的广泛认同，其科学依据来自以下 4 个方面：① Michalowicz 等对慢性牙周炎（chronic periodontitis，CP）的双生子研究：同卵双生同胞对各项临床指标都比异卵双生同胞对更为相似，人群中 CP 这一疾病的表型差异约有 50% 是由遗传造成的。②侵袭性牙周炎［以往称早发性牙周炎（early onset periodontitis，EOP）］患者的家族聚集性：一些特定染色体的特异基因位点的单核苷酸多态性与牙周炎的易感性增加有关，目前已识别出一些相关基因。③牙周炎与特异性遗传疾病的关系：一些研究定位了与牙周炎有关的综合征的遗传缺陷，如掌跖角化-牙周破坏综合征（Papillon-Lefèvre 综合征）、白细胞异常色素减退综合征（Chediak-Higashi 综合征）等，在这些综合征里牙周炎的症状很早就表现出来。④动物实验的研究：最近对一些动物模型（特别是鼠的动物模型）的研究表明，遗传因素调节宿主对微生物感染的免疫反应。Niederman 等用模仿白细胞黏附不良综合征 II 型的选择素 P 和 E 缺陷鼠进行研究，发现与野生型鼠比较，选择素 P 和 E 缺陷鼠表现为自发的、早发的牙槽骨丧失（6 周），细菌在口腔中的定植高 10 倍，牙龈组织中骨吸收因子 IL-1α 水平增高。目前发现与慢性牙周炎和侵袭性牙周炎可能有关的某些基因分别见框 7-1 和框 7-2。然而大量的研究表明，无论侵袭性牙周炎还是慢性牙周炎均不是单基因疾病，其发病可能是多个基因相互关联、与多因素（如微生物、环境、精神压力等其他因素）协同作用所致，不同人种基因多态性的频率亦可能有差异。

宿主血清中针对特异性微生物产生的免疫球蛋白是限制及控制微生物感染的重要决定因素。正常人体免疫球蛋白 G（IgG）有 4 种亚类：$IgG_1$、$IgG_2$、$IgG_3$ 和 $IgG_4$。与细菌糖和脂多

框 7-1　与慢性牙周炎有关的某些遗传基因

*IL-1A*、*IL-1B*
*IL-1RN*（白细胞介素 -1 受体拮抗物）
*IL-4*
*IL-6*
*IL-10*
*RANK/RANKL/OPG*（核因子 κB 受体活化因子 / 核因子 κB 受体活化因子配体 / 骨保护素）
*TNF-α*
*MMPs*
*FcγR*（Fc γ 受体）
*ER-α*［雌激素受体（estrogen receptor，ER）α］
*ANRIL*（INK4 基因座反义非编码 RNA）
*COX-2*（环氧化酶 2）
*NPY*（神经肽 Y）
*AIM2*（黑素瘤缺乏因子 2）

框 7-2　与侵袭性牙周炎有关的某些遗传基因

*DBP*（维生素 D 结合蛋白）

*CYP1A1*（细胞色素 P450 基因）

*CTR*（降钙素受体）

*HLA-DRB1* 和 *BQB1*（人白细胞抗原 -DRB1 和 BQB1）

*FcγR*（Fc γ 受体）

*G2m*（人免疫球蛋白 G 重链遗传标志因子）

*IL-1A*、*IL-1B*

*IL-1RN*

*IL-4*

*IL-10*

*MCP-1*（单核细胞趋化蛋白 -1）

*FPR*（N- 甲酰肽受体基因）

*PPARα*（过氧化物酶增殖体激活受体 α）

*VDR*（维生素 D 受体）

*ANRIL*

*COX-2*

*NPY*

*GLT6D1*（糖基转移酶 6 结构 1 基因）

糖（LPS）反应的主要是 $IgG_2$，$IgG_2$ 能调理牙周致病菌，与之结合以利于吞噬细胞将其吞噬和杀死，是保护性抗体。儿童 $IgG_2$ 缺陷与反复发生细菌感染有关，血清免疫球蛋白尤其是 $IgG_2$ 水平降低与多种微生物感染的预后差有关。产生 $IgG_2$ 的能力是由遗传基因决定的，个体差异较大，主要受 *G2m* 基因影响。

吞噬细胞表面存在一种可以识别 $IgG_2$ Fc 的受体——Fc γ Rs，它在特异性抗体和效应细胞之间作为桥梁连接细胞免疫和体液免疫，此受体的基因图谱在染色体 1q 上，氨基酸残基编号为 131，具有多态性。当某一个体存在组氨酸纯合子时，其受体有高亲和性，被 $IgG_2$ 包被的致病菌易被其清除；若为精氨酸纯合子则亲和性低，杂合子则亲和性居中。即使具有 $IgG_2$ 抗体滴度高的患者，其 Fc γ 受体若是低亲和性的，则吞噬细胞可能不易吞噬和杀死细菌。

致炎细胞因子 TNF- α 、IL-1 β 和 $PGE_2$ 在牙周炎的病理发生中具有重要性。这些细胞因子和基质金属蛋白酶的水平在牙周健康和治疗成功的位点较低，而在牙周支持组织活动性破坏的位点较高。TNF- α 基因已标明在第 6 号染色体上，在基因促进区存在多态性。具有这种多态性的个体，其 TNF- α 的产生大大增加，增强了其对感染的反应性。同样，位于染色体 2q13 上的 IL-1 基因簇是多态性的，具有这些特异性基因型之一的个体产生的 IL-1 β 约是该基因阴性者的 4 倍多。此类人群在 40 岁之后发生重度牙周炎的可能性较基因阴性者高 20 倍。

维生素 D 是一种重要的骨代谢调节激素，必须与其特异性受体结合，才能产生对钙磷代谢、免疫系统等多方面的调节作用。维生素 D 受体（vitamin D receptor，VDR）基因是调控骨代谢及骨密度的重要因素，位于第 12 号染色体上。最近，*VDR* 基因多态性与侵袭性牙周炎的关系已得到验证，具有 t 等位基因的个体易患早发性牙周炎。

雌激素受体（estrogen receptor，ER）基因是另一已被证实的与骨质疏松有关的基因。在骨组织与其他组织中雌激素通过其受体——ER，发挥其调节骨生长和保持骨量的作用。已有研究表明 *ER-α* 基因的 Pvu Ⅱ 和 Xba Ⅰ 限制性片段长度多态性（restriction fragment length polymorphism，RFLP）与不同部位的骨矿物质密度（bone mineral density，BMD）和骨质疏松症有关。在女性慢性牙周炎患者中，*ER-α* 的基因型为 XX 的概率较高，*ER-α* 基因型为

XX 的女性与基因型不为 XX（Xx 和 xx）的女性相比，患慢性牙周炎的风险高（OR ＝ 17.09，95% 置信区间为 1.74 ～ 168.36）。雌激素受体基因多态性可能是女性慢性牙周炎患者的易感因素。

增加牙周炎易感性的遗传性疾病有周期性或永久性白细胞减少症（cyclic or permanent neutropenia）、白细胞黏附不良综合征（leukocyte adhesion deficiency，LAD）、Down 综合征、掌跖角化-牙周破坏综合征（Papillon-Lefèvre 综合征）、白细胞异常色素减退综合征（Chediak-Higashi 综合征）等。这些疾病均具有 PMN 数目或功能的异常，因此大大增加了牙周炎的易感性。

有证据表明，与牙周炎患病风险相关的多个基因多态性位点之间可能存在叠加效应。最近一项在中国人群中进行的侵袭性牙周炎遗传风险研究，纳入了 4 个与牙周炎相关的基因位点，根据患者携带高风险基因型的数量以及该基因与牙周炎之间的相关程度计算患者的遗传风险评分（genetic risk score，GRS）。结果显示 GRS 每增加 1 分，侵袭性牙周炎的患病风险增加 50%。

以往关于牙周炎易感基因的研究多局限在与炎症和骨代谢相关的基因，由于目前人们对于基因功能的认识还远远不足，对具有复杂遗传背景的疾病来说，在特定范围内的研究有可能会遗漏某些有价值的基因多态性位点。2007 年国际上开始启动全基因组相关性研究（genome-wide association studies，GWAS），从全基因组范围内筛查复杂疾病的易感基因。目前筛查到可能与牙周炎相关的基因包括 INK4 基因座中反义非编码 RNA（antisense non-coding RNA in the INK4 locus，ANRIL）、糖基转移酶 6 结构 1（glycosyltransferase 6 domain containing 1，GLT6D1）基因、环氧化酶 2（cyclooxygenase-2，COX-2）基因、神经肽 Y（neuropeptide Y，NPY）基因以及黑色素瘤缺乏因子 2（absent in melanoma 2，AIM2）基因。其中 ANRIL、COX-2 和 NPY 基因与 AgP 和慢性牙周炎（CP）均相关，AIM2 基因与慢性牙周炎相关，而 GLT6D1 基因仅与 AgP 相关，其具体机制还有待进一步研究。需要注意的是牙周炎易感基因的相关研究结果在不同人种之间存在较大差异。

## 二、白细胞黏附不良综合征（leukocyte adhesion deficiency，LAD）

是中性粒细胞和单核细胞表面的整合素（integrin）和选择素（selectin）缺陷性疾病，使吞噬细胞到达细菌所在位置的能力受到损害。LAD 分为两型：Ⅰ型常染色体疾病（位于 21q22.3），特征为缺乏白细胞整合素、白细胞功能相关抗原 1（leukocyte function associated antigen-1，LFA-1）和 p150/95 的 β2 亚单位（CD18）。此种缺陷非常明显，患者的白细胞整合素水平不足正常值的 6%。纯合子表现为广泛型侵袭性牙周炎，可影响乳牙列和恒牙列，而杂合子青春前期的牙周状况正常。Ⅱ型为选择素-配体（selectin-ligand）缺陷，如白细胞缺乏表面蛋白 sialyl-Lewis X（唾液酸化路易斯寡糖 X）或 gp150-Lewis。此型患者易反复发生细菌感染、中性粒细胞增多症和重度早发性牙周炎。

## 三、Down 综合征

又名先天愚型、21 三体综合征。发病率与母亲的妊娠年龄有关，母亲妊娠年龄越大，发病率越高。细胞介导和体液免疫缺陷以及吞噬系统缺陷可能与牙周破坏有关。详见第十二章。

## 四、白细胞异常色素减退综合征（Chediak-Higashi 综合征）

是一种罕见的常染色体隐性遗传疾病（可能位于染色体 1q43），45% 的患者有家族史。多数患者早年死于重度感染，50% 以上在 10 岁之前死亡。患者的中性粒细胞结构异常，巨大的溶酶体包涵体是其细胞特征，大包涵体由嗜天青颗粒和特异性颗粒融合而成。中性粒细胞的功能也异常，包括趋化、脱颗粒和杀菌功能下降。细胞有正常吞噬功能，但不能脱颗粒，细胞内杀菌的能力降低。此病的口腔表现为重度牙周炎和口腔溃疡。

## 五、掌跖角化-牙周破坏综合征（Papillon-Lefèvre 综合征）

掌跖角化-牙周破坏综合征（hyperkeratosis of palms and soles-premature periodontal destruction of teeth syndrome），又称 Papillon-Lefèvre 综合征（PLS）。本病为常染色体隐性遗传，是一种罕见病。疾病特点为手掌和足跖部的皮肤过度角化，牙周组织严重破坏，患者一般全身健康、智力正常。2006 年，有学者报告称该疾病的发生源于组织蛋白酶 C（cathepsin C，CTSC）基因突变。组织蛋白酶 C 是一种溶酶体半胱氨酸蛋白酶，广泛存在于中性粒细胞、牙槽骨巨噬细胞及其前体细胞中，参与丝氨酸蛋白酶的活化，有研究认为至少 13% 的组织蛋白酶 C 活性是维持健康牙周组织所必需的。CTSC 基因位于第 11 号染色体长臂，其突变导致 PLS 的机制至今尚不完全明确，据推测是基因突变导致组织蛋白酶 C 无法正常表达，影响丝氨酸蛋白酶的活化，使得牙周组织中的中性粒细胞不能有效清除革兰氏阴性厌氧菌，从而导致牙周组织的快速破坏。

## 六、低磷酸酯酶症（hypophosphatasia）和过氧化氢酶缺乏症（acatalasia）

低磷酸酯酶症多为常染色体隐性遗传病，但也有显性遗传。它在牙发育期起作用，患者的牙槽骨吸收和附着丧失可能是发育异常而不单是牙周炎的结果。患者血清和组织中缺乏碱性磷酸酶，尿中可检测到碱性磷酸酶。患牙牙骨质完全缺如或发育不全、髓腔大、牙本质矿化低，组织学检查可见球间牙本质。临床主要表现为乳牙过早脱落。过氧化氢酶缺乏症为常染色体隐性遗传病，此病除日本外极少见。特征是牙龈和牙槽骨的进行性坏死，导致牙脱落。

## 七、单核细胞对脂多糖的反应性

许多资料提示宿主对细菌的挑战具有明显的不同反应，一些个体可能对某些细菌或 LPS 产生异常强的炎症反应，释放高水平的炎症介质如 PGE2、IL-1β、TNF-α。过度炎症单核细胞型（hyperinflammatory monocyte phenotype，Mφ$^+$型）个体的周缘血单核细胞对细菌 LPS 反应而分泌的炎症介质较单核细胞正常型者多 3～10 倍。

菌斑微生物的脂多糖（LPS）在牙周袋内释放，可进入牙周组织。牙周慢性病损受干预（如刷牙、洁治）后或发生急、慢性脓肿时可能发生菌血症，导致 G$^-$菌和 LPS 进入血循环。LPS 与脂多糖结合蛋白（LBP）结合，其结合物 LPS-LBP 复合物与单核 / 巨噬细胞的 CD14 受体结合，从而激活单核巨噬细胞产生 PGE$_2$、IL-1β、TNF-α 和基质金属蛋白酶（MMP），并通过 IL-1β、TNF-α 激活成纤维细胞产生更多的 PGE$_2$ 和 MMP，破坏牙槽骨和结缔组织。

最近的研究已确定某些类型的牙周病患者（包括侵袭性牙周炎、顽固性牙周炎和 1 型糖尿病）具有 Mφ$^+$型。Mφ$^+$型个体受遗传和环境影响，其单核细胞对 LPS 过度反应的遗传图谱暂时定在 HLA-DR3/4 或 DQ 区。LPS 释放→变为 Mφ$^+$型→炎症介质激活的过程在牙周炎致病中的关键调节作用已得到证实，炎症介质水平随疾病严重性的增加和活动期时明显增高。许多研究亦证实牙周炎患者免疫细胞分泌的细胞因子量较牙周健康者高很多，细胞因子的轮廓（cytokine profiles）也不同。具有过度反应单核细胞者在遗传因子以及环境因素（如吸烟、精神压力或系统疾病）的影响下对细菌 LPS 挑战会产生更多的炎症介质，导致更强烈的炎症反应。久而久之组织破坏加重，较早出现疾病的临床症状，即增加对牙周炎的易感性

（susceptibility to periodontitis）。这种剂量反应（dose-response）也可以说明疾病的稳定期或进展期，一定量的细菌挑战可导致细胞因子、炎症介质和酶的适度释放，这些介质与浸润的防御细胞具有保护作用，可去除龈沟内的细菌，不发生牙周组织的破坏，这种稳态情况可能会持续下去。然而，一旦菌斑生物膜的性质或数量发生了变化或宿主防御发生了改变（如环境因素暴露），则牙周组织内的细胞因子、前列腺素、基质金属蛋白酶和其他介质的释放增加，以致发生组织病理学的变化和疾病的进展。

# 性激素
## Sex Hormone

内分泌功能紊乱对牙周病发生和发展的影响至为重要。牙周组织是一些性激素的靶器官，牙龈细胞和牙周膜细胞中含特异性的雌激素、黄体酮和睾丸素受体。性激素对牙周组织有调节作用，性激素水平改变和牙周炎症程度有密切关系。女性激素水平升高使牙龈组织对菌斑生物膜等局部刺激物的反应性增强，雌二醇和黄体酮还可能被某种细菌利用，使龈下菌斑生物膜的组成发生改变，产生更明显的炎症反应，或使原有的慢性炎症加重。

雌激素在人体内具有广泛的生物学活性。它不仅对众多靶组织，如生殖道、乳腺、骨骼、心血管系统及牙周组织的生长发育和功能有调节作用，还能影响免疫细胞的功能和细胞因子的表达，从而调节机体的炎症反应，甚至对某些病原微生物也有一定的影响。妇女在生理和非生理（如使用激素替代疗法和激素类避孕药）情况下，激素水平的变化会导致牙周组织的明显改变，尤其在原已有菌斑诱导性牙龈炎症存在的时候更是如此。许多研究表明，妊娠妇女的菌斑指数与妊娠前相比无明显改变，但牙龈炎症的发生率和严重性却增加，分娩后炎症可消减。同样，青春期少年牙龈炎的程度加重而菌斑并无增加。

妊娠期龈炎由菌斑引起，因激素水平增高而加重，评估牙周状态的临床指数，如牙龈探诊深度、出血指数和龈沟液量均增加。妊娠或服用激素类避孕药时牙龈炎症加重，可能是血液和龈沟液中激素浓度增高的结果。血浆雌激素和黄体酮水平增高有利于菌斑内的中间普氏菌繁殖，其原因是中间普氏菌能够利用雌激素替代维生素 K 作为重要的生长因子；此外，雌激素能够促进直肠弯曲菌属的增殖，而直肠弯曲菌属对牙周病的发生也有一定作用。因此，妊娠期牙龈炎症的加重可能是由于菌斑成分的改变，而不是菌斑量的增加，青春期龈炎也可能存在类似的机制。妊娠期龈炎和青春期龈炎的炎症状况可通过良好地控制菌斑来减轻。

激素对牙周组织的主要潜在作用归纳在框 7-3 中。雌激素和孕酮与炎症介质相互作用有助于解释为何激素水平波动时炎症会加重。

框 7-3　激素对牙周组织的主要潜在作用

- 雌激素影响唾液过氧化物酶，该酶通过改变氧化还原电势能抗多种微生物
- 雌激素对胶原代谢和血管生成有刺激作用
- 雌激素能激发自分泌（autocrine）或旁分泌（paracrine）的多肽生长因子信号传导通道，这种作用可能部分通过雌激素受体本身介导
- 妊娠时雌激素和孕酮水平增高影响牙龈上皮的角化程度，改变结缔组织基质，可导致上皮屏障的作用下降
- 雌激素和孕酮能调节牙周组织中的血管反应和结缔组织更新，与炎症介质的相互作用有关。孕酮水平的升高会导致血管的通透性增加和血管扩张，使牙龈渗出增加，还能刺激前列腺素的合成，共同作用于血管

# 吸 烟
## Smoking

吸烟是人类许多疾病的一个重要病因，属于个人行为因素。吸烟与卒中、心血管疾病、胃溃疡、口腔及喉和食管的癌症、胰腺癌有关，是慢性阻塞性肺疾病的主要原因，也是孕妇娩出低出生体重儿的危险因素。吸烟更是牙周炎发生发展的一个重要危险因素，吸烟不仅提高了牙周炎的发病率，还会加重牙周炎病变的严重程度。吸烟的危险程度与吸烟的量成正比，这在年轻人中尤为明显。吸烟也影响牙周炎的治疗效果，包括会对非手术治疗、手术治疗和牙周组织再生治疗的效果产生负面影响，使牙周炎易复发。

烟草中含 4000 种以上的毒素，包括一氧化碳、毒性物质（如氰化物和重金属）、致癌物（如亚硝基胺）和成瘾的兴奋剂（如尼古丁）等。许多横向和纵向研究均证实吸烟是牙周病尤其是重度牙周炎的高危因素，吸烟者较非吸烟者牙周炎的患病率高、病情重，失牙率和无牙率均高。纵向研究表明，吸烟与维护期中牙周炎的复发有关，为剂量相关性。重度吸烟者（吸烟量＞10 支／日）疾病进展较快，戒烟者较现吸烟者复发的危险性低。牙槽骨的吸收程度与吸烟量有关，与局部菌斑多少无关。与非吸烟者相比，轻度吸烟者发生严重牙槽骨丧失的危险比值比（odds ratio，OR）为 3.25，重度吸烟者则达 7.28。由于吸烟增加了附着丧失和骨吸收的危险性，使牙周组织的破坏加重，因此吸烟状况可作为评估个体牙周炎危险因素的一个重要指标。吸烟与非吸烟牙周炎患者的比较见框 7-4。

框 7-4 吸烟与非吸烟牙周炎患者的比较

- 探诊深度较深，深牙周袋数较多
- 附着丧失较多（包括龈退缩较多）
- 牙槽骨吸收较多
- 失牙多
- 牙龈炎症轻，探诊出血少
- 根分叉病变牙较多

吸烟导致牙周病发病的机制尚未明了，但普遍认为吸烟影响局部的血液循环（小血管收缩），影响体液免疫、细胞免疫和炎症过程，尤其还削弱了口腔中性粒细胞的趋化和吞噬功能。许多研究表明：①吸烟不仅直接抑制中性粒细胞和单核吞噬细胞的防御功能，而且降低血清 IgG、IgM 和 sIgA 水平。②吸烟降低局部氧张力，有利于某些致病菌的生长。烟草的产物吸入后存在于龈沟液中，也可能改变龈下菌丛。有研究报告，吸烟者龈下菌斑中的伴放线聚集杆菌、牙龈卟啉单胞菌、福赛坦纳菌的检出率明显高于非吸烟者；但也有学者报告，吸烟者和非吸烟者牙周致病菌的检出率无显著差异。③吸烟者口腔卫生一般较差，牙面菌斑沉积多、牙石形成增加、舌侧牙龈退缩。然而临床证据表明，吸烟者的牙周炎病情虽重，但牙龈探诊后出血少、炎症程度轻，这可能因尼古丁刺激牙龈血管收缩，血流量减少所致，另外可能与牙龈角化较厚有关。④吸烟抑制成纤维细胞的生长，使其不易附着于根面，影响创口愈合；还抑制成骨细胞，导致骨质疏松和骨吸收。一些文献报告，吸烟者的牙周非手术或手术治疗疗效较非吸烟者差。此外，种植治疗的成功率也受吸烟影响。有学者观察到 86% ～ 90% 的顽固性牙周炎患者是吸烟者。对吸烟者和非吸烟者进行的实验性龈炎的研究表明，吸烟者与非吸烟者的菌斑积聚无差异，但吸烟者的炎症发生要迟缓得多，牙龈发红的位点少，探诊后出血少，龈沟液量较少。组织学比较吸烟者和非吸烟者的病损显示，吸烟者的炎性病损中血管较少。

近年来的多因素分析资料表明，单纯用细菌仅能解释 20% 的发生重度牙周炎的危险性，而吸烟是同等或更重要的因素。因此，戒烟应是牙周病预防和治疗的一个重要方面，医生应在日常临床工作中高度重视戒烟的宣教工作。

*有关的系统性疾病*

Systemic Diseases Associated

牙周炎易感的个体受许多因素的影响，包括系统性疾病和身体状况。增加牙周炎危险的系统性疾病（systemic diseases）不仅有上述罕见或少见的遗传性疾病，其他系统性疾病和状况，如内分泌疾病和激素变化、血液疾病和免疫缺陷、精神压力和心理障碍、营养不良等也会增加患牙周炎的风险，并影响牙周治疗的效果。以下简要介绍糖尿病、吞噬细胞数量和功能异常、AIDS、骨质疏松症等疾病和身体状况对牙周组织的影响。

## 一、糖尿病（diabetes mellitus，DM）

糖尿病是一类常见的内分泌代谢疾病，是牙周炎的重要危险因素之一。Papapanou（1996）对 DM 与牙周炎关系的文献进行了系统性综述，荟萃分析（meta-analysis）结果表明，DM 患者的牙周炎病情比无 DM 者更严重。临床对照研究结果表明，在局部刺激因素相似的情况下，有糖尿病者的牙周炎发生率及严重程度均超过无糖尿病者。血糖控制不佳和有严重全身合并症的 DM 患者，其牙周炎患病率和严重程度亦高于血糖控制较好者。美国第三次国家健康和营养调查（NHANES Ⅲ）结果证实 DM 患者的牙周炎发生率比非 DM 患者高（17.3% vs. 9%），牙周炎患者的糖尿病患病率为无牙周炎患者的两倍（12.5% vs. 6.3%）。Emrich 等（1991）报告的一项多因素分析的结果在校正了年龄、性别、口腔卫生等影响因素后显示，2 型 DM 患者患牙周炎的风险要比无糖尿病者高 2.8 ～ 3.4 倍。1 型 DM 比 2 型 DM 发生牙周炎的概率更高，且与其年龄、DM 程度和病程长短有关。尤其是血糖控制不佳或有全身并发症的 DM 患者，其牙周附着丧失更多、更快，也易发生牙周脓肿。反之，患重症牙周炎的 2 型 DM 患者，其血糖控制也显著差于患轻度牙周炎者。Lee 等（2014）对 399 名韩国受试者进行了长期纵向观察，在对多种混杂因素进行控制后，DM 仍是牙周炎的显著危险因素，且牙周炎的患病风险与 DM 的病史长短有关。DM 病史在 6 年之内的患者，其牙周炎的患病风险为非 DM 患者的 3.28 倍；如果 DM 病史超过 6 年，这一风险增加为 7.99 倍。美国糖尿病协会（ADA）也认识到糖尿病患者中患牙周炎较普遍，在其制定的诊疗标准（standards of care）中规定内科医师在检查患者时应询问当前或过去有无牙科感染病史。

糖尿病分为两型，1 型为胰岛素依赖型 DM（IDDM），约占糖尿病患者的 5% ～ 10%；2 型为非胰岛素依赖型 DM（NIDDM），约占 90%。2 型 DM 患者一般症状轻；1 型 DM 患者症状明显，常伴口腔表现。1 型糖尿病患者受遗传因素影响，即使血糖控制得好，仍比非糖尿病患者有更高的牙周炎患病率。2 型糖尿病患者是否伴发牙周炎则主要取决于糖代谢，如血糖控制正常并维持良好的口腔卫生，其牙周炎发病率并不高于非糖尿病人群；相反，如长期呈高血糖症，则易伴发重度牙周炎。糖尿病患者发生牙周炎的风险比非糖尿病患者增高 2 ～ 3 倍。

有证据表明，糖尿病是牙周炎的危险因素。一篇发表于 2009 年的系统综述对纳入的 49 项横断面研究和 8 项长期纵向研究进行荟萃分析，结果证实糖尿病和牙周炎存在显著相关关系。2 型糖尿病患者的牙周袋深度和附着丧失程度均显著高于非糖尿病患者，目前公认糖尿病是牙周炎的危险因素之一（OR 2.1 ～ 3.0）。

糖尿病伴发牙周炎的发病机制可能是白细胞趋化和吞噬功能缺陷、组织内血管壁增厚、胶原合成减少、骨基质形成减少以及免疫调节功能下降，使患者的抗感染能力下降、伤口愈合障碍。有研究发现，晚期糖基化终末产物（advanced glycosylation end products，AGEs）与其细胞受体（晚期糖基化终末产物受体，RAGE）作用的加强是糖尿病患者牙周病加重的机制。RAGE 是细胞表面分子免疫球蛋白超家族成员，主要位于单核细胞和内皮细胞表面。AGEs 是单核巨噬细胞的趋化物质，能刺激吞噬细胞释放炎症细胞因子 TNF-α、IL-1β 和 IL-6。这些炎症介质能激活破骨细胞和胶原酶，导致骨和牙周组织破坏。AGEs 的积累会影响单核细胞和中性粒细胞的移出和吞噬活性，使它们不能有效地杀死细菌。龈下菌丛继续成熟并逐渐转变为革兰氏阴性菌丛，这些细菌通过溃疡的袋内上皮构成激惹全身免疫系统的慢性感染原。另外，AGEs 的产生使多种机体蛋白质包括胶原、血红蛋白、血浆白蛋白、晶状体蛋白和脂蛋白的结构发生改变，影响这些蛋白质的功能。患者伤口愈合能力受损可能与高血糖引起细胞外基质蛋白质产生过多，导致基膜增厚和细胞功能改变有关。

在同样的牙周状况下，糖尿病患者龈沟液中 PGE$_2$ 和 IL-1β 水平明显高于非糖尿病患者。牙龈卟啉单胞菌的 LPS 可刺激糖尿病患者产生异常的单核细胞炎症反应，其单核细胞分泌的 PGE$_2$、IL-1β 和 TNF-α 分别是非糖尿病患者的 4.2 倍、4.4 倍和 4.6 倍。而无糖尿病的牙周炎患者感染革兰氏阴性菌后不会引起全身单核细胞的过度反应，提示糖尿病患者较非糖尿病患者的炎症反应重。有研究表明，在菌斑记分相同的情况下，糖尿病儿童较无糖尿病儿童的牙龈炎要重。

有学者发现，IDDM 青少年患者中牙龈炎以及牙周附着丧失和骨吸收等牙周病变可发生在视网膜病变的早期，先于其他几种并发症出现。约 10% 的患儿有局限于第一磨牙和切牙的牙周炎，也有部分患儿患有广泛型牙周炎。患者的龈下部位可见伴放线聚集杆菌、嗜二氧化碳噬纤维菌。鉴于上述观察，有学者将牙周炎列为糖尿病的第 6 位并发症（前五种为血管病变、视网膜病、肾病、神经系统病变及易感染体质）。

## 二、吞噬细胞数量和功能异常（phagocytes neutrophil abnormalities）

吞噬细胞是维护牙周组织健康的至关重要的防御细胞，无论其量的减少还是其功能的缺陷都与牙周组织的重度破坏有关。

**1. 粒细胞缺乏症（agranulocytosis）** 又称恶性中性粒细胞减少症（malignant neutropenia）。主要见于 25 岁以上的成人，由血循环中的粒细胞突然减少引起。50% 的患者有用药不当史，有些患者病因不明，也存在先天性粒细胞缺乏症。中性粒细胞减少可能由骨髓中性粒细胞的产生减少，或是脾或白细胞凝集使周围血的中性粒细胞破坏增加所致。不同的药物以不同的作用方式引起白细胞减少，如由免疫机制通过白细胞凝集引起外周粒细胞的破坏，药物以毒性剂量直接作用于骨髓等。与粒细胞减少有关的药有镇痛药、吩噻嗪、磺胺、磺胺衍生物、抗甲状腺药、抗癫痫药、抗组胺药、某些抗菌药、咪唑类等。

**2. 吞噬细胞功能异常（functional abnormalities of phagocytes）** 在 1999 年国际牙周病分类研讨会上，一些专家们将吞噬细胞功能异常列为侵袭性牙周炎的主要特征之一，但是后来的一些研究未能证实此特征。吞噬细胞功能异常是侵袭性牙周炎的主要特征之一。美国学者曾报告局限型青少年牙周炎和快速进展性牙周炎患者外周血中的中性粒细胞和单核细胞的趋化反应异常。美国非裔局限型青少年牙周炎患者有家族聚集性，患者同胞可能虽未患牙周炎，却也有白细胞功能缺陷。部分局限型青少年牙周炎和广泛型早发性牙周炎患者的中性粒细胞趋化和抗菌功能下降，但通常他们不伴其他感染。英国学者对欧洲白种人患者的研究未发现此两类患者有白细胞趋化异常，国内的研究也未发现患者中性粒细胞和单核/巨噬细胞的趋化功能有缺陷。这些结果提示不同的地区和人种的患者可能具有吞噬细胞功能的差异，但也不能排除实验方法对结论的影响。吞噬细胞功能的异常可能主要集中在非裔美国人中，且具有遗传背景。

## 三、获得性免疫缺陷综合征（acquired immunodeficiency syndrome，AIDS）

人类首例获得性免疫缺陷综合征病例发现于 1981 年，而人类免疫缺陷病毒（human immunodeficiency virus，HIV）感染相关的牙周表现初次描述于 1987 年。最初引起注意的病损为 HIV 相关性龈炎（现称为线形龈红斑，linear gingival erythema，LGE）和 HIV 相关性牙周炎（现称为坏死性溃疡性牙周炎，necrotizing ulcerative periodontitis，NUP）。发生在 HIV 感染者的慢性牙周炎进程要比未感染者快。

HIV 感染者的牙周病患者的龈下致病菌与未感染 HIV 者无明显不同。龈组织检查的结果不一致，有结果报告龈组织内无 T 细胞，也有结果报告可检出 T 细胞，但在龈组织内的 CD4/CD8 比例要比周围血高。HIV 感染者牙周袋（深度≥4 mm）的龈沟液中的 IL-1β 水平较阴性者明显高。未感染 HIV 者龈沟液中的 β-葡萄糖醛酸苷酶（βG）水平与探诊深度明显正相关，而 HIV 感染者的龈沟液的 βG 水平与探诊深度无关，提示 HIV 感染者对多形核白细胞（PMN）进入龈沟的调节发生改变，可能与 T 辅助细胞 1（T-helper 1，Th1）淋巴细胞反应减少有关。PMN 不能有序地进入龈沟，使得白念珠菌在龈下定植，直接或与龈下致病菌一起诱导产生促炎性细胞因子，导致牙周附着丧失。有学者报告称 HIV 感染者 PMN 的趋化功能下降，但也有报告称周围血的 PMN 功能增强。另一种宿主变化是血清 IgG 抗体滴度增加，这可能是一种代偿机制，与机体缺乏细胞免疫反应有关。IgG 的增高可能与补体激活增加、PMN 和巨噬细胞的补充有关。

总之，HIV 感染者除了周围血 T 辅助细胞下降外，局部组织对龈下菌群的反应为龈沟液中 IgG 水平增高、βG 水平与探诊深度无关，深牙周袋部位 IL-1β 水平明显增高。

HIV 感染者的牙周表现可预测 HIV 感染的进展，口腔毛状白斑和白念珠菌感染可预测 HIV 感染者的长期预后。感染者具有这两种病损的一种或两种时，疾病进展的危险度较无此两种病损者高 3.7 倍。目前已明确白念珠菌与 LGE 的关系，并观察 LGE 患者到龈下念珠菌增多。白念珠菌在 HIV 感染者的牙周病中起了重要作用。

## 四、骨质疏松症（osteoporosis）

骨质疏松症（osteoporosis）的特点是骨量减少和骨组织的微结构受损，使骨的脆性增加，易发生骨折。

雌激素对骨质有保护作用。研究表明，妇女绝经后每年骨质吸收可达 0.5%～1.0%，约 1/3 的 60 岁以上妇女受绝经妇女骨质疏松症的影响。骨丢失并不引起症状，但易引发骨折，在一些病例中可能引起畸形，也有牙槽骨吸收加快的报告。在绝经后妇女中使用雌激素替代疗法，能预防骨质疏松、维持骨密度。

牙周炎是一种炎症性疾病，其特征是结缔组织破坏和牙槽骨吸收。牙周炎和骨质疏松症有一些共同的危险因素，包括高龄、吸烟、疾病和药物的影响等。牙周炎的进展在绝经后是否立即增快，尚不清楚。一些研究结果显示：①正常人下颌骨骨质与脊柱和腕骨的骨量相关，骨质疏松者下颌骨密度也低。②绝经后妇女的牙数与骨钙水平、全身骨矿化密度、下颌骨（颏部）皮质的厚度有关。然而其他研究未显示全身骨矿物质的密度与牙数或牙槽骨高度的关系。目前的研究对于骨质疏松与牙周炎的关系尚缺乏确切的证据，但值得进一步研究。

# 精神压力
## Stress

精神压力（紧张，stress）是机体对感受到的精神压力或不幸事件的心理和生理反应。精神压力增加了激素（肾上腺皮质激素、促肾上腺皮质激素、肾上腺素和去甲肾上腺素）及免疫介质（细胞因子、前列腺素）的释放，从而影响宿主防御系统的功能。例如，肾上腺皮质激素可抑制淋巴细胞的生成和分化，抑制嗜酸性粒细胞、巨噬细胞和中性粒细胞在炎症反应处集聚、分泌和脱颗粒。某些激素还抑制自然杀伤细胞，细胞因子（IL-1、IL-2、IL-3、IL-6、TNF）、单核细胞集落刺激因子，以及炎症介质（前列腺素和白三烯）的产生。

早期有关精神压力与牙周病关系的研究集中在急性坏死溃疡性龈炎（acute necrotizing ulcerative gingivitis，ANUG）。如观察到大学生在考试期间 ANUG 的发病率比平时高，推断出情绪是 ANUG 的易感因素。HIV 感染也与坏死性溃疡性龈炎有关，据推测精神压力至少部分与 HIV 患者坏死性溃疡性龈炎的严重性和患病率有关。

Genco 等对 1426 人（年龄 25 ～ 70 岁）进行了流行病学调查，研究精神压力、悲痛和应对行为方式与牙周病的关系，发现经济拮据所造成的精神压力与附着丧失和牙槽骨破坏的关系最明显，经济高度拮据伴有情绪激动的重度牙周炎患者唾液中的肾上腺皮质激素水平高于对照组。这些发现提示，与经济拮据有关的精神压力是成人牙周炎的明显危险指征（risk indicator）。精神压力是一种不易检测的因素，但尿中的肾上腺皮质激素水平可以测量，ANUG 患者尿中的肾上腺皮质激素水平较高。Maupin 和 Bell 发现，ANUG 患者尿中的 17- 羟皮质类固醇（17-hydroxycorticosteroids）明显增高，而当疾病痊愈时其水平下降。

精神压力不仅降低了机体的抵抗力，还可以改变个体的生活方式，如个体可能忽略口腔卫生，致使菌斑堆积过多而加重牙周炎。另外，有精神压力者，可能吸烟量增加、饮酒过度，同样也可以加重牙周病。

此外，高龄、种族、男性、有牙周炎既往史、口腔卫生不良、牙科保健条件不良等均是牙周病的危险因素。近期的研究表明，先天因素和环境因素均决定和影响了牙周病的发生、进展和对治疗的反应。

## 思考题

1. 什么是牙石？为什么要去除牙石？
2. 殆创伤在牙周炎破坏过程中的作用是什么？（结合本章和第二十一章）
3. 局部促进因素的临床意义是什么？
4. 在口腔各种治疗时如何减少对牙周组织的损害？
5. 牙周炎的宿主易感因素有哪些？
6. 为什么说宿主的易感因素是牙周炎发生和发展的决定因素？
7. 不同患者所具有的宿主易感因素是否相同？
8. 牙周炎的发病机制与哪些系统性疾病相似？
9. 易感的宿主应如何进行牙周病的预防、治疗和维护？

（孟焕新    释    栋）

# 参考文献

［1］Matthews DG，Tabesh M. Detection of localized tooth-related factors that predispose to periodontal infections. Peiodontol 2000，2004，34（1）：136-150.

［2］Greenwell H，Armitage GC，Mealey B. Local contributing factors. //Rose LF，Mealey B，Genco RJ，et al. Periodontics：Medicine，Surgery，and Implants. St. Louis：Mosby，2004：116-131.

［3］赵弘，谢以岳，孟焕新. 固定矫治器对错合患者牙周组织影响的研究. 中华口腔医学杂志，2000，35（4）：286-288.

［4］邓旭亮，胡晓阳，欧阳翔英，等. 牙冠轴面突度的变化对牙周组织健康的影响. 中华口腔医学杂志，2001，36（6）：440-442.

［5］Lang NP，Kiel RA，Anderhalden K. Clinical and microbiological effects of subgingival restorations with overhanging or clinically perfect margins. J Clin Periodontol 1983，10（6）：563-578.

［6］Ebersole JL. Immune responses in periodontal diseases. //Wilson TG，Kornman KS. Fundamentals of periodontics. 2nd ed. Chicago：Quintessence Publishing Co Inc，2003：111.

［7］Michalowicz BS，Djehl SR，Gunsolley JC，et al. Evidence of a substantial genetic basis for risk of adult periodontitis. J Periodontol，2000，71（11）：1699.

［8］Michalowicz BS. Genetic and heritable risk factors in periodontal disease. J Periodontol，1994，65（5S）：479.

［9］Kornman KS，di Giovine FS. Genetic variations in cytokine expression：a risk factor for severity of adult periodontitis. Ann Periodontol，1998，3（1）：327.

［10］Page RC，Altman LC，Ebersole JL，et al. Rapidly progressive periodontitis：a distinct clinical condition. J Periodontol，1983，54（4）：197.

［11］Sun JL，Meng HX，Cao CF，et al. Relationship between vitamin D receptor gene polymorphism and periodontitis. J Periodontol Res，2002，37（4）：263-267.

［12］Zhang L，Meng HX，et al. Estrogen Receptor-α gene polymorphisms in patients with periodontitis. J Periodontal Res，2004，39（5）：262-366.

［13］Li QY，Zhao HS，Meng HX，et al. Association analysis between IL-1 family polymorphisms and aggressive periodontitis in Chinese. J Periodontology，2004，75（12）：1633-1641.

［14］Palmer RM，Scott DA，Meekin TN，et al. Potential mechanisms of susceptibility of periodontitis in tobacco smokers. J Periodontal Res，1999，34（7）：363.

［15］Van der Weijden GA，De Slegte C，Timmerman MF，et al. Periodontitis in smokers and non-smokers：intra-oral distribution of pockets. A retrospective study. J Clin Periodontol，2001，28（10）：955.

［16］Genco RJ，Ho AW，Grossi SG，et al. Relationship of stress，distress and inadequate coping behaviors to periodontal disease. J Periodontol，1999，70（7）：711.

［17］Meng Hx，Xu L，Li Qy，et al. Determinants of host susceptibility in aggressive periodontitis. Periodontol 2000，2007，43（1）：133-159.

［18］Meng Hx，Ren Xy，Tian Y，et al. Genetic study of families affected with aggressive periodontitis. Periodontol 2000，2011，56（1）：87-101.

# 第八章 牙周病的检查及危险因素评估

## Clinical Evaluation and Risk Assessment of Periodontal Diseases

**应知应会的内容：**

1. 牙周探诊深度和附着水平的意义及检查方法
2. 牙周探诊的内容及影响因素
3. 反映牙龈炎症的各种临床指数
4. 根分叉病变的检查和分度

收集病史和牙周检查是诊断和治疗牙周疾病的基础。只有通过准确的问诊，结合客观、全面的检查才能对牙周病的类型、严重程度和预后做出准确的判断，才能制定出个性化的治疗方案。牙周疾病的治疗过程是一个伴随着不断的牙周检查的过程。牙周检查结果还是医患沟通的重要内容，让患者充分知情，并取得患者的同意和配合是获取良好治疗效果的重要保证。

## 第一节 病史采集
### Health History

收集病史是制定完整治疗计划的第一步，这是一门艺术。医生的言谈、举止、口碑、沟通技巧等综合因素决定了是否能在较短的时间内拉近与患者的距离、赢得患者的信任，这对于整个治疗期间获得患者的合作至关重要。要用患者易懂的语言，并表现出对患者的关心和同情，获得准确而完整的病史。病史采集应包括患者的全身和口腔状况以及牙周疾病的发生、发展及治疗经过。

### 全身病史
#### Medical History

作为一名口腔科医生，特别是牙周专科医生，切忌只关注牙齿而不重视了解患者的全身状况。要有全局意识，清醒地意识到牙周组织是全身的一个组成部分，了解全身健康状况有助于牙周疾病的诊断、鉴别诊断、预后判断和治疗设计。

问诊是收集病史的重要手段。应特别注意询问以下与牙周疾病有关的全身疾病。

## 一、出血性疾病

是指以自发出血或轻微创伤后出血不止为主要表现的一组疾病。应询问自发出血的情况包括出血部位、持续时间、出血量、能否止住、出血是否有诱发的原因（什么原因）、多长时间、是否曾确诊为某种血液病。

与出血有关的全身性疾病和情况有血小板减少性紫癜、血友病、急性白血病、长期服用抗凝血药，以及与凝血功能障碍有关的疾病，如肝硬化、脾功能亢进等。对可疑血液疾病的患者，应进行血细胞分析、血小板计数、凝血酶原时间、血块收缩时间等相关检查。有些高血压病患者也可出现不易止住的牙龈出血。

## 二、内分泌系统疾病

糖尿病患者的牙周病患病率高于健康者，且对牙周治疗的反应及预后较差，因此应询问患者是否有糖尿病及相关的症状（有一些患者的糖尿病未被诊断），何时确诊，是如何治疗的，是否使用胰岛素，血糖控制水平如何等。

妇女应询问月经史情况，是否长期服用避孕药，是否在孕期中；以及与月经、怀孕、绝经有关的口腔症状，如口腔溃疡、牙龈出血症状等。

## 三、心血管疾病

可询问患者是否已确诊心血管疾病，是冠心病还是风湿性心脏病，是否放置过血管支架或进行过冠状动脉旁路手术，是否有高血压史及服药情况等。

## 四、传染性疾病

可询问患者是否曾患肝炎，目前的肝功能及乙肝和丙肝的抗体、抗原检查情况如何；是否曾患结核病，患病部位在哪；是否患有性病；是否感染 HIV 等。

## 五、过敏史及嗜好

可询问患者是否对某种食物或药物过敏，尤其是局部麻醉药及抗生素类药物；还可询问患者吸烟史及吸烟量、饮酒量和精神压力等。

## 口腔病史
### Dental History

询问除牙周组织以外的口腔疾病情况，如口腔黏膜病、牙体牙髓病等，以及是否做过其他治疗，治疗的时间及原因；拔牙史及对局部麻醉药的反应，拔牙的原因（如龋齿、松动、外伤等）；有无开口疼痛、颞下颌关节弹响、开口困难等颞下颌关节病症状，以及其治疗情况；有无偏侧咀嚼、夜磨牙、紧咬牙、吐舌、口呼吸等不良习惯；正畸治疗史及修复治疗史。还应注意询问会表现在牙周组织的口腔疾病，如扁平苔藓、类天疱疮、天疱疮等。

<h1 style="text-align:center">牙周病史<br>Periodontal History</h1>

　　详细询问牙周疾病的主要症状及发生时间、可能的诱因、发展过程、以往治疗经过及疗效、口腔卫生习惯（如刷牙方法及其他口腔卫生措施）。

## 一、主诉

　　应记录主要症状发生的部位及持续的时间。牙周病患者常见的就诊原因有刷牙或进食时出血、牙龈肿痛、牙齿松动、牙齿移位、牙龈退缩、咀嚼无力及疼痛、口臭等。

## 二、现病史

　　现病史应描述从发病至本次就诊时主诉症状的发生、发展、治疗过程以及对治疗的反应。具体应包括以下内容：

　　**1. 起病时情况**　发病的时间、可能的诱因、发病的急缓等，如"牙龈自发性出血数天"与"刷牙出血半年"就可能代表两种不同疾病。

　　**2. 主要症状的特点**　应包括主要症状的部位、程度，是阵发性还是持续性的，持续的时间及缓解的方法，病情的进展速度；如牙龈出血是刺激后出血还是自发性出血，牙龈肿胀是局限于一个牙位还是多个部位同时发病等。

　　**3. 伴随的其他症状**　了解主诉以外的其他伴随症状，能为准确诊断提供依据，因为不同的疾病可能有相同的或类似的主诉。如牙龈炎和牙周炎的主诉都可以为刷牙出血，但牙周炎还可以伴有牙龈退缩、牙齿松动、移位等症状。

　　**4. 治疗经过及反应**　询问是否曾明确诊断及进行过牙周治疗，用过何种药物、进行过何种治疗，效果如何等。

<h1 style="text-align:center">家族史<br>Family History</h1>

　　家族中父母及兄弟姐妹的牙周病史情况。尤其对发生于青春期前后的牙周炎、侵袭性牙周炎、牙龈纤维瘤病、Down 综合征等患者要着重询问家族中有无同样症状者。

<h1 style="text-align:center">第二节　口腔卫生状况<br>Oral Hygiene Status</h1>

　　牙周组织检查应在初步的口腔检查后进行。首先应检查颌面部是否对称，有无开唇露齿、开口呼吸、面部肿胀，颌下淋巴结是否肿大，开口度大小、开口型，颞颌关节有无弹响、压痛，口腔黏膜是否正常等。之后进行牙周组织检查。此时首先要检查患者的口腔卫生状况。通过检测菌斑、牙石以及口臭程度，来评价口腔卫生状况，前两项分别由菌斑指数、牙石指数来表示。

　　此外，还应了解就诊者卫生习惯，如每天刷牙的次数，刷牙方法，是否用牙线、牙签、间隙刷、含漱液、药物冲洗等方法，是否定期洁治及进行全面的口腔检查等。

# 菌斑指数
## Plaque Index，PLI

菌斑中的细菌及其产物是引发牙周病必不可少的始动因子，而龈缘附近的菌斑及其毒性成分直接刺激并破坏牙周组织。为了量化地评价口腔卫生状况，不同学者提出了不同的菌斑指数，但其应用的范围却有所不同。常用的口腔卫生检查指数见表8-1。

## 一、Silness 和 Löe 菌斑指数（Silness-Löe plaque index）

此指数由 Silness 和 Löe 于 1964 年提出，着重评价近牙龈缘区菌斑的厚度及量，不单纯依据菌斑的分布范围。此指数可用于所有牙的检查，对有全冠等修复体的牙也可进行检查记分。它适用于牙周状况的流行病学调查，也适用于临床的试验研究及纵向观察研究。

**1. 检查方法**　此指数是采用目测加探查的方法，不需要菌斑显示剂。用气枪将牙面吹干，肉眼直接观察并结合用探针尖的侧面划过牙面，确定龈缘附近牙面的菌斑量。菌斑厚度分级较难掌握，需经过训练。

**2. 指数分级标准（图 8-1）**
0 为在近龈缘处的牙面上无菌斑。
1 为肉眼看不到，用探针尖的侧面划过近游离龈区的牙面上时才能发现薄的菌斑。
2 为在龈缘区或牙邻面有肉眼可见的中等量菌斑。
3 为在龈沟内和（或）龈缘区及邻近牙面有大量菌斑堆积。

每个牙分为颊面远中、颊面中央、颊面近中和舌面 4 个区，分别记分。4 个分值的总和除以 4 即为该牙的分值，各牙的分值相加除以受检牙数即为个体的菌斑指数。

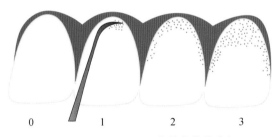

图 8-1　Silness 和 Löe 的菌斑指数分级

## 二、Quigley-Hein 菌斑指数（Quigley-Hein plaque index）

由 Quigley 和 Hein 于 1962 年提出，此指数着重测量牙面近龈 1/3 处的菌斑量。之后 Turesky 等对其进行了修改，使之更客观、细致地反映临床情况，适用于临床试验研究及纵向观察。

**1. 检查方法**　用菌斑显示液（碱性品红等食用染料）对菌斑进行染色。方法为将蘸有显示液的小棉球在每两个相邻牙之间轻轻挤压，使菌斑显示液扩散至牙面，逐个地将颊、舌面涂布后，再以清水漱口，牙面遗留的着色处（紫红色）即为菌斑存在区。菌斑染色时勿用小棉球在牙面上涂擦，以免擦掉菌斑而影响观察结果。

**2. 指数分级标准（图 8-2）**
0 为牙面无菌斑。
1 为近龈缘处牙面上有散在斑点状菌斑。
2 为近龈缘处牙面上有薄的菌斑连续呈带状，宽度不超过 1 mm。

3 为菌斑着色带超过 1 mm，但覆盖区小于牙冠的颈 1/3。

4 为菌斑覆盖区在牙冠的 1/3 ～ 2/3。

5 为菌斑覆盖区在牙冠的 2/3 及以上。

菌斑显示后，根据上述标准对所有牙的颊舌面进行菌斑评价，所有牙面菌斑记分的总和除以受检牙面数，即为该个体的菌斑分值。

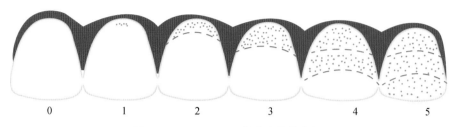

图 8-2    Quigley-Hein 的菌斑指数分级

# 简化口腔卫生指数
## Simplified Oral Hygiene Index，OHI-S

简化口腔卫生指数由 Greene 和 Vermillion（1964）提出并简化，它包括软垢指数（debris index，DI）和牙石指数（calculus index，CI）两部分。

## 一、软垢指数（debris index，DI）

用肉眼直接观察或通过口镜观察，结合使用探针划过牙面来判断菌斑和软垢量。软垢指数的标准较为客观，重复性好，适用于牙周一般临床检查、流行病学调查、口腔健康教育及个体口腔卫生习惯纵向观察的评价。此指数只检查 6 个牙面：16、11、26 和 31 的唇（颊）面，及 36、46 的舌面，以此 6 个牙面来代表全口的总体口腔卫生情况。

### 指数分级标准（图 8-3）

0 为无软垢或着色。

1 为软垢覆盖牙面不超过牙面的颈 1/3，或牙面上存在外源性着色。

2 为软垢覆盖牙面的 1/3 ～ 2/3。

3 为软垢覆盖牙面的 2/3 以上。

每个牙面软垢记分的总和除以受检牙面，即为该个体的软垢指数分值。如果就诊者的软垢指数在 0.0 ～ 0.6，说明口腔清洁；如在 0.7 ～ 1.8，说明口腔清洁情况一般；如果在 1.9 ～ 3.0，则说明口腔清洁情况差。

## 二、牙石指数（calculus index，CI）

牙石指数可反映牙面及龈沟处牙石沉积情况，通过牙石量的多少来反映受检者的口腔卫生状况。它由 Greene 和 Vermillion 于 1964 年提出，作为简化口腔卫生指数（simplified oral hygiene index，OHI-S）的一部分，检查时分别检查每个牙的颊、舌侧两个面。

### 指数分级标准

0 为无牙石。

1 为龈上牙石覆盖牙面不超过 1/3。

2 为龈上牙石覆盖牙面的 1/3 ～ 2/3，或在牙颈部有斑点状龈下牙石，或二者兼有。

3 为龈上牙石超过牙面的 2/3，或牙颈部的龈下牙石连续成片，或二者兼有。通过牙石指数可以了解患者的口腔卫生状况，以利于制定治疗计划。

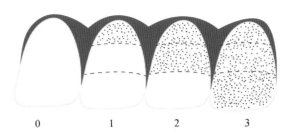

图 8-3　Greene 和 Vermillion 简化口腔卫生指数分级

表 8-1　常用的口腔卫生检查指数

| 指数名称 | 作者 | 年代 | 指数标准 | 使用特点 |
|---|---|---|---|---|
| Silness 和 Löe 菌斑指数 | Silness 和 Löe | 1963 | 0 =无菌斑<br>1 =用探针尖侧面划牙面发现菌斑<br>2 =近龈缘区及牙邻面可见中等量菌斑<br>3 =临近龈缘牙面大量菌斑 | 着重评估近牙龈区菌斑的厚度及量，适用于纵向观察研究。采用目测加探查，不需菌斑显示剂 |
| Quigley-Hein 菌斑指数 | Quigley 和 Hein 提出，Turesky 改良 | 1962 | 0 =牙面无菌斑<br>1 =近龈缘牙面有散在的点状菌斑<br>2 =菌斑连续呈带状，宽度不超过 1 mm<br>3 =菌斑着色袋宽于 1 mm，小于牙面的 1/3<br>4 =菌斑占牙面的 1/3 ～ 2/3<br>5 =菌斑占牙面的 2/3 及以上 | 根据菌斑显示剂染色的范围判定菌斑指数。适用于临床试验研究及纵向观察，也可用于自我检查口腔卫生状况 |
| DI | Greene 和 Vermillion | 1964 | 0 =无软垢或着色<br>1 =软垢覆盖面积<牙面的 1/3<br>2 =软垢覆盖面积占牙面的 1/3 ～ 2/3<br>3 =软垢覆盖面积>牙面的 2/3 | 将牙面自龈缘至切缘三等分。只检查 16、11、26、31 唇（颊）面及 36、46 舌面，共 6 个牙位 |
| CI | Greene 和 Vermillion | 1960 | 1 =牙石覆盖小于 1/3 的牙面<br>2 =牙石覆盖牙面的 1/3 ～ 2/3<br>3 =牙石覆盖超过 2/3 的牙面或龈下牙石连续成片 | 将牙面自龈缘至切缘三等分，分别检查每个牙的颊、舌侧两个面 |

# 第三节　牙龈的炎症状况
## Gingival Inflammation

检查包括牙龈的色、形、质，唇、颊系带附着位置以及附着龈的宽度，龈缘的位置，是否有探诊后出血、溢脓。

# 牙龈的色、形、质
## Color，Contour，Texture of Gingiva

## 一、颜色（color）

由于牙龈上皮存在着角化，健康的牙龈组织从游离龈缘到膜龈联合应是粉红色。由于黑色素沉积的程度不同，粉红色的程度也不完全相同。当牙龈有炎症时，因为上皮下方结缔组织中的毛细血管数量增加或扩张，或者因慢性炎症时血管增生，静脉血流淤滞，上皮角化程度减少或消失。此时牙龈常表现为深红色或紫绀色。

然而，不能仅以牙龈颜色来评价炎症程度，因为在牙龈炎症的早期组织学上已有炎症，但

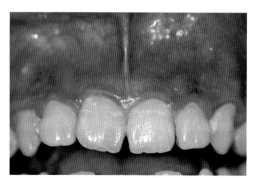

图 8-4　牙龈的正常色素
（沙月琴医师提供）

牙龈表面仍为粉红色。牙龈颜色的改变对检验疗效及患者菌斑控制状况是一个很有用的指标。当炎症被控制后，牙龈组织能从鲜红色或深红色变为粉红色。颜色异常可能仅局限于龈缘，如急性坏死溃疡性龈炎、边缘性龈炎；也可能涉及范围广，如疱疹性龈口炎；还可能是斑块样，如化学刺激而引起的颜色变化。另外应注意识别生理性的色素沉着（图8-4）；口服含金属的药物或因职业环境而使金属化合物在牙龈上着色；许多系统病能引起牙龈的颜色变化，如因肾上腺功能障碍而患 Addison（阿狄森）病，牙龈可出现蓝黑色或棕色斑块；贫血、红细胞增多症以及白血病等均可引起牙龈颜色变化。

## 二、形状（contour）

正常的成年人牙龈边缘应在釉牙骨质界的冠方，菲薄而贴合牙面，龈缘线应呈现扇贝状，牙间乳头呈锥形，以整齐的边缘充满牙间隙。炎症时由于结缔组织水肿或纤维组织增生，牙龈肿胀肥大；某些药物（如苯妥英钠、硝苯地平等）也能引起牙龈增生肥大。如果龈乳头或龈缘有溃疡或坏死组织，可能是急性坏死溃疡性龈炎；当修复体的外形不良对牙龈造成局部刺激时，也可出现牙龈与牙齿的不贴合。因此，牙龈的外形及大小变化是判断健康状况及对治疗反应的重要表征。

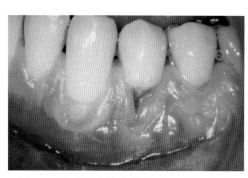

图 8-5　麦考尔龈缘突兼有牙龈退缩、龈裂

龈裂多发生在上、下前牙唇（颊）侧。其发病机制不十分清楚，一般认为是由于该处骨板薄、有牙周袋或伴有咬合创伤而发生。可发生在一个牙或多个牙，其程度不同，轻则仅限于龈缘，重则长 5～6 mm 或更长。

麦考尔龈缘突（McCall's festoons）多发生在尖牙和前磨牙颊面的边缘龈，呈救生圈样肥大（图8-5）。此处牙龈的颜色和韧性在早期正常，但因此处易堆积菌斑而继发炎症。

## 三、龈缘的位置（gingival marginal location）

牙龈缘的位置受生理和病理改变的影响。正常生理情况下，牙齿刚萌出时，牙龈缘位置在牙釉质上，成年后龈缘位置移至釉牙骨质界的冠方，到老年有轻度龈退缩时龈缘常位于牙骨质。在病理情况下，由于牙龈的炎症增生，可使牙龈缘向冠方延伸。牙龈出现退缩时，龈缘则位于牙根上。

## 四、质地（texture）

正常的牙龈组织质地坚韧，尤其是附着龈，无黏膜下层，由固有层紧附于牙槽骨的骨膜上，所以不能移动。长期的炎症使牙龈质地变松软，或进而纤维化而使牙龈组织变坚韧。附着龈的点彩消失是牙龈炎的早期症状，但健康牙龈并非都有点彩，应注意观察牙龈的质地。

## 反映牙龈炎症的指标
### Gingival Inflammation Index

健康的龈沟轻探时不出血，当菌斑堆积引起炎症，龈沟内壁上皮发生溃疡，且结缔组织内的毛细血管扩张，炎症细胞浸润，胶原纤维破坏，此时探诊检查时牙龈会出血，牙龈探诊后出血可作为牙周组织炎症的临床标志之一，也可作为判断治疗效果的客观指标。临床上可用出血指数和牙龈指数来表示。反映牙龈炎症的指标见表8-2。

## 一、牙龈指数（gingival index，GI）

由 Löe 和 Silness 于 1963 年提出，1967 年修订。此指数通过牙龈的色、形、质及探诊后出血情况综合评定牙龈的炎症程度，可用于牙周流行病学调查，也可用于临床牙龈炎症检查及疗效的评价。方法为吹干或擦干牙龈，观察牙龈色、形、质的改变程度，将牙周探针放入龈缘下 0.5～1 mm，并轻轻划动后观察有无出血。将每个牙的牙龈分为4个区域：颊侧近中龈乳头、颊侧边缘龈、颊侧远中龈乳头及舌侧边缘龈。分别记录以上4个区域的炎症情况，将每个牙的4个记分相加除以4，即为该牙的分值；将各牙分值相加，除以受检牙数，为该受检者的分值。

牙龈指数的分级标准如下：

0 为牙龈正常。

1 为牙龈轻度炎症：轻度颜色改变，轻度水肿，探诊后不出血。

2 为牙龈中度炎症：颜色发红、水肿、光亮，探诊后出血。

3 为牙龈重度炎症：明显发红和水肿，或有溃疡，有自发出血倾向。

本指数可用来评价全口牙，也可用于评价一组牙。其记分值（score）与临床牙龈状态的关系大致是：0.1～1.0 为牙龈轻度炎症，1.1～2.0 为牙龈中度炎症，2.1～3.0 为牙龈重度炎症。本指数在国际上普遍应用，但其缺点是对于探诊后出血的程度不加区分，因此在纵向观察中不易区分出血程度的变化。

## 二、出血指数（bleeding index）

出血指数反映牙龈炎症程度比牙龈指数更为敏感，能比较客观地反映牙龈和牙周袋内壁的炎症情况，临床使用较简便，有较高的特异性。不出血的部位提示牙龈健康，长期出血的位点预示附着丧失的危险性高。反映探诊后出血的指数有多种，本章仅介绍常用的方法。

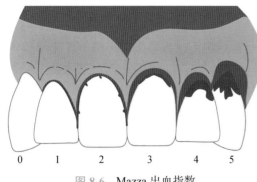

图 8-6  Mazza 出血指数

**1. Mazza 出血指数**  此指数由 Mazza 于 1981 年提出。方法为用钝头牙周探针轻探入龈沟或袋内，取出探针 30 秒后，观察有无出血（图 8-6）。指数标准如下：

0 为牙龈健康，无炎症及出血。

1 为牙龈颜色有炎症性改变，探诊后不出血。

2 为探诊后有点状出血。

3 为探诊后出血沿牙龈缘扩散。

4 为出血流满并溢出龈沟。

5 为自动出血。

**2. 龈沟出血指数（sulcus bleeding index，SBI）**  此指数由 Mühlemann 和 Son 于 1971 年提出。此指数与其他指数的观点不同，认为出血早于颜色和外形改变出现，在临床上应用不多。其对出血量没有详细分级，着重对可视炎症程度进行分级，共分为 6 级：

0 为牙龈健康，探诊后无出血。

1 为探诊后出血，龈乳头和边缘龈无水肿及颜色改变。

2 为探诊后出血，龈乳头和边缘龈有颜色改变，无水肿。

3 为探诊后出血，龈乳头和边缘龈颜色改变、轻度水肿。

4 为探诊后出血，龈乳头和边缘龈颜色改变，明显水肿。

5 为探诊后出血，有自发出血和颜色改变及水肿。

**3. 探诊后出血（bleeding on probing，BOP）**  作为临床易用的方法，计算探诊后出血的牙位点（site）数，即 BOP 阳性的位点占总受检位点的百分比。文献报告在维护期多次复查时的探诊后出血频率越高的部位，其日后复发的概率越大，但 BOP 阳性不等于牙周炎处于活动期。

**4. 龈沟溢脓（purulent exudates，suppuration）**  随着牙龈组织炎症的加重，龈沟加深形成牙周袋，袋内不易自洁，就会有菌斑、牙石附着，袋内壁的炎症有大量多形核白细胞浸润并变性、坏死，形成脓性渗出物，由袋口渗出。当检查者用手指在牙龈表面从根方向冠方挤压，或用镊子夹持棉球轻压龈表面时，或患者进食和说话使牙龈受压时，均可见黄白色脓液外溢。脓性渗出物中含有存活的、变性或坏死的多形核白细胞，还有存活的或已坏死的细菌、脱落的上皮细胞及少量纤维素等。

有无脓液以及脓量的多少不一定与袋的深度一致，有的深袋可以无脓，浅袋却可以有溢脓。

表 8-2  反映牙龈炎症的指标

| 指数名称 | 作者 | 年代 | 指数标准 | 使用特点 |
|---|---|---|---|---|
| 牙龈指数（GI） | Löe 和 Sillness | 1963 提出 1967 修订 | 0 =牙龈正常<br>1 =轻度炎症，轻度颜色改变及水肿<br>2 =中度炎症，色红、水肿、探诊后出血<br>3 =重度炎症，红肿明显或有溃疡，有自发出血倾向 | 将牙周探针沿龈缘轻轻滑动，观察有无出血。使用简便，但不能区别探诊后出血的程度 |
| 出血指数（BI） | Mazza | 1981 | 0 =牙龈健康，无炎症及出血<br>1 =牙龈颜色有炎症改变，探诊后不出血<br>2 =探诊后有点状出血<br>3 =探诊后出血沿牙龈缘呈线状<br>4 =出血溢满并溢出龈沟<br>5 =自动出血 | 牙周探针探入龈沟或袋内取出探针 30 秒后观察出血量，能客观地反映牙龈炎症的程度 |

续表

| 指数名称 | 作者 | 年代 | 指数标准 | 使用特点 |
|---|---|---|---|---|
| 龈沟出血指数（SBI） | Muhlemann 和 Son | 1971 | 0 ＝牙龈健康，探诊后无出血<br>1 ＝牙龈健康，探诊后出血<br>2 ＝龈乳头及边缘龈有颜色改变，无水肿，探诊后出血<br>3 ＝龈乳头及边缘龈有颜色改变，轻度水肿，探诊后出血<br>4 ＝龈乳头及边缘龈有颜色改变，明显水肿，探诊后出血<br>5 ＝龈乳头及边缘龈有颜色改变，明显水肿，自发出血 | 牙周探针探至龈缘下 1 mm，轻轻滑动。此指数未对出血量详细分级，着重对可视炎症程度进行分级 |
| 探诊后出血（BOP） | | | 探诊后出血为阳性，探诊后不出血为阴性 | 牙周探针置于龈下 1 mm，轻轻沿龈缘滑动，观察有无出血或探到龈沟底 / 袋底取出探针后观察 10 秒看有无出血，此指数只记录有或无出血，不能反映出血的程度 |
| 龈沟溢脓 | | | 脓液量的多少可判定化脓性炎症的严重程度 | 可用手指在龈表面从根方向冠方挤压，或用镊子夹持棉球轻压龈表面检查脓液的外溢情况 |

# 第四节　牙周探诊
## Periodontal Probing

## 探诊内容
### Probing Contents

## 一、探诊深度（probing depth，PD）

　　用标准力量采用适宜的角度将探针插入到袋内或龈沟内，遇到阻力后龈缘到探针尖端的距离，即为探诊深度，以 mm 为单位记录。健康牙龈的龈沟探诊深度不超过 2 ～ 3 mm。正规的牙周探诊检查应对每个牙记录 6 个部位：颊侧近中、中央、远中，舌侧近中、中央、远中部位。牙龈的炎症、探诊的力量、探针本身的粗细以及尖端的形状都会影响探针进入的深度。Armitage 等（1997）用标准的 25 g 力探诊，并对探诊深度进行组织学观察，健康状态下探针进入结合上皮约 2/3 长，牙龈炎时探针止在距结合上皮最根方 0.1 mm 处，牙周炎时则超过结合上皮进入炎症区达健康结缔组织冠方（图 8-7）。这表明临床探诊时探针尖端常是超过组织学上袋底的实际位置，因此，表述为探诊深度，而不是牙周（龈）袋深度，后

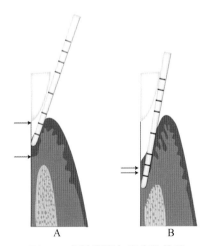

图 8-7　探诊深度与炎症的关系
**A.** 健康时探针进入结合上皮的浅部；**B.** 炎症时探针进入结合上皮下方的炎症结缔组织。

者指的是龈缘至袋底或龈沟底的距离。研究表明炎症牙龈经治疗后，结缔组织中炎症细胞浸润消失、胶原纤维新生，使结缔组织对探诊的抵抗力增强，探针不再穿透进入结缔组织中，再加上治疗后牙龈水肿消失，虽然组织学的袋底位置并无改变，临床探诊深度仍会减小（图 8-8）。

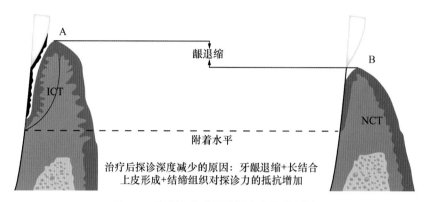

图 8-8  基础治疗后探诊深度变浅的原因
**A.** 治疗前龈缘位置；**B.** 治疗后龈缘位置。
ICT，炎症细胞浸润结缔组织；NCT，结缔组织中无炎性细胞浸润。

## 二、附着水平（attachment level，AL）

附着水平是指结合上皮和其下结缔组织所处的位置，也称结缔组织附着水平（connective tissue attachment level）。当结合上皮冠方位于釉牙骨质界根方时被定义为附着丧失（attachment loss，AL）。

附着丧失是指附着水平根向移位，袋（沟）底至釉牙骨质界的距离，临床上通过探诊来探查。由于探针尖端的位置与袋（沟）底的位置往往不一致，准确的表述应为临床附着丧失（clinical attachment loss，CAL）。临床附着丧失程度的确定是将探诊深度减去釉牙骨质界至龈缘的距离，以 mm 为单位记录；若有龈退缩，则是将探诊深度加上龈退缩的距离。探诊深度相同，附着丧失的程度可以不同（图 8-9）。

牙周炎经治疗后，结缔组织中有新生的胶原纤维，又有长结合上皮形成。此时，牙周探针止于长结合上皮的冠方，临床附着水平改善，称为临床附着获得（attachment gain）（图 8-10）。

临床附着丧失同探诊深度一样，每个牙记录 6 个部位，也可根据需要，只记录 1 个或几个部位。

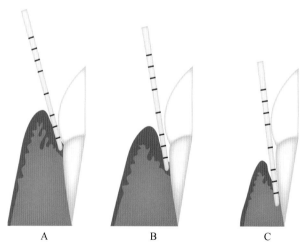

图 8-9  探诊深度相同（PD = 4 mm），临床附着丧失的程度却不同
**A.** 无附着丧失；**B.** 临床附着丧失 2 mm；**C.** 临床附着丧失 6 mm，牙龈退缩。

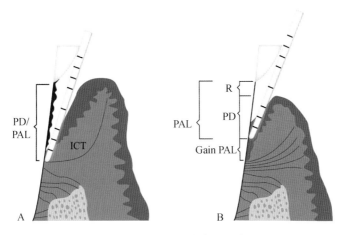

图 8-10 探诊深度与临床附着水平

**A.** 牙周袋内壁结缔组织有炎症细胞浸润，胶原纤维破坏，探针进入炎症组织的底部，附着丧失；**B.** 治疗后水肿消退，炎症组织被新生的胶原组织代替，探针进入长结合上皮的冠方，附着获得。ICT，炎症细胞浸润结缔组织；PD，探诊深度；PAL，探诊附着丧失；R，龈退缩；Gain PAL，临床附着获得。

　　附着丧失的多少是反映牙周组织破坏程度的重要指标之一，有无附着丧失是区分牙周炎与龈炎的重要指标。正常的牙龈附着于釉牙骨质界处，不能探到釉牙骨质界，即无附着丧失；患牙龈炎时，牙龈附着的位置不变，仍在釉牙骨质界处，即使因牙龈肿胀、探诊深度增加，临床上同样不能探到釉牙骨质界，亦无附着丧失；牙周炎时因有附着丧失，则能探到釉牙骨质界。

　　附着丧失的判定对制定治疗计划、确定手术与否及手术方案的制定，估计预后、判断疗效均有意义。

## 三、探诊后出血（bleeding on probing）

　　常用的检查方法是用钝头的牙周探针轻轻地探到袋底或龈沟底，取出探针等待 10～15 秒后观察，该方法要注意探诊时的压力。

　　这一指标是反映牙龈有无炎症较客观的指标，但不能作为病情进展的指标，探诊后不出血是牙周组织处于稳定阶段的较好指标。如果同一个部位多次探诊均有出血，可能预示着附着丧失在进展，是附着丧失加重的重要危险指标之一。

## 四、龈下牙石（subgingival calculus）

　　龈下牙石沉积于龈缘之下，附着在龈沟或牙周袋内的牙面上，用探针才能检查到。

## 五、根分叉病变的探查（furcation involvement examination）

　　多根牙发生牙周炎，常可累及根分叉区，此时的治疗也较为复杂而困难，常需龈下刮治及手术治疗。因此，必须对根分叉区有无病变，以及病变的严重程度有清楚的了解，才能制定治疗方案。

　　用普通的弯探针或专门设计的 Nabers 探针探查多根牙的分叉区。检查上颌磨牙时，可先探查颊侧中央处的根分叉区，再从腭侧分别探查近中和远中的根分叉区，但部分个体的解剖结构会有变异，需从颊侧探入；检查下颌磨牙时，从颊侧和舌侧中央处分别探查根分叉区。

　　探查的内容应包括探针能否水平方向探入分叉区，水平探入的深度，分叉的大小，有无釉质突起，根柱的长度，根分叉区是否有牙龈覆盖；要注意检查根分叉区是否暴露。具体的介绍详见第十三章。

# 探诊方法
## Probing Technique

## 一、工具

牙周探针的尖端为钝头，顶端直径为 0.5 mm，探针上有刻度，根据刻度标记的设计不同可分为如图 8-11 所示的几种类型。

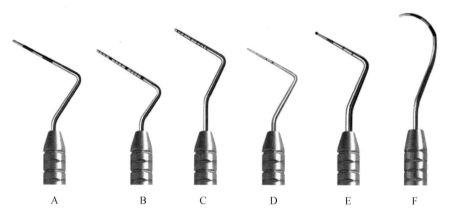

图 8-11    牙周探针的类型

**A.** Marquis 颜色标记探针，每间隔 3 mm 标记；**B.** UNC-15 探针，15 mm 长探针，每毫米均有标记，在 5、10、15 mm 处均有颜色标记；**C.** Williams 标记的 Michigan 大学"O"型探针（分别在 1、2、3、5、7、8、9 和 10 mm 处有刻度标记）；**D.** 在 3、6、8 mm 处有标记的 Michigan "O"型探针；**E.** WHO 探针，在探针尖端有 0.5 mm 直径的球，在 3.5、8.5、11.5 mm 处有刻度，并在 3.5 ～ 5.5 mm 之间有颜色标记；**F.** Nabers 探针，在 3、6、9、12 mm 处有刻度，并在 3 ～ 6 mm 之间以及 9 ～ 12 mm 之间有颜色标记。

## 二、探诊方法和注意点

1. 用改良握笔式握持探针。

2. 以口内相邻牙𬌗面或近切缘处的唇面做手指支点，也可采用口外支点。

3. 探诊力量要轻，为 20 ～ 25 g。

4. 探入时探针应与牙体长轴平行，探针应紧贴牙面，避免进入软组织，避开牙石直达袋底或龈沟底，感到有轻微的阻力为止。

5. 以提插方式移动探针，探查每个牙的各个牙面的龈沟或牙周袋情况，以了解牙周袋的位置、范围、深度及形状（图 8-12）。

6. 探查牙齿邻面牙周袋时，探针要紧贴牙邻面接触点探入，并将探针向龈谷方向稍倾斜，以探测到邻面牙周袋的最深处（图 8-13）。

7. 探诊应有顺序，如从颊侧到腭侧。首先从最后一个牙的颊侧开始，如右上颌第二磨牙的远中颊、颊面及近中颊位点，再到右上颌第一磨牙的远中颊，依次移动直到左上颌第二磨牙的远中颊点，再从此牙的远中腭点到右上第二磨牙的远中腭点，再以同样过程测下颌牙。

8. 影响探诊结果准确性的因素有探诊力量（应控制在 25 g）、探入角度、探针的粗细及形状、探针刻度的精确性、牙石的阻挡以及炎症程度的影响等，探诊检查时应注意这些影响因素。

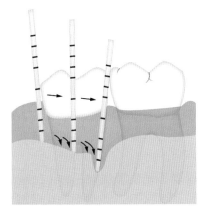

图 8-12 以提插方式有次序地进行探诊

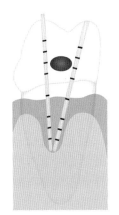

图 8-13 邻面探诊检查时，探针应紧靠接触点并向邻面中央龈谷处略倾斜

# 第五节 其他临床检查
## Other Clinical Examinations

## 附着龈
### Attached Gingiva

附着龈是指从游离龈沟底至膜龈联合的角化牙龈。附着龈的宽度在各个牙位不同，可从 1～9 mm 不等，上颌前牙唇侧最宽（3.5～4.5 mm），第一双尖牙区最窄（1.8～1.9 mm）。它在上颌牙齿的腭侧，由于腭部角化黏膜与附着龈相连，因此无明显界限。研究显示，即使角化组织带窄于 2 mm，只要牙龈没有炎症，也可保持健康状态。

## 检查方法

牙槽黏膜上皮薄且无角化，其下方的结缔组织中血管丰富，颜色深红。附着龈是由富含胶原纤维的固有层直接紧附于牙槽骨表面的骨膜上，无黏膜下层，故呈粉红色，坚韧不能移动。牵拉唇颊观察牙槽黏膜的动度，牙槽黏膜是可移动的，而附着龈则不能移动，二者交界处即为膜龈联合（mucogingivaljunction）的位置，再用有刻度的牙周探针量出龈沟底至膜龈联合的距离（图 8-14）；或用牙周探针的侧方压在牙槽黏膜的表面，向龈缘方向推动牙槽黏膜，找出膜龈联合的位置（图 8-15）；或通过视觉根据颜色的不同确定膜龈联合的位置，然后测量附着龈宽度（图 8-14）。

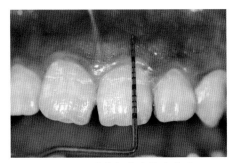

图 8-14 附着龈宽度检查方法
牵拉唇颊观察牙槽黏膜的动度，找出膜龈联合，再用牙周探针测量出龈沟底至膜龈联合的距离。
（沙月琴医师提供）

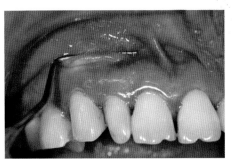

图 8-15 附着龈宽度检查方法
用牙周探针推动口腔黏膜找出膜龈联合的位置。
（沙月琴医师提供）

## 龈缘位置
## Gingival Margin Location

在成人正常萌出的牙齿中，游离龈缘应在釉牙骨质界的冠方。如果有水肿和增生，龈缘移向冠方，出现"假袋"（pseudo-pocket）；如果牙齿萌出不足，上皮附着完全在釉质处，则临床冠很短；如果牙龈边缘向根向移位，则为牙龈退缩。

一般认为牙龈退缩随年龄增加而加重，但目前认为退缩不是生理现象，而是疾病或局部刺激的结果。错误的刷牙方法、系带附着过高、咬合创伤、牙位不正、不恰当的正畸加力都可引起结缔组织附着丧失、牙槽骨嵴顶吸收、牙龈退缩，另外牙齿的扭转、倾斜、移位会使一侧牙槽骨板变薄，尤其是牙颈部的牙槽骨，咀嚼压力或刷牙等机械刺激亦可能引起牙槽骨高度降低、牙龈退缩。牙周疾病是导致牙龈退缩的另一个重要原因。牙周外科手术后亦会有轻度的牙龈退缩。牙龈退缩可造成牙根暴露、牙骨质磨损、牙本质暴露，造成牙髓充血、牙本质敏感、牙间隙增大，使菌斑及食物易于堆积，加重了炎症。

## 牙齿动度
## Tooth Mobility

正常情况下，由于牙周膜的存在，牙齿具有微小的生理性动度。当牙齿承受过大耠力或因炎症使牙槽骨有吸收时，牙齿会出现不同程度的动度，检查牙齿动度有以下几种方法：

**1. 牙科镊夹持法** 手持牙科检查镊子，检查前牙时，用镊子喙夹持切缘作唇舌向摇动（图 8-16）。检查后牙时，将镊子喙端并拢，放在牙齿面并向颊舌方向和近远中方向加力（图 8-17）。仅有颊舌向动度为 1 度，颊舌向及近远中向均有动度为 2 度，如果出现垂直松动则为 3 度。此方法的准确性有争议，因为如果被检查牙的近远中有健康邻牙，检查结果很难准确。

**2. 按颊舌向水平移位程度分度记录** 1 mm 为Ⅰ度松动，1～2 mm 为Ⅱ度松动，2 mm 为Ⅲ度松动。应注意这两种分度方法均受牙根数目、牙根长度、患根数目及有无邻牙等因素的影响。

**3. 牙周动度仪（periotest）检查** 近年来被用于牙或种植体的动度检测，以读数（periotest value，PTV）表示，动度越大读数越高，牙周健康时 PTV 多在 - 8 ～＋5 之间。

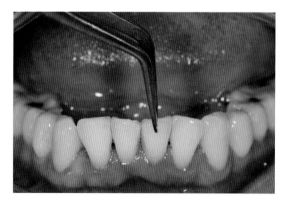 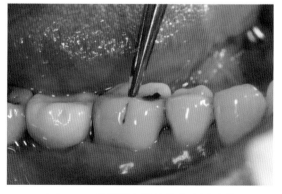

图 8-16 牙科镊夹持法检查前牙动度      图 8-17 牙科镊夹持法检查后牙动度

# 食物嵌塞
## Food Impaction

在咀嚼过程中，由于咬合压力使食物碎块或纤维嵌入相邻两牙的牙间隙内，称为食物嵌塞。根据食物嵌塞的方式可分为垂直型和水平型食物嵌塞两类。综合分析下述检查，可作为食物嵌塞的依据：

1. 患者能明确指出嵌塞的牙位。
2. 用探针检查嵌塞部位有纤维性食物或食物碎块。
3. 如果龈乳头退缩，多引起水平型食物嵌塞。
4. 在嵌塞部位检查可能发现邻面龋；重度磨耗造成边缘嵴磨损；邻面接触区增宽，外展隙变窄；对𬌗牙有充填式牙尖或锐边缘嵴；牙齿的移位或排列不齐。
5. 用牙线通过接触区时，毫无阻挡地通过邻面接触区。
6. 患者可能有龈乳头炎的临床症状。

# 𬌗与咬合关系
## Occlusion & Occlusal relation

𬌗检查的方法：

**1. 视诊**　通过视诊初步确定𬌗关系、有无早接触或𬌗干扰等。

**2. 扪诊**　用示指的指腹轻按于上颌牙的唇（颊）面近颈部，让患者做咬合动作，手指感到有较大的震动或动度的牙，可能有早接触的存在。

**3. 咬合纸法**　擦干牙的𬌗面，将薄型的咬合纸放于下牙𬌗面上，令患者做正中咬合，然后取出咬合纸检查。正常情况下在𬌗面的蓝色印迹比较均匀，如果有浓密的蓝点且范围较大，甚至将纸咬穿，在牙面上可见中心白点而周围为蓝色，此点即为早接触点。

**4. 蜡片法**　用厚度均匀的薄型蜡片，烤软后放在被检查牙的𬌗面，令患者做正中咬合，待蜡片冷却后取出，然后对光透照检查蜡片上的咬合印迹。若有菲薄透亮甚至穿孔区，即为早接触点。

**5. 研究模型**　对复杂而一次不易查清的创伤性𬌗，可制备研究模型，将𬌗关系转移到𬌗架上做进一步的检查分析。

**6. 𬌗力计**　上下牙齿在咬合时，牙周组织能承受一定的力，称之为𬌗力。𬌗力的大小一定程度上可反应牙周组织的健康状况。𬌗力计是测定咬合时最大𬌗力的仪器，受试者紧咬传感器时，其压力信号通过放大，由示波器、描图仪等输出𬌗力值。

# 第六节　X线检查
## Radiographic Aids

在 X 线片检查中能显影的牙周组织有牙槽骨和牙周膜，牙骨质由于很薄，一般不易显示。X 线片显示下颌牙槽骨的密质骨较厚，骨小梁呈网状结构，或与硬骨板呈垂直角度排列，牙间骨小梁多呈水平方向排列，在根尖部呈放射状排列。上颌密质骨薄，松质骨多，骨小梁呈交织状。正常的牙槽骨高度应是骨嵴顶距釉质牙骨质界（CEJ）为 1.08 ～ 1.15 mm（临床上

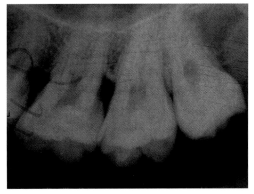

图 8-18　牙槽嵴顶骨硬板
牙周治疗后，牙槽嵴顶骨硬板出现（栾庆先医师提供）

以 CEJ ≤ 2 mm 为正常范围）。硬骨板（固有牙槽骨）为牙槽窝的内壁，围绕牙根呈连续不断的高密度白色线条状影像。硬骨板有较重要的意义。牙周炎早期，牙槽骨高度尚无明显的降低，但嵴顶的硬骨板消失或呈虫蚀状，表明已有骨质丧失。牙周炎经治疗后，牙槽嵴的高度虽不一定有明显的增加，但嵴顶有硬骨板出现，说明破坏已停止或略有修复（图 8-18）。牙周膜显示连续不断的包绕牙根的低密度黑色线条状影像，厚 0.18 ～ 0.25 mm。此外，龈下牙石也能在 X 线片中显影。

## 一、常用的 X 线片类型及应用

牙周组织的 X 线检查常用 3 种投照方法：根尖片、殆翼片及曲面体层片。

**1. 根尖片**　根尖片又分为分角线投照技术及平行投照技术。前者无需特殊持片器和定位投照装置，所以应用最为广泛（图 8-19、图 8-20）。但由于投照时 X 线中心线与牙齿长轴和胶片不垂直，使 X 线片的结果与实际有差异，特别是多根牙，诸多解剖结构与骨病损重叠，使影像失真较大，根分叉病变等难以早期发现，也不利于牙周病的纵向研究。总体来说，牙周炎的临床实际状况重于 X 线片的表现。

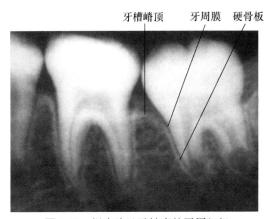

图 8-19　根尖片显示健康的牙周组织
牙槽嵴顶　牙周膜　硬骨板

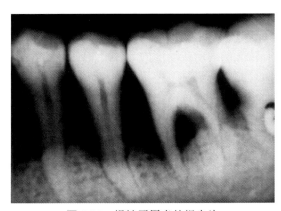

图 8-20　慢性牙周炎的根尖片

采用平行投照技术拍摄根尖片时，让 X 线中心线与牙齿长轴及胶片表面垂直，因此 X 线图像可以较准确地显示牙齿及牙周结构的形态，能反映牙槽突吸收的较真实情况，但需要使用持片器和定位指示装置，X 线机应配备长遮线筒长焦距球管。在国内，平行投照技术多用于临床治疗的纵向追踪观察及科研，在国外已常规采用。

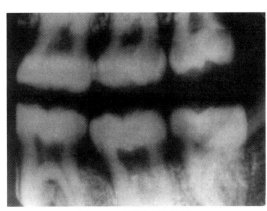

图 8-21　牙周炎殆翼片

**2. 殆翼片**　殆翼片能真实反映牙槽骨吸收程度和类型，适用于早期发现牙槽嵴顶的吸收及早期牙周炎与牙龈炎的鉴别诊断，但不能显示整个牙根及根周骨质情况（图 8-21）。

**3.曲面体层片**　能在一张 X 线片上观察全口牙槽骨吸收方式和程度，以及根周牙槽骨的骨密度情况，还能显示颌骨、髁突的情况等。优点是操作较简单，患者接受的 X 线量较少；但显示细微结构较根尖片差，再加上有时断层域与牙槽骨厚度不完全吻合，必要时需再加拍某个牙位的根尖片。此种技术不宜用于临床科研观察。

## 二、牙科 CT

计算机断层扫描技术（computed tomography，CT）可通过分析不同断层的图像从而掌握整体的三维结构。其原理是利用 X 线束对人体某一个部位进行扫描后，用计算机对探测器接收到的信号进行处理后获得断层图像。

牙科 CT 又称为锥形束计算机化断层摄影技术（cone-beam computed tomography，CBCT），是利用锥形 X 线束围绕扫描区域进行 1 次 360° 扫描，将一系列图像通过计算机进行处理，获得圆柱形扫描区域内的信息，并对其进行三维重建。与普通医用 CT 比较具有以下的优点：①有效放射剂量小；②影像的质量高；③使用方便。CBCT 能够从三维方向、多个截面对牙根、髓腔、牙槽骨的形态进行动态观察，可明确牙根裂、根分叉病变、骨吸收等问题，为诊断的确立和治疗方案的制定提供了重要的依据。但也不可过于迷信 CT 的结果，有些细小的根裂或位移不明显的根裂，CT 也无法检测到。另外，当牙体有银汞充填物或金属冠、金属桩时，可产生伪影，应该注意鉴别。

# 第七节　牙周炎的辅助诊断方法
## Advanced Diagnostic Techniques

前述各种检查方法为牙周病的基本检查，但多有其不足之处，检查结果可受很多因素的影响。近年发展起来的各种手段、仪器为较可靠、深入的牙周检查和诊断提供了可能性。

## 控压探针
### Pressure Sensitive Probe

由于使用普通牙周探针时，探诊的力量难以控制，再加上探诊角度的误差，使探诊深度欠准确，重复性差，尤其当纵向观察同一部位的 PD 变化时，可靠性会受影响。为了控制探诊力量，并使误差降到最小，国外已有多种产品，如 Florida 探针和 Interprobe 探针等电子控压探针设有可调节探诊压力的装置，以及相对固定的标志，以保证每次探诊均使用恒定的压力和位置；并有与计算机连接的记录系统，有的探针还能帮助定位釉牙骨质界。这种设计使同一部位多次检查的结果有可比性，以准确显示探诊深度和附着水平的变化。

## 数字减影技术
### Digital Subtraction Radiography，DSR

数字减影技术结合平行投照根尖片能准确地纵向观察牙槽骨的变化。在普通 X 线片上，只有在牙槽骨脱矿超过 30% 时才能显示高度降低；而数字减影技术在病变处脱矿达 5% 时即可检出。应用根尖片数字减影技术可对在同一部位不同时间投照的多张根尖片进行牙槽骨骨量和高度的比较分析，得出敏感而可靠的比较结果。但该技术要求每次投照均为定位（可用咬合垫定位）、平行投照，即 X 线球管、被照牙和 X 线片的相对位置恒定，而且其曝光、冲洗条件完全一致，以保证高度的重复性。在拍片时还可用金属铝阶作为参照物，以弥补投照条件造成的差异。

<h1 style="text-align:center">微生物学检查<br>Microbiological Tests</h1>

牙周炎是以厌氧菌为主的混合感染，目前能分离的口腔内微生物已多达 400 ～ 500 种，还有约 50% 的微生物尚不能培养分离。不同类型的牙周炎其菌斑的组成也不同，所以致病菌难以确定。对大多数牙周病患者来说，彻底清除菌斑、牙石，多能取得良好效果，因此不需做微生物学鉴定病原菌。但有少数牙周炎（尤其是侵袭性牙周炎）患者对常规治疗反应欠佳，或病情不易控制，需要寻找优势致病菌，并有针对性地使用抗菌药物，治疗后还要检查该细菌消除的情况。对需要进行微生物学检查的患者，可以根据条件选用下列方法。

## 一、培养法

细菌培养法是微生物学检查的"金标准"。由于牙周炎是厌氧菌为主的感染，故需要特殊的厌氧培养技术和条件。整个过程比较繁琐，所需周期较长。由于培养条件不可能与牙周袋环境完全一致，因此，即使培养结果是阴性，也不能得出某种细菌不存在的结论。

## 二、龈下菌斑涂片检查

**1. 刚果红负染色法**　用无菌刮匙刮取龈下菌斑，置于滴有 2% 刚果红水溶液的载玻片上，并混合均匀涂成薄层。自然干燥后，在盛有浓盐酸的广口瓶上熏至涂片呈深蓝色，再将涂片置光学显微镜油镜头下随机计算多个视野中各种形态的微生物（球菌、螺旋体、短杆菌、丝状菌、梭状菌、弯曲菌等）的百分比。但此法不能观察到细菌的活动状态（图 8-22）。

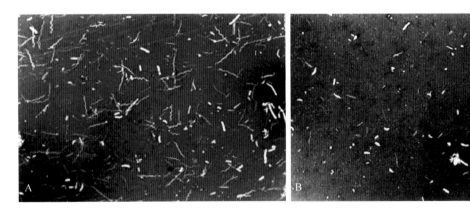

图 8-22　刚果红负染色法观察菌斑中微生物的形态
**A.** 牙周炎，存在大量螺旋体；**B.** 健康部位，以球菌和短杆菌为主。

**2. 暗视野显微镜检查（dark field microscopy，DFM）**　暗视野显微镜检查龈下菌斑，较传统的涂片染色法简便、快速，能观察活菌的运动，能在椅旁进行检测。Listgarten 和 Helldon（1978）首次提出将 DFM 用于牙周微生物学研究，用刮匙刮取龈下菌斑，加入含 1% 明胶的生理盐水中，制成悬液。在 DFM 油镜下观察多个视野，共计数 100 ～ 200 个微生物，根据微生物形态分别计算球菌（cocci）、能动菌（motile rods）、螺旋体（spirochetes）及其他菌（短杆菌、丝状菌、梭状菌、弯曲菌等）所占百分比。牙周健康处球菌比例高，螺旋体和能动菌的比例不超过 2%；感染和炎症愈重，能动菌和螺旋体比例愈高，后二者相加超过 20% 时即说明有较重的感染。由于要观察活菌，从取样到计数应在 1 个小时内完成。

## 三、免疫学技术

**1. 免疫荧光法（immumofluorescence technique）**　有直接法和间接法两种。它是为检测特异牙周致病菌而采用的方法。是用荧光素标记抗体，通过抗原抗体特异反应检测细菌抗原。间接免疫荧光法是用特异性细菌抗体选择性地与菌斑中相应的细菌抗原结合，通过荧光标记的第二抗体处理，在荧光显微镜下呈现黄绿色荧光即为阳性，表明有该特异性细菌存在。其阳性检出率与培养法的符合率为 80% ～ 100%。

**2. ELISA 法**　ELISA 法（enzyme-linked immunosorbent assay，ELISA）即酶联免疫吸附试验，是将特异性抗体吸附在固相载体上，使酶与抗体连接成酶标抗体，加入待检样本与酶标抗体反应后，再用酶催化其底物呈颜色反应，来检测菌斑抗原（牙周致病菌）。此法需特异性抗体，最好用单克隆抗体，以免除与其他菌株的交叉反应。

## 四、核酸技术

**1. DNA 探针（DNA probe）**　DNA 探针是利用核苷酸碱基顺序互补的原理，来检测某种细菌的 DNA，以确定某种特异的微生物。它是用特异的 DNA 片段通过核酸杂交技术来检测未知细菌的 DNA，并可进行定量。目前 DNA 探针的类型有全基因探针、克隆 DNA 片段探针和特定探针，能检测到的细菌最低水平为 $10^2 ～ 10^4$。此法的优点是特异性强、快速、省时，但制备 DNA 探针的方法较复杂，价格昂贵。Socransky 等设计开发的 DNA-DNA 杂交棋盘式检验法，能同时检测 40 余种菌斑微生物。

**2. 聚合酶链反应（polymerase chain reaction，PCR）**　是以目标细菌的某个 DNA 片段寡聚核苷酸等为引物，扩增该 DNA 片段，可在短时间内得到大量的特定基因或 DNA 片段，其中引物的设计是关键。PCR 的优点为灵敏度高，缺点为易受污染，出现假阳性结果。

实时定量荧光 PCR（real time PCR），是指在 PCR 反应体系中加入荧光基团，利用荧光信号累积实时监测整个 PCR 进程，最后通过标准曲线对未知模板进行定量分析或通过循环阈值（cycle threshold，Ct）对模板进行相对定量。该技术不仅实现了 PCR 从定性到定量的飞跃，而且与常规 PCR 相比，它具有特异性更强、有效解决 PCR 污染问题、自动化程度高等特点。实时定量荧光 PCR（real-time quantitative PCR）是指在 PCR 指数扩增期间通过连续监测荧光信号强弱的变化来即时测定特异性产物的量，并据此推断目的基因的初始量，不需要取出 PCR 产物进行分离。实时定量 PCR 作为一个极有效的实验方法，已被广泛地应用于分子生物学研究的各个领域。

**3. 高通量测序技术（high-throughput sequencing）**　高通量测序技术是对传统测序一次革命性的改变，一次对几十万到几百万条 DNA 分子进行序列测定，同时高通量测序使得对微生物的转录组和基因组进行细致全貌的分析成为可能，所以又被称为深度测序（详见第五章）。

## 五、以酶为基础的检测法（BANA 分析法）

牙龈卟啉单胞菌、福赛坦纳菌和牙密螺旋体均在代谢过程中产生较大量的胰蛋白酶样酶，该酶可水解 N α - 苯甲酰 -DL- 精氨酰 - β - 萘胺（N-alpha-benzoyl-DL-arginine-β-naphthalimide，

BANA），并释放出 β-萘胺。β-萘胺可与多种染料发生反应形成有色物质，通过颜色变化来半定量以上 3 种细菌，但不能区分上述三者的量。

# 龈沟液检查
## Gingival Crevicular Fluid Tests

龈沟液（GCF）来源于牙龈结缔组织中毛细血管的渗出液，这些渗出液经结缔组织、结合上皮进入龈沟，其成分和比重与血清相似。牙龈炎或牙周炎时，龈沟液量增加。据研究，健康龈沟 GCF 流率为 3 ～ 8 μl/h，深袋的 GCF 流率为 20 ～ 137 μl/h。GCF 在维护结合上皮结构及牙周组织抗微生物的防御反应中起着特殊的作用。GCF 中含有来源于细菌和人体组织的多种成分，如防御细胞、抗体、补体、酶、炎症介质、细菌毒素、组织破坏的产物等。这些物质的量及其成分的变化可能有利于判断牙周病的病情和治疗效果，但大多数成分尚不能作为预测牙周炎活动期的客观指标。某些全身给药的药物也可进入龈沟液，而且有较高的浓度和持续时间，如口服四环素后，其在龈沟液内的浓度可为血清浓度的 2 ～ 7 倍。

## 一、龈沟液收集方法

**滤纸条法（filter paper strips）**  用棉卷隔离取样牙，轻轻吹干牙面，将裁剪成宽 2 mm、长 10 mm 的 Whatman 3# 滤纸条轻轻插入龈沟内，停留 10 ～ 30 秒，取出后置于离心管内－70℃保存待测。也可采用成品滤纸条，如 periopaper。此取样法操作简便，无损伤，能进行 GCF 的定量及其生化成分的研究，被广泛应用。按滤纸条放置的深度不同又分为袋内取样法（intra-crevicular method）和袋口取样法（orifice method）。

（1）袋内取样法：将滤纸条取样端轻轻插入牙龈沟内至有轻微阻力为止。此法获得的 GCF 量多，但取样时的机械刺激可能导致血液的"污染"和稀释作用。

（2）袋口取样法：将滤纸条取样端放在牙龈沟口，深度在龈缘下不超过 1 mm，此法避免了滤纸条插入对袋内上皮的物理性刺激，但获得的 GCF 量少。

（3）取样时间：取样时间应从研究目的、足够的操作时间、能获取的 GCF 量等诸方面考虑，10 ～ 30 s 的取样时间较常用。

## 二、龈沟液的定量方法

**1. 龈沟液量测定仪（periotron）**  是一种电子测量设备，目前的型号有 Periotron6000、Periotron8000，使用成品的滤纸条取样。测量前需用血清绘制标准曲线进行校准（用倍比稀释方法将血清自 0.1 μl 稀释至 1.2 μl，滴在滤纸条上，再用 Periotron 测量湿的滤纸条的每一个稀释浓度的电流变化并做出标准曲线）。

**2. 称重法**  用一定宽度和长度的滤纸条，存放于密封管中先称重后备用。使用时，将滤纸条放入龈沟或牙周袋内留置 30 秒，取出后放回原管中再次称重，取样前后滤纸条的重量差即为龈沟液的重量。

**3. 茚三酮染色定量**  滤纸条取 GCF 后，以 2% 茚三酮染色，GCF 中的 α-氨基酸与茚三酮反应后，滤纸条被 GCF 浸湿的部分变成蓝紫色，根据染色面积定量 GCF。

## 三、龈沟液的成分测定

**1. 酶**  GCF 中含有多种来源于 PMN、细菌及组织细胞破坏后释放出来的酶。

（1）胶原酶（collagenase）：是基质金属蛋白酶家族的一员。可由细菌和宿主细胞分别产生。它在正常的细胞外基质重建及牙周组织破坏过程中起重要作用。研究显示牙周炎患者龈沟液中胶原酶活性显著高于牙周健康者。

（2）弹性蛋白酶（elastase，EA）：EA 是一种丝氨酸中性蛋白水解酶，位于粒细胞的嗜天青颗粒中，主要由 PMN 释放的一种蛋白酶。龈沟液中 EA 水平与牙周临床指标间成正相关，活动性骨破坏处 EA 水平明显增高。

（3）天冬氨酸氨基转移酶（aspartateaminotranferase，AST）：AST 是一种可溶解性细胞浆内酶，当组织破坏、细胞死亡后释放出来。因此，此酶水平的升高可用来反映牙周组织的破坏。研究显示龈沟液中 AST 水平与疾病严重程度相关，活动性附着丧失位点的龈沟液中 AST 水平显著高于静止位点。Chambers 等（1984）首次报道犬在患实验性牙周炎时，GCF-AST 增高。闫福华等（1995）对 7 例牙周炎患者的 170 颗牙、970 个位点进行了 6 ~ 12 个月的纵向观察，发现牙周炎活动破坏位点的 GCF-AST 水平明显高于同一牙齿的非活动部位，经刮治后该活动部位的 GCF-AST 水平明显下降。因此，龈沟液中该酶水平的检测可能成为一种诊断牙周炎活动性的指标。

（4）碱性磷酸酶（alkaline phosphatase，ALP）：ALP 是一种具有生物学活性的蛋白质，在微碱性条件下，酶活性水平升高，能分解磷酸盐类化合物，产生游离磷酸。这些游离磷酸在组织间液内与钙离子结合形成磷酸钙，是新骨形成的支架。GCF 中的 ALP 可能来源于牙周组织的成纤维细胞，并存在于 PMN 中，也可来源于细菌，可用实验方法加以区分。GCF 中 ALP 水平与牙周袋深度和骨吸收量成正相关，此检测在疾病的诊断中具有辅助作用。

（5）β - 葡萄糖醛酸酶（β-glucuronidase，βG）：βG 是存在于 PMN 中的溶酶体酶，巨噬细胞及细胞中也存在 βG。βG 可参与结缔组织基质的降解。研究显示 GCF 中 βG 浓度与牙龈炎症程度、牙周袋深度及牙槽骨的破坏程度成正相关。因此在牙周病的发生和发展过程中起重要作用，有望成为预测疾病进展的指标。

（6）髓过氧化物酶（myeloperoxidase，MPO）：MPO 是存在于 PMN 中的另一种酶，通过与微生物的相互作用或细胞本身的溶解而释放出来。因此，通过测定 MPO 的含量可间接了解 PMN 数量。研究显示 GCF-MPO 与龈沟 PMN 计数及临床指标间呈显著正相关。所以 GCF-MPO 水平可作为较客观的炎症指标。

**2. 抗体（antibody）**　牙周炎患者的血清中含有抗牙周致病菌的抗体，龈沟液中的抗体水平可反映出局部和全身的体液免疫状况。龈沟液及血清中的抗牙周致病菌抗体可用酶联免疫吸附方法检测到。通过检测特异抗体的水平可了解某种致病菌的存在及病情处于静止期还是活动性进展。

## 白细胞功能检测
## Leukocyte Functions Examination

中性多形核白细胞在牙周炎致病机制中起重要作用。可通过检查中性粒细胞的趋化功能、黏附功能、吞噬功能来评价患者的免疫功能。侵袭性牙周炎或预后差的患者往往有中性多形核白细胞的功能缺陷。某些全身疾病的患者，如粒细胞缺乏症、掌跖角化-牙周破坏综合征（Papillon-Lefèvre 综合征）等，其中性粒细胞功能异常，牙周疾病严重。因此，此检查可有助于诊断这些疾病。

## 基因检测
## Genetic Examination

牙周炎是由菌斑微生物引起的炎症性破坏性疾病，它又是一个受多因素影响的疾病，遗传因素部分地决定着宿主的易感性，在牙周炎的发生发展及对治疗的反应中起重要作用。目前关于某些基因多态性与牙周炎的易感性关系已有不少研究报告，如 IL-1 基因、TNF-α 基因、N-甲酰肽受体（FPR）基因、维生素 D 受体（VDR）基因、Fcγ 受体基因的多态性等；与侵袭性（早发性）牙周炎相关的基因有 IL-1 基因、IL-4 基因、FcγR 受体基因等。由于人种和种族差异、诊断标准不一致以及疾病本质的多基因背景，研究的结论不完全相同。

# 口气检查
## Mouth Odors

　　口臭是指口腔呼出令人不愉快的气味。口臭主要来源于口腔中的舌苔、牙周袋、嵌塞的食物和唾液，也可能源于全身的生理原因或病理原因。口腔气体中挥发性硫化物（volatile sulfur compounds，VSCs）是引起口臭的主要成分。其中甲基硫醇（$CH_3SH$）和硫化氢（$H_2S$）占整个 VSCs 成分的 90% 以上。牙周炎常伴有口臭，牙周袋是产生 VSCs 的重要部位之一。常用主要的口气检查方法有感官评价法（organaleptic assessment）和仪器检测法，两者各有优势，详见第十六章。

# 第八节　危险评估
## Risk Assessment

　　牙周炎是由多因素引起的慢性感染性疾病，菌斑中微生物为牙周炎的最主要病因。环境因素、社会因素、个体因素（包括生活方式、系统疾病、心理因素）均可影响宿主的防御机制，在牙周炎的发病中发挥不可或缺的作用，其中吸烟和糖尿病是牙周组织破坏的最重要的危险因素，并与机体的背景危险因素（如基因）共同作用，最终加重或加速牙周支持组织的破坏。在牙周临床诊治过程中，必须对每位患者进行全面而慎重的牙周病危险评估，开展牙周病危险评估的最终目的是为患者制定个性化的治疗方案，并采取有针对性的治疗手段。

　　危险因素是指环境行为或生物因素的出现将增加个体患病的可能性，且与疾病患病有直接关系。患者可能在某一时间点、多个时间点或持续地暴露在某个或某些危险因素下，必须是在发病前暴露，有些可实施干预改变，有些至今还没有有效的干预措施。通过问诊及临床检查可进行危险评估，危险评估不但要评估危险因素，还要评估危险指征（risk indicators）和危险标记（risk markers）。危险指征是可能的危险因素，但没有被纵向研究确认。危险标记虽与增加疾病危险相关但不引起疾病（详见第四章、第七章和第十八章）。

# 小　结
## Summary

　　准确而全面的检查对确定牙周病的类型、严重程度及制定最佳治疗方案至关重要。探诊检查是牙周病诊断的基础，探诊深度并不总是与组织破坏程度完全一致，多种因素都可影响探诊的结果。附着丧失能准确地反映牙周组织的破坏程度，可用来区分牙龈炎和牙周炎，但需检查者技术熟练，检查准确。探诊后出血是反映袋内壁和袋底炎症的客观指标，常用于疗效观察指标及纵向研究。当用 X 线结果反映治疗效果时，宜选择定位投照根尖 X 线片。龈沟液的各种成分测定常被用于临床科研观察指标。目前还没有确定病变的活动性的可靠方法。探诊后是否出血、龈沟液量及微生物检查可作为病情严重程度和估计今后发展趋势的参考指标。静止的病损一般在探诊后极少出血或不出血，龈沟液量微，暗视野显微镜检查以球菌为主；而探诊后出血、龈沟液量多、龈下菌斑涂片可见大量螺旋体和能动菌的位点则提示当前有明显的炎症，也是今后发生活动性进展的危险因素。菌斑中微生物为牙周病的始动因素，环境因素、社会因素、个体因素均可影响宿主的防御机制，需对牙周病的风险进行全面的评估。

## 思考题

1. 牙周探诊深度与附着丧失的关系是什么？
2. 简述反映牙龈炎症的各临床指数的应用特点及临床意义。
3. 探诊后出血的临床意义是什么？
4. 简述危险因素评估在牙周病诊断中的意义。

（栾庆先　沙月琴）

## 参考文献

［1］Armitage GC. Periodontal diseases：diagnosis. Ann Periodontol，1996，1（1）：37-215.

［2］ArmitageGC. Clinicalevaluationofperiodontaldiseases. Periodontol 2000，1995，7（1）：39-53.

［3］MolA. Imaging methods in periodontology. Periodontol 2000，2004，34（1）：34-48.

［4］Loomer PM. Microbiological diagnostic testing in the treatment of periodontal diseases. Periodontol 2000，2004，34（1）：49-56.

［5］ArmitageGC. Analysis of gingival crevice fluid and risk of progression of periodontitis. Periodontol 2000，2004，34（1）：109-119.

［6］Ronderos M，Ryder MI. Risk assessment in clinical practice. Periodontol 2000，2004，34（1）：120-135.

［7］Matthews DC，Tabesh M. Detection of localized tooth-related factors that predispose to periodontal infections. Periodontol 2000，2004，34（1）：136-150.

［8］Armitage GC. The complete periodontal examination. Periodontol 2000，2004，34（1）：22-33.

［9］Nunn ME. Understanding the etiology of periodontitis：an overview of periodontal risk factors. Periodontal 2000，2003，32（1）：11-23.

［10］Newbrun E. Indices to measure gingival bleeding. J Periodontol，1996，67（6）：555-561.

［11］Newman MG，Takei H，Klokkevold PR，et al. Newman and Carranza's Clinical Periodontology. 13th ed. Philadelphia：WB Saunders Co，2019：410-413.

# 第二篇　疾病篇

# 第九章　牙龈病

## Gingival Diseases

**应知应会的内容：**

1. 菌斑性龈炎的临床表现和主要的病理变化
2. 药物性牙龈肥大的临床特点、诊断与鉴别诊断及治疗原则
3. 急性坏死性溃疡性龈炎的病因、临床表现及治疗原则
4. 白血病龈病损的临床表现及诊治时的注意事项

牙龈是牙周组织的组成成分（牙龈、牙周膜、牙槽骨、牙骨质）之一，直接暴露在口腔中，直视可见。它是由角化上皮和结缔组织组成，覆盖着牙槽骨和牙根。牙龈在口腔中不断受到外界和口腔内环境的各种刺激，包括生物性的（如外来的、口腔内的、消化道和呼吸道的各种微生物及其代谢产物）、物理性的（各种机械性创伤、咀嚼、温度刺激等）、化学性的（食物、药物、烟草等）刺激。其对刺激的反应受机体的生理、代谢、免疫机制和全身状况的影响。牙龈组织不仅接受牙菌斑微生物的挑战（challenge），受到局部刺激的影响，也受全身因素的影响，某些全身情况或疾病（肿瘤）也会表现在牙龈上，还能影响或改变牙龈对局部刺激的反应方式和程度。

牙龈病是局限于牙龈组织的病变，一般不侵犯深层牙周组织。然而牙龈病和牙周炎有密切关系，因为牙龈组织是牙周组织的一部分，是其外层部分，许多引起牙龈病的因素也可进一步参与破坏深层牙周组织。牙龈又是口腔黏膜的一部分，有些皮肤黏膜病常表现于此。此外，许多全身性疾病也可累及牙龈组织，有些肿瘤和瘤样病损也好发于牙龈。牙龈固有的疾病和其他疾病的龈表征可达 150 多种。北京医学院口腔病理研究室 1984 年分析研究了 25 年中收集的 2485 例牙龈临检样本，涵盖了牙龈病损 60 多种。由于发生在牙龈组织的疾病种类繁多，表现形式各异，长久以来缺乏国际通用和公认的、全面的牙龈疾病分类法。在 1999年召开的牙周病分类国际研讨会上，首次增加了牙龈病的分类，将牙龈病分为菌斑性牙龈病（如菌斑性龈炎、青春期龈炎、妊娠期龈炎、药物性牙龈肥大等）和非菌斑性牙龈病（如病毒、真菌等引起的牙龈病，系统性疾病在牙龈的表现，遗传性病变等）两大类（详见第三章）。本章主要介绍菌斑性龈病。

菌斑性龈病是指由牙菌斑所诱发的牙龈炎症病损，局限于牙龈，无附着丧失，也可见于虽然有附着丧失但无进展的牙周组织（gingivitis on a reduced but stable periodontium）。此类龈病的病理状况主要受细菌活性的影响，但也可受全身疾病、局部危险因素或药物的影响。这类牙龈病的共同特征见框 9-1。

框 9-1 牙龈病的共同特征

1. 体征和症状局限于牙龈组织
2. 菌斑的存在引起和（或）加重病损的严重性
3. 炎症的临床表现［牙龈由于水肿和纤维化而肿大，表现为刃状龈缘消失和龈乳头圆钝、色泽红和（或）暗红、轻探出血和（或）不适、龈沟液渗出增加］
4. 牙周组织无附着丧失或虽已有附着丧失但稳定无进展
5. 去除病因后疾病可逆
6. 若不及时治疗，有可能发展为牙周炎

# 第一节　菌斑性龈炎
## Dental Plaque–Induced Gingivitis

菌斑性龈炎在 1999 年和 2018 年牙周病国际分类中归属于牙龈病中的菌斑性龈病（dental plaque-induced gingival disease）类，也称为慢性龈炎（chronic gingivitis），曾称边缘性龈炎（marginal gingivitis）、慢性龈缘炎（chronic marginal gingivitis）、单纯性龈炎（simple gingivitis）等。牙龈的炎症主要位于游离龈和龈乳头，是最常见的牙龈病，简称牙龈炎（gingivitis）。世界各地区、各种族、各年龄段的人都可以患病，我国儿童和青少年的患病率为 60% ～ 90%。几乎每个人在其一生中的某个时间段都可发生不同程度和范围的龈炎。该病的诊断和治疗相对简单，且预后良好，但治愈后仍可复发。长期研究证实，牙龈炎症较轻的位点不会进展到附着丧失，进展到附着丧失的位点往往有较重的持续性牙龈炎症。因此，龈炎是牙周炎主要的危险因素，是牙周炎发生的必要前提。治疗龈炎、预防其发生和复发是针对牙周炎的一级预防策略。

## 一、病因学（etiology）

菌斑性龈炎是慢性感染性疾病，主要感染源为堆积在牙颈部及龈沟内的牙菌斑中的微生物。菌斑微生物及其产物长期作用于牙龈，首先会导致牙龈的炎症反应，继而引起机体的免疫应答反应。因此，菌斑是龈炎最重要的始动因子（initial factor），其他局部因素如牙石、不良修复体、食物嵌塞、牙错位拥挤、口呼吸等可加重菌斑的堆积，加重牙龈炎症。

患牙龈炎时，龈缘附近一般有较多的菌斑堆积，菌斑中细菌的量较健康时为多，种类也较复杂。此时，菌斑中的 $G^+$ 球菌及杆菌的比例较健康时下降，而 $G^-$ 厌氧菌明显增多，牙龈卟啉单胞菌、中间普氏菌、梭形杆菌和螺旋体比例增高，但仍低于深牙周袋中此类细菌的比例。

## 二、组织病理学改变（histopathological changes）

牙龈炎是一种慢性疾病，早期轻度龈炎在组织学表现上与健康龈无明显区分，因为即使临床健康牙龈的沟内上皮下方的结缔组织中也有少量的炎症细胞的浸润。Page 和 Schroeder（1976）根据动物实验的研究、临床和组织学的观察资料，将从健康牙龈到牙周炎的发展过程分为 4 个阶段，但它们之间并无明确界限，而是移行过程。然而这四个阶段在人类中并未得到组织学的全部证实。近年来，对人健康牙龈的组织学观察表明，大多数临床表现为健康的牙龈，其组织学表现类似动物（狗）实验性龈炎的初期和早期病损。牙龈炎的病变局限于牙龈上皮组织和结缔组织内。当炎症扩延到深部牙周组织，引起牙龈及牙周膜胶原纤维溶解破坏，以及牙槽骨吸收，导致牙周袋的形成，此时即为牙周炎。牙龈炎为牙周炎的前期（先导）阶段，包括初期病损（initial lesion）、早期病损（early lesion）、确立期病损（established lesion）3 个阶段。重度病损（advanced lesion）是牙龈炎发展到牙周炎的阶段，但并非所有牙龈炎均会发展成牙周炎。初期病损、早期病损和确立期病损在牙龈组织中的病理和临床表现十分相似，均为慢性非特异性炎症，只是炎症的范围和程度有所不同。

显微镜下所见的牙龈组织学变化不一。最轻度的变化临床可无表现。亚临床状况往往是炎症的早期，只是在龈沟下结缔组织中存在很少量的中性粒细胞、巨噬细胞、淋巴细胞和极少量的浆细胞，局部区域尤其是在沟内上皮下方有结缔组织纤维的松解。

菌斑性龈炎特征是红、肿、探诊后出血，病变是可逆的，可持续存在。如果不治疗可能进一步发展为牙周附着丧失的牙周炎。

菌斑性龈炎的组织病理学有下列表现：

**1. 上皮改变（epithelial alterations）** 组织学证实，牙龈组织对龈沟区内积聚的牙菌斑发生反应。细菌来源的小分子产物穿过上皮引起上皮和结缔组织的一系列变化。结合上皮虽无根向移位，但是细胞间隙增宽，上皮向结缔组织内增生形成粗大的钉突。炎症细胞，尤其是中性粒细胞通过结合上皮移至龈沟。这些炎症细胞保护牙周组织，抵抗微生物的侵袭。龈沟内的中性粒细胞通常在菌斑微生物和沟内、结合上皮之间形成一道屏障，成为抗菌的第一道防御线。慢性龈炎龈沟内的细菌虽然与沟内上皮和结合上皮关系密切，但是并没有穿过上皮。细菌积聚有时可见与上皮表面接触，有时可见于细胞间隙。口腔上皮显示出细胞角蛋白表达的变化，尤其是口腔上皮与沟内上皮结合处。上皮内朗格汉斯细胞（Langerhans cells,

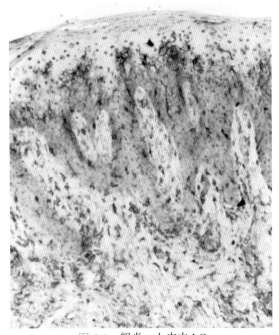

图 9-1 龈炎，上皮内 LC
（孟焕新医师提供）

LC）数目增加，对外来抗原加工和传递并刺激 T 淋巴细胞反应（图 9-1）。

**2. 结缔组织改变（connective tissue alterations）** 组织学表现通常具有急性和慢性特征，如浸润的结缔组织中有中性粒细胞、淋巴细胞、巨噬细胞、浆细胞和肥大细胞。初期病损的组织学表现是血管周围炎症和中性粒细胞的浸润、血清及抗体渗出、龈沟液渗出增加。中性粒细胞在结合上皮和龈沟中增多，伴随龈沟液量的明显增加。早期病损的组织学表现主要是 T 淋巴细胞浸润，逐渐由以 T 淋巴细胞为主过渡到以 B 淋巴细胞为主。确立期病损的结缔组织特征是以 B 淋巴细胞为主转换为以浆细胞为主。虽然 Page 和 Schroeder 报告，确立期病损中浆细胞为主，但人的实验性龈炎（短期内形成）的研究不能证实这一点，而人长期存在的牙龈炎中浆细胞比例增加。炎症浸润的密度和范围取决于局部微生物的挑战、个体对微生物的炎症反应和这些反应的持续时间。轻度炎症时主要以中性粒细胞和 T 淋巴细胞为主，而向牙周炎进展时则转换为以 B 淋巴细胞、浆细胞为主型（图 9-2）。炎症效应细胞从外周血循环中移出到牙周组织的机制是白细胞由内皮细胞和白细胞表面的黏附分子介导黏附到靶组织的血管壁的内皮细胞表面并穿过血管壁移入组织。例如中性粒细胞的移出是对细菌和宿主来源的趋化物的趋化反应（chemotactic response）。趋化（chemotaxis）是指细胞对趋化物（chemoattractant）的反应，直接从血管壁移出。中性粒细胞趋化移出后识别龈沟内的微生物，与之结合并将其吞噬。

**3. 组织损害（tissue damage）** 健康个体的宿主防御机制可有效地应对细菌的挑战。宿主的防御机制包括上皮细胞层的完整性，以及上皮细胞的脱落和龈沟液流，可有效地清除龈下细菌和其产物。补体、中性粒细胞和抗体的产生有可能控制龈沟中的微生物。如果由于先天性或获得

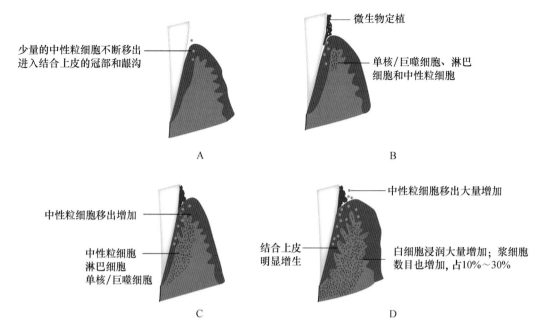

图 9-2 正常龈向牙龈炎发展的 4 个阶段。在龈炎阶段，最明显的不同是炎症浸润的范围和成分，以及是否有上皮增生

**A.** 正常龈；**B.** 初期龈炎病损；**C.** 早期龈炎病损；**D.** 确立期龈炎病损。

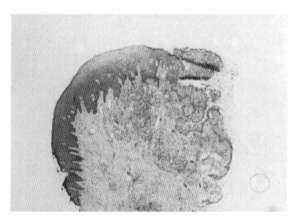

图 9-3 龈炎组织炎症细胞浸润和胶原破坏

性宿主防御机制的缺陷引起防御不适当，则可使细菌定植和繁殖，导致组织损害。

在龈炎病损中不发生牙槽骨的吸收，但是在龈炎的早期龈沟下区的结缔组织中已出现胶原降解，炎症区的成纤维细胞数目减少。原有的成纤维细胞发生改变，胶原合成能力也可能下降，还出现血管增生和水肿（图 9-3）。

在慢性龈炎病损的重度炎症区，由炎症细胞产生的炎症信号分子介导中性粒细胞、巨噬细胞和成纤维细胞释放的蛋白酶作用，使该区的胶原完全丧失。牙龈组织中的胶原降解有几种方式，巨噬细胞完成酶解胶原断片的吞噬和细胞内消化，而牙龈成纤维细胞则具有使胶原完全变性的能力。牙周结缔组织通过降解和合成的持续转换获得最终平衡。此外，一些成纤维细胞胶原合成能力的下调或下降也可导致结缔组织的丧失。

**4. 组织形成（tissue formation）** 新胶原的广泛形成有时是对炎症的突出组织学反应，尤其是在病损边缘区，这是成纤维细胞的一种特征性反应。显微镜下所见的牙龈结缔组织的变化反映了细胞因子和生长因子介导的炎症细胞活动的变化特点。

## 三、临床表现（clinical features）

为便于临床描述，将牙龈分为 3 个区（图 9-4）：
（1）边缘龈（marginal gingiva）/ 游离龈（free

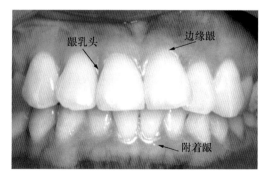

图 9-4 牙龈分区

gingiva）：又称或非附着龈（unattached gingiva），是牙龈的边缘，呈领圈状包绕牙颈部，构成龈沟的软组织壁。正常牙龈的沟底位于釉牙骨质界或其冠方，用探针插入龈沟可将游离龈从牙面分开。局限于该区的炎症可称为边缘性龈炎（marginal gingivitis），但一般炎症也会累及一部分附着龈。

（2）龈乳头（papillary gingiva）：位于牙间区的牙龈组织，局限于该区的炎症可称为龈乳头炎（papillary gingivitis）。

（3）附着龈（attached gingiva）：位于边缘龈和龈乳头根方，直至膜龈联合的龈组织。由边缘龈延伸至附着龈的病变可称为弥漫性龈炎（diffuse gingivitis）。

菌斑性龈炎时牙龈的炎症一般局限于游离龈和龈乳头，严重时也可波及附着龈，炎症状况一般与牙颈部和龈沟内的菌斑及牙石量有关。牙龈炎一般以前牙区为多见，尤其是下前牙区最为显著。

**1. 患者的自觉症状**　刷牙或咬硬物时牙龈出血是牙龈炎患者就医的最常见主诉症状，但一般无自发出血，这有助于与血液系统疾病及其他原因引起的牙龈出血鉴别。有些患者可感到牙龈局部痒、胀、不适、口臭等症状。近年来，随着社会交往的不断增加和对口腔卫生的逐渐重视，口腔异味（口臭）也是患者就诊的重要原因和较常见的主诉症状。

**2. 牙龈色、形、质的变化**　健康牙龈组织暴露于牙菌斑后出现牙龈炎症，其临床的典型特征为牙龈色、形、质的改变和龈沟出血（表 9-1）。

表 9-1　健康牙龈向龈炎发展的临床变化

| | 正常牙龈 | 龈炎 |
|---|---|---|
| 色泽 | 粉红（某些人群可见黑色素） | 鲜红或暗红 |
| 外形 | 龈缘菲薄紧贴牙面呈扇贝状，龈乳头充满牙间隙，龈沟深度≤ 3 mm | 龈缘和龈乳头组织水肿圆钝，失去扇贝状，牙龈冠向和颊舌向肿胀形成假性牙周袋（false pocket） |
| 质地 | 韧，有弹性 | 松软、水肿，施压时易引起压痕 |
| 出血倾向 | 正常探诊和刷牙不出血 | 探诊后出血，刷牙时出血 |

（1）色泽：健康牙龈色粉红，部分个体还可见附着龈上有黑色素。患牙龈炎时，由于牙龈组织内血管增生、充血，导致游离龈和龈乳头色呈鲜红或暗红，病变严重时，炎症充血范围可波及附着龈，图 9-5。

（2）外形：健康牙龈的龈缘菲薄，呈扇贝状紧贴于牙颈部，龈乳头充满牙间隙，附着龈有点彩。患龈炎时，由于组织水肿，牙龈冠向和颊舌向肿胀，龈缘变厚，失去扇贝状，不再紧贴牙面。龈乳头圆钝肥大。附着龈水肿时，点彩可消失，表面光滑发

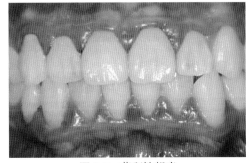

图 9-5　菌斑性龈炎
（杨刚医生提供）

亮。少数患者的牙龈炎症严重时，可出现龈缘糜烂或肉芽组织增生。

（3）质地：健康牙龈的质地致密坚韧。患龈炎时，由于结缔组织水肿和胶原的破坏，牙龈质地松软、脆弱、缺乏弹性，施压时易引起压痕。当炎症较轻且局限于龈沟壁一侧时，牙龈表面仍可保持一定的致密度，点彩仍可存在。

临床上有一部分患者的牙龈以增生性反应为主，表现为龈乳头和龈缘坚韧的实质性肥大，质地较硬且有弹性，这类表现在过去曾称为"增生性龈炎"（hyperplastic gingivitis，图 9-6）。口呼吸患者的牙龈肥大位于上颌前牙区，病变区的牙龈变化与邻近未暴露的正常黏膜有明显的界限。牙龈肥大大多覆盖牙面的 1/3 ～ 2/3。一般分为两型——炎症型（肉芽型）和纤维型。炎症型表现为牙龈深红或暗红，松软，光滑，易出血，龈缘肥厚，龈乳头呈圆球状增大。纤

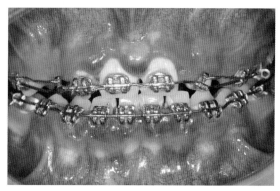

图 9-6 增生性龈炎
（韩劼医师提供）

维型表现为牙龈实质性肥大，较硬而有弹性，颜色接近正常。临床上炎症型和纤维型常混合存在，病程短者多为炎症型，病程长者多转变为纤维型。

**3. 龈沟深度和探诊后出血** 健康龈沟的探诊深度一般不超过 2～3 mm。当牙龈存在炎症时，会有探诊后出血，或刷牙等刺激后出血。有时由于牙龈的炎性肿胀，龈沟深度可超过 3 mm，但龈沟底仍在釉牙骨质界处或其冠方，无结缔组织附着丧失，X 线片示无牙槽骨吸收。1999 年和 2018 年国际牙周病分类提出的龈炎标准，均包括了经过彻底治疗后炎症消退、牙龈退缩、牙周支持组织的高度降低的原牙周炎患者，此时若发生由菌斑引起的边缘龈的炎症，但不发生进一步的附着丧失，亦可诊断为菌斑性龈炎，其治疗原则及转归与单纯的菌斑性龈炎一样。然而，应明确原发的牙龈炎是指发生在没有附着丧失的牙龈组织的慢性炎症。

**4. 龈沟液量** 健康牙龈的龈沟内存在极少量的龈沟液。牙龈有炎症时，龈沟液量较健康时增多，其中的炎症细胞、免疫成分也明显增多，炎症介质增多，有些患者还可出现龈沟溢脓。龈沟液量的增加是评估牙龈炎症的一个客观指标。也有学者报告，牙龈炎时龈沟内的温度升高，但此变化尚未用作临床指标。

本病在去除菌斑、牙石和刺激因素后，病损可逆转，牙龈组织可恢复正常（图 9-7）。

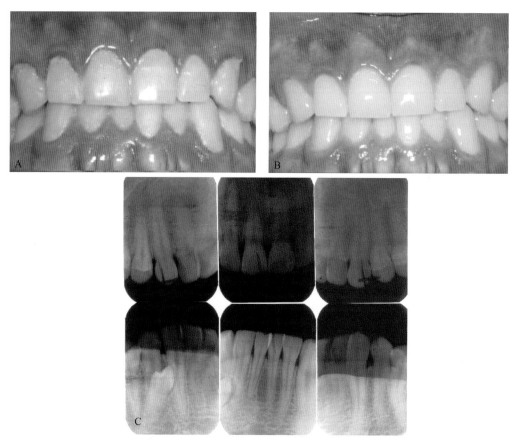

图 9-7 菌斑性龈炎（实验性龈炎）

**A.** 停止刷牙 21 天后，形成龈炎；**B.** 恢复刷牙后 1 周，恢复正常；**C.** 前牙区根尖片显示牙槽骨嵴顶完整，未见牙槽骨破坏。
（赵亦兵医师提供）

## 四、诊断与鉴别诊断（diagnosis and differential diagnosis）

**1. 诊断**　菌斑性龈炎的诊断主要根据临床表现，即牙龈的色、形、质的改变，但无牙周袋、无新的附着丧失、无牙槽骨吸收；龈缘附近牙面有明显的菌斑、牙石堆积和（或）存在其他菌斑滞留因素等，即可诊断。牙龈炎的主要诊断特征见框 9-2。

框 9-2　菌斑性龈炎的诊断特征

- 龈缘处牙面有菌斑，疾病主要限于龈缘和龈乳头
- 牙龈色泽、形状、质地的改变，刷牙或探诊等刺激后出血
- 无附着丧失和牙槽骨吸收 *
- 龈沟液量增加
- 菌斑控制及其他刺激因素去除后病损可逆

\* 若发生于牙周炎治疗后的牙周组织，可能存在附着丧失和骨丧失，但附着稳定不加重，即无新的附着丧失。

**2. 鉴别诊断**

（1）早期牙周炎：应仔细检查磨牙及切牙的邻面有无附着丧失，𬌗翼片有无早期的牙槽嵴顶吸收。牙龈炎应无附着丧失，牙槽嵴顶的骨硬板完整连续。详见第十章。

（2）血液病引起的牙龈出血：白血病、血小板减少性紫癜、血友病、再生障碍性贫血等血液系统疾病，均可引起牙龈出血，且易自发出血，出血量较多，不易止住。对以牙龈出血为主诉且有牙龈炎症的患者，应详细询问病史，注意与上述血液系统疾病相鉴别。血液学检查有助于排除上述疾病。

（3）坏死性溃疡性龈炎：坏死性溃疡性龈炎具有牙龈自发性出血、龈乳头和边缘龈坏死等特征性损害，可有口臭和伪膜形成，疼痛症状也较明显，而菌斑性龈炎无自发痛和自发性出血。

（4）HIV（human immunodeficiency virus）相关性龈炎：HIV 相关性龈炎在 HIV 感染者中较早出现，临床可见游离龈缘呈明显的线状红色充血带，称为牙龈线形红斑（linear gingival erythema，LGE）。目前认为 LGE 与白念珠菌感染有关，附着龈可有点状红斑，患者可有刷牙后出血或自发性出血。在去除局部刺激因素后，牙龈的充血仍不易消退。AIDS 患者的口腔内还可出现毛状白斑、卡波西肉瘤等，血清学检测有助于确诊（详见第十二章）。

## 五、治疗（treatment）

**1. 去除病因**　牙菌斑是引起菌斑性龈炎的直接病因，通过洁治术彻底清除菌斑、牙石，去除造成菌斑滞留和刺激牙龈的因素后，牙龈的炎症可在 1 周左右消退，牙龈的色、形、质可完全恢复正常。对于牙龈炎症较重的患者，可配合局部药物治疗。常用的局部药物有 0.12% ～ 0.2% 氯己定以及碘制剂，在医院使用的 1% ～ 3% 过氧化氢（双氧水）。不应全身使用抗生素。

**2. 防止复发**　菌斑性龈炎是可逆的，其疗效较理想，但也容易复发。在去除病因的同时，应对患者进行椅旁口腔卫生指导（chair-side oral hygiene instruction），教会患者控制菌斑的方法，使其能够持之以恒地保持良好的口腔卫生状况。除此之外，还需定期（每 6 ～ 12 个月一次）进行复查和治疗，才能保持疗效，防止复发。如果患者不能有效地控制菌斑和定期复查，使菌斑再次大量堆积，菌斑性牙龈炎是很容易复发的（约在 1 个月至数月内）。牙龈炎的预防应从儿童期做起，应从小养成良好的口腔卫生习惯，并定期接受口腔检查，及早发现和治疗。

# 第二节 青春期龈炎
## Puberty-Associated Gingivitis

青春期龈炎（puberty-associated gingivitis 或 puberty gingivitis）是与内分泌有关的龈炎（gingivitis associated with the endocrine system），在 2018 新分类中隶属于菌斑性龈病中受全身因素影响的龈炎（gingivitis modified by systemic factors）。

牙龈是性激素作用的靶器官。性激素波动发生在青春期、月经期、妊娠期和绝经期。妇女在生理期和非生理期（如使用性激素替代疗法和性激素避孕药）激素的变化可引起牙周组织的变化，尤其是已存在菌斑性牙龈炎时变化更明显。这类龈炎的特点是非特异性炎症伴有突出的血管成分，临床表现为明显的出血倾向。青春期龈炎为非特异性的慢性炎症，是青春期最常见的龈病。

## 一、病因（etiology）

青春期龈炎与牙菌斑和内分泌明显有关。青春期牙龈对局部刺激的反应往往加重，可能由于激素（最重要的是雌激素和睾丸激素）水平高，使得龈组织对菌斑介导的反应加重。不过这种激素作用是短暂的，通过口腔卫生措施可逆转。Mariotti 提出青春期龈炎的诊断应根据激素水平来确定，对于牙龈反应加重的女性患者，其雌激素水平至少不低于 26 pmol/L；对于男性患者，其睾丸激素水平应达到 ≥ 8.7 nmol/L。局部刺激可引起牙龈明显的炎症，龈色红、水肿、肥大、轻刺激易出血。这一年龄段的人群，由于乳恒牙的更替、牙齿排列不齐、口呼吸及戴矫治器等，造成牙齿不易清洁；加之该年龄段患者一般不注意保持良好的口腔卫生习惯，如刷牙、用牙线等，易造成菌斑的滞留，引起牙龈炎。但此年龄段患者的牙石一般较少。

成人后，即使局部刺激因素存在，牙龈的反应程度也会减轻。但要完全恢复正常，必须去除这些刺激物。此外，口呼吸（常伴有 Ⅱ 类 1 分类的错𬌗）、不恰当的正畸治疗、牙排列不齐等也是青少年发生青春期龈炎的促进因素，青春期龈炎的发生率和程度均增加，保持良好的口腔卫生能够预防牙龈炎的发生。

## 二、临床表现（clinical features）

青春期发病，牙龈的变化为非特异性的炎症。边缘龈和龈乳头均可发生炎症，其明显的特征是轻刺激易出血，龈乳头肥大、假性牙周袋（或称龈袋）形成，牙龈色、形、质的改变与菌斑性龈炎相似。牙龈肥大、炎症的程度超过局部刺激的程度，且易于复发（图 9-8）。

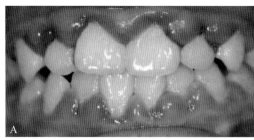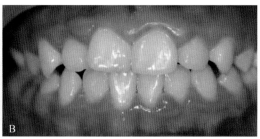

图 9-8 青春期龈炎
**A.** 治疗前；**B.** 洁治后。
（韩劼医师提供）

## 三、诊断（diagnosis）

1. 青春期前后的患者。
2. 牙龈肥大、炎症的程度超过局部刺激的程度。
3. 可有牙龈肥大（gingival hyperplasia）的临床表现。

4.口腔卫生情况一般较差，可有错𬌗、正畸矫治器、不良习惯等因素存在。

## 四、治疗（treatment）

1.口腔卫生指导。

2.控制菌斑　洁治，除去龈上牙石、菌斑和假性牙周袋中的牙石。

3.纠正不良习惯。

4.改正不良修复体或不良矫治器。

5.经上述治疗后仍有牙龈外形不良、呈纤维性增生者可行牙龈切除术（gingivectomy）和牙龈成形术（gingivoplasty）。

完成治疗后应定期复查，教会患者正确刷牙和控制菌斑的方法，养成良好的口腔卫生习惯，以防止复发。对于准备接受正畸治疗的青少年，应先治愈原有的牙龈炎，并教会他们掌握正确的控制菌斑的方法。在正畸治疗过程中，定期进行牙周检查和预防性洁治（prophylaxis），对于牙龈炎症较重无法控制者应及时中止正畸治疗，待炎症消除、菌斑控制后再继续治疗，以避免对深部牙周组织造成损伤和刺激。

# 第三节　妊娠期龈炎
## Pregnancy–Associated Gingivitis

妊娠期龈炎（pregnancy-associated gingivitis 或 pregnancy gingivitis）是指妇女在妊娠期间，由于女性激素水平升高，原有的牙龈炎症加重，牙龈肿胀或形成龈瘤样的改变（实质并非肿瘤）。分娩后病损可自行减轻或消退。妊娠期龈炎的发生率报告不一，为 30% ～ 100%。国内学者对上海 700 名孕妇的问卷调查及临床检查的研究结果显示，妊娠期龈炎的患病率为 73.57%。随着妊娠时间的延长，妊娠期龈炎的患病率也提高，妊娠期龈瘤患病率为 0.43%。有文献报告妊娠期妇女的龈炎发生率及程度均高于产后，虽然妊娠期及产后的菌斑指数无区别。

## 一、病因（etiology）

妊娠期龈炎与牙菌斑和患者的黄体酮水平升高有关。妊娠本身不会引起龈炎，只是妊娠时性激素水平的改变，使原有的慢性炎症加重。因此，妊娠期龈炎的直接病因仍然是牙菌斑，也与全身内分泌改变即体内性激素水平的变化有关。

研究表明，牙龈是雌性激素的靶器官，妊娠时雌激素水平增高，龈沟液中的雌激素水平也增高，牙龈毛细血管扩张、淤血，炎症细胞和液体渗出增多。有文献报告，雌激素和黄体酮参与调节牙龈中花生四烯酸的代谢，这两种激素刺激前列腺素的合成。妊娠时雌激素和黄体酮水平的增高影响牙龈上皮的角化，导致上皮屏障的有效作用降低，改变结缔组织基质，并能抑制对菌斑的免疫反应，可使原有龈炎的临床症状加重（详见第七章）。

有学者发现妊娠期龈炎患者的牙菌斑内中间普氏菌（*Prevotella intermedia*）的比例增高，且它与血浆中雌激素和孕酮水平的增高有关。因此，妊娠期炎症的加重可能是由于菌斑成分的改变而不只是菌斑量的增加。分娩后，中间普氏菌的数量降至妊娠前水平，临床症状也随之减轻或消失。有学者认为孕酮在牙龈局部的增多，为中间普氏菌的生长提供了营养物质。

## 二、临床表现和检查（clinical features and examination）

妊娠妇女的菌斑指数可保持相对无改变，临床变化常见于妊娠 4 ～ 9 个月时。有效地控制菌斑可使病变逆转。

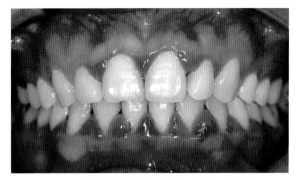

图 9-9    妊娠期龈炎（28 岁，妊娠 6 个月）
（胡文杰医师提供）

**1. 妊娠期龈炎**    患者一般在妊娠前即有不同程度的牙龈炎，从妊娠 2 ～ 3 个月后开始出现明显症状，至 8 个月时达到高峰，且程度变化与血中孕酮水平相一致。分娩后约 2 个月时，龈炎可减轻至妊娠前水平。妊娠期龈炎可发生于个别牙或全口牙龈，以前牙区为重。龈缘和龈乳头呈鲜红或暗红色，质地松软，光亮，呈显著的炎性肿胀、轻触牙龈极易出血，出血常为就诊时的主诉症状。一般无疼痛，严重时龈缘可有溃疡和假膜形成，有轻度疼痛（图 9-9）。

**2. 妊娠期龈瘤（pregnancy epulis）**    亦称孕瘤。通常在妊娠第 3 个月，牙间乳头出现局限性反应性增生物。增生物可有蒂或无蒂，生长快，色鲜红，质松软，易出血，一般直径不超过 2 cm。临床上也可见到因龈瘤巨大而妨碍进食的患者。据报告称，妊娠期龈瘤在妊娠妇女中的发生率为 1.8% ～ 5%，多发生于个别牙列不齐的牙间乳头区，前牙尤其是下前牙唇侧龈乳头较多见（图 9-10）。妊娠期龈瘤的本质不是肿瘤，不具有肿瘤的生物学特性。分娩后，龈瘤大多能逐渐自行缩小，但必须除去局部刺激物才能使病变完全消失，部分患者还需手术切除。

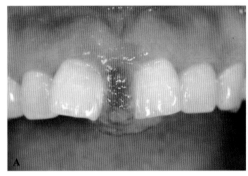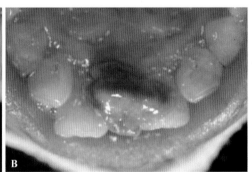

图 9-10    妊娠期龈瘤
**A.** 上中切牙间局限性反应性增生物，致牙齿移位（唇侧观）；**B.** 舌侧观。
（韩劼医师提供）

## 三、组织病理改变（histopathological changes）

组织学表现为非特异性的、多血管的、大量炎细胞浸润的炎症性肉芽组织。特征为牙龈上皮增生、上皮钉突伸长，表面可有溃疡，基底细胞有细胞内和细胞间水肿。结缔组织内有大量的新生毛细血管，血管扩张充血，血管周围的纤维间质水肿，伴有慢性炎症细胞浸润。有的牙间乳头可呈瘤样生长，称为妊娠期龈瘤，实际上并非真性肿瘤，而是发生在妊娠期的炎性血管性肉芽肿。龈瘤病理特征为明显的毛细血管增生，血管间的纤维组织可有水肿及黏液性变，并有炎性细胞浸润。其毛细血管增生的程度超过了一般牙龈对慢性刺激的反应，致使龈乳头炎性过长而呈瘤样表现（图 9-11）。

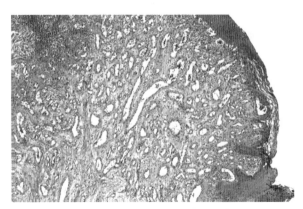

图 9-11    妊娠期龈炎组织病理学表现
（北大口腔病理科提供）

## 四、诊断与鉴别诊断（diagnosis and differential diagnosis）

**1. 诊断**

（1）孕妇，在妊娠期间牙龈炎症明显加重且易出血。

（2）临床表现为牙龈鲜红、松软、易出血，并有菌斑等刺激物的存在。

（3）妊娠期龈瘤易发生在妊娠 4～9 个月。

**2. 鉴别诊断**

（1）有些长期服用避孕药的育龄妇女也可有妊娠期龈炎的临床表现，一般通过询问病史可鉴别。

（2）妊娠期龈瘤应与牙龈瘤鉴别。牙龈瘤的临床表现与妊娠期龈瘤十分相似，可发生于非妊娠的女性和男性患者。临床表现为个别牙间乳头的无痛性肿胀、有突起的瘤样物。它可有蒂或无蒂，表面光滑，牙龈颜色鲜红或暗红，质地松软，极易出血，有些病变表面有溃疡和脓性渗出物。一般多可找到局部刺激因素，如残根、牙石、不良修复体等（详见本章第十一节）。

## 五、治疗（treatment）

1. 细致认真的口腔卫生指导。

2. 控制菌斑，除去一切局部刺激因素（如牙石、不良修复体等）。如进行洁治，操作手法要轻巧。

3. 一般认为分娩后病变可退缩。孕瘤若在分娩后仍不消退则需手术切除。一些体积较大、妨碍进食的孕瘤可在妊娠 4～6 个月时切除。手术时注意止血。

4. 在妊娠前治疗牙龈炎和牙周炎，并接受口腔卫生指导是预防妊娠期龈炎的重要举措。

虽然受性激素影响的龈炎是可逆的，但有些患者未经治疗或病情不稳定可引发附着丧失。

# 第四节　白血病龈病损
## Leukemia–Associated Gingival Lesion

白血病（leukemia）是造血系统的恶性肿瘤，各型白血病患者均可出现口腔表征，其中以急性非淋巴细胞白血病（或称急性髓样白血病）最常见。牙龈是最易侵犯的组织之一，不少病例是以牙龈肿胀和牙龈出血为首发症状。因此，早期诊断往往是由口腔科医生所做出，应引起高度重视。

## 一、病因（etiology）

白血病的确切病因虽然至今不明，但许多因素被认为和白血病的发病有关。病毒可能是主要的因素，此外，还有遗传、放射线、化学毒物或药物等因素。以往的研究已证实，C 型 RNA 肿瘤病毒（逆转录病毒）是哺乳类动物如小鼠、猫、牛、绵羊和灵长类动物患自发性白血病的病因，这种病毒能通过内生的逆转录酶按照 RNA 顺序合成 DNA 的复制品，即前病毒，当其插入宿主的染色体 DNA 中后可诱发恶变。遗传因素和某些白血病发病有关，白血病患者中有白血病家族史者占 8.1%，而对照组仅为 0.5%。近亲结婚人群的子代患急性淋巴细胞白血病的发生率是普通人群的 30 倍。电离辐射有致白血病作用，其作用与放射剂量大小及辐射部位有关，一次较大剂量或多次小剂量均有致白血病作用。全身和放射野较大的照射，特别是骨髓受到照射，可导致骨髓抑制和免疫抑制，照射后数月仍可观察到染色体的断裂和重组。放射线能导致双股 DNA 可逆性断裂，从而使细胞内致瘤病毒复制和排出。在化学毒物中，苯的致白血病作用较明确，且以急性粒细胞白血病和红白血病为主。烷化剂和细胞毒药物可致继发性白血病的作用也较肯定。

## 二、临床表现（clinical features）

急性白血病患者多数存在口腔症状。患者常因牙龈肿胀、出血不止而首先到口腔科就诊。据文献报告，北京某医院血液科初诊收治的 320 名儿童急性白血病患者中有 38 名以口腔表现为首发症状，占 11.9%。北京大学口腔医院牙周科在 18 个月内的首诊患者中即发现 5 名因牙龈肿胀而就诊的白血病患者。白血病的主要临床表现如下（图 9-12A、B）：

1. 大多为儿童及青年患者。起病较急，表现为乏力，不同程度发热、热型不定，有贫血及显著的口腔和皮下、黏膜自发出血现象。

2. 口腔表现多为牙龈明显肿大，波及龈乳头、边缘龈和附着龈，外形不规则、呈结节状，颜色暗红或苍白。

3. 部分牙龈发生坏死、溃疡，有自发痛、口臭、牙齿松动。

4. 牙龈和黏膜自发性出血，且不易止住。

5. 由于牙龈肿胀、出血、口内自洁作用差，使菌斑大量堆积，加重牙龈炎症。

6. 可有局部和全身的淋巴结肿大。

## 三、组织病理（histopathology）

急性白血病可分为急性淋巴细胞白血病（acute lymphoblastic leukemia，ALL）和急性非淋巴细胞白血病（acute non-lymphoblastic leukemia，ANLL 或 acute myeloblastic leukemia，AML）两大类。该两类白血病均可有口腔症状。白血病患者末梢血中的幼稚白细胞在牙龈组织内大量

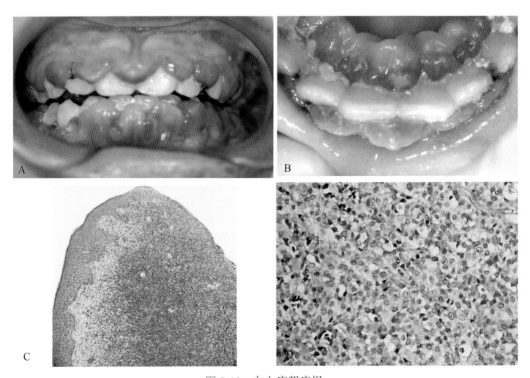

图 9-12　白血病龈病损
**A、B.** 临床表现；**C、D.** 病理表现。
（张立医师提供）

浸润积聚，致使牙龈肿大。这是白血病的牙龈病损的原因，而并非牙龈结缔组织本身的增生。

牙龈病损的病理变化为牙龈上皮和结缔组织内充满密集的幼稚白细胞，偶见分裂象，偶见正常的中性粒细胞、淋巴细胞和浆细胞的局灶性浸润。结缔组织高度水肿变性，胶原纤维被幼稚白细胞所取代。毛细血管扩张，血管腔内可见白细胞形成栓塞，并可见组织坏死。白细胞性质取决于白血病的类型（图 9-12 C、D）。

## 四、诊断和鉴别诊断（diagnosis and differential diagnosis）

根据上述典型的临床表现，及时做血细胞分析及血涂片检查，发现白细胞数目异常（多数病例显著增高，个别病例减少）及形态的异常（如血涂片检查见大量幼稚细胞），便可做出初步诊断。骨髓检查可明确诊断。对于可疑患者还应注意其他部位如皮肤、黏膜是否存在出血和瘀斑等。

表现为牙龈肿大的牙龈病损应注意与牙龈的炎症性增生、药物性牙龈肥大和牙龈纤维瘤病鉴别；以牙龈出血为主要表现的龈病损应与菌斑性龈炎和血液系统其他疾病鉴别。

## 五、治疗（treatment）

1. 及时转诊至内科确诊，并与血液科医生密切配合治疗。

2. 切忌牙龈手术和活体组织检查。

3. 牙龈出血以保守治疗为主，压迫止血。局部可用止血药，如用含有肾上腺素的小棉球压迫止血，牙周塞治剂、云南白药等都可暂时止血。

4. 在全身情况允许时可进行简单的洁治术以减轻牙龈炎症，但应避免组织创伤。给予含漱药，如 0.12% 氯己定、2% ～ 4% 碳酸氢钠液，并指导含漱。

5. 伴有脓肿时，在脓肿初期禁忌切开。待脓液形成时，可局部穿刺、抽吸脓液，尽可能不切开引流，以避免病情复杂化（感染扩散、出血不止、伤口不愈）。为减轻症状，仅脓液多时切开引流。切开引流时，避免过度挤压、切口过大。

6. 口腔卫生指导，加强口腔护理。

# 第五节　药物性牙龈肥大
## Drug-Influenced Gingival Enlargements

药物性牙龈肥大，曾称为药物性牙龈增生（drug-induced gingival hyperplasia），是指由于全身用药引起牙龈完全或部分的肥大，与长期服用药物有关。在我国 20 世纪 80 年代以前，药物性牙龈肥大主要是由抗癫痫药苯妥英钠（phenytoin；又称大仑丁，dilantin）引起。近年来，临床上更多见的是因高血压和心脑血管疾病服用钙通道阻滞剂类药物（calcium channel blocker）引起的药物性牙龈肥大，而苯妥英钠引起的牙龈肥大相对少见。目前我国高血压患者已达 3 亿，而作为老年人的常见病、多发病的心脑血管疾病亦随着我国社会的老龄化进一步增加，最近这些疾病又出现低龄化的趋势。因此，在我国心、脑血管疾病存在进一步增多的可能性。2020 年国际高血压学会（ISH）发布的供全球范围内使用的高血压管理实践指南中，钙通道阻滞剂是其最佳标准推荐方案中联合治疗的基础。在《中国高血压防治指南（2018 年修订版）》提出的 6 种优化联合治疗方案中，有 4 种组合也以钙通道阻滞剂为基础。依据中国高血压协会的统计，目前我国高血压患者接受药物治疗者超过 50% 使用钙通道阻滞剂，由此可见钙通道阻滞剂诱导的药物性牙龈肥大在口腔临床工作中会越来越多见。

药物性牙龈肥大的存在不仅影响到牙面的清洁，妨碍咀嚼、发音等功能，有时还会造成心理上的障碍。

# 一、病因（etiology）

与牙龈肥大有关的常用药物有 3 类：①苯妥英钠，抗惊厥药，用于治疗癫痫；②环孢素（cyclosporine），免疫抑制剂，用于器官移植患者，以抑制宿主的排异反应，也用于治疗重度银屑病等；③钙通道阻滞剂，如硝苯地平，为降压药。长期服用这些药物的患者易发生药物性牙龈肥大，其肥大程度与年龄、服药时间、剂量有关，并与菌斑、牙石有关。

**1. 药物的作用** 上述药物引起牙龈肥大的真正机制目前尚不十分清楚。在苯妥英钠用于治疗癫痫后不久，Kimball（1939 年）就首次报告了苯妥英钠引起的牙龈肥大。癫痫患者长期服用苯妥英钠，使原来已有炎症的牙龈发生纤维性增生。有研究表明，40%～50% 的服药者会发生牙龈肥大，且年轻人多于老年人。关于牙龈肥大的程度是否与血清和唾液中苯妥英钠的浓度有关尚无定论，但一些学者报告牙龈肥大程度与服药剂量有关。体外研究表明，苯妥英钠可刺激成纤维细胞的有丝分裂，使蛋白质合成增加、合成胶原的能力增强；同时细胞分泌的胶原溶解酶丧失活性，致使胶原的合成大于降解，结缔组织增生肿大。另有研究指出，药物性牙龈肥大患者的成纤维细胞对苯妥英钠的敏感性增强，易产生增殖性变化。

其他药物如免疫抑制剂——环孢素和钙通道阻滞剂——硝苯地平（心痛定）、维拉帕米等也可引起药物性牙龈肥大。环孢素 A 为免疫抑制剂，常用于器官移植或某些自身免疫性疾病患者。1983 年，有学者报告该药引起牙龈肥大，30%～50% 的服药者会发生牙龈纤维性增生。另有研究发现，服药量 > 500 mg/d 会诱导牙龈肥大。硝苯地平对高血压、冠心病患者具有扩张周围血管和冠状动脉的作用，同时对牙龈也有诱导增生的作用，约有 20% 的服药者发生牙龈肥大。环孢素和钙通道阻滞剂两药联合应用，会增加牙龈肥大的发生率和严重程度。这两种药引起牙龈肥大的原因尚不十分清楚，有学者报告两种药物以不同的方式降低了胶原酶活性或影响了胶原酶的合成；也有学者认为牙龈成纤维细胞可能是钙通道阻滞剂的靶细胞，硝苯地平可改变其细胞膜上的钙离子流动而影响细胞的功能，使胶原的合成大于分解，从而使胶原聚集引起牙龈增生。

有研究表明，苯妥英钠、环孢素可能通过增加巨噬细胞的血小板生长因子的基因表达而诱导牙龈增生。这些药物能抑制细胞的钙离子摄入（钙是细胞内 ATP 酶活动所必需的），导致牙龈的过度生长。此外，药物对牙龈上皮细胞凋亡的影响作用不可忽视，如凋亡抑制蛋白（BCL-2）、抑癌蛋白（P53）、Ki-67 抗原和癌蛋白（c-Myc）在药物性肥大的牙龈组织内均有阳性表达，甚至有的与药物剂量和用药时间呈正相关。这些与细胞凋亡相关的蛋白质的异常表达，可破坏上皮组织的代谢平衡，最终导致牙龈组织增生。

**2. 菌斑的作用** 菌斑引起的牙龈炎症可能促进药物性牙龈肥大的发生。长期服用苯妥英钠，可使原来已有炎症的牙龈发生纤维性增生。有研究表明，牙龈肥大的程度与原有的炎症程度和口腔卫生状况有明显关系。人类和动物实验也证实，若无明显的菌斑微生物、局部刺激物及牙龈炎症或对服药者施以严格的菌斑控制，即可减轻或避免药物性牙龈肥大。但也有学者报告肥大增生可发生于无局部刺激物的牙龈。可以认为，局部刺激因素虽不是药物性牙龈肥大的原发因素，但菌斑、牙石、食物嵌塞等引起的牙龈炎症能加速和加重药物性牙龈肥大的发展。有学者认为，炎症介质可能激活牙龈成纤维细胞对血流中上述药物的反应性增生。陆续有病例报告显示，对药物性牙龈肥大的患者，单纯采取牙周基础治疗和菌斑控制，牙龈的肥大会逐渐缩小甚至消退，说明菌斑在其中发挥了重要作用。

## 二、临床表现和检查（clinical features and examination）

药物性牙龈肥大好发于前牙（特别是下颌），初起为龈乳头增大，继之扩展至唇（颊）侧牙龈，也可发生于舌（腭）侧牙龈，大多累及全口牙龈。肥大的牙龈可覆盖牙面1/3或更多。病损开始时，点彩增加并出现颗粒状和疣状突起，继之表面呈结节状、球状、分叶状，色红或粉红，质地坚韧。口腔卫生不良、创伤粭、龋齿、不良充填体和矫治器等均能加重病情。当牙间隙较大时，病损往往较小，可能由于此处清洁作用较好所致。无牙区不发生本病损（图9-13A、图9-14、图9-15A）。

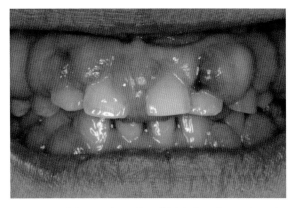

图 9-14 药物性（钙通道阻滞剂类降压药）牙龈肥大
（张立医师提供）

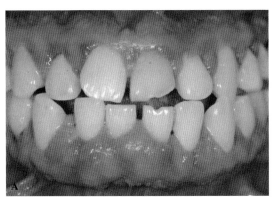
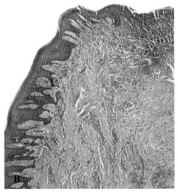

图 9-13 药物性（环孢素）牙龈肥大
**A.** 临床表现；**B.** 病理表现。
（韩劼医师提供）

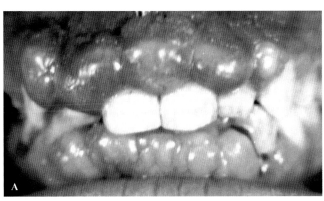
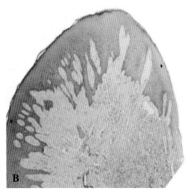

图 9-15 药物性（苯妥英钠）牙龈肥大
**A.** 临床表现；**B.** 病理表现。
（和璐医师提供）

## 三、组织病理学（histopathology）

不同药物引起的牙龈肥大不仅临床表现相似，组织病理学表现也相同。药物性牙龈肥大的主要特点是牙龈结缔组织和上皮的显著增生。牙龈表面上皮增生、水肿，表层不全角化。沟内上皮表面大多数有糜烂、溃疡，上皮内有白细胞移出。牙龈结缔组织增生明显，胶原纤维增生、变粗、排列密集，成纤维细胞和新生血管的数目增多。炎性浸润区可见淋巴细胞、浆细胞、肥大细胞和中性粒细胞等多种炎症细胞，以浆细胞为主，其次为淋巴细胞。炎症程度以轻、中度多，但较牙龈纤维瘤病的炎症重，一般不发生骨吸收（图9-13B，图9-15B）。

## 四、诊断（diagnosis）

1. 患者有癫痫或高血压、心脏病或接受过器官移植，并有苯妥英钠、环孢素、硝苯地平等的服药史。一般在用药后的3个月即发病。

2. 牙龈肥大起始于牙间乳头，随后波及龈缘，表面呈小球状、分叶状或桑葚状，质地坚实、略有弹性。牙龈色泽多为淡粉色。

3. 若合并感染则有龈炎的临床表现，存在局部刺激因素。

## 五、鉴别诊断（differential diagnosis）

主要应与伴有牙龈肥大的菌斑性龈炎和牙龈纤维瘤病相鉴别。

伴有牙龈肥大的菌斑性龈炎，是慢性炎症性肥大，有明显的局部刺激因素，多因长期接触菌斑引起，一般进展缓慢，无痛。通常发生于唇（颊）侧，偶见舌（腭）侧，主要局限在龈乳头和边缘龈，可限于局部，也可范围广泛，牙龈的炎症程度较药物性牙龈肥大和遗传性牙龈纤维瘤病重。

牙龈纤维瘤病可有家族史，而无服药史。牙龈肥大较广泛，大多覆盖牙面的2/3以上，以纤维性增生为主，详见本章第六节。

## 六、治疗（treatment）

**1. 去除局部刺激因素**　通过洁治、刮治去除菌斑、牙石，并消除其他一切导致菌斑滞留的因素，同时指导患者切实掌握菌斑控制的方法。治疗后多数患者的牙龈肥大可明显好转甚至消退。

**2. 局部药物治疗**　对于牙龈炎症明显的患者，除了去除菌斑和牙石外，可用3%过氧化氢液冲洗龈袋，并在袋内置入抗菌消炎的药物，待炎症减轻后再做进一步的治疗。

**3. 手术治疗**　对于虽经上述治疗但增生的牙龈仍不能完全消退者，可进行牙龈切除术和牙龈成形术的手术治疗。对于重度增生的患者，为避免角化龈切除过多，可采用翻瓣加牙龈切除术的方法。术后若忽略口腔卫生，则易复发。

**4. 酌情更换引起牙龈增生的药物**　以往认为停止使用或更换引起牙龈肥大的药物是对药物性牙龈肥大的最根本的治疗，但是许多临床资料显示，患者不停药，经认真细致的牙周基础治疗也可获得牙龈肥大消失的效果。对牙周治疗后牙龈肥大状况改善不明显的患者，可在专科医师指导下，考虑更换药物或与其他药物交替使用，以减轻副作用。

**5. 指导患者严格控制菌斑**　以减轻服药期间的牙龈肥大程度，减少和避免手术后的复发。

# 第六节　牙龈纤维瘤病
## Gingival Fibromatosis

牙龈纤维瘤病包括先天性家族性牙龈纤维瘤病（congenital familial fibromatosis）和特发性牙龈纤维瘤病（idiopathic fibromatosis）。先天性家族性牙龈纤维瘤病是一种比较罕见的以全口牙龈广泛性、渐进性增生为特征的良性病变，属于经典的孟德尔单基因遗传性疾病，也可能与某些罕见的综合征和其他疾病相伴随。国外文献报告患病率为1/750 000，国内尚无确切的报告，1985 年发表的对北京大学口腔医院口腔病理科积累的牙龈肥大病例进行组织病理学分析的研究发现，260 例病例中有 19 例属于该病（7.3%）。

## 一、病因（etiology）

先天性家族性牙龈纤维瘤病有明显的遗传倾向，通常为常染色体显性遗传，也可有常染色体隐性遗传，但也有非家族性的病例，称为特发性牙龈纤维瘤病（idiopathic fibromatosis）。有关常染色体显性遗传性牙龈纤维瘤病的基因定位与克隆已有研究报告，目前国内外的研究主要定位在 2p21—p22 区域。有研究者在巴西一个大家系的所有成员中检测到 SOS1（son of sevenless 1）基因的突变，而对巴西另一个大家系的研究则未在该区发现连锁性，说明该病存在遗传异质性。

## 二、临床表现和检查（clinical features and examination）

牙龈增生严重，通常波及全口。可同时累及附着龈、边缘龈和牙间乳头，唇舌侧龈均可发生，常覆盖牙面 2/3 以上，以致影响咀嚼，妨碍恒牙萌出。增生龈表面呈结节状、球状、颗粒状。龈色粉红，质地坚韧，无明显刺激因素（图 9-16A）。在增生的基础上若有大量菌斑堆积，亦可伴有牙龈的炎症。增生的牙龈组织在牙脱落后可缩小或消退。患者发育和智力无异常。

本病可作为巨颌症、眶距过宽征、多发性毛细血管扩张、多毛综合征等全身性综合征的一个表征，但临床病例大多表现为单纯牙龈肥大的非综合征型。

## 三、组织病理学（histopathology）

龈上皮增生，表面角化或不全角化，钉突明显。牙龈固有层的结缔组织增生显著，胶原纤维增生明显呈束状、排列紧密，血管相对少见，偶有幼稚的成纤维细胞。纤维束间炎症细胞少（图 9-16B）。

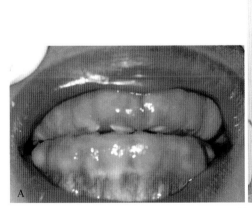
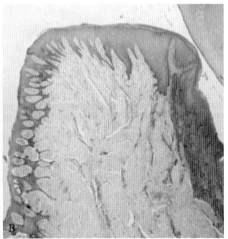

图 9-16　牙龈纤维瘤病
**A.** 临床表现；**B.** 病理表现。

## 四、诊断与鉴别诊断（diagnosis and differential diagnosis）

1. 发生于萌牙以后，可波及全口牙龈。多见于儿童，但也可见于成人。
2. 牙龈颜色正常，坚实，表面光滑或结节状，点彩明显（结缔组织中充满粗大的胶原纤维束和大量的成纤维细胞）。

3. 替牙期儿童可有萌牙困难。

4. 可有家族史。

本病应与药物性牙龈肥大、青春期龈炎或妊娠期龈炎有关的牙龈肥大相鉴别。无家族史的牙龈纤维瘤病需排除上述病变后方可诊断为特发性牙龈纤维瘤病。增生性龈炎大多发生于前牙区，炎症明显，一般有明显的局部刺激因素，增生程度相对较轻，无长期服药史和家族史。药物性牙龈肥大有长期服药史，主要累及龈乳头及龈缘，增生程度相对居中。牙龈纤维瘤病-多毛综合征的特征除牙龈进行性过长外，伴明显的多毛，患者智力减退，颅变形，偶有男子出现女性型乳房。

## 五、治疗（treatment）

1. 控制菌斑，消除炎症。

2. 手术切除肥大的牙龈。可采用内斜切口式的翻瓣术兼做牙龈切除，以保留附着龈，并缩短愈合过程。若龈增生过厚过大，可先做水平龈切除，再采用内斜切口。本病手术后易复发，复发率与口腔卫生的好坏有关，口腔卫生保持得好可以不复发或复发很慢。本病为良性增生，复发后仍可再次手术治疗。一部分本病患者在青春期后可缓解，故手术最好在青春期后进行。

# 第七节　急性坏死性溃疡性龈炎
## Acute Necrotizing Ulcerative Gingivitis

急性坏死性溃疡性龈炎（acute necrotizing ulcerative gingivitis，ANUG）是局限于牙龈的坏死性炎症，又称急性坏死性龈炎，也称坏死性溃疡性龈炎（necrotizing ulcerative gingivitis，NUG）。最早由 Vincent 于 1898 年报告，故称"奋森龈炎"（Vincent gingivitis）。因在本病患者的病变处发现大量的梭形杆菌和螺旋体，故又被称为"梭杆菌螺旋体性龈炎"。第一次世界大战时，在前线战士中流行本病，故又名"战壕口"（trench mouth）。

本病病变累及牙龈组织，无牙周附着丧失。若病变导致附着丧失则称为坏死性牙周炎，若病变超过膜龈联合则应称坏死性口炎。如在急性期疾病未得到适当治疗或反复发作，组织破坏速度转缓，坏死组织不能彻底愈合，则转为慢性坏死性病变。在 2018 年新分类中"坏死性龈炎（necrotizing gingivitis，NG）""坏死性牙周炎（necrotizing periodontitis，NP）"和"坏死性口炎（necrotizing stomatitis）"被合并称为"坏死性牙周病（necrotizing periodontal diseases）"，因为尚不能确定 NG 和 NP 是同一种感染的不同阶段，还是不同的疾病。

ANUG 主要发生在青壮年，也见于较贫困地区和国家的营养不良或患传染病（如麻疹、疟疾、水痘）的儿童。AIDS 患者、白血病患者由于免疫力低下，也会伴发此病，因此应高度警惕。目前在我国虽不多见，但在临床上偶尔也可见到。

## 一、易感因素（predisposing factors）

**1. 微生物**　由于口腔内原已存在的梭形杆菌和螺旋体大量增加和侵入组织，直接或间接地造成牙龈上皮及结缔组织浅层的非特异性急性坏死性炎症。早在 19 世纪末，就有学者提出本病是由梭形杆菌和螺旋体引起的特殊感染。此后不少学者报告在 ANUG 病损处总是能找到这两种病原体。20 世纪 80 年代以后，学者发现中间普氏菌（Pi）也是 ANUG 的优势菌。患者服用甲硝唑等抗厌氧菌药物能显著减少螺旋体、梭形杆菌和中间普氏菌的数量，临床症状也会消失。以上这些研究均支持这些微生物为主要致病原，然而在健康人和动物口中接种上述微生物却不会形成本病。这些微生物也广泛存在于慢性牙龈炎和牙周炎患者的菌斑中，但一般情况下并不发生 ANUG。目前认为，ANUG 是一种由多种微生物引起的机会性感染，宿主的易感性和抵抗力降低使这些微生物的毒力造成 ANUG 损伤。

**2. 已有菌斑性龈炎或牙周炎**　牙菌斑、口腔卫生不良和已有的菌斑性龈炎均是 ANUG 的常见危险因素。深牙周袋或冠周炎的盲袋适合螺旋体和厌氧菌的繁殖，当存在某些局部组织的创伤或全身因素时，细菌大量繁殖并侵入牙龈组织，发生 ANUG。

**3. 精神紧张**　本病常发生于考试期的学生以及精神紧张、过度疲劳、睡眠不足的患者，可能因肾上腺皮质激素分泌过多和植物神经系统的影响改变了牙龈的血液循环、组织代谢以及唾液流量等，使局部抵抗力下降。精神压力又可能使患者疏忽口腔卫生、吸烟量增多等。

**4. 免疫功能低下**　一些营养不良（特别是维生素 C 缺乏）的儿童，或患消耗性疾病，如肿瘤、急性传染病、血液病、免疫功能低下的患者易发生本病。AIDS 患者也常有类似本病的损害，须引起高度重视。

**5. 吸烟**　据报告大多数 ANUG 患者有大量吸烟史。吸烟可使牙龈小血管收缩，影响牙龈局部的血流；此外，吸烟者白细胞的趋化功能和吞噬功能均下降，$IgG_2$ 水平低于非吸烟者，唾液中 IgA 水平亦有下降；吸烟的牙周炎患者龈沟液中的 TNF-$\alpha$ 和 $PGE_2$ 水平均高于非吸烟的患者，这些因素都会加重牙龈的病变。

## 二、临床表现及检查（clinical features and examination）

本病起病急，疼痛明显。牙龈重度疼痛往往是患者求医的主要原因，但在起病初期阶段坏死区少而小，疼痛中等。牙龈自发性出血或轻微接触出血、腐败性口臭等也是该病的主要症状。重度患者可发生颌下淋巴结肿大和触痛、唾液增多、低热等。

**1. 临床检查**　病损早期可局限于龈乳头，其后扩延至边缘龈的唇舌侧。最初病损常见于下前牙的龈乳头区，龈乳头肿胀圆钝、色红，个别龈乳头的顶端发生坏死。早期龈乳头尖端缺失变平，之后龈乳头中央凹陷如火山口状，上覆灰白色污秽的坏死物，检查时须将表面的坏死假膜去除，才能见到乳头顶端的破坏。轻症者龈乳头红肿，外形尚完整，易与龈缘炎混淆。若病变迅速扩展至边缘龈，则龈缘呈虫蚀状，表面覆坏死假膜，易于擦去，暴露下方鲜红触痛的溃疡面，一般不波及附着龈。在坏死区和病变相对未累及的牙龈区之间常有一窄的红边为界（图 9-17）。

**2. 细菌学检查**　病变区坏死物涂片经刚果红负性染色涂片可见大量的梭形杆菌和螺旋体（图 9-18）。

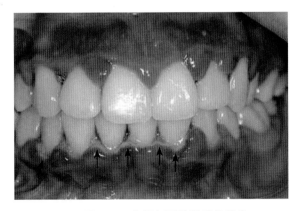

**图 9-17　急性坏死性溃疡性龈炎**
牙龈乳头的顶端发生坏死、中央凹陷、出血，并累及边缘龈呈虫蚀状。
（张立医师提供）

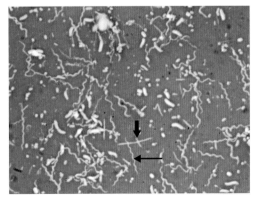

**图 9-18　急性坏死性溃疡性龈炎细菌涂片**
细箭头指向螺旋体，粗箭头指向梭形杆菌。

急性期如未能及时治疗且患者抵抗力低时，坏死还可波及与牙龈病损相对应处的唇、颊黏膜，成为坏死性龈口炎（necrotizing gingivostomatitis）。若疾病进展迅速、不及时治疗还可导致小块或大块牙槽骨坏死，这种状况尤其多见于免疫缺陷患者（包括 AIDS 患者）。机体抵抗力极度低下者还可合并感染产气荚膜杆菌，使面颊部组织迅速坏死，甚至穿孔，称为走马牙疳（noma，形容病变发展快）。此时患者有全身中毒症状甚至导致死亡。目前，走马牙疳在我国已经基本绝迹。

ANUG 若在急性期治疗不彻底或反复发作可转为慢性坏死性龈炎。其主要临床表现为龈乳头严重破坏，甚至消失；龈乳头处的龈高度低于龈缘高度，呈反波浪状（reversed architecture）；龈乳头处颊舌侧牙龈分离，甚至可从牙面翻开；其下的牙面上有牙石和软垢；牙龈一般无坏死物。

## 三、组织病理学（histopathology）

急性坏死性牙龈炎（ANUG）的组织病理学表现为牙龈的非特异性急性坏死性炎症，病变累及复层鳞状上皮和下方的结缔组织。表面上皮坏死，由纤维素、坏死的白细胞和上皮细胞、细菌等构成的假膜所取代，邻近坏死假膜处的上皮水肿、变性，细胞间有中性粒细胞浸润。下方的结缔组织中有螺旋体入侵，大量的毛细血管增生、扩张充血，中性粒细胞密集浸润。此区在临床上表现为坏死区下方的鲜红带状区。中性粒细胞周围有许多浆细胞和单核细胞，表明本病是在原有的慢性龈炎的基础上发生的。

Listgarten（1965）根据电镜观察将病损分为 4 个区：①细菌层，病损的最表层，由多种细菌组成，包括大、中、小型螺旋体；②中性粒细胞层，此层富含大量白细胞，以中性粒细胞为主，其间夹杂不同类型的螺旋体和细菌；③坏死区，以坏死的细胞、纤维素、残存的胶原纤维和许多大、中型螺旋体构成，夹杂少量的其他细菌；④螺旋体浸润层，结缔组织区内有大、中型螺旋体侵入，组织呈急性炎症反应。然而这四层互相混合，并非在每个病例中都可观察到。

## 四、诊断与鉴别诊断（diagnosis and differential diagnosis）

**1. 诊断**　本病以牙龈的急性坏死为特点，表现为龈乳头顶端缺失变平或"火山口"状破坏（punched-out），龈缘虫蚀状破坏，牙龈自动出血、疼痛。次要的诊断要点有腐败性口臭和伪膜形成。龈病损与梭形杆菌、中间普氏菌和螺旋体有关。

（1）好发于精神紧张者和吸烟者，青壮年多见。

（2）起病较急，病变发展迅速，常在数天至 1 周时就诊。龈乳头顶端变平或中央凹陷和龈缘呈现虫蚀状坏死。

（3）牙龈自发痛、触痛。

（4）牙龈自发出血。

（5）腐败性口臭明显。

（6）其他：唾液黏稠，淋巴结肿大，低热，疲乏等。

（7）坏死区的细菌学涂片（刚果红负性染色或瑞氏染色），可见大量的梭形杆菌和螺旋体。

慢性期的诊断主要根据反复发作的牙龈坏死、疼痛和出血、牙龈乳头消失、口臭等，细菌涂片检查无特殊细菌。

**2. 鉴别诊断**　本病首先应与菌斑性龈炎鉴别。后者为慢性过程，无坏死病损，一般不痛，牙龈出血主要为激发性出血（非自发性出血）。而早期轻症的 ANUG 的临床表征与菌斑性龈炎很相像，常需将肿胀的龈乳头轻轻翻开才能发现顶端的坏死区。

本病应与疱疹性龈口炎和急性白血病鉴别。疱疹性龈口炎为病毒感染，多发生于幼儿，牙龈充血一般波及全部牙龈而不局限于龈乳头和边缘龈，还常侵犯口腔黏膜其他部位或唇周组织。典型病变为多个成簇的小疱，破溃并形成小溃疡或溃疡互相融合，但无坏死。

急性白血病患者可由于抵抗力的降低而伴发本病，二者并存，血象检查有助于诊断基础疾病——白血病。

AIDS 患者由于细胞免疫和体液免疫功能低下，常由各种细菌引起机会性感染，可伴发 ANUG，并常发展为坏死性牙周炎。坏死性牙周炎大多见于 AIDS 患者，因此，临床上如见到坏死性牙周炎，一定要注意鉴别 AIDS。

## 五、治疗（treatment）

**1. 急性期**　初步洁治，轻轻去除大块牙结石，用 3% 过氧化氢液擦洗及含漱清除坏死组织，当过氧化氢遇到组织和坏死物中的过氧化氢酶时，能释放出大量的新生态氧，杀灭或抑制厌氧菌。可开处方，给予患者复方氯己定含漱液含漱，每日 2 次，每次含漱 1 分钟，因为复方氯己定含漱液内含有甲硝唑成分，起到抑制厌氧菌的作用。重症者口服甲硝唑或替硝唑等抗厌氧菌药物，甲硝唑每日 3 次，每次 0.2 g，服用 3 天一般可控制病情。若治疗及时得当，病损能较快愈合，不留后遗症。

全身还可给予维生素 C 等支持疗法，要充分休息。进行口腔卫生指导也非常重要，如指导患者更换牙刷，保持口腔清洁，建立良好的口腔卫生习惯，以防复发。应劝告患者戒烟。

**2. 急性期过后的治疗原则同菌斑性牙龈炎。**

# 第八节　龈乳头炎
## Localized Papillary Gingivitis

龈乳头炎是伴有局部促进因素（local contributing factors）的菌斑性龈炎，个别龈乳头受到机械性或化学刺激（食物嵌塞、充填物悬突、不良修复体、不正确的剔牙、异物等）引起的急性或慢性非特异性炎症。

## 一、临床表现和诊断（clinical features and examination）

局部龈乳头充血、肿胀，探诊易出血（图 9-19）。患者有疼痛感，可以是自发胀痛，也可能有冷热刺激痛，探诊检查时会有明显的触痛，牙可有轻度叩痛。患区存在局部刺激因素。

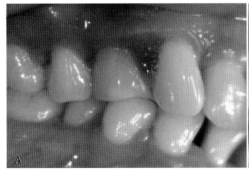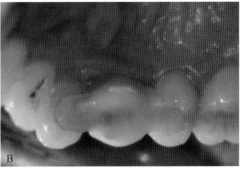

图 9-19　龈乳头炎
**A.** 不良修复体导致的颊侧龈乳头红肿、胀痛；**B.** 舌侧观可见粘接桥固定装置过低，压迫龈乳头。
（韩劼医师提供）

## 二、治疗（treatment）

1. 除去各种局部刺激物。
2. 用 3% 过氧化氢液、0.12% 氯己定或 0.1% 伊沙吖啶（利凡诺）等局部冲洗，局部涂敷复方碘液。
3. 止痛，必要时局部封闭。
4. 急性炎症控制后，治疗原有的龈炎。

# 第九节　剥脱性龈病损
## Desquamative Gingival Lesions

剥脱性龈病损是临床较常见的龈组织疾病，其临床特征为游离龈和附着龈呈鲜红色和剥脱性改变。1932 年，Prinz 将严重龈上皮剥脱的病例首次命名为"慢性弥漫性剥脱性龈炎"。之后，陆续有关于剥脱性龈病损的报告，使用名称有慢性剥脱性龈炎、剥脱性龈口炎、龈变性或龈症等。1960 年，McCarthy 对有关剥脱性龈炎的文献进行了综述，并根据 40 例特征为边缘龈和附着龈发红和剥脱性龈炎病例分析，提出剥脱性龈炎是多种系统病的龈表现，从而引起了关于该病损性质的争论。近年来许多研究表明，所谓剥脱性龈炎是类天疱疮、扁平苔藓和其他大疱性疾病及银屑病等病在牙龈的表现，因此多数学者认为剥脱性龈炎是一种临床症状，是描述性术语，因此建议用"剥脱性龈病损"来概括发生于牙龈、以剥脱为主的病损。真正的或特发性剥脱性龈炎患者为数甚少，仅指那些不能诊断为其他疾病的剥脱性龈病损患者。

## 一、病因（etiology）

过去许多学者认为，本病损是特异性的，具有特征性组织病理学表现和特异的病因，称之为"剥脱性龈炎"。近年来国内外一些学者的研究证实剥脱性龈病损是皮肤黏膜病在牙龈的表现，其病因同相应的黏膜病。

McCarthy 等观察了 216 例剥脱性龈病损患者，发现其中 98 例是黏膜类天疱疮，100 例是扁平苔藓，6 例是寻常型天疱疮，7 例可能是由内分泌紊乱引起的（其中 5 例是更年期妇女，2 例是子宫和卵巢切除后的青年妇女），5 例病因不明〔虽有龈剥脱、鲜红的多年病史，然而组织病理学检查无特异性，内分泌功能正常，且排除了其他黏膜病损的可能性，故称为特发性剥脱性龈炎（desquamative gingivitis，DG）〕。

孟焕新等对 86 例临床表现为剥脱性龈病损的病例进行了组织病理学分析，结果发现剥脱性龈病损中以良性黏膜类天疱疮最多，为 37 例（43%）；其次是扁平苔藓，30 例（34.9%）；之后依次为寻常型天疱疮 7 例（8.1%），红斑狼疮和龈变性各 3 例（各 3.5%），剥脱性龈炎 2 例（2.3%），其他 4 例（4.7%）。剥脱性龈病损多数发生在唇（颊）侧龈，半数以上累及全口牙龈。天疱疮、扁平苔藓和类天疱疮等可伴有其他口腔黏膜和全身其他部位的病损（38 例）。天疱疮病损范围广，同时累及唇、颊、舌、软腭、扁桃体和牙槽嵴。扁平苔藓的口腔病损可位于唇、颊、舌、咽腭弓，颊部最多见（8 例）。类天疱疮的口腔病损在唇部者 2 例，颊部 3 例。特发性剥脱性龈炎无一例伴口腔黏膜病损。

## 二、临床表现和检查（clinical fea-tures and examination）

剥脱性龈病损多见于女性。临床特征是牙龈鲜红、光亮或表皮剥脱糜烂（图 9-20），也可出现水疱、水肿或肿胀、牙龈溃疡，创面易出血等症状和体征。病损局限于牙龈组织，常出现在唇（颊）侧龈，较少见于舌侧龈，可累及全口牙龈。部分患者伴刺激性疼痛，也有部分患者同时伴有其他部位典型皮肤黏膜病损的特征。天疱疮、扁平苔藓和类天疱疮等患者可伴有其他口腔黏膜和全身其他部位的病损。扁平苔藓的口腔病损可位于唇、颊、舌、咽腭弓，颊部最多见。类天疱疮的口腔病损可见于硬腭和颊部。天疱疮病损范围广，同时累及唇、颊、舌、软腭、扁桃体和牙槽嵴。

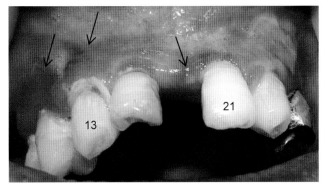

图 9-20　剥脱性龈病损
箭头所示部位充血明显，其上可见水疱形成。13 龈缘可见糜烂及白色伪膜。21 近中唇侧龈缘还可见剥脱损害。
（韩莹医师提供）

　　剥脱性龈病损的病变进展缓慢，时有加剧，常可自行缓解，有的病损经数月乃至数年自然愈合。同一患者口腔内不同部位、不同时期的病损可有不同表现。上皮与结缔组织分离或上皮下方形成水疱可使牙龈表面呈灰白色，或亮红与灰白色相互间杂。若上皮完全脱落，则牙龈表面粗糙、呈鲜红色。此时，患者有烧灼感，对温度刺激敏感。

## 三、组织病理学（histopathology）

　　**1. 一般病理表现**　上皮缺乏角化，棘层变薄，可见水样变性，固有层水肿，有炎性细胞浸润。通常可分为疱型和苔藓型。疱型表现为上皮与结缔组织交界处水肿，形成基底下疱，上皮与下方组织分离，结缔组织内有明显的炎症，与良性黏膜类天疱疮相似。苔藓型表现为上皮萎缩，基底细胞水肿，常见胶样小体，病变与疱性或萎缩性扁平苔藓相似。剥脱区只显示非特异性炎症浸润。

　　**2. 免疫病理**　免疫荧光法有助于明确诊断皮肤黏膜病伴发的剥脱性龈病损，如扁平苔藓和类天疱疮。类天疱疮、天疱疮、扁平苔藓和银屑病均有特异性免疫荧光现象。直接免疫荧光染色的特征如下：

　　（1）扁平苔藓：基底膜区有纤维蛋白沉着，固有层内有胶样小体（colloid body 或 civatte 小体），此特征对诊断有参考价值。

　　（2）类天疱疮：免疫球蛋白及补体与基底膜结合，表现为薄而连续的带。

　　（3）寻常性天疱疮：免疫球蛋白与上皮细胞膜结合沉着于上皮细胞间。

　　（4）红斑狼疮：免疫球蛋白沉着于基底膜区呈颗粒状、间断性、宽大的带。

　　（5）银屑病：角化层有免疫物质沉着。

　　（6）其他（激素性等）：免疫荧光染色阴性。

## 四、诊断与鉴别诊断（diagnosis and differential diagnosis）

　　剥脱性龈病损的诊断以往只取决于临床和组织学标准，当牙龈病损伴皮肤和黏膜病损时，病史和病理检查对确诊是非常有用的。近年来，免疫荧光方法在鉴别诊断方面越来越显示出优越性，因此剥脱性龈病损的诊断方法应包括：①临床检查（口腔内外的所有病损）；②光镜检查牙龈活检标本（包括病损周围组织）；③直接免疫荧光法检查（病损及周围的正常组织）；④间接免疫荧光法检查（检查患者血清中是否存在与类天疱疮或天疱疮有关的抗体）。此外要注意随访，诊断明确的剥脱性龈病损患者可能在口腔其他部位或者皮肤发生新的病损，而特发性剥脱性龈炎患者在随访时有可能发现新的疾病征兆，如发展成典型的类天疱疮或扁平苔藓。常见的剥脱性龈病损主要有以下几类：

1. 良性黏膜类天疱疮（简称类天疱疮）。
2. 扁平苔藓。
3. 寻常型天疱疮（简称天疱疮）。
4. 龈变性。
5. 慢性盘状红斑狼疮（简称红斑狼疮）。
6. 特发性剥脱性龈炎。

临床上类天疱疮最易与扁平苔藓混淆。因此，鉴别诊断首先应是这两者。其次应与天疱疮、慢性盘状红斑狼疮和龈变性区别，其区别要点见表9-2。此外，还应与结核病、银屑病和浆细胞增多症鉴别。

表 9-2 剥脱性龈病损的临床和组织病理学鉴别要点

| 病名 | 临床特点 | | 病理特点 |
| --- | --- | --- | --- |
| | 牙龈 | 其他部位 | |
| 类天疱疮 | 水疱、糜烂、溃疡、剥脱 | 唇、颊侧多见，糜烂、溃疡，全身水疱 | 上皮下疱或上皮下裂隙，疱处上皮钉突消失。炎症细胞广泛浸润，浆细胞多，常有拉塞尔小体（Russell 小体），基底膜有免疫复合物沉积，呈薄而连续的带 |
| 扁平苔藓 | 剥脱伴白色线网条纹 | 颊部多见，呈白色网状条纹；其次为舌部，呈浅白斑 | 基底细胞液化变性，基底膜界限不清，上皮钉突长。淋巴细胞呈带状或广泛浸润，T 细胞为主，基底膜区有纤维蛋白沉着，固有层内有胶样小体 |
| 天疱疮 | 水疱不易见，尼氏（Nikolsky）征阳性 | 多处黏膜损害，为肿胀糜烂 | 棘层松解，基层上疱，上皮细胞间有免疫复合物沉积 |
| 红斑狼疮 | 糜烂、溃疡伴白色条纹 | 舌背白色斑块 | 基底细胞液化，基底膜增厚。炎症细胞多围绕血管周围，浆细胞和胶样小体较多见，胶原纤维变性，血管扩张，有玻璃样血栓。基底膜有免疫复合物沉积，呈均质性的间断性宽大带 |
| 龈变性 | 水肿、肿胀 | 无 | 上皮水样变性，结缔组织水肿，胶原纤维减少、玻璃样变。血管增生、扩张，或内皮肿胀，管腔闭塞 |
| 剥脱性龈炎 | 鲜红、剥脱 | 无 | 上皮缺乏角化，棘层薄，基底细胞水样变性，结缔组织水肿，炎症细胞弥漫性浸润呈非特异性炎症 |

## 五、治疗（treatment）

**1. 消除局部刺激因素** 无论哪种疾病产生的剥脱性龈病损都要注意消除局部刺激因素，如牙石、菌斑、尖锐牙尖、龋洞、不良修复体及银汞合金充填材料等。若怀疑损害的发生与患者长期服用某种药物有关，可建议换用其他药物。

**2. 扁平苔藓** 损害局限且无症状者可不用药，仅观察随访；损害局限但有症状者以局部用药为主；损害较严重者应采用局部和全身联合用药，全身用药以免疫调节治疗为主。局部可使用肾上腺皮质激素软膏、药膜、喷雾剂等制剂。对糜烂溃疡型病损，可在病损区基底部注射激素。还需加强患者的心理疏导，缓解其精神压力，调整精神状态、睡眠、月经状况、消化道情况等。伴有口腔其他部位病损或皮肤病损者应到口腔黏膜科或皮科就诊。

**3. 类天疱疮**　病损局部可用 2.5% 泼尼松龙混悬液加 1% 普鲁卡因局部注射。含漱剂则以消炎、止痛为主。除病情严重者外，应尽量减少或避免全身大剂量使用肾上腺皮质激素，尤其是仅有口腔病损者。若需用泼尼松，剂量为 10 ～ 30 mg，每天 1 次，即可控制病情，待情况稳定后开始减量。

**4. 天疱疮**　肾上腺皮质激素为治疗该病的首选药物。轻者的泼尼松的起始量为 20 ～ 40 mg/d；重者的起始剂量为 60 ～ 100 mg/d。待病情明显缓解，病损大部分愈合后泼尼松即可递减，直到 5 ～ 15 mg/d 的维持剂量。免疫抑制剂如环磷酰胺、硫唑嘌呤或甲氨蝶呤与泼尼松等肾上腺皮质激素联合治疗，可达到减少后者用量、降低副作用的目的。长期应用激素应注意加用抗生素以防止并发感染，激素和抗生素联合使用时要防止念珠菌感染。局部用药适用于口内糜烂疼痛者，在进食前可用 1% ～ 2% 丁卡因液涂抹，用 0.25% 四环素或金霉素含漱有助于保持口腔卫生。局部使用皮质激素软膏制剂，可促使口腔糜烂面的愈合。此外支持疗法不可缺少，患者需高蛋白质、高维生素饮食，进食困难者可静脉补充。伴有口腔其他部位病损或皮肤病损者应到口腔黏膜科或皮科就诊。

**5. 慢性盘状红斑狼疮**　尽量避免或减少日光照射，外出或户外工作时戴遮阳帽外涂遮光剂。积极治疗感染病灶，调节身心健康，清淡饮食。局部可使用糖皮质激素制剂，充血糜烂处可考虑局部麻醉药物与糖皮质激素混合，行病损局灶封闭，每 1～2 周注射一次，1～3 次为一疗程。

# 第十节　浆细胞龈炎
## Plasma Cell Gingivitis

本病又名浆细胞肉芽肿（plasma cell granuloma）、浆细胞龈口炎（plasma cell gingivostomatitis）。

## 一、病因学（etiology）

病因不明确，可能是一种过敏性疾病。其过敏原多种多样，如牙膏、口香糖等，其中的某些成分可诱发牙龈组织发生变态反应。一旦除去及停止与过敏原的接触，则病变可逐渐恢复、自愈。

## 二、临床表现和诊断（clinical features and examination）

1. 本病可发生于鼻腔或口腔黏膜，但主要发生于牙龈。可侵犯多个牙齿。
2. 牙龈鲜红、肿大、松软易碎，表面似半透明状 / 颗粒状或肉芽组织状，极易出血，病变范围常包括附着龈。
3. 一般不引起附着丧失。
4. 病理检查有助于诊断，显微镜下见结缔组织内有密集浸润的正常形态的浆细胞，呈片状或呈灶性聚集。

## 三、治疗（treatment）

1. 口腔卫生指导、去除可疑的过敏原。
2. 进行彻底的牙周洁治术，必要时行刮治术。
3. 实质性肿大部分需手术切除，但易复发。

# 第十一节    牙龈瘤
## Epulis

牙龈瘤为牙龈上生长的局限性反应性增生物，是较常见的瘤样病损，即具有肿瘤样外形，但不具备肿瘤的生物学特性。

## 一、病因学（etiology）

一般认为由残根、牙石、不良修复体等局部因素引起，与机械性刺激和慢性炎症有关。

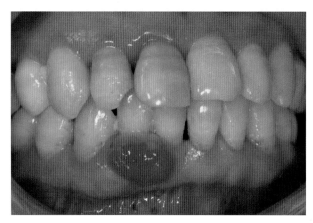

图 9-21    牙龈瘤
（韩劼医师提供）

## 二、临床表现和诊断（clinical features and examination）

牙龈瘤好发于龈乳头（图 9-21）。通常呈圆形、椭圆形，有时呈分叶状。大小不一，从数毫米至 1 ～ 2 厘米。有的有蒂，如息肉状，有的无蒂，基底宽广。血管性牙龈瘤和肉芽肿性牙龈瘤质软、色红；纤维性牙龈瘤质地较硬而韧，色粉红。一般无痛，肿物表面发生溃疡时可感觉疼痛。长期存在的较大的牙龈瘤可压迫牙槽骨使之吸收，X 线片示局部牙周膜增宽。

## 三、组织病理学（histopathology）

牙龈瘤根据病理变化可分为 3 型：①肉芽肿性，又称化脓性肉芽肿（pyogenic granuloma），似炎性肉芽组织，有许多新生的毛细血管及成纤维细胞。大量炎性细胞浸润，主要为淋巴细胞和浆细胞，纤维成分少。牙龈黏膜上皮往往呈假上皮瘤样增生。②纤维性，肉芽组织发生纤维化，细胞及血管成分减少，而纤维组织增多。粗大的胶原纤维束间有少量的慢性炎症细胞浸润。纤维束内可有钙化或骨化发生。③血管性，血管多，似血管瘤。血管间的纤维组织可有水肿及黏液性变，并有炎性细胞浸润。

## 四、鉴别诊断（differential diagnosis）

牙龈瘤应特别注意与牙龈鳞癌鉴别。这两种病损临床上有时不易区别，尤其当牙龈癌呈结节状生长，或牙龈瘤表面有溃疡时，常易混淆。鳞癌大多表现为菜花状、结节状，或溃疡状。溃疡表面凹凸不平，边缘外翻似肉芽，可有恶臭。牙松动或脱落，或已拔除。X 线片表现可见牙槽骨破坏。有局部淋巴结肿大。据文献报告，牙龈鳞癌的发病年龄明显高于牙龈瘤，男性多于女性，而牙龈瘤则女性多于男性。鳞癌好发于后牙区，龈瘤好发于前牙及双尖牙区。前者病程短，一般为几个月，肿瘤生长迅速；后者病期长，一般为数年。

妊娠瘤在妇女妊娠期间易发生（第 4 ～ 9 个月），分娩后可减小或退缩。

## 五、治疗（treatment）

彻底去除刺激因素如菌斑、牙石和不良修复体。手术切除牙龈瘤时，应尽可能切除彻底，切口在距牙龈瘤基底部 0.5～1 mm 的健康牙龈上，直达骨面，相应部位的牙周膜和骨表面的骨膜也应刮除干净，以免复发。

## 思考题

1. 菌斑性龈炎的预后及防治措施是什么？
2. 牙龈增生性病损有哪些？如何鉴别？
3. 治疗妊娠期龈炎时应注意哪些事项？
4. 引起龈病损的局部刺激因素有哪些？
5. 白血病龈病损的诊断要点和注意事项有哪些？
6. 牙龈的非固有疾病（系统病在牙龈的表现）主要有哪些？

（韩　劼　孟焕新）

## 参考文献

［1］孟焕新，郑麟蕃，吴奇光．牙龈病损的临床和组织病理学研究．中华口腔医学杂志，1994，29（1）：10-12.
［2］赵亦兵，孟焕新，陈智滨．实验性龈炎的临床观察和龈沟液量的分析．中华口腔医学杂志，2004，39（1）：42-44
［3］Löe H. Periodontal changes in pregnancy. J Periodontol，1965，36（3）：209-217
［4］胡纯贞，顾晶晶，杨芸珠，等．700 名孕妇的妊娠期龈炎的调查分析．上海口腔医学，1999，8（1）：15-17.
［5］Mariotti A. Sex steroid hormones and cell dynamics in the periodontium. Crit Rev Oral Biol M，1994，5（1）：27-53.
［6］Miyagi M，Morishita M，Iwamoto Y. Effects of sex hormones on production of prostaglandin E2 by human peripheral monocytes. J Periodontol，1993，64（1）：1075-1078.
［7］Hassell T，O'Donnell J，Pearlman J，et al. Phenytoin induced gingival overgrowth in institutionalized epileptics. J Clin Periodontol，1984，11（4）：242-253
［8］孟焕新，吴奇光，郑麟蕃．增生性龈病损 260 例的组织病理学分析．口腔医学纵横，1985，1（1）：9-12.
［9］Barnes GP，Bowles WF，Carter HG. Acute necrotizing ulcerative gingivitis：a survey of 218 cases. J Periodontol，1973，44（1）：35-42.
［10］Bhaskar SN，Levin MP. Histopathology of the human gingiva. Study based on 1269 biopsies. J Periodontol，1973，44（1）：3-17.
［11］Jorgenson RJ，Cocker ME. Variation in the inheritance and expression of gingival fibromatosis. J Periodontol，1974，45（7）：472-477.
［12］陈永丰，尹韵峥，韩宁．小儿急性白血病初发常见症状的口腔表现．北京口腔医学，2003，11（3）：140-141.
［13］Listgarten MA. Electron microscopic observation on the bacterial flora of acute necrotizing ulcerative gingivitis. J Periodontol，1965，36（4）：328-339.
［14］Barclay S，Thomason JM，Idle JR，et al. The incidence and severity of nifedipine-induced gingival overgrowth. J Clin Periodontol，1992，19（5）：311-314.
［15］Slavin J，Taylor J. Cyclosporine，nifedipine and gingival hyperplasia. Lancet，1987，2（8561）：739.
［16］Thomason JM，Seymour RA，Ellis JS，et al. Determinants of gingival overgrowth severity in organ transplant patients. An examination of the role of HLA phenotype. J Clin Periodontol，1996，23（7）：628-634.
［17］McCarthy FP，McCarthy PL，Shklar G. Chronic desquamative gingivitis：a reconsideration. Oral Surg，1960，13（11）：1300-1303.
［18］孟焕新，郑麟蕃，吴奇光．剥脱性龈病损的组织病理学分析．中华口腔科杂志，1986，21（4）：203-205.
［19］Murakami S，Mealey BL，Mariotti A，et al. Dental plaqueinduced gingival conditions. J Periodontol，2018，89（S1）：S17-S27.
［20］Holmstrup P，Plemons J，Meyle J. Non-plaque-induced gingival diseases. J Periodontol，2018，89（S1）：S28-S45.

# 第十章　慢性牙周炎

## Chronic Periodontitis

**应知应会的内容：**

1. 牙周炎与牙龈炎的关系和鉴别
2. 牙周袋软组织的病理改变与临床表现的关系
3. 牙槽骨吸收的方式及临床表现
4. 慢性牙周炎的临床表现和诊断特点
5. 慢性牙周炎的分型和分度标准
6. 慢性牙周炎的局部治疗原则
7. 慢性牙周炎的危险因素

　　牙周炎是由牙菌斑中的微生物所引起的慢性感染性疾病，由长期存在的慢性牙龈炎向深部牙周组织发展，导致牙周支持组织的炎症和破坏，如牙周袋形成、进行性附着丧失和牙槽骨吸收，最后可导致患牙松动和被拔除。它是我国成年人丧失牙齿的首位原因。牙周炎在临床上表现为多种表型，它们都是以菌斑微生物为主要原因，但不同类型牙周炎的主要致病菌可能不尽相同；它们的基本病理变化相似，但疾病的发展过程、组织破坏的速度和方式、临床表现的特征、对治疗的反应和结局等可能有所不同。几十年来，对于牙周炎的分类争议不断，主要集中在不同表型的牙周炎是否属于不同的疾病，或只是同一疾病的变异（variation）。这种争议在 20 世纪的分类系统变化中最为突出。20 世纪对牙周微生物、宿主反应、遗传易感性等多方面的研究成果，促使 1999 年的国际分类系统强调不同牙周炎表型的独特性，提出了慢性牙周炎和侵袭性牙周炎的命名。将年轻而重症、进展风险高、需要特殊治疗的病例列为侵袭性牙周炎，把其余大部分病例归入慢性牙周炎。此分类法已在临床、科研和教学中使用近 20 年。2017 年底，美国牙周病学会和欧洲牙周病学联盟联合召开了研讨会，进行大量文献的综合分析后，对 1999 年分类法提出了较大的修改，并于 2018 年正式公布实施（详见第三章）。主要的改变之一是认为慢性牙周炎和侵袭性牙周炎作为独立疾病的依据不足，因此将二者合并为"牙周炎"。

　　不管分类系统如何变化，实际上疾病本身的内涵并未发生变化（病因、发病机制、病理变化、主要临床表现、基本治疗手段和转归等），但分类却反映了人们在某一时期对某一疾病的认识和应对方法。分类法的制定应有利于对该病的准确诊断、正确处置，以及有利于在研究方面有更合理的共同语言和标准。基于 2018 年新分类法尚处于推介、解析和初步应用阶段，而且近 20 年来的文献均按 1999 年分类法描述。因此本书暂时还保持 1999 年分类法的格局，同时将 2018 年新分类法的理念和新内容尽量与之结合，以利于读者学习和思考。

慢性牙周炎（chronic periodontitis，CP）是最常见的一类牙周炎，约占牙周炎患者的 95%。历史上对牙石堆积、牙龈红肿流脓、有牙周袋以及牙槽骨破坏的疾病曾有过多种命名，例如牙槽脓漏（pyorrhea alveolaris）、不洁性脓漏（schmutz pyorrhea）、边缘性牙周炎（marginal periodontitis）、单纯性牙周炎（simple periodontitis）等。认为主要是牙石的机械刺激，导致牙龈的炎症和退缩，或是由咬合创伤导致牙槽骨破坏，继发炎症。到了 20 世纪中后期，主流观点认为牙周炎是牙菌斑生物膜作为始动因子而引起的炎症，导致牙周支持组织的破坏，且主要发生于成年人，故名成人牙周炎（adult periodontitis，AP）或慢性成人牙周炎（chronic adult periodontitis，CAP）。1999 年，关于牙周病分类的国际研讨会将其更名为慢性牙周炎，因为此类牙周炎虽最常见于成年人，但也可发生于儿童和青少年，而且由于本病的进程缓慢，通常难以确定真正的发病年龄。大部分慢性牙周炎呈缓慢加重，但也可出现间歇性的活动期。

# 第一节　慢性牙周炎的发病原理
## Pathogenesis of Chronic Periodontitis

堆积在龈牙结合部的牙面和龈沟内的菌斑微生物是引发牙龈慢性炎症的始动因子（initiating factor）。菌斑及其产物引发牙龈炎，使牙龈充血和肿胀、龈沟加深、龈沟液增多、牙龈易流血。长期存在的牙龈炎症改变了局部微生态环境，更有利于一些在厌氧条件下生长的革兰氏阴性牙周致病菌的滋生，形成致病性很强的生物膜（biofilm），并由龈上向龈下扩延。它们所引起的炎症反应范围扩大到深部组织，导致牙龈炎发展成为牙周炎。

牙龈炎和牙周炎的主要区别在于牙龈炎不侵犯支持组织（没有附着丧失和牙槽骨吸收），经过常规治疗后，牙周组织可以完全恢复正常，是可逆性病变。但是，若维护不良，牙龈炎较易复发。而牙周炎则有牙周支持组织的破坏（附着丧失、牙周袋形成和牙槽骨吸收），若不及时治疗，病变一般呈缓慢加重，直至牙松动而脱落。牙周炎经过规范的治疗可以控制病情，但已破坏的软、硬组织难以恢复到正常状态（表 10-1）。预防和治疗牙龈炎，对于牙周炎的预防有着重要意义。"牙龈炎是如何发展成为牙周炎的？""两者是什么关系？""什么条件下会发展？"这些问题目前尚无明确的答案。但是有大量的研究资料肯定了以下 3 点：

## 一、牙龈炎是牙周炎的前驱和危险因素

在 20 世纪 70 年代以前，人们普遍认为牙龈炎若得不到治疗，必会发展成牙周炎。后来的研究表明并不是所有牙龈炎都会发展为牙周炎，但牙龈炎的确是牙周炎的前驱和危险因素。Schätzle 等对 565 名挪威 16 ~ 34 岁男性进行了长达 26 年的观察，对于在观察期间始终无牙龈炎症的牙位、轻度炎症的牙位和重度炎症牙位进行比较，它们发生新的附着丧失的程度分别为 1.86 mm、2.25 mm 和 3.23 mm。长期有炎症的牙位比始终无炎症的牙位附着丧失多 70% 的概率，最后失牙的机会增加 46 倍。因此，学者们认为长期的牙龈炎症是牙周附着丧失和失牙的危险因素。我国对 576 名无口腔保健的村民进行纵向观察，同样发现了基线时有探诊后出血的牙位与随后 2 年内附着丧失的程度相关。其他研究也表明长期的牙龈炎症与附着丧失有明显相关。

## 二、菌斑生物膜是发病的始动因子

人类口腔中存在着数百种微生物，在牙面上，尤其是龈牙结合部总是有牙菌斑附着，它是

公认的牙周疾病的始动因子。即便临床健康的牙龈，其龈沟底部的组织中都有少量的炎症细胞浸润，这是机体企图消除微生物的保护性反应。随着龈炎的发生、龈沟加深、龈沟液增加、龈上微生物由以 G⁺需氧菌为主变为 G⁻厌氧菌为主，数量增多、种类复杂，并向龈下延伸。牙周袋内的牙石粗糙表面、温度、湿度、厌氧环境均有利于牙周致病菌繁殖。其产生的毒性产物通过袋上皮的溃疡面进入组织，有些细菌还可入侵到结缔组织深部。这些改变构成对牙周支持组织的极大挑战，引发不同程度的免疫炎症反应，这些机体反应在积极控制感染的同时，也可能会造成组织的破坏。

## 三、宿主的免疫炎症反应及个体对牙周炎的易感性

学界对于微生物与宿主关系的认识也经历了漫长的认识过程。早期学者简单地认为细菌的量和毒性决定了牙周病的发生，后来认识到不同机体或同一机体在不同条件下口腔和牙面的菌斑微生物组成有差异，机体对微生物的防御反应也不尽相同。机体在应对微生物的挑战过程中发生的免疫炎症反应既有防御保护的一面，也会产生一些造成组织损伤和破坏的因子。近年来用生物系统（biologic systems）理念来研究牙周炎，认为牙周炎是复杂的多因素（multi-factorial）疾病，宿主对细菌挑战的应答反应是一个复杂的调节网络（complex regulatory network）。某些个体对细菌的挑战发生长期的过度/失调的免疫反应，产生过量的炎症介质，如基质金属蛋白酶等多种酶、细胞因子、前列腺素等，造成牙龈和牙周膜内胶原纤维的破坏以及牙槽骨吸收，结合上皮向根方增生移动，变为袋上皮。有研究表明重症牙周炎的龈组织中密集浸润的多形核白细胞和强阳性表达的 TNF-α 和 IL-1β 蛋白可能是造成细胞因子过度反应的原因，是牙周组织破坏的重要机制之一。不同个体由于机体本身的先天免疫和获得性免疫机制的不同，加上环境因素和行为因素如吸烟、精神压力，以及遗传因素、全身疾病等条件，对菌斑微生物的挑战可呈现不同方式和不同程度的反应。它对牙周组织所造成的影响也不同，决定着牙周炎发生与否，以及病情轻重、范围大小、发展速度等。因此，现代观点认为牙周炎是多因素的复杂疾病（complex disease），影响其发病的因素错综复杂，诸如致病菌、宿主本身内外因素、与全身的关系、对治疗的需求等（详见第六章）。

1986 年，Löe 等发表的对无口腔保健措施的人群进行的纵向研究报告中，发现 81% 的个体牙周病情缓慢加重，8% 快速加重，而 11% 的人则病情静止，不发展为牙周炎。这些差异与各人菌斑的多少不相关，说明牙周病的发生、发展具有明显的个体特异性，也就是不同个体的易感性。

表 10-1 牙周健康、牙龈炎和早期牙周炎的主要特点

|  | 牙周健康 | 牙龈炎 | 早期牙周炎 |
| --- | --- | --- | --- |
| 牙龈红肿 | 无 | 有 | 有 |
| 探诊后出血 | 无 | 有 | 有 |
| 牙周袋 | 无 | 假性牙周袋 | 真性牙周袋 |
| 附着丧失 | 无 * | 无 # | 有，能探到釉牙骨质界 |
| 牙槽骨吸收 | 无 | 无 | 骨嵴顶吸收或硬骨板消失 |
| 治疗结果 | — | 恢复健康状态 | 健康但减少的牙周组织，易复发 |

*：在 2018 年新分类法中，牙周健康可包括牙周炎治疗后，牙周组织减少，有一定的附着丧失但病情稳定者。

#：在 2018 年新分类法中，可包括牙周炎治疗后，有附着丧失但病情稳定，仅有牙龈炎症者。

# 第二节　慢性牙周炎的组织病理学改变
## Histopathologic Changes of Periodontitis

### 牙周袋
### Periodontal Pocket

　　牙周袋（periodontal pocket）是龈沟（gingival crevice）的病理性加深，是牙周炎最重要的病理改变之一。当患牙龈炎时，由于牙龈的肿胀或增生使龈缘的位置向牙冠方向迁移，从而使龈沟加深，但结合上皮的位置并未向根方迁移（apical migration），也就是说没有发生牙周附着丧失（attachment loss），此为假性牙周袋（pseudo-pocket），或称龈袋（gingival pocket）。而患牙周炎时，结合上皮向根方增殖，其冠方部分（即原来的龈沟底处）与牙面分离，使龈沟加深而形成牙周袋，这是真性牙周袋。当然，临床上的牙周袋常包含上述两种情况，即牙周袋是由于龈缘向冠方迁移以及沟底向根方延伸所形成的（图 10-1）。

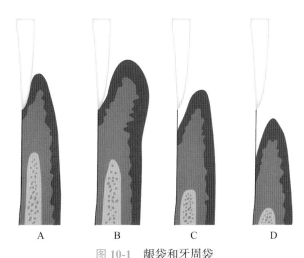

图 10-1　龈袋和牙周袋

**A.** 正常的龈沟，沟底在釉牙骨质界的冠方；**B.** 龈袋，牙龈肥大增生而使龈缘移向冠方，探诊深度加大，但龈沟底位置不变；**C.** 真性牙周袋，有附着丧失，龈缘也可因肿胀而移向冠方；**D.** 真性牙周袋，龈缘有退缩。

## 一、牙周袋的形成（pocket formation）

　　牙周炎必须有牙龈炎作为先驱，但并不是所有的牙龈炎都必然发展为牙周炎。从牙龈炎转化为牙周炎的真正机制尚不完全明了。有关的因素可能涉及菌斑微生物成分的改变、牙龈中 T 细胞浸润转变为 B 细胞浸润为主、浆细胞大量浸润以及其他宿主反应的变化等。在临床看来健康的牙龈，其显微镜下可见在龈沟底的结缔组织中有少量局限的炎症细胞，主要为中性白细胞。这是由于机体对龈缘附近牙面和龈沟内的菌斑微生物产生的防御性反应。此时的中性多形核白细胞（PMN）起保护作用。沟内上皮和结合上皮除了机械性屏障外，还可产生抗菌肽、白介素 -8 等多种物质起到杀菌和吸引更多防御细胞的作用。这些机制保证了牙龈组织的临床健康状态。当细菌量增多或毒性产物增强时，更多的白细胞移出并在牙龈组织中集聚，被激活的巨噬细胞和组织内的多种细胞（如成纤维细胞、上皮细胞等）分泌大量炎症介质，其中最重要的是多种基质金属蛋白酶（matrix metalloproteinase，MMP），如胶原酶、明胶酶等，可降解细胞外基质和胶原，使龈沟底附近的结缔组织中的胶原纤维被降解、破坏。有些细菌如牙龈卟啉单胞菌、伴放线聚集杆菌等也可产生 MMP，加速了胶原的破坏。

牙龈胶原纤维的变性、消失，使结合上皮得以沿根面向根方和侧方增殖。受炎症的刺激，结合上皮出现钉突，并有大量中性粒细胞侵入，使上皮细胞之间的连接更为疏松。当入侵的白细胞达到结合上皮体积的 60% 以上时，会影响上皮细胞的连接，细胞之间出现裂隙，加上增生的上皮表层因距结缔组织较远而营养不足，致使靠近冠方的结合上皮可从牙面剥离，使龈沟底移向根方而形成牙周袋。牙周袋的形成和加深必然伴随着牙周附着丧失。随着牙周袋的加深以及牙龈炎症和渗出的加剧，更有利于牙菌斑的堆积和滞留，由此更加重了炎症，加深了牙周袋，形成一个进行性破坏的恶性循环。循环可表示为菌斑→牙龈炎症→牙周袋形成→更多的菌斑堆积。

## 二、牙周袋的病理改变（histopathology）

**1. 软组织壁（soft tissue wall）**　牙周袋上皮是细菌生物膜和结缔组织之间唯一的结构性屏障。袋内壁上皮显著增生，上皮钉突呈网状突起伸入结缔组织内并向根方延伸，袋壁上皮水肿，有大量白细胞密集浸润。上皮也可发生退行性变而变薄，常有表面糜烂或溃疡，暴露出下方的炎性结缔组织。有学者估计，中、重度牙周炎患者全口深牙周袋内壁的溃疡面积，相加起来约相当于成人手掌的面积。有证据表明，大量活的 G⁻菌及其毒性产物常能由此进入结缔组织和血液循环。电镜观察可见革兰氏阴性丝状菌、杆菌、球菌等入侵到袋上皮及结缔组织内，甚至达到骨面。袋内壁的溃疡与袋的深度不一定一致，溃疡可发生在浅袋，偶尔也可观察到深袋的内壁上皮相对完整，只有轻微的变性。

除袋上皮的变化外，袋壁结缔组织中也发生水肿及退变，炎症细胞密集浸润，主要为浆细胞（约占 80%）和淋巴细胞，也有散在的 PMNs，白细胞坏死可以形成脓液。血管数目增加、扩张、充血，进而导致循环阻滞。结缔组织内偶见单个或多个坏死灶。

牙周炎是慢性炎症病损，在组织破坏（destruction）的同时也并存着修复（repair）过程。破坏的特征是液体渗出和炎症细胞浸润、胶原纤维的降解和减少，伴有退行性变；修复的特征是血管形成和胶原纤维新生，藉以修复炎症引起的组织损害。但由于局部刺激物的存在，袋壁组织不可能自动愈合。炎症与修复过程何者占优势，决定了牙周袋软组织的色、形、质等临床表现。若炎症和渗出占优势，则龈色暗红或鲜红，质地松软，表面光亮。若修复过程占优势，则袋壁坚韧，牙龈表面可呈粉红色。但因牙周袋最严重的病变发生于袋内壁，该处仍有慢性的溃疡或炎症、坏死，这时探牙周袋后仍会有出血，探诊后出血对于了解袋内壁的炎症状况很有帮助（图 10-2、图 10-3）。总之，在疾病的不同阶段，随着条件的改变，破坏和修复过程可相互转化（表 10-2）。

表 10-2　牙周袋的临床表现与组织病理学改变

| 临床表现 | 组织病理学 |
| --- | --- |
| 1. 牙龈呈暗红色 | 1. 慢性炎症期局部血液循环阻滞 |
| 2. 牙龈质地松软 | 2. 结缔组织和血管周围的胶原破坏 |
| 3. 牙龈表面光亮，点彩消失 | 3. 牙龈表面上皮萎缩，组织水肿 |
| 4. 有时龈色粉红，且致密 | 4. 袋的外侧壁有明显的纤维性修复，但袋内壁仍存在炎性改变 |
| 5. 探诊后出血或有时疼痛 | 5. 袋内壁上皮变性、变薄，并有溃疡。上皮下方毛细血管增生、充血 |
| 6. 有时袋内溢脓 | 6. 袋内壁有化脓性炎症 |
| 7. 釉牙骨质界能从袋内探到，或已暴露于口腔 | 7. 结缔组织附着丧失，牙龈退缩 |

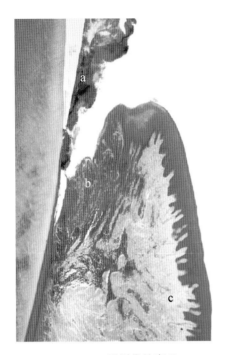

图 10-2　牙周袋的病理

**a.** 牙石和菌斑；**b.** 牙周袋内壁上皮增生、溃疡，上皮下结缔组织中炎症细胞浸润、血管扩张，探诊后易出血；**c.** 袋表面上皮下方无明显炎症，牙龈表面粉红坚韧。

（北医口腔病理研究室资料）

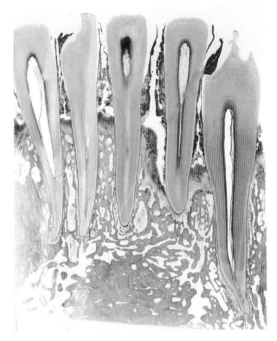

图 10-3　牙周炎的病理

左下侧切牙的深牙周袋接近根尖，近中为骨下袋，远中为水平骨吸收，余牙均有不同程度的骨吸收，大量牙石和菌斑。

（北医口腔病理研究室资料）

　　**2. 根面壁（root surface wall）**　当牙周袋加深，结合上皮根方的结缔组织中和包埋在牙根内的胶原纤维（Sharpey 纤维）被破坏，使该处的牙根面暴露在牙周袋内，构成了牙周袋的根面壁。未经治疗的牙周袋内的根面上一般均有牙石沉积（龈下牙石），牙石表面总是覆有菌斑，使感染留驻，治疗复杂化。在牙石下方的根面牙骨质可发生结构性（structural）和理化性质的改变。

　　由于牙骨质内残留的 Sharpey 纤维变性和降解破坏，造成了细菌及其所产生的内毒素可以进入牙骨质的通道。因牙骨质较薄，毒素和细菌可深达牙骨质-牙本质界，甚至进入牙本质小管。造成牙骨质坏死、变软，甚至从牙根上剥脱。这些含有细菌和内毒素的坏死、软化的牙骨质还可能成为细菌的储库，成为治疗后牙根面细菌再定植的来源，也不利于结缔组织的修复。体外实验表明将牙周炎患牙的根面牙骨质制成薄片与牙周膜成纤维细胞共同培养时，成纤维细胞发生形态变化，且不能贴附于牙根片；而对照组的正常牙根片则对细胞生长和贴附无毒害作用。因此，在临床治疗时应将此感染坏死的牙骨质刮除。但由于牙骨质很薄，刮除后易使牙本质暴露，引起根面敏感。待继发性牙本质形成后，症状即可消失。

　　上述改变还可使暴露在牙周袋内的根面牙骨质发生脱矿变软，甚至表面有缺损，钙、磷含量降低，易发生龋齿。当牙龈退缩、牙根暴露于口腔时，脱矿的牙根面可发生唾液源性的再矿化（remineralization），主要成分是羟磷灰石，钙、磷、镁、氟等均可增多，再矿化层约厚 $10 \sim 20 \, \mu m$。

　　**3. 牙周袋内容物（pocket contents）**　牙周袋内含有菌斑及其代谢产物（酶、内毒素等）、牙石、龈沟液、唾液成分、脱落上皮和白细胞等，白细胞坏死分解后形成脓液。袋壁软组织经常受龈下牙石的机械刺激，引起袋内出血。袋内容物具有较大的毒性，有学者将滤除细菌及软垢后的过滤液注射到动物皮下后，能引起局部脓肿形成。

# 牙槽骨吸收
## Alveolar Bone Resorption

　　牙槽骨吸收是牙周炎的另一个主要病理变化，是炎症过程的结局。由于牙槽骨的破坏吸收，使牙齿的支持组织高度降低，牙齿逐渐松动，最终脱落或拔除。牙槽骨是人体骨骼系统中代谢和改建最活跃的部分，在生理情况下受全身和局部条件的影响，其吸收与新生是平衡的，故牙槽骨的高度和密度保持不变。当骨吸收增加、或骨新生减少或二者并存时，即发生骨丧失（bone loss），使牙槽骨骨量减少、高度降低。虽然全身因素如骨质疏松等可影响牙槽骨的吸收和修复能力，但患牙周炎时牙槽骨的破坏吸收主要由局部因素引起。

## 一、牙槽骨吸收的机制和病理改变（pathogenesis of alveolar bone resorption）

　　患牙周炎时影响牙槽骨吸收的局部因素主要是慢性炎症和咬合创伤（trauma from occlusion）。炎症和𬌗创伤可单独作用或合并作用，从而决定骨吸收的程度和类型。

　　**1. 炎症**　慢性炎症是牙周炎时导致牙槽骨破坏的最主要原因。当牙龈的慢性炎症使胶原纤维破坏的同时，炎症沿着结缔组织纤维和血管的走行向深部扩延，达到牙槽骨表面并进入骨髓腔。骨表面和骨髓腔内由破骨前体细胞和巨噬细胞分化出破骨细胞，通过 RANK/RANKL/OPG 系统和众多致炎介质（如 $PGE_2$、TNF-α、IL-1β 等）激发破骨活动，引起陷窝状骨吸收，或先使骨小梁吸收变细，骨髓腔增大，随后导致骨量减少和骨高度降低。

　　牙周袋底的炎症浸润区所产生的破骨因子除了必须达到一定的足以激发破骨活动的浓度外，还必须深入牙槽骨的附近，才能引起骨吸收。也就是说，炎症对一定距离内的牙槽骨有破坏作用。根据 Waerhaug 对尸体标本测量的结果，估计炎症浸润区的最根方对牙槽骨破坏的"辐射半径"为 1.5～2.5 mm 范围，而在牙槽骨表面总是保持 0.5～1.0 mm 的无炎症浸润区。

　　在距炎症中心较远处，即病变较缓和处，可有骨的修复性再生。在被吸收的骨小梁的另一侧，也可见到有代偿性的类骨质及新骨的沉积。在牙周炎过程中，骨吸收和修复性再生常在不同时期、不同部位出现。新骨的形成可缓解牙槽骨的丧失速度，也是牙周治疗后骨质修复的生物学基础。

　　**2. 𬌗创伤（occlusal trauma）**　在没有炎症的情况下，单纯的咬合创伤可引起受压力侧的牙槽骨吸收，但当创伤性咬合力消除后，此种骨吸收是可逆的，而且不会形成牙周袋。而在牙周组织有炎症时，咬合创伤就会加重和加速牙槽骨的吸收破坏。牙周炎患者常伴有原发性或继发性的咬合创伤，受压迫侧的牙槽骨发生吸收，易造成垂直型骨吸收（vertical bone loss），形成骨下袋。

## 二、牙槽骨吸收的方式（patterns of alveolar bone resorption）

　　在患牙周炎时，同一牙的不同部位和牙面，可以存在不同形式和不同程度的牙槽骨吸收，牙槽骨吸收程度所反映的是牙周炎在过去的破坏结果，与当前牙周软组织的炎症情况和牙周袋深度等不一定一致。牙槽骨的破坏方式可表现为如下几种形式：

　　**1. 水平型骨吸收（horizontal bone loss）**　水平型骨吸收是较常见的骨吸收方式。当牙槽间隔、唇（颊）侧或舌侧的牙槽嵴顶呈水平吸收，会使牙槽嵴顶（bone crest）的高度降低，通常形成骨上袋（suprabony pocket），即牙周袋底在牙槽嵴顶的冠方（图 10-4B）。多见于前牙或唇、颊侧骨板较薄处。

　　**2. 垂直型骨吸收（vertical bone loss）**　垂直型骨吸收也称角形吸收（angular defect），指

牙槽骨发生垂直方向或斜行的吸收，与牙根面之间形成一定角度的骨缺损（bony defect），牙槽嵴顶的高度可能降低不多，而靠近牙根侧的骨吸收则重于嵴顶处。垂直型骨吸收大多形成骨下袋（infrabony pocket），即牙周袋底位于骨嵴顶的根方（图 10-4C）。骨下袋最常见于邻面，但也可位于颊舌面。骨下袋和骨上袋的炎症、增生和退行性变化都相同，它们的主要区别是软组织壁与牙槽骨的关系和骨破坏的类型（图 10-4）。

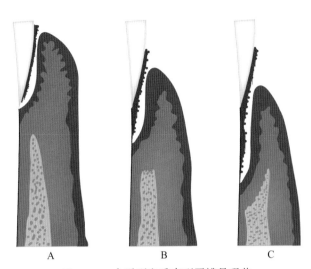

图 10-4 水平型和垂直型牙槽骨吸收
**A.** 假性牙周袋，牙槽骨无吸收；**B.** 水平型骨吸收，形成骨上袋；**C.** 垂直型骨吸收，形成骨下袋。

过去认为牙槽骨的垂直吸收均由𬌗创伤引起，而炎症则多引起水平吸收。然而，Waerhaug从尸体标本观察到，垂直型骨吸收也可发生于无咬合创伤、但有菌斑及慢性牙周炎的牙槽间隔。他指出垂直型和水平型骨吸收都可以由菌斑引起的炎症所致，当两个邻牙的牙槽骨间隔较宽时（近远中径超过 2.5 mm），在菌斑多而炎症重的一侧骨吸收多，而邻牙的炎症较轻、骨吸收较少，因此形成了该处的角形骨吸收。而牙槽骨间隔较窄处，炎症的破骨辐射作用导致牙槽骨在近远中都吸收，故形成了水平破坏。动物实验结果也证实了此观点。因此不能将角形骨破坏一概视为有咬合创伤。

骨下袋根据骨质破坏后剩余的骨壁数目，可分为下列几种（图 10-5）：

**1. 一壁骨袋（one-walled bony defect）** 骨质破坏严重，仅存一侧骨壁。这种袋常见于邻面骨间隔区，因该处的颊、舌侧和患牙邻面的骨质均被破坏，仅有邻牙一侧的骨壁残留。一壁骨袋若发生在颊、舌侧，则仅剩颊或舌侧的一个骨壁（图 10-5A 和 a）。

**2. 二壁骨袋（two-walled bony defect）** 即骨袋仅剩留两个骨壁。最多见于邻面骨间隔破坏而仅剩颊、舌两个骨壁。此外亦可有颊-邻骨壁或舌-邻骨壁（图 10-5B 和 b）。

**3. 三壁骨袋（three-walled bony defect）** 袋的一个壁是牙根面，其他 3 个壁均有骨质，即邻、颊、舌侧皆有骨壁（图 10-5C 和 c）。这种三壁骨袋还常见于最后一个磨牙的远中面，由于该处牙槽骨宽而厚，较易形成三壁骨袋。

患牙周围剩余的骨壁数对预判该牙的治疗效果有一定意义，余留的骨壁数越多，越有利于保护血块和植入的骨替代物等的存留，并得以机化和形成新骨，而一壁骨袋则不利于新骨的形成。

临床上还有一些情况：牙根的四周均为垂直型骨吸收所形成的骨下袋，虽在患牙的颊、舌、近中、远中均还残留有牙槽骨，有学者称之为四壁骨袋，但实质上相当于该患牙的各个面均为一壁骨袋，支持组织均已破坏，牙齿也很松动，此种情况的治疗效果很差（图 10-5D 和 d）。

**4. 混合壁袋（combined bony defect）** 指各个骨壁垂直型吸收的程度不同，骨下袋在近根尖部分的骨壁数目多于近冠端的骨壁数。例如，颊侧骨板吸收较多，则在冠端仅有舌、邻面的

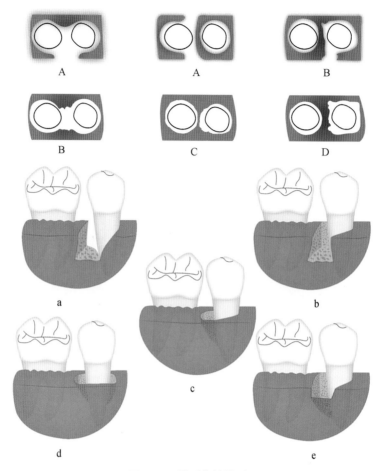

图 10-5  骨下袋的类型

**A-D** 为牙根横断面观，**a-e** 为立体图示。**A** 和 **a**，一壁骨袋；**B** 和 **b**，二壁骨袋；**C** 和 **c**，三壁骨袋；**D** 和 **d**，四壁骨袋；**e**，混合壁袋。

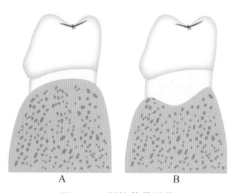

图 10-6  凹坑状骨吸收
**A.** 邻面正常骨嵴顶；**B.** 凹坑状吸收。

二壁骨袋，而在根方袋底处则为颊、舌、邻面的三壁骨袋，称为混合壁袋（图 10-5e）。

**5. 凹坑状吸收（osseous crater resorption）** 凹坑状吸收指牙槽间隔的骨嵴顶吸收，其中央部分破坏迅速，而颊舌侧骨质仍保留，形成弹坑状或火山口状缺损（图 10-6）。它的形成可能因邻面的龈谷区（col）是菌斑易堆积、组织防御力薄弱的部位，该处的牙槽骨易发生吸收。此外，相邻两牙间的食物嵌塞或不良修复体等也是凹坑状吸收的常见原因。有学者报道，牙周炎患者凹坑状骨吸收约占全部骨缺损的 35.2%，在下颌牙齿约占 62%，后牙的凹坑状骨吸收约为前牙区的 2 倍，这可能与后牙区牙槽骨的颊、舌径较大有关。

**6. 其他形式的骨破坏** 由于各部位牙槽骨吸收不均匀，使原来整齐而呈薄刃状的骨缘变得参差不齐。正常情况下邻面的骨嵴较高，而颊舌侧的骨嵴较低，呈波浪形。当牙间骨隔破坏而下凹，而颊舌面骨嵴未吸收时，使骨嵴呈现反波浪型的缺损（图 10-7）。此外，由于外生骨疣或扶壁骨形成、适应性修复等而使唇、颊面的骨增生，使牙槽嵴呈"唇"形或骨架状增厚（图 10-8）。这些虽是骨组织对破坏的代偿性修复的表现，但常造成不利于菌斑控制的形态改变。

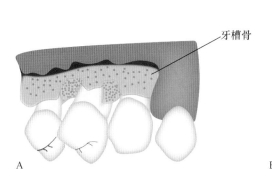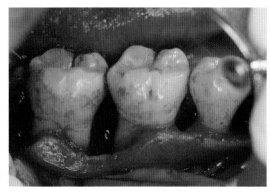

图 10-7 反波浪型骨吸收
（周爽英医师提供）

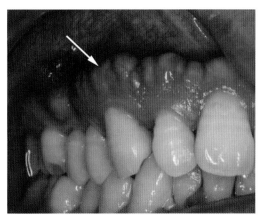

图 10-8 外生骨疣
（周爽英医师提供）

# 第三节 牙周病的活动性
## Periodontal Disease Activity

　　以往一直认为牙周炎引起的附着丧失是缓慢的、连续进行性过程。20 世纪 80 年代以来，根据流行病学的纵向调查和对病变部位细菌的特异性及宿主易感性等的研究，学者们提出牙周病的活动性（periodontal disease activity）的概念，牙周炎的病变呈现静止期（quiescence）和

加重期（exacerbation）交替出现（图 10-9）。静止期的特征是炎症反应减轻，骨吸收和附着丧失停止或极其缓慢，甚至还可有少量的修复。而革兰氏阴性厌氧菌为主构成的非附着菌斑增厚和活跃；或在其他尚不完全明确的条件下，骨吸收和结缔组织附着的破坏加快发生，牙周袋也加深的时期，称为加重期或活动期（disease activity）。此期可持续数天、数周或数月，常呈随机爆发性发作（episodic burst）。此后，又可自动进入静止期，此时主要致病菌减少或消失、病变稳定。

　　目前尚无理想的判断活动期的客观指标，一般以定期（每隔 1 ～ 3 个月）测量附着丧失的程

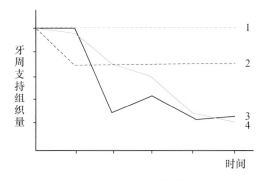

图 10-9 牙周病进展的不同模式
1. 全口多数牙保持稳定；2. 部分牙位发生新的病变或爆发活动期，随后静止；3. 多个牙位发生多次活动性破坏，期间也可有修复；4.传统的观点：持续、缓慢的进展。

度来监测，若在两次检查的间隔期出现附着丧失加重 ≥ 2 mm，则认为有活动期发生过。学者们正通过微生物学、免疫学、生物化学和放射影像学等研究手段来寻找灵敏、准确的指标，以期早期发现或预测活动期。Löe 等对斯里兰卡没有口腔保健条件的种茶工进行了长达 15 年的纵向观察，发现 81% 的个体有缓慢加重的附着丧失，8% 为快速进展，11% 则停留在龈炎而不进展。国内学者对 576 名无口腔保健的村民进行 4 年的纵向观察，以发生新的不少于 3 mm 的附着丧失定为活动性的阈值，4 年中有 68% 的人至少有一个位点发生新的不少于 3 mm 的附着丧失。基线时本无牙周附着丧失者，4 年后有 44.9% 的概率发生牙周附着丧失。另有研究对 7 名经过牙周治疗后进入维护期的慢性牙周炎患者的 970 个牙位点（site）进行一年的追踪，有 2.2% 的位点发生新的不少于 2 mm 的活动性破坏，其龈沟液中的天冬氨酸转氨酶（aspartate aminotransferase）水平增高可反映此种活动性进展。有学者认为，活动期的临床表现为牙龈红肿，自动出血或探诊后出血，龈沟液渗出增加。组织学显示袋上皮薄、有溃疡，结缔组织中的浸润细胞以浆细胞为主，也可见中性粒细胞。暗视野显微镜见龈下菌斑中能动菌和螺旋体的百分比增高。Socransky 等从 33 名患者的 100 个活动牙位和 150 个非活动牙位取龈下菌斑进行比较。发现龈下微生物的种类极其繁多且呈群集状（cluster）组合。附着丧失最严重和袋最深处的菌群为具核梭杆菌、福赛坦纳菌和直肠弯曲菌（*Wolinella recta*）组合，或牙龈卟啉单胞菌、中间普氏菌和中间链球菌（*S. intermedius*）组合。然而，这些菌并非活动位点所特有的，说明牙周炎是多菌种的感染所导致的。这些都说明目前尚缺乏特异性的活动期指标。

牙周活动性破坏并不是同时发生在同一口腔的所有牙位，某一时期可以发生在某几颗牙，另一时期可以发生在另一些牙的一些位点，这称为牙周病的牙特异性（tooth-specificity）和位点特异性（site-specificity）。因此牙周炎程度的加重包含着发生新的疾病位点和（或）原有疾病部位的破坏加重两个方面。

# 第四节　慢性牙周炎的临床表现
## Clinical Features of Chronic Periodontitis

本病一般侵犯全口多数牙齿，也有少数患者仅发生于一组牙（如前牙）或少数牙。发病有一定的牙位特异性，磨牙和下前牙区以及邻接面由于菌斑牙石易堆积，故较易患病（框 10-1）。

框 10-1　慢性牙周炎的临床表征

- 有较多的菌斑和牙石
- 牙周袋 > 3 mm，并有炎症红肿
- 临床附着丧失
- 牙周袋探诊后有出血
- 牙槽骨有水平型或垂直型骨吸收
- 晚期牙松动或移位
- 伴发病变和症状：根分叉病变
　　　　　　　　牙周脓肿
　　　　　　　　牙龈退缩、根面敏感、根面龋
　　　　　　　　食物嵌塞
　　　　　　　　牙髓-牙周联合病变
　　　　　　　　继发性咬合创伤
　　　　　　　　口臭

## 牙龈的炎症
## Gingival Inflammation

牙周袋软组织壁呈现不同程度的慢性炎症，颜色暗红或鲜红，质地松软，点彩消失，龈缘圆钝且不与牙面贴附，并可有不同程度的肿大甚至增生。少数静止期的患者或曾经接受过不彻底治疗者，牙龈可相对致密，颜色较浅，表面炎症不明显，但用探针可探到龈下牙石，并引发袋内壁出血，也可有脓。牙周袋探诊深度超过 3 mm，且有附着丧失，从袋内可探到釉牙骨质界。如有牙龈退缩，则探诊深度可能在正常范围，但可见釉牙骨质界已暴露，因此临床上附着丧失的程度比牙周袋探诊深度能更准确地反映牙周支持组织的破坏程度。

牙周袋的炎症、附着丧失和牙槽骨吸收在牙周炎的早期即已出现，但因程度较轻，一般无明显不适，临床主要的症状为刷牙或进食时出血，或口内有异味，但通常不能引起患者的重视，也易被临床医师忽略。及至形成深牙周袋后，出现牙松动、咀嚼无力或疼痛，甚至发生急性牙周脓肿等，才去就诊，此时多已为晚期。

## 牙周袋的临床类型
## Types of Periodontal Pocket

1. 牙周袋根据其形态以及袋底位置与相邻牙槽骨的关系，可分为两类。

（1）骨上袋（suprabony pocket）：是牙周支持组织发生破坏后所形成的真性牙周袋，袋底位于釉牙骨质界的根方、牙槽嵴顶的冠方，牙槽骨一般呈水平型骨吸收。

（2）骨下袋（infrabony pocket）：亦称骨内袋（intrabony pocket）。此种真性牙周袋的袋底位于牙槽嵴顶的根方，袋壁软组织位于牙根面和牙槽骨之间，也就是说，牙槽骨构成了牙周袋壁的一部分（图 10-4C）。

2. 牙周袋也可按其累及牙面的情况分为以下 3 种类型（图 10-10）

（1）单面袋（simple pocket）：牙周袋只累及一个牙面。

（2）复合袋（compound pocket）：牙周袋累及两个以上的牙面。

（3）复杂袋（complex pocket）：是一种螺旋形袋，起源于一个牙面，但扭曲回旋于一个以上的牙面或涉及根分叉区。复合袋与复杂袋在检查中较易被遗漏，应予注意。

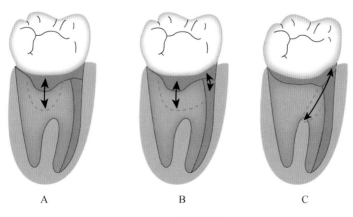

图 10-10 牙周袋的类型
**A.** 单面袋；**B.** 复合袋；**C.** 复杂袋。

# 牙槽骨吸收的临床表现
## Alveolar Bone Loss

　　牙槽骨吸收的方式和程度，可以通过 X 线片来观察，但 X 线片主要显示牙齿近中、远中的骨质情况，颊舌侧骨板则因牙与骨组织重叠而显示不清晰（图 10-11）。牙周炎的骨吸收最初表现为牙槽嵴顶的硬骨板（lamina dura）消失，或嵴顶模糊呈虫蚀状。嵴顶的少量吸收使前牙的牙槽间隔由尖变平或凹陷，在后牙则使嵴顶由平变凹陷，随后才有牙槽骨的高度降低。有学者报告牙槽骨量减少 30% 以上时，才能在 X 线片上看到高度的降低。正常情况下，牙槽嵴顶到釉牙骨质界的距离为 1 ～ 2 mm，若超过 2 mm 则可视为有牙槽骨吸收。骨吸收的程度一般按吸收区占牙根长度的比例来描述，如吸收为根长的 1/3、1/2、2/3 等。

　　邻面的垂直吸收在 X 线片上很容易发现，大多数垂直吸收都形成骨下袋，但在 X 线片上难以确定是几壁骨袋，只有在手术翻开牙龈后才能确定（图 10-12）。凹坑状吸收也难以在

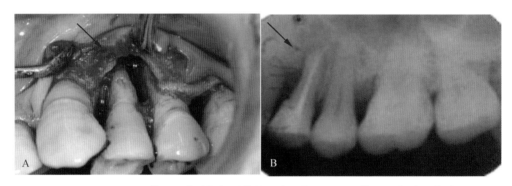

图 10-11　**A.** 左上第一双尖牙颊侧牙槽骨重度吸收；**B.** 左上第一双尖牙 X 线片
（周爽英医师提供）

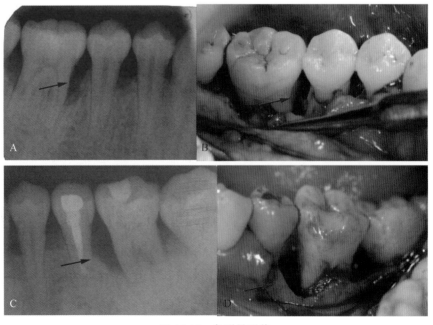

图 10-12　角形骨吸收

**A**、**B.** X 线片示右下 6 近中牙槽骨角形吸收，术中可见右下 6 近中呈一壁骨袋；**C**、**D.** X 线片示左下 6 近中齿槽骨角形吸收，术中可见左下 6 近中呈三壁骨袋。

（周爽英医师提供）

X线片上显示。应该指出，良好的X线片投照条件及正确的投照角度是提供正确的影像资料和临床诊断的保证。近年来，锥形束CT的应用可对一些复杂的牙周病变提供精准的诊断和治疗方案的依据。

# 牙松动
## Tooth Mobility

在生理状态下牙有一定的动度，主要是水平方向，也有极微小的轴向动度，均不超过0.02 mm，临床上不易觉察。在病理情况下牙松动超过生理范围，是牙周炎晚期的主要临床表现之一。引起牙松动的原因如下：

## 一、牙槽骨吸收（alveolar bone loss）

牙槽骨的吸收使牙周支持组织减少，是牙松动最主要的原因。由于牙周炎病程进展缓慢，早期牙齿并不松动。一般在牙槽骨吸收达根长的1/2以上时，特别是牙齿各个面的牙槽骨均有吸收时，临床冠根比例失调，使牙动度逐渐增大。单根牙比多根牙容易松动，牙根短小或呈锥形者比粗而长的牙齿容易松动，邻牙丧失或接触不良者也较易松动。

## 二、牙合创伤（trauma from occlusion）

有咬合创伤时可使牙槽骨发生垂直吸收，牙周膜间隙呈楔形增宽，牙齿松动，但单纯牙合创伤不会引起牙周袋的形成。当过大牙合力消除后，牙槽骨可以自行修复，牙齿动度恢复正常。当患有牙周炎的牙齿同时伴牙合创伤时，可以使动度明显加重。临床上若见到牙槽骨吸收不多而牙周膜增宽，且牙齿较明显地松动时，应考虑牙合创伤存在的可能性。常见者如夜磨牙（bruxism）、紧咬牙（clenching）、早接触（premature contact）及牙尖干扰、过高的修复体及正畸加力过大等。急性外伤也可使牙松动，甚至脱臼。

## 三、牙周膜的急性炎症

急性根尖周炎或牙周脓肿等可使牙明显松动，这是由于牙周膜充血水肿及渗出所致。急性炎症消退后牙齿可恢复原来的稳固度。

## 四、牙周翻瓣手术后

由于手术的创伤和部分骨质的去除，以及组织水肿，术区牙齿有暂时性动度增加。一般在术后数周牙齿即能逐渐恢复稳固。

## 五、女性激素水平变化

妊娠期、月经期及长期口服激素类避孕药的妇女可有牙齿动度轻度增加。其他如生理性（乳牙替换）或病理性牙根吸收（如囊肿或肿瘤压迫等）也可使牙松动。牙齿动度的检查方法及判断标准见第八章。

# 第五节　慢性牙周炎的诊断
## Diagnosis of Chronic Periodontitis

　　牙周炎的主要病理改变是龈沟加深形成牙周袋并存在炎症，导致牙周附着丧失和牙槽骨吸收，其中附着丧失和骨吸收是过去时段内长期慢性炎症的结果，而牙周袋的炎症则反映疾病当前所处的状态。龈炎和牙周炎均可表现有牙周探诊深度超过 3 mm 且有炎症出血，但龈炎没有附着丧失和骨吸收。因此将临床附着丧失（CAL）作为牙周炎诊断的主要特征。2018 年，牙周病和种植体周病国际新分类（以下简称 2018 年新分类）提出的牙周炎临床定义是：牙周炎是微生物相关、宿主介导并导致牙周附着丧失的炎症。为确定患者是否为牙周炎，2018 新分类提出了"病例定义"（case definition）：①≥ 2 个不相邻牙的邻面检测到有 CAL，或②≥ 2 个牙有颊侧或舌侧 CAL ≥ 3 mm，同时探诊深度≥ 3 mm。颊舌面的 CAL 须排除因创伤性龈退缩、根面龋等非牙周因素。以上二者符合一项即可诊断为牙周炎。这只是诊断牙周炎病例的最低标准，而实际上牙周炎常侵犯多个牙，每位患者的病情也不尽相同。除了要检查附着丧失外，还要检查牙周袋、骨吸收等表现，更要描述该病例牙周破坏的范围（extent）和程度（severity），才能准确地做出诊断并制订个性化的治疗方案。例如，一位 50 岁男性患者，全口有 20 个牙呈现 4 ～ 5 mm 的探诊深度和 3 ～ 4 mm 的附着丧失；而另一位 23 岁女性，有 7 个牙呈现 6 ～ 8 mm 的探诊深度和≥ 5 mm 的附着丧失。这两个人的牙周破坏范围和程度不同，他们的治疗方案和难度、疗效和预后可能都有所不同，按 1999 年分类法应把他们归为不同类型。上述男性患者可诊断为广泛型慢性牙周炎（中度），而那位女性患者则诊断为局限型侵袭性牙周炎（重度）。但是，制定 2018 年新分类法的学者们（他们中不少人曾是 1999 年分类法的制定者）认为根据现有的文献证据不足以支持慢性和侵袭性的单独命名，因此将它们合并为牙周炎，然后按"分期"（staging）和"分级"（grading）来描述不同病例的病情（详见第三章）。但是，不管哪种分类法都需要确定每位牙周炎患者的病变范围和程度，以便指导治疗计划的制定。

　　按照 1999 年分类法，慢性牙周炎根据附着丧失和骨吸收的范围（extent）及其严重程度（severity）可进一步分型。范围是指根据患病的牙数将其分为局限型（localized）和广泛型（generalized）。全口牙中有附着丧失和骨吸收的牙占总牙数的比例≤ 30% 者为局限型，比例＞ 30% 者为广泛型。也可根据牙周袋深度、结缔组织附着丧失和骨吸收的严重程度分为轻度（mild）、中度（moderate）和重度（severe）。上述指标中以附着丧失为重点，它与炎症的程度大多一致，但也可不一致。流行病学调查资料表明，牙周病的患病率虽高，但重症牙周炎只发生于 7% ～ 15% 的人群。

　　**1. 轻度**　牙龈有炎症和探诊后出血，牙周袋探诊深度≤ 4 mm，附着丧失 1 ～ 2 mm；X 线片显示牙槽骨吸收不超过根长的 1/3。可有或无口臭（图 10-13）。

　　**2. 中度**　牙龈有炎症和探诊后出血，也可有脓。牙周袋深度≤ 6 mm，附着丧失 3 ～ 4 mm；X 线片显示牙槽骨水平型或垂直型骨吸收超过根长的 1/3，但不超过根长的 1/2。牙齿可能有轻度松动，多根牙的根分叉区可能有轻度病变。

　　**3. 重度**　炎症较明显或发生牙周脓肿。牙周袋＞ 6 mm，附着丧失≥ 5 mm；X 线片显示牙槽骨吸收超过根长的 1/2 或以上，多根牙有根分叉病变，牙多有松动（图 10-14）。

　　慢性牙周炎患者除有上述特征外，晚期常可出现其他伴发症状，如：①由于牙松动、移位和龈乳头退缩，造成食物嵌塞；②由于牙周支持组织减少，造成继发性殆创伤；③牙龈退缩使牙根暴露，对温度敏感，并容易发生根面龋，在前牙还会影响美观；④深牙周袋内脓液引流不畅时，或身体抵抗力降低时，可发生急性牙周脓肿；⑤深牙周袋接近根尖时，可引起逆行性牙髓炎；⑥牙周袋溢脓和牙间隙内食物嵌塞，可引起口臭（框 10-2）。

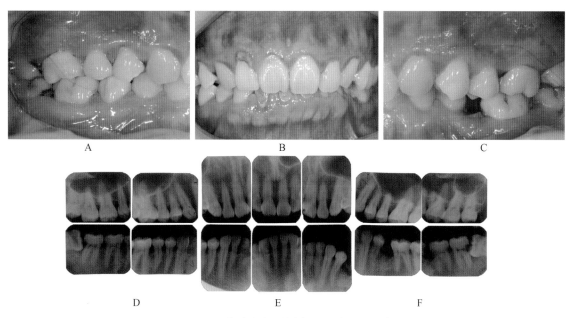

图 10-13　轻度慢性牙周炎（31 岁男性患者）

**A—C.** 临床照片。前牙区龈缘菌斑、软垢明显，牙龈有炎症和探诊后出血；牙周袋探诊深度 4 ～ 5 mm。**D—F.** 全口根尖片显示牙槽骨骨嵴顶水平吸收，不超过根长的 1/3。按 2018 年新分类标准，此病例被诊为广泛型牙周炎 Ⅱ 期 B 级。

（杨刚医师提供）

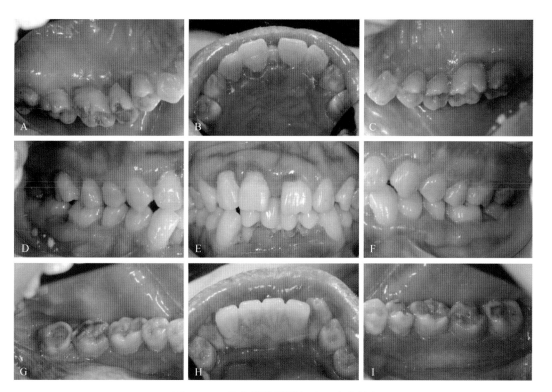

图 10-14　重度慢性牙周炎（58 岁女性）

**A-I.** 可见大量牙石；牙龈普遍有炎症，上下前牙龈红肿增生明显；上前牙移位，两上中切牙出现间隙；牙周袋探诊深度 7 ～ 10 mm；**J-L.** 全口根尖片显示牙槽骨吸收超过根长的 1/2，下前牙甚至达根尖，多个牙有松动。按 2018 年新分类法，此病例诊断为广泛型牙周炎 Ⅲ 期 C 级（还需参考其他情况）。

（甄敏医师提供）

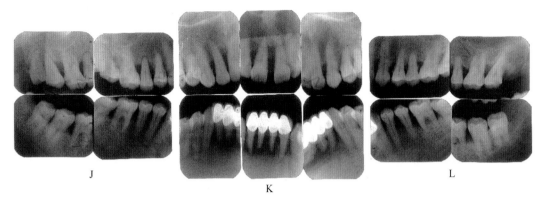

图 10-14 重度慢性牙周炎（58岁女性）（续）

框 10-2 慢性牙周炎的诊断特点

- 患者多为35岁以上的成年人，也可见于儿童或青少年
- 有明显的菌斑、牙石及局部刺激因素，且与牙周组织的炎症和破坏程度比较一致
- 根据累及的牙数可进一步分为局限型（≤30%的牙）和广泛型（>30%）；根据附着丧失的程度，可分为轻度（CAL 1～2 mm）、中度（CAL 3～4 mm）和重度（CAL≥5 mm）
- 患病率和病情随年龄增加而加重，病情加重一般较缓慢，也可间有快速加重的活动期
- 全身一般健康，也可有某些危险因素，如吸烟、精神压力、骨质疏松等

# 第六节 慢性牙周炎的治疗原则
## Treatment of Chronic Periodontitis

牙周治疗追求的最根本目标是长期维持牙列的功能、舒适和美观。为达此目的，首先应是控制感染，消除炎症使牙周袋变浅；阻止牙周附着的继续丧失，并争取一定程度的牙周组织修复和再生。而且要使这些疗效能长期稳定地保持，需要采取一系列按部就班的综合治疗。由于每位患者的病情不同，同一口腔内各个牙的患病程度、解剖条件、局部刺激因子的多少也各异，因此须针对各个患牙的具体情况，制订出相应的治疗计划，而且在治疗过程中根据患者对治疗的反应，及时对治疗计划进行补充和调整。

## 一、清除局部致病因素（removal of local causative factors）

牙周炎是感染性疾病，因此无论患者属于哪种类型的牙周炎、病情轻重、有无全身疾病和宿主背景，清除牙面上的细菌堆积物——菌斑和牙石，是控制牙周炎的第一步治疗。用机械方法清除菌斑（mechanical removal）虽已存在数百年，但大量文献证明，它仍是清除菌斑牙石最为有效的方法，是牙周非手术治疗的基础。

龈上牙石的清除称为洁治术（supragingival scaling），龈下牙石的清除称为龈下刮治术（subgingival scaling）。除了刮除龈上、龈下牙石外，还须将暴露在牙周袋内的含有内毒素的病变牙骨质刮除，即通过进一步的根面平整术使根面光滑平整，并符合生物学要求（biologically acceptable），以利于牙周支持组织重新附着于根面，形成新附着（new attachment）。文献中常将洁治、刮治和根面平整合称为SRP（scaling and root planing）。三者在牙周治疗中密不可分。近年来的研究结果更强调龈下刮治的主要目的应是通过刮除牙石和搅乱龈下菌斑生物膜，减少细菌数量，以利于机体的免疫防御系统来消灭残余细菌，同时也改变龈下生态环境，防止或延缓龈下菌斑的重新形成。近年的研究还表明，牙周袋内的内毒素只是疏松地附着于牙根面，是相对容易清除的，因此在龈下刮治时无需过度刮削根面牙骨质，也不过于强调根面的光洁平整，以免造成牙齿敏感。据此，建议将龈下刮治术和根面平整术改称为龈下清创术（subgingival debridement，root debridement），它能比较准确地反映牙周基础治疗的实质。

　　一般情况下，全口牙的龈下清创术是将全口 4 个象限分 4 次完成，每次间隔为 1～2 周。1995 年，Quirynen 等提出一次性全口清除感染疗法（one-stage full-mouth disinfection treatment，FMD）。他主张在 24 小时内分 2 次完成全口牙的龈下清创术，在刮治后使用抗菌剂（氯己定）冲洗袋内、含漱、涂舌背及喷咽区等。其根据是：①对部分牙进行龈下刮治后，未刮治区的细菌会很快在已刮治区重新形成生物膜，因此应尽快完成全口刮治；②口腔内除牙面以外的部位如舌、咽、扁桃体、颊等处黏膜均有大量微生物，可成为牙面菌斑再形成的来源，因此用药物"消毒"；③他还认为一次大量的刮治可将致病菌挤压入组织，从而激发免疫系统产生抗体。后来又提出不使用抗菌药的一次性全口刮治（FMSRP）。对于此疗法的优缺点曾有大量的临床研究，争议不断。综合起来，分区段刮治和一次性全口刮治的长期疗效之间无明显差别，可根据患者的病情和意向、医者的技术等来选择，但无论何种方式均应强调认真的菌斑控制。

　　上述彻底清除龈上和龈下菌斑牙石的治疗被统称为牙周基础治疗（initial therapy or cause related therapy），也称作积极治疗（active therapy），是每位患者的第一步也是必须经历的不可替代的治疗。

　　经过彻底的龈下清创术后，牙周袋内的微生物总量明显减少，生态环境有利于菌群分布接近健康状态的菌群。临床上可见牙龈的炎症和肿胀消退，出血和溢脓停止，牙周袋变浅、变紧，这是由于牙龈消肿、退缩，以及袋壁结缔组织中胶原纤维的新生使牙龈变得致密，探针不再穿透结合上皮进入结缔组织内，也可能有新的结缔组织或长结合上皮附着于根面。理想的清创效果是使探诊深度≤4 mm，探诊后无出血，全口探诊后出血的牙位点（site）在 10%～15%以下。刮治的效果，即软硬组织的恢复程度与治疗前牙周袋的深度、牙根形态、有无根分叉病变、菌斑滞留因素是否消除、医生的技术等有关。总之，洁治术和刮治术是牙周炎的基础治疗，任何其他治疗手段都只是此基础治疗的补充和后续手段。

　　牙龈炎和牙周炎都是菌斑生物膜引起的感染。凡是能促进菌斑堆积的局部因素例如粗糙的牙石表面、不良修复体、牙齿解剖异常、未充填的龋齿等均是牙周炎的危险因素，在治疗过程中也应尽量消除或纠正这些因素（详见第七章）。

## 二、长期控制菌斑（motivation of plaque control）

　　清除了菌斑和牙石只是牙周炎治疗的第一步，尚不能保证牙周炎的长期疗效，因为菌斑在牙面上时刻不断地形成。在清洁过的牙面上若停止刷牙，8 小时后细菌数即可达到 $10^3$～$10^4/mm^3$，24 小时后可增加 100～1000 倍。因此在治疗前和治疗过程中，必须向患者仔细讲明菌斑的危害性，如何自我发现菌斑和有效地清除之，并使患者充分理解坚持不懈地清除菌斑的重要性。此种健康教育应贯穿于治疗的全过程。患者每次就诊时，医生应检查和记录其菌斑控制的程度，并反馈给患者，和进行强化的控制菌斑指导。尽量使有菌斑的牙面只占全部牙面的 15%～20% 以下。只有患者的积极配合才能使治疗效果长久保持。

## 三、全身和局部的药物治疗（chemotherapeutic therapy）

　　慢性牙周炎对洁治和刮治有较好的反应，大多数轻、中度患者在龈下清创术后，组织能顺利愈合，除非出现急性症状，一般不需使用抗菌药物。有少数患者对基础治疗反应不佳，或有个别深牙周袋及器械不易到达的解剖部位，刮治难以彻底，残留的炎症不易控制，或急性发作等，则可适当地局部或全身应用抗菌药物。研究表明，牙周袋内局部放置抗菌药物对上述情况有一定的临床效果。尤其是采用缓释剂型，使药物能长时间释放到牙周袋内，消灭或减少袋内的致病菌。所用的药物如甲硝唑、四环素及其同族药物如米诺环素（minocycline）、多西环素（doxycycline），氯己定（chlorhexidine）等。但药物治疗只能作为机械清除牙石的辅助治疗，一般只在龈下刮治后视需要才用药。抗菌药物绝不能取代龈下清创术，而且应在龈下刮治之后用药，因为龈下致病菌受生物膜的结构保护，药物不能进入生物膜内部，而刮治可最大限度地减少致病菌，并搅乱龈下生物膜，使药物得以接触微生物并杀灭之。

对于一些有全身疾病的牙周炎患者，如某些心血管疾病、未控制的糖尿病的患者等，在牙周治疗过程中也需要给予特殊处理，如在进行牙周全面检查和治疗（尤其是手术）前后需给予抗菌药物，以预防和控制全身和局部的感染，一般使用全身给药。同时应积极治疗并控制全身病，例如糖尿病等，以利牙周组织愈合。

## 四、手术治疗（surgical therapy）

基础治疗后 6 ～ 12 周时，应复查疗效，若仍有 5 mm 以上的牙周袋，探诊后仍有出血，且有些部位的牙石难以彻底清除，则可视情况决定再次刮治或考虑进行牙周翻瓣手术，在直视下彻底刮除根面或根分叉处的牙石及不健康的肉芽组织；还可在术中修整牙龈和牙槽骨的外形、植骨或截除严重的患根等，通过手术改正牙周软、硬组织的外形，形成一种有利于患者控制菌斑的生理外形。手术治疗应在基础治疗后适当时间进行。

自 20 世纪 80 年代以来，学者们通过牙周组织引导性组织再生手术（guided tissue regeneration，GTR）能使病变区形成新的牙骨质、牙周膜和牙槽骨的正常附着（也称新附着，new attachment），利用组织工程学原理，研制开发了各种植骨代用品、生长因子等来促进牙周组织的再生，使牙周炎的治疗目标提高到了一个更高的层次。牙周手术从 19 世纪末和 20 世纪初的切除性（resective）手术、重建性（reconstructive）手术发展到当前的再生性（regenerative）手术以及成形和美学手术（plastic and esthetic），经历了 1 个多世纪的发展，牙周炎的治疗水平大大提升了（详见第二十三章）。

## 五、建立平衡的殆关系（restore of balanced occlusion）

重症牙周炎患者有松动移位的牙齿，可导致继发性咬合创伤，甚至有牙列缺损，影响功能和美观。这些都需要通过殆治疗来解决，如消除殆干扰；如果松牙不再继续加重，且无功能障碍，则不必做特殊处理；若松牙妨碍咀嚼，且附着丧失和动度继续加重，则需加以固定。可通过松动牙的结扎固定、各种夹板（splinting）等使患牙消除创伤而减少动度，改善咀嚼功能。有些病例治疗后数月，X 线片可见牙槽骨硬板变得致密。但夹板的设计和制作必须不妨碍菌斑控制。在有缺失牙需要修复的患者，可利用固定式或可摘式修复体上的附加装置，使松动牙得到固定。有些患者还可通过正畸治疗来矫正或排齐病理移位的牙齿，以建立合理的殆关系。

咬合创伤曾被认为是牙周炎的致病原因或协同因素（co-destructive factor），但 20 世纪后期以来，在牙周炎的预防和治疗中不被重视。近年来有学者报告表明在基线时无咬合创伤、或虽有咬合创伤但已接受殆治疗的牙周炎患者，其日后发生病情加重的机会仅为有创伤而未加调殆者的 60%。因此，在治疗计划中似应适当考虑对咬合创伤的干预。

## 六、拔牙（tooth extraction）

对于有深牙周袋、过于松动的严重患牙，如确已无保留价值者，应尽早拔除，这样可以：①消除微生物聚集部位；②有利于邻牙的彻底治疗；③避免牙槽骨的继续吸收，保留牙槽嵴（alveolar ridge）的高度和宽度，以利义齿修复和种植修复；④避免反复发作牙周脓肿；⑤避免因患牙松动或疼痛而使患者偏侧咀嚼。有条件时，最好在拔牙后、永久修复之前，制作暂时性修复体，以达到改善咀嚼功能、松牙固定和美观的要求。

## 七、消除危险因素（elimination/correction of risk factors）

在制定治疗计划时，应针对容易导致牙周炎加重或复发的局部因素或全身性危险因素进行干预和处理，例如改正不良修复体、调整咬合、解除食物嵌塞等。对患有某些系统疾病如糖尿病、消化道疾病、心血管疾病等的慢性牙周炎患者，应积极治疗并控制全身病，以利牙周组织愈合（详见第十九章）。

吸烟者对牙周治疗的反应较差，应劝患者戒烟。在戒烟的初期，牙龈的炎症可能有一过性的"加重"，探诊后出血有所加重。这是由于烟草使小血管收缩、使牙龈角化加重，戒烟后此种作用消除所致。戒烟者经过彻底的牙周治疗后，将出现良好的疗效，有文献报告戒烟后牙周炎复发的危险度逐年下降，但仍高于从不吸烟者，直到戒烟11年后其危险度才与从不吸烟者相同。

## 八、维护期的牙周支持治疗（supportive periodontal therapy in maintenance phase）

大多数慢性牙周炎患者在经过恰当的治疗后，炎症消退，牙周支持组织的破坏得到控制，病情达到"健康但牙周组织减少"（health with a reduced periodontium）的稳定程度，但疗效的长期保持却有赖于患者坚持有效的菌斑控制，以及定期的复查、监测和必要的重复治疗。这称为牙周支持治疗（supportive periodontal therapy，SPT）。若无良好的菌斑控制，刮治后4～6周龈下菌斑即可恢复至治前水平，病情将复发而使治疗归于失败。Hujoel等报告，非手术治疗后加上定期维护治疗的患者，失牙率比中断治疗者低58%。

SPT是指根据患者情况定期复诊，对病情和疗效进行监测和必要的后续治疗。复查内容包括菌斑控制情况、牙周袋探诊深度、牙龈炎症及探诊后出血、附着丧失程度、根分叉病变、牙槽骨情况、修复体情况等，以及危险因素的控制情况。并据此对存在问题的牙位进行相应的、必要的治疗，如全口的洁治、剩余牙周袋的SRP，甚至手术等。复查的间隔期应根据病情和患者控制菌斑的好坏来制定，治疗刚结束时应勤复查；对于病情稳定、自我维护意识强的患者，可逐渐延长间隔期。维护期的定期复查和对病情未控制处的再治疗是牙周炎疗效能长期保持的关键步骤之一，应在基础治疗结束时，即进入维护期。有学者报告，牙周炎患者如果既不治疗，又未接受SPT者，每年人均失牙0.6个；虽经治疗却未接受SPT者，每年人均失牙0.2个；治疗后接受部分SPT者，每年人均失牙仅0.06个。这说明SPT在维护疗效方面的重要性。

牙周炎经过规范的基础治疗后，还需要规范化的维护治疗，使病情可以长期控制稳定，但这不是"治愈"。这就需要我们的基础治疗做得扎实，达到一定标准。大量研究表明，基础治疗后患者剩余的深牙周袋比例低者，在此后的随访中其附着水平较稳定。深袋少且无炎症者，其CAL稳定且失牙少；而剩余探诊深度≥6 mm和BOP≥30%则是失牙的危险因素。换言之，**保持不超过4 mm且不出血的探诊深度，和小于30%的探诊后出血位点，是稳定附着水平的最佳保证。医生和患者的良好配合，是达到此目标的根本。**

## 思考题

1. 为何说慢性牙周炎是多因素的复杂疾病？
2. 附着丧失在牙周炎诊断和预后判断中的意义是什么？
3. 龈下清创术的目的是什么？
4. 维护期治疗的重要性是什么？
5. 试从牙周炎的病因、发病机制、病理变化以及治疗原则和效果来论述"牙周炎是可防、可治、可控的疾病"。

（曹采方）

## 参考文献

［1］曹采方，阎福华.牙周炎维护治疗期中活动性破坏的发生特征.中华口腔医学杂志，1994，29（5）：272-274.

［2］Newman MG，Takei H，Klokkevold PR，et al. Carranza and Newman's Clinical Periodontology. 13th ed. Philadelphia：WB Saunders Co，2019

［3］Harrel SK，Nunn ME. The effect of occlusal discrepancies on periodontitis. Ⅱ. Relationship of occlusal treatment to the progression of periodontal disease. J Periodontol，2001，72（4）：495-505.

［4］Hirschfeld L，Wasserman BA. Long-term survey of tooth loss in 600 treated periodontal patients. J Periodontol，1978，49（5）：225-237.

［5］Hujoel PP，Leroux BG，Selipsky H，et al. Non-surgical periodontal therapy and tooth loss. A cohort study. J Periodontol，2000，71（5）：736-742.

［6］贾惠梅，欧阳翔英，曹采方.用米诺环素处理病变牙骨质的体外效果.现代口腔医学杂志，2002，16（4）：292-294.

［7］Kinane DF，Lindhe J，Trombelli L. Chronic Periodontitis. //Lindhe J，Lang NP，Karring T. Clinical Periodontology and Implant Dentistry. 5th ed. New Jersey：Blackwell Publishing Ltd，2008.

［8］Lang NP，Schätzle MA，Löe H. Gingivitis as a risk factor in periodontal disease. J Clin Periodontol，2009，36（S10）：3-8.

［9］Lindhe J，Ranny R，Lamster I，et al. Consensus report：chronic periodontitis. 1999 International Workshop for a classification of periodontal diseases and conditions. Annals of Periodontology，1999，4（1）：38.

［10］Loos BG，Needleman I. Endpoints of active periodontitis therapy. J Clin Periodontol，2020，47（S22）：S61-71.

［11］Löe H，Anerud A，Boysen H，et al. Natural history of periodontal disease in man. Rapid，moderate and no loss of attachment in Sri Lankan labourors 14 to 46 years of age. J Clin Periodontol，1986，13（5）：431-445.

［12］Novak MJ，Novak KF. Chronic periodontitis. //Newman M，Takei H，Klokkevold PR，Carranza FC. Carranza's Clinical Periodontology. 11th ed. Philadelphia：Saunders Elsevier Inc，2011.

［13］Nyman S，Westfelt E，Sarhed G，et al. Role of 'diseased' root cementum in healing following treatment of periodontal disease. A clinical study. J Clin Periodontol，1988，15（7）：464-468.

［14］Papapanou PN，Sanz M，Buduneli N，et al. Periodontitis：consensus report of workgroup 2 of the 2017 World Workshop on the Classification of Periodontal and Peri-Implant Diseases and Conditions. J Periodontol，2018，89（S1）：S173-S182.

［15］Quirynen M，Bollen CM，Vendekerckhove BN，et al. Full- vs. partial-mouth disinfection in the treatment of periodontal infections：short-term clinical and microbiological observations. J Dent Res，1995，74（8）：1459-1467.

［16］Ramfjord SP，Knowles JW，Nissle RR，et al. Longitudinal study of periodontal therapy. J Periodontol，1973，44（2）：66-77.

［17］Sanz M，Teughels W. Innovations in non-surgical periodontal therapy：consensus report of the Sixth European Workshop on Periodontology. J Clin Periodontol，2008，35（S8）：S3-7.

［18］Schätzle M，Löe H，Bürgin W，et al. Clinical course of chronic periodontitis. Ⅰ. Role of gingivitis. J Clin

Periodontol，2003，30（10）：887-901.

［19］Socransky SS，Haffajee AD，Dzink JL. Relationship of subgingival microbial complexes to clinical features at the sampled sites. J Clin Periodontol，1988，15（7）：440-444.

［20］Pei X，Ouyang X，He L，et al. A 4-year prospective study of the progression of periodontal disease in a rural Chinese population. J Dent，2015，43（2）：192-200.

［21］Tomasi C，Wennström JL. Full-mouth treatment vs. the conventional staged approach for periodontal infection control. Periodontol 2000，2009，51：45-62.

［22］Tonetti MS，Greenwell H，Kornman KS. Staging and grading of periodontitis：framework and proposal of a new classification and case definition. J Periodontol，2018，89（S1）：S159-172.

［23］Waerhaug J. The angular bone defect and its relationship to trauma from occlusion and downgrowth of subgingival plaque. J Clin Periodontol，1979，6（2）：61-82.

# 第十一章　侵袭性牙周炎

## Aggressive Periodontitis

**应知应会的内容：**

1. 侵袭性牙周炎的命名及发展的历史背景
2. 侵袭性牙周炎的危险因素（微生物、宿主因素）
3. 局限型和广泛型的诊断标准和鉴别诊断
4. 侵袭性牙周炎的治疗特点

1999 年分类法中将侵袭性牙周炎（aggressive periodontitis，AgP）定义为"一类在临床表现、病程进展速度、对治疗的反应和实验室检查（包括化验和微生物学检查）等方面均与慢性牙周炎不尽相同的、相对少见的牙周炎。它是指发生于全身健康的青少年、疾病进展快速、可能具有特殊的菌斑微生物和宿主反应、具有家族聚集性等特点的牙周炎。"

## 第一节　命名的历史背景
### Historical Background

侵袭性牙周炎的命名经历了百年的讨论和变迁，正说明了人类对它的认识尚不充分，至今仍是研究的热点。

Gottlieb 于 1923 年首次报告一例死于流感的年轻男性患者，其牙周组织有严重的变性，牙周膜胶原纤维被疏松结缔组织所代替，并有牙槽骨吸收。他认为这是不同于单纯性牙周炎（simple periodontitis）（相当于慢性牙周炎）的一种疾病，遂将其命名为弥漫性牙槽萎缩（diffuse atrophy of the alveolar bone）。1928 年，他又提出牙骨质的先天性发育不良可能为本病的病因。Wannenmacher 于 1938 年指出本病的特点为切牙和第一磨牙受累。Orban 和 Weinmann 于 1942 年根据一例尸体解剖的结果，提出该病首先发生于牙周膜主纤维的变性，导致牙骨质停止新生和牙槽骨吸收，然后才是结合上皮增生和炎症的发生，并将其命名为牙周变性（*paradontosis*，英文 periodontosis）。此后一段时期内学者普遍认为本病的起因是由某种全身因素引起的牙周组织变性，炎症则是继发的。但此后大量的临床观察和动物实验均未能找到变性的证据。1966 年，世界牙周病学研讨会提出摒弃牙周变性的命名，但同时也指出的确在青少年中存在着一种与发生于成人者不同的牙周炎。1969 年 Butler 引用 Chaput 等在 1967 年提出的法文名称，将本病命名为青少年牙周炎（juvenile periodontitis，JP）。Baer 在 1971 年仍坚持牙周变性的名称，并提出本病的定义为"发生于全身健康的青少年，有一个以上恒牙的牙槽骨快速破坏。牙周破坏的程度与局部刺激物的量不一致。"并列出 7 条诊断标准，在很长一段时间内仍被使用。20 世纪 70 年代以后，一些学者从青少年牙周炎的龈下菌斑分离出特殊的菌群和不同的菌斑结构，支持这是一种细菌感染引起的炎症，而且清除细菌后可以取得良好疗效的观点。还有大量研究报道不同宿主对细菌的免疫炎症反应也有不同。此种观点的转变有积极意义，因为炎症可以通过清除菌斑而得到有效的治疗，而变性则是难以治疗的。1989年，世界牙周病学研讨会将其定名为青少年牙周炎，并将其归入早发性牙周炎（early-onset periodontitis，EOP）。1999 年召开的牙周病分类国际研讨会上专家们认为这类牙周炎虽多发于年轻人，但也可见于成年人，年龄不是诊断的标准；本病一般来说发展较迅猛，但也可转为间断性的静止期，而且临床上对进展速度也不易判断。因此，在 1999 年的国际研讨会上专家们建议将原来的早发性牙周炎（包含青少年牙周炎、快速进展性牙周炎和青春前期牙周炎）更名为侵袭性牙周炎，并分为局限型（localized）和广泛型（generalized）。

## 第二节　侵袭性牙周炎的流行情况
### Prevalence of Aggressive Periodontitis

关于侵袭性牙周炎的流行病学调查资料大多来自早期对于青少年牙周炎和早发性牙周炎的调查。由于诊断标准不统一和不完善、调查对象和方法等的不同，各项调查的结果差异很大，资料可比性差。总的来说本病的患病率较低，且有较明显的种族差异。在北非裔和中东裔中患病率较高，而白种人中较低。遗传和社会经济因素与疾病易感性有关。Saxby（1987）曾报告 7266 名 15～19 岁的英国学生中患病率为 0.1%，但不同种族之间有区别：白种人为 0.02%，非洲人为 0.8%，亚裔人为 0.2%。国内资料较少，早期的局部地区调查报告显示，在 11～20岁的青少年中，青少年牙周炎的患病率为 0.12%～0.47%。在 1999 年分类框架下进行流行病学调查时，鉴别侵袭性牙周炎和其他类型牙周炎并不容易，特别是当调查对象只接受一次检查时。由于所采用的方法和指标各异，不同人群的结果异质性明显，文献报告侵袭性牙周炎的患病率为 0.13%～15%。能够按照严格定义诊断的局限型侵袭性牙周炎患者在我国很少见。近年来，北京大学口腔医学院牙周科收集了来自全国各地 400 余例侵袭性牙周炎患者的临床资料，其中仅有数例被诊断为典型的局限型侵袭性牙周炎，病变以切牙和第一磨牙为重的广泛型侵袭性牙周炎则相对较多见，约占侵袭性牙周炎患者的 25%。

## 第三节　侵袭性牙周炎的危险因素
### Risk Factors for Aggressive Periodontitis

对侵袭性牙周炎的病因尚未完全明了，大量的病因证据主要源于对青少年牙周炎的研究结果。现认为某些特定微生物的感染，以及机体防御能力的缺陷是引起侵袭性牙周炎（AgP）的两方面主要因素。

### 一、微生物（microbiology）

大量的研究表明伴放线聚集杆菌（*Aggregatibacter actinomycetemcomitans*，Aa）是侵袭性牙周炎的主要致病菌，旧称伴放线放线杆菌（*Actinobacillus actinomycetemcomitans*，Aa），其主要依据如下：

1. 从青少年牙周炎患牙的龈下菌斑中伴放线聚集杆菌的检出率明显高于慢性牙周炎和健康牙。研究得较多的是 Aa 的毒性株 JP2，该菌能产生可杀伤白细胞的外毒素——白细胞毒素（leukotoxin）及其他毒性产物，干扰先天免疫保护，造成牙周组织的损伤。一项摩洛哥的纵向研究对 428 名平均年龄 12.6 岁的携带 JP2 株和携带非 JP2 株者，观察 2 年后发生不小于 3 mm CAL ≥ 1 个位点的情况。发现仅携带 JP2 者发生 CAL 最多，相对危险度（risk ratio，RR）为 18.0；JP2 和非 JP2 双阳性者 RR 为 12.4；只携带非 JP2 者 RR 为 3.0；而双阴性者 RR 为 1.0。

2. 引发宿主的免疫反应　青少年牙周炎患者的血清中有明显升高的抗 Aa 抗体，牙龈局部和龈沟液内也产生大量的特异抗体甚至高于血清水平，说明这种免疫反应发生于牙龈局部。研究还表明对 Aa 的糖类抗原发生反应的主要是 $IgG_2$ 亚类，起保护作用。近年还有学者报告中性粒细胞和单核吞噬细胞系统对细菌的过度反应，产生过量的细胞因子、炎症介质，可能导致严重的牙周炎症和破坏。

3. 牙周治疗可使该菌量明显减少或消失，当病变复发时，该菌又复出现。Slots 等报告，由于 Aa 能入侵牙周组织，单纯的机械治疗（mechanical therapy）不能消除 Aa，临床疗效欠佳；口服四环素后，Aa 消失，临床疗效转佳。

Fine 等学者对 1998 年以后关于侵袭性牙周炎龈下菌斑的微生物研究进行了综述，发现有一半的研究报告 Aa 为主要危险因素，而另一半文献则报告主要是牙龈卟啉单胞菌、福赛坦纳菌等。亚洲地区的不少早期研究也表明，在中国、日本和韩国的侵袭性牙周炎患者中 Aa 的检出率明显低于欧美国家的报道，且检出的 Aa 多为低毒性的血清 c 株。也有学者认为，虽然微生物菌群的构成可能因病例和人群而异，但造成对宿主挑战的代谢终产物（如 LPS、白细胞毒素等）可能相似；可能疾病早期出现的 Aa 抑制了宿主反应，发展成重症后，其深牙周袋改变了微生态环境，使一些严格厌氧菌成为优势菌，而 Aa 不再占主导；也可能确实存在着种族和地区的差异。也有学者报告在牙周健康者和儿童口腔中也可检出 Aa，但占总菌的比例较低。因此，现有的证据尚不足以确定 Aa 是侵袭性牙周炎的独立病因，这也是 2018 年新分类法主张取消侵袭性和慢性牙周炎命名的重要理由之一。

近年来有些学者报告从牙周袋内分离出病毒、真菌甚至原生动物，认为也可能与牙周病有关。

## 二、全身背景（systemic factors）

有一些早期研究表明本病患者有外周血的中性粒细胞和（或）单核细胞的趋化功能降低，部分学者报告患者的白细胞吞噬功能也有障碍。这种缺陷带有家族性，患者的同胞中有的也可患 LAgP，或虽未患牙周炎，却也有白细胞功能缺陷。这些异常主要集中在美国的黑人局限型青少年牙周炎（LJP）患者。英国学者对欧洲白种人患者的研究未发现白细胞趋化异常。我国较大样本的研究亦未发现外周血的中性粒细胞和单核细胞趋化功能的异常。

AgP 存在家族聚集性。有家系研究显示，AgP 先证者的家属中患 AgP 的概率明显增高，可能和遗传基因有关。双生子研究显示，AgP 可能是常染色体显性遗传模式，非裔美国人的外显率为 70%，高加索人的外显率为 73%。近十余年来对 LAgP 患者的基因多态性有大量研究报告，有多个候选位点和基因被提出可能与 AgP 有关，但尚缺乏一致的科学结果。应用全基因组关联研究（genome-wide association study，GWAS）的方法，可能通过对大样本量的病例对照研究识别 AgP 的一些常见易感位点，并在独立队列研究中证实。AgP 是多因素的复杂疾病，不可能用某一危险因素或某一基因突变概括所有 AgP 的病例，每一个病例可能是不同的危险因素共同作用的结果。宿主自身的易感因素可降低宿主对致病菌的防御力和组织修复力，也可加重牙周组织的炎症反应和破坏，一些环境因素和生活方式等也可能影响机体的易感性

（详见第六章）。

Gottlieb 曾提出本病的原因是牙骨质的不断形成受到抑制，妨碍了牙周膜纤维附着于牙体。此后有少量报道发现局限型青少年牙周炎患者的牙根细而尖，牙骨质发育不良，甚至无牙骨质，不仅已暴露于牙周袋内的牙根如此，在其根方尚有牙周膜附着的未患病牙根也有牙骨质发育不良，说明这种缺陷不是疾病的结果，而是发育中的问题。国内也有研究显示，AgP 患者有较多的牙根形态异常（如锥形根、弯曲根、冠根比过大和融合根等），且牙根形态异常的牙齿其牙槽骨吸收程度重，根形态异常牙数与重度骨吸收牙数成正相关。

总之，现代的观点认为牙周炎不是由单一种细菌引起的，而是多种微生物共同作用所致。高毒性的致病菌是必需的致病因子，而高易感性宿主的防御功能低下和（或）过度的炎症反应所导致牙周组织的破坏是发病的重要因素。吸烟、遗传基因等调节因素也可能起一定的作用。

## 第四节　侵袭性牙周炎的组织病理学改变
### Histopathologic Changes

有关侵袭性牙周炎的微生物研究表明，疾病早期和后期的主要致病菌群有所不同，那么所导致的宿主反应和组织学表现是否有所不同呢？遗憾的是，由于无法获得侵袭性牙周炎（AgP）患者最早期的组织标本，相关的病理学研究报告多为已有深牙周袋者，其组织学改变与慢性牙周炎者无明显区别。袋上皮附近有多形核白细胞移出，而在结缔组织中则以密集的 Ig 阳性的浆细胞为主的浸润，且随病情的加重而增多。这方面与慢性牙周炎是一致的，说明二者的免疫发病机制相似，区别可能在于宿主的易感程度不同，AgP 对细菌的攻击更易发生过度／失调的免疫反应。密集的白细胞浸润以及过量的细胞因子和炎症介质的表达，可能导致严重的牙周炎症和附着丧失。电镜观察到在袋壁上皮、牙龈结缔组织甚至牙槽骨的表面可有细菌入侵，可能加重了组织的反应和治疗的难度。组织病理学的观察结果似不支持将侵袭性牙周炎作为独立疾病。

## 第五节　侵袭性牙周炎的分型和临床特点
### Clinical Forms and Features of Aggressive Periodontitis

1999 年分类法规定，侵袭性牙周炎根据患牙的分布和数目可分为局限型（localized aggressive periodontitis，LAgP）和广泛型（generalized aggressive periodontitis，GAgP）。局限型大致相当于过去的局限型青少年牙周炎，广泛型相当于过去的弥漫型青少年牙周炎和快速进展性牙周炎。LAgP 和 GAgP 的临床特征有相同之处，也各有其特点。在我国，典型的局限型 AgP 较为少见，这一方面可能有种族背景，另一方面可能由于患者就诊较晚，病变已蔓延至全口多个牙。

### 一、局限型侵袭性牙周炎的临床特点（clinical features of localized aggressive periodontitis）

**1. 年龄与性别（age and gender）** 本病患者一般年龄在 30 岁以下，发病可始于青春期前后（有文献报告为 11 ～ 13 岁），也可发生于乳牙列。因早期症状不明显，患者就诊时常已 20 岁左右。患者女性多于男性，但也有学者报告年幼患者以女性为多，稍长后性别无差异。

**2. 快速进展的牙周组织破坏（rapid periodontal tissue destruction）** 快速的牙周附着丧失和骨吸收是 AgP 的主要特点。严格来说，"快速"的确定应依据在两个时间点所获得的临床记录或 X 线片来判断，然而此种资料不易获得。临床上常根据"严重的牙周破坏发生在较年轻的患者"来做出快速进展的判断。有学者估计本型患者的牙周破坏速度比慢性牙周炎快 3 ~ 4 倍，在 4 ~ 5 年内，牙周附着破坏可达 50% ~ 70%，患者常在 20 岁左右即已须拔牙或牙自行脱落。一部分患者的牙周破坏进展可自限或转入静止期。

**3. 菌斑牙石的量（amounts of microbial deposits）** 牙周组织破坏程度与局部刺激物的量不成比例是本病一个突出的表现。患者的菌斑、牙石量很少，牙龈表面的炎症轻微，但却已有深牙周袋和骨质破坏（图 11-1），牙周袋内有牙石和菌斑，也有探诊后出血，晚期还可发生牙周脓肿。

**4. 好发牙位（tooth-specificity）** 1999 年分类法规定，局限型侵袭性牙周炎的特征是"局限于第一恒磨牙或切牙的邻面有附着丧失，至少波及两个恒牙，其中一个为第一磨牙。其他患牙（非第一磨牙和切牙）不超过两个"。换言之，典型的患牙局限于第一恒磨牙和上下切牙，多为左右对称。X 线片可见第一磨牙的近远中均有垂直型骨吸收，形成典型的"弧形吸收"（图 11-2）。在切牙区多为水平型骨吸收。但在早期骨吸收不一定波及所有的切牙和第一磨牙。

**5. 早期出现牙齿松动和移位（tooth mobility and drifting）** 在炎症不明显的情况下，患牙已可出现松动、咀嚼无力。切牙可向唇侧远中移位，呈扇形散开排列，出现牙间隙，多见于上前牙（图 11-1）。后牙可出现不同程度的食物嵌塞。

**6. 家族聚集性（familial aggregation）** 家族中常有多代、多人患本病，患者的同胞有 50% 的患病机会，说明有一定的遗传背景。其遗传背景可能与白细胞功能缺陷有关，也有学者认为此病是 X 连锁遗传或常染色体显性遗传等。但也有一些学者认为是由于牙周致病菌在家族中的传播所致。临床上并非每位 LAgP 患者均有家族史。

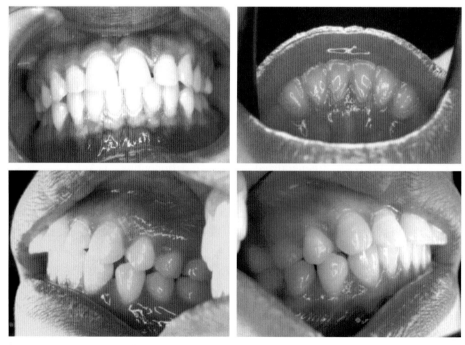

图 11-1 局限型侵袭性牙周炎（原名青少年牙周炎，女，初诊时已 29 岁）
无龈上牙石，牙龈无炎症。上前牙移位，有深袋。左下 6 急性牙周脓肿。
按 2018 新分类标准，此病例诊断为牙周炎（Ⅲ期，C 级，局限型）。
（曹采方医师提供）

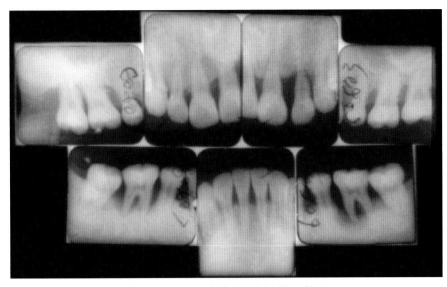

图 11-2　局限型侵袭性牙周炎的 X 线片

为图 11-1 同一患者的 X 线片。第一恒磨牙的近、远中有垂直型骨吸收，切牙区为水平吸收。上颌切牙区病变严重，牙移位。
（曹采方医师提供）

## 二、广泛型侵袭性牙周炎的临床特点（clinical features of generalized aggressive periodontitis）

顾名思义，广泛型侵袭性牙周炎（generalized aggressive periodontitis，GAgP）患者受累的患牙数较多，1999 年分类法规定其特征为"广泛的邻面附着丧失，侵犯第一磨牙和切牙以外的牙数在 3 颗以上"，实际上本型牙周炎通常累及全口大多数牙。主要发生于 30 岁以下的年轻人，但也可见于 35 岁以上者。性别无明显差异。多数患者有大量的菌斑和牙石，也可较少。全口牙龈有明显的炎症，呈鲜红色，并可伴有龈缘区肉芽性增殖，易出血，可有溢脓。多数患者有大量的菌斑和牙石，部分患者曾接受过不彻底的治疗（如只做龈上洁治或单纯服用抗菌药物）也可表现为龈上牙石不多，牙龈红肿不明显，但龈下牙石较多，且探诊后出血。X 线片显示全口多数牙有骨质破坏，范围超过切牙和第一磨牙。部分患者显示在切牙和第一磨牙区的骨质吸收较其他牙为重，且呈现弧形吸收的方式，有学者估计这些患者可能由局限型牙周炎发展而来（图 11-3，图 11-4）。

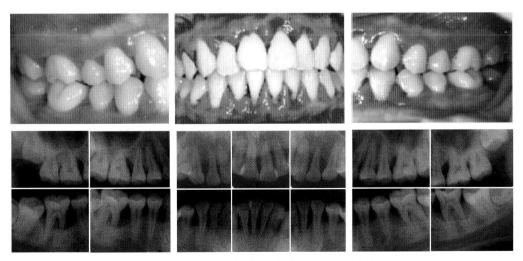

图 11-3　广泛型侵袭性牙周炎（女，16 岁）

X 线片见 4 个第一恒磨牙均有弧形骨吸收，提示可能由局限型发展而来。按 2018 年新分类标准，此病例为牙周炎（Ⅲ期，C 级，广泛型）。

（徐莉医师提供）

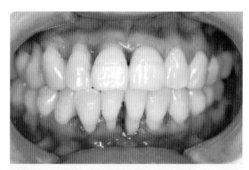

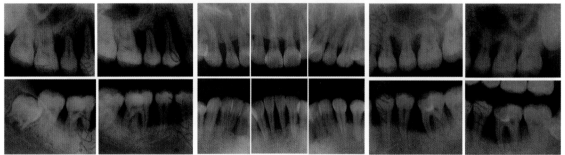

图 11-4  广泛型侵袭性牙周炎（女，21 岁）
按 2018 新分类标准，此病例为牙周炎（Ⅲ期，C 级，广泛型）。
（徐莉医师提供）

患者一般对常规治疗如龈下清创和全身药物治疗有很好的疗效反应，但也有少数患者经任何治疗都效果不佳，病情迅速加重直至牙齿丧失。也有文献报告一些病例在重度病变的基础上进入静止期。

广泛型和局限型侵袭性牙周炎究竟是两个独立的类型，抑或广泛型侵袭性牙周炎是局限型发展和加重的结果，尚不肯定。通常需要比较两种疾病的病因学和病理生理学的差异来明确是否为不同类型的疾病。有一些研究结果支持二者为同一疾病不同阶段的观点。例如：①局限型侵袭性牙周炎患者以年幼的围青春期者较多，而广泛型多为 30 岁左右的年轻人，患牙数目增多；②有些广泛型侵袭性牙周炎患者的第一磨牙和切牙病情较其他患牙重，且有典型的"弧形吸收"影像，提示这些患者可能由局限型病变发展而来；③有些研究显示，随着时间推移，同一个体被诊断为 LAgP 和 GAgP。另一方面，除了 LAgP 和 GAgP 不同的临床特点外，有一些研究支持 LAgP 具有不同于 GAgP 的特异性致病菌组成及分子和细胞机制，是独立的疾病类型。例如：①局限型侵袭性牙周炎患者中性粒细胞和吞噬细胞表现出对细菌的过度反应，功能亢进；②局限型侵袭性牙周炎患者血清中的抗 Aa 特异性抗体水平明显地高于广泛型患者，起保护作用的 $IgG_2$ 亚类水平也高于广泛型。可能机体对致病菌挑战（challenge）所产生的免疫反应使感染局限，而广泛型患者的抗体反应较弱，使感染得以扩散；③细菌的特定亚群如伴放线聚集杆菌在特定的局限型侵袭性牙周炎患者中高。然而，1999 年分类法提出的"对病原菌的血清抗体反应较弱是 GAgP 的特异性表现"在国内的数项研究中并未得到证实。国内近期的研究显示，切牙-磨牙型 AgP 患者的抗 Aa 血清 c 型抗体滴度与非切牙-磨牙型 AgP 患者的差异无显著性。这可能与 Aa 不是中国人的主要致病菌有关。近来有学者提出局限型和广泛型侵袭性牙周炎可能是同一疾病的不同表型，或者说不同类型的 AgP 具有共同的临床表征。

# 第六节　侵袭性牙周炎的诊断
## Diagnosis of Aggressive Periodontitis

　　本病应抓住早期诊断这一环节，因患病初起时无明显症状，待就诊时多已为晚期。如果一名青春期前后的年轻患者，菌斑、牙石等刺激物不多，炎症不明显，但发现有少数牙松动、移位或邻面深袋，局部刺激因子与病变程度不一致等，则应引起重视。重点检查切牙及第一磨牙的邻面，并拍摄 X 线片，殆翼片有助于发现早期病变。有条件时，可做微生物学检查发现有无伴放线聚集杆菌或大量的牙龈卟啉单胞菌，或检查中性粒细胞有无趋化和吞噬功能的异常，若微生物学检查为阳性，加上阳性家族史，对局限型侵袭性牙周炎的诊断较为有利。早期诊断及治疗对保留患牙和控制病情极为重要。对侵袭性牙周炎患者的同胞进行牙周检查，也有助于早期发现其他病例。

　　然而局限型侵袭性牙周炎在我国相对较少见，更多的侵袭性牙周炎病例属于广泛型。临床上常以年龄（35 岁以下）和全口大多数牙的重度牙周破坏，作为诊断广泛型侵袭性牙周炎的标准，也就是说牙周破坏程度与年龄不相称。但必须明确的是，并非所有年轻患者的重度牙周炎均可诊断为侵袭性牙周炎，应先排除一些明显的局部和全身因素。如：①是否有严重的错殆，导致咬合创伤，加速了牙周炎的病程；②是否曾接受过不正规的正畸治疗，或在正畸治疗前未认真治疗已存在的牙周病；③有无食物嵌塞、邻面龋、牙髓及根尖周病、不良修复体等局部菌斑滞留因素，造成牙龈的炎症和快速的邻面附着丧失；④有无伴随的全身疾病，如未经控制的糖尿病、白细胞功能缺陷、HIV 感染等。上述①至③的存在可以加速慢性牙周炎的牙槽骨吸收和附着丧失；如有④则应列入伴有全身疾病的牙周炎中，其治疗也不仅限于口腔科。至于"家族史"也应谨慎定论，若仅有父母之一有慢性牙周炎，不一定视为"家族聚集"，因为我国老年人患牙周炎的概率较高，不一定成为遗传因素。因此有学者主张在做出广泛型侵袭性牙周炎的诊断前，应先排除重症广泛型慢性牙周炎，也就是说应该具备较明显的支持侵袭性牙周炎的证据。在确实难以区别诊断时，也可诊断为"广泛型重度牙周炎"，其实它们的治疗都相差不多，重要的是针对该患者的病情来制定个体化的治疗计划。

　　值得说明的是，对于多因素的复杂疾病来说，分类法（classification）名词与诊断（diagnoses）名词不是等同的，它们的功能不同。1999 年对牙周病的系统分类名词界定标准是针对每种疾病人为地制定的严格定义。在进行流行病学研究、病因机制研究、临床疗效纵向观察等研究时，必须对研究对象有统一明确的纳入标准（如年龄界限、患牙数目等），才能保证研究结果的可信度和可比性。相反，在临床上对个例进行诊断时，则是在分类原则指导下，根据收集到的病史、检查所见、危险因素分析等资料进行综合分析，得出适合该个体的合理诊断，并据此做出恰当的、适合个例的治疗方案。分类名词不应被生硬地直接套用到临床诊断。例如，某位患者如果多项条件都符合 LAgP 的标准，但除第一磨牙和切牙以外的患牙有 3 颗，且就诊时年龄已为 37 岁，临床仍可诊断其为局限型侵袭性牙周炎，并按此制订治疗计划，但此病例却不符合侵袭性牙周炎科研项目的纳入标准。

　　最近有学者提出在有的年轻人和青少年，有个别牙齿出现附着丧失（牙数不多），但没有牙周袋和炎症，不符合早发性牙周炎者，可称之为偶发性附着丧失（incidental attachment loss），例如个别牙因咬合创伤或错殆所致的牙龈退缩、拔除智齿后第二磨牙远中的附着丧失等。这些个体 / 部位可能成为侵袭性牙周炎或慢性牙周炎的易感者，应密切加以复查和监测，以利早期诊断。

　　2018 年新分类法取消了侵袭性牙周炎的名称，其中大多数重症患者被归入为牙周炎Ⅲ期或Ⅳ期，C 级；而患牙数较少的患者则可能被诊断为牙周炎Ⅱ期。然后根据符合最高分期标准受累牙数所占比例是否达到 30% 来进一步区分局限型和广泛型，即患牙数＜ 30% 牙数为局限型，患牙数≥ 30% 为广泛型。

# 第七节　侵袭性牙周炎的治疗原则
## Treatment of Aggressive Periodontitis

## 一、早期治疗，清除感染（early treatment and infection control）

本病常导致患者早年失牙，因此特别强调早期、彻底的治疗，主要是彻底消除感染源。治疗原则基本同慢性牙周炎，洁治、刮治和根面平整等基础治疗是必不可少的，多数患者对此有较好的反应，治疗后病变转入静止期。但因为伴放线聚集杆菌及其他细菌可能入侵牙周组织，单靠机械刮治不易彻底消除入侵的细菌，在基础治疗结束后 4 ～ 6 周复查时，根据检查所见，必要时可再次龈下清创或通过翻瓣手术清除入侵组织的微生物。

## 二、抗菌药物的应用（antimicrobial therapy）

治疗 AgP 要控制病原微生物，不只是减少菌斑的数量，更重要的是改变龈下菌群的组成。Slots 曾报告青少年牙周炎患者在刮治术后不能彻底消除入侵牙龈中的细菌，残存的微生物容易重新在牙面定植，使病变复发。而在刮治后辅助服用抗菌药物则取得了良好的效果。但 2008 年第六届欧洲牙周病学研讨会的共识报告表明单独服用抗菌药（antibacterials）的效果不如龈下刮治，抗菌药物对 AgP 患者的机械治疗只可以起到辅助作用。Guerrero 等报告 41 名 AgP 患者在 24 小时内完成全口龈下清创术，随即口服甲硝唑和阿莫西林 7 天，对照组只接受龈下清创术。6 个月后两组患者均有良好疗效，服药组的≥ 7 mm 的袋变浅和附着增加均好于不服药的对照组；但对 4 ～ 6 mm 的中等袋则服药组的优势减小，表明药物主要对深袋起辅助治疗作用。

考虑到菌斑生物膜的结构对细菌有保护作用，药物不容易进入生物膜。因此在需要辅助用药时，建议在机械治疗或手术治疗后立即口服甲硝唑和阿莫西林，此时龈下菌斑的数量最少，且生物膜也被破坏，能发挥药物的最大作用。理想的情况下，最好应先检查龈下菌斑中的微生物，有针对性地选用药物，在治疗后 1 ～ 3 个月时再复查龈下微生物，以判断疗效。在龈下清创术后的深牙周袋内放置缓释的抗菌制剂如甲硝唑、米诺环素、氯己定等也有良好疗效。有文献报道这种方法可减少龈下菌斑的重新定植、减少病变的复发。这些原则同样适用于各型牙周炎。

## 三、调整机体防御功能（host modulatory therapy）

宿主对细菌感染的防御反应在侵袭性牙周炎的发生、发展方面起重要的作用，近年来人们试图通过调节宿主的免疫和炎症反应过程（host modulatory therapy，HMT）来减轻或治疗牙周炎。例如，小剂量多西环素可抑制胶原酶；非甾体类抗炎药（non-steroid anti-inflammatory drug，NSAID）可抑制花生四烯酸产生前列腺素，阻断和抑制骨吸收。中医强调全身调理，国内有些学者报告，在牙周基础治疗后服用数月以六味地黄丸为基础的补肾固齿丸（膏），可提高疗效和明显减少复发率。服药后，患者的白细胞趋化和吞噬功能以及免疫功能也有所改善。吸烟是牙周炎的危险因素，应劝患者戒烟。还应努力发现有无其他全身因素及宿主防御反应方面的缺陷。

## 四、其他综合治疗（comprehensive treatment）

在病情不太重而有牙移位的患者，可在炎症控制后，用正畸方法将移位的牙复位排齐，但正畸过程中务必加强菌斑控制和牙周病情的监控，加力也宜轻缓。其他如直视下翻瓣手术以及其他相关的手术等，对侵袭性牙周炎均有一定疗效。所有的治疗计划均应结合 AgP 患者的病情进展快速以及容易复发的特点来考虑和设计。

## 五、定期维护，防止复发（supportive therapy and prevention of recurrence）

如前所述，侵袭性牙周炎的治疗需要强化的、综合的治疗，更要强调积极治疗（active therapy）阶段后的定时维护治疗。AgP 的特点是患者年轻、牙周破坏迅猛、治疗后较易复发（国外报告复发率约为 1/4），更需要医师的特殊关注。在详尽的积极治疗后，疗效能否长期保持还取决于患者自我控制菌斑的自觉性和维护治疗的措施，也就是说定期的监测和必要的后续治疗是保持长期疗效的关键。Buchmann 等对 13 名侵袭性牙周炎患者进行基础治疗、药物治疗（阿莫西林＋甲硝唑）和手术治疗后，每年复查、复治 3～4 次，共追踪观察 5 年。临床附着水平（CAL）从基线到治疗后 3 个月时改善 2.23 mm，此后的 5 年内 94.6% 的患者 CAL 保持稳定，仅 2%～5% 有加重或反复发作的附着丧失。

根据每位患者菌斑和炎症的控制情况，确定个体化的复查间隔期。开始时约为每 1～2 个月一次，半年后若病情稳定可逐渐延长间隔期。复查时若发现有复发或加重的牙位，应重新全面评价局部和全身的危险因素和促进因子，并制定相应的治疗措施，如必要的再刮治、手术或用药等。

## 小　结
## Summary

牙周炎是一组临床表现为慢性炎症和牙周支持组织破坏的疾病，它们都是感染性疾病，有些人长期带菌却不发病，而另一些人却发生牙龈炎或牙周炎。牙周感染与身体其他部位的慢性感染有相同之处，但又有其独特之处，主要是牙体、牙周组织的特点所决定。龈牙结合部直接暴露在充满各种微生物的口腔环境中，细菌生物膜长期不断地定植于表面坚硬且不脱落（non-shedding）的牙面上，又有丰富的来自唾液和龈沟液的营养；牙根以及牙周膜、牙槽骨则是包埋在结缔组织内，与全身各系统及组织有密切的联系，宿主的防御系统能达到牙周组织的大部分，但又受到一定的限制。这些都决定着牙周炎的慢性、不易彻底控制、容易复发、与全身情况双向影响等特点。

牙周炎是多因素疾病，决定着发病与否和病情程度的因素有微生物的种类、毒性和数量，宿主应对微生物挑战的能力（response to microbial challenge），环境因素（如吸烟、精神压力等），某些全身疾病和状况的影响（如内分泌、遗传因素等）等。有证据表明牙周炎也是一个多基因疾病，不是由单个基因所决定的。针对牙周炎发生发展的特点，采用先进技术如微生物组学、代谢组学、GWAS 等，从疾病初始就开始进行多个时间点、不同人群、不同牙齿、位点的纵向研究，有助于全面了解疾病的患病情况，微生物、宿主、遗传相关的危险因素及其本质。

牙周炎在临床上表现为多类型（CP、AgP 等）。治疗主要是除去菌斑及其他促进因子，但对不同类型、不同阶段的牙周炎及其并发病变，需要使用多种手段（非手术、手术、药物、正畸、修复和全身调节等）的综合治疗。

牙周炎的治疗并非一劳永逸的，而需要终身的定期维护和必要的再治疗。最可庆幸和重要的一点是：牙龈炎和牙周炎都是可以预防的疾病。预防牙龈炎还可以减少牙周炎的发生和发展；牙周炎经过治疗后也可以达到并长期维持牙周健康，但此类患者仍处于牙周炎复发的风险中，必须加强监测。通过公众自我保护意识的加强、防治条件的改善以及口腔医务工作者不懈的努力，牙周疾病是可防、可治、和可控的（图11-5）。

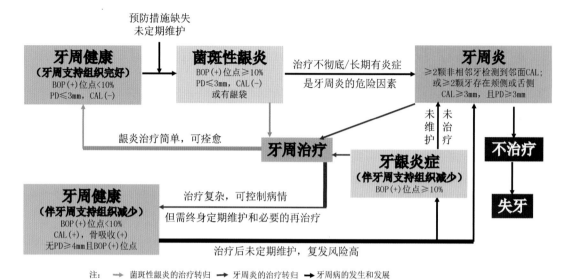

图 11-5　牙周疾病的发生、发展与转归

## 思考题

1. 为何要将慢性牙周炎和侵袭性牙周炎合并为牙周炎？ 2018 年新分类法尚存在什么问题？

2. AgP 全身使用抗菌药的依据及注意点是什么？

3. AgP 的防治特点是什么？

4. 近代文献中，支持和质疑 AgP 作为独立疾病的要点分别是什么？

5. 牙周炎和身体其他部位慢性炎症的异同点有哪些？简述牙周炎在病因、与全身健康的关系、治疗和预防等方面的特点。

（曹采方　侯建霞）

## 参考文献

［1］American Academy of Periodontology. position paper：periodontal disease in children and adolescents. J Periodontol，1996，67（1）：57-62.

［2］Armitage GC，Cullinan MP. Comparison of the clinical features of chronic and aggressive periodontitis. Periodontol 2000，2010，53（1）：12-27.

［3］Baer PN. The case of periodontosis as a clinical entity. J Periodontol，1971，42（8）：516-520.

［4］Buchmann R，Nunn ME，Van Dyke TE，et al. Aggressive periodontitis：5-year follow-up of treatment. J Periodontol，2002，73（6）：675-683.

［5］Carranza FA Jr，Saglie R，Newman MG. Scanning and transmission electron microscopy study of tissue invading microorganisms in localized juvenile periodontitis. J Periodontol，1983，54（10）：598-617.

［6］Ennibi OK，Benrachadi L，Bouziane A，et al. The highly leukotoxic JP2 clone of Aggregatibacter actinomycetemcomitans in localized and generalized forms of aggressive periodontitis. Acta Odontol Scand，2012，70（4）：318-322.

［7］ Haubek D，Ennibi OK，Poulsen K，et al. Risk of Aggressive periodontitis in adolescent carriers of the JP2 clone of Aggregatibacter actinomycetemcomitans in Morroco：a prospective longitudinal cohort study. Lancet，2008，371（9608）：237-242.

［8］ Kebschull M，Dommisch H. Aggressive periodontitis. //Newman MG，Takei H，Klokkevold PR，et al. Newman and Carranza's Clinical Periodontology. 13th ed. Philadelphia：WB Saunders Co，2019：352-360.

［9］ Fine DH，Patil AG，Loos BG. Classification and diagnosis of aggressive periodontitis. J Clin Periodontol，2018，45（S20）：S95-S111.

［10］ Smith M，Seymour GJ，Cullinan MP. Histopathological features of chronic and aggressive periodontitis. Periodontol 2000，2010，53（1）：45-54.

［11］ Hart TC. Genetic risk factors for early-onset periodontitis. J Periodontol，1996，67（Suppl 3）：355-366.

［12］ Guerrero A，Griffiths GS，Nibali L，et al. Adjunctive benefits of systemic and amoxicillin and metronidazole in non- surgical treatment of generalized aggressive periodontitis：a randomized placebo-controlled clinical trial. J Clin Periodontol，2005，32（10）：1096-1107.

［13］ Lang N，Bartold PM，Cullinan M，et al. Consensus report：aggressive periodontitis. Ann Periodontol，1999，4（1）：53.

［14］ Lindskog S，Blomlof L. Cementum hypoplasia in teeth affected by juvenile periodontitis. J Clin Periodontol，1983，10（4）：443-451.

［15］ Saxby MS. Juvenile periodontitis：An epidemiological study in the West Midlands of the United Kingdom. J Clin Periodontol，1987，14（10）：594-598.

［16］ Slots J，Rosling BG. Suppression of the periodontopathic microflora in localized juvenile periodontitis by systemic tetracycline. J Clin Periodontol，1983，10（5）：465-486.

［17］ Tonetti MS，Mombelli A. Aggressive periodontitis. //Lang Np，Lindhe J. Clinical Periodontology and Implant Dentistry. 6th ed. New Jersey：John Wiley & Sons Ltd，2015：390-420.

# 第十二章 反映全身疾病的牙周炎

## Periodontitis as a Manifestation of Systemic Diseases

**应知应会的内容：**

1. 糖尿病与牙周病的双向关系
2. AIDS 在牙周组织的病变表现
3. 本章所介绍各种疾病的牙周处理原则
4. 白细胞在牙周防御系统中的作用（结合其他章节）

在 1989 年制定的牙周炎分类法中，有一项为"伴有全身疾病的牙周炎"（periodontitis associated with systemic diseases）。它是指一组伴有全身性疾病的、有严重而迅速破坏的牙周炎。1999 年分类法基本保留了此范畴，而将名称改为反映全身疾病的牙周炎（periodontitis as a manifestation of systemic diseases），2018 年新分类则增加了"直接（direct）"一词，改为"直接反映全身疾病的牙周炎"（periodontitis as a direct manifestation of systemic diseases），这些改动似乎更强调了它所涵盖的是一组以牙周炎作为其突出表征之一的全身疾病，而不仅仅是"相伴"或受某些全身因素影响而改变（modified）病情的牙周炎，例如内分泌、药物等对牙周病的影响。现已明确过去大多数被诊断为广泛型青春前期牙周炎的患者实际上都患有某种全身疾病，这些疾病能影响患者对细菌的抵抗力，因此大大增加了患者牙周炎的易感性。这些全身疾病包括白细胞黏附不良综合征（leukocyte adherence deficiency）、先天性原发性免疫缺陷病（congenital primary immunodeficiency）、周期性中性粒细胞减少症（cyclic neutropenia）、慢性中性粒细胞缺陷（chronic neutrophil defects）、掌跖角化–牙周破坏综合征（Papillon-Lefèvre 综合征）、低磷酸酯酶症（hypophosphatasia）、朗格汉斯细胞组织细胞增生症（Langerhans cell histiocytosis, LCH）、粒细胞缺乏症、白血病、糖尿病、Down 综合征、埃勒斯–当洛综合征（Ehlers-Danlos syndrome）和白细胞异常色素减退综合征（Chediak-Higashi 综合征）等。新分类法将这些患者归类为"反映全身疾病的牙周炎"（periodontitis as a direct manifestation of systemic diseases）。

如上所述，属于本范畴的牙周炎主要有两大类，即血液疾病（白细胞数量和功能的异常、白血病等）和某些遗传性疾病。本章重点介绍一些较常见而重要的全身疾病在牙周组织的表现。

# 第一节　掌跖角化–牙周破坏综合征
## Papillon–Lefèvre Syndrome

本病又名 Papillon-Lefèvre 综合征（Papillon-Lefèvre syndrome，PLS），由该二位学者于 1924 年首次报道。本病较罕见，人群中的患病率为 1/100 万～ 4/100 万。疾病特点是手掌和脚掌部位的皮肤过度角化和脱屑，牙周组织严重破坏，故得名。患者一般无明显的全身疾病，有的病例可有硬脑膜的异位钙化。

## 病　因
## Etiology

**1. 遗传性疾病**　本病属于常染色体隐性遗传。父母不患该症，但可能为血缘婚姻，双亲必须均携带常染色体致病基因才使其子女患本病。患者的同胞也有可能患本病，男女患病机会均等。国内外均有学者报告本病患者的中性粒细胞趋化功能异常。最近有报告称本病与位于染色体 11 的组织蛋白酶 C 基因突变有关，患者缺乏几乎所有的组织蛋白酶 C 活性。组织蛋白酶 C 是一种含半胱氨酸蛋白酶，它的主要功能是降解蛋白质和活化一些酶原物质。例如它对于来源于骨髓和淋巴系统的一些细胞中的丝氨酸蛋白酶的活化有着重要的作用，而这种蛋白酶在很多免疫和炎症反应过程中起作用，包括对细菌的吞噬破坏、局部细胞因子和其他炎症介质的活化和去活化。

**2. 微生物**　对取自本病患者的龈下菌斑进行培养，发现菌群类似于慢性牙周炎，而不同于青少年型牙周炎。在牙周袋近根尖区域有极大量的螺旋体，在牙骨质上也黏附有螺旋体。也曾有学者报告发现有支原体小集落形成。研究显示患者血清中有抗伴放线聚集杆菌的抗体，牙周袋内也可分离出该菌。

## 病理改变
## Histological Changes

与慢性牙周炎无明显区别。牙周袋壁有明显的慢性炎症，主要为浆细胞浸润，袋壁上皮内几乎见不到中性粒细胞。破骨活动明显，成骨活动很少。患牙根部的牙骨质非常薄，有时仅在根尖区存在相对较厚的有细胞的牙骨质。X 线片见牙根细而尖，表明有牙骨质发育不良。也有研究报告牙周膜中的胶原溶解活性失衡，以及破骨活动增强。这些都可能导致严重的牙周破坏。

## 临床表现
## Clinical Features

皮损及牙周病变常在 4 岁前同期出现，有学者报告可早在出生后 11 个月即发生。皮损包括手掌、足底、膝部及肘部局限性的过度角化及鳞屑、皲裂，有多汗和臭汗表现。约有 1/4 的患者易发生身体其他部位的感染。儿童患者的智力及身体发育正常。

牙周病损在乳牙萌出后不久即可发生，有深牙周袋、炎症严重、溢脓、口臭、牙槽骨迅速吸收、牙松动移位。约在 5～6 岁时乳牙即相继脱落，创口愈合正常。待恒牙萌出后又按萌出的顺序相继发生牙周炎症和破坏，常在 10 多岁时牙即逐个自行脱落或拔除。部分患者第三磨牙也会在萌出后数年内脱落，但有研究则报告第三磨牙不受侵犯（图 12-1，图 12-2）。

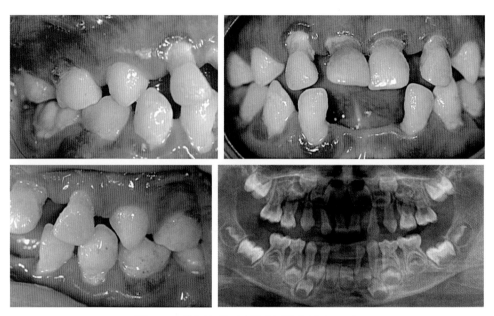

图 12-1    掌跖角化-牙周破坏综合征（PLS）
4 岁女孩，初诊时临床口内像及 X 线片。
（钟金晟医师提供）

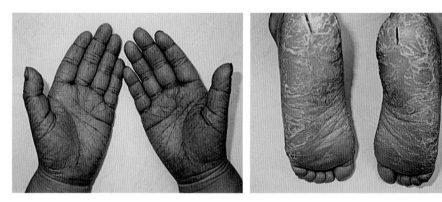

图 12-2    掌跖角化-牙周破坏综合征（PLS）的皮肤损害（女，4 岁）
（钟金晟医师提供）

# 治　疗
## Treatment

本病对常规的牙周治疗效果一般不佳，患牙的病情持续加重，往往导致全口牙齿脱落。有学者报告拔除幼儿全部已患病的乳牙，当恒切牙和第一恒磨牙萌出时，再口服 10～14 天抗生素，以彻底消除细菌，防止恒牙发生牙周破坏。若患儿就诊时已有恒牙萌出或受累，则将病变严重的恒牙拔除（也有学者主张将已萌出的恒牙全部拔除），重复多疗程的口服抗生素，同时进行彻底的局部牙周治疗，每 2 周复查和洁治一次，保持良好的口腔卫生。在此情况下，部分患儿新萌出的恒牙可免于罹病。这种治疗原则的出发点是基于本病是伴放线聚集杆菌或其他牙周致病微生物的感染，而且致病菌在牙齿刚萌出后即附着于牙面。在关键时期（如恒牙萌出前）拔除一切患牙，造成不利于致病菌生存的环境，以防止新病变的发生。这种治疗原则取得了一定效果，但病例尚少，尚须长期观察，并辅以微生物学研究。患者的牙周病损控制或拔牙后，皮损仍不能痊愈，但可略减轻。国内曾有学者报告 1 例男性患儿，在 3 岁就诊时主诉为牙龈经常肿痛、溢脓、口臭、牙齿松动，随后 2 年内因乳牙松动先后拔除 11 颗，后经 12 年的牙周积极治疗及良好的菌斑控制保存了全部恒牙。具体措施是在牙周急性炎症期，及时给予有效的抗生素控制感染；长时间服用补肾固齿丸，调节患者免疫功能，提高抗病能力；口服低剂量非类固醇类抗炎药阿司匹林，减轻牙周炎症。患儿恒牙萌出后 16 岁时检查显示，除第一磨牙有轻度牙周附着丧失外，其他恒牙未见明显附着丧失。患者口腔卫生状况良好，牙龈色、质、形态正常，探诊无出血，牙齿无松动，咬合关系良好，咀嚼功能正常，但皮肤损害未见改善。

# 第二节　Down 综合征
## Down Syndrome

本病又名先天愚型（mongolism），或 21- 三体综合征（trisomy 21），为一种由染色体异常所引起的先天性疾病，分为标准型、易位型和嵌合型三型。Down 综合征的发病率与母亲的分娩年龄有关。据调查母亲分娩年龄越大、发病率越高，究其原因可能是由于卵细胞在母体内减数分裂过程较长，使卵子老化，且受环境因素的影响，易导致染色体的不分离。

患者有发育迟缓和智力低下。约一半的患者有先天性心脏病，约 15% 的患儿于 1 岁前夭折。患者面貌特征为面部扁平、眶距增宽、鼻梁低宽、颈部短粗，常有上颌发育不足、萌牙较迟、错𬌗畸形、牙间隙较大、系带附着位置过高等。患者几乎均有严重的牙周炎，且其牙周破坏程度远超过菌斑、牙石等局部刺激物引起的程度。本病患者的牙周破坏程度重于其他类型（非先天愚型）的智力障碍儿童。全口牙齿均有深牙周袋及炎症，以下颌前牙较重，有时可有牙龈退缩。病情进展迅速，有时可伴坏死性龈炎。乳牙和恒牙均可受累。

患者的龈下菌斑微生物与一般牙周炎患者并无明显区别，有学者报告产黑色素拟杆菌群增多。牙周病情的快速恶化可能与中性粒细胞的趋化功能（chemotactic function）低下有关，也有报告称白细胞的吞噬功能（phagocytic function）和细胞内杀菌作用也降低。

对本病的治疗无特殊。彻底的常规牙周治疗和认真控制菌斑，可减缓牙周破坏。但由于患儿智力低下，常难以坚持治疗。

# 第三节　家族性和周期性中性粒细胞减少症
## Familial And Cyclic Neutropenia

家族性和周期性中性粒细胞减少症（familial and cyclic neutropenia）是一种罕见的血液系统疾病，美国医生 Leale 于 1910 年首先报告。这种疾病的特征是中性粒细胞周期性减少，粒细胞减少期一般持续 3 ～ 10 天，周期为 21 天左右。

# 病　因
## Etiology

　　本病病因不明，有学者报告此病具有家族性，为常染色体显性遗传；也有学者认为是常染色体隐性遗传，与基因的缺陷有关，但只有 1/3 的病例有家族史；此外，也有特发性病例和散发性病例的报告。大多数患者在婴幼儿期发病，但也有发病于成年期者。患者的男女比例无明显差别。

# 临床表现
## Clinical Features

　　在婴幼儿期就开始反复出现发热、食欲减退、咽炎、细菌感染等症状，几乎所有患者都有口腔表现，常伴有唇、舌、颊侧黏膜和牙龈反复发作的溃疡及皮肤、胃肠道和泌尿生殖系统的溃疡，症状的出现与粒细胞的减少相一致。患者的牙周病损可累及乳牙列和恒牙列。典型病例表现为快速破坏的牙周炎，牙龈红肿出血、牙周袋形成、牙槽骨广泛吸收、牙齿松动，最终导致牙齿早失。患者牙周组织破坏的程度高于因口腔卫生不良而导致组织破坏的慢性牙周炎患者，有时伴有乳牙和年轻恒牙牙龈的重度退缩。还有些患者可发生不典型的溃疡性龈炎，并伴有牙龈瘀斑。在两个粒细胞缺乏期之间，牙龈炎症减轻（图 12-3）。

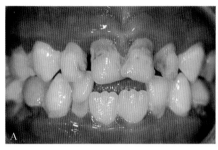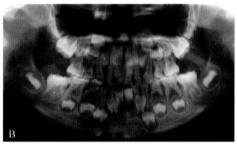

图 12-3　中性粒细胞减少症 6 岁女孩

初诊时临床口内像（**A**）及曲面断层片（**B**）：牙龈缘鲜红，普遍龈退缩 2～4 mm；乳牙水平骨吸收达根长的 1/3～2/3，下颌乳磨牙根分叉区可见低密度影，上颌乳切牙及除 2E 外所有乳磨牙冠部深龋；恒牙正常发育中。

（路瑞芳医师提供）

## 实验室检查

　　**1. 血常规检查**　粒细胞计数呈慢性周期性波动，计数低谷为零至低于正常，且持续 3～10 天。在粒细胞减少期常伴有单核细胞、网织红细胞增多和血小板计数减少。

　　**2. 骨髓穿刺**　粒细胞减少、骨髓晚幼粒细胞减少，不但表现为粒细胞增生低下，且有成熟停滞，但骨髓变化有时与外周血不一致。

# 治　疗
## Treatment

**1. 牙周治疗**

（1）口腔卫生指导：强化刷牙和建议每日用牙线。在粒细胞减少期由于口腔溃疡和牙龈的肿痛，可以暂时用 0.12% ～ 0.2% 氯己定漱口水代替机械性菌斑控制。

（2）牙周基础治疗和定期维护：在粒细胞恢复期进行专业的菌斑清除比较理想；同时可局部应用米诺环素作为辅助治疗，尤其是在粒细胞减少期能取得较好的效果。

（3）一般不建议手术，因为易发生术后感染，但也有使用牙龈切除术去除深牙周袋的报告。

**2. 全身治疗**　全身使用抗生素控制全身感染。请血液病专家提出治疗方案，如注射粒细胞集落刺激因子以促进粒细胞的生成，或脾切除以减少粒细胞在脾的滞留。

# 第四节　粒细胞缺乏症
## Agranulocytosis

粒细胞缺乏症（agranulocytosis）又称恶性中性粒细胞减少症（malignant neutropenia），是继发性粒细胞减少症。白细胞数目减少的病理生理机制可分为：①骨髓干细胞发育异常；②骨髓释放白细胞减少；③进入血液循环的白细胞比例失常；④白细胞在血中生存周期缩短。正常人外周血中的中性白细胞绝对数值应为 1800 ～ 8000/μl，若降至 1000 以下，则临床诊断为粒细胞缺乏症；当低至 500/μl 时，机体对内源性微生物的抵抗力降低，易发生严重感染；当低于 200/μl 时，机体无法形成炎症反应。

## 病　因
## Etiology

本病患者大多为特发性，可能有基因背景，也可继发于药物使用不当、放射治疗、某些全身病、各种感染或自身免疫病、营养不良等。多见于 25 岁以上的成人，50% 的发病者有用药史，不同的药物以不同的作用方式引起白细胞减少，如由免疫机制通过白细胞凝集引起周围白细胞的破坏，氯丙嗪以毒性剂量直接作用于骨髓。已知与粒细胞减少有关的药有镇痛药、吩噻嗪、磺胺、磺胺衍生物、抗甲状腺药、抗癫痫药、抗组织胺药、抗菌药、咪唑类等。其他因素如某些细菌、病毒、立克次体、原虫、支原体等感染，放射线照射，系统性红斑狼疮、类风湿关节炎等免疫性疾病，原发性或继发性脾大、脾功能亢进，造血系统疾病如白血病、再生障碍性贫血等均可发生继发性粒细胞减少症。

## 临床表现
## Clinical Features

口腔病损是粒细胞缺乏症的重要诊断症状。牙龈可出现多处溃疡或坏死病损。本病损与坏死性龈炎不同，并不局限于龈乳头尖或附着龈，还可见于口腔其他部位，如扁桃体和腭。口腔病损伴有剧烈疼痛，存在坏死组织时呼吸有恶臭。非特异性的系统反应有寒战、不适、高热、喉痛和头痛。

### 实验室检查

白细胞计数 < 2000/mm$^3$，几乎无多形核白细胞。红细胞和血小板计数在正常范围。骨髓显示缺乏粒细胞和浆细胞，但淋巴细胞和网织细胞可增加。

<h1 style="text-align:center">治　疗<br>Treatment</h1>

药物引起的本病虽然表现为急症，但预后较好，停药后大部分可恢复；牙周治疗和全身治疗同周期性白细胞缺乏症。

# 第五节　中性粒细胞功能缺陷
## Dysfunction of Neutrophils

牙龈炎和牙周炎的主要病因是微生物感染，机体完善的防御反应起着平衡和调节的作用，使个体免于发病或长期处于牙龈炎而不发展为牙周炎，或处于牙周炎的静止期。当菌斑中的微生物构成发生改变，或机体的防御能力下降时，牙周炎便发生或进入活动进展期。中性粒细胞（又称多形核白细胞，polymorphonuclear leukocyte，PMN）是机体抵御细菌感染的第一道防线。在牙周炎患者的结缔组织、结合上皮、袋内壁上皮和牙周袋内均有大量的 PMN 以及其他防御细胞。因此，当 PMN 功能异常时，牙周炎的发生便不足为奇了。此类疾病多为遗传性（hereditary）疾病。

PMN 行使功能包括如下步骤：白细胞贴壁及黏附于血管壁、移出管壁并趋化至感染部位、识别并吞噬细菌、最后在细胞内将细菌杀死和消化。上述任何功能的削弱均会妨碍对菌斑微生物的抵抗，从而增加牙周炎的发生和严重程度。

## 一、白细胞黏附不良综合征（leukocyte adhesion deficiencies，LAD）

一种少见的遗传性疾病，目前记录在案的患者不足 100 人。患者常出现在近亲结婚的家族中。临床常表现为发生于皮肤、黏膜的反复性细菌感染，无脓肿形成，组织愈合差。病变的严重程度取决于白细胞黏附分子的表达水平，表达越低病变往往越严重。除表面黏附分子与该病有关外，细胞活化通路有无缺陷与该病也有关。

LAD 分为两型：Ⅰ型为常染色体疾病（位于 21q22.3），特征为缺乏白细胞整合素（integrin）、白细胞功能相关抗原 -1（leukocyte function-associated antigen-1，LFA-1）和 p150/95 的 $\beta_2$ 亚单位（CD18）。此种缺陷非常明显，患者的白细胞整合素水平不足正常值的 6%。纯合子表现为弥漫型青春前期牙周炎，可影响乳牙列和恒牙列，而杂合子则青春前期的牙周状况正常。Ⅱ型为选择素-配体（selectin-ligand）缺陷，如白细胞缺乏 sialy-lewis X 或 gp150-Lewis。此型患者易患复发性细菌感染、中性粒细胞增多症和重度早发性牙周炎。

## 二、白细胞趋化和吞噬功能的异常

Down 综合征的牙周组织破坏可能与中性粒细胞的趋化功能低下有关，也有报告该病患者的白细胞的吞噬功能和细胞内杀菌作用也降低。掌跖角化-牙周破坏综合征（Papillon-Lefèvre 综合征）患者牙周组织的严重破坏可能与中性粒细胞的趋化功能抑制有关。此外，非洲裔的侵袭性牙周炎患者中常有这些功能异常中的一种或数种。具有白细胞功能缺陷的患者均可表现为重度牙周炎。

### 治疗

尽管白细胞功能缺陷患者往往具有遗传因素，治疗效果差，但局部的菌斑控制和牙周机械治疗还是非常重要的，急性感染期可给予抗生素治疗，中医辨证施治、中药调理有可能增强患者的免疫功能。

其他一些全身疾病也可伴发牙周炎症，但均少见。此外，全身性或局限性嗜酸细胞肉芽肿（eosinophilic granuloma）侵犯颌骨时，也可造成广泛的牙周组织破坏（详见《口腔颌面外科学》）。

# 第六节　糖尿病
## Diabetes Mellitus

糖尿病（diabetes mellitus，DM）是与多种遗传因素有关的内分泌异常疾病。由于胰岛素的生成不足、功能不足或细胞表面缺乏胰岛素受体等机制，产生胰岛素抵抗，引起患者的血糖水平升高（hyperglycemia）、糖耐量减低。糖尿病与牙周病的患病率都较高，二者都是多基因疾病，都有一定程度的免疫调节异常。糖尿病的急、慢性并发症累及多个器官，已成为致残率、死亡率仅次于肿瘤和心血管病的第三大疾病。随着生活方式的改变和老龄化进程的加速，我国人群糖尿病的患病率正在呈快速上升趋势。近年来在口腔科就诊的糖尿病患者的人数不断上升，有些患者因为牙周炎、牙周脓肿而就诊，经检查发现他们不仅患有牙周病而且患有糖尿病。因此，对于重度牙周炎和牙周脓肿的患者不仅应检查牙周状况，还应检查血糖和糖化血红蛋白。目前，已有学者提出牙周炎是糖尿病的第六大并发症（另五种为血管病变、视网膜病变、肾病、神经系统病变及感染体质）（框 12-1）。1999 年分类法中专家们把"伴糖尿病的牙龈炎"（diabetes mellitus-associated gingivitis）列入"受全身因素影响的菌斑性牙龈病"中，然而在"反映全身疾病的牙周炎"中却未列入糖尿病。因为，未控制的糖尿病可以改变牙周炎的临床过程和表现。

## 病　因
### Etiology

糖尿病本身并不引起牙周炎，而是由于该病的基本病理变化，如血管壁增厚、管腔变窄、炎症反应加重、中性粒细胞功能低下、胶原合成减少和胶原酶活性增高、创伤愈合差。糖尿病对人体的生理功能有多方面的影响，如血管系统、炎症反应、组织修复等，因此它会改变个体对菌斑细菌的反应，影响牙周病的临床表现、病理进展以及对牙周治疗的反应等。有关糖尿病患者龈下菌斑的研究较少，伴糖尿病的牙周炎患者龈下菌斑微生物主要以厌氧菌为主，其组成与全身健康的慢性牙周炎患者相似。

## 临床表现
### Clinical Features

糖尿病主要影响牙周炎的发病和严重程度，尤其是血糖控制不良的患者，其牙周组织的炎症较重，龈缘红肿呈肉芽状增生，易出血和伴溢脓，或发生牙周脓肿，牙槽骨破坏迅速，导致牙周深袋和牙松动。在牙周治疗后较易复发。血糖控制后，牙周炎的情况会有所好转（框 12-2）。文献表明血糖控制良好的糖尿病患者，SRP 对其的疗效与无糖尿病的、牙周破坏程度相似的患者无明显差别。

框 12-1    糖尿病的并发症

视网膜病变
肾病变
神经系统病变
大血管病变
创口愈合受影响
牙周炎

框 12-2    糖尿病对牙周组织的影响

| | |
|---|---|
| 龈下环境改变 | 微生物群（microbiota）改变 |
| | 龈沟液成分改变 |
| 组织环境改变和创伤愈合 | 胶原形成减少 |
| | 基质金属蛋白酶的活性增高 |
| | 糖化终末产物（AGEs）的堆积 |
| | 组织更新缓慢 |
| 宿主免疫炎症反应的变化 | PMN 的趋化、黏附、吞噬功能降低 |
| | 单核 / 巨噬细胞产生致炎因子的反应增高 |
| | 组织氧化应力增加 |

# 治　疗
## Treatment

1. 应告知糖尿病患者牙周病的患病风险增加，如果患有牙周疾病血糖控制会更困难，会增加糖尿病并发症（如心血管病和肾病）的风险。对所有糖尿病患者进行口腔健康教育。

2. 1 型、2 型和妊娠期糖尿病患者首诊检查时应进行全面的口腔检查，包括牙周检查。如果诊断为牙周炎，应进行恰当的治疗。如果开始时没有诊断为牙周炎，糖尿病患者也应进行预防性牙周维护，定期检查牙周状况的变化。

3. 糖尿病患者发生任何急性口腔 / 牙周感染必须立刻处理。

4. 伴糖尿病的牙周炎患者应尽可能进行菌斑控制和非手术治疗，在没有明确诊断和血糖得到良好控制之前，不要进行进一步的治疗。血糖控制不佳的糖尿病患者牙周治疗效果差。对糖尿病患者进行牙周治疗时需要明确：①糖尿病诊断类型和患病时间；②血糖控制水平；③糖尿病并发症史；④目前用药及治疗史；⑤患者依从性及监控血糖手段（血糖仪）。糖尿病患者的牙周治疗应根据血糖的控制情况和个人健康状况实施：

（1）血糖控制理想的患者（空腹血糖 4.4 ～ 6.1 mmol/L，HbA1c ＜ 6.5%），牙周治疗同健康者。

（2）血糖控制良好的患者（空腹血糖 6.1 ～ 7.0 mmol/L，HbA1c 6.5% ～ 7.5%），牙周治疗基本同全身健康者。需行大范围牙周手术者，术后饮食需要咨询内科医师（保证足够能量总量及合适的蛋白质、碳水化合物、脂肪比例），当日按处方服药并合理进食，减轻治疗焦虑。

（3）血糖控制差，甚至存在并发症或者使用大剂量胰岛素的患者（空腹血糖 ＞ 7.0 mmol/L，HbA1c ＞ 7.5%），可进行牙周的基础治疗，不建议行牙周手术。在刮治治疗中慎用含有肾上腺素的局部麻醉药，建议预防性使用抗生素，以减少治疗后感染和伤口不愈合的发生。

（4）血糖控制极差的患者（空腹血糖＞ 11.4 mmol/L），牙科治疗后感染概率增大，建议仅做对症的急诊处理（如脓肿切开引流、牙周袋内的局部用药、全身辅助应用抗生素等），同时可进行口腔卫生宣教，给予含漱剂辅助菌斑控制和减轻牙龈炎症，待血糖控制后再开始牙周常规治疗。

牙周治疗应避免安排在胰岛素药物作用峰值期，推荐安排在上午早饭后和服降糖药后；治疗时间尽量短，控制在 2 小时以内；动作尽量轻柔。当天饮食应适当，不要干扰患者的正常饮食。

牙周治疗中应注意减轻患者焦虑情绪。焦虑导致的肾上腺素水平增高可能会增加胰岛素的利用从而加速胰岛素水平的降低。必要时，可以采取全身麻醉或静脉镇静。手术若影响糖尿病患者饮食，应与患者内科医生协商是否需要调整胰岛素的使用剂量。

5. 有大量失牙的糖尿病患者应建议进行咬合重建，保证能充分咀嚼，获得足够的营养。应注意糖尿病患者其他可能的口腔并发症，包括口干燥症、灼口综合征和念珠菌感染。

彻底有效的牙周治疗不仅使牙周病变减轻，还可使糖尿病患者的糖化血红蛋白水平显著降低，胰岛素的用量可减少。

# 第七节　获得性免疫缺陷综合征
## Acquired Immunodeficiency Syndrome（AIDS）

在受到人类免疫缺陷病毒（human immunodeficiency virus，HIV）感染后，人体血清可以呈现对 HIV 的抗体阳性，但临床上尚无症状，此阶段为 HIV 携带。从感染到发病的潜伏期可持续数年乃至 10 年。HIV 感染者由于全身免疫功能降低，容易发生口腔内的机会性感染（opportunistic infection），包括真菌、病毒、细菌等。约有 30% 的 AIDS 患者首先在口腔出现症状，其中不少症状位于牙周组织。关于牙周病变的发生率尚缺乏一致的报告。

研究表明 HIV 阳性者的龈炎或牙周炎处的微生物与 HIV 阴性者无明显差别，主要为伴放线聚集杆菌（Aa）、牙龈卟啉单胞菌（Pg）、中间普氏菌（Pi）和具核梭杆菌（Fn）等。龈下菌斑中白念珠菌的检出率显著高于非 HIV 感染的牙周炎患者。对本病患者的牙周炎使用抗生素和龈下刮治有效，这也支持细菌为主要病原体。

## 临床表现
## Clinical Features

Winkler 等在 1987 年首先报告出现在 AIDS 患者中的牙周炎，患者在 3 ～ 4 个月内牙周附着丧失可达 90%。目前认为与 HIV 有关的牙周病损有 3 种：

**1. 线形龈红斑（linear gingival erythema，LGE）** 在牙龈缘处有明显的、鲜红的、宽 2 ～ 3 mm 的红边，在附着龈上可呈瘀斑状，极易出血（图 12-3，图 12-4）。此阶段一般无牙槽骨吸收。现认为该病变是由于白念珠菌感染所致，对常规治疗反应不佳。学界对 LGE 的发生率报告不一。它有较高的诊断意义，可能为坏死性溃疡性牙周炎的前驱。但

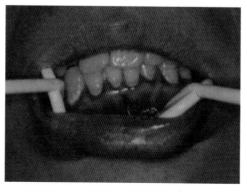

图 12-4　HIV 感染，线性龈红斑（LGE）
（栾文民医师提供）

此种病损也偶见于非 HIV 感染者，需仔细鉴别。

**2. 坏死性溃疡性牙周病（necrotizing ulcerative periodontal diseases）** 1999 年分类法认为尚不能肯定坏死性溃疡性龈炎（NUG）和坏死性溃疡性牙周炎（NUP）是否两个不同的疾病，因此主张将二者统称为坏死性溃疡性牙周病。

AIDS 患者所发生的 NUG 的临床表现与非 HIV 感染者十分相似，但病情较重、病势较凶猛。需结合其他检查来鉴别。NUP 则可由于患者抵抗力极度低下而从 NUG 迅速发展而成；也可能是在原有的慢性牙周炎基础上，NUG 加速和加重了病变。在 HIV 感染者中 NUP 的发生率在 4% ~ 10%。NUP 患者的骨吸收和附着丧失特别重，有时甚至有死骨形成，但牙龈指数和菌斑指数并不一定相应地高。换言之，在局部因素和炎症并不太重，而牙周破坏迅速，且有坏死性龈病损的特征时，应引起警惕，注意寻找其全身背景。有学者报告 NUP 与机体免疫功能的极度低下有关，T 辅助细胞（CD4+）的计数与附着丧失程度呈负相关。正常人的 CD4+ 计数为 600 ~ 1000/mm$^3$，而 AIDS 合并 NUP 的患者则明显降低，可达 100/mm$^3$ 以下，此种患者的短期死亡率较高。严重者还可发展为坏死性溃疡性口炎。

AIDS 在口腔黏膜的表现还有毛状白斑、白念珠菌感染、复发性口腔溃疡等。晚期可发生卡波西肉瘤，其中约有一半可发生在牙龈上，必要时可做病理检查证实。

如上所述，LGE、NUG、NUP、白念珠菌感染等均可发生于正常的无 HIV 感染者，或其他免疫功能低下者。因此不能仅凭上述临床表征就做出 AIDS 的诊断。口腔科医师的责任是提高必要的警惕，对可疑的病例进行恰当和必要的化验检查，必要时转诊。

## 治 疗
## Treatment

NUG 和 NUP 患者均可行常规的牙周治疗，如局部清除牙石和菌斑，全身给予抗菌药［首选甲硝唑（metronidazole）200 mg，每日 3 ~ 4 次，共服 5 ~ 7 日，它比较不容易引起继发的真菌感染］；还需使用 0.12% ~ 0.2% 的氯己定（chlorhexidine）含漱液，它对细菌、真菌和病毒均有杀灭作用。治疗后疼痛常可在 24 ~ 36 小时内消失。线形牙龈红斑（LGE）对常规牙周治疗的反应较差，难以消失，常须全身使用抗生素。

### 思考题

1. 掌跖角化-牙周破坏综合征（Papillon-Lefèvre 综合征）的牙周、皮肤及其他主要特征及治疗原则？
2. 为何说牙周炎是糖尿病的第六大并发症？
3. 简述糖尿病患者的牙周治疗原则。

（孟焕新 曹采方）

## 参考文献

［1］Newman MG，Takei H，Carranza FA. Carranza's Clinical Periodontology. 9th ed. Philadelphia：W.B. Saunders Co，2002.
［2］Löe H. Periodontal disease. The sixth complication of diabetes mellitus. Diabetes Care，1993，16（Supp. 1）：329-334.
［3］Grossi SG，Genco RJ. Periodontal disease and diabetes mellitus：a two-way relationship. Ann Periodntol，

1998，3（1）：51-61.

[ 4 ] Grossi SG，Skrepcinski FB，DeCaro T，et al. Treatment of periodontal disease in diabetics reduces glycated hemoglobin. J Periodontol，1997，68（8）：713.

[ 5 ] Soskolne WA，Klinger A. The relationship between periodontal disease and diabetes：an overview. Ann Periodontol，2001，6（1）：91-98.

[ 6 ] Emrich LJ，Shlossman M，Genco RJ. Periodontal disease in non-insulin dependent diabetes mellitus. J Periodontol，1991，62（2）：123-131.

[ 7 ] Liu RK，Cao CF，Meng HX et al. Leukocyte functions in 2 cases of Papillon-Lefèvre Syndrome. J Clin Periodontol，2000，27（1）：69-73.

[ 8 ] Fardal O，Drangsholt E，Olsen I. Palmar plantar keratosis and unusual periodontal findings. Observations from a family of 4 members. J Clin periodontol，1998，25（2）：181-184.

[ 9 ] Glick M，Muzyka BC，Lurie D，et al. Oral manifestations associated with HIV-related disease as markers for immune suppression and AIDS. Oral Surg Oral Med Oral Pathol，1994，77（4）：344.

[ 10 ] Lamster IB，Grbic JT，Mitchell-Lewis DA，et al. New concepts regarding the pathogenesis of periodontal disease in HIV infection. Annals Periodontol，1998，3（1）：62-75.

[ 11 ] Papapanou PN. 1996 World Workshop in Clinical Periodontics. Periodontal diseases：epidemiology. Ann Periodontol，1996，1（1）：1-36.

[ 12 ] Verma S，Bhat KM. Diabetes mellitus—a modifier of periodontal disease expression. J Int Acad Periodontol，2004，6（1）：13-20.

[ 13 ] Chapple IL，Genco R，Working group 2 of joint EFP/AAP. Diabetes and periodontal diseases：consensus report of the joint efp/aap workshop on periodontitis and systemic diseases. J Clin Periodontol，2013，40（S14）：S106-S112.

# 第十三章　根分叉病变

## Furcation Involvement

**应知应会的内容:**

1. 根分叉区的解剖形态特点
2. 根分叉病变的发病因素
3. 根分叉病变的分度标准
4. 不同程度根分叉病变的治疗原则

　　根分叉病变（furcation involvement，FI）又称根分叉缺损（furcation defect），是指重度牙周炎的病变累及多根牙的根分叉区。它可发生于任何类型的牙周炎，其组织病理学改变与慢性牙周炎并无不同。下颌第一磨牙患病率最高，上颌双尖牙患病率最低。发生率随年龄增大而上升。牙髓感染也可能累及根分叉区，影响根分叉病变。由于根分叉区的解剖形态复杂，给诊断和治疗带来一定的困难，其预后也较单根牙差。

## 第一节　发病因素
### Etiology Factors

### 一、菌斑微生物（plaque microorganisms）

　　本病变是牙周炎发展的一个阶段，菌斑仍是其主要病因。根分叉区病变一旦发生而暴露于牙周袋内时，该处的菌斑控制和牙石的清除十分困难，使病变加重或加速发展。

### 二、𬌗创伤（trauma from occlusion）

　　𬌗创伤（trauma from occlusion）是本病的一个加重因素。根分叉区是𬌗力敏感的部位，当根分叉区的菌斑微生物导致牙龈炎症时，𬌗创伤作为协同因素会加重该区已有的牙周组织破坏，常造成凹坑状或垂直型骨吸收。尤其当病变只局限于一个牙齿或单一牙根时，或者只局限于根分叉区时，应考虑𬌗创伤的因素。

### 三、解剖因素（local anatomic factors，框 13-1）

　　**1.根柱和根的长度**　多根牙的牙根由根柱（root trunk）和根（又称根锥体，root cone）两

- 根柱的长度
- 根分叉开口处的宽度
- 根分叉的角度（根间距离）
- 牙根面的沟状凹陷
- 釉质突起深入根分叉
- 根分叉顶端的凹陷和嵴

部分构成。根柱是指牙根尚未分叉的部分，其长度为从釉牙骨质界至两根分开处的距离（图 13-1）。分开的两根或三根之间形成的空间就是根分叉区，该区根的长度就是根分叉的顶端到根尖的距离。一般来说，第一磨牙的根柱长度小于第二磨牙和第三磨牙。在同一个牙齿上，各个牙面的根柱长度可以不同，也就是说分叉的位置可以在不同高度。以上颌第一磨牙为例，近中面的根柱约长 3 mm，颊侧为 3.5 mm，而远中面则约为 5 mm。下颌第一磨牙的颊侧根柱比舌侧短。根柱较短的牙，根分叉的开口离牙颈部近，一旦发生牙周炎，较易发生根分叉病变。但根的长度相对较长，余留的牙周支持组织较多，早期治疗预后较好。有资料表明，患根分叉病变的磨牙中的 75% 是根分叉接近釉牙骨质界。而根柱长者，根的长度相对较短，不易发生根分叉病变，但一旦发生则疗效较差，因为余留的牙周支持组织很少。例如 40% 的上颌第一前磨牙可有颊舌二根，其根分叉大多位于根中或根尖 1/3 处，根柱长约 8 mm，一旦在近、远中方向都探到根分叉病变，多数情况只能拔牙。

**2. 根分叉开口处的宽度及分叉角度**　牙根之间相距较近或牙根融合者，不利于刮治器进入和清除牙石（图 13-2）。牙根分叉的角度由第一磨牙向第二和第三磨牙依次减小。分叉开口处的宽度差异较大，上颌第一磨牙的颊侧根分叉开口的宽度小于远中和近中，下颌第一磨牙的颊侧开口小于舌侧。Bower 报告有 58% 的第一磨牙根分叉开口处的宽度 < 0.75 mm，尤以颊侧为著，而一般龈下刮治器的宽度为 0.75 mm，难以进入分叉区内。

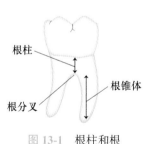

图 13-1　根柱和根

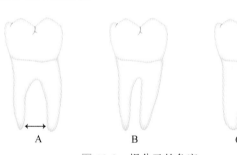

图 13-2　根分叉的角度
**A.** 根分叉角度较大；**B.** 牙根相互靠拢；**C.** 融合根。

**3. 根面的外形**　上颌磨牙的颊根和下颌磨牙的近中、远中根均为颊舌径明显大于近远中径的扁根，它们向着根分叉的一侧常有沿冠根方向的犁沟状的凹陷（图 13-3），有时牙根的横断面呈"沙漏状"。其中，上颌磨牙的近中颊根和下颌磨牙的近中根更为扁平，远中颊根或远中根则稍圆些。其他牙根面也可有程度不同的凹陷。根分叉顶部也常有各种凹陷、嵴，更增加了分叉区解剖的复杂性。一旦发生根分叉病变，这些区域较难彻底清洁。

**4. 釉突和釉珠**　约有 40% 的多根牙在牙颈部有釉突（enamel projection），多见于磨牙的颊面。约 13% 的多根牙釉突较长，伸进分叉区甚至到达根分叉顶部（图 13-4）。该处无牙周膜附着，仅有结合上皮，故在牙龈有炎症时，易形成牙周袋。有学者报告患根分叉病变的磨牙中，59.2% 有釉突，而健康对照牙中仅 9.8% 有釉突。牙颈部的釉突和釉珠（enamel pearl）还使得该处滞留的菌斑不易清除。

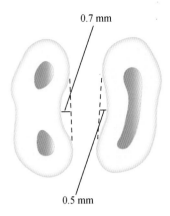

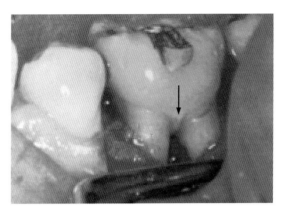

图 13-3　下颌第一磨牙的根面凹陷

近中根 100% 有凹沟，平均深达 0.7 mm；远中根 99% 有凹沟，平均深达 0.5 mm。

图 13-4　釉质突起深入根分叉内

**5. 副根管**　磨牙牙髓的感染和炎症可通过髓室底处的副根管扩散蔓延到根分叉区，造成该处的骨吸收和牙周袋。有学者报告下颌磨牙有根尖病变或做过根充者，发生的根分叉病变显著多于牙髓正常者。

# 第二节　临床表现
## Clinical Features

正常情况下，根分叉区被牙槽骨间隔充满着，从龈沟内是探不到根分叉的，一旦牙周破坏波及根分叉区，便可从临床上探查到根分叉。

根分叉区易于存积菌斑，导致牙龈炎症，形成牙周袋，有时牙龈红肿明显甚至溢脓，但也有时表面似乎正常，而袋内壁却有炎症，探诊后出血常能提示深部存在炎症。早期牙齿尚不松动，晚期可出现牙齿松动。当治疗不彻底或其他原因使袋内渗出物引流不畅时，易发生牙周脓肿。

当根分叉病变使牙根暴露或发生根面龋，或牙髓受累时，患牙常可出现对温度敏感直至出现自发痛等牙髓症状。

判断根分叉病变的程度主要根据牙周探诊和 X 线片，Glickman 将其分为 4 度（图 13-5）。

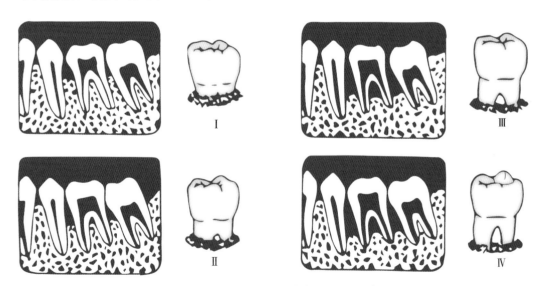

图 13-5　根分叉病变的分度（Glickman）

此分类法有利于判断预后和指导治疗。

**Ⅰ度**　属于病变早期。根分叉区内的牙槽骨吸收很轻微，虽然从牙周袋内已能探到根分叉的外形，但尚不能水平探入根分叉内，牙周袋属于骨上袋。由于骨质吸收轻微，通常在 X 线片上看不到改变，主要靠临床探诊发现（图 13-6）。

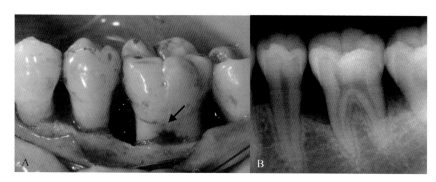

图 13-6　下颌第一磨牙根分叉病变Ⅰ度
**A.** 翻瓣术中所见根分叉，箭头所指为釉突；**B.** 根尖片示根分叉区无密度降低。
（王宪娥医师提供）

**Ⅱ度**　在多根牙的一个或一个以上的根分叉区内已有牙槽骨吸收，但因为分叉区内尚有未吸收的牙槽骨，病变尚未与对侧相通。牙周探针可从水平方向部分进入根分叉区内。X 线片一般仅显示根分叉区的牙周膜增宽，或骨质密度有小范围的减低（图 13-7）。

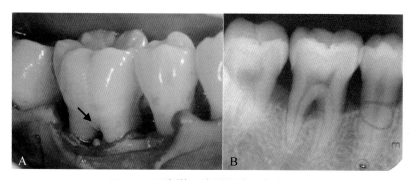

图 13-7　下颌第一磨牙根分叉病变Ⅱ度
**A.** 翻瓣术中所见根分叉可探入，箭头所指为釉突；**B.** 根尖片示根分叉区有密度降低。
（王宪娥医师提供）

**Ⅲ度**　根分叉区的牙槽骨吸收，形成"贯通性"（through and through）病变。探针能水平进入分叉区并与另一侧相通，但它仍有牙龈覆盖而未直接暴露于口腔。下颌磨牙的Ⅲ度病变在 X 线片上可见完全的透影区，但有时会因牙根互相靠近或与外斜线的重叠而使病变不明显，上颌的病变则易与腭根影像重叠而不明显。Ⅲ度根分叉病变区也可存在垂直型骨吸收（图 13-8）。

**Ⅳ度**　根分叉区内的牙槽骨间隔完全被破坏，牙龈退缩使病变根分叉的开口暴露于口腔中。X 线片所见与Ⅲ度病变相似（图 13-9）。

根分叉病变的另一种分类法是 Hamp 等提出的（图 13-10）：

**Ⅰ度**　探针能水平探入根分叉区，但探入深度未超过牙宽度的 1/3。

**Ⅱ度**　根分叉区牙槽骨的水平性破坏已超过牙宽度的 1/3，但尚未与对侧贯通。

**Ⅲ度**　根分叉区牙槽骨已有"贯通性"的破坏。探针已能穿通分叉区。

以上分类都是根据水平探查间骨破坏的程度来分度，并不能反映垂直方向上骨破坏的实际程度。因此，Tarnow 和 Fletcher（1984）在水平探诊的分度基础上，又根据从根分叉顶开始的垂直

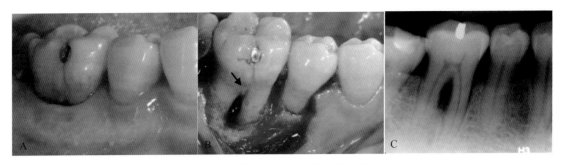

图 13-8　下颌第一磨牙根分叉病变Ⅲ度

**A.** 临床所见根分叉区未暴露但探诊可以贯通；**B.** 手术中所见根分叉区贯通，箭头所指为釉突；**C.** 根尖片示根分叉区密度降低呈透射影像。

（冯向辉医师提供）

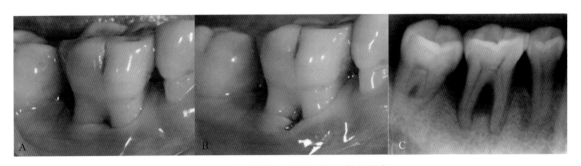

图 13-9　下颌第一磨牙根分叉病变Ⅳ度

**A.** 临床所见根分叉区暴露并贯通；**B.** 牙周探针可从舌侧根分叉穿通到颊侧；**C.** 根尖片示根分叉区密度降低呈透射影像。

（王宪娥医师提供）

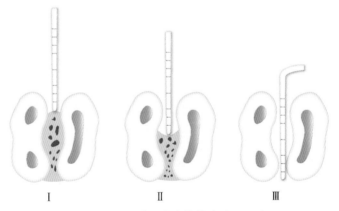

图 13-10　根分叉病变的分度（Hamp）

方向上的探诊深度对每一分度级别分为 A、B、C 3 个亚类：A 为 1～3 mm，B 为 4～6 mm，C 为 ≥ 7 mm。此种亚分类有助于判断预后、指导手术治疗计划和判断疗效。例如，下颌磨牙根分叉病变Ⅱ度者，A 亚类牙周再生手术后疗效一般优于 B、C 亚类。

　　上颌磨牙的颊侧以及下颌磨牙的颊、舌侧根分叉一般较易探查，但上颌磨牙邻面的根分叉病变较难探测。由于腭根为近远中径长的扁根，近中根分叉口偏向腭侧，故可用弯探针从上颌磨牙的腭侧进入探测近中根分叉，远中根分叉口在远中面的中央，从颊、腭侧都可探入。临床探诊有时难以准确区分Ⅱ度和Ⅲ度病变，需在翻瓣术中确诊。由于投照角度、组织影像重叠的原因，二维的 X 线片也只起辅助作用。总之，X 线片所见的根分叉病变总是比临床实际要轻些。

　　准确判断根分叉病变，对预后判断和治疗方法的选择非常重要，特别是在决定再生性手术和牙根切除性手术治疗之前。Zappa 根据术中探诊和硅橡胶印模的结果发现，传统的检查手段使得 27% 的Ⅲ度根分叉病变被低估，18% ～ 21% 的Ⅰ度和Ⅱ度根分叉病变被高估。因此，为提高诊断根分叉病变的准确性，有学者建议使用 Nabers 探针（图 8-11F）检查，还可在局麻下采用骨探查（bone sounding）法检查。锥形束 CT（cone-beam computed tomography，CBCT）可从三维立体角度展现根分叉区域骨的形态和缺损，与术中确定根分叉病变程度的一致率达84%，尤其适合上颌磨牙形态复杂的根分叉病变检查。

# 第三节　治疗原则
## Treatment Principles

　　根分叉病变的治疗原则与单根牙牙周炎的治疗基本一致，但由于分叉区的解剖特点，如分叉的位置和角度、根面的凹沟、复杂的骨破坏形态，以及两根（或三根）之间过于靠拢等，可妨碍刮治器械的进入，使分叉区的刮治难度大大提高，疗效也受到一定影响。近年来，细而长的龈下超声刮治器在清除根分叉内菌斑和牙石方面较传统的手工刮治器显示了一定优势，有助于提高此区域的疗效。

　　根分叉病变治疗的目标有 3 个（框 13-2）：①清除根分叉病变区内牙根面的牙石、菌斑，控制局部炎症；②形成一个有利于患者自我控制菌斑，并能长期保持疗效的局部解剖外形，防止病变继续加重或复发；③对早期病变，争取有一定程度的牙周组织再生。

　　临床上应根据根分叉病变的程度制订治疗方案（Glickman 分度法）：

框 13-2　根分叉病变的治疗目标

- 清除根分叉病变区内牙根面的牙石、菌斑，使牙周袋消除或变浅
- 形成有利于菌斑控制和维持疗效的解剖条件
- 争取不同程度的牙周组织再生

## 一、Ⅰ度病变（class Ⅰ furcation defect）

　　主要采取非手术治疗。因为牙周袋一般不太深，且为骨上袋。如果根分叉相应处牙槽骨的外形尚佳，仅做龈下刮治使牙周袋变浅即可。若牙周袋较深，且牙槽骨隆突，不符合生理外形，易造成局部菌斑堆积者，应在基础治疗后，行翻瓣手术使牙周袋变浅和修整骨外形，以达到上述目标。还应消除其他局部刺激因素，如不良修复体、龋洞、咬合创伤、釉突和釉珠等，必要时有些颈部缩窄明显易使菌斑滞留的患牙还可修整牙冠颈部的外形，但对活髓牙不宜磨除过多，以防发生龋和牙齿敏感。

## 二、Ⅱ度病变（class Ⅱ furcation defect）

　　Ⅱ度以上病变的患牙，如存在深牙周袋，往往需要手术治疗。根据垂直向和水平向骨破坏的程度、牙周袋的深度以及有无牙龈退缩、附着龈宽度、邻面骨嵴顶的高度等条件，选用如下治疗方法。

　　1. 对骨质破坏不太多，根柱较长，牙龈能充分覆盖根分叉开口处的下颌磨牙Ⅱ度病变，可实施引导性组织再生术（guided tissue regeneration，GTR）（详见第二十五章）。若根分叉内形成了二壁或三壁骨袋，还可以自体骨或人工骨制品填入分叉区，也可加用屏障性生物膜（barrier membrane）。这些方法也可用于上颌磨牙，特别是颊侧病损，但疗效一般不如下颌磨牙。

2. 对于根分叉区骨破坏较多，牙龈有退缩，术后难以完全覆盖分叉区者，可以做根向复位瓣手术（apically repositioned flap）和骨成形术（osteoplastic surgery），使根分叉区充分暴露，有利于控制菌斑和炎症，并防止进一步附着丧失（详见二十四章）。一般不宜只做牙周袋切除术，因为这会使该区的附着龈变窄，而且切除后牙龈因保持生物学宽度仍易重新长高，使牙周袋复发而再度覆盖根分叉区。

3. 水平探诊深度超过 3 mm 的 II 度根分叉病变，称为深 II 度根分叉病变（deep class II furcation defect）。同一牙齿有数个分叉都涉及这样的病变，很难用机械方法彻底清除根分叉内的菌斑、牙石，若不宜进行再生性手术或骨成形术使局部形态利于菌斑控制，可考虑上颌磨牙的截根术截除受累最严重的一个牙根或行下颌磨牙的分根术、隧道形成术，以达到消除感染、形成利于菌斑控制的生理外形。

### 三、III度和IV度根分叉病变（class III and IV furcation defects）

根分叉区的骨质已完全破坏，很难用机械方法彻底清除根分叉处的菌斑、牙石，更难以使病变处形成牙周组织再生。此时的治疗目的是消除牙周袋和使根分叉区充分暴露，以利菌斑控制，常需用根向复位瓣术、隧道形成术、截根术或分根术等手术方法来完成。

# 第四节　手术治疗
## Surgical Therapy

## 一、翻瓣术（flap surgery）

翻开黏膜骨膜瓣后，在直视下刮净病变区的根面，彻底清创后，修整骨缺损的外形，将龈瓣根向复位并缝合于牙槽嵴顶水平，使根分叉充分暴露。下颌磨牙的舌侧附着龈较宽，一般可行袋壁切除术。若颊侧牙龈有足够宽的附着龈，袋底不超过膜龈联合，且无须修整骨外形，则也可行袋壁切除术，暴露根分叉区。

## 二、引导性组织再生术（guided tissue regeneration）

适合于某些 II 度根分叉病变，能有一定程度的骨再生（bone fill）充满病变处。但目前骨再生的程度不易预测，新生骨量也有限（详见第二十五章）。一项 7.5 年的再生治疗追踪研究显示，牙齿保存率为 94% ～ 100%。

## 三、截根术（root resection，root amputation）

若多根牙仅有一个根的病变较重，该根有深牙周袋且骨吸收严重，其余牙根的病变较轻，患牙松动尚不明显，则可将严重的患根截除，使分叉区得以充分暴露和清洁，该处的深牙周袋也可消除，余留的牙冠和牙根得以继续行使功能。

**1.适应证** ①多根牙的III度或IV度根分叉病变，或者同一牙上有数个深II度根分叉病变，较适用于上颌磨牙。根据病情可以截除 1 个或 2 个颊根，有时也可截除腭根而保留 2 个颊根。②磨牙 1 个根的纵裂或横折。③无法完善治疗的某一根的根尖病变。④只有 1 个牙根受累的牙周-牙髓联合病变。

**2.禁忌证** ①余留的牙根太短，或剩余的支持组织不足；②根柱太长则分叉部位接近根尖，余留的支持组织不足；③牙根之间距离过近或根分叉角度过小；④牙齿松动超过Ⅱ度，截去一根后将更松动；⑤保留的牙根仍有深牙周袋，炎症不能控制；⑥患者不能认真实施菌斑控制，或截除患根后的形态仍不能有效地使用工具清洁病变区；⑦保留的牙根有不能治愈的根尖周病变。

**3. 手术步骤**　常规翻瓣清创后，用灭菌的涡轮手机安装细裂钻，从分叉的水平将患根截断，然后拔除或挺出断根。注意勿伤及邻根和邻牙。拔除断根后应仔细检查并修整截断根面的外形，从分叉区到牙冠接触区的外形要形成流线型的斜面，不可残留树桩状的残根和分叉（图13-11）。在断面的根管开口处用永久性的材料做倒充填，随后再进行清创，必要时修整骨嵴外形。然后将龈瓣复位缝合。

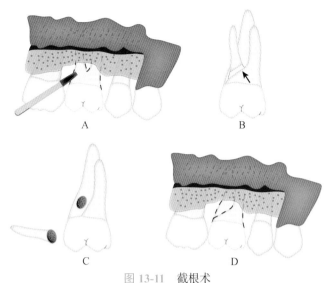

图 13-11　截根术

**A.** 用高速细裂钻将患根截断；**B.** 患根已截断，箭头示应修整的外形；**C.** 断面应呈流线型，消除根分叉处的倒凹；**D.** 修整后的截根面。

在截根术前应先完成根管治疗，若被截除的根相应根管口已行银汞合金或树脂的永久充填，术中即可避免倒充填。对牙冠做减径处理，以减轻患牙术后的负担。术后短期内患牙会有较明显的松动，应减少咬合负担，约3～4周后患牙会恢复到术前的稳固度。患牙稳固后，一般建议行全冠修复，冠缘应在距离牙槽嵴顶3 mm以上，龈上边缘为宜，冠形应与𬌗减径后存留牙根对应的牙冠形态一致，切忌恢复成常规形态，还要避免出现侧向𬌗力，让轴向力通过保留的牙根（图13-12）。截根后牙槽窝的愈合与拔牙窝愈合过程相同，黏膜骨膜瓣的愈合与翻瓣术后相同。截根术后的患牙不宜做活动义齿的基牙。

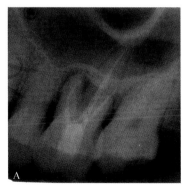
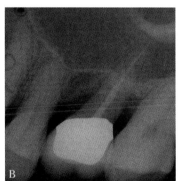
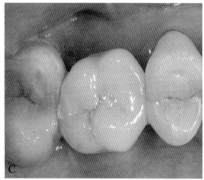

图 13-12　截根术（X线片和临床相）

**A.** 52岁男性，牙列完整。初诊时，26松动Ⅱ度，Ⅲ度FI，颊根破坏达根尖，反复溢脓；**B.** 术后5个月，截除了颊侧两根，松动Ⅰ度，冠修复；**C.** 修复𬌗面观，颊侧减径，颊舌向缩窄。

偶尔，某些特殊情况下在术中才判定根分叉病变需要截根者，若是活髓牙，尽量在齐根分叉顶的位置水平向截除患根，并严密封闭暴露的根管口，在术后2周内进行完善的根管治疗，牙冠形态的修整可在根管治疗开始后进行。因此，原则上应通过精细准确的检查先确定好手术方案，以尽量减少这种情况的发生。

## 四、分根术（root separation）

当下颌磨牙的根分叉病变严重，而近中、远中根的邻面分别还有足量的支持组织时，可用分根术将患牙从牙冠到根部进行颊舌方向分割，形成近中和远中两个"单根牙"，然后分别做全冠修复。此法消除了根分叉的形态，使该处的牙周袋及炎症较易控制，也有利于菌斑控制。尤其适用于患牙有Ⅲ度或Ⅳ度根分叉病变，局部有深牙周袋，而近远中的牙槽骨尚有一定高度，不适于截根术者。根分叉角度大、根间距大者尤为合适。分叉角度小或根间距较近，但分开的两根可通过正畸移动增加根间距者，也可用此法。

有部分上颌磨牙，截除一根后，余留的两根虽有足够的支持组织，但仍有根分叉病变，也可采用分根的方式进一步消除根分叉病变，再结合正畸技术移动牙根到适当位置后进行冠（桥）修复，以恢复该处的咀嚼功能。这种方式需要多学科的合作，必须结合患者口内全牙列、咬合以及邻牙和对颌牙的状况、患者的意愿及费用支付能力对患牙的保留价值做出评估，否则宜拔除修复。

术前需做根管治疗，髓室内用银汞合金或树脂充填。翻瓣切口时尽量保留分叉处的龈缘组织，以利于形成术后两个"单根牙"间的龈乳头。用细裂钻将牙冠分割为近远中两部分，直达根分叉区，并修整近中和远中两部分的外形。之后缝合龈瓣。银汞合金切割后会产生金属碎屑，故充填合金的患牙最好在翻瓣前先切割牙冠，以免污染伤口。伤口愈合期最好能制作暂时冠，以利形成牙间龈乳头。待6～8周后再做永久修复。

## 五、牙半切除术（hemisection）

下颌磨牙若某一根的病变已严重到不能保留，而另一牙根尚好，并能进行根管治疗者，也可行牙半切除术。将严重的半个牙连冠带根一起摘除，保留病情较轻的另一半侧。此法尤适用于需要利用保留的半个牙作为基牙的患者。

在做牙半切除术前，应先做完善的根管治疗，还应进行调𬌗，以减轻患牙的咬合负担。大多数患牙在治疗后还要辅以冠、桥等修复，这些修复体应根据牙齿的特点设计，以符合保护牙周组织的要求（详见第二十八章）。

## 六、隧道形成术（tunnel preparation）

是治疗下颌磨牙的深Ⅱ度和Ⅲ度根分叉病变的另一种切除性手术方法。根柱短、根分叉角度大，患牙的近远中邻面尚有一定的支持骨，其高度水平与根分叉的骨嵴高度接近者，若有保留价值，也可考虑此法。手术常需做根向复位瓣，术中对根分叉内的骨以及根面做适当磨除和修整以使骨形态和根面形态平滑，术后牙龈刚好覆盖在根分叉区的骨嵴顶上，颊舌侧根分叉口贯通并暴露于口腔内，形如"隧道"，患者需能使用牙间隙刷自如地清洁根分叉区。由于磨除少量牙体组织，活髓牙会产生敏感症状，应审慎使用此法。口腔卫生不佳、龋易感者不宜使用。若已行牙髓治疗，并且髓室底与根分叉顶距离近（或牙体组织薄）或者将行冠修复者，宜先考虑分根术而不是隧道形成术。

### 第五节　预　后
#### Prognosis

国外报告人群中13.7%的人，有1颗或以上的磨牙有根分叉病变，有根分叉病变的磨牙拔牙率高于无根分叉病变的磨牙。有学者对 24 名牙周炎患者经正规治疗后追踪 8 年，发现累及根分叉的患牙拔除率比无根分叉病变者高 2.54 倍。Hirschfeld（1978）报告，定期牙周维护的 600 名牙周炎患者随访 15 ～ 53 年（平均 22 年），仅 7% 的患牙因牙周原因失牙，而其中 1464 颗有根分叉病变的磨牙有 31% 最终丧失，根分叉病变程度越重，患牙长期预后越差。但根分叉病变并非不能治疗，上述各种治疗方法的合理运用，使很多患牙得以保存并长期行使功能。成功的基础在于正确的诊断和治疗方案、患者良好的菌斑控制和维护期治疗、完善的牙髓治疗以及合理的修复体制作（包括建立平衡的咬合关系）。

一项综述显示，有根分叉病变的磨牙非手术治疗后 5 ～ 9 年的生存率可达 90% 以上。其中，Ⅰ度根分叉病变者，预后相对较好，非手术治疗即可保持长期疗效。手术治疗根分叉病变者，因病变程度、手术方法、观察时间的不同（5 ～ 53 年），生存率为 43.1% ～ 96% 不等。其中牙周组织再生术的 5 年以上疗效相对较好，生存率为 83.3% ～ 100%。适于再生手术的Ⅱ度根分叉病变的预后好于Ⅲ度和Ⅳ度根分叉病变者。因此，磨牙的根分叉病变宜在早期通过翻瓣术、骨成形术或再生性手术等控制并坚持良好维护和监测，以阻止其发展成Ⅲ度或Ⅳ度根分叉病变。深Ⅱ度根分叉病变及其以上、可行切除性牙周手术者，患牙 5 ～ 13 年的生存率可达 62% ～ 100%。发生失牙多在 5 年以后，患牙丧失主要是由于龋或牙髓原因或根纵裂，而并非单纯的牙周炎复发，说明经过恰当的牙周治疗和合理的牙髓与修复治疗，根分叉病变可以获得长久疗效，对其疗效的评价宜在 5 年之后。累及根分叉病变的大多数磨牙对牙周治疗的反应良好，即使存在Ⅲ度根分叉病变，在 5 ～ 15 年的随访期内，也只有 30% 的磨牙脱落。

Ⅲ度和Ⅳ度根分叉病变的磨牙预后最差，如果患牙松动明显，该处的炎症不能控制或无法手术消除根分叉病变，则应拔除，种植修复不失为一种好的替代方式。鉴于种植修复对余留牙槽骨高度和宽度的要求，有学者倾向于早期拔除长期预后欠佳的有根分叉病变的磨牙，作者认为应对此观点持审慎态度，选择根分叉病变的治疗方法需要综合全面考虑（框 13-3）。迄今，对有根分叉病变的磨牙，拔除后种植修复还是通过切除性牙周手术保留？两者的长期成功率的比较仅限于很少的几篇回顾性研究。Fugazzotto（2001）比较了 701 颗行牙根切除性手术的磨牙和 1472 颗磨牙区种植修复长达 15 年的累积成功率，分别为 96.8% 和 97%，两者各自的成功率也都因磨牙位置不同或切除的牙根不同而各有差别。Zafiropoulos（2009）则专门针对下颌第一和第二磨牙位置上种植修复（36 颗）以及该区域牙半切除术保留的磨牙（56 颗）4 年后并发症的发生率做了比较，分别为 11% 和 32%，天然牙因并发症无法保留的概率高于种植体，而其中多与龋发生有关。实际上，切除性手术保留的磨牙和种植体平均每年附着丧失发生

框 13-3　选择磨牙根分叉病变治疗方法应考虑的因素

牙水平因素
根分叉病变的分布及程度
探诊深度
牙齿动度
剩余牙周支持组织量
牙髓状况或根（根管）的解剖学条件
牙齿在牙列的位置及与对颌牙的位置关系
个体水平因素
患牙保留在整体治疗计划中的价值
菌斑控制能力
患者对功能和美观的要求
年龄与健康状况
患者的社会经济能力

的百分率并没有明显差别，但患者种植修复需要的费用明显高于保留天然牙。

## 思考题

1. 简述如何选择Ⅱ度根分叉病变的治疗方案。
2. 简述截根术的优缺点及术前术后的注意点。

（徐　莉和璐　曹采方）

## 参考文献

[ 1 ] Basten CHJ, Ammons WF, Persson R. Long-term evaluation of root resected molars. A retrospective study. Int J Periodont Resto Dent, 1996, 16（3）: 207-219.

[ 2 ] Bower RC. Furcation morphology relative to periodontal treatment. Furcation root surface anatomy. J Periodontol, 1979, 50（7）: 366-374.

[ 3 ] Gher ME, Vernino AR. Root morphology: clinical significance in pathogenesis and treatment of periodontal disease. J Amer Dent Assn, 1980, 101（4）: 627-633.

[ 4 ] Thomas NS, Henry HT. furcation: involvement and treatment. //Newman MG, Takei H, Klokkevold PR, et al. Newman and Carranza's Clinical Periodontology. 13th ed. Philadelphia: WB Saunders Co, 2019: 653-659.

[ 5 ] Gianfranco C, Roberto P, Jan L. Treatment of furcation-involved teeth. //Lang Np, Lindhe J. Clinical Periodontology and Implant Dentistry. 6th ed. New Jersey: John Wiley & Sons Ltd, 2015: 825-828.

[ 6 ] Hamp SE, Nyman S, Lindhe J. Periodontal treatment of multirooted teeth. Results after 5 years. J Clin Periodontol, 1975, 2（3）: 126-135.

[ 7 ] Langer B, Stein SD, Wagenberg B. An evaluation of root resections. A ten-year study. J Periodontol, 1981, 52（12）: 719-722.

[ 8 ] Svädström G, Wennstrom JL. Periodontal treatment decisions for molars: An analysis of influencing factors and long- term outcome. J Periodontol, 2000, 71（4）: 579-585.

[ 9 ] Wang HL, Burgett FG, Shyr Y. The influence of molar furcation involvement and mobility on future clinical periodontal attachment loss. J Periodontol, 1994, 65（1）: 25-29.

[ 10 ] Walter C, Weiger R, Zitzmann NU. Periodontal surgery in furcation-involved maxillary molars revisited-an introduction of guidelines for comprehensive treatment. Clin Oral Invest, 2011, 15（1）: 9-20.

[ 11 ] Huynh-Ba G, Kuonen P, Hofer D, et al. The effect of periodontal therapy on the survival rate and incidence of complications of multirooted teeth with furcation involvement after an observation period of at least 5 years: A systematic review. J Clin Periodontol, 2009, 36（2）: 164-176.

[ 12 ] Fugazzotto PA. A comparison of the success of root resected molars and molar position implants in function in a private practice: Results of up to 15-plus years. J Periodontol, 2001, 72（8）: 1113-1123.

[ 13 ] Zafiropoulos GG, Hoffmann O, Kasaj A, et al. Mandibular molar root resection versus implant therapy: A retrospective nonrandomized study. J Oral Implantol, 2009, 35（2）: 52-62.

[ 14 ] Nibali L, Zavattini A, Nagata K, et al. Tooth loss in molars with and without furcation involvement-a systematic review and meta-analysis. J Clin Periodontol, 2016, 43（2）: 156-166.

[ 15 ] Schwendicke F, Graetz C, Stolpe M, et al. Retaining or replacing molars with furcation involvement: a cost-effectiveness comparison of different strategies. J Clin Periodontol, 2014, 41（11）: 1090-1097.

# 第十四章　牙周-牙髓联合病变

## Combined Periodontic-Endodontic Lesions

**应知应会的内容：**

1. 牙周组织和牙髓交通的解剖途径
2. 牙髓感染和牙髓治疗对牙周组织的影响
3. 牙周状况对牙髓的影响
4. 牙周-牙髓联合病变的治疗原则

在 1999 年分类法中，将伴有牙髓病变的牙周炎（periodontitis associated with endodontic lesions）列为牙周疾病的第Ⅶ类，下设"牙周-牙髓联合病变"（combined periodontic-endodontic lesions），并定义为"同一牙并存牙周病变和牙髓病变，且互相融合联通，感染可来源于牙周，也可来源于牙髓。无论牙周或牙髓病损都可以是另一种病损的原因或结果，或两种病损可能独立发生"。实际上，牙周-牙髓联合病变可发生于任何一型牙周病，并非一个独立的疾病，分类中与慢性牙周炎和侵袭性牙周炎并列，在某种程度上并不恰当。

但由于此类病损涉及牙髓，其病因、临床表现、治疗方法另具特点，且诊疗的难度和复杂性增加，而临床上又并非少见，故虽为牙周病的伴发病变，却单独列出。也正因如此，在 2018 年牙周病和种植体周病国际新分类（简称 2018 年新分类法）中，仍然将其与新分类中的牙周炎、坏死性牙周病、牙周脓肿并列提出。与以往不同的是，此次的定义中强调了该类型疾病有急性和慢性的形式，并根据有无牙根的损伤和有无牙周炎进行分类。然而 2018 年新分类中不伴根损伤的牙周-牙髓病变以有无牙周炎和牙周袋的形态与分布来进一步分类和分级，从指导临床的角度较以往并未显示出优势。比较有意义的是，在新分类中首次将与牙根损伤为临床特征的牙周-牙髓病变单独分为一类，这类病损往往与创伤以及医源性因素有关，诊断、预后判断及治疗上也有其特殊性，而且在疾病发展过程中，虽然多数先发生牙髓根尖周病变，但也有先发生牙周病损的，故在以往的牙周-牙髓联合病变中对其归类比较分散，本章则仍将其放在了牙髓感染来源的牙周-牙髓联合病变一类中。目前，并无证据表明牙周-牙髓联合病变的病生理过程与牙周炎和牙髓根尖周病有明显不同。牙周炎与牙髓病和根尖周病的发病因素及病理过程虽不完全相同，但牙周袋内和感染的牙髓内都存在以厌氧菌为主的混合感染，它们所引起的炎症和免疫反应有相似之处。而相似的组织学来源是其互相影响的基础。因此，了解二者的相互关系和疾病间的相互影响对临床诊断和治疗设计有重要意义。

# 第一节　牙周组织和牙髓的交通
## Communication of Periodontium and Pulp

牙周组织与牙髓组织之间交通途径主要有解剖途径和非生理性途径两类:

## 一、解剖途径（anatomical pathways）

牙髓组织和牙周组织的感染可以互相影响和扩散,主要因为在组织发生学方面两者均来源于中胚叶或外胚间叶,在解剖学方面互相沟通。

**1. 根尖孔（apical foramen）**　是牙周组织和牙髓的重要通道,血管、神经和淋巴通过根尖孔互相通连,而感染和炎症也易交互扩散。

**2. 侧支根管（lateral root canal）**　在牙根发育形成过程中,Hertwig 上皮根鞘发生穿孔,使牙囊的结缔组织与牙髓组织相通,形成根管的侧支(也称侧支根管),其间充满着与牙髓相连的毛细血管、牙髓细胞和结缔组织纤维等。侧支根管在乳牙和年轻恒牙中较多见,成年后逐渐变窄或封闭,但直径也有 10 ～ 250 μm。De Deus（1975）观察了 1140 个离体牙,发现 27.4% 的牙有侧支根管,以根尖 1/3 处最多,占总牙数的 17%;根中部约 9%;近颈 1/3 处则不足 2%（图 14-1）。故在深牙周袋到达近根尖 1/3 处时,牙髓受影响的机会就大大增加。但 Kirkham 报告在拔除的 100 个重度牙周炎患牙中,仅 2% 的牙有侧支根管的副孔暴露在牙周袋内。磨牙的侧支根管（或称副根管,accessory canal）通常比双尖牙和前牙的多,20% ～ 60% 的牙在根分叉区有侧支根管,有时同一个牙齿可有多个侧支根管。可从髓室底垂直通向根分叉（图 14-2）,也可自根管侧壁水平通向根分叉（图 14-3B）。Vertucci（2005）报告下颌磨牙水平向的侧支根管 80% 来自远中根管。

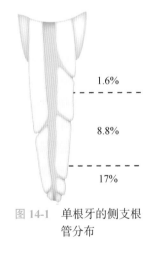

1.6%

8.8%

17%

图 14-1　单根牙的侧支根管分布

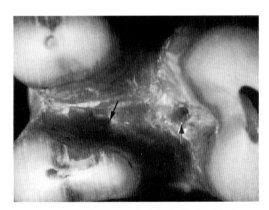

图 14-2　根分叉区来自髓室底的副根管开口（箭头所示）

**3. 牙本质小管（dentinal tubules）**　直径为 0.9 ～ 2.5 μm 不等,但足以使细菌通过或在其内定植。正常的牙根表面有牙骨质覆盖牙本质,但 10% ～ 18% 的牙齿在牙颈部有牙本质直接暴露,在前牙更可高达 25%。此外,牙颈部的牙骨质通常很薄,仅有 15 ～ 60 μm,很容易被刮除;或当有牙龈退缩时,薄层牙骨质被硬牙刷毛磨除,使下方的牙本质暴露。在牙骨质-牙本质界（cemento-dentin junction,CDJ）处每平方毫米约有 8000 个小管,牙颈部约 15 000 个,在髓腔侧约为 57 000 个。故细菌的毒性产物、药物及染料等均可双向渗透而使牙周和牙髓组织互相影响。

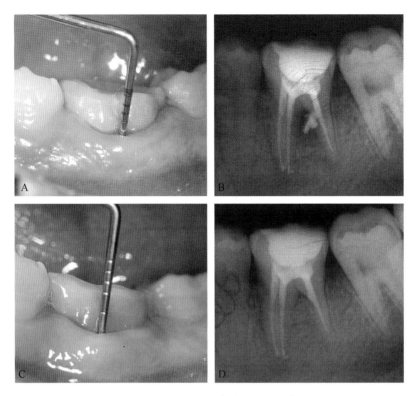

图 14-3　牙周–牙髓联合病变（牙髓来源）

男，30 岁。A. SRP 前临床相，36 因龋致牙髓坏死行根管治疗，颊侧中央 PD 近 10 mm（UNC-15 刻度探针），其他部位 PD ≤ 3 mm；B. SRP 前 X 线片，远中根有近似水平向的粗大副根管通向根分叉区，提示根分叉病变来源于牙髓感染；C. 根管治疗和 SRP 后，颊侧中央 PD 7 mm，故行翻瓣术清创并植骨。术后 6 个月临床相，颊侧中央 PD3 mm（Williams 刻度探针）；D. 术后 6 个月 X 线片，根分叉病变及根尖病变消失。

（和璐医师提供）

**4. 解剖异常（anatomical abnormalities）**　如上颌前牙的畸形舌侧沟（图 14-4）、牙骨质发育不良等（见第七章）。国外报道，人群中约 8.5% 的个体存在舌侧沟。

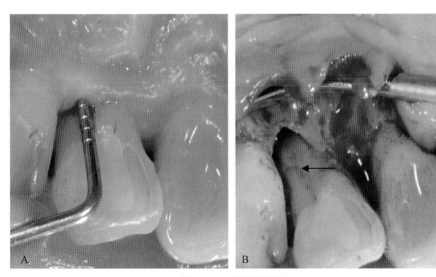

图 14-4　畸形舌侧沟

男，43 岁。A. 12 舌侧沟部位的深牙周袋近 7 mm，出现逆行性牙髓炎症状后进行根管治疗；B. 牙周手术中见舌侧沟延伸至根尖区，沟内有细小牙石残留，周围形成骨下袋（箭头示舌侧沟）。

（和璐医师提供）

## 二、非生理性途径（non-physiologic pathways）

**1. 根管和髓室穿孔（root canal and pulp chamber perforation）**　在根管治疗或桩核预备中，可能导致髓室底穿通或根管壁侧穿。Tsesis 对 5048 颗根管治疗后的患牙进行回顾性研究，发现其中 116 个根管壁侧穿处有 81 处存在明显的牙周病损。另外，正畸治疗中为增加支抗而植入微种植钉时可能造成根管的侧穿，从而使根管内牙髓与相应部位的牙周组织相通。如不及时处理这些穿孔，细菌的毒性产物或刺激性药物可能在牙周和牙髓组织中双向渗透而互相影响。

**2. 牙根折裂（root fracture）**　最常见为牙根纵裂（vertical root fracture）（图 14-5），文献报告其平均发生在根管治疗后 3.25 年（3 天至 14 年）。其原因多由于根管过度扩大、修复体的桩核不当、𬌗力过大或咬合创伤、死髓牙的牙体发脆等。有学者报告中国人和泰国人的不少牙根纵裂发生于活髓牙。另外，创伤及异常𬌗力等可能导致根横折、斜折或者牙骨质撕裂。牙周和牙髓组织可因此同时受到波及。

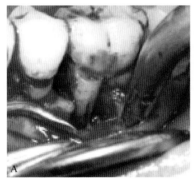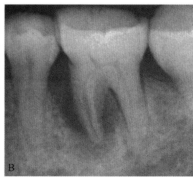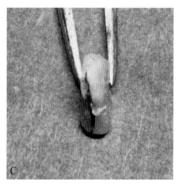

图 14-5　牙根纵裂
**A.** 裂根周围的牙槽骨吸收，形成深牙周袋；**B.** 牙根纵裂的 X 线片；**C.** 截下的近中根有纵裂。

**3. 牙根吸收　（root resorption）**　分为根内吸收和根外吸收，可增加牙周组织和牙髓的交通机会。主要由长期慢性的牙髓和牙周组织炎症引起，另外也可由创伤（例如正畸加力过大）、药物导致的化学性损伤或超声根管治疗导致的热损伤等引起。

# 第二节　牙周－牙髓联合病变的临床类型
## Clinical Patterns of Combined Periodontic-Endodontic Lesions

根据感染的初始来源及深牙周袋形成的原因将牙周-牙髓联合病变分为以下 3 类：

## 一、牙髓感染来源的牙周－牙髓联合病变（primary endodontic lesions with secondary periodontal involvement）

**1. 牙髓病和根尖周病对牙周组织的影响（influence of endodontic lesions on the periodontium）**
有活力的牙髓，即使有炎症，一般也不引起明显的牙周破坏，可能仅引起根尖周围的牙周膜增宽或局限的阴影。磨牙冠髓感染后，可能经侧支根管很早就波及根分叉区，X 线根尖片显示根分叉区牙周膜增宽或有骨密度减低影像。若探诊检查没有深牙周袋，也不能探入根分叉，此时还仅是牙髓的感染性病变而不是牙周炎的病损表现。也有少数牙髓坏死是无菌性的，一般不会引起明显的牙周病变，但经微血管循环的"隐菌"作用可能最终导致牙髓感染，进而影响牙周组织。而大多数死髓牙均为感染性的，其中的细菌毒素及代谢产物可通过根尖孔或根管侧支引起根尖周的病变或根分叉的病变，进而发展形成牙周-牙髓联合病变。有学者报告，有根尖病变或做过根管治疗的下颌磨牙，其牙周袋比牙髓正常者深，发生≥3 mm水平骨吸收的根分叉病变者也多于牙髓正常者。病变来自牙髓感染的临床表现如下：

（1）牙周组织作为排脓通道 根尖周感染急性发作形成牙槽脓肿（alveolar abscess），脓液可沿阻力较小的途径向牙周组织排出，有学者称之为逆行性牙周炎（retrograde periodontitis）。脓液向牙周引流的途径有2个：①沿牙周膜间隙向龈沟（袋）排脓，迅速形成单一的、窄而深达根尖的牙周袋（图14-6A）。多根牙也可在根分叉处形成窄而深的牙周袋，X线根尖片可能显示根分叉区牙周膜增宽，或者骨密度减低影像或透射影像，可能探及根分叉。②脓液由根尖周组织穿透附近的牙槽骨到达骨膜下，掀起软组织向龈沟排出，形成宽而深的牙周袋，但不能探到根尖。多见于唇（颊）侧骨板较薄处（图14-6B）。

此型在临床上易被误诊为牙周脓肿，但仔细检查可发现本病有如下特点：①深牙周袋排脓是在短期内形成的；②患牙无明显的牙槽嵴吸收，有时在X线片上还能隐约见到牙槽嵴顶的影像；③邻牙一般也无严重的牙周炎；④患牙多为死髓牙，有根尖周病引起的急性炎症或慢性炎症的急性发作。

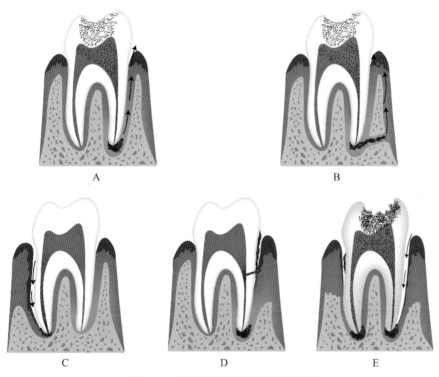

图14-6 牙周-牙髓联合病变的类型

**A.** 根尖周感染通过牙周膜向龈沟排脓；**B.** 根尖周感染通过骨膜下向龈沟排脓；**C.** 逆行性牙髓炎；**D.** 牙周感染通过根管侧支影响牙髓和根尖周组织；**E.** 近中根牙周病变与牙髓及根尖周感染独立并存，远中根牙周病变与牙髓及根尖周感染并存且融合。

若患牙能及时得到牙髓治疗，除去感染源，则牙周病损能很快愈合，因为它只是一个排脓通道。

（2）深牙周袋形成 若根尖周病未得到彻底治疗且反复急性发作，牙周排脓处有牙龈上皮向根方增殖形成袋上皮，并有菌斑长入龈下，则牙周炎病变成立，表现为深牙周袋、溢脓、牙槽骨吸收、牙松动。X线片表现为根尖区阴影与牙槽嵴的吸收相连，围绕根尖区的阴影呈圆形或椭圆形并向牙槽嵴顶处延伸且逐渐变窄，形如烧瓶状（图14-8A）。临床上见到有牙髓病变或不完善的牙髓治疗及修复体的牙齿，若有根尖区或根分叉区阴影及牙周袋，而其他部位无明显牙周病变者，应考虑牙髓源性牙周病变的可能。

**2. 牙科治疗过程中或治疗后造成的牙周病变**　根管壁侧穿或髓室底穿孔将感染推入牙周组织内，微种植钉造成的创伤导致活髓牙的根髓坏死，可造成牙周组织肿胀、溢脓，发生牙周破坏。髓腔或根管内封入烈性药（砷制剂、戊二醛、塑化液、干髓剂等），均可通过根分叉区或其他部位的侧支根管渗透对牙周组织造成化学性损伤。

根管治疗后的牙齿或者桩核冠修复的牙齿，部分可发生牙根纵裂（vertical root fracture）。还有不少牙根纵裂发生于活髓牙，有学者报告牙根纵裂的患牙中 40% 是活髓牙，这些患牙常见不规则的、过度磨耗的𬌗平面。中国和泰国的研究还显示，牙根纵裂多发生在 40～69 岁阶段，78% 的患牙发生在第一磨牙的近中根或近中颊根。牙根纵裂的患牙可伴发局限的深牙周袋和牙槽骨吸收。临床表现为患牙有钝痛、咬合痛（尤其是局限于某一个牙尖的咬合痛）、局限的窄而深牙周袋。X 线片在早期可能仅见围绕牙根一侧或全长的牙周膜增宽，或窄的日晕状根尖阴影。活髓牙的牙根纵裂还可见到典型的根尖部根管影像变宽，有部分会出现牙髓炎症状。患牙可反复发生牙周脓肿，出现窦道（图 14-5）。

总之，牙髓来源的牙周-牙髓联合病变的共同特点是：①牙髓无活力或活力异常，可能为牙髓治疗后；②牙周袋和根分叉区病变局限于个别牙或患牙的局限部位；③与根尖病变相连的牙周骨质破坏，呈烧瓶状，邻牙的牙周基本正常或病变轻微。

## 二、牙周感染来源的牙周-牙髓联合病变（primary periodontal disease with secondary endodontic involvement）

**1. 逆行性牙髓炎（retrospective pulpitis）**　临床较常见。由于深牙周袋内的细菌、毒素通过根尖孔或根尖 1/3 处的侧支根管进入牙髓，先引起根尖孔附近的牙髓充血和发炎，日久后，局限的慢性牙髓炎可急性发作，表现为典型的急性牙髓炎（图 14-6C）。检查时可见患牙有深达根尖区的牙周袋或严重的牙龈退缩，牙齿一般松动明显，牙髓有明显的激发痛等，诊断并不困难。

**2. 牙髓的慢性炎症、变性、钙化和坏死（chronic inflammation, degeneration, calcification and necrosis of pulp）**　长期存在的牙周病变，袋内的毒素可对牙髓造成慢性、少量的刺激，轻者引起修复性牙本质形成，重者或持久后可引起牙髓的慢性炎症、变性、钙化甚至坏死（图 14-6D）。高志荣（1984）报告因牙周炎拔除的无龋牙中，64% 有牙髓的炎症或坏死，牙髓病变的程度及发生率与牙周袋的深度成正比，其中牙髓表现出活力迟钝的牙，80.6% 已有牙髓的炎症或坏死。这些牙可能一时尚未表现出牙髓病症状，但实际已发生病变。多根牙某一根在深牙周袋引发牙髓炎症或坏死时，临床检查可能还有牙髓活力（图 14-7）。故这种类型临床诊断较为困难。甚至有学者认为，除非牙周病损已到达根尖周围，否则牙髓状况受牙周感染影响很小，因为只要通过根尖孔到达牙髓的微脉管系统未受损伤，牙髓便可依然保持活力。一般认为，牙周炎对牙髓的影响不如牙髓感染对牙周组织的影响显著。

牙周治疗对牙髓也可有一定影响。刮治和根面平整时，将牙根表面的牙骨质刮去，常使牙本质暴露，造成根面敏感和牙髓的反应性改变。牙周袋内或根面的用药，如复方碘液、碘酚、枸橼酸等均可通过侧支根管或牙本质小管刺激牙髓，但这些情况下，牙髓的反应常较局限且为慢性，临床常无明显症状。某些含高浓度过氧化氢的牙齿漂白剂也可刺激牙髓引起症状和颈部牙根吸收。但除非发生牙髓炎或牙髓坏死等需行根管治疗，否则上述情况一般不做牙周-牙髓联合病变的诊断。

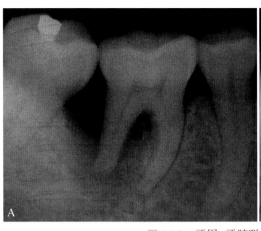
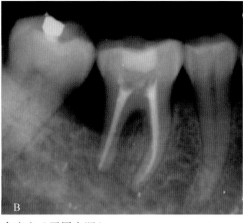

图 14-7　牙周–牙髓联合病变（牙周来源）

女，45 岁。慢性牙周炎（局限型）。右下后牙有反复的龈肿痛。**A.**46 初诊时 X 线片：临床检查围绕远中根的颊侧和远中侧及颊侧根分叉区为宽松深牙周袋，PD 为 8 ～ 10 mm，牙髓活力正常。**B.** 46 牙周术后 1 年的 X 线片。牙周洁治和刮治，同时行根管治疗，发现远中根的根髓坏死，冠髓和近中根髓无异常。非手术治疗后 3 个月，行翻瓣加植骨术，术后 1 年颊侧及远中牙周袋 PD 为 3 ～ 4 mm。

（和璐医师提供）

## 三、牙周病变与牙髓病变并存（co-existence of periodontal and endodontic lesions）

牙周病变和牙髓病变可同时发生于同一个牙齿，且各自独立，其诊断则依各自病情分别诊断。当病变发展到严重阶段时，二者互相融合和影响，这种情况被称为"真正的联合病变"（true combined lesions）（图 14-6E，图 14-8）。

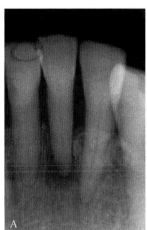
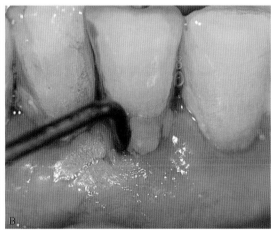
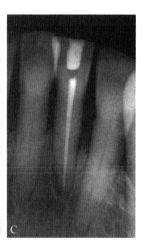

图 14-8　牙周–牙髓联合病变

男，71 岁。**A.** 31 牙槽骨高度降低，根尖椭圆形低密度影向牙槽嵴顶延伸并渐缩窄呈"烧瓶状"，显示牙周和根尖周病损并存且融合；**B.** 近中轴角处 PD > 10 mm（Williams 刻度探针），探诊溢脓，Ⅲ度松动；**C.** 根管治疗及 SRP 后根尖病变愈合，牙槽嵴顶骨有修复，Ⅰ度松动。

（和璐医师提供）

## 第三节　治疗原则
### Treatment Principle

有牙周–牙髓联合病变时，应尽量找出原发病变，遵循两种疾病各自的治疗原则，积极地处理牙周、牙髓两方面的病变，彻底消除感染源。牙髓病和根尖周病经彻底、正规的牙髓治疗，预后较好；而牙周病损的疗效预测性则不如牙髓病和根尖周病。因此牙周-牙髓联合病变的预后在很大程度上取决于牙周病损的预后。只要牙周破坏不太严重，还是有治疗并保留患牙的机会。

1.由牙髓病和根尖周病引起牙周病变的患牙，牙髓多已坏死或大部分坏死，应尽早进行牙髓治疗。本型的预后一般较好，根尖周和牙周的病变常能在数月内愈合。

（1）病程短、牙周组织仅作为排脓通道者，单纯进行根管治疗后，牙周病变即可完全愈合。

（2）病程长久，牙周袋已存在多时，则应在拔髓和根管内封药后，同时或尽快开始常规的牙周治疗，消除袋内的感染，促使牙周组织愈合。较合理的顺序是清除作为感染源的牙髓→清除牙周袋内的感染→完善的根管充填（图14-9）。应强调对此种患牙须做根管治疗，做完善的根管充填，务求彻底消除感染源，严密封闭根管系统。在上述牙髓治疗和牙周的基础治疗后，可观察数月至半年，以待根尖周和牙周的骨质修复（图14-8）。若数月后骨质仍无修复，或牙周袋仍深且炎症不能控制，可再行进一步的手术治疗如翻瓣术等（图14-3）。

2.如果造成髓室底穿孔或根管壁侧穿，最重要的是尽可能早地修补穿孔，使其严密封闭，最大限度减少对牙周组织的损伤。修补所用材料在早期有银汞合金、树脂和玻璃离子等，近年来，无机三氧化物聚合体（简称MTA）因其良好的生物相容性和封闭性而被广泛应用。在彻底消除牙髓感染、严密封闭穿孔的基础上，非手术的牙周治疗即可取得好的疗效，特别是穿孔小、高于牙槽嵴顶的位置或偏根尖向者，预后相对较好；反之，陈旧性穿孔、根分叉处的穿孔往往预后较差，严重者只得拔除。有的则需要进一步的牙周手术。

如果发生牙根裂，则需要根据折裂的形式和部位判断患牙能否保留。多根牙某根发生纵裂，余留牙根牙周状况尚好，可考虑截根术或牙半切除术，单根牙则一般考虑拔除。

3.逆行性牙髓炎的患牙能否保留，主要取决于该牙牙周病变的程度和牙周治疗的预后。如果牙周袋能消除或变浅，病变能得到控制，则可先做牙髓治疗，同时开始牙周炎的一系列治疗。如果多根牙只有一个牙根有深牙周袋引起的牙髓炎，且患牙不太松动，则可在根管治疗和牙周炎症控制后，将患根截除，保留患牙。如牙周病变已十分严重，不易彻底控制炎症，或患牙过于松动，则可直接拔牙止痛。

4.患牙在就诊时已有深牙周袋，而牙髓尚有较好的活力，可先行牙周基础治疗，消除袋内感染，必要时行牙周翻瓣手术和调𬌗，以待牙周病变愈合。但对一些病程长且反复急性发作、牙周袋很深、根分叉区受累的患牙，或虽经彻底的牙周治疗效果仍不佳者，应采用多种手段检测牙髓的活力，以确定是否须进行牙髓治疗。然而，应指出的是，牙髓活力测验的结果仅能作为参考依据，因为"活力测验"的结果实际上只反映牙髓对温度、电流等刺激的反应能力，而不一定反映其活力。尤其在多根牙，可能某一根髓已坏死，而其他根髓仍存活，该牙对活力测验可能仍有反应；有些牙髓存在慢性炎症或变性，甚至局部发生坏死，但仍可对温度或电流有反应。因此对牙周袋较深而牙髓活力尚存但已迟钝的牙齿，特别是多根牙，治疗不宜过于保守，应同时做牙髓治疗，这有利于牙周病变的愈合（图14-7）。然而，也有学者认为，单根的前牙若X线片显示垂直型骨吸收达根尖周围，决定治疗方案的唯一依据是牙髓活力测验。若牙髓有活力，则只需做牙周治疗，包括翻瓣手术，而不做牙髓治疗。

总之，应尽量查清病源，以确定治疗的主次。在不能确定的情况下，死髓牙先做牙髓治疗，配合牙周治疗；活髓牙则先做系统的牙周治疗，期间要多手段地反复检查并判断牙髓状况，若疗效不佳，则视情况行牙髓治疗。

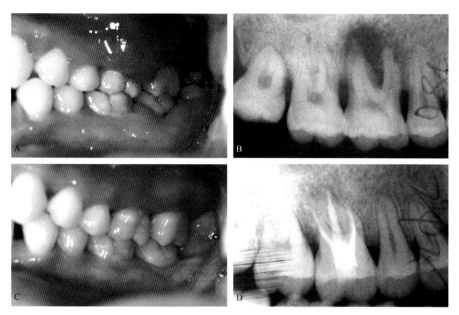

图 14-9 牙周-牙髓联合病变的疗效（牙髓来源）

**A.** 16 急性脓肿，颊侧根分叉区 PD 为 15 mm，Ⅱ度松动，牙髓冷测一过性敏感；**B.** X 线片示 16 腭根尖和根分叉区弥漫阴影；**C.** 牙周洁治、刮治，同时行根管治疗，牙髓有痛觉，但血暗而少。此图为治愈后 10 个月时临床表现；**D.** 根管治疗后 10 个月的 X 线片示病变愈合。

（韩劼医师提供）

## 思考题

1. 感染的牙髓对牙周组织有哪些影响？
2. 牙髓治疗中及治疗后对牙周组织的常见影响有哪些？
3. 牙髓感染来源与牙周感染来源的牙周-牙髓联合病变牙的 X 线根尖片的表现有何不同？
4. 简述牙周-牙髓联合病变患牙预后判断的主要依据及治疗程序。
5. 简述逆行性牙髓炎的处理原则。

（和 璐 曹采方）

## 参考文献

［1］Bergenholtz G，Ricucci D，Siegrist－Guldener B，et al. Endodontics and periodontics. //Lang NP，Lindhe J，Berglundh T，et al. Clinical Periodontology and Implant Dentistry，6th ed. New Jersey：John Wiley & Sons，Ltd. 2015：830.

［2］Kang MK，Trabert KC，Mehrazarin S. Endodontic-periodontic lesions：pathogenesis，diagnosis，and treatment considerations. //Newman MG，Takei HH，Klokk evold PR，et al. Newman and Carranza's Clinical Periodontology. 13th ed. Philadelphia：WB Saunders Co，2019：498.

［3］De Deus QD. Frequency，location and direction of the lateral，secondary，and accessory canals. J Endod，1975，1（11）：361.

［4］高志荣，史俊南，肖明振. 牙周病变程度与牙髓病理改变的关系. 中华口腔医学杂志，1984，19（4）：196.

［5］Gold SI，Moskow BS. Periodontal repair of periapical lesions：The borderland between pulpal and periodontal disease. J Clin Periodontol，1987，14（5）：251.

［6］Jansson L，Ehnevid H. The influence of endodontic infection on periodontal status in mandibular molars. J Periodontol，1998，69（12）：1392.

［7］Pashley DH. Consideration of dentine permeability in cytotoxicity testing. Int Endod J，1988，21（2）：143.

［8］Petersson K，Soderstrom C，Kiani-Anaraki M，et al. Evaluation of the ability of thermal and electrical tests to register pulp vitality. Endo Dent Traumatol，1999，15（3）：127.

［9］Wong R，Hirsch RS，Clarke NG. Endodontic effects of root planing in humans. Endod Dent Traumatol，1989，5（4）：193.

［10］Tsesis I，Rosenberg，E，Faivishevsky，V，et al. Prevalence and associated periodontal status of teeth with root perforation：a retrospective study of 2002 patients' medical records. J Endod，2010，36（5）：797.

［11］Schmidt JC，Walter C，Amato M，et al. Treatment of periodontal-endodontic lesions-a systematic review. J Clin Periodontol，2014，41（8）：779.

［12］Rotstein I. Interaction between endodontics and periodontics. Periodontol 2000，2017，74（1）：11.

［13］Papapanou PN，Sanz M，Buduneli N，et al. Periodontitis：consensus report of workgroup2 of the 2017 World Workshop on the Classification of Periodontal and Peri-Implant Diseases and Conditions. J Periodontol，2018，89（S1）：S173.

［14］Li H，Guan R，Sun J，et al. Bacteria community study of combined periodontal-endodontic lesions using denaturing gradient gel electrophoresis and sequencing analysis. J Periodontol，2014，85（10）：1442.

# 第十五章　牙周炎的其他伴发病变

## Other Secondary Lesions of Periodontitis

**应知应会的内容：**

1. 牙周脓肿的发病因素
2. 牙周脓肿与牙槽脓肿的鉴别
3. 牙龈退缩的原因及预防
4. 牙龈退缩的临床分度

牙周炎的伴发病变多见于重度牙周炎，如患牙已出现深牙周袋和重度的牙槽骨吸收时易发生。伴发病变除根分叉病变和牙周-牙髓联合病变外（见第十三章和第十四章），较常见的还有牙周脓肿、牙龈退缩、牙齿松动和病理性移位，或者伴有口气重（口臭）。牙周脓肿为急性过程，有明显的自觉症状，是口腔急诊中常见的就医原因；牙龈退缩主要为慢性过程，当发生在前牙和双尖牙时，患者常因美观和牙齿敏感原因而就医。

## 第一节　牙周脓肿
### Periodontal Abscesses

牙周脓肿（periodontal abscesses）并非独立的疾病，而是牙周炎发展到中、晚期，出现深牙周袋后的一个常见的伴发症状，可以发生于任何一型牙周炎患者。它位于牙周袋壁或深部牙周组织中的局限性化脓性炎症，可引起周围胶原纤维和骨质的破坏。一般为急性病损，迁延不愈可转为慢性牙周脓肿。而非牙周炎相关的牙周脓肿，可见于根管侧穿、牙根裂等牙根完整性破坏后，细菌聚集而引发牙周脓肿。

### 一、分类（classification of periodontal abscesses）

关于牙周脓肿的分类有几种：如分为急性或慢性，单发或多发，牙龈脓肿或牙周脓肿。1999 年世界牙周疾病分类研讨会（American Academy of Periodontology in 1999）将牙周脓肿分为牙龈脓肿、牙周脓肿（急性或慢性）和冠周脓肿。*Clinical Periodontology and Implant Dentistry*（5th edition. 欧洲第五版临床牙周和种植学教材），建议根据病因进行牙周脓肿的分类，如将牙周脓肿分为牙周炎相关的脓肿（periodontitis-related abscess），急性感染的病原菌来源于深牙周袋内的龈下菌斑生物膜；非牙周炎相关的脓肿（non-periodontitis-related abscess），急性感染的病原菌来源于其他部位，如外缘性物体的嵌塞或牙根的完整性被破坏，导致细菌聚集而引发脓肿。

## 二、患病率（prevalence）

国外研究显示，在口腔急诊治疗中牙周脓肿占 8% ～ 14%，仅次于牙槽脓肿和冠周炎。Gray 等（1994 年）观察，在牙周维护人群中，牙周脓肿的发病率为 27.5%，积极牙周治疗后牙周脓肿的发病率为 13.5%，未治疗的患者发生牙周脓肿的概率为 59.7%。Mcleod 等（1997 年）追踪观察了 114 名进入牙周维护期的患者，结果有 42 名（27.5%）发生了牙周脓肿。Kakdahl 等（1996 年）进行了一项 7 年的维护期纵向观察，51 人中发生了 27 例牙周脓肿，23 人为单纯龈上洁治患者，3 人为龈下刮治患者，仅 1 人为牙周手术后患者。出现脓肿的 27 个位点，16 个位点初诊时 PD ＞ 6 mm，8 个位点 PD ＝ 5 ～ 6 mm。超过 50% 的牙周脓肿发生于磨牙，主要原因是磨牙有根分叉、解剖结构和牙根形态较复杂。对牙周脓肿的关注，不仅是因其患病率较高，更主要是因为发生脓肿的牙往往伴有深牙周袋和重度的牙周组织丧失，最终导致牙齿无法保留。另外，在牙周治疗中出现的牙周脓肿或未经治疗的牙周脓肿患者，还可能与全身感染（播散）相关。

## 三、发病因素（causal factors）

1. 深牙周袋内壁的化脓性炎症向深部结缔组织扩散，而脓液无法从袋内排出时，导致牙周袋壁内的脓肿或脓液局部聚集。

2. 迂回曲折的、累及多个牙面的深牙周袋，脓性渗出物不易引流，特别是累及多根牙的根分叉和前牙畸形舌侧沟、牙内陷等发育异常，牙隐裂和根折外伤相关的因素。

3. 洁治或刮治时，操作过程中，将牙石碎片和细菌推入牙周袋深部组织，或损伤软组织后所致，深牙周袋的龈下刮治不彻底，袋口缩紧，但牙周袋底的炎症仍存在，并得不到引流。

4. 牙髓治疗时出现根管或髓室底侧穿、牙根纵裂、牙骨质撕裂等，有时也可引起牙周脓肿。

5. 桩冠修复后的牙，在根管桩的附近牙根侧壁发生侧穿或根裂，也可引起反复发作的牙周脓肿。

6. 重度牙周炎患者全身应用抗生素，但未进行龈下清创，会造成脓肿形成，可能与机会性感染细菌的过度增殖有关。牙周手术治疗后，与异物存在有关（如应用再生性膜或缝线）。

7. 机体抵抗力下降或有严重的全身疾病，如糖尿病等，易发生牙周脓肿。有学者认为由于 $PGE_2$ 过量生成，使 IL-8 增加 10 ～ 100 倍，IL-8 使大量中性粒细胞趋化至牙周袋壁而形成脓肿。对多发性或反复发作牙周脓肿的患者应注意排除全身疾病（如糖尿病）的可能性。

8. 一些毒力较强的牙周致病微生物在袋内定植和增殖，使感染加重和扩散。

9. 牙周脓肿也可发生在以往健康的位点，如异物（牙线、正畸橡皮圈、牙签、橡皮障、食物残渣等）嵌入。

10. 不良习惯，如咬指甲、夜磨牙症，导致由于异物嵌入龈下或袋口缩紧而导致脓肿。

11. 正畸因素，如不恰当的正畸加力或反𬌗，曾有它会引起牙周脓肿的报道。

12. 药物性牙龈肥大，易于深袋形成和菌斑聚集，不利于引流，也是促进因素。

## 四、病理表现（histopathology）

牙周脓肿病损区内有细菌、细菌产物、炎症细胞、组织坏死碎片和血清。在牙周袋壁内有大量生活的或坏死的中性多形核白细胞积聚。坏死的白细胞释放多种蛋白水解酶，使周围的细胞和组织坏死、溶解，形成脓液，位于脓肿的中心。在脓液周围为急性炎症区，表面的上皮出现明显水肿，并有大量白细胞进入上皮。有学者报告在脓肿组织中有 G⁻厌氧菌及螺旋体等入侵，优势菌为牙龈卟啉单胞菌、中间普氏菌产黑普氏菌、具核梭杆菌、螺旋体等，脓肿的发生就是组织抵抗力下降、细菌数目增加和毒力的增强所致。

## 五、临床表现（clinical features）

牙周脓肿一般为急性过程，并且可自行破溃排脓和消退，但若不积极治疗或反复急性发作，可成为慢性牙周脓肿。

急性牙周脓肿（acute periodontal abscess）发病突然，在患牙的唇（颊）侧或舌腭侧牙龈形成椭圆形或半球状的肿胀突起。牙龈发红、水肿，表面光亮（图 15-1）。脓肿的早期，炎症浸润广泛，组织张力较大，疼痛较剧烈，可有压痛或搏动性疼痛。因牙周膜水肿而使患牙有"浮起感"、叩痛、松动明显。脓肿的后期，脓液局限，脓肿表面较软，扪诊可有波动感，疼痛稍减轻。此时轻压牙龈可有脓液从袋内流出，或脓肿自行从表面破溃，肿胀消退。急性牙周脓肿患者一般无明显的全身症状，少数人可有局部淋巴结肿大，或白细胞轻度增多。脓肿可以发生在单个牙齿，磨牙的根分叉处较为多见；也可同时发生于多个牙齿；或此消彼长。此种多发性牙周脓肿的患者十分痛苦，也常伴有较明显的全身不适。牙周脓肿由于位置较浅（与根尖脓肿和牙槽脓肿相比），多数能自行破溃引流，但有全身疾病背景者，或存在其他不利因素时，也可有炎症范围扩散。

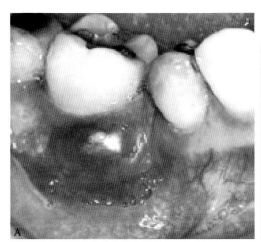
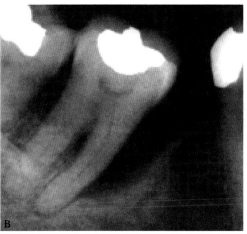

图 15-1　急性牙周脓肿
**A.** 急性脓肿开始破溃流脓；**B.** 该患牙近中有深牙周袋。

慢性牙周脓肿（chronic periodontal abscess）常因急性期过后未及时治疗，或反复急性发作所致。一般无明显症状，可见牙龈表面有窦道（fistula）开口，开口处可以平坦，须仔细检查才可见有针尖大的开口；也可呈肉芽组织增生的开口，压时有少许脓液流出。叩痛不明显，有时可有咬合不适感（图 15-2）。

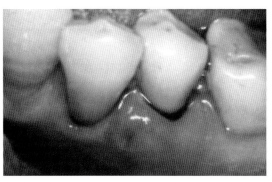

图 15-2　慢性牙周脓肿

## 六、诊断和鉴别诊断（diagnosis and differential diagnosis）

牙周脓肿的诊断应结合病史和临床表现，并参考X线片。主要应与牙龈脓肿（gingival abscess）及牙槽脓肿（dento-alveolar abscess，alveolar abscess）相鉴别。

**1. 牙周脓肿与牙龈脓肿的鉴别**　牙龈脓肿（gingival abscess）仅局限于龈乳头及龈缘，呈局限性肿胀疼痛，也可有冷热敏感症状。发生于健康的牙周组织，无牙周炎的病史，X线片无牙槽骨吸收。一般有异物刺入牙龈等明显的刺激因素，在除去异物和菌斑牙石，排脓引流后无需其他处理。牙周脓肿则是牙周支持组织内的局限性化脓性炎症，有较深的牙周袋和附着丧失，X线片显示有牙槽骨吸收。在发生慢性牙周脓肿的患牙中，X线片可见到根侧或与根尖相通的广泛的骨质破坏。若是与修复桩核侧穿和牙根裂有关的牙周脓肿，在桩最根方的附近可见明显的牙槽骨密度减低影像，牙根裂处可见根周膜明显增宽。

**2. 牙周脓肿与牙槽脓肿的鉴别**　二者的感染来源和炎症扩散途径不同，因此临床表现亦有较大差异（表15-1）。

表15-1所列只是一般情况下的鉴别原则，有些时候二者容易混淆。如牙周-牙髓联合病变时，根尖周围的炎症可向牙龈沟内排脓；长期存在的深牙周袋中的感染，逆行引起牙髓坏死；牙周炎症兼夹创伤时，既可形成窄而深的牙周袋，又可影响根尖孔区的血运而致牙髓坏死；部分牙周脓肿范围较大，波及龈颊沟，或因脓肿张力较大，探诊时疼痛严重，使牙周袋不易被发现和探入，易被误诊为牙槽脓肿；有些慢性牙槽脓肿形成的瘘口位于靠近龈缘处，易误诊为牙周脓肿等。总之，二者的鉴别诊断应依靠病史的询问，牙体、牙髓和牙周组织的检查以及X线片的综合分析。

表 15-1　牙周脓肿与牙槽脓肿的鉴别

| 症状与体征 | 牙周脓肿 | 牙槽脓肿 |
|---|---|---|
| 感染来源 | 牙周袋炎症 / 感染 | 牙髓病或根尖周围病变 |
| 牙周袋 | 有 | 一般无 |
| 牙体情况 | 一般无龋齿 | 有龋齿、非龋疾病，或修复体 |
| 牙髓活力 | 有 | 无 |
| 脓肿部位 | 局限于牙周袋壁，较近龈缘 | 范围较弥散，中心偏龈颊沟 |
| 疼痛程度 | 先肿后痛，相对较轻 | 先痛后肿，较重 |
| 牙齿动度 | 松动明显，肿胀消退后多仍松动 | 松动较轻，但也可十分松动。治愈后一般牙齿可恢复稳固 |
| 叩痛 | 相对较轻 | 明显疼痛 |
| X线表现 | 牙槽嵴有破坏，可见骨下袋 | 根尖周围可有骨质破坏，也可不明显 |
| 病程 | 相对较短，一般3～4天可自溃 | 相对较长。脓液从根尖周向黏膜排出约5～6天 |
| 预后 | 不佳 | 相对好 |

## 七、治疗原则（treatment principle）

急性牙周脓肿的治疗包括急症处理和原有牙周疾病治疗两个阶段。急症处理的原则是止痛、防止感染扩散以及使脓液引流，有拔牙、引流和清创术、全身或局部抗生素和手术4种治疗方法：①牙周病损重、其预后差。若无法保留的，可在急性期后，首选拔牙治疗。②引流和清创为主，在脓肿初期脓液尚未形成前，可清除大块牙石或异物，冲洗牙周袋，将防腐收敛药或抗菌药引入袋内。过早地切开引流会造成创口流血过多和疼痛。当脓液形成，出现波动时，可根据脓肿的部位及表面黏膜的厚薄，选择从牙周袋内或牙龈表面引流。前者可用尖探针从袋内壁刺入脓腔，后者可在表面麻醉下，用尖刀片切开脓肿达深部，以使脓液充分引流（drainage）。切开后用生理盐水彻底冲洗脓腔，然后敷抗菌防腐药物。切勿用过氧化氢溶液冲洗脓腔，以免因新生氧的气泡进入组织，引起剧痛。切开引流后的数日内应嘱患者用盐水或0.12% 氯己定（chlorhexidine）溶液等含漱。③当脓肿未局限、不能立即引流或出现明显的全身感染时，应使用全身抗生素治疗。用药时间限制在急性期，一般为 2～3 天，药物可选择甲硝唑（250 mg，每日 3 次）、阿莫西林（500 mg，每日 3 次）加克拉维酸盐（125 mg，每日 3次）或阿奇霉素（500 mg，每日 1 次）。④也有学者提出可行牙周手术治疗，主要是针对与深部垂直缺损相关的脓肿，或在牙周清创后出现牙周下残留牙石的病例。急症处理后 2～3 天复诊，进入第二阶段。由于大部分脓肿发生在牙周炎未经治疗的患者身上，因此需要进一步的牙周治疗。

慢性牙周脓肿可在洁治的基础上直接进行牙周手术，根据不同情况，做脓肿切除术或翻瓣术以彻底清除根面的菌斑牙石。有学者报告在急性阶段脓液引流后的短期内，可尽早进行翻瓣术，因急性炎症改变了组织的代谢，有利于骨的新生，此时进行手术有利于术后组织的修复和愈合，新附着的机会较高。McLeod（1997）观察了 42 名发生过牙周脓肿的中、重度牙周炎患者经正规牙周治疗和维护治疗后的 109 颗牙 12.5 年。其中 60 颗牙（55%）仍保持良好功能，49 颗牙（45%）已拔除。拔除的牙，多为根分叉病变或初诊时预后差者。其结论是牙周脓肿患牙在正规治疗和维护下能保留多年。

# 第二节 牙龈退缩
## Gingival Recession

在成人中，健康牙龈的龈缘位置位于牙颈部，临床上从龈沟内不能探到釉牙骨质界，牙龈乳头充满牙间隙。牙龈退缩（gingival recession）是指牙龈缘（gingival margin）位于釉牙骨质界的根方，或同时有牙间乳头的退缩，致使牙根暴露和"黑三角"形成，该处牙槽骨也发生相应吸收，说明有附着丧失。此临床现象相当多见，在调查的人群中受影响的人的比例为30%～100% 不等，其患病率和严重程度随年龄增加而增加。有学者报告 50 岁以上的人群中几乎 100% 有不同程度的牙龈退缩，因此过去学界认为这是生理性的增龄变化。但有证据表明一些牙周健康的高龄者并不发生牙龈退缩，而所谓老年性的牙龈退缩可能是由于牙周组织长期受到各种机械性损伤和刺激的作用累积造成的。

过去称牙周退缩为牙周萎缩（periodontal atrophy），如"老年性牙周萎缩"，或发生于年轻人的"早老性牙周萎缩"。但所谓"萎缩"是指组织、器官或其细胞成分在达到正常成熟之后，又减退、缩小，并失去其应有的功能。而牙龈退缩并不属于此范畴，也不一定是增龄变化。

## 一、牙龈退缩的常见原因（causes of gingival recession）

牙龈退缩的原因可分为与牙周炎相关和机械因素相关两类，具体如下：

**1. 牙周炎治疗后** 患牙周炎时牙周袋壁有炎症和牙槽骨吸收造成牙周附着丧失，只是因牙龈有炎症和肿胀，使牙根未暴露于口腔中。经过治疗后炎症消除，或牙周手术切除牙周袋，使龈缘退缩、牙根暴露、牙间隙增大。此种退缩常涉及多个牙。

**2. 解剖因素** 牙齿的唇（颊）向错位使唇侧牙槽骨很薄，甚至存在骨开窗（fenestration）或骨开裂（bone dehiscence）。此种牙在受到𬌗创伤或正畸力时，骨板很容易吸收，并随之发生牙龈退缩。有学者认为附着龈过窄、牙龈结缔组织太薄、唇颊系带的高位附着和肌肉牵拉也是牙龈退缩的原因之一，这可能与牙龈是否同时存在菌斑所引起的炎症有关。牙根与骨之间的角度也有关系，如上颌磨牙的牙根分叉若很大，则易发生腭侧的牙龈退缩。

**3. 刷牙方法不当**  使用过硬的牙刷、牙膏中摩擦剂的颗粒太粗、使用拉锯式的横刷法等。多见于牙弓弯曲处，如尖牙、前磨牙部位，因这些牙的牙根较突出、唇（颊）侧骨板较薄，易因机械摩擦而发生牙龈及牙槽骨的退缩。不恰当地使用牙签也可损伤牙间乳头使之退缩。

**4. 正畸力与过大的𬌗力**  当正畸过程中使牙齿在牙槽突范围内移动或向舌侧移动时，较少发生牙龈退缩；若向唇（颊）侧移动或倾斜，而且范围超出牙槽突时，常易发生牙龈退缩。在正畸治疗开始前，应仔细检查受力牙部位的牙龈组织及骨的厚度，以及牙齿在牙槽骨中的位置。20世纪上半叶，学者普遍认为咬合创伤可引起牙龈退缩，如牙龈裂等，但从未得到科学的文献认证。

**5. 不良修复体**  如低位卡环、基托边缘压迫龈缘等。有学者报告全冠边缘位于龈缘以下者，比位于龈缘以上者更易发生龈缘的炎症和牙龈退缩。

以上诸因素如果同时存在，可加重牙龈退缩的程度。

## 二、临床表现及并发症（clinical features and clinical problems）

牙龈退缩可以发生在单个牙或多个牙，也可发生在全口牙；牙龈可以有炎症、肿胀，也可健康、无炎症；可以有症状，也可无症状。临床出现的常见问题如下：

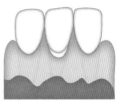
Ⅰ度

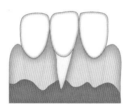
Ⅱ度

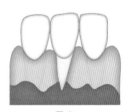
Ⅲ度

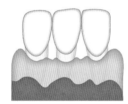
Ⅳ度

图 15-3  牙龈退缩的分度（Miller，1985）

**1. 影响美观**  牙龈退缩可累及个别牙或多个牙，甚至波及全口牙。轻度的牙龈退缩一般无临床症状，也不引起患者的注意。当病损位于个别前牙，使牙根暴露、龈缘高低不齐，则影响美观，患者常为此寻求治疗。

Miller（1995）对牙龈退缩的程度（主要为前牙）提出了分度法（图15-3），用以指导牙龈美容手术的适应证（详见第二十六章）。

Ⅰ度：龈缘退缩未达到膜龈联合处，邻面无牙槽骨或牙间乳头的丧失。

Ⅱ度：龈缘退缩达到或超过膜龈联合，但邻面无牙槽骨或牙间乳头的丧失。

Ⅲ度：龈缘退缩达到或超过膜龈联合，邻面牙槽骨或牙间乳头有丧失，位于釉牙骨质界的根方，但仍位于唇侧退缩龈缘的冠方。

Ⅳ度：龈缘退缩超过膜龈联合。邻面骨丧失已达到唇侧龈退缩的水平。

Cario（2011年），依据牙龈退缩和附着丧失关系，提出如下分度。

Ⅰ度牙龈退缩：唇/颊侧出现牙龈退缩，但邻面无附着丧失，即近、远中未探及釉牙骨质界。

Ⅱ度牙龈退缩：唇/颊侧牙龈退缩，邻面存在附着丧失，但小于或等于邻面附着丧失。

Ⅲ度牙龈退缩：唇/颊侧牙龈退缩，邻面存在附着丧失，且大于颊侧附着丧失。

另外，牙间乳头丧失，导致"黑三角"形成，在前牙区也会影响美观，后牙还易形成食物嵌塞，因此越来越受到关注。

Nordland 和 Tarnow（1998年），根据牙间乳头高度与邻牙关系，提出了牙间乳头的分度。

正常牙间乳头：牙间乳头充满整个牙间隙，包括牙齿的邻面接触点。

Ⅰ度：牙间乳头尖部位于邻面牙齿接触点和牙齿邻面釉质牙骨质界（CEJ）水平之间。

Ⅱ度：牙间乳头尖部位于牙齿邻面 CEJ 水平或根方，但位于牙齿颊面 CEJ 的冠方。

Ⅲ度：牙间乳头尖部位于牙齿颊面 CEJ 或根方。

**2. 牙根敏感**　牙周刮治时，根面的牙骨质被刮除，或牙龈炎症消退后牙龈退缩，导致牙本质小管暴露，会使温度、机械或化学刺激等直接通过牙本质小管传入牙髓，产生牙本质敏感症（dentine hypersensitivity）或称牙根敏感（root sensitivity）。这种疼痛是激发性的，且每次持续时间极短，刺激除去后，疼痛即消失，不随着时间延长而加剧，也不会因咀嚼压力而激发。随着髓腔内相应部位的修复性牙本质形成，这种敏感症状 1 周达到高峰，但大多在 2 周至 1 个月逐渐消失。因为患者个体敏感性、刮治操作的程度，敏感的轻重程度也不同。当伴有咬合创伤或原本已有牙髓病变，则症状可能更明显些。

**3. 食物嵌塞和根面龋**　当伴有牙龈乳头的缺陷时，牙间隙增大，常导致水平型食物嵌塞（food impaction）。如果不及时取出食物或患者未进行适当的邻面菌斑控制，则暴露的牙根面易发生根面龋，有时甚至是环状龋，多发生于口腔卫生不良的老年牙周炎患者。1995 年我国第二次全国口腔健康流行病学调查的结果表明，35～44 岁人群中牙龈退缩的发生率为82.12%，人均有 15.05 个患牙，有根面龋 0.08 个；65～74 岁的人群中牙龈退缩的发生率为97.24%，人均有 16.98 个患牙，有根面龋 0.45 个。

# 三、治疗原则（treatment principle）

**1. 牙龈退缩**　少量、均匀的牙龈退缩，无症状和无美观要求时，一般不需处理。如牙龈退缩持续进展，则应仔细寻找原因和针对原因进行治疗，如改变刷牙习惯、改正不良修复体、调整咬合或正畸加力等。当出现牙颈部敏感和磨耗、楔状缺损、修复前需根面覆盖以免牙冠过长、反复出现的膜龈问题（如龈裂、黏膜糜烂）和影响美学效果，以及种植体周围软组织覆盖不足问题等时，也可采取根面覆盖术，但根面的完全覆盖仅见于 Miller Ⅰ度和Ⅱ度患牙。无论有无明确的原因，一旦发生较广泛的牙龈退缩（Miller Ⅲ度），较难使其恢复原有的牙龈高度，治疗主要是防止其加重和预防根面龋等发生。关于根面覆盖的方法在 20 世纪 50 年代就有描述（Grupe 和 Warren，1956；Cohen 和 Ross，1968），采用的多是"单层"的黏膜骨膜全厚瓣的冠向复位或侧向转位的根面覆盖方法。Raetzke 和 Langer（1985）首次报告了半厚瓣结合上皮下结缔组织移植（connective tissue graft，CTG）的"双层"技术治疗牙龈退缩，这是一个决定性的转折点，因为结缔组织移植是目前治疗牙龈退缩最具有可预测性的方法。从 20 世纪 90 年代开始，引导性组织再生手术（guided tissue regeneration，GTR）也应用于牙龈退缩的根面覆盖。其他方法还包括采用化学方法进行根面处理或局部应用生物调节因子，再结合上述 3 种治疗技术。上述的方法尽管均适用于牙龈退缩的根面覆盖治疗，在具体的病例中，由于个体的差异也会导致方法的不确定性。

**2. 牙间乳头缺陷**　临床上治疗牙间乳头缺陷的手段很有限，主要包括牙周膜龈手术，如引导性组织再生术和冠向复位瓣；牙龈修补术；正畸使相邻牙齿的牙根直立或正畸"片切"（stripping）近中、远中牙釉质后关闭间隙；冠修复和进行贴面修复改变接触关系。

**3. 牙根敏感**　一般情况下，牙周治疗后一过性的牙根敏感不需特殊处理，应向患者解释清楚和告知，敏感症状轻度的可推荐使用抗敏感牙膏（如含钾化合物为有效成分的牙膏）。敏感症状中等严重时，推荐在使用抗敏感牙膏的基础上，可应用高浓度含氟涂料或含硝酸钾等成分的制剂局部涂布，尽量避免使用烈性脱敏药物，还要排除牙体方面的疾病。

**4. 食物嵌塞和根面龋的预防**　水平型的食物嵌塞没有特殊疗法，主要是指导患者及时清除食物，保持局部清洁，防止牙龈发炎和病情加重。根面龋的预防主要是良好的菌斑控制，可建议使用牙间隙刷、牙线、牙签等邻面菌斑清除工具。此外医生在对深牙周袋治疗时应尽量采用保留牙龈高度、促使牙周组织再生的方法，减少牙根面的暴露，尤其是前牙。

# 第三节　牙的病理性移位
## Pathological Tooth Migration

引起牙的病理性移位（pathological tooth migration）的主要因素有 2 个：

**1. 牙周支持组织的破坏**　牙齿在牙弓中的稳定位置有赖于足够的牙周支持组织及其健康程度。当牙周炎使牙槽骨吸收、支持组织减少后，牙齿很容易受各种力的影响而发生移位。如继发𬌗创伤，使牙齿向受力的方向发生移位；唇肌 / 舌肌的力量也可推动牙齿向唇侧移位，较典型的如上前牙向唇侧移位；牙周袋深部的病理性肉芽组织也会使患牙𬌗方伸长或使患牙向着远离病变最重处的方向移位。

**2. 𬌗力的改变**　正常的接触区、良好的牙齿形态及牙尖斜度、牙列的完整性𬌗力与唇颊舌肌力的平衡等，都是保持牙齿正常位置的重要因素。若有上述因素的异常，可对牙周组织产生侧向的异𬌗力，使牙齿发生移位。例如上前牙的骨吸收严重者，可因下唇和舌的压力，促使上前牙向唇侧移位。邻牙缺失后长期得不到修复也会使患牙向缺牙间隙倾斜，以及对颌的牙齿过长。这些都可导致食物嵌塞、龋齿和牙周炎等。

病理性移位好发生于前牙，也可发生于后牙。一般𬌗力方向移位较多见，常伴有牙齿扭转。侵袭性牙周炎患者常在患病早期即可发生上、下前牙的唇向移位，出现较大的牙间隙，称为扇形移位。

# 第四节　治疗原则
## Treatment Principle

病理性牙移位的治疗应先进行规范、彻底的牙周治疗，消除炎症，同时尽量找出导致移位的原因，针对性地消除这些因素。如安排合理的维护治疗，保持健康的牙周组织；纠正咬合创伤，建立平衡的咬合关系；改正不良习惯和不恰当的唇、舌肌力等。对骨下袋可以采用植骨手术等方法促使骨修复（bone fill），增加支持骨。当炎症控制后，对有些移位的患牙可以用正畸方法，使移位牙排齐复位，也可使倾斜的患牙直立（up-righting），然后及时修复缺失牙。

有些牙周炎患牙在经过非手术治疗消除炎症和创伤后，移位的患牙可以自行复位。此种自动复位的机制尚不明确。有学者推测可能是由于炎症消退后，牙龈中的胶原纤维和牙周膜越隔纤维新生，重建起牙齿-牙周组织之间平衡的生物机械环境（biomechanical environment），使牙齿恢复到原位；治疗后建立了平衡的咬合关系，消除了使牙移位的异常力量；骨下袋内血块收缩的张力，可拉动移位牙向病变处复位。Gaumet 等报告 16 名中、重度牙周炎患者的 33 个移位牙在非手术治疗（SRP）后 6 周时，有 48.5% 出现不同程度的复位，36.4% 完全关闭；手术后 4 个月时，69.7% 有一定程度的复位，51.5% 完全关闭。小于 1 mm 的缝隙，有 77.8% 可完全关闭。自动复位一般在治疗后 7 ～ 10 天开始，约 3 ～ 4 周完成，这与皮肤创口愈合的过程相似。

对于一些不易消除原因的移位牙，应教会患者处理和保护牙周及牙体健康的方法，如清除邻面的菌斑、嵌塞的食物等。

## 思考题

1. 简述急性牙周脓肿的处理原则。
2. 简述牙周脓肿和牙槽脓肿临床差别的病理学基础。
3. 简述为何称牙龈退缩而不称牙龈萎缩。
4. 简述 Miller 对牙龈退缩的分度标准。
5. 简述病理性牙移位的原因和处理。

（徐 莉 曹采方）

## 参考文献

［1］Hafstrom CA，Wilkstrom MB，Renvert SN，et al. Effect of treatment on some periodontopathogens and their antibody levels in periodontal abscesses. J Periodontol，1994，65（11）：1022-1028.

［2］McLeod DE，Lainson PA，Spivey JD. Tooth loss due to periodontal abscess：A retrospective study. J Periodontol，1997，68（10）：963-966.

［3］Miller PD Jr. A classification of marginal tissue recession. Int J Periodont Resto Dent，1985，5（2）：9-13.

［4］Newman MG，Sims TN. The predominant cultivable microbiota of the periodontal abscess. J Periodontol，1979，50（7）：350-354.

［5］Trope M，Tronstad L，Rosenberg ES，et al. Darkfield microscopy as a diagnostic aid in differentiating exudates from endodontic and periodontal abscesses. J Endo，1988，14（1）：35-38.

［6］Sato S，Ujie H，Ito K. Spontaneous correction of pathologic tooth migration and reduced infrabony pockets following nonsurgical periodontal therapy：a case report. Int J Periodont & Restorative Dent，2004，24（5）：457-461.

［7］Gaumet PE，Brunsvold MI，McMahen CA. Spontaneous repositioning of pathologically migrated teeth. J Periodontol，1999，70（10）：1177-1184.

［8］Tarnow DP，Magner AW & Fetcher P. The effect of the distance from the contact point to the crest of bone on the presence or absence of the interprocimal papilla. J Periodontol，1992，63（12）：995-996.

［9］David Herrera，Arie J. van Winkelhoff，and Mariano Sanz. Abscesses in the Periodontium. //Lang Np，Lindhe J. Clinical Periodontology and Implant Dentistry. 6th ed. New Jersey：John Wiley & Sons Ltd，2015：463-469.

［10］Philip R，Melnick，Henry H. Takei，Treatment of periodontal abscess. //Newman MG，Takei H，Klokkevold PR，et al. Newman and Carranza's Clinical Periodontology. 13th ed. Philadelphia：WB Saunders Co，2019：493-497.

# 第十六章 呼气异味

## Breath Malodor

**应知应会的内容：**

1. 口臭的分类
2. 口臭的影响因素和处理原则

呼气异味（breath malodor，bad breath），俗称口臭（halitosis），指口腔中呼出的令人不愉快的气味。它不是一种独立的疾病，而是反映身体（包括口腔）健康状况的一种现象。持久的呼气异味多为病理现象。

口臭严重影响人们的身心健康和社交活动，去除口臭的费用是日常支出的一个重要组成部分。资料表明，美国人用于漱口液、薄荷糖或其他非处方药物等以减轻或掩盖呼气异味的消费为 1 年 10 亿美元，而其中很多人没有明确诊断或接受过专业的指导。口臭患者多数首先寻求牙医的治疗。Loesche 报告口臭是仅次于龋病和牙周病就诊于牙科诊所的原因。北京大学口腔医院牙周科 2010 年的抽样调查显示，初诊患者中有 16.8% 的患者有口臭的主诉。

## 第一节 流行病学
### Epidemiology

迄今，有关口臭的流行病学资料很少。口臭的患病率因调查的方法、检查手段和人群不同而差异较大，为 2.4% ～ 55%，平均约为 31.8%，并在世界范围内有逐渐增加的趋势。例如，随机抽样的问卷调查显示，巴西里约热内卢的患病率约为 15%；日本的一项调查显示，经仪器检测，2500 名 18 ～ 64 岁的人群中口臭的患病率是 25%。以感官法检测，北京地区 2000 名 15 ～ 64 岁人群的口臭患病率是 27.5%，而意大利 744 名 20 ～ 75 岁的人群患病率达 55%。

一般认为，口臭无论老幼均可发生，但不同年龄段的人群产生口臭的原因可能不同，例如年轻人的口臭多源自舌苔，而老年人的口臭多与牙周病和全身疾病有关。口臭的男女患病率也没有明显差别，但女性寻医的机会可能更多。

## 第二节 分 类
### Classification

按检查结果和患者的临床表现分为真性口臭（genuine halitosis）、假性口臭（pseudo-halitosis）

和口臭恐惧症（halitophobia）。经检查确定确实存在的口臭，为真性口臭。经反复检查确定没有呼气异味，但患者确信自己存在口臭的，称为假性口臭。真性口臭的患者经治疗消除了口臭的，或者假性口臭者接受了针对性指导，尽管已有充分的客观证据证明其没有口臭，但这些患者却仍然坚信自己存在口臭，此类患者可被诊为口臭恐惧症。假性口臭和口臭恐惧症者多存在心理问题，但程度不同，后者更为严重，多数被认为患有精神疾病，可能是强迫症、抑郁症或者臆想症的表现。

　　根据来源是否为特定疾病或病理状况，真性口臭又可分为生理性口臭（physiologic halitosis）和病理性口臭（pathologic halitosis）。生理性口臭多因口腔中的蛋白质和多肽的腐败、堆积在舌背形成厚舌苔或（和）口腔卫生不良造成，最有代表性的是晨起性口臭（morning breath），夜间睡眠中唾液流量降低、食物残屑腐败导致晨起后出现呼气异味；虽然多数为口腔原因引起，但也可能是口腔以外的原因引起或者两种原因并存，在进食和刷牙后即可消失。妇女在排卵期出现呼气异味，吸烟及药物（如甲硝唑）也可引起呼气异味，此类活动停止后异味很快就会消失，均属于短暂的生理现象。食物原因（如蒜、萝卜）引起的一过性异味不应视为口臭，应排除。病理性口臭则是由于机体的疾病或病理状况引起，如舌苔因素、口腔卫生不良、吸烟合并牙周疾病或干燥综合征等，也属于此类口臭。

　　根据口臭的来源是否为口腔内的原因，又将其分为口源性（intraoral causes）和非口源性（extraoral causes）的口臭。非口源性口臭又常分为血源性（blood borne）和非血源性（non-blood borne）两类，前者主要指因食物、药物、代谢障碍或者某些系统疾病产生具臭味的代谢产物经血液循环到达肺泡通过气体交换过程呼出产生的异味，而后者则指来自耳鼻喉、食管及胃肠道、呼吸道等部位，又直接经由腔道通路排出的异味（表 16-1）。

表 16-1　口臭的分类及来源（Miyazaki，1999）

| 分类 | 来源 |
|---|---|
| 真性口臭 | |
| 　A. 生理性口臭 | |
| 　B. 病理性口臭 | |
| 　　a. 口源性 | 牙周疾病 |
| | 舌苔合并牙周疾病或其他口腔病理状况 |
| | 其他口腔状况（口干、食物嵌塞、深龋等） |
| 　　b. 非口源性 | 耳鼻喉（ear-nose-throat，ENT）疾病 |
| | 气管和肺部疾病、食管和胃肠道疾病 |
| | 其他疾病（糖尿病、肝硬化、肾衰竭等） |
| 假性口臭 | |
| 口臭恐惧症 | |

# 第三节　病因及影响因素
## Etiology and Associated Causal Factors

　　口腔中的臭味主要来源于挥发性的硫化物（volatile sulfur compounds，VSCs），包括硫化氢（$H_2S$）、甲基硫醇（$CH_3SH$）和二甲基硫 $[(CH_3)_2S]$ 等。其他的产臭化合物还有二胺、吲哚、粪臭素、挥发性有机酸等。物质的气味能否被感知主要取决于其挥发性、气味强度（odor power）和气味的浓度阈值。VSCs 因为挥发性强、气味强度高、气味浓度阈值低，易于被感知，公认为最主要的口臭来源。其他化合物若要达到同样的气味效果则需要比 VSCs 的浓度增加 25 ~ 100 倍，故唾液量显著减少时，这类化合物的气味会在口内明显增加。

产臭的化合物由微生物的作用和机体代谢两条途径产生：①口、鼻、咽、呼吸道、食管等腔道上皮表面细菌量增加和（或）这些细菌的分解底物增加，挥发性产臭物质直接从口鼻呼出；②全身性疾病导致血循环中产臭的代谢产物增加，从肺泡经呼吸道呼出。体内所有部位的感染性病损、溃疡和肿瘤都可经这样的途径而致口臭。可见，引起口臭的原因很多，有口腔来源的，也有耳鼻喉以及其他全身疾病来源的，或者数种原因并存。比利时 Leuven 一家口臭专科门诊的 2000 名患者的资料显示，76% 的患者患口源性口臭，其中 43% 是舌苔因素引起的，11% 是牙龈炎和牙周炎引起的，18% 是舌苔和牙周感染并存；非口源性的口臭占 4%，其中 2% 是耳鼻喉来源的；口腔因素和其他因素并存的占 3.8%。故口腔医师在诊治口臭患者时固然要关注口腔问题，也不能忽略其全身情况。

# 一、口源性口臭（intraoral halitosis）

70% ~ 90% 的口臭患者的口臭属于口腔来源。口腔中的唾液、菌斑、食物残屑、脱落的上皮细胞、龈沟液以及血液成分中都含有蛋白质或多肽成分。口腔微生物使口腔内的蛋白质或多肽腐败、分解，或自身代谢产生异味物质导致口臭，导致口臭的主要成分是 VSCs，其中 $H_2S$、$CH_3SH$ 约占 90%。与口臭有关的细菌并不是特异、单一的。口臭患者的菌群种类和细菌量都超过无口臭的患者，它们在更复杂的微生态环境中相互作用，其中以厌氧的革兰氏阴性菌为主，许多是牙周致病菌，如牙龈卟啉单胞菌（*P. gingivalis*）、中间普氏菌（*P. intermedia*）、伴放线聚集杆菌（*A. actinomycetemcomitons*）、直肠弯曲菌（*C. rectus*）、福赛坦纳菌（*T. forsythia*）、具核梭杆菌（*F. nucleatum*）、齿垢密螺旋体（*T. denticola*）；最近有报告显示唾液链球菌（*Streptococcus salivarius*）、*Solobacterium moorei* 也与口源性口臭密切相关。

导致产臭细菌种类和量增加、细菌作用底物增加的口腔局部因素很多。最常见的有舌苔、口腔卫生不良及其引发或加重的牙龈炎、牙周炎，此外，还包括食物嵌塞、冠周炎、深龋、不洁性义齿等。某些药物、酗酒、干燥综合征（Sjögren 综合征）等导致唾液分泌减少、流量降低引起口干症状，也会产生严重的口臭。

**1. 舌苔（tongue coating）** 部分学者认为舌背在口臭形成中的作用远远大于牙周炎。舌背面积约 25 $cm^2$，表面有各种突起的舌乳头和凹下的沟裂，舌苔的主要成分是食物残屑、脱落的上皮细胞、唾液和血液成分，这些为细菌聚集提供了很好的营养和场所，特别是舌背后 1/3 的部位。舌背的微生物组成一般与牙菌斑相似，产生的 VSCs 以 $H_2S$ 为主。舌苔量与口臭程度、VSCs 水平密切相关。舌苔面积大、舌苔厚者发生口臭的危险是没有舌苔者的 2 ~ 3 倍。年轻人的口臭多来自于舌苔，牙周健康者的 VSCs 也主要来自于舌苔。国内外学者都报告无论有无牙周炎、有无口臭，单纯清除舌苔都可以使 VSCs 显著降低 29% ~ 75%。

**2. 牙周感染（periodontal infection）** 牙龈炎和牙周炎是最常见的牙周感染，其异味来源主要是 $CH_3SH$。在有大量菌斑软垢的患者中，$H_2S$ 也是一个重要异味来源，$(CH_3)_2S$ 在有深牙周袋、探诊后出血严重的患者中则是另一个重要异味来源。国内外研究均显示 VSCs 水平与牙龈出血指数、牙石指数和牙周袋深度及数目正相关。并且，VSCs 对牙周袋上皮、结缔组织起损害作用，$CH_3SH$ 能和内毒素、白介素共同激发前列腺素和胶原酶的生成，进一步加重牙周破坏。研究表明，牙龈出血的患者发生口臭的风险可增加 2 倍，随着炎症和破坏的加重，龈沟或牙周袋内的 G¯厌氧菌比例和数量都显著增加，袋内的白细胞、红细胞和坏死的脱落细胞等细菌的分解底物也更加丰富，因此产生的 VSCs 就明显增多。也有学者报告牙周炎患者易存在舌苔，其发生率是牙周健康者的 6 倍，而其中的厌氧菌多来自牙周袋，因此，有口臭的牙周炎患者如果同时存在多量舌苔，则舌苔致口臭的可能作用不可忽略。

## 二、非口源性口臭（extraoral halitosis）

仅少数患者的口臭来源于口腔外。耳鼻喉部位的常见病因有慢性或化脓性的扁桃体炎，扁桃体陷窝内可潴留大量细菌和食物残屑，甚至形成扁桃体结石，腐败发酵产生异味；同样，慢性咽炎、化脓性鼻窦炎、萎缩性鼻炎或者鼻腔内异物等也可因细菌的作用或其分泌物导致呼出异味。肺部疾病常见慢性支气管炎、支气管扩张、肺脓肿和肺部肿瘤等。胃、肠、食管等部位的消化道疾病多见反流性食管炎、食道憩室等，虽然幽门螺杆菌代谢后可产生 $H_2S$ 和 $CH_3SH$，也产生胺类化合物，但胃肠幽门螺杆菌感染是否引起口臭尚存争议。上述部位来源的异味主要与细菌作用有关，多经腔道通路从口鼻呼出，归为非血源性的，此外，还有些代谢产物通过血循环在肺泡气流交换中释放出异味，归为血源性的。$(CH_3)_2S$ 作为主要的血源性硫化代谢产物，被认为是非口源性口臭标志性的物质。此外，肝、肾功能衰竭、糖尿病等代谢性疾病也都可能产生特殊气味的口臭。例如，肝功能不良者产生的 $(CH_3)_2S$ 进入血流而被呼出。未控制的糖尿病患者体内酮体堆积，胰岛素抵抗导致三酰甘油、游离脂肪酸升高，产生烂苹果气味而被呼出，这并非由 $H_2S$ 和 $CH_3SH$ 引起。肾衰竭可引起二甲胺、三甲胺升高产生鱼腥味。这些都是病变部位的代谢产物通过血源性途径由呼吸道呼出产生异味，而并非细菌的作用。因此，也有学者提出，挥发性非硫化合物在非口源性口臭诊断中远较 VSCs 更重要。

# 第四节　检查方法
## Examination Methods

## 一、感官法（organoleptic test）

也称鼻闻法。是检查者近距离地直接嗅辨患者呼出的气息，并按臭味程度定级。人呼出的气体中约有数十种成分可导致异味，而现有的仪器只能检测少数挥发性物质，但感官法嗅辨的是全部气味，甚至根据气味的特点及出现的时序还可初步区分口腔、口咽部或其下段部位等的来源，也可嗅辨鼻部呼出的气味，有时还可单独嗅辨取出的唾液或某部位的菌斑样本的气味。此法简便易行，故被公认是诊断口臭的金标准。研究表明感官法和仪器检测出的 VSCs 高度正相关。

感官法的主要缺点是有一定主观性，必须由经过培训和校准的专业人员，在严格条件下直接鼻闻。例如，患者接受检查前，检查者和受检者在检查前 2 日内禁食刺激性食物，12 小时内禁烟及酒精性饮料或咖啡等，受检者还要在 8 小时内避免饮食（糖尿病患者另行考虑）。在上午进行检查的当日早晨不使用含香料成分的物质，不进行口腔卫生措施，包括使用漱口液等。最好有一位以上的检测者同时检查。由于不同日期、每日不同时间段的口气会有所波动，最好相同条件下再重复测定一次或数次。感官法评价口臭的计分标准见表 16-2。

表 16-2　感官法评价口臭的计分标准（Rosenberg，1992）

0 =无口臭
1 =可疑口臭
2 =轻微但明确的口臭
3 =中度口臭
4 =重度口臭，但可以忍受
5 =恶臭，无法忍受

## 二、仪器检测法（examination with electronic device）

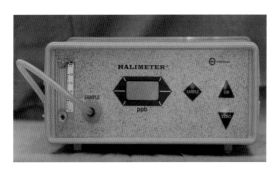

图 16-1　Halimeter 口气检测仪

硫化物检测仪是目前临床最常使用的快速检测口气的椅旁用电子仪器，但只能检测总硫化物，不能区分 $H_2S$、$CH_3SH$、$(CH_3)_2S$ 等。检测成分主要是 $H_2S$。常用的商品最早为 Halimeter（图 16-1），后来出现了 Breathtron，都与感官法结果有较好的相关性，主要适用于口源性口臭的检测，但是灵敏度会随时间而下降，需要定期校准和适时更换感受器。使用 Halimeter 时若有高浓度的乙醇或香油精存在则无法测量。Breathtron 因为在检测时感受器的过滤装置首先将非硫化合物去除，因此受到干扰小，故有学者认为其较 Halimeter 与感官法的相关性更高，特异性和稳定性更好，但仍需更多临床证据。

另一种仪器是气相色谱仪（gas chromatography），是可定性定量检测多种化合物的大型精密仪器，不仅可区分 VSCs 的 3 种主要成分，还可以检测酮体、胺类化合物等其他成分，灵敏性和特异性都很高，有助于区分非口源性的口臭，但费时、昂贵，不适于临床使用。故近年新研发出了便携式气相色谱仪（商品名 OralChroma），弥补了气相色谱仪的不足，可在椅旁同时区分并测量 3 种主要硫化物 [$H_2S$、$CH_3SH$、$(CH_3)_2S$]，但不能检测其他化合物。该仪器可适用于区分口源性口臭和非口源性口臭。高浓度的 $CH_3SH$ 提示口臭为牙周炎的原因，$H_2S$ 浓度升高提示口臭为舌苔来源或口腔卫生差，而 $(CH_3)_2S$ 升高主要提示口臭为口腔外来源（药物、代谢性疾病等），也可能有深牙周袋。

## 三、其他辅助手段（auxiliary clinical and laboratory examinations）

检查舌苔对区分口臭原因的作用不容忽视。正常的舌背颜色是粉红色，表面可能覆盖一层薄白苔。尽量在自然光下检查舌苔。舌苔的厚度和面积与口臭密切关联。常用的舌苔检查指标包括舌苔面积（area of tongue coating）和舌苔厚度（thickness of tongue coating），其次也可记录舌苔颜色。

1. Miyazaki（1995）提出的舌苔面积指标为：

0 为没有舌苔
1 为舌苔的面积不超过整个舌背的 1/3
2 为舌苔面积不超过舌背的 2/3
3 为舌苔面积超过舌背的 2/3

2. Oho（2001）进一步对舌苔的厚度进行分级，以检查舌背中后 2/3 的舌苔为主，定义标准为：

0 为没有舌苔
1 为薄舌苔，可见舌乳头

2 为厚舌苔，舌乳头不可见

也有学者对舌苔指标提出了其他的定义标准，如 Winkel（2003）将舌背分成 6 个区域：舌背前部 3 个，舌背后部 3 个，记录每一个区域的舌苔指数，然后将其相加为该患者的舌苔指数。每一区域的分级标准是：0 为没有舌苔，1 为少量舌苔，2 为明显的舌苔。

其他的方法多是一些辅助佐证的手段，主要是根据微生物在口臭发生中起作用的原理，如使用暗视野显微镜计数螺旋体、能动菌，或者 BANA（benzoyl-arginine-naphthyl-amide）试验检测龈下菌斑、唾液、舌苔中的牙龈卟啉单胞菌、福赛坦纳菌和齿垢密螺旋体，这些都是产生口臭的牙周致病菌。这些方法对患者的健康教育起一定作用。

近年来，随着电子化大数据分析、纳米材料技术的发展，人工仿生鼻（亦称电子鼻）逐渐开始展现临床应用前景。基于此基础，还有学者利用传感器矩阵结合人工智能的深度学习能力研发了人工智能的嗅觉系统，期望这种无创的检查技术有助于口臭，特别是非口源性口臭的诊疗，甚至帮助早期识别某些全身性疾病。

# 第五节　诊　断
## Diagnosis

## 一、全面采集病史

必须了解患者口腔和全身的各种状况或疾病、治疗与否及效果、使用何种药物、生活习惯和口腔卫生习惯等，即涵盖各种可能引起口臭的影响因素；患者认识到的口臭是自我感觉还是他人告知或他人行动的暗示，出现的时间、频率、一天内的波动情况以及采取了何种措施及效果等。必要时可辅以规范的问卷调查（包括心理健康问卷调查），以及询问其亲人。临床检查前在相对安静、独立的环境与患者的这种沟通是非常重要的，对区分诊断和健康教育有帮助。

## 二、全面临床检查

先进行感官法的口气检查，必要时可辅以仪器检测（如 Halimeter，或 Oralchroma）。由于口气检查前对患者的饮食、生活习惯等有严格要求，故首次就诊的无准备的某些患者往往还需要至少择日复测 1 次以便准确诊断。

大部分口臭患者往往先找口腔医师就诊。口气检查后，口腔医师必须全面检查并详细记录其口腔状况，包括黏膜情况、唾液分泌量和黏稠度，是否有龋齿和残根冠、阻生智牙，修复体的边缘和义齿清洁状况，食物嵌塞情况，详细评价其口腔卫生状况（菌斑、软垢、牙石）和舌苔，记录牙周探诊检查结果。结合病史和口气的检测，有的还可建议到耳鼻喉门诊或内科医生处做进一步检查。

## 三、区分口臭类型

研究显示，自述有或无口臭者与医生的感官检查结果一致性仅为 70% 左右，即患者的自述不一定可靠，仅作为参考。患者经感官法和仪器检测法均不能确定有呼气异味者，可能为假性口臭或口臭恐惧症，应择日复测，适当地辅以其他手段，如填写心理健康问卷，采集患者唾液、舌苔、相应牙间隙的龈上和龈下菌斑，让患者及其信任的人分别体外辨识这些物质的气味。这些措施主要是为消除或减弱假性口臭患者确信自己口臭的主观"映像"（breath odor self image）（即口气的信息投射到大脑后可能被主观放大／变形而形成的非真实印象），以便进一步与口臭恐惧症区分。

感官检查因为可以分别辨识口呼出、鼻呼出和呼吸道呼出的异味，对区分真性口臭的来源有一定帮助。仪器检测的 $H_2S$、$CH_3SH$ 和（$CH_3$）$_2S$ 的浓度水平对区分口气来源也有帮助。感官法与仪器检测法不一致者，要考虑有无非口源性的因素。由于口源性口臭易于消除，有时可先消除口腔因素再进一步判断，即采用诊断性治疗的方法进一步判定非口源性的因素。可见，区分口臭类型和来源往往要采用多种手段进行综合判断。

# 第六节　治疗原则
## Treatment Principles

口臭来源是多因素的，必须针对其原因采取综合措施。与耳鼻喉、内科、心理医生等进行多学科的合作与转诊，适时寻求患者亲人的帮助，在口臭的诊疗中都是极其重要的措施。

## 一、口源性口臭

异味是微生物在降解口内蛋白质、多肽的过程中产生的，因此清除或减少口腔内微生物和供它们分解的底物（如食物残屑、脱落细胞等）是重要的措施。

**1. 治疗牙龈炎和牙周炎**　按照牙周基础治疗（详见第二十章）的原则，彻底去除菌斑、牙石及菌斑滞留因素，减少深牙周袋的数目，消除炎症，并教会患者掌握菌斑控制的方法，包括使用牙线或牙间隙刷，以保持良好的口腔卫生状况，可显著降低 VSCs 水平。

**2. 有效清除舌苔**　在刷牙后用牙刷或舌刮器刮除舌苔，可同时减少细菌量和底物，特别是清洁舌背后 1/3 处为重要。但清洁此区域易产生咽反射，因为使用舌刮器产生的这种反应较弱，故一般建议每天睡觉前使用舌刮器清除舌苔。有学者比较了单纯刷牙和刷牙合并清除舌苔两种方法，VSCs 分别降低 30% 和 73%。

另外，充填龋齿、改正不良修复体、正确清洁义齿、拔除阻生智牙、治疗黏膜疾病等，也是消除各种口腔影响因素的重要措施。

**3. 化学疗法减少菌量**　使用漱口液或药物牙膏改善口气是患者们常采用的方式，它们基本的成分为消毒、防腐药。0.12% ～ 0.2% 的氯己定因其抗菌、抗炎效果最佳，目前是最有效的漱口液，文献报告使用 0.12% 的氯己定漱口，可降低 VSCs 达 73%。但因其有着色、味觉改变等副作用，并不宜长期使用。其他如西吡氯铵、精油、过氧化氢等以及某些含 $Zn^+$ 制剂也有一定效果，但效果一般短暂且弱，基本上只起到短暂抑菌或掩盖异味的作用。

## 二、非口源性口臭

排除或消除了口源性因素后，患者仍表现有呼气异味，则需结合其病史适时转诊至内科、耳鼻喉科等处进行相应治疗。例如，患者经三联用药控制幽门螺杆菌的感染后，异味明显减少。最近，有学者提出编码甲硫醇氧化酶的硒结合蛋白基因（*SELENBP1*）发生突变引起非口源性口臭，属染色体隐性遗传，但还需要更大样本的数据支持。因此，对于一时原因不明的非口源性口臭患者，一方面可采用一些掩饰性治疗措施，另一方面尽量采用各种手段寻找原因。

## 三、假性口臭和口臭恐惧症

这两类患者多有一定心理问题。随着社会竞争和生活压力的增加，此类患者的比例也在上升。比利时一家口臭专业门诊 1997 年在 1000 名患者中进行检测，发现假性口臭或口臭恐惧症者约占 7.6%，到 2005 年 2000 名患者中的比例上升到 15.7%。假性口臭者可以通过健康教育，结合适当的措施消除他们对自身口臭的主观"映像"，必要时可建议其咨询心理医师。口臭恐惧症者，则必须交予专业的心理医师治疗。

## 四、益生菌（probiotics）治疗

虽然没有与口臭直接相关的特异致病菌，但口臭患者的口腔微生态环境更为多样复杂，产臭细菌占比更多，适当使用益生菌，可以通过其分泌细菌素、竞争性黏附、调节口腔 pH 值或氧化还原电势等，使产臭的致病细菌减少定植、口腔微生态达到健康稳定的平衡状态。目前的临床研究显示其有一定的应用前景，但仍待合理的使用方案以及更大样本量、更长时间应用的有效性和安全性的验证。应注意在对口源性口臭患者使用益生菌前先用机械和化学的方法预处理口腔环境为宜。

## 思考题

1. 结合口臭的分类和影响因素及检查手段试分析如何对口臭进行鉴别诊断。

## 名词解释

口气 Breath odor：the subjective perception after smelling someone's breath. It can be pleasant, unpleasant or even disturbing.

口臭（呼气异味）Breath malodor，Halitosis，Bad breath：the unpleasant breath odor.

口源性口臭 Oral malodor，malodor with intraoral causes，intraoral halitosis：the origin of the unpleasant smell is in the oral cavity.

（和　璐）

## 参考文献

［1］Quirynen M，Laleman I，De Geest S，et al. Oral malodor. //Newman MG，Takei HH，Klokkevold PR，et al. Newman and Carrranza's Clinical Periodontology，13 th ed. Philadelphia：WB Saunders Co，2019，521.

［2］Winkel EG，Halitosis. //Lang NP，Lindhe J. Clinical Periodontology and Implant Dentistry.5 th ed. New Jersey：Blackwell Publishing ltd. 2008，1325.

［3］Delanghe G，Ghyselen J，van Steenberghe D，et al. Multidisciplinary breath-odour clinic. Lancet，1997，350（9072）：187.

［4］Quirynen M，Dadamio J，Van den Velde S. et al. Characteristics of 2000 patients who visited a halitosis clinic. J Clin Periodontol，2009，36（11）：97.

［5］李浩渤，和璐，贾丽斐，等. 口气成分与牙周和舌苔指标关系初探. 现代口腔医学杂志，2009，23（4）：380.

［6］Tangerman A，Winkel EG. Extra-oral halitosis：an overview. J Breath Res，2010，4（1）：7.

［7］王晶，和璐，刘婷婷. 牙周门诊患者口臭的自我评价及影响因素的分析. 北京大学学报（医学版），2012，44（2）：295.

［8］Nakhleh MK，Quatredeniers M，Haick H. Detection of halitosis in breath：between the past，present and future. Oral Dis,2018，24（5）：685.

［9］Silva MF，Leite FrM，Ferreira LB，et al. Estimated prevalence of halitosis：a systematic review and meta-regression of analysis. Clin Oral investig，2018，22（1）：47.

［10］Pol A，Renkema GH，Tangerman A，et al. Mutations in SELENBP1：encoding a novel human methanethiol oxidase，cause extral oral halitosis. Nat Genet，2018，50（1）：120.

# 第十七章 牙周医学

## Periodontal Medicine

**应知应会的内容：**

1. 牙周感染的本质和特点
2. 牙周病与全身疾病和状况的关系
3. 牙周感染影响全身健康的可能机制
4. 牙周医学的临床意义

## 第一节 牙周医学简史
### A Brief History of Periodontal Medicine

100 多年前，人类就已认识到口腔疾病，尤其是牙周病不仅影响口腔健康，还会影响全身其他部位的健康。换言之，口腔健康与全身健康是息息相关的。病灶（focus）指局部具有致病微生物感染的组织。当病灶内的微生物及其毒性产物通过血液循环向远隔器官或组织迁移而引起相应器官或部位的疾病，称为病灶感染（focal infection）。19 世纪末及 20 世纪初期，口腔病灶感染学说在医学界及牙医学界很盛行。早在 1891 年，现代细菌学的开山鼻祖 Robert Koch 的得意门生、美国宾州大学牙医学院微生物学家 Willoughby D. Miller 就在其一篇题为 *The human mouth as a focus of infection* 的论文中提出了著名的口腔病灶感染理论，指出口腔病灶中的微生物及其产物可进入身体其他部位而导致多种疾病，如骨炎（ostitis）、骨髓炎（osteomyelitis）、败血症（septicemia）、脓毒症（pyemia）等所谓的"口腔脓毒病"（oral sepsis）。1899 年，英国伦敦的内科医生 William Hunter 听了 Miller 在伦敦有关口腔病灶感染的演讲后，极力支持这一新观点。他在 1900 年的英国医学杂志上撰文，强调了口腔感染对全身健康的影响。1910 年，他在加拿大 McGill 大学的一次公开演讲中，讽刺牙医用金冠修复患有龋坏、牙髓坏死或根尖脓肿的牙齿是"犹如用金棺来盛装腐烂的尸体"。他还把牙龈炎、牙周炎及口腔卫生不良列为导致许多系统性疾病的主要原因。

1911 年，Billings 将"口腔脓毒病"改称为病灶感染。在 20 世纪 40 年代前，病灶感染学说在牙医界及医学界广为流行，以致牙科医生大量拔除患牙周病、龋病及早期根尖感染的牙齿，以达到清除病灶感染源，防治关节炎、心脏病、肝病、肾病及胰腺病的目的。1940 年后，牙医学及医学界的大量研究表明，口腔病灶学说并不能完全解释许多全身疾病的发病原因，并提出三大质疑：①拔除病灶牙以后，并不能改善或治愈全身疾病；②口腔健康状况良好的人群也发生类似的全身疾病；③全口无牙的患者同样患有类似的全身疾病。1952 年，美国医学会杂志（*The Journal of the American Medical Association*）编辑部正式刊文对病灶感染是导致许多系统疾病主要原因的理论加以否定，同时医学界也发现了许多系统疾病的主要病因，口腔病灶感染学说因而逐渐受到冷落和否定。之后，牙医界在防治牙周病和龋病方面取得了巨大进展，提倡以良好的保存性治疗（conservative therapy），如清除口腔感染等取代以前基于病灶感染理论的破坏性治疗，从而极大地推动了现代牙周病学及牙体牙髓病学的发展。

20世纪80年代后期，口腔感染与全身疾病的关系再次引起人们的兴趣和关注。1989年，芬兰学者Mattila在英国医学杂志上发表了有关口腔感染与急性心肌梗死的研究报告，揭开了口腔病灶感染与全身疾病关系研究的新一页。此后，世界各地的学者们运用现代科学方法及标准，并按照循证医学的原则进行了大量的流行病学调查及病例对照研究（case-control study），采用科学的统计学分析手段，揭示牙周病与某些全身疾病及状况（conditions）存在一定的关系。1996年，美国北卡罗来纳大学（UNC）学者Offenbacher提出了牙周病学的一个新的分支学科——牙周医学（periodontal medicine），以揭示牙周健康和疾病与全身健康和疾病之间的双向联系及其意义。1997年3月，在美国北卡罗来纳大学，召开了具有重要意义的关于牙周医学的第一次国际会议，我国的曹采方教授也在会上做了学术交流和讨论。牙周医学的兴起具有重大的理论及临床意义，它不仅推动了相关的病因及致病机制的研究，也对如何重新评估和认识牙周感染与全身疾病二者之间的关系以及采用相应的临床诊治方法和策略提出了要求。而且，牙周医学分支学科的建立，也有助于促进口腔医师与通科医师之间加强沟通与合作，共同对相关的临床病例及课题进行探索，以期有效地控制疾病、促进口腔健康和全身健康。

某些全身疾病（如糖尿病）或状况（如妊娠）对牙周病具有显著的影响，这已被大量的研究报告所证实；而另一方面，牙周病，尤其是牙周炎，对人体健康的影响也日益受到关注。在这方面，人们经历了一个"认识上的循环和上升"过程，即病灶感染学说（focal infection）盛行→被否定→牙周医学（periodontal medicine）兴起的过程。

第七章重点介绍了全身疾病和宿主的易感因素对牙周病的影响，本章主要介绍牙周感染对全身健康和疾病的影响。

# 第二节　牙周感染的特点
## Nature of Periodontal Infection

人类的口腔是一个非常复杂而特别的生态系统。据估计，大约有$10^{14}$的正常微生物或共生微生物寄居在人体内各种界面上，包括牙齿、牙科修复体、义齿及种植体表面、口腔黏膜上皮，以及呼吸道、消化道和生殖泌尿道的黏膜上皮。令人惊讶的是，全身大约一半，高达60亿个包括300～700种不同的微生物寄居于口腔。

众所周知，口腔微生物的生态环境具有高度易变性，在日常生活中不断受到全身及局部健康状况的影响，以致发生相应的机会性感染（opportunistic infections）。从某种意义上讲，牙周感染是人体内最不寻常的感染性疾病。这与牙周组织特有的解剖和组织学结构有关。首先，牙根部分附着于牙槽骨内，而牙冠部分却暴露在口腔这个半开放的系统中。与身体其他部位不同的是，牙齿表面为口腔微生物提供了一个相对稳定、不脱落（non-shedding）（除非牙齿本身脱落）的生物界面来集聚和生存，同时该界面与牙周软组织保持紧密而又不直接相通的互动状态。另一方面，牙面上附着的菌斑以生物膜（biofilm）形式存在，牙面的微生物并不能被局部的宿主防御机制及各种抗微生物治疗完全控制。这对于认清牙周感染及牙周诊断和治疗的特点具有重要的启示。由此可见，菌斑生物膜具有高度稳定性。尽管通过机械手段，例如有效的刷牙，使用牙线及洁治和深刮，能有效地控制菌斑，但随着牙周病变加重和牙周袋变深，龈下菌斑生物膜结构变得更加复杂，以革兰氏阴性（Gram-negative）厌氧菌（anaerobic bacteria）为主的大量不同生物性状的微生物聚集，引起严重的局部炎症与免疫反应，促使宿主细胞释放大量的细胞因子和炎症介质，进而导致牙周组织的破坏。

## 第三节　牙周疾病对全身健康的影响和可能的发病机制
### Effect of Periodontal Diseases on General Health Biological Plausibility and Pathobiology

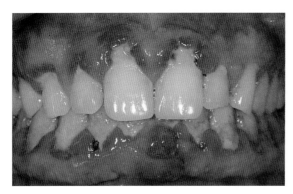

图 17-1　重度牙周炎
（焦剑医师提供）

如上所述，在发生中、重度牙周炎时（图 17-1），牙周袋内两边的界面，包括牙面及牙周袋壁上聚集大量细菌，加上牙周袋壁上皮变薄及表面结构完整性受损，致使袋壁通透性提高，大量细菌及各类细菌毒性产物得以进入牙周结缔组织及局部小血管。据估计，一个全口牙齿相对齐全而有重度牙周炎的患者，其受感染而又与龈下菌斑微生物直接接触的牙周袋壁表面积总和可高达 72 cm$^2$，相当于一个成人的手掌面大小。显然，对于一个重度牙周炎患者来讲，由此而引起的细菌感染对全身健康可造成潜在的不良作用。研究表明，牙周感染可通过 3 种不同的机制影响远隔器官或部位：细菌通过进入血液或淋巴系统等的迁移性感染，［如拔牙、牙周治疗、咀嚼等均可引起短暂的菌血症（bacteremia）］；细菌的毒性产物直接引起的损伤；以及细菌感染引起的免疫损伤。目前，经典的病灶感染学说又重新引起了口腔医学界及医学界的重视。其主要原因是随着现代微生物学取样方法的改进、细菌检测手段的更新（如 DNA 探针、PCR 和 16S rRNA 测序等方法出现），从身体处多个受感染的病变部位检测到口腔寄居菌，这也为上述病灶迁移感染理论提供了有力依据。

近 20 年来的大量研究结果表明，牙周感染可能是某些系统性疾病或异常状况的一个重要的潜在危险因素，包括心血管疾病（动脉粥样硬化、心肌梗死、脑卒中等）、早产及低出生体重儿、糖尿病、呼吸道感染等。近些年也有研究表明，牙周感染与胃炎、胃溃疡及类风湿关节炎等有关。目前学者们认为，未经治疗的牙周袋及邻近的炎性组织可能是一个重要的感染源头，不断向牙周局部的小血管输送细菌。细菌的毒性产物及由细菌感染激活宿主细胞，产生大量的促炎性细胞因子（如 IL-1，TNF-α 等）和各种炎症介质（如 PGE$_2$），这些反应不仅局限于牙周组织，也可泛发于整个免疫系统，进而影响远隔器官、组织及血管内皮细胞，造成相应的病理改变。免疫系统曾被认为有极其重要的抗感染和促进愈合作用，近年来人们已认识到免疫系统也积极参与了许多慢性病的发生与发展，包括高血压、糖尿病、炎性肠病、牛皮癣、动脉粥样硬化性心血管疾病和牙周炎。然而，现有的研究结果并不能充分证明牙周炎与这些系统疾病有因果关系，而可能是全身疾病的一种危险因素，甚至更可能是这两种疾病（状况）具有共同的危险因素（shared risk factors），如吸烟、精神紧张、基因因素和相似的致病机制。

目前，国内外学者正致力运用最新的分子生物学、基因学及蛋白质组学等手段，来深入探讨牙周感染和系统性疾病或状况（conditions）之间存在的内在联系及相应机制，以建立相应的诊断指标，用于临床上探讨更有效的治疗方法。表 17-1 概括了牙周感染与全身疾病和状况的潜在关联和可能的致病机制。

表 17-1　牙周感染与全身疾病和状况的潜在关联和可能的致病机制

| 心血管系统疾病 | 早产 / 低出生体重儿 | 糖尿病 | 呼吸系统感染 |
|---|---|---|---|
| − 慢性炎症导致血管内皮细胞病变 | − 胎膜慢性炎症 | − 慢性炎症导致胰腺 β 细胞功能受损、凋亡和胰岛素抵抗 | − 致病菌的病灶源 |
| − 脉管炎 | − 影响胎儿生长 | | − 唾液蛋白膜降解，削弱其清除致病菌的能力 |
| − 血小板集聚和黏附 | − 炎性羊水增多 | − 晚期糖基化终末产物（AGE）形成 | − 致病菌吸入下呼吸道和肺 |
| − 血管脂肪变性 | − 炎症介导子宫肌层收缩增加 | − AGE 受体介导的细胞表型改变 | − 肺炎和肺功能受损的风险增加 |
| − 胆固醇沉积 | − 早产风险增加 | − 血糖控制不良 | |
| − 血栓形成 | | | |
| − 动脉粥样硬化 | | | |

# 心血管系统疾病
## Cardiovascular Diseases

　　口腔感染引起急性或亚急性感染性心内膜炎（endocarditis）是牙周病与全身健康有关的最为明显和肯定的例子。由于存在风湿性或先天性的心脏瓣膜病损或植入人工瓣膜，当出现暂时性菌血症（bacteremia）时，可使机体产生循环抗体及凝集素，使血小板凝集形成血栓，病原菌黏附其上，引发心内膜炎。据报告约有 10% ～ 30% 的该病与牙源性感染或牙科治疗有关。

　　心肌梗死（myocardial Infarction，心梗）又称心肌梗塞，是指在冠状动脉粥样硬化病变的基础上，冠状动脉的血流中断，使相应的心肌出现严重而持久的急性缺血，最终导致心肌的缺血性坏死。据统计，目前在发达国家中，死亡人口 50% 的死因与动脉粥样硬化（atherosclerosis）引起的并发症有关。其中，冠状动脉血栓形成（coronary thrombosis）和急性心肌梗死就占了一半。学者们发现动脉粥样硬化性的血管疾病与牙周炎的患者有许多共同的特征，包括吸烟、低教育水平、高血压和精神紧张等，提示动脉粥样硬化与牙周炎可能有相似的病变机制，感染与炎症是两者主要的共同机制。牙周炎和动脉粥样硬化性心血管疾病的关系从以下 3 部分阐述：

## 一、流行病学调查的证据

　　近年来，大量的科学证据显示感染和炎症是动脉硬化和冠心病的主要原因之一，促使人们重新评估牙周炎是否为冠心病的危险因素及其两者可能存在的关系。芬兰学者 Mattila 1989 年发现，确诊为急性心肌梗死或冠心病者较同年龄、同性别的非冠心病者的口腔情况显著差，患牙周炎及牙髓根尖周病的比例更大。他们比较了冠心病患者冠状动脉造影的结果和口腔 X 线片，发现冠状动脉病变程度与牙科感染程度显著相关。随后，他们又追踪观察其中一部分患者，发现牙科感染与发生新的冠心病急性发作（致命的或不致命的）及总的死亡率均显著相关。在 Mattila 1989 年发表具有科学依据的重要报告之后，大量研究表明，牙周炎与动脉粥样硬化、急性心肌梗死有潜在的关联。其中 8 项长期追踪观察报告，在校正了年龄、性别、种族、体重、身高、教育、婚姻、吸烟、酗酒、个人经济状况、血糖、血脂、血压及糖尿病等因素后，提供了进一步的证据表明牙周炎可能是心血管疾病（冠心病及其急性发作）的一个独立危险因素。国内最近也有社区调查显示类似结果，在北京某社区的 103 位老年陈旧性心梗患者中，中重度牙周炎患病率是 89%。多因素回归分析结果显示，陈旧性心梗患者的中重度牙周炎患病率（71.9% ～ 65.4%）显著高于健康组，缺牙数大于 11 颗、牙周状况差是陈旧性心梗的独立危险指征。最近，Dietrich 等纳入 12 项流行病学调查资料进行系统分析，结果显示除一项研究报告阴性结果外，其他研究均报告不同牙周指标与动脉粥样硬化性心血管病存在相关关系，在年轻人中关联更强，65 岁以上者则无明显相关性。

此外，也有学者发现，牙周炎与非出血性脑卒中（non-hemorrhagic stroke）、外周性血管疾病（peripheral vascular diseases）及早期颈动脉粥样硬化（carotid atherosclerosis）的发生有关。有学者报告 25% 的脑卒中患者有牙科感染，而对照组中只有 2.5% 有牙科感染。牙周炎作为脑卒中的危险因子，其危险度大于吸烟，而且独立于其他已知的危险因子。

### 二、牙周炎与动脉粥样硬化性心血管病关联的致病机制

随着动脉硬化症（atherosclerosis）致病机制研究的不断深入，越来越多的证据表明感染引起的炎症与动脉硬化症和心血管疾病（cardiovascular disease，CVD）的危险性增高有关。炎症在动脉粥样硬化症的初始、发生和发展中起着重要作用，提示动脉粥样硬化也是一种炎症性疾病。有学者提议称该病为动脉硬化炎（atherocleritis）。

**1. 牙周炎导致细菌进入血液循环** 在 1993—1996 年间，研究者们先后在心血管病损中发现来自口咽部的肺炎衣原体、巨细胞病毒和幽门螺杆菌；1998 年在心血管病损中证实牙周微生物的存在。时至今日，除在冠状动脉斑块、颈动脉斑块和血栓中检测出牙周微生物外，学者们还在腹部大动脉壁、血栓和动脉瘤及血管闭塞性脉管炎（Buerger disease）、静脉曲张的血管壁及栓子中均检测出牙周细菌，其中最多见的细菌是牙龈卟啉单胞菌和牙密螺旋体。动物研究亦已证实，牙周病原菌可以在实验动物中导致动脉硬化。牙周细菌在心脏病中的可能作用的证据来自如下几个方面：①牙周炎患者较常出现较严重的菌血症；②在动脉粥样硬化部位发现了牙周微生物；③牙龈卟啉单胞菌能诱导血小板凝集；④牙龈卟啉单胞菌能黏附和侵入内皮细胞。

**2. 细菌通过多种机制激活宿主免疫反应，宿主的免疫反应促进动脉粥样硬化的形成、成熟和加重** 牙周炎是慢性感染性疾病，具有高发病率，其细菌感染不仅直接作用于心血管系统，而且还诱导宿主全身的免疫和炎症反应，牙周组织感染后产生的炎症介质在动脉硬化症或心血管疾病中的作用的证据有如下几个方面：①牙周病与 C 反应蛋白（CRP）、纤维蛋白原和胆固醇水平较高有关；② C 反应蛋白、纤维蛋白原和可溶性细胞间黏附分子（sICAM）是冠心病的独立危险因子。在那些既有牙周炎又有 CRP 水平增高的个体中，心血管疾病的患病率最高，说明牙周炎可能是心血管疾病的危险因素。这可能与遗传因素有关，也可能与其他慢性低度感染有关。如今，人们对心血管病因的认识已由原来遗传和饮食的单纯病因转换为有感染因素参与的多病因模式。2013 年，欧美牙周学会的共识报告进一步阐述了牙周炎引发动脉粥样硬化的机制是：牙周炎导致细菌进入血液，细菌通过多种机制激活宿主的炎症反应，宿主的免疫炎症反应有利于动脉粥样硬化的形成、成熟和加重。

**3. 牙周干预治疗对心血管病的影响** 鉴于牙周炎与心脑血管疾病的密切关系，可以预期通过积极预防和治疗牙周病将有效地降低患心血管疾病的危险性。目前，关于牙周治疗对心血管疾病的影响已有一些证据：①牙周治疗后 C 反应蛋白降低和内皮细胞功能改善反映了牙周治疗可以减少全身炎症；②对脂类状况没有明确的作用。牙周治疗改善凝血、内皮细胞激活标志物、动脉血压和亚临床动脉粥样硬化等的证据尚有限。现有的证据较一致地说明牙周炎是动脉粥样硬化性心血管疾病的促进因素，然而尚无关于牙周干预对动脉粥样硬化性心血管疾病初级预防的研究，而关于次级预防的研究目前也仅有一项。干预治疗的研究不足，使得目前无法得出进一步的证据。

尽管上述大量研究表明，牙周病与心血管疾病之间存在一定的相互关系，但基于这些研究的局限性，目前尚不清楚牙周病是否与心血管疾病的发生、发展存在直接的因果关系。今后，需要进行更多前瞻性、设计严格、大样本及采用更直接的生物学评估指标的研究，以证实上述问题。同时，临床干预性研究以阐明牙周治疗是否有利于预防心血管疾病，更为人们所普遍关注。2009 年，为使医学界尤其是心脏病学医师和牙周病学医师更好地理解 CVD 和牙周炎之间的关联，美国心脏病学会杂志和牙周病学杂志编辑们达成"牙周炎和动脉粥样硬化性心血管

病的共识"（The American Journal of Cardiology and Journal of Periodontology Editor'Consensus：Periodontitis and Atherosclerotic Cardiovascular Disease），分别在各自的杂志发表了共识报告，给心脏病学医师和牙周病学医师提出临床建议，以期减少牙周炎患者原发和继发动脉粥样硬化心血管病事件的危险。

# 糖尿病
## Diabetes Mellitus

　　糖尿病和牙周病之间存在双向的关系，不但糖尿病会影响牙周病，牙周感染反过来也会影响内分泌代谢，从而影响血糖、血脂的控制及增加发生糖尿病并发症的风险。牙周炎对糖尿病的影响的证据从以下 3 部分阐述：

　　**1. 流行病学调查的证据**　近 20 年来国内外大量流行病学的调查资料提供了一致且有力的证据证明重度牙周炎不利于糖尿病患者血糖的控制，易引起非糖尿病患者的高血糖。在糖尿病患者中，牙周炎的严重程度与糖尿病并发症之间存在直接的剂量依赖关系。Taylor 等于 1996 年报告，重度牙周炎与血糖控制不佳密切相关。2013 年，Borgnakke 等检索到 114 篇流行病学的相关文献，在系统综述中纳入 17 篇符合标准的研究论文，分析结果证实牙周炎对血糖控制、糖尿病并发症和 2 型糖尿病发生有不利影响。

　　**2. 牙周炎与糖尿病关联的致病机制**　对胰岛素的敏感性降低，即对胰岛素抵抗（insulin resistance）是 2 型糖尿病（type 2 diabetes mellitus）的重要原因之一。目前已知炎症和胰岛素抵抗之间存在着密切的联系，TNF-$\alpha$、IL-1$\beta$、IL-6 等炎症因子可以通过激活核因子 -$\kappa$B（NF-$\kappa$B）抑制物激酶等多种通路使得胰岛素受体底物 -1（insulin receptor substrate-1，IRS-1）出现异常的丝氨酸磷酸化，抑制正常的酪氨酸磷酸化，从而干扰胰岛素和受体结合后信号的进一步传导、抑制糖原的合成、降低胰岛素的敏感性，出现胰岛素抵抗。2 型糖尿病发病前会有全身的炎症状态，导致胰腺 $\beta$ 细胞功能受损、凋亡和胰岛素抵抗。

　　虽然炎症在 2 型糖尿病中的重要作用已得到肯定，但是单纯牙周炎对糖尿病发生的影响的研究相对较少，且多局限于流行病学调查和动物实验。近年来，一些研究发现，慢性牙周炎和侵袭性牙周炎患者的血清中 C 反应蛋白、白细胞介素 -6，以及肿瘤坏死因子 -$\alpha$ 的水平升高，而这些炎症因子在降低胰岛素的敏感性、影响血糖控制以及改变脂肪代谢方面起着重要的作用。此外，晚期糖基化终末产物（advanced glycation end products，AGEs）和其受体（receptor for AGE，RAGE）相互作用和氧化应激通路很可能是糖尿病相关牙周炎中组织破坏和修复受损的重要途径，成为联系糖尿病和牙周炎的可能机制。AGE-RAGE 轴在牙周组织中局部激活促炎性细胞因子之后会对糖尿病产生影响尚属推测。因此牙周炎作为患病率很高的炎症性疾病，很可能潜在地威胁着宿主的全身健康。最近，国内一项分析侵袭性牙周炎患者和健康对照者的牙周状况与血糖、血脂的关系的研究显示，AgP 患者（除外糖尿病）的平均血糖水平虽然在正常范围，但显著高于健康对照组，且血糖升高与 AgP 的严重程度相关，OR 为 3.86；该组 AgP 患者的胰岛素水平略高于对照组，胰岛素指数显著低于对照组。多元 logistic 回归分析表明，在控制了其他相关因素后，血糖升高仍然与牙周炎患病相关；进一步的研究则证实该群患者的 CRP 水平和 IL-1 水平均显著高于健康对照者，这些炎症介质的水平与牙周炎的严重程度密切相关。以上结果说明患者亚临床的血糖升高与牙周炎之间存在着密切的关系。AgP 作为牙周组织的重度感染性疾病，虽然发病年龄轻，但很可能通过菌斑微生物和大量释放的炎症介质对宿主的血糖控制产生影响。相应的动物研究显示，大鼠实验性牙周炎对胰岛素敏感性及胰岛 $\beta$ 细胞分泌功能有影响。目前，越来越多的证据支持牙周微生物及其毒力因子侵入血循环会引起全身炎症状态加重（表现为急性期蛋白和氧化应激标志物的升高），提供了牙周炎影响糖尿病的生物学机制。

**3. 牙周干预治疗对糖尿病的影响**　近年来，一些研究人员从另一角度研究牙周炎对糖尿病的影响，即对牙周炎伴糖尿病的患者进行牙周干预治疗来观察消除炎症对糖尿病患者的影响。Engebretson 等（2013）从 MEDLINE 检索了近 3 年有关牙周干预治疗改善糖尿病的证据，从相关的 56 篇文献中筛选出符合标准的 9 篇随机对照研究的文献。这些研究结果一致表明牙周机械治疗 3 个月后糖化血红蛋白约降低 0.4%，与增加糖尿病患者临床辅助用药的效果相当。

Grossi 等（1997）进行的干预性研究发现，与对照组相比，接受牙周治疗及辅助使用四环素的 2 型糖尿病患者的牙周状况明显好转，糖化血红蛋白（glycated hemoglobin，HbA1c）降低 10%。其他研究也显示，牙周治疗及辅助使用抗生素，通过减少牙周致病菌及控制炎症，有助于减少重度糖尿病患者的胰岛素抵抗，恢复其敏感性，从而改善血糖控制及患者的病情。可能的机制为抑制糖化蛋白，减少 AGE 的形成及降低基质金属蛋白酶（MMPs）和其他炎症介质的活性。因此，预防和治疗牙周病是控制糖尿病的重要一环。国内较早期的研究也显示，患者经过牙周基础治疗后，牙周炎症有明显改善，龈沟液内的胶原酶水平也显著下降，血糖水平和糖化血红蛋白（HbA1c）均比治疗前显著降低，糖尿病用药量减少。国内另几位学者将 157 名糖尿病伴牙周炎患者分组进行牙周干预治疗与不治疗的纵向研究，结果发现牙周干预治疗组空腹血糖、糖化血红蛋白水平明显下降，而且伴随促炎性细胞因子 hsCRP、TNF-α、IL-6 明显下降的同时，空腹血胰岛素水平显著下降，胰岛素抵抗得到改善。近期研究表明，牙周机械治疗结合全身抗生素的应用（如阿莫西林加甲硝唑、四环素族的多西环素）较单纯牙周机械治疗的血糖控制效果更好。有学者报告局部用米诺环素治疗 2 型糖尿病患者的牙周炎，可使龈下细菌数减少 1/10 000 ～ 1/10，牙周情况明显改善，同时血清中的 TNF-α 水平显著下降，糖化血红蛋白（HbA1c）亦显著下降，而且 TNF-α 和 HbA1c 的变化之间具有显著的相关性，表明牙周治疗能通过减少 TNF-α 生成而减轻胰岛素抵抗，从而改善 2 型糖尿病患者的病情。另有一些纵向研究表明糖尿病伴重度牙周病患者在 2 ～ 4 年的观察期内糖尿病的加重比无牙周炎者明显，发生肾和血管的并发病变者也多于龈炎或轻度牙周炎组。82% 的重症牙周病患者发生心血管并发症，而轻度牙周病组中仅有 21%。国内近期的研究显示，牙周干预治疗伴糖尿病的牙周炎患者不仅能有效改善糖代谢，还能改善血清中 NF-κB 受体激活蛋白配体（RANKL）/护骨因子（OPG）系统，提示 RANKL/OPG 系统可能在两病的关联中发挥了重要作用。然而，有关牙周干预治疗对糖尿病的影响还需要有更大样本量和更长期随访的随机对照试验，如果结果一致，今后就应该考虑对糖尿病患者行辅助牙周治疗。鉴于牙周疾病和口腔疾病对全身疾病的重要影响，美国糖尿病协会（ADA）把询问和了解糖尿病患者的口腔疾病及治疗情况列入糖尿病的诊治规范中，此外医疗保险业也积极支持系统病患者定期进行牙周的检查和治疗。2009 年，国际糖尿病学会（International diabetes federation，IDF）明确提出治疗牙周病和维护牙周健康将有助于减少发生糖尿病的危险，并有助于糖尿病患者控制血糖。

# 早产和低出生体重儿
## Preterm Low Birth Weight

　　早产（孕期＜ 37 周）和低出生体重儿（＜ 2500 克），是目前国内外妇产科临床上的重要问题。据临床资料报道，早产和低出生体重儿常伴发。目前已知的有关因素包括高龄（年龄＞

34 岁）或低龄（年龄＜ 17 岁）生育，胎儿护理不足，吸烟、酗酒、滥用药物或有高血压、生殖泌尿道感染、糖尿病等。然而，上述因素并不能解释临床所有病例。25% ～ 50% 的病例没有上述因素。近年来，人们认为孕妇的生殖泌尿道细菌感染可能是其中的一个重要因素。除了局部感染外，非局部的由远隔感染和细菌产物及其诱发产生的大量促炎性细胞因子和炎症介质也起了重要作用。因此，牙周感染可能是不良妊娠结局的一个未被揭示的危险因素。孕妇牙周炎引发胎儿早产和低出生体重儿的生物学机制主要有两条通道，一是口腔微生物及其产物直接进入胎儿胎盘单位，二是微生物间接作用引起炎症介质进入血循环影响胎儿胎盘单位。牙周致病菌可引起胎膜的慢性炎症，细菌内毒素则刺激产生各种炎性因子和介质（如 IL-1β、TNF-α 和 $PGE_2$），增加早产风险。而牙周感染又可影响胎儿生长，导致炎性羊水过多，增加子宫肌收缩而诱发早产。

1996 年，Offenbacher 等首次报告患有严重牙周炎的孕妇发生早产、低出生体重儿的风险比牙周健康的产妇高 7.5 倍。那些在妊娠期牙周病变加重的产妇，其风险甚至更可高达 10 倍。然而，关于牙周炎和早产、低出生体重儿的一些流行病学的调查结果并不一致，可能与各研究的调查人群、牙周评估的方法和牙周病分类法不一致有关。

最近有干预性研究发现，产前得到良好的牙周治疗和维护的妇女，其早产低出生体重儿的发生率（1.84%）明显低于无牙周治疗的对照组（10.11%），即降低了 82%。虽然牙周治疗对于孕妇是安全的、能改善牙周状况，但是用或不用抗生素均未能减少早产和低出生体重儿的发生率。因此，无论是产科医生还是口腔医师都应建议育龄妇女在怀孕前应尽早进行牙周检查，并得到及时的牙周治疗与良好的维护，以降低早产和低出生体重儿的风险。

## 呼吸系统感染
### Respiratory Diseases

呼吸道疾病严重影响人们的健康。根据 2017 年的全球死因统计，下呼吸道感染被列为常见死因的第四位。肺部感染常见的感染途径之一是病原微生物吸入口腔、咽喉部，其中口腔内的细菌起重要作用。临床研究发现具有很高致死率的获得性肺炎与口腔菌斑生物膜感染有关，牙菌斑可能是引起肺部感染的致病菌的重要储存库。口腔、咽喉部的细菌如牙周袋内的细菌，可被吸入下呼吸道和肺部，导致相应的呼吸道感染或加重原来的病情，老年体弱者或长期住院的患者不仅易发生肺部感染，甚至易发生肺脓肿。1992 年，美国学者 Scannapieco 的研究小组，首先提出口腔尤其牙周感染可能是细菌性肺炎及 COPD 的危险因素。流行病学研究也显示，口腔卫生差的人群患慢性呼吸道疾病的概率比口腔卫生良好的人群高 4.5 倍，COPD 和慢性支气管炎与慢性牙周炎密切相关。国内研究也发现不良的牙周健康状况可显著增加 COPD 的患病风险，牙周破坏状况如牙周探诊深度、附着丧失和骨吸收的程度与 COPD 的严重程度显著相关，随着牙周破坏的加重，COPD 患者肺功能也呈现逐渐降低的趋势。另一项长达 25 年的纵向研究发现，基线时牙周炎引起的牙槽骨吸收是 COPD 的独立预测因子（predictive factor）。有学者指出，与牙周炎相关的唾液蛋白酶可能损害口腔黏膜表层，促进致病菌的黏附与聚集，易被吸入肺部。同时，这些唾液蛋白酶也可降解与致病菌相附着的唾液蛋白膜，削弱其清除黏膜表面致病菌的能力。此外，牙周炎中产生的大量促炎性细胞因子和各种炎症介质，加重了呼吸道上皮的炎症状态，促进呼吸道的感染。病例对照研究显示应用氯己定清洁口腔，将大大减少重症患者和应用呼吸机患者患获得性肺炎的概率。国内学者对 COPD 患者进行了为期 2 年的随机对照研究，结果发现牙周基础治疗可显著降低 COPD 患者急性发作频率，提升患者的肺功能。

迄今为止，还未有科学证据显示牙周病会直接引起上述呼吸道疾病。然而，学者们认为牙周病可能是肺部感染的一个危险因子，而两者又与潜在的宿主炎症性易感反应特质相关。

# 胃　病
## Gastric Diseases

慢性胃炎和胃溃疡是常见的消化道疾病。近年的研究已证实，幽门螺杆菌（Helicobacter pylori，Hp）是慢性胃炎和胃溃疡的致病菌。研究也显示 Hp 在牙周炎患者的龈下菌斑中的检出率远远高于牙周健康对照者。而且牙周袋内检出的 Hp 与同一患者胃病病变部位中发现的 Hp 具有相同的基因型及表型。甚至在家庭成员的口腔和胃中也可检出相同基因型的 Hp。这些发现说明，牙菌斑和牙周袋很可能是 Hp 的一个储存库，增加发生胃病的风险，也可能是胃病复发的一个因素。因此，对慢性胃炎和胃溃疡等患者，定期的牙周检查、治疗和维护可望减少菌斑中的 Hp 水平，提高胃病治疗的疗效，减少其复发率。国内研究证实胃 Hp 阳性的牙周炎患者经三联用药和牙周基础治疗后一年，胃 Hp 根除率显著高于未做牙周基础治疗的胃 Hp 阳性患者。因此对胃内 Hp 感染同时伴有牙周炎的患者在进行药物治疗的同时应配合牙周基础治疗。

# 类风湿关节炎
## Rheumatoid Arthritis

类风湿关节炎是一种常见的慢性炎症破坏性疾病，表现为关节滑膜部位持续性存在炎症性浸润，造成滑膜炎（synovitis）及其引发的关节组织破坏。在临床表现上，类风湿关节炎和牙周炎有某种相似之处，两者均为慢性炎症性疾病，与促炎性细胞因子和各种炎症介质水平升高有关。多数患者经治疗后一般病情较稳定，仅一部分患者表现为进展性的组织破坏。因此，两者之间是否存在某种潜在的相关性，近年来引起了人们的很大兴趣。

澳大利亚学者 Mercado 等 2000 年的调查发现，牙周炎患者自述有类风湿关节炎病史的概率高过牙周健康者 4 倍。在该类风湿关节炎患者组中，62.5% 的患者患有重度牙周炎。该研究小组最近的研究进一步显示，与对照组相比，类风湿关节炎患者的缺牙率及存在深牙周袋和严重牙槽骨吸收的概率明显较高。研究同时还发现，牙槽骨吸收程度与类风湿关节炎活动性密切相关的各类指标显著相关，包括关节肿胀（swollen joints）程度、相关健康调查评分（HAQ）、血清 C 反应蛋白（C-reactive protein，CRP）水平和红细胞沉降率（erythrocyte sedimentation rate，ESR）。2004 年，中国香港学者金力坚及其合作者的初步研究发现，与普通人群相比，类风湿关节炎患者的深牙周袋检出率明显较高，牙周破坏程度与血清类风湿因子（rheumatoid factor，RF）相关。这些研究说明，牙周病与类风湿关节炎之间存在某种内在关系，同一个体可能存在某种潜在的炎症与免疫反应失调，这与牙周炎和类风湿关节炎的发展有关。这一假设还需要进一步的研究来证实。

# 阿尔茨海默病
## Alzheimer's Disease

阿尔茨海默病（Alzheimer's disease，AD）是一种起病隐匿的进行性发展的神经系统退行性疾病。临床上以记忆障碍、失语、失用、失认、视空间技能损害、执行功能障碍以及人格和行为改变等全面性痴呆表现为特征。尽管对 AD 的研究较多，但病因仍不清楚，其中外周血的感染和炎症被认为是重要的致病因素之一。近几年，牙周病与 AD 的关系逐渐被大家关注。大量的流行病学研究表明牙齿脱落与 AD 有密切的联系，有些临床研究也显示缺牙数和牙周炎症与认知功能下降有直接关系。一项针对 152 名丹麦老人的纵向研究发现，患牙周病的人智力衰退特别明显，患阿尔茨海默病的概率比只有轻微牙周病或没有牙周病的人竟高出 7 倍之多。最近，美国加州的微生物学家 Potempa 团队在已逝老年痴呆症患者的大脑中发现了牙龈卟啉单胞菌，直接证实牙龈卟啉单胞菌感染是导致老年痴呆症的"罪魁祸首"之一，他们还在患者大脑中识别出该菌分泌的毒性蛋白酶——牙龈素（gingipains），该酶与痴呆症的标志物 tau 蛋白有关。更引人注目的是，研究团队在并未被诊断为阿尔茨海默病的逝者大脑里也发现了牙龈素，研究人员认为是大脑中牙龈卟啉单胞菌的感染引起痴呆，而不是患有痴呆后口腔护理不善或痴呆症带来的后果。这就能够解释为什么中年人在认知能力下降之前就在大脑中发现牙龈蛋白酶。在动物实验中，动物口腔感染 Pg 后，该菌继续"侵入"大脑，导致与老年痴呆症有关的 β 淀粉样蛋白增加。目前，一种治疗阿尔茨海默病的被称为 COR388 的新药已投入临床实验，据介绍该药能减少大脑中牙龈卟啉单胞菌的感染，同时也会减少 β 淀粉样蛋白的产生及神经炎症反应。这项研究结果说明减少牙周炎的复发可降低阿尔茨海默病的风险。

# 第四节　展　望
## Outlook for the Future

　　尽管本章阐述了牙周感染很可能是某些重要系统性疾病或状况的危险因素，包括心血管疾病、糖尿病、早产及低出生体重儿和呼吸系统疾病等，但大多数研究均分别采用牙周炎的不同临床指标（如探诊深度、附着丧失程度、牙槽骨吸收程度、失牙数等），与系统性疾病病情的表现或严重程度相对照，有些研究甚至采用受访者的主观报告作为评估指标。因此，这类研究均存在某些不足之处，甚至会得出相反的结论。所用的指标不同、量化的标准各异，不利于各项研究结果之间的比较和综合分析。

　　2001 年，美国牙周病学会（American Academy of Periodontology，AAP）与美国国家牙科与颅面研究院（National Institute for Dental and Craniofacial Research，NIDCR）联合召开了一次有关牙周医学的重要会议，其主题为"Periodontitis-Systemic Connection"（牙周炎－系统关系）。会上重点讨论了今后牙周医学研究的方向和重点，以及用以评估牙周感染、炎症与系统性疾病或状况更确切和敏感的指标。与会学者们认为，今后应着重研究牙周感染和相应的宿主炎症与免疫反应，是如何成为影响上述系统性疾病或状况的危险因子及其发病机制。另外，今后牙周医学的重要发展方向之一是开展更多设计严格的干预性研究，以阐明良好的牙周预防、治疗和维护是否有利于提高相关的系统性疾病的治疗效果，预防或减少有关疾病或状况的发生，促进全身健康。良好的牙周预防和治疗可减少早产、低出生体重儿的发生，就是一个明显的例子。

　　2012 年 11 月欧洲牙周病学联盟和美国牙周学会共同在西班牙举办了牙周炎和系统病的学术研讨会，其目的在于根据现有证据撰写的系列综述的基础上达到全球对牙周炎和糖尿病、心血管疾病或妊娠并发症之间关系的科学共识，并给出建议和明确的声明。研讨会分 4 组深入分析和讨论了牙周炎与系统病的流行病学相关关系、致病机制和治疗干预对预防和改善伴牙周炎的心血管病的危险性、糖尿病的失代偿（diabetic decompensation），或妊娠期的可能并发症

（possible complications during pregnancy）的证据。这些综述和"牙周炎和动脉粥样硬化性心血管疾病""牙周炎和糖尿病""牙周炎和不良妊娠后果"的共识报告分别发表在 2013 年欧洲的 *Journal of Clinical Periodontdogy* 和美国的 *Journal of Periodontology*，读者可免费下载阅读。

　　近年来国内许多口腔医学院校的牙周专科医师、口腔医师和医学界的同事们共同合作，在牙周医学领域获得令人瞩目的研究结果，正在为改善民众的牙周健康和全身健康而努力工作。最近国内外的流行病学调查显示重度牙周病与高血压显著相关，牙周炎患者非酒精性脂肪性肝炎的发病率显著高于非牙周炎患者，这些结果表明牙周炎是这些常见病多发病的独立危险因素。牙周炎与这些常见病、多发病的关系值得我们进一步关注、深入研究。

　　回顾 100 多年来的历史，从 1891 年病灶感染学说的提出，20 世纪 40 年代前病灶感染理论的广为流行，50 年代后被冷落，80 年代后期重新引起人们的关注，直至 21 世纪初的今天，人们对牙周医学的深入探讨、认识并揭示牙周感染与系统性疾病或状况之间存在的关系，经历了漫长的道路。随着今后研究的深入，人们有理由相信，口腔科医师将面临新的专业挑战和责任，他们不仅要为患者提供口腔专业服务，更可协助内科医师（physicians）和专科医师，为提高与改善患者的全身健康做出应有的贡献。在这个意义上讲，牙周医学的兴起也可促进口腔医师与临床医师开展更多的沟通与团队合作，以期更有效地进行预防及综合临床诊断和治疗，使他们共同的患者得到更佳的口腔和医疗专业服务，提升与维护口腔健康和全身健康。

## 思考题

　　1. 牙周医学的生物学基础是什么？
　　2. 就牙周病与上述一种系统性疾病或状况之间存在的关系，阐述你自己的看法与观点。
　　3. 根据你自己的看法，谈谈牙周医学在临床实践中的意义。
　　4. 讨论你对如何开展口腔科医生与内科医生的沟通和合作的看法。
　　5. 扼要讨论今后牙周医学研究的方向和重点。

（孟焕新　金力坚）

## 参考文献

［1］Beck JD，Offenbacher S. The association between periodontal diseases and cardiovascular diseases：a state-of-the-science review. Ann Periodontol，2001，6（1）：9-15.

［2］Cohen DW. Periodontal medicine in the next millennium. Refuat Hapeh Vehashinayim，2001，18（2）：6-8，60.

［3］Cohen DW，Slavkin HC. Periodontal disease and systemic disease. //Rose LF，et al. Periodontal Medicine. Hamilton（Canada）：B.C. Decker Inc，2000：1-10.

［4］Danesh J，Collins R，Peto R. Chronic infections and coronary heart disease：is there a link? Lancet，1997，350（9075）：430-436.

［5］Darveau RP，Tanner A，Page RC. The microbial challenge in periodontitis. Periodontol 2000，1997，14（1）：12-32.

［6］Garcia RI，Henshaw MM，Krall EA. Relationship between periodontal disease and systemic health. Periodontol 2000，2001，25（1）：21-36.

［7］Grossi SG，Genco RJ. Periodontal disease and diabetes mellitus：a two-way relationship. Ann Periodontol，1998，3（1）：51-61.

［8］Jin LJ，Chiu GKC，Corbet EF. Are periodontal diseases risk factors for certain systemic disorders—What matters to medical practitioners？ Hong Kong Med J，2003，9（1）：31-37.

［9］Mercado FB，Marshall RI，Bartold PM. Inter-relationships between rheumatoid arthritis and periodontal disease. A review. J Clin Periodontol，2003，30（9）：761-772.

［10］Miller WD. The human mouth as a focus of infection. Dental Cosmos，1891，138（3546）：340-342.

［11］Offenbacher S，Katz V，Fertik G. et al. Periodontal infection as a possible risk factor for preterm low birth weight. J Periodontol，1996，67（S10）：1103-1113.

［12］O'Reilly PG，Claffey NM. A history of oral sepsis as a cause of disease. Periodontol 2000，2000，23（1）：13-18.

［13］Oshowo A，Gillam D，Botha A. et al. Helicobacter pylori：the mouth，stomach，and gut axis. Ann Periodontol，1998，3（1）：276-280.

［14］Page RC. The pathobiology of periodontal diseases may affect systemic diseases：inversion of a paradigm. Ann Periodontol，1998，3（1）：108-120.

［15］Page RC，Offenbacher S，Schroeder HE. et al. Advances in the pathogenesis of periodontitis：summary of developments，clinical implications and future directions. Periodontol 2000，1997，14：216-248.

［16］Scannapieco FA. Position paper of The American Academy of Periodontology：periodontal disease as a potential risk factor for systemic diseases. J Periodontol，1998，69（7）：841-850.

［17］Scannapieco FA，Bush RB，Paju S. Associations between periodontal disease and risk for nosocomial bacterial pneumonia and chronic obstructive pulmonary disease. A systematic review. Ann Periodontol，2003，8（1）：54-69.

［18］Scannapieco FA，Bush RB，Paju S. Periodontal disease as a risk factor for adverse pregnancy outcomes. A systematic review. Ann Periodontol，2003，8（1）：70-78.

［19］Socransky SS，Haffajee AD. Microbiology of periodontal disease. //Lindhe J，Karring T，Lang NP，et al. Clinical Periodontology and Implant Dentistry. 4 th ed. Oxford：Blackwell Munksgaard，2003：106-149.

［20］Söder PÖ，Söder B，Nowak J，Jogestrand T. Early carotid atherosclerosis in subjects with periodontal diseases. Stroke，2005，36（6）：1195-1200.

［21］Soskolne WA，Klinger A. The relationship between periodontal diseases and diabetes：an overview. Ann Periodontol，2001，6（1）：91-98.

［22］Stewart JE，Wager KA，Friedlander AH，Zadeh HH. The effect of periodontal treatment on glycemic control in patients with type 2 diabetes mellitus. J Clin Periodontol，2001，28（4）：306-310.

［23］Umeda M，Kobayashi H，Takeuchi Y，et al. High prevalence of Helicobacter pylori detected by PCR in the oral cavities of periodontitis patients. J Periodontol，2003，74（1）：129-134.

［24］Williams RC，Paquette D. Periodontitis as a risk for systemic disease. //Lindhe J，Karring T，Lang NP，eds. Clinical Periodontology and Implant Dentistry. 4 th ed. Copenhagen：Blackwell Munksgaard，2003：366-386.

［25］Wu T，Trevisan M，Genco RJ，et al. Periodontal disease and risk of cerebrovascular disease：the first national health and nutrition examination survey and its follow-up study. Arch Intern Med，2000，160（18）：2749-2755.

［26］胡文杰，曹采方，孟焕新，等. 慢性胃炎患者口腔与胃内幽门螺杆菌的检测分析. 中华医学杂志，2002，82（15）：1037-1041.

［27］侯海玲，孟焕新，胡伏莲，等. 牙周基础治疗对口腔幽门螺杆菌的影响及其基因型关系的研究. 实用口腔医学杂志，2004，20（3）：353-357.

［28］释栋，孟焕新，徐莉，等. 牙周炎患者的血脂、血糖水平分析. 中华口腔医学杂志，2006，41（7）：401.

［29］沙月琴，李葳，耿素芳，等. 牙周基础治疗对糖化血红蛋白及胶原酶的影响. 现代口腔医学杂志，2003，17（1）：46.

［30］Friedewald VE，Kornman KS. et al. The american journal of cardiology and Journal of Periodontology Editors' Consensus：Periodontitis and atherosclerotic cardiovascular disease. J Periodontol，2009，80（7）：1021-1032.

［31］Tonetti MS，Van Dyke TE. Periodontitis and atherosclerotic cardiovascular disease：consensus report of the Joint EFP/AAP Workshop on Periodontitis and Systemic Diseases. J Clin Periodontol，2013，40（S14）：S24-S29.

［32］Chapple ILC，Genco R. Diabetes and periodontal diseases：consensus report of the Joint EFP/AAP Workshop on Periodontitis and Systemic Diseases. J Clin Periodontol，2013，40（S14）：S106-S112.

［33］Engebretson S，Kocher T. Evidence that periodontal treatment improves diabetes outcomes：a systematic review and meta-analysis. J Clin Periodontol，2013，40（S14）：S153-S163.

［34］Sanz M，Kornman K. Working group 3 of joint EFP/AAP workshop Periodontitis and adverse pregnancy outcomes：consensus report of the Joint EFP/AAP Workshop on Periodontitis and Systemic Diseases. J Clin

Periodontol, 2013, 40（S14）: S164-169.

[ 35 ] Xu J, Meng HX. The effects of initial periodontal therapy on the serum receptor activator of nuclear factor- κ b ligand/osteoprotegerin system in patients with type 2 diabetes mellitus and periodontitis. Jeriodontol, 2016, 87（3）: 303-311.

[ 36 ] Si Y, Fan H, Song Y, et al. Association between periodontitis and chronic obstructive pulmonary disease in a Chinese population. J Periodontol, 2012, 83（10）: 1288-1296.

[ 37 ] Zhou X, Han J, Liu Z, et al. Effects of periodontal treatment on lung function and exacerbation frequency in patients with chronic obstructive pulmonary disease and chronic periodontitis: a 2-year pilot randomized controlled trial. J Clin Periodontol, 2014, 41（6）: 564-572.

[ 38 ] Kamera AR, Morseb DE, Holm-Pedersenc P, et al. Periodontal inflammation in relation to cognitive function in an plder adult Danish population. J Alzheimer Dis, 2012, 28（3）613-624.

[ 39 ] Stephen SD, Casey C, Florran E, et al. Porphyromonas gingivalis in Alzheimer's disease brains: Evidence for disease causation and treatment with small-molecule inhibitors. Sci Adv, 2019, DOI: 10 1126.

# 第十八章 牙周病的预后

# Prognosis of Periodontal Disease

**应知应会的内容：**

1. 预后判断时应考虑的影响因素
2. 菌斑性龈炎的预后及转归
3. 牙周炎预后判断的关键影响因素有哪些
4. 基础治疗后再评估对预后的意义

## 第一节 影响预后判断的因素
### Factors to Consider When Determining a Prognosis

预后（prognosis）是指在了解疾病发病机制和危险因素基础上对疾病的进程、发展和结果的预测，是基于医生对该疾病的现有知识（循证医学）、经验以及对患者当前病情的认识和分析而得出的。预后判断是在做出诊断之后、制定治疗计划之前由医生做出，需根据患者的病史、年龄、疾病类型、进展速度、牙周破坏程度、菌斑牙石及局部刺激因素、全身健康状况和患者的依从性以及卫生习惯等因素全面考虑后做出初步判断。同时，预后的评估也应该是一个动态的过程，如在控制炎症的第一阶段基础治疗后需要对预后再评估。

预后常与风险混淆，风险通常是指个体在特定的时期内发生该疾病的可能性，危险因素是指个体自身具有增加患病风险的因素。预后则是对疾病进程和结局的预测。影响预后的因素是指疾病一旦出现后对预测疾病结局产生影响的因素。在一些病例中，危险因素和预后影响因素是一样的。例如，患者伴有糖尿病或者吸烟会增加患牙周疾病的风险，一旦患有牙周疾病，则预后不好。判断预后应考虑的因素见表 18-1。

表 18-1 判断预后应考虑的因素

| 整体临床状况 | 局部因素 | 临床牙周检查 | 全身健康状况 | 环境和行为因素 |
|---|---|---|---|---|
| 牙周炎的类型 | 菌斑、牙石量及成分 | 探诊后出血 | 糖尿病 | 患者的依从性（如菌斑控制、定时复查用药、戒烟等） |
| 牙周支持组织破坏程度 | 局部解剖因素 | 附着丧失程度 | 心血管疾病 | 吸烟 |

续表

| 整体临床状况 | 局部因素 | 临床牙周检查 | 全身健康状况 | 环境和行为因素 |
|---|---|---|---|---|
| 牙槽骨吸收的类型 | 𬌗创伤 | 探诊深度 | 免疫系统疾病 | |
| 患者年龄 | 食物嵌塞 | 牙松动 | 血液系统疾病 | |
| | 牙周－牙髓联合病变 | X 线检查 | 遗传基因及牙周病家族史 | 精神压力及紧张 |
| | 修复的相关因素 | | 感染 HIV | 心理因素 |

## 一、有关预后的种类

**1. 预后佳（good）**　无骨吸收，局部刺激因素可消除，并能使牙周组织恢复健康。患者合作，无系统性疾病及环境因素的影响。

**2. 预后良好（fair）**　附着丧失＜25%，或个别牙有Ⅰ度根分叉病变。局部致病因素可控制，患者的依从性好。无系统性疾病及环境因素的影响，或虽有系统性因素但已得到良好的控制。

**3. 预后中等（poor）**　25%～50% 的附着丧失，PD 为 5～6 mm，有中度骨吸收，可控制的Ⅱ度根分叉病变，牙齿动度在Ⅰ度以内。无系统性疾病及环境因素的影响，或虽有全身因素但已得到良好控制。

**4. 预后可疑（questionable）**　附着丧失在 50% 或以上，中、重度骨吸收，牙齿动度为Ⅰ度及以上，根分叉病变Ⅱ度及以上，牙根外形和冠根比较差，根间距窄。有或无系统／环境因素，患者依从性较差。

**5. 预后差（hopeless）**　牙齿没有充足的附着，重度骨吸收和深牙周袋，牙齿动度为Ⅱ～Ⅲ度。局部病变不能控制和维护，牙齿难以行使功能。全身因素及环境因素难以控制，属拔牙指征。

Lindle 等学者则提出，应根据全面检查的结果，包括对牙周炎、龋齿程度及牙齿敏感性的评估和最终诊断，以及考虑患者在美学和功能方面的需求，对每颗牙齿（牙根）进行治疗前的预后判断。可从 3 个方面考虑预后：

**1. 牙根的预后"良好"（安全）**　预后良好的牙齿只需要相对简单的治疗，并可视为功能可靠的桥基牙。

**2. 牙根的预后"治疗无望"**　此类牙齿从牙周（反复发作的牙周脓肿、牙周－牙髓联合病变、根尖区附着丧失）、牙髓（根尖区的穿孔、直径＞6 mm 的广泛根尖周病变）、牙齿（有隐裂或根纵裂、牙根中 1/3 斜形根折、延伸至根管的龋坏）、第三磨牙无对颌牙和有牙周炎／龋齿等方面综合考虑确定为治疗无望，应拔除。

**3. 牙根的预后"可疑"（不安全）**　视为"可疑"的牙齿通常需要综合治疗，必须通过额外治疗措施才能纳入预后良好的范畴，一般需要考虑牙周状况（根分叉病变实施治疗的可行性，是否为角形骨吸收，水平型骨吸收是否大于根长的 2/3）、牙髓情况（不完善的根管治疗、根尖周病变，且存在体积大的桩）、牙齿情况（是否存在广泛的牙根面龋）等。

Lindle 同时指出，在患者治疗的初期阶段，大多数情况下，不可能对治疗流程的所有方面做出明确的判断，因为：

**1. 基础治疗的效果尚不明确**　病因相关的基础治疗后的再评估是补充治疗内容选择的基础。能够达到的消除疾病程度取决于龈下机械治疗的结果，但也取决于患者为达到良好菌斑控制和合理饮食的能力和意愿。

**2. 患者对额外［牙周、牙体牙髓和（或）修复］治疗的"主观"需求尚不明确**　医生完成对患者牙周病、龋齿及牙髓病和颞下颌关节紊乱的检查后，将检查结果提供给患者，即"病情介绍"。在病情介绍阶段，了解患者对口腔治疗的主观需求与口腔医师对治疗内容的专业意见是否一致是很重要的。更重要的是，口腔医师应了解口腔治疗的主要目的除了消除疼痛外，还有满足患者对咀嚼功能（舒适度）和美学的需求，这种需求因人而异。

**3. 一些治疗步骤的效果无法预测**　在患有严重龋齿和牙周病的患者中，通常不可能准确预测初诊检查时存在的所有牙齿是否都能治疗成功，或者准确预测基础治疗的效果。换句话说，在准确预测和制定最终治疗方案之前，必须首先进行治疗中的关键及困难步骤，并且必须对这部分治疗的效果进行评估。

因此，在制订治疗计划之前，牙周医生要根据临床检查和患者自身存在的危险因素进行初步的预后判断，第一阶段的基础治疗完成后进行再评估。这样可以使临床医生观察治疗的反应后决定是否保留预后有疑问的患牙。再评估阶段需要临床医生对进行了洁治、刮治和根面平整，口腔卫生措施，以及使用化学药物后的牙周组织状况进行检查，并与治疗前比较，同时评价患者执行治疗计划的依从性。除此以外，还需考虑影响牙齿保留的牙髓、牙根疾病治疗的可行性问题和患者的主观愿望。

## 二、总体与个别牙齿预后

预后可以分成总体预后和个别牙齿的预后。总体的预后是将牙列作为一个整体。影响总体预后的因素包括患者年龄，当前疾病严重程度，全身健康状况，是否吸烟、菌斑、牙石的量和其他局部因素，患者依从性以及修复的可能性。总体预后需要回答以下问题：哪些牙可以保留并应该积极进行治疗？治疗可能成功吗？当需要缺失牙修复时，余留牙齿可以支持义齿增加的负担吗？

个别牙齿的预后是在总体预后明确后确定，并受其影响。例如，一个患者总体预后不好，不应尝试去保留预后有疑问的牙齿；而当余留牙齿很少时，修复的需求就变得更为重要，有时需要拔除牙周有望保留但影响修复设计的牙齿。列在表18-1中的很多局部和修复相关因素对个别牙齿的预后有直接的影响。

## 三、影响预后判断的因素

**1. 牙周炎的类型（type of periodontitis）**　慢性牙周炎的炎症多与局部刺激因素的强度相关，只要彻底地控制局部刺激因素，其预后良好。若牙周破坏程度相同，牙龈炎症重、牙石及菌斑堆积多的患者，其预后相对较好，因为其炎症和骨吸收在较大程度上是局部刺激因素所致，去除局部刺激因素可有效地停止骨破坏，取得显著的疗效。侵袭性牙周炎大多表现为牙龈炎症轻，或表面颜色、形状基本正常，但已有明显骨破坏。它发病年龄早，进展较快，如果有明显的全身背景及遗传因素则预后较差。如果全身健康状况良好，常规治疗配合使用抗生素，预后相对较好。如果两位病情相同的侵袭性牙周炎患者年龄相仿，均无明显系统性疾病，局部刺激因素明显者的预后要比局部刺激因素少者的预后好，因为后者有可能存在局部的免疫功能（如白细胞的趋化及吞噬功能）缺陷或还未明确的基因因素的作用等。

**2. 疾病严重程度（disease severity）**　牙周炎的严重程度应从牙周袋深度、附着水平、骨吸收程度、牙齿动度等方面来综合评价。研究结果表明患者既往的牙周病史和就诊当时的牙周破坏程度可作为其预后的参考指征。深牙周袋和严重的附着丧失部位，易发生新的破坏。反映牙周破坏的主要指征是附着丧失和牙槽骨吸收的程度，附着丧失比牙周袋深度更能准确地反映牙周组织破坏的程度，它反映了牙根面上牙周膜已破坏的程度和范围，而牙周袋深度则受很多因素（如炎症肿胀、退缩等）的影响，有时与骨吸收等真正的牙周组织破坏并不一致。牙周袋深但附着丧失和牙槽骨吸收少的牙周炎患者的预后要优于牙周袋虽不深但附着丧失和牙槽骨丧失严重者。累及多个牙面的复杂牙周袋要比简单袋预后差。若牙周破坏程度相似，但牙周炎类型不同，也可以直接影响预后，如侵袭性牙周炎的预后可能较慢性牙周炎要差。

随着 2018 年新分类中侵袭性牙周炎和慢性牙周炎的合并，学者们不再以类型论预后，而只从疾病严重程度和诊疗复杂性考虑。因此根据新分类，一般分级越高，疾病严重程度越重，如Ⅳ级意味疾病严重程度最高，预后也最差。

**3. 牙槽骨吸收的类型（pattern of bone loss）**　预后与余留牙槽骨的高度相关，牙齿各牙面的余留牙槽骨高度对预后的考虑很重要。若牙槽骨普遍吸收严重，则疗效较差。另外，还需结合 X 线片所示的余留牙槽骨的形状、密度、骨硬板存在与否等综合考虑。骨吸收类型对预后评估也很重要。如果两个牙余留骨的高度相同，通过治疗，角形骨吸收比水平型骨吸收者新骨形成机会多、效果好。根分叉部位是否受累，对预后的影响较大。

**4. 局部因素（local factors）**

（1）菌斑和牙石：来自菌斑和牙石中的微生物是牙周病发生、发展最重要的局部因素。多数情况下，良好的预后取决于患者和医生清除这些病因因素的能力。能否彻底清除菌斑及牙石是获得疗效的第一步，同时取决于患者自身有效地控制菌斑、保持疗效的能力，如果不能坚持自我清除菌斑及定期复查，病变将会复发和加重。

（2）局部解剖因素：一些解剖因素容易使菌斑滞留、不易清除或影响牙周支持组织的力量。

1）多根牙根分叉区的釉质突起和釉珠。此处易发生病变，亦对治疗反应差，很难产生再附着。这些牙根表面的釉质突起会妨碍牙周膜的附着，影响再生性治疗的疗效。

2）根面凹陷。深浅不等的根面凹陷会影响刮治和根面平整的效果，这种根面凹陷常见于上颌前磨牙、上颌第一磨牙的近颊根，下颌第一磨牙的两个根，以及下颌切牙。另外，任何牙齿都可有邻面的根面凹陷，也形成了医生和患者难以清洁的区域。

3）其他解剖因素。包括上切牙的发育沟和狭窄的牙根间距离，这些区域使器械难以到达和清除菌斑。有研究报告，5.6% 上颌侧切牙和 3.4% 上颌中切牙存在舌侧发育沟。Bower（1979）报告，58% 的第一磨牙的根分叉入口处的直径窄于常规的牙周刮治器宽度（0.75 mm）而影响治疗。

4）短的锥形根且牙冠相对较大的牙齿预后不佳。因为支持牙根的牙周组织表面积小，使牙周膜更易受力的损害。

5）牙齿松动。导致牙齿松动的主要原因是牙槽骨丧失、牙周膜的炎症和咬𬌗创伤。因炎症所致的牙齿松动容易纠正，因咬𬌗创伤所致松动经咬𬌗调整也可得到一定的改善；一些难以解除的咬𬌗创伤，如重度深覆𬌗都会影响疗效。因牙槽骨丧失过多所致的牙齿松动不易消除。有研究表明，牙周破坏程度相同的松动牙对牙周治疗的反应不如未松动的牙齿。在良好的菌斑控制情况下，通过夹板进行松牙固定，会对总体和个别牙齿的预后有利。

**5. 修复相关因素（prosthetic and restorative factors）**　对于牙列缺损者，要通过对余留牙剩余骨水平（影像学评价）和余留牙的附着水平（临床检查）进行综合考虑，并结合修复的要求来确定哪些牙可保留、哪些牙可作为基牙，以建立可行使功能、兼顾美观的修复义齿。此时需全盘考虑个别牙与总体牙列的预后，往往一颗牙会决定其他牙齿的保留或修复体的种类（固定修复、可摘义齿修复或种植修复）。当判断失牙区的邻牙预后时，标准应更为严格，常需与修复科医生共同商议围绕未来修复方式决定合理的治疗方案。

对于大面积牙体缺损的"残根残冠"，在进行牙周治疗前应考虑修复和牙体治疗的可能性。一些特发性牙根吸收或者正畸治疗导致的牙根吸收影响牙齿稳定，从而影响对牙周治疗的反应。死髓牙与活髓牙的牙周治疗预后无异。

**6. 全身健康状况（systemic disease/condition）** 全身健康状况不但与牙周炎的发生、发展密切相关，同时也影响牙周炎的预后。无系统性疾病者对牙周治疗的反应好。流行病学研究已明确证实：糖尿病患者中的牙周炎患病率和严重程度比非糖尿病患者明显高，糖尿病与牙周炎之间的相互促进关系已获肯定。因此，控制糖尿病和树立良好的口腔卫生习惯、及时治疗已有的牙周病并定期复查，对牙周炎病情的控制及预后有重要的影响；同样，牙周炎的有效治疗也会使糖尿病控制获得良好的效果。对于其他可能影响牙周疾病进展的系统性疾病，随着系统性疾病的治疗和控制，预后也会有所改善。

**7. 遗传因素（genetic factors）** 牙周病反映了入侵微生物与宿主防御功能之间的复杂相互作用，而遗传因素在宿主反应中起重要作用。Kornman（1997）首次报道，在不吸烟的重度慢性牙周炎患者中，白细胞介素1（IL-1）的基因多态性所导致的IL-1β生成增多与其牙周炎症程度相关。但在我国人群中与疾病相关的该基因多态性类型很少见。遗传因素还影响血清$IgG_2$抗体滴度和中性粒细胞Fc-γRⅡ受体的表达。关于遗传基因的研究很多，目前基本证实牙周炎是多基因相关疾病，与多种基因的叠加效应作用有关。对于牙周炎易感者而言，遗传因素是无法改变的，检测与牙周病相关的基因类型也可对预后判断有一定参考意义：首先，早期检测出有遗传因素使疾病风险增加的患者，可以对他们进行早期的预防和强化治疗；其次，对已患病或正在治疗中的患者，若能检测出遗传危险因素，可有助于调整治疗方案，如辅助使用抗生素、采取较彻底的治疗措施，或增加复诊频率。对那些侵袭性牙周炎患者家庭中尚未罹患牙周炎的个体早期鉴定并纳入预防重点，可以制定早期干预措施。总之，早期诊断、干预和调整治疗方案可能会改善有遗传易感性患者的预后。

**8. 患者年龄（patient age）** 对于牙周组织破坏程度相同的两名患者，年长者要比年轻者预后好。因为年轻患者的牙周组织破坏程度是在相对短时间内发生，而且往往伴有遗传因素或吸烟等不良嗜好或系统性疾病，对治疗的反应较差，这种情况多数发生在侵袭性牙周炎患者。另一方面，若患相同类型的牙周炎，年轻者治疗反应好于年长者。这一点也体现在年轻者较年长者对复杂的牙周治疗如手术等的反应相对要好，愈合和再生能力强。

**9. 患者的依从性（patient compliance/cooperation）** 牙周疾病的预后除了疾病本身的严重程度以外，很大程度取决于患者对保留自然牙的愿望，以及是否具有保持良好口腔卫生的意愿和行为能力，是否能学会并坚持正确的口腔卫生措施，并能定期复查和复治，这些对预后有极其重要的影响。复查的时间应根据病情，间隔3～12个月不等。研究表明对不能严格控制菌斑者，牙周手术和种植修复治疗等的长期效果均不佳。在牙周病患者就诊期间，注意调动患者的积极性，提高其对牙周病的认识，让其理解牙周病的预后及远期疗效与自身能否认真、有效地实施口腔卫生措施，能否定期复查密切相关。

**10. 吸烟（smoking）** 吸烟是牙周炎发生、发展及预后的重要环境影响因素。吸烟不仅会加重牙周破坏的严重程度，还影响牙周组织的愈合潜力。吸烟者比不吸烟者对牙周常规治疗的反应差，重度牙周炎伴吸烟者预后更差。吸烟者的牙面易于堆积牙石、菌斑，其免疫功能降低并影响预后，戒烟可改善预后。轻、中度牙周炎患者治疗同时配合戒烟，可获得良好的疗效；重度牙周炎患者戒烟后再配合治疗，预后亦会有改善。

## 第二节　牙龈病的预后
### Prognosis of Gingival Disease

由于牙龈病只侵犯牙龈组织，没有支持组织的破坏，病损大多表现为炎症和增生。只要能彻底消除引起炎症的原因和进行恰当的治疗，就可完全恢复健康，预后良好。

牙龈病有多种类型，各种类型的牙龈病预后不尽相同。需分析疾病的原因，依去除病因的难易程度而定。

## 一、菌斑性龈炎（plaque-induced gingivitis）

1. 通过龈上洁治术彻底清除菌斑和牙石，并对促使菌斑积聚的食物嵌塞、不良修复体、牙列不齐、充填体悬突等局部刺激因素进行纠正，使炎症得以消退，同时教会患者长期控制菌斑的方法，患者依从性若很好，牙龈的色、形、质便可恢复正常，获完全治愈。

2. 治疗后，牙龈炎症消退，并恢复至健康水平。但若患者不能坚持维护，将导致菌斑性龈炎再次复发。

3. 如果长期反复发作的龈炎不及时治疗，有可能发展成牙周炎。

## 二、受全身和药物因素影响的牙龈病（gingival diseases modified by systemic factors and medications）

**1. 青春期龈炎（puberty-associated gingivitis）**　由于青春期的内分泌改变使牙龈组织对微量的局部刺激物产生明显的炎症反应，一般来说它比单纯性菌斑性龈炎的愈合慢，特别是病程长且牙龈肥大者，由于全身因素的存在，仍易复发，需嘱患者定期复查并教会其正确刷牙和其他控制菌斑的方法，重度牙龈增生可用手术方法纠正牙龈外形。青春期过后，可以完全治愈。

**2. 妊娠期龈炎（pregnancy-associated gingivitis 或 pregnancy gingivitis）**　单纯的妊娠期龈炎经去除局部刺激因素，如菌斑、牙石、不良修复体等，牙龈可恢复健康。对于局部妊娠期龈瘤已妨碍进食者，可选择在合适的妊娠阶段实施手术切除。经过这些治疗后均可恢复正常。

**3. 药物性牙龈肥大（drug-induced gingival enlargement）**　远期疗效取决于局部炎症控制情况。对药物更换问题，多数患者在认真控制菌斑后，即使不换药、不停药，也能使增生的牙龈恢复健康，部分重度牙龈增生患者在炎症控制后可用手术方法纠正牙龈外形。

## 三、急性坏死溃疡性龈炎（acute necrotizing ulcerative gingivitis，ANUG）

急性坏死溃疡性龈炎仅侵及牙龈组织，主要的易感因素是菌斑。但是，患者常伴有急性心理性应激反应、吸烟、过度疲劳等全身因素。所有这些都可导致免疫反应降低，导致 ANUG 的特征性疼痛和坏死性病损。若菌斑得到控制、戒烟、解除心理障碍、注意营养及休息、无全身性严重疾病，预后通常很好，病变可得到痊愈。

# 第三节　牙周炎的预后
## Prognosis of Periodontitis

## 一、慢性牙周炎（chronic periodontitis，CP）

慢性牙周炎是与局部因素相关的慢性进展的感染性疾病，分为局限型和广泛型。对于轻、中度慢性牙周炎，通过良好的口腔卫生措施和完善的牙周基础治疗，并去除局部菌斑滞留因素，使炎症得以控制，预后通常较好。对于重度慢性牙周炎者，如果患者依从性差，同时伴发根分叉病变等，且临床动度继续加重，则预后不佳。

## 二、侵袭性牙周炎（aggressive periodontitis，AgP）

侵袭性牙周炎可表现为局限型和广泛型。局限型常发生于青春期，病变局限于第一磨牙和切牙。如能早期诊断，可通过口腔卫生指导，积极的牙周基础治疗以及必要的局部和全身应用抗生素辅助，适时选择植骨术和引导性组织再生手术，可以获得良好预后。广泛型侵袭性牙周炎表现为全口牙的附着丧失、牙槽骨吸收；部分患者在综合治疗后预后仍欠佳。如果合并全身因素、伴有吸烟等不良习惯，其预后更差。

随着牙周病 2018 年新分类法的公开发布，侵袭性牙周炎常归类为Ⅲ期或Ⅳ期牙周炎，广泛型侵袭性牙周炎在定级上又往往以 C 级居多，相应的预后一般较差，甚至部分牙治疗无望。

# 第四节　基础治疗后对预后再评估
## Re-evaluation after Initial Therapy

在制订治疗计划前，临床上往往先要确定一个暂时性的预后判断，第一阶段的治疗完成后需要进行再评估。

预后再评估通常在基础治疗后 6～8 周实施，临床医生针对洁治、刮治和根面平整，口腔卫生措施，以及使用化学药物后的牙周组织状况进行检查，即通过对患者的牙龈炎症及探诊后出血、牙周探诊深度、附着水平等的检查，来评估患者对治疗的反应。如果探诊深度变浅、探诊后出血减轻或不出血，则预后可能较好；如果临床检查各项指标无明显改善，则总体预后不佳。再评估阶段需要评价患者执行治疗计划的依从性，对患者的口腔卫生习惯进行强化指导，督促戒除吸烟等不良习惯。再评估同时也使医生有机会了解并与内科医生共同控制患者的全身疾病如糖尿病等。根据再评估的结果，医生可检验和修改原先所做的预后评估，这样可以使临床医生观察治疗的反应而决定是否保留预后有疑问的患牙。并据此对治疗计划做出必要和适当的调整，确定下一步的治疗计划，如手术治疗等。

# 小　结
## Summary

牙周炎的进展通常是以间断发作的方式进行的，长的静止期中间可有短的破坏期。目前尚无灵敏的方法判断静止期和活动期。复诊的间隔期越短，越有益于获得较佳的预后，更易捕捉到活动期并进行及时治疗。所以牙周炎要早治、常治，定期复查，患者才能终生受益。

**思考题**

1. 确定预后时需考虑哪些因素？
2. 预后种类都有哪几种，划分的依据如何？
3. 牙龈病和牙周炎各自的预后特点如何？

（胡文杰　沙月琴）

# 参考文献

［1］曹采方.牙周病学.2版.北京：人民卫生出版社，2003：157-160.

［2］郑麟蕃，张震康.实用口腔科学.北京：人民卫生出版社，1993：116-152.

［3］Armitage GC. Development of a classification system for periodontal diseases and conditions. Annals Periodontol, 1999, 4（1）: 1-6.

［4］Bower RC. Furcation morphology relative to periodontal treatment-furcation root surface anatomy. J Periotontol, 1979, 50（7）: 366-374.

［5］Claffey N, Polyzois I, Ziaka P. An overview of nonsurgical and surgical therapy. Periodontol 2000, 2004, 36（1）: 35-44.

［6］Fleischer HC, Mellonig JT, Brayer WK, et al. Scaling and root planing efficacy in multirooted teeth. J Periodontol, 1989, 60（7）: 402-409.

［7］Isidor F, Karring T. Long term effect of surgical and non-surgical periodontal treatment. A 5-year clinical study. J Periodontal Res, 1986, 21（6）: 462-472.

［8］Kalkwarf KL, Kaldahl WB, Patil KD. Evaluation of furcation region response to periodontal therapy. J Periodontol, 1988, 59（12）: 794-804.

［9］Knowles JW, Burgett FG, Nissle RR, et al. Results of periodontal treatment related to pocket depth and attachment level. Eight years. J Periodontol, 1979, 50（5）: 225-233.

［10］Lindhe J, Westfelt E, Nyman S, et al. Long term effect of surgical/non-surgical treatment of periodontal disease. J Clin Periodontol, 1984, 11（5）: 448-458.

［11］Petersilka GJ, Ehmke B, Flemmig T. Antimicrobial effects of mechanical debridement. Periodontol 2000, 2002, 28（1）: 56-71.

［12］Lindhe J, et al. Texbook of Clinical Periodontology. 6th ed. Copenhagen: Blackwell Munksgaard, 2015: 622-633.

［13］Newnan MG, Takei HH, Klokkevold PR, Newman and Carranzas Clinical Periodontology. 13th ed. Philadelphia: WB Saunders Co, 2019: 2203-2242.

# 第三篇　治疗篇

# 第十九章 牙周病的治疗计划

## Treatment Plan of Periodontal Disease

**应知应会的内容：**

1. 牙周治疗的总体目标
2. 牙周基础治疗的重要性
3. 牙周治疗 4 个阶段的相互关系
4. 牙周治疗应注意的全身健康状况

经过详细、全面的临床检查，明确诊断和做出客观的预后判断之后，应为患者制订出较全面的、个性化的（individualized）治疗计划。牙龈炎的治疗相对简单，主要针对病因进行有效的治疗和口腔卫生指导。牙周炎的治疗相对复杂，因牙周炎已造成牙周组织的破坏和牙槽骨吸收，甚至已经有牙齿丧失，制订治疗计划时既要考虑消除局部刺激因素，又要矫正疾病所造成的牙周软硬组织病损和缺陷，促进组织修复和再生，同时要注意患者的全身疾病和异常状况对治疗的反应；另一方面，应从长远考虑牙列修复重建方案，如种植修复的设计及相关部位的种植外科准备等，以恢复功能和改善美观。总之，必须制订出有针对性、有步骤的全面治疗计划，最终达到牙周组织健康、行使功能良好、满足美观需要的治疗目标。在治疗过程中还应随时根据患者对治疗的反应，调整和修改治疗计划。

## 第一节 牙周治疗的目标
### Goals of Periodontal Treatment

### 一、去除病因，消除炎症

去除菌斑是消除炎症的关键，贯穿于治疗的各个阶段。不但要在基础治疗阶段彻底清除菌斑、牙石及其他局部促进因素，还应在维护阶段进行定期专业洁治及必要的治疗，更重要的是让患者养成持之以恒、最大限度地彻底清除菌斑的习惯，同时还应及时去除和纠正食物嵌塞、充填体悬突，充填龋齿，调整不符合生理外形的接触点及边缘嵴等菌斑滞留的局部因素，消除牙周炎症，使牙周组织破坏停止并减少复发。

## 二、恢复软组织及骨的生理外形

因牙周炎造成的深牙周袋、牙龈退缩、骨缺损、牙齿移位、牙槽骨的外形改变等，应通过牙周非手术治疗及各种手术治疗加以纠正，对附着龈过窄、系带过短或其他影响牙周组织健康的解剖缺陷，应针对性地进行手术治疗，以利于生理性自我清洁、促进和维护牙周组织的持续健康。

## 三、恢复功能和美观，保持长久疗效

牙周治疗的最终目标是重建健康牙列、满足功能和美观要求，不仅要注重保留自然牙的数目和功能，还应在维护牙周健康前提下的考虑缺失牙义齿修复方式和重建健康牙列，即在进行修复治疗时应评估基牙和余留牙的状况及预后，针对患者的牙周情况做出相应的设计；不能保留的患牙在拔除前要考虑是否在拔牙同期实施利于后期种植治疗的牙槽嵴保存和骨增量的手术。同时，需要评估是否应进行正畸治疗改善咬合关系和使牙列整齐来促进牙周健康、增强咀嚼功能和改善美观。有关长期疗效的目标确定需结合患者年龄、全身情况、经济条件和自身要求加以个性化设计和考虑。

## 四、促进牙周组织的再生

通过牙周组织再生（regeneration）的各种手段重建和改善因牙周炎所造成的已丧失的牙周支持组织结构，促进新的牙骨质、牙周膜及牙槽骨形成。如通过植骨术和引导性组织再生术，联合使用促进再生的生长因子等方法来获得牙周组织再生的治疗效果。

# 第二节 治疗程序
## Treatment Sequence

治疗计划为牙周病的治疗和临床管理制订了行动蓝图，它包括控制炎症、重建功能、改善美观和维护长期口腔健康的一整套过程，如决定患牙的去留、非手术或手术治疗消除牙周袋或使牙周袋变浅、咬合调整、松动牙暂时固定、牙体牙髓治疗、选择修复方式及考虑相关准备（如拔牙后的牙槽嵴保存）、确定正畸治疗与否、进行牙周美学手术等。这些多方面、各层次的治疗需要有先后顺序，分阶段进行（框 19-1）。

除了急症治疗外，所有治疗都应在治疗计划制订后开始。

### 急症治疗
### Treatment of Emergencies

指逆行性牙髓炎、急性龈脓肿、急性牙周脓肿、急性坏死溃疡性龈炎等的牙周急症处理，应根据情况在基础治疗前进行。

## 一、向患者解释治疗计划（explaining the treatment plan to the patient）

告诉患者准确的诊断、病因、预后、治疗计划以及通过积极治疗保留天然牙和及时修复缺失牙的总目标。同时也应将不及时治疗的后果予以介绍，如牙周病对系统性疾病的潜在风险、对修复治疗效果的影响，以及不及时治疗牙周病会缩短牙齿寿命和增加修复难度的必然性。一般需要针对患者的病情、本人意愿及其他条件（如时间、经济等）设计并提供一至数套治疗方案，与患者讨论，最终选择一个合理可行的个性化方案。与此同时，调动患者的积极性至关重要，应告知患者本人在牙周病治疗和预防中的作用及责任，明确患者自身的菌斑控制、依从性和对牙周病的重视程度会显著影响近、远期治疗效果。

# 二、第一阶段：基础治疗（phase Ⅰ：initial therapy）

牙周基础治疗是每位牙周病患者最基本的治疗，此阶段目的在于消除局部致病因素，因此是一项针对病因的治疗，也是其他治疗的基础。基础治疗阶段既要由医生采取各种治疗手段消除菌斑、牙石等局部致病因素，也要让患者了解病因及建立良好口腔卫生习惯的重要性，并掌握控制菌斑、维护牙周健康的具体方法。在基础治疗结束后由医生对疗效进行再评估。此阶段包括以下内容：

**1. 拔除无望保留的牙齿（extraction of hopelessteeth）**　牙周治疗要有长期计划，不单纯追求保留牙齿的数目，而立足于建立、维持长久健康和功能的牙列。保持较长时期的牙周健康比只考虑保留牙齿的数目更重要。由于种植治疗修复缺失牙已经成为可预期的一项治疗技术，对预后有疑问的牙齿应慎重考虑，必要时应拔除，避免危及邻牙的牙周健康和丧失种植修复所需的骨量。拔除、保留或者暂时保留一颗或多颗患牙是全面治疗计划中重要的部分，针对一些复杂情况，必要时需与修复和正畸医师进行跨学科会诊。总之，要从有利于口腔整体健康的前提下，围绕功能重建和改善美观的目标，选择合适的时机拔除治疗无望或不利于整体治疗计划的牙。

**2. 口腔卫生指导（oral hygiene instruction）**　告诉患者菌斑和牙周疾病的关系、强调清除菌斑的重要性及方法，教会患者正确的刷牙方法以及正确使用牙线、牙签、间隙刷等清除邻面菌斑的清除工具。

**3. 洁治、刮治及根面平整术（scaling and root planing）**　其目的为清除龈上、龈下的菌斑、牙石及内毒素侵蚀的牙骨质。

**4. 消除局部刺激因素（removal of local irritational factors）**　如去除充填体悬突、充填龋洞、纠正不良修复体、改善不良咬𬌗关系、解除食物嵌塞、进行牙髓和根管治疗等。

**5. 纠正不良行为习惯（correction of bad habits）**　告知患者吸烟与牙周炎的关系及吸烟对治疗的负面影响，劝导患者戒烟。牙周炎患者未经治疗却行牙龈按摩和叩齿也是不良习惯，对口腔健康和全身健康均有害无利。

**6. 暂时性松牙固定（temporary splinting）**　经过牙周基础治疗，炎症消除并基本建立平衡后，从有利于可保留松动牙的牙周健康和发挥咀嚼功能出发，对某些松动牙加以固定，即通过牙周夹板将松动的患牙连接，并固定在健康稳固的牙齿上，建立起一个新的咀嚼单位，当牙齿受力时可由多个牙的牙周膜纤维共同承担咬合力，减轻患牙的负担，利于牙周组织恢复健康。

**7. 调𬌗（occlusal therapy）**　应在消除炎症后进行咬合调整，解除个别牙早接触𬌗干扰，方法详见第二十章。

**8. 药物辅助治疗（antimicrobial therapy）**　在上述机械性治疗时如果牙周炎症较重，或机械性治疗后仍不能控制炎症或炎症消除不明显，必要时可辅助药物治疗，如口服药物或局部用药。

**9. 关注全身健康状况（evaluation of systemichealth）**　在局部治疗的同时要尽可能了解全身健康状况，并与相关的内科专科医生共同合作，控制和治疗全身疾病。

**10. 疗效再评估（re-evaluation）**　治疗结束后6～8周，对治疗反应及疗效进行评价，必要时重复以上治疗。经过第一阶段治疗后患者即应进入维护期（maintenance phase），部分患者需行手术治疗则进入第二阶段。

（1）再评估的原因：由于牙菌斑不断地形成，患者可能难以持之以恒地使用保洁工具彻底清除菌斑。另外，由于龈下刮治和根面平整均在肉眼不能直视的情况下进行，操作难度大，彻底清创受限；或因为局部复杂的解剖学条件（如根分叉病变、畸形舌侧沟等）使基础治疗阶段的治疗不完善，在治疗后6～8周内，逐步暴露这些遗漏问题；基础治疗后细菌再定植，出现病情反弹，需要追加治疗等，有必要于基础治疗后 6～8 周进行再评估。

（2）再评估的内容：除对牙周组织的炎症消除情况和口腔卫生状况进行评估外，还应关注患者的全身健康状况，如糖尿病等疾病的控制情况，是否已戒烟，以及患者对控制菌斑和戒烟等的依从性等。

对牙周组织的评估包括牙龈的颜色、形状、质地，菌斑指数、探诊深度、附着水平、探诊后出血情况、牙周袋溢脓情况、根分叉病变情况、牙齿动度、咬合关系等，患者也可对治疗效果及行使功能状况、美观效果等进行评价。

再评估后需要向患者交代检查结果及病情评价，并再次对口腔卫生保健知识进行强化教育和针对性指导，然后即可进入维护期。

## 三、第二阶段：手术治疗（phase II：surgical phase）

基础治疗后 6～8 周对牙周组织状况进行再评估，包括牙周袋探诊深度、探诊后出血情况、牙龈和牙槽骨的形态、菌斑控制情况、附着龈的宽度、系带的位置进行全面评估。

如果某些牙位的探诊深度仍在 5 mm 以上且探诊后仍有出血，或根分叉病变为 II～III 度，或牙龈及牙槽骨形态不良，则需进行手术治疗。牙周手术既可在直视下进行彻底的根面平整、清除感染组织，纠正不良的牙龈外形、不良的牙槽骨形态、根分叉病变，还可进行牙周美学和再生性手术。

此阶段也是种植修复的外科治疗阶段，包括种植体植入、种植体植入位点必要的骨增量和软组织增量的手术（角化组织增宽和增厚），以改善因牙周组织破坏后的种植修复基础条件。

## 四、第三阶段：修复治疗及正畸阶段（phase III：restorative and orthodontics phase）

修复和正畸治疗是牙周炎治疗程序中的重要组成部分。通过恰当的修复方式恢复缺失牙的咀嚼功能、采取正畸治疗达到符合生理学的上下牙列咬合关系，是有利于全牙列牙周健康、恢复功能和美观的重要治疗程序。修复和正畸治疗必须在全口牙周炎症得到控制的条件下施行。此阶段一般在非手术治疗或手术治疗后 3 个月进行，此时牙龈的外形和龈缘位置已基本稳定。修复缺失牙的设计可兼顾松动牙固定。各种修复方式（种植、固定义齿和可摘局部义齿）和正畸治疗不但应达到恢复功能和美观的要求，而且在实施时应严密注意不损伤牙周组织、维护牙周健康。

## 五、第四阶段：维护期（phase IV：maintenance phase）

维护期（maintenance phase）又称牙周支持治疗（supportive periodontal therapy，SPT）。治疗牙周病后，应对患者强调养成良好的口腔卫生习惯的重要性、要终生自我维护牙周健康；定期进行专业维护，以减少牙周炎的复发和防治种植体周疾病，此阶段应终生坚持。维护期有别于基础治疗，但两者又密切联系。手术期及修复和正畸治疗阶段也需要对牙周情况进行复查和维护（图 19-1）。

坚持 SPT 的原因在于：①控制牙周病最为有效的方法是机械去除牙菌斑，即使依从性再好的患者，也会残留菌斑，需定期去医院进行洁治并接受口腔卫生指导。②临床对照研究证明，定期进行维护治疗与不进行维护治疗，牙周情况有显著性差异。Nyman 等 1975 年报道，将牙周炎患者分为实验组和对照组，实验组每 2 周进行一次牙周维护治疗和口腔卫生指导，对照组仅每隔 6 个月进行一次洁治和刮治。2 年后实验组患者牙周情况稳定，无进一步临床附着丧失，而对照组患者则出现平均 2 mm 的临床附着丧失，牙周探诊深度又回到治疗前水平。

维护复查间隔期的确定，应根据牙周炎的类型、疾病的严重程度、患者的依从性、全身健康状况等综合因素确定，一般至少 6 个月复查一次。快速进展的牙周炎需比慢性牙周炎患者的间隔期缩短。依从性差者最好在基础治疗后的 6 个月内，每 2～3 个月复查一次，强化指导口

框 19-1　牙周治疗的程序

急症处理（treatment of emergencies）
- 急性牙周脓肿
- 急性牙龈脓肿
- 急性坏死溃疡性龈炎

基础治疗阶段（initial therapy phase）
- 拔除无望保留的患牙
- 口腔卫生指导
- 洁治、刮治与根面平整
- 纠正不良修复体或充填体
- 调𬌗
- 暂时性牙周固定
- 药物辅助治疗（局部应用或口服）

再评估基础治疗后（6～8 周）对治疗的反应评价（evaluation of tissue response to initial therapy）
- 检查口腔卫生状况
- 检查 PD、BI、牙龈炎症
- 强化口腔卫生指导
- 危险因素评估

外科手术治疗阶段（surgical phase）
- 牙周手术和种植手术

修复和正畸治疗阶段（手术后 3 个月）（restorative and orthodontics phase）
- 常规修复治疗
- 种植修复治疗
- 正畸治疗

对修复后的牙周情况再评估（evaluation of response to restorative procedures）
- 进行牙周检查
- 找出并解除致病因素

维护期（maintenance phase）
- 定期复查和必要的针对性治疗
- 针对性口腔卫生指导
- 根据个体情况确定复查间隔时间

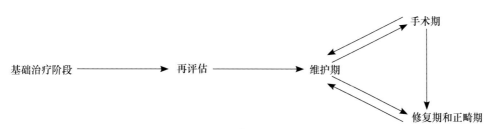

图 19-1　牙周病患者治疗流程图

腔卫生并专业清除牙菌斑。以下情况者应缩短复查的间隔时间：①牙石形成较快；②探诊后出血的位点 ≥ 20% 或某些部位多次检查始终有出血；③存在根分叉病变并较难清洁；④探诊深度 ≥ 6 mm；⑤正在进行正畸治疗；⑥吸烟；⑦糖尿病患者或有明确家族史。

## 典型病例展示

以下是一位重度慢性牙周炎（2018 年新分类为广泛性牙周炎Ⅳ期C级）患者的诊断、治疗计划和治疗过程。该患者初诊临床照片、全口根尖片及牙周检查记录表分别如图 19-2、图 19-3、图 19-4 所示。

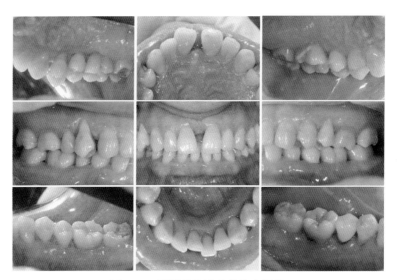

图 19-2 牙周系统治疗前临床照片

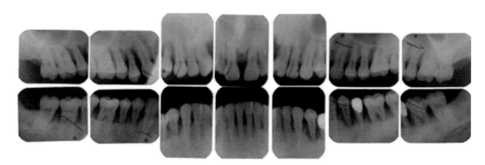

图 19-3 牙周系统治疗前全口根尖片

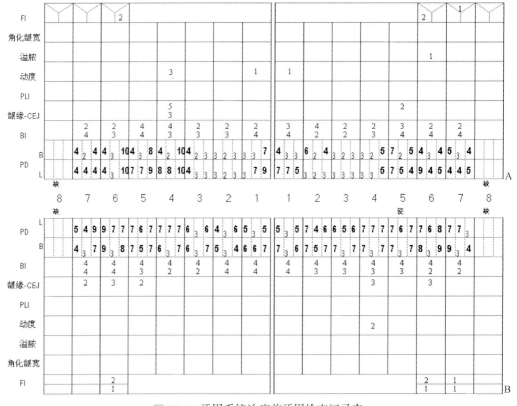

图 19-4 牙周系统治疗前牙周检查记录表

注：CEJ，釉质牙骨质界；PLI，菌斑指数；BI，出血指数；PD，探诊深度；FI，根分叉。

　　首先对该患者全口和个别患牙进行预后判断和分析，围绕控制炎症、重建功能、改善美观和维护长期口腔健康 4 个方面的治疗目标，确定包括牙周基础治疗、手术治疗、正畸治疗、种植修复及维护治疗的牙周系统治疗计划，临床治疗计划及实施过程如图 19-5。

　　牙周系统治疗 5 年复查时患者的临床照片、全口 X 线片及牙周检查记录表如图 19-6、图 19-7、图 19-8 所示。

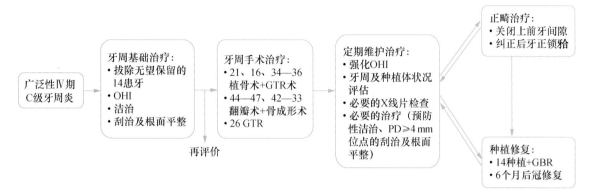

图 19-5　牙周系统治疗流程图

注：OHI，口腔卫生指导；GTR，引导性组织再生术；GBR，引导性骨再生术。

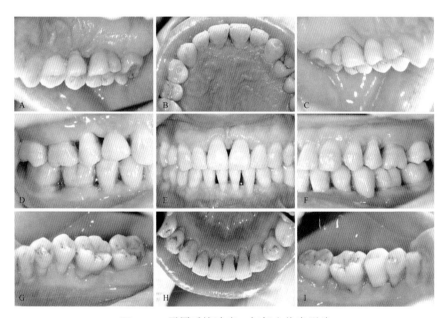

图 19-6　牙周系统治疗 5 年复查临床照片

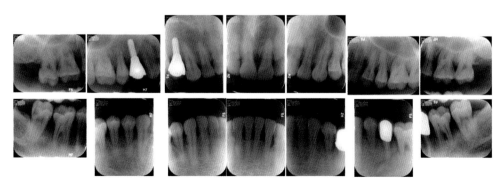

图 19-7　牙周系统治疗 5 年复查全口根尖片

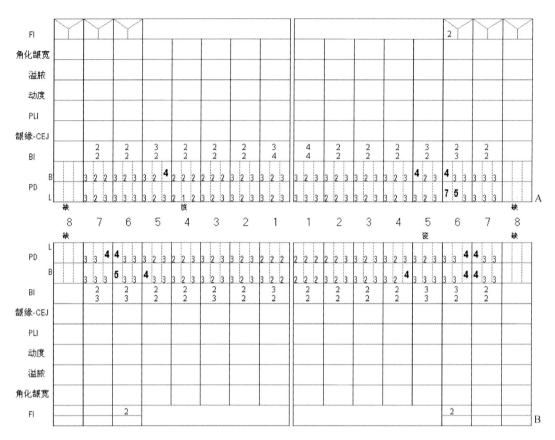

图 19-8 牙周系统治疗 5 年复查牙周检查记录表
（上述病例资料由王翠医师提供）

# 第三节 伴有全身疾病患者的牙周治疗原则
## Periodontal Treatment for Systemically Compromised Patients

某些牙周炎或牙龈病的患者同时伴发系统性疾病，这些疾病不但影响牙周病的进程，而且会影响疗效。牙周治疗同时也会对全身疾病产生正面或负面影响，因此，在确定治疗计划时要针对全身状况制订适于不同患者的计划。

## 心血管疾病
### Cardiovascular Disease

心血管疾病包括高血压、心绞痛、心肌梗死、感染性心内膜炎，以及曾进行过心脏介入手术、有脑血管意外史、佩戴心脏起搏器或除颤器等。对这些患者进行牙周治疗时，应与内科医生取得联系。佩戴心脏起搏器、除颤器者一般避免使用超声波洁牙机进行洁治。

### 一、高血压

治疗高血压患者时局麻药中肾上腺素的浓度不应大于 1:100 000。肾上腺素可使血管收缩、血压升高。血压升高通过迷走神经和颈动脉压力感受器介导，反射性引起心率减慢、心动过缓，使血管灌流减少，甚至会影响生命。因此，含肾上腺素的局麻剂应谨慎使用，尤其对那些服用非选择性 β 受体阻断药的患者。如必须使用，应在心电监护下进行。

对高血压病患者，牙周治疗前应了解并记录病史，必要时在测量血压后开始治疗。如果患者正在接受抗高血压治疗，应当与内科医生商讨，以便充分了解患者的健康状况。研究表明，血压从晨起时开始增高，上午 10 点左右达高峰，下午的血压则较低，所以较复杂的牙周治疗以下午为宜。对未经过治疗的高血压患者一般不进行牙周治疗，除非急症问题。在治疗过程中应避免患者在牙椅上的体位突然变化，减少体位性高血压的出现。

高血压病患者的牙周治疗计划应参考血压状况制定：

**1. 高血压前期（也称正常高值）**　收缩压 120 ～ 139 mmHg 或舒张压 80 ～ 89 mmHg。牙周治疗同健康人。

**2. 1 级高血压**　收缩压 140 ～ 159 mmHg 或舒张压 90 ～ 99 mmHg。常规咨询内科医生，每次就诊时测量血压，告知患者其血压情况，牙周治疗同健康人，减小精神压力。

**3. 2 级高血压**　收缩压 > 160 mmHg 或舒张压 > 100 mmHg。告知患者血压情况，常规咨询内科医生，每次就诊时测量血压。如果收缩压 < 180 mmHg 和舒张压 < 110 mmHg，可进行选择性的牙周治疗（常规检查、预防性洁治、牙周非手术治疗和牙体治疗），减小压力。高血压未治疗的患者不应给予常规的牙周治疗。如果收缩压 ≥ 180 mmHg 或舒张压 ≥ 110 mmHg，建议立即进行内科治疗，只进行急症处理并酌情配合使用止疼药和抗生素（以减轻疼痛、减少出血和感染），减小精神压力。

## 二、心绞痛

对于不稳定型心绞痛者（心绞痛不定期地经常发生，无易感因素）仅对急症进行处理且须与内科医生商讨后予以处理。对于稳定型心绞痛（心绞痛发作与劳累或压力相关，用药物或休息后易控制），可选择性地进行牙周治疗，但应采取下列措施：①预先使用镇静药（地西泮或短效巴比妥类药物）。②较复杂的牙周治疗，可服用一片硝酸甘油预防心绞痛。硝酸甘油应放在治疗台易取到处，并注意药物的有效日期。③治疗中若患者感觉疲劳不适或心律突然变化，应停止治疗。④若治疗中心绞痛发作，立即停止牙周治疗，并舌下含服硝酸甘油片（0.3 ～ 0.6 mg），让患者平卧，松开领口，必要时给氧。经上述措施后，如果症状和体征在 3 分钟内消退，尽早结束治疗；如果 2 ～ 3 分钟内体征未消除，可再含一片硝酸甘油，并通知内科医生，必要时应送急救，以排除已发生心肌梗死的可能性。心肌梗死是牙周诊疗中遇到的另一种心脏缺血性疾病。此类患者的牙周治疗至少应推迟到心肌梗死发生后 6 个月，因为患者在该期间的死亡率最高。6 个月后，患者通常可接受与稳定型心绞痛患者同样的牙周治疗。

## 三、冠状动脉旁路移植术后

冠状动脉旁路移植术后进行牙周治疗时应谨慎。6 个月内若需牙周治疗应与内科医生会诊，以了解患者身体状况及是否有发生感染性心内膜炎和移植物排斥问题，来确定是否需预防性用抗生素。

## 四、脑血管意外

脑血管意外（卒中）是局部缺血（如脑血栓）或出血的结果。高血压和动脉硬化是脑血管意外的易感因素。卒中后的患者治疗牙周病时应注意以下几点：①卒中后 6 个月内除非急症（因此阶段复发率高），一般不做牙周治疗。②卒中 6 个月后可进行牙周治疗，但每次就诊时间要短，肾上腺素的含量不应超过 1：100 000。③对焦虑患者可使用少量镇静剂。④卒中患者常口服抗凝药物，在进行牙周刮治和手术时，需注意出血问题，但能否停服抗凝药需由其内科医生决定。尽管如此，还是应积极控制感染，预防卒中的再复发，因为感染可促使血液凝集，引发栓子形成，导致脑血管栓塞。

## 五、风湿性心脏病和先天性心脏病

对风湿性心脏病、先天性心脏病和有人工心脏瓣膜者应预防性使用抗生素以防感染性心内膜炎。在接受牙周检查或治疗的当天应服用抗生素；对于牙周手术患者，抗生素的使用应延长至拆线后。还可在治疗前用过氧化氢或氯己定含漱液含漱，以减少口腔内的细菌，拔牙和手术前应局部消毒。近年来，国外对预防性使用抗生素更为谨慎，同时美国心脏病协会强调"感染性心内膜炎的易感者应特别注意口腔卫生，以控制和减少口腔中的微生物，减少炎症和细菌入血。"

# 糖尿病
## Diabetes Mellitus

糖尿病分为 1 型（胰岛素依赖型糖尿病）和 2 型（非胰岛素依赖型糖尿病）。如果已知患者患有糖尿病，开始牙周治疗前必须了解其血糖水平，可通过测量餐前血糖、餐后血糖和糖化血红蛋白（HbAlc）了解血糖控制情况。HbAlc 反映的是测量前 6～8 周的血糖水平，如果 HbAlc ＜ 8%，说明血糖控制良好，可进行牙周治疗。如果血糖控制差，又必须进行手术治疗，术前需预防性给予抗感染药。使用胰岛素的糖尿病患者在牙周治疗中易发生低血糖症，如果出现低血糖症，可采取以下措施：口服果汁或蔗糖，或静脉注射 50% 葡萄糖 20～30 ml，或静脉（肌内）注射胰高血糖素 1 mg，最好与内科医生一起拟订治疗计划。

糖尿病患者的牙周治疗计划应参考血糖状况制订：

1. 血糖控制良好（空腹血糖 6.1～7.0 mmol/L，HbA1c 6.5%～7.5%），牙周治疗操作同全身健康者，尽量采用非手术治疗。当日按处方服药并合理进食，减轻治疗焦虑。

2. 血糖控制差，甚至存在并发症或者使用大剂量胰岛素（空腹血糖 ＞ 7.0 mmol/L，HbA1c ＞ 7.5%），可进行非手术治疗，预防性使用抗生素以减少治疗后感染和伤口不愈合的发生。慎用含有肾上腺素的局麻药，不建议行牙周手术。若必须进行手术治疗，尽可能控制 HbA1c ＜ 10%，若达不到应预防性应用抗生素。如果手术会影响糖尿病患者饮食，应与患者内科医生协商是否需要调整胰岛素的使用剂量。

3. 血糖控制极差，空腹血糖 ＞ 11.4 mmol/L 或 HbA1c ＞ 10%，则牙科治疗后感染概率增大，建议仅做对症急诊处理（脓肿切开引流）、全身辅助应用抗生素、局部用药（袋内放置、冲洗、漱口），待血糖控制后再开始牙周常规治疗。

# 肝炎、结核病及其他传染性疾病
## Hepatopathy，Tuberculosis and Communicable Diseases

在我国人群中肝炎的患病率约为 10%，结核病也正在全球重新肆虐，HIV 感染、梅毒等疾病在口腔科就诊患者中也可见到，这些病可通过血液、唾液，或皮肤、黏膜的伤口传染。因此，口腔医师在临床上必须对这些疾病有一定的警惕和识别能力。对于活动性传染病患者，不做常规的牙周治疗，只在严格防范交叉感染的条件下，做应急处理。有些患者可能不知道自己患有传染性疾病，或不向医生报告，因此在临床上应按"一致对待"（universal precaution）的原则来处理每位患者，预防交叉感染，即假设每位患者均具有传染性的原则下进行操作，以防止医院内感染。

传染性疾病伴发牙周病时，临床检查、诊断、治疗的基本原则相同，但应特别注意消毒、避免交叉感染和诊疗环境的防护等。注意事项如下：

1. 了解、判断系统性疾病的程度和是否为急性期（或活动期），必要时向内科医生咨询和商议，以确定牙周治疗的时机和内容。

2. 临床操作尽量采用手用器械，以牙周基础治疗为主，尽量避免手术治疗。

3. 如果用超声器械或高速手机等操作，要注意避免气溶胶扩散引起周边污染，严格采用自我防护措施（全屏障保护）以及对诊疗设备、环境进行防护，操作结束后要严格擦洗和消毒。

4. HIV 相关的牙龈红斑对洁治、刮治等菌斑控制治疗效果可能不明显，可以用 0.12% 的氯己定含漱来减少感染；对 HIV 感染的牙周炎患者应用甲硝唑可能有助于减轻急性疼痛及促进组织愈合，若伴真菌感染时可同时进行抗真菌治疗。

5. 对于肝病患者应注意控制使用需要经过肝代谢的药物，以减少肝负担。因大部分的凝血因子由肝生成，肝功能异常可导致凝血异常。严重肝病患者在牙周治疗时易出血，治疗时应注意与内科医生会诊，明确疾病的状况及出血的风险。

<h1 style="text-align:center">出血性疾病<br>Hemorrhagic Disease</h1>

通过询问病史、临床检查和化验检查来减少牙周治疗过程中出血的风险。问诊包括之前术后或创伤后的出血情况；现在的用药情况和用药史；有无自发性牙龈出血和潜在出血倾向。化验检查应包括全血细胞计数、血小板计数、凝血酶原时间、出血时间和凝血时间、白细胞分类等。

## 一、凝血功能障碍

凝血功能障碍可见于凝血因子Ⅷ缺乏的血友病患者。如果凝血因子Ⅷ少于 1%，为严重血友病患者，轻微刺激就会有严重出血；中度血友病患者，微小创伤引起持续出血；轻度血友病患者，严重创伤后有明显出血。为了防止牙周治疗过程中出现严重出血，凝血因子Ⅷ水平应高于 30%。

由于多数凝血因子由肝合成，肝疾病可影响凝血的所有阶段。长期酗酒或慢性肝炎患者亦会有凝血功能障碍。另外，维生素 K 缺乏也会影响凝血，经常服用维生素 K 拮抗剂——阿司匹林可干扰正常血小板的聚集，导致出血时间延长（一般用药效果持续 4 ~ 7 天）。为避免牙周手术中出血过多，若考虑术前 7 ~ 10 天暂停使用阿司匹林，必须咨询其内科医生，不能让患者擅停用药。非甾体抗炎药物如布洛芬也可抑制血小板生成。

## 二、血小板减少性紫癜

外周血中血小板计数 < $100 \times 10^9$/L 为血小板减少症。紫癜是指血液渗入皮肤或黏膜下组织，形成瘀点或瘀斑。针对这种患者的牙周治疗应以口腔卫生指导及龈上洁治、去除局部刺激物为主，尽量避免龈下刮治。进行根面平整术的患者外周血的血小板计数应大于 $60 \times 10^9$/L，

尽可能不做牙周手术。

　　上述出血性疾病患者常因为恐惧口腔出血而刻意减少或停止刷牙等常规口腔卫生保健措施，应对他们有针对性地进行口腔卫生意义和方法的指导教育，坚持正确的日常口腔保健措施。牙周专科检查和治疗的操作要轻柔，尽量减少创伤，可以分次、分区域实施牙周基础治疗。治疗结束时可轻轻压迫牙龈并仔细检查有无残留的肉芽组织及渗血，必要时应观察20分钟，确认局部无活动的出血时，再让患者离去。手术治疗宜慎重，在必要时及全身状况较为稳定状况下再实施。

## 思考题

　　1. 如何理解牙周治疗4个阶段的意义？
　　2. 简述牙周治疗后再评价的时间及其内容。
　　3. 维护期治疗的内容和重要性是什么？
　　4. 简述伴有全身疾病患者的牙周治疗原则。

（胡文杰　沙月琴）

## 参考文献

［1］ Lindhe J，Nyman S. The effect of plaque control and surgical pocket elimination on the establishment and maintenance of periodontal health. A longitudinal study of periodontal therapy in cases of advanced periodontal disease. J Clin Periodontol，1975，2（2）：67-79.

［2］ PolsonAM. Interrelationship of infiammation and tooth mobility（trauma）in pathogenesis of periodontal disease. J Clin Periodontol，1980，7（5）：351-360.

［3］ Christgau M，Palitzsch KD，Schmalz G，et al. Healing response to non-surgical periodontal therapy in patients with diabetes mellitus：clinical，microbiological，and immunologica lresults. J Clin Periodontol，1998，25（2）：112-124.

［4］ ClevelandJL，GoochBF，ShearerBG，et al. Risk and prevention of hepatitis C viru sinfection. Implicationsfordentistry. J Am Dent Assoc，1999；130（5）：641-647.

［5］ Genco RJ，Offenbacher S，Beck J，et al. Cardiovascular diseases and oral infections. //Rose LF，Genco RJ，Mealey BL，et al. Periodontal Medicine. Hamilton：Bc Decker Inc，2000：63-82.

［6］ Glick M. New guidelines for prevention，detection，evaluation and treatment of high blood pressure. J Am Dent Assoc，1998，129（11）：1588-1595.

［7］ Johnson WT，Leary JM. Management of dental patients with bleeding disorders：review and update. Oral Surg Oral Med Oral Pathol，1988，66（3）：297-303.

［8］ Newman MG，Takei HH，Klokkevold PR，et al. Carranza s Clinical Periodontology. 11th ed. Philadelphia：WB Saunders Co，2012：384-386，396-411.

［9］ Lindhe J，Lang NP et al. Texbook of Clinical Periodontology. 5th ed. Copenhagen：Blackwell Munksgaard，2011：655-694.

［10］ Newnan MG，Takei HH，Klokkevold PR，Carranza FA. Newman and Carranzas Clinical Periodontology. 13th ed. Philadelphia：WB Saunders Co，2019，2243-2272，2325-2404，3275-3278.

［11］ Salvi GE，Lindhe J，Lang NP，et al. Texbookof Clinical Periodontology and Implant dentistry. 6th ed. Copenhagen：Blackwell Munksgaard，2015：622-633.

# 第二十章 牙周基础治疗

## Initial Therapy of Periodontal Diseases

**应知应会的内容：**

1. 牙周基础治疗的目的
2. 菌斑控制的方法及在治疗中的意义
3. 洁治、刮治及根面平整的概念、作用及方法
4. 清除菌斑滞留因素在治疗中的作用
5. 调𬌗的时机和方法

　　牙周病的基础治疗（initial therapy）是牙周治疗的第一阶段（phase I periodontal therapy），目的在于消除牙周疾病的致病因素，从而控制牙周炎症、终止疾病的进展。这一阶段的治疗还称为消除病因治疗（cause-related therapy），包括口腔卫生指导、龈上洁治、龈下刮治和根面平整、菌斑滞留因素去除等，此外还包括拔除无望保留的牙齿、咬合调整、药物治疗、食物嵌塞的治疗、消除不良习惯、戒烟治疗和控制全身疾病等，因此牙周基础治疗也称为牙周非手术治疗（nonsurgical periodontal therapy）。牙周基础治疗的主要内容、目的及方法如图 20-1。

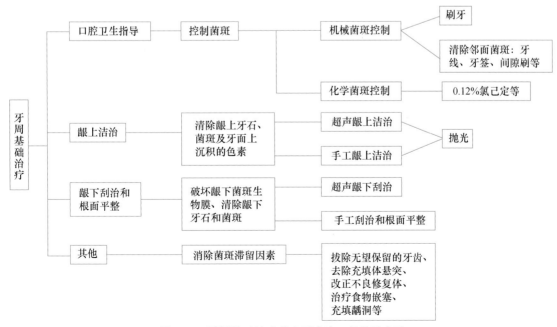

图 20-1　牙周基础治疗的主要内容、目的及方法

# 第一节　菌斑控制
## Plaque Control

菌斑控制（plaque control）是指日常清除牙菌斑，并防止其在牙面及邻近牙龈表面上的继续形成，是治疗和预防牙周疾病的重要方法，也是保持牙周组织终生健康必不可少的措施。

牙菌斑是牙周病的始动因子，被去除后还会不断地在牙面重新形成。通过菌斑控制，可以减少龈上菌斑，并能降低中等深度牙周袋内微生物的总量，大大减少牙周致病菌，如牙龈卟啉单胞菌在龈下菌斑中的数量。在志愿者中进行的实验性龈炎结果表明，牙龈炎形成后，单纯通过刷牙等菌斑控制措施，就能使牙龈的炎症消除。因此，菌斑控制是预防和治疗牙龈炎的一种有效方法。在牙周治疗中，彻底清除牙面上的菌斑、牙石之后，必须对患者进行口腔卫生宣教和指导，使患者能持久地进行自我菌斑控制，只有这样才能防止菌斑和牙石的继续形成，防止疾病复发，保持长期的治疗效果。关于牙周治疗长期效果的研究已经证实，长期维持良好的口腔卫生，可防止或减缓牙周炎的进展。例如，Axelsson 和 Lindhe 比较了每 2～3 个月复查一次的口腔卫生控制组和出现症状才复查的治疗组（对照组）在 3 年和 6 年后的牙周状况，结果显示，定期复查组患者的牙龈健康，没有进一步的附着丧失；而对照组的龈炎状况无改善，附着水平有进一步的丧失。

在牙周治疗中，调动患者自身的积极性（motivation）以促进口腔健康非常重要。要使患者了解什么是牙周疾病，其危害是什么，患者自身在治疗和控制牙周疾病、维护口腔健康中的责任和作用是什么。医护人员要对每一位患者进行有针对性的个性化（individualized）口腔卫生指导（oral hygiene instruction）。让患者了解菌斑的致病意义和菌斑控制的重要性；了解必须坚持每天彻底地清除菌斑，才能获得良好疗效，才能预防牙周病的发生和复发。需通过反复指导，来调动患者的主动性和积极性。在对患者进行个别指导时，可用菌斑显示剂（disclosing agent）进行菌斑显示（方法见第八章），并针对每一个患者的特点，教会其适合自己的菌斑控制方法。多数患者在接受一次指导后往往不能达到知、信、行的统一，医护人员在治疗过程中要反复强调和指导。还有很多患者在基础治疗期间能够按照所指导的方法进行菌斑控制，但往往在基础治疗阶段完成后不能坚持，长期依从性差。因此，菌斑控制不单纯是某一阶段的治疗任务，它应当贯穿在牙周治疗过程的始终，在治疗后也要终生实施，以保证牙周治疗的顺利进行，并保持长期的疗效。

菌斑黏附于牙面，薄而无色，肉眼不易观察到，患者自己更难以看清。菌斑显示剂能将其染色，在口腔卫生指导过程中，让患者观察到牙面上的菌斑以及牙龈色、形、质的变化，有助于加深患者对菌斑的认识。在患者复诊时，检查并记录其菌斑控制程度，并将结果反馈给患者，可以鼓励并增强其控制菌斑的信心。

适合患者在家中使用的菌斑显示剂常制成片剂，使用时将片剂嚼碎，用舌尖将碎片舔至牙齿各个面，漱口后对镜自我检查，可观察到着色的菌斑部位及菌斑量，便于患者更好地控制菌斑。

国际上广泛采用菌斑记录卡来记录菌斑的量（图 20-2），从而检查患者自我控制菌斑的效果。记录方法为：每颗牙齿分为 4 个牙面，凡显示有菌斑的牙面，可在记录卡的相应部位的格内做标记，然后计算有菌斑牙面数占全部受检牙面数的百分率，计算方法为：

$$菌斑百分率 = \frac{有菌斑的牙面数}{总受检牙面数} \times 100\% \qquad （公式 20\text{-}1）$$

在首次菌斑染色记录时，患者的菌斑百分率通常较高；在接受口腔卫生指导后，如能认真地实行自我菌斑控制，菌斑百分率会明显下降。若菌斑百分率＜ 20%，可认为菌斑基本被控制。

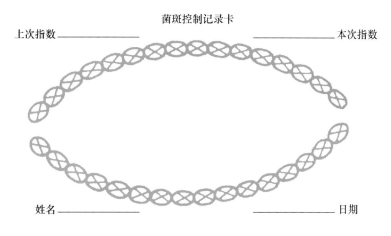

图 20-2　菌斑控制记录卡

# 机械法控制菌斑
## Mechanical Plaque Control

控制菌斑的方法较多，包括机械方法和化学方法。但目前仍以机械清除菌斑的效果最为确切。机械控制菌斑的主要方法如下所述。

## 一、刷牙（tooth brushing）

刷牙（tooth brushing）是自我清除菌斑的主要手段，使用设计合理的牙刷并采用正确的刷牙方法，可以有效地清除菌斑。不应过分强调刷牙的次数，如果刷牙方法正确，每天早晚各刷牙 1 次，每次刷牙 2 ～ 3 分钟即可，晚上睡前刷牙更为重要，也可每天刷牙 3 次。重要的是方法正确，刷得彻底。

牙刷（toothbrush）设计应合理。刷毛由细尼龙丝制作，光滑而有弹性，易于保持清洁。刷毛的粗细可有不同，形成软、中、硬不同的规格。刷毛的毛端应加工磨圆，可减少对牙龈和牙齿的刺激。牙刷的规格很多，较小的牙刷头在口腔内便于转动，可清洁到各个牙面的各个部位。一般成人牙刷的刷头长度为 25 ～ 32 mm，宽为 8 ～ 12 mm，刷毛高度为 10 ～ 12 mm，刷毛直径为 0.18 ～ 0.2 mm，毛束以 3 ～ 4 排为宜。牙刷柄应有足够长度，以利握持。我国在 20 世纪 80 年代曾制定过"保健牙刷"的行业标准。实际上近年来牙刷的形状、规格、材质等已有纷繁的变化，一般来说较强调对牙齿邻面的清扫作用、刷毛的直径及尖端处理、刷柄的可握持性及角度等。牙刷虽然五花八门，但至今没有证据表明何者为最佳、最有效。

刷牙的方法很多，从保护牙周组织健康的角度出发，龈沟附近和邻间隙处的菌斑是清除的重点，水平颤动法（由 Bass 提出，又称 Bass 法）最为适宜，本法应选用软毛牙刷，以避免损伤牙龈。

Bass 法刷牙的具体方法为：将刷毛放于牙颈部，毛束与牙面成 45° 角，毛端向着根尖方向，轻轻加压，使毛束末端一部分进入龈沟，一部分在龈沟外并进入邻面。牙刷在原位做近、远中方向水平颤动 4 ～ 5 次，颤动时牙刷移动仅约 1 mm，这样可将龈缘附近及邻面的菌斑揉碎并从牙面除去。刷上下前牙的舌面时，将牙刷头竖起，用刷头的后部接触近龈缘处的牙面，做上下的颤动。依次移动牙刷到邻近的牙齿，重复同样的动作。刷𬌗面时，刷毛垂直牙面略施压，使刷毛尖达到点隙窝沟，做前后方向颤动 4 ～ 5 次，再移至邻牙（图 20-3）。全口牙齿应按一定顺序刷，勿遗漏，并保证刷到每个牙面。每次移动牙刷时应有适当的重叠以免遗漏牙面，尤其是牙列的舌、腭面一般人容易忽略，应特别强调牙刷要面面俱到。

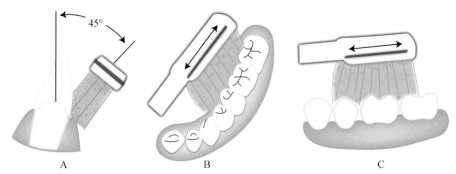

图 20-3　Bass 法（水平颤动法）刷牙

**A.** 刷毛以 45° 角指向根方，放在龈牙交界部位，轻加压使部分刷毛进入龈沟和邻间隙；**B.** 以轻柔的压力将牙刷头在原位作近、远中方向的颤动，4～5 次；**C.** 在𬌗面，刷毛垂直于牙面略施力，使毛尖达到点隙窝沟，做前后方向 颤动，4～5 次。

　　有牙龈退缩者更适合选用竖转动法（Rolling 法）。本法应选用软毛牙刷，刷毛不进入龈沟，故牙刷不会损伤牙龈，而且去菌斑的作用较为有效。其方法为：刷毛先与牙齿长轴平行，毛端指向牙龈缘，然后加压扭转牙刷，使刷毛与牙齿长轴呈 45° 角。转动牙刷，使刷毛由龈缘刷向𬌗面方向，即刷上牙时刷毛顺着牙间隙向下刷，刷下牙时从下往上刷，每个部位转刷 5～6 次，然后移动牙刷位置。

　　大量的文献表明各种刷牙方法之间没有明显的优势区别，关键是针对个人的情况，采用设计合理的牙刷，仔细地将牙列的各个面和部位尽量地刷到。也有资料表明刷牙后常有 30%～40% 的牙面（尤其是邻面和舌腭面）残留牙菌斑。

　　电动牙刷（electric toothbrush）是通过电力驱动刷毛进行转动或颤动，刷毛接触牙面发挥机械清除牙面菌斑作用。其使用方法比手用牙刷简单，启动开关后将刷毛放置在牙面与牙龈交界处，按顺序移动牙刷，清洁所有牙面。电动牙刷进入市场已有 60 多年历史，早期的电动牙刷清除菌斑的效率与手用牙刷没有明显差别。20 世纪 80 年代以来，电动牙刷技术发展很快，很多电动牙刷通过改进刷毛运动速度、频率、运动方式等明显提高清除菌斑的效率，特别是一类利用声波震动技术的电动牙刷在菌斑控制方面显示出其优势。对于一些手的动作不方便或弱智的患者，以及因病卧床患者，电动牙刷比手用牙刷更有帮助。对于一些喜欢使用电动牙刷的儿童、青少年以及部分成年人，电动牙刷有利于其建立更好的菌斑控制的依从性。在选择合适的牙刷和掌握正确的刷牙方法的前提下，手用牙刷也可以和电动牙刷一样达到良好的清除菌斑效果，但相对而言，电动牙刷的使用方法更易于掌握，对于使用手用牙刷控制菌斑效果不良者，也可建议其使用电动牙刷。

　　牙膏（toothpaste，dentifrice）可增强刷牙效果。牙膏的主要成分为摩擦剂（abrasives）、洁净剂（detergent）、发泡剂（foaming agent）、甜味剂（sweetening agents）等。刷牙时通过牙膏中所含的磨擦剂和洁净剂来加强机械清洁作用。近年来含药物的牙膏种类较多，就其作用而言，主要为防龋、抑菌、止血、脱敏及减轻口臭等。但牙膏中的药物仅起辅助作用，主要靠机械清扫作用清洁牙面。

　　一般的方法刷牙后，在牙齿的邻面常余留菌斑，需要用其他方法来补充，以清除邻面的菌斑，这些方法包括使用牙线、牙签、牙间隙刷等。

## 二、牙线（dental floss）

　　牙线是最常推荐使用的清除邻面菌斑的方法，效果很好，适用于大多数人，尤其对牙间乳头无明显退缩的牙间隙最为适用，但对于有牙龈退缩且根面呈凹陷外形时，牙线则不能彻底清除邻面的菌斑，因此不适用于这类患者。牙线由多股细尼龙丝组成，有的表面涂蜡（waxed），有的不涂蜡，但清除菌斑的效果无明显差别。

　　在使用牙线时，一般取长 15～20 cm 的一段牙线，两端并拢打结，形成一个线圈，用双手的示指和拇指将线圈绷紧，两指间相距约 1～1.5 cm，将此段牙线轻轻从殆面通过两牙之间的接触点。如接触点较紧不易通过时，可做颊、舌向拉锯式动作，即可通过。将牙线紧贴一侧牙面的颈部，并呈 "C" 形包绕邻面，使牙线与牙面接触面积较大。牙线贴紧牙面并进入龈缘以下，由龈沟向切（殆）方向移动，以 "刮除" 牙面上的菌斑，每个邻面重复 3～4 次（图20-4）。随后将牙线包绕该牙间隙中的另一侧牙面，重复前述 "刮除" 动作。将牙线从该邻间隙取出，再放入邻牙的间隙中，重复 "刮除" 动作。如此依次逐个将全口牙齿的邻面菌斑彻底清除，包括最后一颗磨牙的远中面。每清除完一个区段的菌斑后，以清水漱口，以漱净被 "刮下" 的菌斑。可使用牙线夹来辅助牙线的应用，有助于手动作灵活性不足的患者，也有助于护理人员帮助患者清洁牙齿。

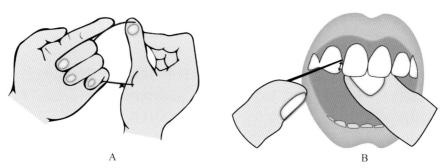

图 20-4　牙线的使用方法

**A.** 将牙线形成圈形，用双手将线圈绷紧，使牙线在示指和拇指间相距约为 1～1.5 cm；**B.** 牙线轻轻通过两牙接触点，进入龈沟内，包绕邻面，由龈沟向切（殆）方移动，以清除菌斑。

## 三、牙签（toothpicks）

　　在牙周治疗后出现龈乳头退缩或牙间隙增大的情况下，可用牙签来清洁邻面菌斑和根分叉区。应选用硬质木制或塑料的光滑无毛刺的牙签，将邻间隙两侧的牙（根）面上的菌斑 "刮" 净。注意勿损伤牙龈，勿强行进入龈乳头完好处。对于无龈乳头退缩者，不宜使用牙签。民间有一种误传，认为使用牙签会使牙缝变大。其实这多是由于原来牙龈因炎症而肿大，"充满" 牙间隙，在治疗和正确使用牙签、清除邻面的菌斑后，龈乳头的炎症消退而表现出退缩，使牙间隙 "变大"。这是牙周炎组织破坏所致，并非牙签引起。关键是牙签的使用方法要得当。

## 四、牙间隙刷（interdental brush）

　　当龈乳头退缩导致邻面出现间隙、牙齿邻面外形不规则或根面为凹面时，清除邻面菌斑的最佳方法是使用牙间隙刷。另外，牙间隙刷还适用于清除根分叉处的菌斑。选用直径适宜的牙间隙刷，将牙间隙刷刷头顺龈乳头方向伸入牙间隙处或根分叉区，做颊舌向移动，刷除菌斑（图20-5）。一般在每晚睡前刷牙后使用牙间隙刷即可。

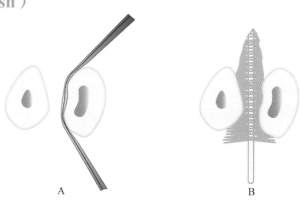

图 20-5　牙间隙刷清除菌斑

**A.** 邻面凹陷处的菌斑用牙线不能清除；**B.** 用牙间隙刷可清除。

## 五、家用冲牙器（dental water jet，water pick，home/self-applied irrigation）

家用冲牙器可产生一定压力的脉冲水流，用于日常的口腔冲洗，能清除非附着的菌斑、软垢和食物残渣，尤其有利于清除刷牙等措施不易到达的部位，如清除正畸装置、固定义齿、种植体等部位的软垢。普通冲洗头用于龈上冲洗，特殊设计的龈下冲洗头可用于龈下冲洗，但使用者的操作难度增加。家用冲牙器是对刷牙、使用牙线或牙间隙刷等日常口腔清洁措施的一种有效的辅助补充手段，但单独使用冲牙器不足以预防菌斑的堆积和牙龈炎症的形成。对于口腔卫生差、牙龈炎症重的患者，家用冲牙器与刷牙、牙线或牙间隙刷等结合使用可在一定程度上改善其牙周状况。

其他工具如锥形橡皮尖等，均为清洁邻面和按摩龈乳头的良好工具。可指导患者选择应用。

# 化学法控制菌斑
## Chemical Plaque Control

应用有效的化学药物来抑制菌斑的形成或杀灭菌斑中的细菌是控制菌斑的另一条途径。已有大量的研究试验了多种药物，如含某些抗菌药物、植物精油、生物碱或酶等的含漱剂，有些中药也有抗菌斑形成的作用，但仍存在一些问题，如广谱抗菌药物长期应用会产生耐药菌株及其他副作用，而一些酶制剂虽能减少菌斑的形成，但不稳定。比较成熟的为氯己定溶液（chlorhexidine），又称洗必泰溶液。它是一种广谱抗菌剂，为二价阳离子表面活性剂，可与细菌细胞壁表面的阴离子结合，从而改变细菌的表面结构，提高细胞壁的通透性，使氯己定进入细胞质内，杀死细菌。氯己定对真菌和某些病毒也有抑制和杀灭作用。使用 0.12% ～ 0.2% 的溶液，每天 2 次，每次 10 ml，含漱 1 分钟，可以抑制菌斑形成。含漱后约有 30% 的氯己定吸附在口腔黏膜上，随后缓慢释出活性成分，因此作用能持续 12 小时以上。氯己定的化学结构稳定，毒性小，长期使用不易形成耐药菌株或造成对人体的损害。其主要缺点是长期使用会使牙面、舌背和树脂类修复体的表面着色；有苦味，并使味觉短时改变；对有些患者的口腔黏膜有轻度刺激等，停药后可以消失，牙面色素可通过洁治清除。有研究发现长期应用可使牙石沉积增加。此外，有研究表明市售的含植物精油非处方含漱剂（麝香草酚、桉油精、薄荷醇和甲基水杨酸）也有减少菌斑、减轻牙龈炎症的作用，副作用少，但其作用弱于氯己定。含有三氯羟苯醚（triclosan）的牙膏也被证实有一定的减少菌斑和减轻牙龈炎症的作用。其他一些市售的非处方含漱剂，如含有氟化亚锡、西吡氯铵等的含漱剂，也有一些减少菌斑的作用，但其对牙龈健康的作用尚未明确。

需要强调指出的是，尽管化学抗菌斑含漱液能在一定程度上控制菌斑，但仍然只能作为辅助性措施，因为药物的作用只限于一定的时间和部位，而且不易到达牙周袋内。只能在机械清除菌斑和牙石的基础上，必要时再辅以抗菌斑含漱剂。同时，还必须发现并纠正那些导致菌斑滞留的因素，如充填体悬突、不良冠缘和食物嵌塞等。牙周手术后的患者应首选抑制菌斑作用最明确的氯己定溶液进行含漱。其他含漱剂对患者的日常口腔护理也有一定帮助，可根据个人情况进行选择。

# 特殊人群的菌斑控制
## Plaque Control for Special Individuals

特殊人群是指因疾病或年龄幼小而缺乏生活自理能力的部分人群，需要由他人帮助来控制牙菌斑。还有一些口腔内做过手术的患者，暂时不能按常规方法控制菌斑。因此，特殊人群应针对不同的情况酌情选用控制菌斑的方法。

1. 对于一些手的动作不方便或智力障碍的患者，或因疾病而卧床者，有条件时，最好选择电动牙刷。电动牙刷在启动后，刷毛束做不同方向转动或前后颤动，代替了刷牙时手控制牙刷的颤动动作，因此尤其适用于残疾人动作不便者，或卧病在床需由他人代为刷牙者。

2. 对于昏迷患者或植物人，可由他人用棉签蘸化学抗菌剂，如氯己定液、过氧化氢等擦洗牙面和口腔，每日 2～3 次。

3. 幼儿在乳牙萌出后即可由家长用棉签或软塑料刷为其擦拭牙面，年龄稍长后即应养成良好的口腔卫生习惯。

4. 对于口腔内各种手术后的患者，如能张口者除用漱口剂含漱外，对手术区以外的牙面仍需用常规刷牙来控制菌斑。

# 第二节　洁治、刮治和根面平整术
## Scaling and Root Planing

## 基本概念
### Basic Concepts

**1. 龈上洁治术（supragingival scaling）**　用洁治器械除去龈上牙石、菌斑和牙面上沉积的色素，并抛光牙面。在洁治时还应将龈沟内与龈上牙石相连的浅的龈下牙石一并清除。

**2. 龈下刮治术（subgingival scaling）**　用龈下刮治器械除去附着于牙周袋内根面上的龈下牙石和菌斑。

**3. 根面平整术（root planing）**　用龈下刮治器械清除附着和嵌入牙骨质内的牙石，并刮除牙根表面受到毒素污染的病变牙骨质，从而形成光滑、坚硬且清洁的根面，使根面成为具有生物相容性的表面，有利于牙周组织的附着和新生。

这些治疗都是通过使用相应的器械来进行，因此也将这些治疗统称为机械治疗（mechanical treatment，instrumentation）。

洁治、刮治和根面平整术（scaling and root planing，SRP）的主要目的是彻底清除牙面上可引起牙龈炎症的刺激因素，如菌斑、牙石、内毒素等，破坏菌斑生物膜的结构，大大地减少龈下微生物的数目，并改变龈下菌斑的构成（由以革兰氏阴性厌氧菌为主，转变为以革兰氏阳性和兼性菌为主），形成与健康牙龈一致的菌斑成分。彻底的 SRP 之后，螺旋体、能动杆菌和 Aa、Pg、Pi 等可疑牙周致病菌明显减少，球菌比例显著升高。伴随着这些微生物学的改变，临床上牙龈的炎症会减轻或消失。近些年国外的研究表明，不宜过度刮除根面牙骨质，强调龈下治疗的主要目的是改变龈下生态环境，将龈下刮治术和根面平整术称为龈下清创术（subgingival debridement，root debridement）。

SRP 是牙周序列治疗程序中的最初阶段，是针对病因因素中的牙石、菌斑微生物的治疗，通过治疗消除牙石、菌斑微生物的局部刺激，从而控制牙周组织的炎症。每一位牙周病患者都需要经过这个阶段的治疗。后续治疗如咬合调整、牙周手术、缺失牙修复或种植修复以及正畸治疗等都必须在这一阶段治疗的基础之上进行。

# 龈上洁治术
## Supragingival Scaling

　　龈上洁治术是对牙周病患者进行机械清除牙石、菌斑的第一步。龈上牙石可以附着在光滑的牙釉质表面或牙根面上（当牙龈退缩、牙根暴露时），其附着可以较为疏松，也可牢固。根据牙石量的多少，龈上洁治可以一次完成或全口分区完成，务求彻底。龈上洁治后，应使用安装在低速手机上的橡皮杯（rubber cup）和抛光膏（polishing paste）抛光临床牙冠。还应教会患者正确的刷牙方法，尽早实现自我菌斑控制。

　　洁治术是牙龈炎的主要治疗方法。洁治是否彻底，会影响牙龈炎的治疗效果。通过彻底地洁治，绝大多数慢性龈炎可在约1～2周内治愈。洁治术也是牙周炎治疗的最初阶段，是最基本的治疗方法，通过洁治术，使牙龈炎症消退或明显减轻。在此基础之上，再进行龈下刮治等其他治疗。洁治术还是牙周维护治疗阶段的重要手段，定期洁治可防止牙周疾病的复发。同时，定期洁治，清除自我口腔卫生维护中未清除干净的菌斑、牙石，是维护牙周健康、预防牙龈炎和牙周炎发生的重要措施，称为预防性洁治（prophylaxis）。另外，洁治术还是修复牙体和牙列缺损、正畸治疗、口腔内手术及放疗等其他口腔治疗前的必要准备内容之一。

# 洁治方法
## Techniques of scaling

　　龈上洁治可以使用手用器械或超声器械，本章主要介绍手工洁治方法。

　　手工洁治使用的器械称为洁治器（scaler），基本结构均由柄（handle）、颈（shank）及工作尖（blade）构成。根据工作尖种类的不同，洁治器分为镰形洁治器（sickle）和锄形洁治器（hoe）。

　　镰形洁治器（sickle）工作尖的顶端尖锐，横断面为三角形，有2个工作刃（cutting edge），2个刃之间的平面为工作面（face）（图20-6）。镰形洁治器有用于前牙的直角形、用于后牙的一对弯镰刀形，还有大镰刀形洁治器（图20-7）。

　　锄形洁治器（hoe）：只有1个刃，工作端与颈部成100°角，刃面成45°角。主要用于后牙颊、舌面牙石及色素的清除（图20-8）。

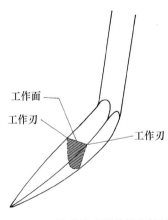

图20-6　镰形洁治器的基本特征断面为三角形，有两个工作刃，顶端为尖形。

工作面
工作刃
工作刃

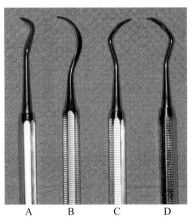

A　B　C　D

图20-7　三种镰形洁治器
**A.** 直角形（用于前牙）；**B.** 大镰刀形（用于前牙和后牙）；**C、D.** 弯镰刀形（左右成对，用于后牙）。

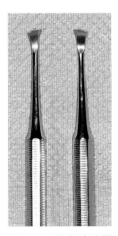

图20-8　锄形洁治器

手工洁治的方法如下：

用改良握笔法握持洁治器（图 20-9），将洁治器的颈部紧贴中指腹，示指弯曲位于中指上方，握持器械柄部，拇指腹紧贴柄的另一侧，并位于中指和示指指端之间约 1/2 处。拇指、示指、中指构成一个三角形力点，从而稳固地握持器械，并能灵活转动器械。以中指与环指贴紧一起共同作支点，或以中指作支点，将指腹支放在邻近牙齿上，应尽量靠近被洁治的牙齿，并随洁治部位的变动而移动。然后，将洁治器工作刃顶端 1～2 mm 的部分紧贴牙面，以探查的动作达到并放置于牙石的根方，调

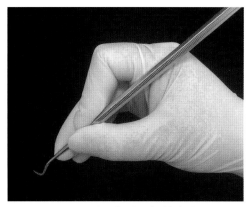

图 20-9　改良握笔法握持洁治器

整洁治器工作面的角度，使之与牙面呈 70°～90°，以 80° 左右为宜。去除牙石时，先向牙面施加侧向压力，然后转动前臂-腕部发力，通过手部以支点为中心的转动将力传至器械，将牙石整体向冠方刮除。应避免层层刮削牙石。必要时可辅以推力。单纯用指力拉动工作刃，虽动作精细易于控制，但易使指部肌肉疲劳，不能持久，一般只用于轴角处或窄牙根的唇舌面。用力的方向一般是向冠方，也可斜向或水平方向。还应注意一定要将工作刃的尖端紧贴牙面，避免用工作刃的中部贴牙面而尖端翘离，以免刺伤牙龈。

完成一次洁治动作后，将器械移动至下一个部位，动作要有连续性，即每一次动作应与上一次动作的部位有所重叠。当洁治动作从颊（或舌）面移向邻面时，要用拇指推或拉的动作来转动洁治器柄，使工作端的尖端始终接触牙面，避免刺伤牙龈。

将全口牙分为上、下颌的前牙及后牙左、右侧 6 个区段，逐区进行洁治。对不同区域的牙齿及不同的牙面，需要选用不同的器械在不同的体位进行洁治。

与有效的菌斑控制相结合的龈上洁治术是牙周病治疗中最重要的措施。实际上，在掌握了正确的自我菌斑控制方法、养成良好习惯之后，许多患者通过龈上洁治就可以保持牙龈的健康。

# 龈下刮治术和根面平整术
## Subgingival Scaling and Root Planing

龈下牙石和菌斑是牙周炎发生和发展的最重要的局部因素，牙周袋内的牙根面上存在龈下牙石和附着性龈下菌斑，龈下牙石的一部分会嵌入牙骨质的表层，而且龈下菌斑产生的内毒素还会侵入到表层牙骨质内，紧邻牙周袋壁的是非附着性龈下菌斑。因此，牙周炎患者在洁治术后，必须进行龈下刮治术（subgingival scaling）和根面平整术（root planing），即用比洁治器更为精细的龈下刮治器械，去除附着于牙周袋内根面上的龈下牙石和菌斑，并刮除受到毒素污染的病变牙骨质，从而去除引起牙龈炎症的刺激物，形成光滑、坚硬且清洁的、具有生物相容性的根面，形成有利于牙周附着性愈合的条件。龈下刮治与根面平整难以截然分开，只是程度不同而已，在临床上往往是在同一过程中完成。

## 一、龈下刮治器械（instruments for sub-gingival scaling and root planing）

根据工作尖的种类不同，刮治器可分为匙形刮治器（curettes）、锄形刮治器（hoe）和根面锉（files），后两者现已基本不用。

**1. 匙形刮治器（curettes）**　是龈下刮治的主要工具。工作端为匙形，横断面为半圆形，两侧或单侧为刃缘，两侧缘在末端汇合，形成圆形的顶端。刮治器的工作端弯曲成弧形，使得工

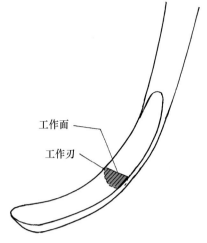

**图 20-10 匙形刮治器的基本特征**
工作端弯曲成弧形，顶端为圆形，断面为半圆形，工作面的一侧或两侧为工作刃。

作端能更好地与根面贴合，能深入牙周袋内而不损伤软组织（图 20-10）。刮治器颈部的长度和角度以及工作刃的尺寸有多种，以适应不同的区域。

匙形刮治器包括通用型刮治器（universal curettes）和专用型刮治器（area-specific curettes）。通用型刮治器的特点是工作端的两个侧缘等长，都是工作刃，两个工作刃构成的工作面与器械颈部最下端（the lower shank）的角度为 90°（图 20-11），颈部和工作端弯曲成不同的角度，以利于不同区域的治疗。专用型刮治器（area-specific curettes）是为适用于不同牙齿、不同牙面的形状而设计的，工作端的两个侧缘中只有一个是工作刃，工作面有一定的倾斜角度，与颈部最下端（the lower shank）的角度为 70°（图 20-11），只适用于牙齿的某一特定区域。国际上普遍使用的是专用型刮治器——Gracey 刮治器，是以设计者 Gracey 命名的（图 20-12）。通用型刮治器与专用型刮治器的特点见表 20-1。

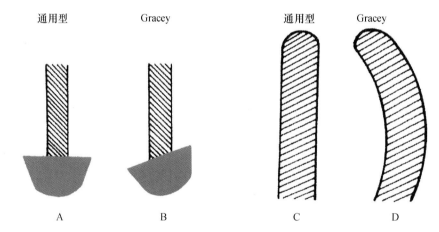

**图 20-11 Gracey 刮治器（专用型刮治器）的特点及与通用型刮治器的不同点**
工作端与器械颈部的角度：**A.** 通用型 90°；**B.** Gracey 刮治器 70°。工作端的侧刃形状：**C.** 通用型两侧刃等长，都是工作刃；**D.** Gracey 刮治器的两侧刃长度不等，只用外侧的长刃为工作刃。

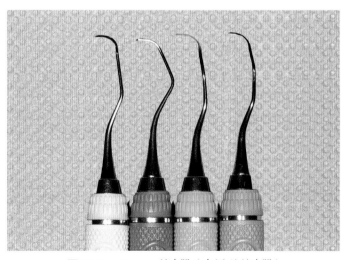

**图 20-12 Gracey 刮治器（专用型刮治器）**
**A.** 5/6 号，适用于前牙；**B.** 7/8 号，适用于后牙的颊面和舌面；**C.** 11/12 号，适用于后牙的近中面；**D.** 13/14 号，适用于后牙的远中面。

表 20-1　专用型刮治器与通用型刮治器的特点比较

| | 专用型刮治器 | 通用型刮治器 |
|---|---|---|
| 应用区域 | 有牙位和牙面特异性，适用于不同牙的不同面 | 用于前、后牙的设计不同，适用于牙的各个面 |
| 切刃角度 | 偏侧刃缘，刃面与颈部呈 70° 角 | 非偏侧刃缘，两侧缘等长刃面与器械颈部呈 90° 角 |
| 工作刃缘 | 只有一侧刃缘为工作刃，两侧边缘不平行且弯曲，长而凸的外侧缘为工作刃缘 | 两侧刃缘都是工作刃，两侧刃缘平行 |

**2. 龈下锄形刮治器（hoe）** 喙部窄小，与颈部相交呈 100° 角，刃（blade）末端变薄，形成线形刃缘。适用于深而松弛的牙周袋内牙石的刮除。临床上已很少使用。

**3. 根面锉（files）** 工作端的一面有细锉，另一面光滑，前端圆钝。在刮除根面牙石后，可用锉伸入袋内，锉平根面，使根面平整光滑。临床上已很少使用。

## 二、龈下刮治和根面平整的方法（techniques of subgingival scaling and root planing）

龈下刮治可以使用手用器械或超声器械，根面平整则需用手工操作完成。在开始龈下刮治之前，对于全口牙龈的炎症程度和范围以及牙周支持组织的破坏情况必须给予恰当的评定。通过牙周探诊明确牙周袋探诊深度（pocket probing depth，PPD）、位置、形状、根面的解剖形态（异常形态、根面沟、开放的根分叉等）以及牙石的分布和量。对深牙周袋的龈下刮治，一般需在局部麻醉下进行。

根据所刮治牙位区域的不同，正确地选择刮治器械，并注意检查器械的锐利度。如果刃缘变钝，会影响治疗效率和效果，应及时磨锐器械。

操作时，用改良握笔法握持器械（图 20-9），并建立稳固的支点。通常用口内支点，因为口内支点最稳固。以中指与环指紧贴在一起作支点，或单用中指作支点，指腹支放在邻近牙齿上。将刮治器工作端轻轻放入袋底处牙石的基底部，入袋时刮治器的工作面要与根面平行（即 0° 角）（图 20-13A），然后使刮治器进入适当的"切割"位置，即将刮治器的工作面与根面形成 45° ～ 90° 角，以 80° 为最佳（图 20-13B）。角度如果小于 45°，刮治器的刃不能"咬住"牙石，会从牙石表面滑过；角度如果超过 90°，刮治器的刃就接触不到牙面，而朝向了袋壁软组织。如果使用的是 Gracey 刮治器，只要将刮治器的颈部最下段与所刮治牙的牙长轴平行，即可获得正确的角度。在做刮治动作时，先向根面施加侧向压力，使刃紧贴牙面，借助前臂和腕部的转动发力，力传至刮治器的工作端，产生向冠方的运动，将牙石整体刮除，避免层层刮削牙石。方向以垂直向冠方为主，在牙周袋较宽时，也可斜向冠方或水平方向（图 20-14）。每一下刮治的动作（stroke）幅度不要过大，工作端由袋底向冠方移动，不要超出龈缘。每一动作的刮除范围要与前次有部分重叠，连续不间断，并有一定次序，不要遗漏。

因为牙骨质层表面有细菌内毒素的侵蚀，因此在刮除牙石后，要继续刮除软化的牙骨质层，进行根面平整，直到根面光滑坚硬为止，但也应注意不要过多刮除根面致使牙本质暴露，导致刮治之后出现敏感症状。刮治完成后，要用牙周探针或尖探针重新探查根面，检查龈下石是否已去净、根面是否已光滑坚硬。然而目前对于是否需要刮除软化的牙骨质有一些争议，有的学者认为不必对根面牙骨质进行刮治，也不必刮到根面光滑坚硬，认为这样做对治疗后的临床效果无益处。

在刮除龈下石的同时，工作端的另一侧刃会将袋内壁炎症肉芽组织及残存的袋内上皮刮掉。注意不要遗漏残存的肉芽组织，否则易造成术后出血。

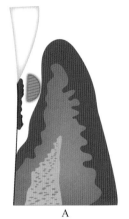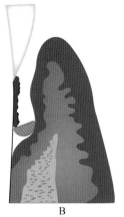

图 20-13　龈下刮治时器械的角度
**A.** 刮治器以 0° 角放入牙周袋；**B.** 刮治时刮治器与根面的最佳角度为 70° ～ 80° 角，向冠方用力，刮除龈下牙石。

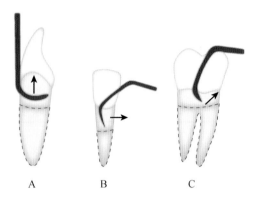

图 20-14　龈下刮治时的三种用力方向
**A.** 冠向（垂直向）；**B.** 水平向；**C.** 斜向冠方。

框 20-1　手工龈下刮治和根面平整的方法要点

- 牙周探针检查根面情况
- 正确地选择刮治器械
- 改良握笔法握持器械
- 建立稳固的支点
- 匙形刮治器工作端 0° 角进入袋底
- 以 45° ～ 90°（80° 最佳）角刮治
- 侧向加压紧贴根面

- 转动前臂和腕部发力，刮除牙石
- 用力方向：冠向、斜向、水平向
- 刮治动作的幅度：器械工作端不超出龈缘
- 刮除范围连续，有部分重叠
- 刮治有一定次序，不遗漏
- 刮除软化的牙骨质层，平整根面
- 用探针检查根面的光洁度

　　根据疾病的严重程度和操作者的技能，每次进行龈下刮治和根面平整的牙齿的数目是不同的。总的来说，对中、重度牙周炎患者，尤其是从未接受过牙周治疗、龈下牙石和菌斑较多的重度牙周炎患者，每次治疗时最好不要超过 1 个象限。近年来也有学者提出一次性或在 24 小时内分 2 次完成全口牙刮治的观点（one-stage full-mouth disinfection）。全口刮治的同时用氯己定冲洗牙周袋、刷舌背合并用氯己定含漱，这样可以彻底消除口内的牙周致病菌，避免致病菌在非治疗区与已治疗区之间传播，提高治疗效果。然而也有一些研究结果显示，采取这种治疗方案与传统的分次刮治方案相比，并未显示出更好的结果。

## 三、影响龈下刮治和根面平整疗效的因素（factors affecting outcomes of subgingival scaling and root planing）

　　**1. 根面解剖形态**　根面的凹陷、多根牙的根分叉区、畸形舌侧沟等形态的存在，使得器械难以进入，该处的菌斑牙石常不易被清除。随着探诊深度的增加，治疗难度进一步加大。

　　**2. 操作者的技能**　操作者的技术会影响机械治疗的结果。Brayer（1989）的研究证实，有经验的医生进行的龈下刮治和根面平整治疗比没有经验者更为有效，在牙周袋探诊深度为 4 ～ 6 mm 的部位，有经验者刮治后无牙石残留的根面达 89%，而没有经验者为 74%；二者的差异在深袋中（> 6 mm）更为显著，有经验者达 91%，而无经验者仅为 69%，这些差别均有统计学显著性。

　　**3. 治疗的时间**　用手用器械进行龈下刮治和根面平整治疗，单个牙平均需要 6 ～ 10 分钟。如果治疗的时间过短，难以达到好的效果。

　　**4. 器械的锐利度**　手用器械必须有适当锐利的切刃缘，才能进行精细和有效的操作。使用钝的器械常不能彻底清除牙石，只是将牙石表面"抛光"。因此，应经常检查器械的锐利度，适时进行器械的磨锐，并在磨锐过程中，保持器械的工作端形态。

# 超声龈上洁治术和龈下刮治术
## Ultrasonic Supragingival and Subgingival Scaling

使用超声洁牙机（ultrasonic scaler）来清除龈上和龈下的菌斑、牙石及牙面色素，具有省力、高效的特点。

## 一、超声洁牙机（ultrasonic scaler）

由超声波发生器（主机）和换能器（手机）组成，发生器发出电磁振荡，并将功率放大；换能器将高频电能转换为超声振动，振动频率达 20 ～ 45 kHz，换能器上工作头的高频震荡将附着于牙面上的牙石去除（图 20-15）。超声器械有磁致伸缩式（magnetostrictive）和压电陶瓷式（piezoelectric）两种不同的类型（图 20-16，图 20-17），换能器的工作原理不同，且工作头的振动模式不同。磁致伸缩式工作头的振动是椭圆形，而压电陶瓷式工作头的振动是线性。超声洁牙机的工作头有多种形状，如尖圆形和扁平形等，还有专门设计用于龈下超声刮治的细长的工作头，可根据牙石的大小、部位等来选择工作头。此外，超声洁牙机上还带有内置式或外接式喷水系统，临床使用以内置式为好。在启动工作头超声振动时，喷水系统同时向工作头喷水，形成雾状。一方面起到冷却工作头的作用；另一重要方面是形成空穴作用，即在喷雾的水滴内细微的真空泡迅速塌陷而产生能量，对牙石、菌斑等产生冲刷作用，并将震碎的牙石和血污冲走。

图 20-15　超声波洁治的工作原理

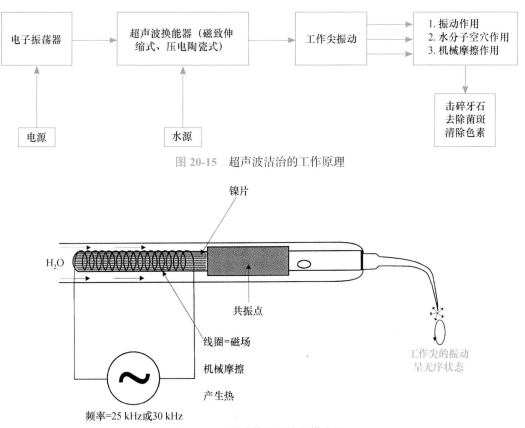

图 20-16　磁致伸缩系统的模式图

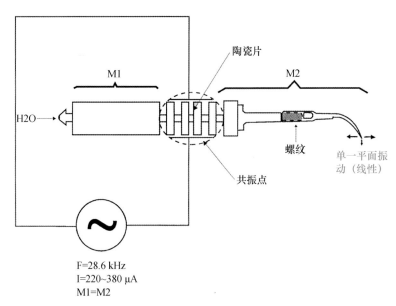

图 20-17　压电陶瓷系统的模式图

## 二、超声洁治方法（ultrasonic scaling technique）

开机后检查器械的工作情况，踩动开关，见工作头有水雾喷溅，说明已发生超声振动。然后调节功率和水量，功率的大小应根据牙石的厚薄而定，做到能将牙石清除即可。如功率过高，会对牙面造成损害，在扫描电镜下可观察到较宽的刻痕，患者也会感到不适；水量应调节到在工作头的顶端产生薄雾，且吸唾器能将口内的水吸走的程度。

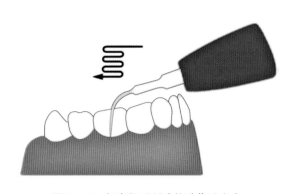

图 20-18　超声龈下刮治的动作及方向

用握笔法或改良握笔法轻持器械，用手指轻巧地支在口内或口外，将工作头的前端侧缘与牙面平行或角度小于15°，轻轻接触牙石，不可用重的侧向压力。工作头的移动方向应与牙面平行，通过工作头的超声振动而将牙石击碎并从牙面上震落（图 20-18）。清除邻面牙石时，应沿着牙面的外形，调整工作头的角度，保持其移动时侧面与牙面平行。遇到大块且坚硬的牙石时，可将工作头放在牙石的边缘处移动，使牙石与牙面分离，也可采用分割法，将大块牙石先分割成多个小块，再逐一击碎、震落。

操作超声工作头的动作要短而轻，并保持不停地移动，可采用垂直、水平、或斜向重叠的动作，禁止将工作头的顶端停留在一点上振动，因为这样会损伤牙面。不要用压电式超声洁牙机工作头的尖和正面去牙石。

超声洁治后，要用探针仔细地检查有无遗漏的牙石，如果遗留一些细小的牙石和邻面的牙石，要用手用器械将其清除干净。

在洁治后应进行抛光（polishing）处理，清除残留在牙面上的色素等细小的不洁物并抛光牙面，使牙面光洁，菌斑、牙石不易再堆积。抛光的方法是用橡皮杯安装在慢速手机的弯机头上，蘸抛光膏（抛光膏有碳酸氢盐、二氧化硅、碳酸钙、甘油、精氨酸等成分，不同配方的成分有差异，粗细程度也不同），轻加压于牙面上低速旋转，从而抛光牙面。橡皮杯的边缘应略进入龈缘下方，使龈缘处的牙面光洁。

## 三、喷砂（air-powder polishing）

喷砂机是一种空气动力装置，将水、压缩空气和经特殊处理的碳酸氢钠混合物形成高速粒子流，通过细小的喷嘴作用于牙齿表面，高效去除牙面菌斑和色素。在经过洁治清除牙石后，对于牙面色素沉积（烟斑、茶渍、咖啡渍等）较多的患者，进行牙面喷砂可高效地使其牙面达到光洁、美观的效果。碳酸氢钠喷砂材料（颗粒直径为 65 μm）对牙骨质和牙本质有一定的磨损，还可使银汞合金、复合树脂、水门汀以及其他表面粗糙的非金属材料表面粗糙。因此，近年来又有一些含甘氨酸磨损性小的喷砂材料问世，可用于牙周维护期的患者和正畸患者（颗粒直径为 65 μm），以及清洁靠近龈缘的菌斑、色素和种植体（颗粒直径为 25 μm）。

喷砂方法：喷砂机手柄喷嘴距离牙面 3 ~ 5 mm，与牙齿颊、舌面呈 30° ~ 60° 角，且喷嘴口朝向冠缘。操作时应不断移动手柄喷嘴，禁止将喷嘴长时间停留在一点，避免损伤牙面。禁止将喷嘴朝向牙龈方向，避免损伤牙龈。建议配合使用强力吸唾器，可有效减少空气中的悬浮物，保护软组织。喷砂结束后告知患者 3 小时内禁食着色性食物。

另外，近年还研制出一种新型的 Vector 超声系统，其与传统的超声系统不同之处在于通过谐振器将椭圆形的超声振动转换为沿器械长轴方向的振动，避免了对牙根面的损伤，能减少牙齿酸痛感，为牙周炎患者定期维护提供了更好的手段。此外，该系统的喷水冷却系统配备了含有羟基磷灰石的抛光液和含有硅盐的摩擦液，在刮治过程中，抛光液和摩擦液可冲击生物膜，提高效率，达到较好的临床效果。

## 四、超声龈下刮治方法（ultrasonic subgingival scaling technique）

基本要求与超声洁治相同，不同之处在于：

**1. 治疗前要对欲治疗的部位进行详细的检查**　了解牙周袋深度、探查牙石、根分叉或根面凹陷等根面的解剖和外形。

**2. 选取专门用于龈下超声刮治的工作头**　这类工作头的特点是细而长，形状有细线形，也有左右成对、有一定弯曲度的工作头和专门用于根分叉病变的弯形工作头。

**3. 功率的设定**　功率影响工作头的振动幅度，大功率会形成明显的喷雾，使得到达牙周袋内工作头处的液量减少，冷却作用降低；而且大功率并不能改善治疗结果，并可能不必要地去除过多根面组织，因此要尽可能将功率设定在低、中档水平。使用低功率和轻的压力会减少根面结构被去除的量和深度。

**4. 水量的调节**　水流保持在 14 ~ 23 ml/min，使工作头周围的组织保持在生理温度范围，防止工作头过热对牙周袋内组织造成损害。

**5. 器械的握持及支点**　用改良握笔式握持器械，以获得最大的稳定性，口内或口外支点均可。

**6. 放置工作头的方向及压力**　龈下刮治时，工作头要与根面平行，工作头的侧面与根面接触。如使用的工作头有一定曲度，则使工作头的凸侧与根面接触。施加的压力要小，不超过 1 N，因为它的工作原理是振荡，若用力太大，反而降低效率。

**7. 龈下超声刮治的动作及方向**　要以一系列快速、有重叠的水平迂回动作，从冠方逐渐移向根方，与手工龈下刮治的重叠的垂直向动作不同（图 20-19）。工作头不要在一处停留时间过长或用工作头尖端指向根面，否则会在根面形成凿孔和使根面粗糙，或使牙齿过热。像用手用器械一样，器械

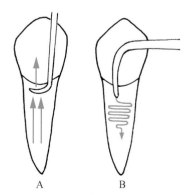

图 20-19　龈下超声刮治的动作及方向
**A.** 手工刮治：重叠的垂直向动作。**B.** 超声刮治：快速有重叠的水平迂回动作，从冠方逐渐移向根方。

要适应根面的变化，工作端必须与根面的各个面接触，以确保彻底清除全部根面上的牙石、菌斑和毒素。

**8. 超声龈下刮治过程中** 应随时用探针检查根面，以评价清洁的彻底性。超声刮治后，一般还要用手用器械进行根面平整，并将袋内的肉芽组织刮除。

**9. 全部治疗完成后** 将3%过氧化氢液用冲洗器伸入牙周袋内冲洗，将残余在袋内的牙石碎片、肉芽组织彻底清除。

超声洁治和龈下刮治与手工治疗相比，优点是省力、省时、具有冲洗作用、能产生空穴作用、去除的根面结构较少、易于进入根分叉区，但缺点是操作时手感不如手工刮治、具有喷雾污染（表20-2）。

与单纯超声龈下刮治相比，在超声龈下刮治后进一步进行手工根面平整术可更有效地降低牙周袋深度，并减少临床附着丧失。因此，在临床治疗中有必要在超声龈下刮治后使用手用器械进行根面平整，以期获得更好的临床疗效。

表 20-2　超声治疗的优缺点

| 优点 | 缺点 |
| --- | --- |
| 省力 | 触感差 |
| 易于操作 | 喷雾污染 |
| 省时 | |
| 冷却系统同时具有冲洗作用 | |
| 去除的根面结构较少 | |
| 易于进入根分叉区 | |

## 五、超声洁治、刮治以及喷砂的禁忌证及注意事项（contraindications）

有传染性疾病（如有结核病、乙肝抗原阳性、HIV感染等）的患者禁用超声洁牙机和喷砂机，因为操作所产生带菌的喷雾会污染操作区及周围的环境。有呼吸系统疾病的患者不应使用超声洁牙机和喷砂机，如哮喘、支气管炎等呼吸抑制的患者，患慢性肺病（chronic pulmonary disorders）的患者等，超声和喷砂治疗中的喷水、喷雾、高速粒子流会给这些患者带来危险。心内膜炎患者也不适用喷砂。一般佩戴心脏起搏器的患者禁用磁伸缩式超声洁牙机，以避免因干扰起搏器的工作而造成患者心律失常等症状。新型起搏器具有屏蔽功能，不会受到超声洁牙机工作的干扰，戴用这类起搏器的患者不在禁用之列。进行血液透析、钠盐限制饮食以及患有其他影响电解质平衡疾病的患者，不适合进行喷砂（碳酸氢钠粉）治疗，以免造成电解质紊乱。

金属超声器械工作头不能用于钛种植体表面的洁治，因其会损伤钛种植体表面结构；也不能用于瓷修复体或黏着的修复体，因其会使修复体崩裂或是粘着松脱。可改用塑料工作头的超声器械或表面覆盖聚四氟乙烯的超声工作头。

医师在临床上难以完全掌握每位患者是否患有传染病，为了防止交叉感染和医院内感染，在治疗过程中应按"一致对待"（universal precaution）的原则来处理每位患者，遵循无菌操作原则。在使用超声洁牙机和喷砂机进行治疗时，要采取感染控制措施，如操作者戴防护眼镜、口罩和手套，尽量使用强力吸引器，以减少气雾污染；治疗前让患者用3%过氧化氢液或0.12%的氯己定等鼓漱1分钟，可减少喷雾中的细菌数量；在相关的操作台面等表面铺上一次性纸巾或在治疗后进行适当的表面消毒等；在使用超声器械之前，踩动开关，冲洗手柄和管路2分钟，以减少管路内的微生物量，如有可能尽量使用管路滤器或无菌水；将高压灭菌的超声手机和喷砂手机安装好后，最好用塑料或乳胶屏障将手柄覆盖。

超声洁牙机和喷砂机产生的喷雾（aerosol）可能含有潜在的致病菌。肺炎球菌、葡萄球菌、甲型溶血性链球菌（α-hemolytic streptococcus）、结核分枝杆菌（*Mycobacterium tuberculosis*）均在牙科喷雾中发现的细菌之列。喷雾也会给牙科工作人员和患者带来许多病毒，包括单纯疱疹病毒、肝炎病毒、流感病毒、冠状病毒（coronavirus）、普通感冒病毒、EB病毒（Epstein-Barr virus）和巨细胞病毒（cytomegalovirus）。另外需注意的是那些并非来自患者而是来自牙科椅或超声洁牙机中污染水流中的致病菌，从牙科椅的水源中已分离出可疑致病菌，如假单胞菌属细菌（Pseudomonas sp.）和嗜肺军团菌（Legionella pneumophilia），超声洁牙机和喷砂机会将这些细菌随雾喷出。喷雾中总会含有血液，会在操作区的空气中滞留30分钟或更长时间。因此，为了减少喷雾的潜在危险，在治疗过程中也要求采取预防措施，如工作人员戴口罩、面罩、手套、防护镜，穿工作服，高速排空，治疗前患者用3%过氧化氢液或0.12%氯己定含漱，冲洗手柄和水管路或自含无菌水源，环境表面彻底消毒，充分通风，用高效微粒空气（high efficiency particulate air）滤器过滤空气等。

## 第三节　清除菌斑滞留因素
### Removal of Plaque Retention Factors

菌斑、牙石是牙周疾病的重要致病因素，治疗中对这些致病因素的清除，依赖于菌斑控制、洁治术、龈下刮治术和根面平整术。然而，如果导致菌斑滞留的因素未被清除，则菌斑会很快再形成，影响治疗后的愈合，或者疾病很快复发。因此，清除菌斑滞留因素是基础治疗中的一项重要工作。充填体悬突等不良修复体、龋洞、食物嵌塞等这些菌斑滞留因素都应被清除。

临床上常见到牙齿邻面的充填体悬突（restoration overhanging），在悬突根方形成菌斑滞留区，相应部位常有深牙周袋及牙槽骨吸收。对这些部位的治疗，必须包括充填体悬突的清除。一般选用金刚砂钻，先放在充填体悬突的根方，踏动开关的同时将金刚砂钻向冠方提拉，从而将充填体悬突磨除。在磨除悬突时要注意不要磨除牙体组织，并注意修整充填体的外形。临床上还常可见到其他部位的充填体悬突，如治疗楔状缺损的光敏树脂充填物的根方边缘悬突等，可用金刚砂钻磨除悬突部分，并修整充填体外形。充填体悬突去除后，菌斑失去了滞留区，易于被清除，加之形成了有利于自洁的牙齿外形，更有利于菌斑控制。

龋洞、食物嵌塞、不良修复体等都是菌斑滞留因素（plaque retention factors），如果存在，就应进行相应的治疗，如充填龋洞，必要时进行牙髓治疗；通过调𬌗或修复的方法解决食物嵌塞问题；对不良修复体进行修改，或重新制作一个边缘和外形恰当的修复体。

## 第四节　牙周基础治疗后的组织愈合及效果评价
### Healing and Evaluation after Initial Therapy

在龈上洁治过程中，沟内上皮和结合上皮可能有机械性损伤，但一般在数日内能迅速修复、再生。组织愈合程度取决于牙石、菌斑是否彻底除净，以及患者自我控制菌斑的措施是否得力。

进行龈下刮治术和根面平整术后，牙周袋内壁上皮、结合上皮和结缔组织也受到波及或被部分刮除，袋内有出血。组织学观察表明，术后2小时见结合上皮撕裂，袋内有血块，袋壁表面有大量中性白细胞，袋壁血管充血扩张。术后2天袋内壁已开始有上皮从龈缘"爬向"袋壁并部分覆盖，4～5天后新结合上皮开始在根方形成。根据袋深度的不同及术前的炎症程度，上皮将在1～2周内完全修复。结缔组织的修复在术后2～3天时最活跃，并可持续2～3周，深牙周袋的组织修复则需更长的时间。因此，在龈下刮治和根面平整术后的6周内不宜探袋深，以免破坏组织愈合（tissue healing）。愈合多数以长结合上皮附着于根面，而不是结缔组织附着，也可有少量的新生骨形成。

# 再评价的时间和内容
## Re-evaluation：Time and Measurements

在牙周基础治疗后，组织愈合需要一定的时间，因此，对牙周基础治疗后效果的评价，要在牙周基础治疗后一定的时间进行，一般是在基础治疗完成后的6～8周进行。基础治疗后牙槽骨也有一定程度的修复，要评价牙槽骨的变化，应在基础治疗后3～6个月内复查。

在基础治疗后的再评价时，应对患者进行全面的危险因素再评估和临床牙周检查，评价其口腔卫生情况、牙龈炎症情况、牙周探诊深度和附着水平以及根分叉病变情况等，观察患者对治疗后的反应以及患者自我菌斑控制的态度和能力。

# 牙周基础治疗的效果
## Outcomes of the Initial Therapy

**1. 单纯口腔卫生指导的作用** 严格的口腔卫生措施是消除牙龈炎症、防止牙周疾病进一步发展的基本条件。Loos等的研究表明，单纯对患者做口腔卫生指导，而不做其他牙周治疗，在12周复查时，发现初诊时探诊深度在3.5 mm以下的部位，其探诊后出血减少约28%；而探诊深度大于7 mm的部位，其探诊后出血减少10%。探诊深度在浅袋减少约0.2 mm，在深袋减少了1.6 mm，而附着水平基本无改善。对探诊深度6 mm以上的部位进行龈下微生物学检测发现螺旋体所占的百分比没有下降。因此，单纯口腔卫生指导有一定的作用，但仍需做进一步的牙周治疗。

**2. 口腔卫生指导与洁治联合治疗的作用** Listgarten等的研究表明，若口腔卫生措施与洁治同时进行，与非洁治部位相比，洁治部位牙龈的炎症明显减轻，牙周探诊深度明显减少。慢性龈炎患者在经彻底的洁治术后，牙龈炎症逐渐消退，约在1周后牙龈恢复正常的色、形、质，龈沟变浅。牙周炎患者经过洁治术后，牙龈的炎症可以部分地减轻，龈缘的退缩使牙周袋略变浅，根面的部分龈下牙石将会暴露，有利于进一步刮治，且出血也会减少，但彻底的愈合则有待于龈下刮治和根面平整术后。

**3. 龈下刮治和根面平整的作用** 在临床上多数病例在龈下刮治和根面平整术后一周便可见到明显的效果，牙龈炎症消退，探诊后出血减少或消失，2～4周后牙周组织致密，牙周袋变浅，临床附着增加，而且深牙周袋变浅的效果尤为显著，这主要是由于炎症消退后的龈缘退缩和袋底附近的结缔组织内有胶原纤维的新生和修复，使探诊深度变浅，但对于探诊深度≤3 mm的位点，龈下刮治和根面平整后会发生附着丧失。Listgarten等的研究表明，刮治术后龈下菌群的结构也发生很大的变化，细菌的数量明显减少，螺旋体及其他革兰氏阴性杆菌的比例显著降低，球菌的比例明显上升。但若刮治不彻底，炎症虽有一定程度的减轻，袋的深度也可减小，但残存的牙石、菌斑仍会导致深部牙周组织的低度、慢性炎症，使病变缓慢进展。有时因牙周袋口变紧，深部的炎症不易引流，导致牙周脓肿。此种患牙的牙龈表面貌似正常，但探牙周袋时仍有出血，表明炎症仍然存在。复查时如果袋深仍大于5 mm，且探诊后出血，则需进一步治疗，如再次刮治和根面平整、进行牙周手术或使用药物等。Ramfjord 等纵向观察了龈下刮治和根面平整术以及改良 Widman 翻瓣术等手术治疗后 5 年的临床效果，结果显示，对探诊深度≤ 3 mm 的位点，不论是龈下刮治和根面平整术还是各种手术治疗，都会导致附着的丧失；在中等深度牙周袋（4 ～ 5 mm）部位龈下刮治和根面平整术疗效优于深袋（≥ 7 mm）部位，而在深袋部位则手术治疗的效果优于龈下刮治和根面平整术。因此，对于探诊深度≤ 3 mm 的部位不应进行龈下刮治和根面平整，中等深度牙周袋（4 ～ 6 mm）部位适合进行龈下刮治和根面平整术，而对于深袋（≥ 7 mm）部位，龈下刮治和根面平整后应考虑进一步的牙周手术治疗。

近来的研究表明，评价根面平整的效果主要看其临床指标的改善，而不过分强调根面的完全光滑坚硬。龈下机械治疗的目标是通过去除牙周袋内的菌斑生物膜来消除牙龈的炎症，阻止牙周附着的破坏。近年来学者们对在根面平整中去除病变牙骨质的重要性提出质疑。Nyman 等观察了牙周手术治疗的结果，一种方法是需治疗的位点在手术中暴露，进行广泛的根面平整去除所有的牙骨质和部分牙本质；而另一种方法是仅仅轻轻地去除菌斑，保留大多数的牙骨质。结果发现，对于掌握适当的自我菌斑控制措施的患者，两种途径都可以达到良好的软组织愈合。这一结果也被 Oberholzer 等证实，他们从临床研究中得出结论，光滑和坚硬的牙根面的建立不是牙周治疗的决定性因素。

在龈下刮治和根面平整治疗中，使用超声洁牙机与手工治疗在清除菌斑、牙石和内毒素方面的效果无差别，因此，在减少牙周袋探诊深度、附着获得（attachment gain）和减轻牙龈炎症方面的效果也是相同的。在根分叉部位，超声洁牙机细的工作头较手工方法更易进入病变区，因此超声治疗的效果要优于手工治疗的效果。

**4. 龈下刮治和根面平整与菌斑控制的作用**　在龈下刮治和根面平整后坚持自我菌斑控制，并定期接受简单的预防性洁治（prophylaxis），则牙龈既无炎症，也不发生新的附着丧失，疗效能长期巩固。但经过龈下刮治和根面平整后，若不能坚持控制龈上菌斑，则短期内虽能使探诊深度减少 1 ～ 1.5 mm，但 2 个月后龈下菌斑和临床探诊深度又会回复到刮治前的水平，疗效短暂。Suomi 等的研究表明，牙周炎患者治疗后坚持口腔卫生措施，加上每年做 3 ～ 4 次洁治，3 年后复查时，与单纯进行口腔卫生措施组相比，明显地减轻了牙龈炎症程度，且明显地减少了附着丧失的发生。

总之，严格的口腔卫生措施加上认真的洁治、刮治和根面平整后，不但改善了患者的口腔卫生水平，更重要的是明显地消除了牙龈的炎症，牙周袋深度和临床附着丧失显著减少，改善的程度与治疗前的袋深度有关。因此，SRP 是消除牙周袋炎症的有效措施，且能不同程度地增加牙周临床附着水平。但对于探诊深度≤ 3 mm 的位点，龈下刮治和根面平整会造成附着的丧失。超声与手工治疗的效果没有差别，且更省时，目前没有什么方法能替代机械治疗。

最后需提出注意的是，随着牙周基础治疗后牙龈炎症的消退，可能会出现牙龈退缩、牙缝增大和根面敏感的症状，应将这些可能出现的现象在牙周治疗前告知患者，以免引起患者对牙周治疗效果的误解。

# 第五节　殆治疗
## Occlusal Therapy

殆治疗（occlusal therapy）是指通过多种手段达到建立起平衡的功能性咬合关系，有利于牙周组织的修复和健康，因此在牙周炎的治疗中，殆治疗也是重要的手段。一些临床研究结果均表明如能消除创伤性殆，使殆力分布均衡及殆关系协调，使牙齿及其支持组织承受均匀的功能刺激，则有利于牙周组织的修复以及症状和功能的改善。

殆治疗的方法包括磨改牙齿的外形、牙体修复、牙列修复、正畸矫治、正颌外科手术、牙周夹板、殆垫以及拔牙等。选用何种手段取决于患者的咬合关系和牙列情况，尽量选择简便省时而又经济的方法。患者的年龄也应考虑，如青少年有明显殆关系异常时，正畸矫治常是首选的方法。

本节主要介绍以调殆法（occlusal adjustment）（也称选磨法，selective grinding）为主的殆治疗，即通过磨改牙齿的外形以消除创伤性殆和食物嵌塞。调殆对牙齿的形态和咬合关系的改变是直接的、不可逆的，因此必须经过详细的检查，明确诊断，慎重选择调殆，而且在操作时应非常认真细致。选磨法一般适用于个别牙或一组牙所存在的程度不重的早接触或殆干扰，也常用于治疗食物嵌塞。

调殆的时机应在牙周组织的炎症被控制后进行，因为牙周有炎症时牙可伸长或移位，当炎症消退后，牙周组织有一定的修复，牙齿位置和动度可有所恢复，此时进行调殆就比较准确。而且，若牙周炎症不控制，单纯调殆也难以获得良好疗效。应向患者说明殆治疗只是牙周炎治疗的辅助方法，其主要目的是增加殆的稳定性和舒适感，而不是直接治疗牙周炎症本身。

创伤性殆（traumatic occlusion）虽然不是牙周炎的直接原因，但它可能加重和加速牙周炎的破坏过程，影响牙周组织的修复，因此在牙周炎的治疗过程中应尽量消除创伤性殆。调殆可以改善牙列的功能关系，使牙齿及其支持组织均匀承受一定的功能刺激，有利于牙周组织的修复。如牙周手术前对有明显创伤性殆的牙齿进行调殆，将有利于术后的愈合和修复。

早接触与殆干扰的现象使上下颌牙齿间不能均匀地接触，致使个别牙受到较大的垂直力或侧向力，超过了牙周组织的承受能力而有可能发生损伤。但人的牙周组织有很强的适应能力，这种适应能力因人而异。有些人即使有早接触或殆干扰等情况存在，却无不适感，也没有出现殆创伤的症状，对这些患者一般主张不应做预防性的调殆。有的学者主张尽量取得平衡殆，消除一切殆紊乱。而另一些学者则认为人群中有殆紊乱者较多，多数人也不出现症状，只有因殆干扰或早接触而引起了咬合创伤的病理改变者，才需要进行调殆治疗，因此调殆的适应范围，要根据临床检查结果来严格确定。

选 磨 法

## Selective Grinding

选磨法（selective grinding）即用砂石轮等磨改牙齿外形以消除创伤性殆的方法，又称牙冠成形术（coronoplasty）。

## 一、选磨原则

**1. 首先应教会患者做各种咬合运动** 如正中殆、侧方殆和前伸殆运动，然后通过视诊、扪诊、咬合纸、蜡片、牙线等检查，找出早接触或殆干扰的牙和部位。

**2. 必须先准确定位再进行磨改** 由于磨改牙齿的方法不可逆地改变了牙的形态，因此在磨改前一定要反复做正中殆与非正中殆的检查，准确定出早接触或殆干扰点，兼顾正中殆与非正中殆关系才能进行磨改。

**3. 磨改以消除早接触点为主** 因为造成咬合创伤者以早接触最为常见，而且以侧向力对牙周组织的损伤最大，因此磨改中应注意使侧向力转为垂直力，并消除过大的殆力。

**4. 早接触点的选磨原则**

（1）若正中𬌗时有早接触，非正中𬌗时协调，说明仅有个别牙尖与舌窝或𬌗窝在正中𬌗时比其他牙齿先接触，而当牙尖循斜面滑行时，则咬合协调无早接触，故此时不可磨改牙尖，只能磨改其相对应的舌窝或𬌗窝的早接触区。在前牙应磨改上颌牙的舌窝，后牙则磨改与牙尖相对应的𬌗窝（图20-20A）。

（2）若正中𬌗时协调，非正中𬌗时不协调，说明患牙牙尖循相应斜面滑行时比其他牙齿先与相对牙接触；但当回复到正中𬌗时，牙尖与窝的关系以及其他牙关系是协调的。此时，应保持其正中𬌗的正常咬合，而只处理非正中𬌗的不协调，即只能磨改与该牙尖相对应的斜面。在前牙中，应磨改上颌牙的舌面，即磨改与下切牙正中𬌗接触区以下的斜面；在磨牙中，应磨改上颌磨牙颊尖的𬌗斜面和下颌磨牙舌尖的𬌗斜面（图20-20B）。

（3）正中𬌗和非正中𬌗都存在早接触或不协调时，说明功能性牙尖或切缘与对颌牙的窝和斜面均有早接触，此时应磨改早接触的牙尖或下颌前牙的切缘（图20-20C）。

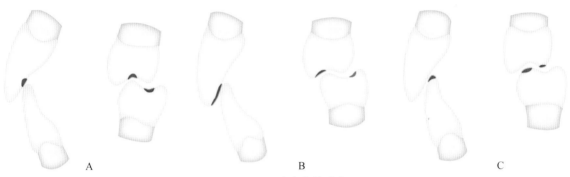

图 20-20　选磨点的确定

**A.** 正中𬌗有早接触，非正中𬌗正常；**B.** 正中𬌗正常，非正中𬌗不协调；**C.** 正中𬌗有早接触，非正中𬌗不协调。

通过上述原则方法确定了需磨改的牙和部位后，再用咬合脱色纸准确找出早接触点，然后依次做磨改。

**5. 𬌗干扰牙的选磨原则**

（1）前伸𬌗时，在前牙保持多个牙接触时，后牙一般不应有接触。若有接触，可对有接触的后牙进行磨改，如磨除上颌磨牙舌尖的远中斜面和下颌磨牙颊尖的近中斜面上的𬌗干扰点。

（2）侧方𬌗时，工作侧有多个牙接触，非工作侧一般不应有接触。必要时，也应对非工作侧有接触的牙进行适当磨改，如磨除上颌牙舌尖和下颌牙颊尖𬌗斜面上的𬌗干扰点。

𬌗干扰的选磨部位均位于磨牙的功能性牙尖上，因此磨改时应十分小心，避免降低牙尖高度和影响正中𬌗。

**6. 不均匀或过度磨损牙的选磨原则**　前面已经提到过，磨牙不均匀磨损的结果是磨牙的非功能性牙尖形成高尖陡坡，主要是上颌后牙的颊尖和下颌后牙的舌尖。这些高陡的牙尖在咬合运动中易产生过大的侧向力，从而导致咬合创伤。磨改时应降低高陡的牙尖，形成相应的颊（舌）沟，并减小𬌗面的颊舌径（图20-21）。另一种情况是磨牙的重度磨损而使𬌗面成为平台状，不但失去了生理的尖窝形态，而且使𬌗面的颊舌径增宽，咬合运动时便会产生过大咬合力或扭力，造成咬合创伤。磨改时应减小𬌗面的颊舌径，并尽量恢复𬌗面的生理外形，如牙尖及窝沟的形态应尽可能磨出，这样才能保持正常的咬合功能

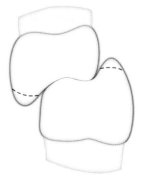

图 20-21　牙尖高陡，应沿虚线磨改

（图 20-22）。要特别指出的是，在任何选磨工作之中，均应注意恢复牙齿的球面外形，减少扁平的外形，也应注意勿随意降低牙尖的高度（图 20-23）。

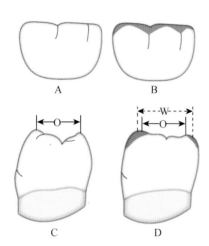

图 20-22 恢复牙尖的生理外形

**A.** 𬌗面磨耗，边缘嵴消失；**B.** 选磨法恢复牙尖，黑色区 为磨除部分，牙尖高度不减；**C.** 正常未磨耗牙的𬌗面宽度（O）；**D.** 磨耗后𬌗面变宽（W），选磨后恢复𬌗面正 常宽度（O）。

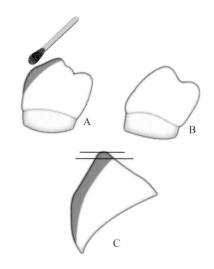

图 20-23 恢复牙面的球状外形

**A.** 用石尖磨改磨耗小平面；**B.** 磨改后，牙面呈圆滑的球面；**C.** 不恰当的磨改使牙尖高度降低。

## 二、选磨方法

1. 选择大小、形状合适的磨改工具如砂石轮、砂石尖、金刚砂钻等，在有水冷却的条件下进行，转速不宜过高，应间断磨改，避免产热刺激牙髓。

2. 一般应先磨改正中𬌗位的早接触点，且对功能性牙尖的磨改一定要慎重，因为功能性牙尖是保持垂直距离和维持正常咬合功能的关键。对于维持垂直距离的咬合支持点应予保留，这样才能保持正中𬌗时稳定的咬合关系。

3. 一次不应磨牙太多，应边磨改边检查，以防止出现新的早接触点或不平衡。磨改后观察数天进行复查，检查上次磨改效果，在此基础上决定是否需要再次磨改。

4. 对松动牙齿的磨改，操作者应用手指将松牙固定，以减少磨改时的不适与创伤。若根尖有急性炎症而使牙松动、伸长时，最好待炎症消退后再磨，才能准确。

5. 若选磨的牙位多，应分次完成，以免患者肌肉疲劳，影响做正确的咬合运动及妨碍对早接触或𬌗干扰点的准确定位。如果在磨改过程中患牙十分敏感，也应分次进行，对敏感的部位可进行脱敏治疗。

6. 在选磨工作中，应注意减少或避免牙齿出现扁平的外形，尽量恢复牙齿的球面外形，这样可减少牙间接触面、提高咀嚼效率、减轻咬合创伤。

7. 磨改结束后，必须用橡皮轮将牙面抛光，以免因牙面的粗糙而使患者有不适感。光滑的牙面也可减少牙菌斑的积聚。

## 修复缺失牙
### Prosthetic Therapy

通过修复缺失牙，使咬合力能分散于各个牙齿，减轻牙周组织的负荷，有利于组织的健康。

## 正畸矫治
## Orthodontic Therapy

通过正畸治疗，使移位或异位的牙齿复位，调整殆力方向，消除创伤性殆，有利于牙周组织的修复和愈合。

## 松动牙固定
## Splint for Mobile Teeth

用牙周夹板固定松动牙后，使其成为一个新的咀嚼单位，用以分散殆力，使牙周组织得到生理性休息，有利于愈合。

## 咬合调整的效果
## Outcomes of Occlusal Adjustment

Burgett 等依照随机原则将 50 例牙周炎患者分成接受或未接受咬合调整两组，调殆后 2 个月按治疗计划进行牙周治疗和维护治疗，观察 2 年，结果发现经过咬合调整的牙齿，其牙周附着有显著增加。William 等的研究发现，有咬合创伤的牙齿较无咬合创伤的牙有更深的牙周袋，且其预后也较差；而经过咬合调整的牙齿与未经过调殆的牙相比较时，治疗组的牙周组织破坏发展比较缓慢，因此认为消除咬合创伤可以提高治疗效果。

# 第六节　食物嵌塞的殆治疗
## Occlusal Therapy for Food Impaction

造成食物嵌塞（food impaction）的原因很多，要消除食物嵌塞，首先要找出原因，针对原因进行处理。下面介绍垂直型食物嵌塞的调殆方法。

## 一、选磨法（selective grinding）

通过磨改牙齿的外形来消除食物嵌塞，此法适合于一部分垂直型食物嵌塞，如殆面的过度磨损、边缘嵴或溢出沟已磨平、外展隙变窄或有充填式牙尖存在，而邻面接触关系基本正常的情况下，一般可通过磨改法来消除食物嵌塞。

**1. 重建或调整边缘嵴**　殆面的过度磨损可使边缘嵴变平、消失，甚至斜向邻面，或种种原因而使相邻两牙的边缘嵴高度不一致，均可造成食物嵌塞。可用小砂石尖、刃状砂轮或金刚砂钻尽可能磨出边缘嵴并使之斜向殆面，或使相邻两牙边缘嵴的高度尽可能一致。由于是在过度磨损的情况下磨改牙齿，很容易发生牙本质敏感，因此磨牙时动作须十分轻巧，间断进行或分次磨改，同时可进行脱敏治疗。但磨改法对边缘嵴的调整也是有一定限度的。

**2. 重建食物溢出沟**　后牙殆面磨损严重时可使原有的食物溢出沟消失，食物易嵌入邻面间隙中。此时可用薄刃状砂轮或金刚砂钻，尽可能磨出发育沟形态，使食物有溢出的通道

（图 20-24）。如果牙齿很敏感，可分次磨改。

**3. 恢复牙尖的生理形态**　磨牙的不均匀磨损常形成高陡锐利的牙尖，如上颌牙的颊尖或下颌牙的舌尖，可成为充填式牙尖而在咀嚼运动中将食物挤压入邻面牙间隙。此时应将牙尖磨低，并尽可能恢复到正常生理外形，以消除充填式力量。

若上颌第二磨牙或第三磨牙为游离端而远中尖有异常分力时，应将远中尖磨低，消除分力，避免咬合运动中游离端牙向远中移动而造成食物嵌塞。

**4. 加大外展隙**　由于邻面的过度磨损而使接触区过宽，颊舌侧的外展隙也随之变窄，使食物易于塞入邻面。此时可用刃状砂轮金刚砂钻将邻面和轴面角磨改以加大外展隙、缩小过宽的邻面接触区，利于食物溢出（图 20-25）。

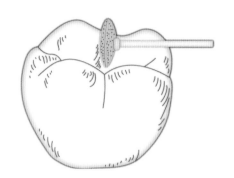

图 20-24　用刃状石磨出溢出沟

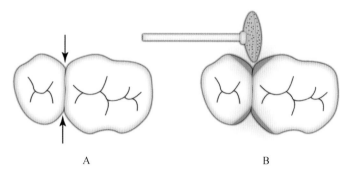

图 20-25　恢复外展隙

**A.** 接触区变宽、外展隙变小；**B.** 选磨，加大外展隙。

磨改后是否有效，需要在患者进餐后得到验证，因此应预约患者复查，根据复查结果再继续磨改或补充其他处理。

## 二、充填体或冠的修复（prosthetic therapy with filling material or crown）

邻接区不紧密时，食物易于进入邻面而造成食物嵌塞，可用充填术或修复冠来消除食物嵌塞。

**1. 邻𬌗面充填**　邻𬌗面有龋洞而造成的食物嵌塞，应在充填术的同时恢复邻接区。在邻接区接触不良但无龋洞，嵌塞的牙又无松动的情况下，也可考虑将一侧牙磨成邻𬌗面洞型，然后做紧密充填以恢复邻接区；但若嵌塞的一侧牙有松动，则充填法不能解决问题，因此选择此法应有严格适应证。

**2. 全冠或联冠**　邻接区接触不良而牙不松动时，一侧牙可做全冠来恢复紧密的邻接区。若牙有松动，特别是一侧牙位于牙列的末端而有远中向松动的情况，做联冠消除食物嵌塞是较好的方法。

## 三、拔牙（tooth extraction）

若下颌第三磨牙近中倾斜而与第二磨牙之间有食物嵌塞，应拔除第三磨牙；若上颌或下颌第三磨牙有一方缺失而使对颌牙伸长造成食物嵌塞，应拔除伸长的牙；其他如多生牙、错位牙等与正常位置的牙间邻接区异常，均可发生食物嵌塞，也应予拔除。上述情况指拔除无功能牙或对咬合功能影响不大的牙，否则应采取其他措施，尽量保留牙齿。

## 四、正畸矫治（orthodontic therapy）

若发现青少年因牙齿排列不齐或先天性牙列稀疏等原因造成食物嵌塞，做正畸矫治是较理想的方法。

## 五、修复缺失牙（prosthetic therapy）

缺失牙若不及时修复，可使对颌牙伸长或使两侧邻牙向缺牙区倾斜，从而发生食物嵌塞。因此缺牙后应及时修复，以防止食物嵌塞。

食物嵌塞在临床上很常见，选用上述方法改正不一定都能有效，如磨改的方法可能暂时有效，但易复发。对难以改正者，尤其水平嵌塞者，多可采取自我护理的方法，如餐后使用牙线、牙签或间隙刷等剔除嵌塞的食物残渣，都是简便有效的方法。

## 思考题

1. 牙龈炎患者需要接受牙周基础治疗中的哪些治疗？能获得什么效果？
2. 对牙周炎患者需要采用的牙周基础治疗方法是什么？效果如何？

（康　军　欧阳翔英）

## 参考文献

［1］Axelsson P，Lindhe J. Effect of controlled oral hygiene procedures on caries and periodontal disease in adults. Journal of Clinical Periodontology，1978，5（2）：133-151.

［2］Axelsson P，Lindhe J. The significance of maintenance care in the treatment of periodontal disease. Journal of Clinical Periodontology，1981，8（4）：281-294.

［3］Takei HH. Phase I periodontal therapy. //Newman MG，Takei H，Klokkevold PR，et al. Newman and Carranza's Clinical Periodontology. 13th ed. Philadelphia：WB Saunders Co，2019：506-510.

［4］Perry DA，Takei HH，Do JH. Plaque biofilm control for the periodontal patient. //Newman MG，Takei H，Klokkevold PR，Carranza FA. Newman and Carranza's Clinical Periodontology. 13th ed. Philadelphia：WB Saunders Co，2019：511-520.

［5］Pattison AM，Pattison GL. Scaling and root planing. //Newman MG，Takei H，Klokkevold PR，et al. Newman and Carranza's Clinical Periodontology. 13th ed. Philadelphia：WB Saunders Co，2019：531-545.

［6］Jahn CA. Sonic and ultrasonic instrumentation. //Newman MG，Takei H，Klokkevold PR，et al. Newman and Carranza's Clinical Periodontology. 13th ed. Philadelphia：WB Saunders Co，2019：546-554.

［7］Weijden F，Slot DE，Echeverria JJ et al. Mechanical supragingival plaque control. //Lang NP，Lindhe J. Clinical Periodontology and Implant Dentistry. 6th ed. New Jersey：John Wiley & Sons Ltd，2015：677-716.

［8］Herrera D，Serrano J. Chemical oral and dental biofilm control. //Lang NP，Lindhe J. Clinical Periodontology and Implant Dentistry. 6th ed. New Jersey：John Wiley & Sons Ltd，2015：717-748.

［9］Wennstrom JL，Tomasi C. Non-surgical therapy. //Lang NP，Lindhe J. Clinical Periodontology and Implant Dentistry. 6th ed. New Jersey：John Wiley & Sons Ltd，2015：749-764.

［10］Ramfjord SP，Caffesse RG，Morrison EC，et al. Four modalities of periodontal treatment compared over 5 years. Journal of Periodontology，1987，14（8）：445-452.

［11］Brayer WK，Mellonig JT，Dunlap RM，et al. Scaling and root planning effectiveness：the effect of root surface success and operator experience. Journal of Periodontology，1989，60（1）：67-72.

［12］Badersten A，Nilveus R，Egelberg J. Effect of nonsurgical periodontal therapy. II. Severely advanced periodontitis. Journal of Clinical Periodontology，1984，11（1）：63-76.

［13］Oda S，Nitta H，Setoguchi T，et al. Current concepts and advances in manual and power-driven instrumentation. Periodontology 2000，2004，36（1）：45-58.

［14］Nyman S，Westfelt E，Sarhed G，et al. Role of "diseased" root cementum in healing following treatment of periodontal disease. A clinical study. Journal of Clinical Periodontology，1988，15（7）：464-468.

［15］Oberholezer R，Rateischak KH. Root planing or root smoothing. Journal of Clinical Periodontology，1996，23（4）：326-330.

［16］Adriaens PA，Adriaens L. Effects of nonsurgical periodontal therapy on hard and soft tissues. Periodontology 2000，2004，36（1）：121-145.

［17］Suvan JE. Effectiveness of mechanical nonsurgical pocket therapy. Periodontology 2000，2005，37（1）：48-71.

［18］Hoffman A，Marshall R，Bartold P. Use of vector scaling unit in supportive periodontal therapy：A subjective patient evaluation. Journal of Clinical Periodontology，2005，32（10）：1089-1093.

［19］Petersilka GJ. Subgingival air-polishing in the treatment of periodontal biofilm infections. Periodontology 2000，2011，55（1）：124-142.

［20］闫乐，王宪娥，詹雅琳，等.超声龈下清创联合手工根面平整术治疗重度牙周炎的临床效果.北京大学学报（医学版），2020，52（1）：64-70.

# 第二十一章　咬合创伤及𬌗治疗

# Trauma from Occlusion and Occlusal Therapy

**应知应会的内容：**

1. 咬合创伤及创伤性𬌗力的概念和特点
2. 咬合创伤在牙周炎病变过程中的作用
3. 咬合创伤的常见指征
4. 松动牙的评估要点及处理原则

## 第一节　咬合创伤的概念及相关的名称
### Definition and Terminology of Occlusal Trauma

　　咬合创伤（occlusal trauma）广义上指不正常的咬合关系或咀嚼系统的异常功能，造成咀嚼系统某些部分的病理性变化，如牙周组织破坏、牙体组织磨损、牙根吸收、牙髓病变、颞下颌关节病变以及咀嚼肌群的疼痛等。在本章中，咬合创伤特指由于咬合力超越牙周组织本身所能承受的适应能力，而对其造成的损伤和破坏。如个别牙或多个牙早接触所引起的牙周创伤及夜磨牙症患者遭受的牙周创伤等。1999 年召开的世界牙周病分类研讨会提出咬合创伤的定义是咬合力造成的损害所导致的附着装置内的组织（包括牙周膜、支持性牙槽骨和牙骨质）改变（injury resulting in tissue changes within the attachment apparatus, including periodontal ligament, supporting alveolar bone and cementum, as a result of occlusal force），这里强调的是 "组织对过大咬合力的反应和改变"，这种反应和改变可以是多种多样的。2018 新分类用 "创伤性𬌗力"（traumatic occlusal force）取代了 "过大咬合力"（excessive occlusal force），创伤性𬌗力指凡是造成牙齿和（或）牙周附着装置损伤的咬合力。咬合创伤可能发生在正常的牙周组织，或因牙周病导致支持组织高度降低的牙周组织。事实上，咬合创伤并不是一个临床诊断名词，而是基于牙周的组织学改变来定义的。咬合创伤相关的名词还包括𬌗创伤（trauma from occlusion）、牙周创伤（periodontal traumatism）及创伤𬌗（traumatizing occlusion）等。

　　一般来讲，咬合创伤可分为原发性咬合创伤（primary occlusal trauma）和继发性咬合创伤（secondary occlusal trauma）两类。前者指创伤性𬌗力作用于临床附着水平和骨水平正常的牙，造成牙周组织损伤，临床表现为牙齿的适应性而非进展性松动。后者则指正常或异常的咬合力造成牙周支持组织高度降低的牙的牙周破坏，临床表现为牙齿进展性松动，可伴有牙齿移位和咀嚼疼痛。因临床上难以准确区分原发性或继发性咬合创伤，而且两者造成的牙周创伤相似，近年来人们对这一分类提出了疑问，认为该分类并无实际意义。但两者重要的共同点是当牙周组织本身不能适应或承受咬合力时，则可发生牙周咬合创伤。从这个意义上来讲，高度降低的牙周组织遭受牙周咬合创伤的风险较大些。有学者提出急性咬合创伤（acute trauma from occlusion）和慢性咬合创伤（chronic trauma from occlusion）的概念，并具临床意义。急性咬合创伤指突发的过大咬合力（如咀嚼硬物）引起的牙周创伤，通常受累牙有急性水肿且疼痛的症状。而慢性咬合创伤指持续的异常咬合力造成的牙周组织损害。后者发展相对缓慢，一般无明显症状，有时感觉咀嚼无力，有时有隐痛或钝痛感。

2018 新分类将咬合创伤分为原发性咬合创伤、继发性咬合创伤及正畸力。动物实验证明正畸力可能影响牙周组织，造成牙根吸收、牙髓病变、牙龈退缩和牙槽骨破坏。但是，如果菌斑控制良好，即使正畸力作用于牙周支持组织高度降低的健康牙周，也可以成功进行牙齿移动，并不引起牙周组织的进一步破坏。

# 第二节　咬合创伤与牙周炎的关系
## Relationship between Occlusal Trauma and Periodontitis

## 一、人类尸检标本研究（studies on human autopsy materials）

自 1901 年 Karolyi 提出咬合创伤与牙槽脓漏（alveolar pyorrhea）的关系以后，其他一些研究也认为创伤性𬌗力是牙周炎的原因，并认为预防和治疗牙周炎需控制咬合力，引起人们对咬合创伤与牙周病关系的浓厚兴趣。20 世纪 30 至 40 年代，创伤性𬌗力在牙周炎发生发展中的作用受到了质疑，人们利用人类尸检标本进行了有关研究，评价创伤性𬌗力作用于牙周组织的效果，认为是牙龈炎症扩展到支持骨引起牙周组织的破坏。但因这些研究设计不够严谨，又无严格对照，结果并不令人信服。20 世纪 60 至 70 年代，以 Glickman 和 Waerhaug 为代表的两位学者，进行了较深入的研究。Glickman（1967）认为，咬合创伤在菌斑引起的牙周破坏过程中起协同破坏（co-destructive factor）作用，往往造成临床上所见的角形骨吸收（angular bony defect）和骨下袋（infrabony pocket）。然而，Waerhaug（1979）根据尸检标本的研究提出了异议，他发现在没有咬合创伤的牙齿邻面也可发生角形（垂直型）骨吸收，而且吸收程度与龈下菌斑的范围一致。他认为牙周附着丧失和牙槽骨吸收主要是由于龈下菌斑引起的炎症性病变所致。角形骨吸收和骨下袋的形成是因患牙龈下菌斑引起的炎症性病变较邻近牙槽骨更靠近根尖部位所致，同时也与局部牙槽骨的宽度有关。尽管这两派的观点大相径庭，但基于上述研究的本质缺陷（尸体标本很难准确判定咬合关系），其结果对于解释咬合创伤与牙周炎的关系并无很大的价值。

## 二、动物实验研究（animal experiments）

学者们在 20 世纪 60 至 70 年代开展了一系列实验研究来进一步探讨咬合创伤与牙周炎的关系。有关的实验设计特点、评估指标、牙周状况及主要结果见表 21-1：

表 21-1　牙周咬合创伤动物实验的主要结果概况

| | 正常牙周组织 | 健康但高度降低的牙周组织 | 伴有实验性牙周炎症 |
| --- | --- | --- | --- |
| 正畸加力（单向） | 牙齿动度增加<br>牙齿移位<br>无附着丧失 | 牙齿动度增加<br>牙齿移位<br>无明显牙周炎症<br>无进一步附着丧失 | 牙槽骨吸收<br>牙周附着丧失<br>牙龈退缩 |
| 多向摇晃力<br>（jiggling force） | 牙周膜间隙增宽<br>牙齿动度增加<br>（可逆性）<br>牙槽骨吸收<br>无附着丧失 | 牙周膜间隙增宽<br>牙齿动度增加（可逆性）<br>牙槽骨吸收<br>无明显牙周炎症<br>无进一步附着丧失 | 牙周膜间隙不断增宽<br>牙齿动度不断增加<br>角形牙槽骨吸收<br>附着丧失的评估见下文 |

　　一般来讲，咬合创伤和创伤性殆力本身并不引起正常牙周组织或健康但高度降低（healthy with reduced height）的牙周组织的破坏，不会形成牙周袋，也不会使牙龈炎发展成为牙周炎。然而，人们探讨的一个焦点是在实验性牙周炎过程中，咬合创伤的存在是否会加快牙周破坏和附着丧失。较具争议的两组代表性的动物实验分别由瑞典学者 Lindhe 和美国学者 Polson 进行。前者以比格犬（beagle dog）为实验对象，持续时间较长；而后者以松鼠猴（squirrel monkey）为对象，持续时间较短。这些研究结果类似，即在无菌斑存在情况下，创伤性殆力引起骨密度改变，牙齿松动，但并未引起附着丧失，移除创伤性殆力后，骨密度增加。Lindhe 的研究显示，在有牙周炎的状况下，咬合创伤会加快牙周附着丧失。而 Polson 的研究结果显示并未观察到附着丧失。这与两者的实验性牙周炎模型及实验设计有关。尽管如此，这些研究还是颇有价值并具启发性。

## 三、临床研究（clinical trials）

　　这方面的临床研究并不很多，主要原因是缺乏临床评定咬合创伤的可靠指标，以及临床研究中多种相关因素的分析有很大难度。尽管如此，主要研究结果显示，有咬合干扰的牙，其牙周破坏程度与无咬合干扰的牙相比并无明显差别。这表明各种咬合干扰和早接触的存在并不意味着一定会发生咬合创伤，是否发生咬合创伤很大程度上取决于牙周组织本身适应咬合状态的能力。此外，松动的牙齿或 X 线片上呈现牙周膜间隙增宽的牙齿与对照牙相比，牙周袋探诊深度、附着丧失的程度及牙槽骨吸收相对较明显；X 线片上显示骨硬板模糊或消失的牙齿与骨硬板正常或增宽的牙齿相比，牙周破坏往往较明显。另有研究提示咬合创伤在牙周有炎症的状况下可能与牙周进一步破坏相关。关于牙齿松动与牙周愈合反应的关系，有学者认为松动牙对治疗的反应不如非松动牙。但事实并非如此，牙周治疗反应取决于很多因素。从临床角度来讲，牙周治疗效果应综合评估，以全面反映实际状况。

　　牙周炎的病因复杂，没有一个单一的因素能引起牙周组织破坏，以致牙齿脱落。牙菌斑是引起牙周病的始动因素，它受到全身防御机制的调控和各种全身及局部因素的影响。鉴于牙周咬合创伤临床研究设计的难点及局限性，各家报告的结果出入较大，现有的研究结果并不足以阐明咬合创伤与牙周炎进展的直接关系。但近几年来，人们开始关注牙周治疗中咬合创伤的处理问题，认为在牙周炎症状况下咬合创伤的存在可能是牙周进一步破坏的局部因素之一，应加以控制，这也有利于改善患者的咬合功能。尽管如此，目前学界认为咬合创伤与牙周炎并非是一种简单的关系，临床上需要进行综合考量。

# 第三节 咬合检查和咬合创伤的指征
## Occlusal Examination and Indications of Occlusal Trauma

## 一、咬合关系检查（examination of occlusal relations）

牙周患者的咬合关系检查主要包括：①正中𬌗（centric occlusion）及正中关系𬌗（centric relation occlusion）、𬌗类型、上下前牙中线的一致、覆𬌗及覆盖、反𬌗、对刃𬌗及锁𬌗；②牙齿拥挤、倾斜、移位及局部咬合紊乱；③早接触及咬合干扰（occlusal interference），包括前伸时后牙有接触和侧方咬合时非工作侧有接触等；④医生将示指放在患者上颌牙的颊面，令患者做咬合动作时，牙齿有震颤（fremitus），又称功能性牙齿动度（functional mobility）。目前认为，牙周临床咬合检查应着重于牙尖与牙斜面的关系，因为由此引起的过大侧向咬合力对牙周组织具有潜在的破坏作用。

## 二、创伤性𬌗力及咬合创伤的指征（indications for traumatic occlusal force and occlusal trauma）

常见的临床创伤性𬌗力指征包括牙齿震颤，牙齿松动，温度敏感，过度磨耗（excessive occlusal wear），牙齿移位，咀嚼不适或疼痛，牙折及 X 线片见牙周膜间隙增宽、牙根吸收和牙骨质增生等。

咬合创伤是创伤性𬌗力引起的牙周膜、牙骨质和牙槽骨的病损，其定义和诊断是基于牙周的组织学改变，如果没有组织学检查则难以对咬合创伤做出准确诊断。因此，临床上多采用临床表现和影像学指标辅助咬合创伤的诊断。

常见的临床咬合创伤指征包括患者持续性咬合不适、牙齿松动、牙齿移位、咬合时牙齿震颤、牙根吸收和 X 线片见牙周膜间隙楔形增宽及骨硬板模糊或消失等（图 21-1）。一般来讲，咬合创伤并无单一、独有的表征。目前，较多学者认为牙齿动度持续增加及咬合时检出牙齿震颤为相对可靠且常见的咬合创伤临床指征。我国学者金力坚和曹采方于 1992 年首次提出了牙周咬合创伤指数（trauma from occlusion index，TOI），即"功能性牙齿动度增加＋牙周膜间隙

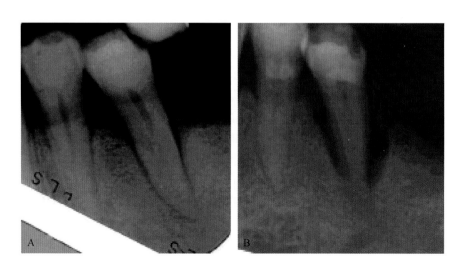

**图 21-1 咬合创伤的 X 线片表现**
**A.** 侧方咬合时有工作侧接触，牙周膜楔形增宽，硬骨板模糊；**B.** 在伴有牙周炎的情况下，破坏显著加重。

增宽"，和牙周适应性指数（adaptability index，AI），即"牙面有磨耗＋骨硬板增宽"。研究显示，前者（TOI）与牙周破坏程度成正相关，后者（AI）与牙周破坏程度成负相关。而且，创伤组的牙槽骨低于对照组，两者之间的差别随着附着丧失程度的增加而更加明显。这两项综合指标对于临床评估牙周咬合创伤及牙周组织对过大咬合力的反应能力，具有一定的参考价值。

# 第四节　松动牙的临床评估
## Clinical Assessment of Tooth Mobility

## 一、生理性牙齿松动（physical tooth mobility）

生理动度是一定外力作用于完整健康牙周组织的结果。正常牙齿有一定的生理动度，主要是水平方向的。生理动度因牙而异，单根牙生理动度略大于多根牙，晨起时相对较大而日间相对较小。正常情况下，上述生理动度及细微的日常变化，并不能被个人所感知。牙齿受力时引起的松动分两个阶段，即初级或槽内动度（initial or intra-alveolar tooth mobility，ITM）和次级动度（secondary tooth mobility，STM）。前者指牙齿在牙槽窝内的动度，为牙齿受力后由不同组的牙周韧带方向改变而产生的动度。通常 100 g 以下的外力使牙齿产生的动度为槽内动度。后者则指牙齿受超过 100 g 的外力作用下由牙槽嵴顶弹性形变和挤压牙槽嵴冠方的软组织（supra-alveolar soft tissue）而产生的动度。

## 二、牙齿动度的临床评估方法（method of clinical assessment）

牙齿动度的检查是牙周综合检查的一个重要部分。一般情况下，可用牙科镊子夹住前牙切缘或闭合镊子用其尖端抵住骀面窝，分别向唇（颊）舌向和近远中方向加以适当的摇晃力，目测牙齿移动的幅度。临床常用 Miller 1950 年提出的改良 3 度松动指数：Ⅰ度为水平向动度超过生理动度，但幅度≤1 mm；Ⅱ度为水平向松动幅度＞1 mm；Ⅲ度为明显的水平向和垂直向松动。也有人根据松动方向来评估动度，颊舌向松动为Ⅰ度，近远中向为Ⅱ度，如有垂直向松动则为Ⅲ度。

值得一提的是，上述松动牙检查方法受主观影响很大，不同检查者之间差异可颇大。因此，在临床研究中，要加以注意并进行必要的重复性检测，以取得较可靠的资料。近年来，也有人利用动度计（Periotest®）较客观而准确地检测牙齿动度。

## 三、病理性牙齿松动的相关因素（pathologic tooth mobility-related factors）

决定一个牙齿临床松动程度的因素主要包括牙槽骨的高度、牙周膜间隙的宽度（periodontal ligament space），以及牙根的形状（如长度、根的数目、粗细等）。一般来说，与牙齿过度松动有关的常见因素包括牙周炎症、牙周附着丧失和牙槽骨吸收、早接触和咬合创伤、根尖病变、牙外伤、牙根裂、牙根吸收、夜磨牙症（bruxism）和牙周手术后初期及正畸治疗过程中等。对于牙周病患者来说，牙周炎症、附着丧失及牙槽骨吸收对患牙的动度有重要影响，其中牙周炎症是应首要考虑的重要因素。许多研究报告表明，牙周治疗可以有效地控制牙周炎症而使患牙动度明显降低，这与牙槽嵴冠方软组织的炎症消退后组织结构重建（reorganization）有关。由于炎症是牙周病患牙松动的主要原因之一，因此，临床上应特别重视炎症控制对患牙动度的作用。

## 四、适应性牙齿松动及病理性牙齿松动的临床评估（clinical evaluation of adaptive and pathologic mobility）

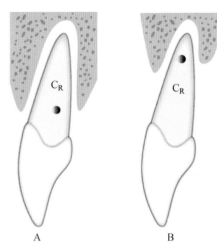

图 21-2　牙槽骨高度与松动的关系

**A.** 健康牙周组织具生理动度，牙槽骨高度和牙周膜宽度正常，判断牙齿水平位移幅度的中心参考点（CR）靠近牙槽骨嵴顶的牙根面；**B.** 在牙槽骨高度降低时，因该参考点相对移向根尖方向，牙冠水平位移的幅度相对增加，但以 CR 为参考点所测到的相当于牙槽嵴顶的水平位移幅度与左图的情形相似。

以前，人们认为临床探测到牙齿动度大于生理动度，即为病理性松动而必须加以处理，事实并非如此。一般情况下，判断牙齿松动的幅度是以靠近牙槽骨嵴顶的牙根面某点作为参考点的。牙齿动度基本上反映了该牙的功能状态，与其牙槽骨高度及牙周膜宽度直接相关。在牙槽骨高度降低时，该参考点相对移向根尖方向，以致所测到的牙齿松动幅度增加。但这只是反映了该牙的功能状态而并不一定代表病理性变化（图 21-2）。

目前，临床上将探测到的牙齿动度分为"适应性牙齿动度"（adaptive tooth mobility）和"病理性牙齿动度"（pathologic tooth mobility）。一般来讲，适应性牙齿动度包括以下 3 种状况：①牙槽骨高度正常，牙周膜间隙增宽。②牙槽骨高度降低，牙周膜间隙正常。③在一段时期内重复探测到的牙齿动度基本不变，但牙周膜往往增宽或伴有角形骨吸收，且无其他病理性病变。说明此种松动和 X 线改变是对过去曾承担的创伤性𬌗力已经适应，病损不再加

重，此即所谓的"稳定性牙齿松动"（increased tooth mobility/stable mobility）。从生物学及临床角度来讲，评估牙齿动度的着重点应为余留在牙槽窝内牙根的实际动度，而非表面上检测到的因牙槽骨高度降低而致的牙冠水平位移的幅度，因后者受到牙槽嵴高度的影响很大。这一点对于临床正确评估及处理松动牙至为重要。人们认为，一般的稳定性牙齿动度若不伴有炎症是可以接受的，并不被认为是一种病理性的改变，若无症状则无须处理。而不断加重的进展性牙齿松动（progressively increasing tooth mobility），且伴有牙槽骨的进一步破坏的牙齿，则应及时进行综合评估，控制相应的牙周炎症，以及进行适当的咬合调整（occlusal adjustment）或牙周夹板（splint）等𬌗治疗，以达到维护健康、稳定而舒适的牙周状况，发挥良好的口腔功能。

# 第五节　𬌗治疗的原则与松动牙的处理
## Principles for Occlusal Therapy and Management for Mobile Tooth

𬌗治疗旨在用各种手段建立平衡而稳定的功能性咬合关系，保持牙周状况的稳定及发挥良好的口腔功能。𬌗治疗的方法主要包括用选磨法（selective grinding）进行咬合调整、咬合板（occlusal template/occlusal bite guard）、正畸治疗和牙周夹板（splint）等（图 21-3）。具体方法的选用应考虑患者的背景、心理状态，有无磨牙症、牙列状况、咬合关系及牙周状况等因素。总的来讲，由于咬合创伤并无特别客观的临床指征，以及其与牙周破坏关系的复杂性，临床上有关咬合调整的决策并非易事。

一般认为，咬合创伤在有牙周炎症存在的状况下可能与牙周组织的进一步破坏相关，但这并不意味着咬合创伤直接引起牙周炎。然而，从临床角度来讲，为了使患者维护健康而稳定的牙周状况及发挥良好舒适的口腔功能，人们不应忽视咬合问题。牙周炎患者咬合治疗基本上是

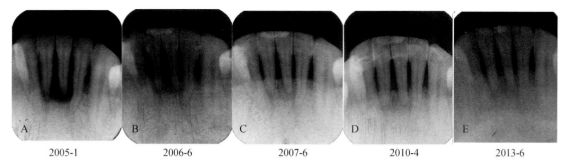

| 2005-1 | 2006-6 | 2007-6 | 2010-4 | 2013-6 |

**图 21-3** 患者牙齿松动的治疗、保存过程

**A.** 患者下中切牙Ⅲ度松动，根尖片显示牙槽骨吸收达根尖（2005-1）；**B.** 经牙周基础治疗＋松牙固定后一年，根尖片显示牙槽骨密度及高度均恢复至根尖 1/3（2006-6）；**C，D，E.** 患者定期牙周复查维护保存 8 年（2013-6）。

（周爽英医师提供）

在咬合评估的基础上，有选择地对患者进行适宜的咬合治疗，以建立平衡的咬合关系，消除过大的创伤性咬合力，保持牙周状况的稳定及发挥舒适的口腔功能。有关咬合治疗在牙周病治疗中的意义的文献报道不多。有研究表明，通过咬合调整建立平衡咬合，有助于提高牙周治疗效果，降低患牙动度，增加牙周附着的获得（gain of attachment）。但目前并不支持进行所谓的预防性的咬合调整来预防牙周炎的进展，因这并无科学的依据。

松动牙齿的处理是临床的一个难点，应予以重视。如前所述，临床上牙齿松动的原因多种多样。对于每位患者不同的松动牙，应做综合而详细的评估，找出主要的因素以进行有序而适当的治疗。对于牙周炎患者而言，牙周组织的炎症是导致患牙松动的最常见因素。这主要是由于牙槽嵴冠方的牙周组织受到炎症性破坏之故。经牙周治疗控制炎症后，牙齿动度可不同程度地降低，这与上述牙槽嵴冠方的牙周组织炎症消退后组织重建有关。此外，牙周治疗后，牙周组织恢复健康，牙齿动度降低，可使上下咬合关系发生不同程度的改变。在此基础上再检查和记录咬合关系，有利于较准确地评估咬合关系，以便进行其他相关而必要的治疗，如咬合调整、正畸和修复治疗等。

临床上，牙周炎患者松动牙处理的一般程序如下。综合治疗计划建立后，在确定并拔除无保留价值的患牙之后，首先应控制菌斑、清除牙石及消除菌斑滞留因素，控制牙周组织炎症。有效地控制菌斑、消除炎症将使患牙动度得到不同程度的改善。因此，治疗后 3 ~ 6 个月的复查至关重要。在炎症控制之后，复查时对仍余留的牙齿松动应做进一步临床检查，并根据以下不同状况进行相应的处理：

（1）牙齿动度增加，牙周膜间隙增宽，但牙槽骨高度正常。这种情形一般多与早接触有关，为一种适应性的改变（adaptive alteration）。一般可通过选磨进行咬合调整，建立平衡的咬合关系（balanced occlusal relationship），使牙槽骨进行良性改建（remodeling）。牙周膜间隙可逐渐恢复正常，牙齿动度降低。

（2）牙齿动度增加，牙周膜间隙增宽，且牙槽骨高度降低。这与上述情形相似，也可能为一种适应性的改变。可通过咬合调整，建立平衡的咬合关系，牙周膜间隙可逐渐恢复正常，牙齿动度也可降低。

（3）牙齿动度增加，牙槽骨高度降低，而牙周膜间隙正常。这种牙齿松动主要是由于牙槽骨高度降低所致。一般来讲并不能通过咬合调整来降低动度。但重要的一点是，应确定这种松动是否仍进行性地加重。对稳定性的松动（increased mobility），而患者又无明显不适，不必进行咬合治疗。感到这些松动牙引起明显的咀嚼不适或影响菌斑控制的小部分患者，可考虑制作良好的、便于菌斑控制的牙周夹板进行固定。

（4）牙齿动度持续性增加，牙周膜间隙不断增宽，这种进展性松动（increasing mobility）是病理性的。要仔细检查、明确原因，决定进一步的治疗方案。一般应做调牙合或夹板固定等牙合治疗。当然保证良好的菌斑控制及控制炎症是重要的前提条件。

# 第六节　食物嵌塞的临床处理
## Treatment of Food Impaction

食物嵌塞在牙周患者中较为常见，其临床处理的关键是进行详细检查，找出原因，以进行相应的治疗。具体方法包括选磨法进行咬合调整、拔除涉及的牙齿（多半为保留价值不高的智齿等）、改进及修复不良充填体或冠、正畸和修复治疗等（详见第七章及第二十章）

## 思考题

1. 就咬合创伤与牙周炎的相互关系，谈谈你的观点。
2. 设计一个动物实验，以阐明创伤性𬌗力是否会加快牙周炎的进展。
3. 阐述牙齿松动的生理及病理学基础。
4. 结合临床病例，讨论如何具体分析牙齿松动的各种因素并加以相应的处理。

（侯建霞　金力坚）

## 参考文献

［1］Burgett FG，Ramfjord SP，Nissle RR，et al. A randomized trial of occlusal adjustment in the treatment of periodontitis patients. J Clin Periodontol，1992，19（6）：381-387.

［2］Davies SJ，Gray RJM，Linden GJ，et al. Occlusal considerations in periodontics. Br Dent J，2001，191（11）：597-604.

［3］Ericsson I，Lindhe J. Effect of longstanding jiggling on experimental marginal periodontitis in the beagle dog. J Clin Periodontol，1982，9（6）：497-503.

［4］Fleszar TJ，Knowles JW，Morrison EC，et al. Tooth mobility and periodontal therapy. J Clin Periodontol，1980，7（6）：495-505.

［5］Glickman I. Occlusion and the periodontium. J Dent Res，1967，46（1）：53-59.

［6］Hallmon WW，Harrel SK. Occlusal analysis，diagnosis and management in the practice of periodontics. Periodontol 2000，2004，34（1）：151-164.

［7］Harrel SK，Nunn ME. The effect of occlusal discrepancies on treated and untreated periodontitis. Ⅱ. Relationship of occlusal treatment to the progression of periodontal disease. J Periodontol，2001，72（4）：495-505.

［8］Harrel SK，Nunn ME. Longitudinal comparison of the periodontal status of patients with moderate to severe periodontal disease receiving no treatment，non-surgical treatment，and surgical treatment utilizing individual sites for analysis. J Periodontol，2001，72（11）：1509-1519.

［9］Jin LJ，Cao CF. Clinical diagnosis of trauma from occlusion and its relation with severity of periodontitis. J Clin Periodontol，1992，19（2）：92-97.

［10］Lindhe J，Ericsson I. Influence of trauma from occlusion on reduced but healthy periodontal tissues in dogs. J Clin Periodontol，1976，3（2）：110-122.

［11］Lindhe J，Ericsson I. The effect of elimination of jiggling forces on periodontally exposed teeth in the dog. J Periodontol，1982，53（9）：562-567.

［12］Lindhe J，Ericsson I. Trauma from olcclusion：periodontal tissues. //Lang Np，Lindhe J. Clinical Periodontology and Implant Dentistry. 6th ed. New Jersy：John Wiley & Sons Ltd，2015：313-324.

［13］Sanz M and Martin C. Orthodontics and periodontics. //Lang Np，Lindhe J. Clinical Periodontology and Implant Dentistry. 6th ed. New Jersey：John Wiley & Sons Ltd，2015：1295-1324.

［14］Pirih FQ，Camargo PM，Taker HH，et al. Periodontal response to external forces. //Newman MG，Takei H，Klokkevold PR，Carranza FA. Newman and Carranza's Clinical Periodontology. 13th ed. Philadelphia：WB Saunders Co，2019：328-336.

［15］McDevitt MJ. Occlusal evaluation and therapy. //Newman MG，Takei H，Klokkevold PR，et al. Newman and Carranza's Clinical Periodontology. 13th ed. Philadelphia：WB Saunders Co，2019：574-581.

［16］Lindhe J，Svanberg G. Influence of trauma from occlusion on progression of experimental periodontitis in the beagle dog. J Clin Periodontol，1974，1（1）：3-14.

［17］McGuire MK，Nunn ME. Prognosis versus actual outcome. Ⅲ. The effectiveness of clinical parameters in accurately predicting tooth survival. J Periodontol，1996，67（7）：666-674.

［18］Pihlstrom BL，Anderson KA，Aeppli D，et al. Association between signs of trauma from occlusion and periodontitis. J Periodontol，1986，57（1）：1-6.

［19］Polson AM. Trauma and progression of marginal periodontitis in squirrel monkeys. Ⅱ. Co-destructive factors of periodontitis and mechanically produced injury. J Periodont Res，1974，9（2）：108-113.

［20］Ramfjord SP，Ash MM Jr. Significance of occlusion in the etiology and treatment of early，moderate and advanced periodontitis. J Periodontol，1981，52（9）：511-517.

［21］Waerhaug J. The infrabony pocket and its relationship to trauma from occlusion and subgingival plaque. J Periodontol，1979，50（7）：355-365.

［22］Jepsen S，Caton JG，Albandar JM，et al. Periodontal manifestations of systemic diseases and developmental and acquired conditions：consensus report of workgroup 3 of the 2017 World Workshop on the Classification of Periodontal and Peri-Implant Diseases and Conditions. J Periodontol，2018，89（S1）：S237-S248.

［23］Fan J，Caton JG. Occlusal trauma and excessive occlusal forces：Narrative review，case definitions，and diagnostic considerations. J Periodontol，2018，89（S1）：S214-S222.

# 第二十二章　牙周病的药物治疗

## Chemotherapy of Periodontal Diseases

**应知应会的内容：**
1. 药物治疗的目的、适应证及在牙周病治疗中的地位
2. 药物治疗的原则
3. 全身药物治疗的种类、特点及联合用药的原则
4. 局部用药的方式及各种药物的特点

菌斑微生物是牙周炎症性疾病的始动因子，其他的一些局部因素及宿主的防御反应对牙周病的发生、发展也产生重要影响。抗菌药物治疗能杀灭或抑制微生物，但不能去除牙石等其他局部因素，而且牙菌斑还会不断地形成，因此，单纯的药物治疗不是治疗牙周疾病的主要途径。对牙周疾病的治疗，主要是通过机械方法如洁治、刮治和根面平整（SRP）以清除病因因素，并通过患者的日常口腔卫生维护及医生的定期维护期治疗，防止新的菌斑沉积物形成，方可防止疾病的复发。通过上述方法，大多数牙周疾病患者可得到成功的治疗，其效果可以长期维护。但单纯的机械治疗对有些患者往往不能完全奏效，对某些患者来说，药物治疗可能对取得较好的疗效具有重要的辅助作用。

## 第一节　药物治疗的目的和原则
### Objectives and Principles for Chemotherapy

### 一、目的（objectives）

**1. 药物治疗**　作为牙周机械治疗的辅助手段，可杀灭或控制病原微生物、加强疗效、防止复发。牙周疾病是由菌斑生物膜引起的牙周组织的感染性疾病，因此，成功的牙周治疗取决于对菌斑微生物、牙石等病因学因素的彻底清除，以及防止或减缓菌斑生物膜的再聚集。目前应用最为广泛、最行之有效的治疗牙周病的方法是采用机械的方法清除牙菌斑。然而，牙周机械治疗具有一定的局限性，在有些情况下，需要配合使用药物，达到辅助治疗、防止疾病复发的目的。

机械治疗的局限性主要如下：

（1）器械难以到达某些部位：如深的牙周袋，尤其是窄而深的骨下袋；后牙位于根分叉区的病变；外形凹陷的根面等，单用刮治术难以彻底清除这些部位的菌斑等局部刺激因素。

（2）侵入牙周组织内的微生物不易清除：某些牙周致病菌能侵入牙周软组织袋壁内，如伴放线聚集杆菌（Aa）等，这些隐匿在牙周组织内的牙周致病菌，不能被机械治疗所清除，容易成为菌斑再定植的来源。

在上述 2 种情况下，辅助性的药物治疗有助于杀灭和控制机械治疗所不能达到部位的致病菌，从而有助于这些部位的病变控制，增强非手术治疗的效果，大大减少对手术治疗的需求。

（3）口腔内其他部位存在牙周致病微生物：如舌背、颊黏膜及扁桃体等处的牙周致病微生物，在牙周治疗后会重新在牙面和牙周袋内定植，引起再感染，导致牙周炎症的复发。对于机械治疗效果不佳或炎症易复发的患者，药物治疗有助于杀灭或控制这些微生物，防止再感染。

**2. 为预防或减少菌斑的形成，巩固疗效，防止复发**　有些患者不能很好地掌握和实行长期的良好菌斑控制，尤其是残疾人、帕金森病患者等在自我菌斑控制方面有困难者，或者由于某些原因如口腔内手术后，暂时不能行使口腔卫生措施者，导致菌斑迅速形成和堆积，影响组织愈合或导致牙周疾病复发。药物含漱剂的使用，可预防或减少菌斑的形成，有利于组织愈合。但要注意的是，用化学药物控制菌斑只是起辅助作用，或只能在某些条件下短暂使用，不宜长期依赖药物控制菌斑生物膜。

**3. 控制牙周组织的急性感染**　在治疗牙周组织的急性感染时，如急性坏死溃疡性龈炎、多发性龈脓肿及多发性牙周脓肿等，除局部应急处理外，全身或局部的辅助药物治疗有助于急性感染的控制和迅速缓解急性症状。

**4. 预防性抗生素的应用**　伴有某些全身疾病者，如风湿性心脏病、糖尿病、HIV 感染等，在进行全面牙周检查和洁治、刮治术之前或同时，需要使用抗菌药物，以预防并发症的发生。

在牙周手术前和手术后，预防性全身应用抗生素，一方面有助于预防和减少术后疼痛、水肿和菌血症等并发症；另一方面，在实施促进牙周组织再生术时，应用抗生素利于愈合早期龈下微生物的控制、降低膜暴露发生感染的可能性和增加手术的可预测性。

**5. 调节宿主的防御机能，阻断疾病的发展，促进组织愈合，是药物治疗的目标之一**　宿主对微生物的免疫反应和防御功能也与牙周病的发生、发展有关。因此，近年来注重研究通过药物来调节宿主的防御功能，从而阻断疾病的发展，促进组织愈合。例如，调节宿主的免疫和炎症反应，抑制基质金属蛋白酶的产生、抑制花生四烯酸代谢产物的产生、抑制牙槽骨吸收等。中医药的应用在宿主防御机制的调节中也有一定作用。但这方面的研究尚缺乏临床上有说服力的、长期疗效的证据（框 22-1）。

框 22-1　牙周药物治疗的目的

- 辅助牙周机械治疗，彻底杀灭或控制病原微生物
- 预防或减少菌斑的形成
- 控制急性感染
- 伴有全身性疾病及牙周手术前后的预防性用药
- 调节宿主的防御功能，阻断疾病，促进愈合

## 二、基本原则（principles）

在牙周疾病的治疗中，药物治疗只是机械治疗和手术治疗的一种辅助手段，绝不能替代机械治疗。药物治疗应遵循下述原则，避免药物滥用。

**1. 遵照循证医学的原则，合理使用药物**　在牙周炎的治疗中，是否使用药物治疗以及选择何种药物，应以最新的科学证据为基础。根据目前的研究结果，牙龈炎和轻、中度的慢性牙周炎不需使用抗菌药物，规范的洁治、刮治和认真的菌斑控制即可使牙龈炎痊愈，也可使大多数的牙周炎得到控制。在对机械治疗效果不佳的重度慢性牙周炎或侵袭性牙周炎的治疗中，才需要配合药物治疗。

**2. 用药前要清除牙石、破坏菌斑生物膜的结构和建立平衡的龈下菌群微生态**　最近的研究显示，牙周龈下菌群微生态失调引起并加重感染性炎症性疾病。治疗的目的是通过减少牙周病原体的比例，从而产生更高比例的宿主兼容的菌群（host-compatible species），也就是通过新的微生物群落/生态（microbial community）在根表面重新定植。但菌斑生物膜的结构对其内的微生物具有保护作用，使其免受抗微生物药物的作用，对药物的抵抗力大大增加。另外，牙周袋内有大量微生物存在，药物抗菌谱以外的微生物对药物也可能具有抑制、灭活或降解作用，可降低药物的作用。因此，在应用抗微生物药物治疗之前需先进行机械治疗，清除菌斑牙石，破坏菌斑生物膜结构，以利于药物对细菌的作用，达到辅助机械治疗的目的。菌斑生物膜能保护细菌和增强细菌对药物抵抗力，可能的机制为菌斑生物膜内的电荷分布不平衡，药物向生物膜内的渗入受到影响，抗微生物药物很难以有效浓度进入菌斑生物膜的深层；由于生物膜内获取的营养有限，细菌的代谢会降低，这就使得这些细菌对那些干扰细菌蛋白质、DNA 或细胞壁合成的药物的反应性下降。最近的体外实验显示，细菌对组织表面的附着可能激活控制耐药机制的基因起作用。

**3. 尽量采用局部给药途径和尽量避免耐药菌的产生**　在牙周炎的治疗中，对抗菌类药物，尽量采用牙周局部给药方式，以避免和减少耐药菌株的产生和全身不良反应。另外，尽量不用那些控制全身严重感染的强效抗菌药物，避免产生对这些药物的耐药菌，以确保这些药物在关键时刻治疗全身疾病的有效性。

**4. 在选择抗生素时，尽量做细菌学检查及药敏试验**　在选择药物时，往往根据医生的经验和偏好，但是，不同的牙周致病菌对药物敏感性不同，临床特征很少能提供准确的致病菌的信息，不适当的抗生素治疗对口腔微生态有不良的影响，并会引起重要致病菌成为耐药菌。因此，应尽量做细菌学检查及药敏试验，以便有针对性地选择窄谱抗菌药物，必要时可以选择联合用药，以杀灭或控制病原微生物。在用药后继续进行细菌学检查，以观察菌群的变化，指导临床用药。患者的全身状况和抗生素的潜在副作用也是治疗中要考虑的重要方面。

# 药物治疗牙周病的途径
## Drug Delivery Routes

对牙周病的药物治疗途径有两种：全身用药和局部用药。两种给药途径各有其优缺点，在选择牙周药物治疗途径之前，应对其有充分的了解。

全身用药的特点是药物分布广，可通过血液到达牙周组织内、牙周袋内，并能作用于器械和局部药物不能到达部位的微生物，还能抑制存在于舌、咽等其他口腔部位的牙周致病菌，从而延迟致病菌在龈下的再定植。多数学者主张在彻底清除伴放线聚集杆菌（Aa）等牙周致病菌时需要全身辅助应用抗生素。

因此，全身用药在治疗中的优点是：①可杀灭侵入牙周袋壁的微生物。②对全口受累牙数较多的牙周炎治疗效果较强，如累及磨牙或多根牙，广泛型侵袭性牙周炎具有较多的深牙周袋位点等。对于这类患者，选择全身药物治疗的效果好。③可清除口腔中非牙周袋区域的病原微生物，如舌背、扁桃体及颊黏膜等处的 Aa 和牙龈卟啉单胞菌等，防止病原菌在牙周袋内再定植。

但全身用药也存在着缺点，包括：①药物广泛分布于全身，只有一小部分到达牙周袋内，牙周袋内的药物浓度相对较低；②易产生药物不良反应，如胃肠道反应、全身过敏反应和神经症状等；③易诱导耐药菌株的产生；④大剂量、长时间地全身使用抗菌药物，易引起菌群失调，造成继发感染（secondary infection），如白念珠菌感染等；⑤受患者依从性的影响。患者若不能按医嘱坚持服药，会影响疗效。

局部用药的特点是药物直接作用于病变部位，其优点是：①牙周组织局部药物浓度高；②用药量少；③可避免全身用药的诸多副作用；④对机械治疗效果不佳的个别位点，局部药物治疗的效果好；⑤不易产生耐药菌；⑥由医生将药物放入病变处，不受患者依从性的影响。

但局部药物治疗的不足之处是：①药物作用范围小，只对用药部位的感染有治疗作用，对于病变广泛的患者放置药物费时且相对昂贵；②治疗部位会受到未用药部位残存微生物的再感染；③不能杀灭进入牙周组织内和口腔其他部位的致病微生物。

# 第二节　全身抗微生物治疗
## Systemic Antimicrobial Therapy

用于治疗牙周炎的抗微生物药物，根据作用机制主要分为以下 3 类：①抑制 DNA 合成的药物，如甲硝唑；②抑制细胞壁合成的药物，如阿莫西林；③抑制蛋白质合成的药物，如四环素类药物。

## 硝基咪唑类药物
### Nitroimidazole

### 一、甲硝唑（metronidazole，又名灭滴灵）

甲硝唑为硝基咪唑类（nitroimidazole）化合物，通过干扰（disrupt）细菌 DNA 合成而起到杀菌作用，在低剂量存在状态下即可发挥作用，是常用的治疗厌氧菌感染的药物。该药最初被用于治疗滴虫性阴道炎。1962 年，Shinn 首先报道在用甲硝唑治疗阴道炎时意外地发现对患者的坏死性溃疡性牙龈炎也有效，随后，逐渐应用于牙周病的治疗。

甲硝唑对专性厌氧菌具有杀灭作用，能有效地杀灭牙龈卟啉单胞菌、中间普氏菌、具核梭杆菌、螺旋体及消化链球菌等。因此，对由这些细菌引起的牙周炎和坏死性溃疡性牙龈炎具有良好的治疗效果，能改善牙龈出血、牙周袋溢脓等症状。对 HIV 相关性牙周炎急性期症状的控制也有效。然而，单独用甲硝唑治疗的效果不如单独根面平整的效果，因此，甲硝唑在牙周治疗中，不应单独使用，而应与根面平整、手术等联合使用，也可与其他抗生素联合应用。

甲硝唑对兼性厌氧菌、微需氧菌感染无效，而当与阿莫西林（羟氨苄青霉素）等抗生素合用时，对伴放线聚集杆菌（微需氧菌）的感染也有效。因此在临床上，甲硝唑常与阿莫西林联合用于与伴放线聚集杆菌感染有关的侵袭性牙周炎和对常规治疗反应不佳的病例。

甲硝唑高效价廉，不易引起菌群失调，也不易产生耐药菌株，无明显的不良反应，与大多数常用的抗生素无配伍禁忌。

治疗牙周炎的常规用量为每次口服 200 mg，一日 3 ～ 4 次，连续服用 5 ～ 7 日为一个疗程。副作用有部分患者可出现恶心、胃肠道不适等症状，偶有腹泻、皮疹、口内金属异味等不良反应。一般使用不超过 7 日，因为长期服用可能出现一过性白细胞减少、周围神经病变等。有报道称，大剂量使用对动物有致癌的倾向。妊娠或哺乳期的妇女禁用。因其大部分由肾排出，故有血液疾病或肾功能不全者慎用。在服药期间应忌酒，因甲硝唑能抑制乙醇代谢，如果同时服用，可导致严重的腹部绞痛、恶心、呕吐。在治疗期间及治疗后至少 1 天内应避免用含乙醇（酒精）的产品。

甲硝唑能抑制抗凝药（华法林）的代谢，延长凝血酶原时间（prothrombin time）。因此，正在进行抗凝治疗的患者应避免服用甲硝唑。巴比妥类药物（barbiturates and hydantoin，巴比妥酸盐和乙内酰脲）会降低甲硝唑的作用。正在服用锂（lithium）制剂的患者也应避免使用。

## 二、其他硝基咪唑类药物（nitro-imidazole）

替硝唑（tinidazole）和奥硝唑（ornidazole）也是咪唑类衍生物。

替硝唑与甲硝唑相比，具有疗效更高、半衰期更长、疗程更短的优点，但其副作用的发生率也较高。主要不良反应是偶有胃肠道不适、头痛和眩晕等，与甲硝唑相似。口服首日顿服 2 g，以后每日 2 次，每次 0.5 g，连续服用 4 日为一个疗程。将首日顿服 2 g 改为分 2 次，每次各服 1 g，可取得同样效果，而副作用较少。近来，在国内上市的左奥硝唑是一种新的硝基咪唑类抗厌氧菌药物，它是消除了旋体的奥硝唑的光学异构体，作用机制和奥硝唑一样，通过其分子中的硝基，在无氧环境中还原成氨基或通过自由基的形成，与细胞成分相互作用，从而导致微生物的死亡，但对中枢神经系统的不良反应减小，降低临床不良反应的发生率。建议每次 0.5 g，一日两次，连服 5 日。

# 阿莫西林
## Amoxicillin

阿莫西林，别名为羟氨苄青霉素，是半合成的青霉素，为 β - 内酰胺类抗生素，通过抑制细胞壁的合成而具有杀菌作用。抗菌谱广泛，对 G$^+$ 菌及部分 G$^-$ 菌有强力杀菌作用。口服后吸收好。在牙周治疗中与甲硝唑联合使用，用于治疗局限型和广泛型侵袭性牙周炎，可显著增强疗效。

但阿莫西林对一些能产生 β - 内酰胺酶的细菌，如中间普氏菌、具核梭杆菌等无效，因为 β - 内酰胺酶是一种青霉素酶，能破坏青霉素的环状结构，使药物失效。克拉维酸（clavulanic acid）能降解 β - 内酰胺酶，阿莫西林联合克拉维酸后，就能抵抗这些细菌产生的 β - 内酰胺酶，从而发挥对这些细菌的杀菌作用。阿莫西林（250 mg）联合克拉维酸（125 mg）形成的药物为阿莫西林克拉维酸钾片，商品名称为安灭菌（Augmentin）。安灭菌对局限型侵袭性牙周炎和常规牙周治疗无效的牙周炎（曾称为难治性牙周炎，refractory periodontitis）治疗有效。Bueno 等报告，安灭菌能停止牙周炎患者的牙槽骨吸收。

阿莫西林口服剂量为每次 500 mg，每日 3 次，连续服用 7 日为一疗程。安灭菌每次口服 750 mg，每日 3 次。

阿莫西林的副作用少，偶有胃肠道反应、皮疹和过敏反应，用本品前须做青霉素皮肤试验，对青霉素过敏者禁用。

# 四环素类药物
## Tetracyclines

牙周治疗中常用的四环素类药物有四环素（tetracycline）、米诺环素（minocycline，又名二甲胺四环素）、多西环素（doxycycline，原名强力霉素）。四环素类药物口服后在体内分布广，可存在于多种组织、器官和体液中，尤其对骨组织亲合力强，在龈沟液中的浓度高，为血药浓度的 2～10 倍，利于在牙周治疗中发挥作用。这类药物具有以下 3 个方面的作用。

**1. 具有抗菌作用**　四环素类药物是一组自然产生或半合成的抗生素，通过抑制蛋白质的合成而抑制细菌繁殖，是抑菌药物，对快速增殖的细菌有效。抗菌谱广，对 $G^+$ 菌、$G^-$ 菌及螺旋体均有效，能抑制多种牙周可疑致病菌，如牙龈卟啉单胞菌、具核梭杆菌、二氧化碳嗜纤维菌及螺旋体等，特别是对伴放线聚集杆菌（Aa）具有较强的抑制作用。

在临床上，四环素类药物作为局限型侵袭性牙周炎治疗的辅助用药。Slots 报告，局限型青少年牙周炎（现称为侵袭性牙周炎）患者常有 Aa 侵入牙周袋壁，单靠刮治术效果欠佳，刮治后口服四环素可有效地消灭组织内的细菌，取得较好的临床效果，并有牙槽骨修复。因此，一般与 SRP 联合应用。在我国由于 20 世纪中期对四环素的滥用，在人群中对该药有耐药现象，因此在我国，四环素对该时期牙周炎患者的疗效欠佳。米诺环素是半合成的四环素类药物，抑菌谱广而强，同样可抑制 Aa，并可抑制螺旋体和能动菌，药效能保持 3 个月。多西环素抑菌效果与米诺环素相近，其在胃肠道的吸收不受钙离子或抗酸剂的影响，优于其他四环素类药物。

**2. 具有抑制胶原酶及其他基质金属蛋白酶的作用**　从而能抑制结缔组织的破坏，阻断骨的吸收，有利于牙周组织再生。该类药物是通过与胶原酶活化所必需的金属阳离子 $Ca^{2+}$、$Zn^{2+}$ 螯合，从而起到抑制胶原酶活性的作用，对中性粒细胞所产生的胶原酶的抑制作用尤为明显。这种抑制胶原酶的作用不依赖于药物的抗菌性能，在将四环素的有效抗菌基团去除后，人工合成化学改性的四环素（chemically modified tetracycline，CMT）仍具有抑制胶原酶的活性。在四环素类药物中，多西环素（强力霉素）的抗胶原酶活性最强，用小剂量、长疗程（每次 20 mg，每日 1 次，3 个月为一个疗程）的多西环素治疗牙周炎，可取得良好的临床疗效。有报道在根面平整后口服小剂量多西环素，可提高牙周炎的疗效，减缓疾病的进展。基于四环素类药物的这种作用，可将其作为调节宿主免疫功能的治疗药物（详见第二十章第三节）。

**3. 四环素族药物本身为酸性，且具有对金属离子的螯合作用**　用这类药物处理已暴露于牙周袋内的病变牙根面，能使根面轻度脱矿，牙本质小管开放，胶原纤维暴露，从而有利于牙周膜细胞在根面上迁移（migrate），促进细胞在根面上的附着与生长。此作用依赖于局部药物浓度和作用持续时间。如果浓度过高、接触的时间过长，可能反会抑制成纤维细胞的生长。用于根面处理的四环素类药物，多与牙周手术治疗联合应用。

在抗微生物治疗中，四环素的口服剂量是每次 250 mg，每日 4 次，连续服用 2 周为一个疗程。因为每天要服用 4 次，故患者的依从性往往较低。米诺环素（minocycline）口服剂量是每次 100 mg，每日 2 次，连续服用 1 周。多西环素（doxycycline）的用法是首日每次 100 mg，服用 2 次；之后每次 50 mg，每日 2 次，共服用 1 周。

四环素类药物具有一定的副作用，如胃肠道反应，肝、肾功能损害，使发育中的牙齿着色等，在使用中应注意。孕妇及 6 岁前的儿童禁用。

# 大环内酯类抗生素
## Macrolides

用于牙周治疗的大环内酯类药物有罗红霉素（roxithromycin）、红霉素和阿奇霉素（azithromycin）等。通过与敏感细菌的 50 S 核糖体亚单位结合而抑制蛋白合成，起到抑菌或杀菌作用，是抑菌或是杀菌取决于药物的浓度和微生物的性质。

大环内酯类药物对 G$^+$ 菌抑菌力强，对 G$^-$ 菌也有一定的抑制作用，它能有效地抑制黏性放线菌、产黑色素拟杆菌群（*Black-pigmented Bacteroides*，为产黑色素拟杆菌属，*Bacteroides melaninogenicus*），以及螺旋体等。罗红霉素还对衣原体和支原体有效。

**1. 罗红霉素（roxithromycin）** 作用与螺旋霉素相似，在临床应用中，对牙周脓肿、冠周炎等急性感染的治疗具有良好的效果。

**2. 红霉素（erythromycin）** 虽也是大环内酯类药物，但其在龈沟液中的浓度低，对大多数牙周致病菌无效，因此，临床很少将红霉素用于牙周治疗中。

**3. 阿奇霉素（Azithromycin）** 是红霉素的衍生物，属大环内酯类，于 1980 年被发现，1981 年推出。药理作用是通过阻碍细菌转肽过程，从而抑制细菌蛋白质的合成。体外实验证明阿奇霉素对临床上多种常见致病菌有抗菌作用。抗菌谱比红霉素更广，除对革兰氏阳性菌有作用外，对革兰氏阴性菌、杆菌及厌氧菌均有显著活性，特别对肺炎支原体、砂眼衣原体及梅毒螺旋体等有很好的活性。半衰期长达 48 小时，适用于混合感染的治疗。给药剂量与次数相应减少，不良反应较低，更适合于儿童和对青霉素敏感患者使用。500 毫克/（次）、一日一次，连用 3 日。不良反应有胃肠道反应、神经系统反应、皮疹和转氨酶升高。少数患者出现白细胞计数减少。对大环内酯类抗生素过敏者禁用。药物相互作用：与氢氧化铝、硫酸镁等抗酸药同时服用会降低阿奇霉素的血浆浓度峰值。Mascarenhas 等（2005）经研究提出吸烟的牙周炎患者可口服阿奇霉素作为机械治疗的辅助治疗药物。近来第十六届欧洲牙周病学研讨会，循证医学研究显示口服甲硝唑或阿奇霉素辅助机械治疗，可以明显改善牙周炎患者的探诊深度、临床附着水平、探诊后出血和减少牙周深袋比例，但此弱于阿莫西林与甲硝唑的联合用药效果。阿奇霉素在慢性牙周炎患者用药 6 个月后，显示 PD ≥ 4 mm 位点的百分比明显低于对照组。

# 克林霉素
## Clindamycin

克林霉素是林可霉素（Lincomycin）的衍生物，抗菌谱与林可霉素相同，作用于细菌核糖体的 50 S 亚基，阻止肽链的延长，从而抑制细菌细胞的蛋白质合成。克林霉素对于革兰氏阳性菌和厌氧菌引起的感染有作用，对多数牙周致病菌（Aa 除外）均有效。特别是可用于对青霉素过敏者，因为克林霉素与青霉素、头孢菌素类抗生素无交叉过敏反应，但它与红霉素呈拮抗作用，不宜合用。克林霉素的副作用是可能导致伪膜性结肠炎，引发腹泻、肠绞痛等症状，胃肠道功能不佳者慎用。较早的文献提示（Magnusson I，1994）克林霉素对顽固性牙周炎（refractory periodontitis）辅助机械治疗可能有较好的作用。

# 抗生素的联合应用
## Combined Use of Antibiotics

牙周感染是多种致病微生物混合感染所造成的，包括厌氧菌、需氧菌和微需氧菌，包括革兰氏染色阴性菌和阳性菌，不同的致病微生物对不同的抗生素敏感，单一抗生素不可能对所有可疑牙周致病菌（putative periodontal pathogen）都有效。因此，临床上可采取两种抗生素的联合应用。抗菌谱的交叠可以增加药物治疗效果，并可减少细菌耐药性的发生。

然而，药物之间会产生相互作用，既可有协同作用，也可有拮抗作用。甲硝唑及其羟基代谢物与阿莫西林在体外实验中具有抗 Aa 的协同作用。但应注意，抑菌药物如四环素会抑制细菌的细胞分裂，降低杀菌药物如甲硝唑或 β‐内酰胺类药物的作用，因为这些药物是对分裂期的细菌发挥杀菌作用。因此，应避免同时应用能产生拮抗作用的抑菌剂（如四环素）和杀菌剂（如甲硝唑、青霉素类药物），如确需利用其不同的抗菌谱时，可以考虑序列用药，即在不同的时间用药。例如先用四环素等抑菌药物，之后再用甲硝唑等杀菌药物，从而避免同时使用所产生的药物拮抗作用，以达到共同抗感染的效果。另外，联合用药也有导致药物副作用增加的可能，对此也要加以注意。

在牙周临床治疗中，药物联合使用最多的是甲硝唑和阿莫西林的联合应用，这两种药物联合应用具有协同作用，可消除许多牙周致病菌，对较难杀灭的牙周致病菌 Aa 有效，因此，对机械治疗反应不佳的重度慢性牙周炎、对机械治疗和四环素治疗无效的侵袭性牙周炎，在机械治疗的同时联合应用甲硝唑和阿莫西林，可获得较佳的效果。第十六届欧洲牙周病学研讨会（2020 年发表）上，28 项研究（34 篇文章）的循证医学研究再次证实，甲硝唑和阿莫西林联合用药仍是辅助牙周治疗中首选的全身用药方案，还显示慢性牙周炎和侵袭性牙周炎临床疗效（如 PD、CAL、BOP 和深牙周袋消除率等指标改善）无差异。

# 全身应用抗生素治疗牙周炎的效果
## Effectiveness of Systemic Antimicrobial Therapy

## 一、对微生物的作用

全身应用抗生素可以降低牙周袋内牙周致病菌的水平。单独应用抗生素治疗牙周炎可以显著减少牙龈卟啉单胞菌（Pg）、伴放线聚集杆菌（Aa），但难以从龈下部位将其彻底消除。若龈下刮治与甲硝唑联合治疗，能更有效地抑制牙周可疑致病菌 Pg。对于侵袭性牙周炎患者，甲硝唑与阿莫西林联合应用对于 Pg 的消除更有效，并能使龈下菌斑中 Aa 降至不能检测到的水平，同时还能消除口腔黏膜、舌背及扁桃体处的 Aa，但往往 2～3 年后会复发。因此，要获得长期的可靠效果，还应结合机械治疗、手术治疗和局部抗生素的应用，定期的维护治疗也是十分重要的。

全身应用抗生素还能降低牙周袋内螺旋体的水平，但螺旋体不能被永久消除。甲硝唑、四环素、多西环素都能显著降低龈下菌斑中的螺旋体数目。中间普氏菌（Pi）是人类寄生菌，药物治疗只能降低其水平，削弱其致病作用。甲硝唑可有效地减少龈下 Pi 的水平。

全身应用抗生素对其他牙周致病菌也有明显的作用。如甲硝唑能显著减少总厌氧菌水平，减少梭杆菌属、侵蚀艾肯菌等牙周可疑致病菌的水平；阿莫西林与克拉维酸合并应用能减少二氧化碳嗜纤维菌、具核梭杆菌、侵蚀艾肯菌、直肠弯曲菌的水平；四环素可以降低龈下具核梭杆菌等的水平。

此外，全身抗生素治疗也会使耐药菌水平升高，同时不敏感的细菌和有益的细菌水平也会增加，例如，甲硝唑应用 7～10 天后，血链球菌、变链球菌，以及几种放线菌的龈下比例升高。

对于牙周炎来说，全身应用抗生素的优势还在于药物可通过袋壁渗透到龈沟液，杀灭牙周袋壁上皮细胞表面的细菌，如红色复合体——Pg、Tf 和 Td 等。它们对抗生素都很敏感，这些部位的细菌没有多糖–蛋白质复合物的保护。

## 二、临床效果

**1. 对菌斑量的作用**　单独全身抗生素治疗不能显著减少龈上菌斑量，因此，应通过患者的口腔卫生控制，来减少龈上菌斑量。

**2. 对牙龈炎症的效果**　甲硝唑、多西环素以及甲硝唑-阿莫西林联合应用均有助于减少由龈下致病微生物造成的牙龈炎症。Watts 等观察了口服 7 日甲硝唑治疗 3 个月后的临床疗效，Ng 和 Bissada 观察了口服 6 周多西环素治疗 6 个月后的临床疗效，牙龈炎症都明显改善，牙龈出血位点的百分比显著减少，效果优于安慰剂组。López 等报道，甲硝唑-阿莫西林联合治疗使牙龈出血位点减少，效果可达 12 个月。

**3. 对探诊深度的效果**　甲硝唑、甲硝唑-阿莫西林联合应用能显著降低牙周袋的探诊深度，尤其对探诊深度 6 mm 以上的位点效果更为明显。作为 SRP 的辅助治疗，全身应用甲硝唑或螺旋霉素亦能明显减少探诊深度。Noyan 等报告，机械治疗＋7 日的甲硝唑治疗，6 周后牙周袋的探诊深度平均减少了 1.91 mm，效果优于单纯机械治疗组（减少 1.31 mm）和单纯甲硝唑治疗组（减少 1.01 mm），差异有统计学意义。Winkel 等显示，甲硝唑与阿莫西林联合应用 7 日，探诊深度减少的效果优于安慰剂组，6 个月后用药组探诊深度 ≥ 6 mm 的位点从 80% 降到了 36%。

第十六届欧洲牙周病学研讨会（2020 年发表），28 项研究（34 篇文献）的循证医学研究显示，甲硝唑-阿莫西林联合应用较对照组，普遍牙周袋深度（PPD）在 6 个月时加权平均差为 0.448（95% CI 为 0.324 ~ 0.573），以及 12 个月的研究加权平均差为 0.485（95% CI 为 0.322 ~ 0.648），全身用药利于探诊深度降低。

**4. 对临床附着水平的效果**　单独口服甲硝唑可获得一定程度的附着水平的增加，当甲硝唑与其他药物联合应用时，临床附着水平的改善更显著，而与机械治疗联合应用时，临床附着获得的效果最佳。Loesche 等发现，7 日的甲硝唑治疗使袋深 4 mm 以上位点的附着水平显著改善（0.79 ~ 1.69 mm），尤其是探诊深度 7 mm 以上的位点，附着水平改善效果比安慰剂组更明显（1.42 mm vs. 0.23 mm）。Lopez 等报告甲硝唑-阿莫西林联合治疗组在 2 个月和 4 个月后发生临床附着获得（attachment gain）位点的比例（91%）显著多于安慰剂组（19% ~ 43%）。

Aitken 等报告，在口服甲硝唑治疗 7 日后，再口服用多西环素治疗 3 周，附着水平改善的效果优于单独服用甲硝唑治疗组，并能减少疾病的复发。

但也有研究结果显示药物治疗的效果维持较为短暂。Flemming 等的研究发现，甲硝唑-阿莫西林联合治疗，用药后 3 个月时临床附着获得位点的比例显著多于安慰剂组，但 12 个月后用药组与安慰剂组的差别无显著性。Ramberg 等的结果显示，在 3 周的非手术治疗期间全身应用四环素，在 1 年时临床附着获得比年龄、性别配对的不用药组多（0.46 mm vs. 0.16 mm），但 3 年以后检查时用药与不用药组无差别。

**5. 对牙槽骨水平的影响**　全身抗生素治疗可以使 X 线片上显示的牙槽骨水平改善。甲硝唑治疗 7 日和 10 日以及四环素治疗 12 日，骨丧失小于 25% ~ 30% 位点的比例显著增加。Söder 等发现，在非吸烟者中，7 日的全身甲硝唑治疗使牙槽骨高度比基线时有所增加。Novak 等显示，在青少年牙周炎早期病损中，每天 1 g 的全身四环素治疗 6 周可导致明显的临床附着获得，牙槽骨缺损几乎完全修复，临床结果维持稳定达抗生素治疗后 4 年。

**6. 其他方面的临床效果**　全身应用抗生素治疗可使疾病活动性进展的位点减少。甲硝唑-阿莫西林联合治疗 1 周，与安慰剂组比较，也可以显著降低牙周疾病的活动性。全身应用抗生素可以减少牙周手术的必要性。Loesche 等发现，重度慢性牙周炎的患者，口服甲硝唑 7 日，使需要手术牙齿的数目减少，这方面的效果优于使用安慰剂组和未使用安慰剂的对照组。

尽管药物治疗具有上述效果，但对于大多数慢性牙周炎患者来说，机械治疗就能够取得良好的治疗效果，因此不需全身应用抗生素治疗；而对于侵袭性牙周炎患者和那些通过机械治疗后临床疗效不佳的中、重度慢性牙周炎患者，辅助全身应用抗生素治疗，可以显著增加临床治疗效果。Slots 等曾报告，局限型侵袭性牙周炎（以前称局限型青少年型牙周炎）患者在辅助全身应用四环素治疗后，牙龈炎症、临床附着、牙槽骨水平均有改善。但也有报道称，25%

的牙周炎患者接受四环素治疗后仍可复发。对于与 Aa 相关的活动性的局限型侵袭性牙周炎患者，可选择甲硝唑与阿莫西林联合用药，使 Aa 得到更有效的抑制。然而，对于重度牙周炎的治疗，不应完全依赖于全身应用抗生素，而应依赖于系统的联合治疗，包括 SRP 的彻底机械治疗、牙周手术、局部龈下抗菌剂的应用、患者的自我菌斑控制、定期的维护治疗以及牙周炎危险因素的控制（如戒烟等）。Van Winkelhoff 和 Winkel（2005）根据研究结果建议对吸烟的牙周炎患者要延长用药时间，原因是吸烟导致牙龈的血流量减少，龈沟液量也变少，因此，龈下局部有效药物量降低。

需要特别注意的是药物作用时间有限，药物治疗效果维持的时间也相对短暂。因此，长期效果的维护仍需依赖于患者的自我菌斑控制和定期的维护治疗。Herrera 等于 2002 年，对于全身药物辅助牙周机械治疗（洁治和刮治）进行了系统性文献综述（纳入 25 篇），纳入要求为患者观察至少 6 个月，临床试验还需设立对照组。meta 分析（meta-analysis）结果显示，用药组的 PD、CAL 改善程度明显优于非用药组。特别是甲硝唑-阿莫西林的联合用药在深牙周袋部位效果尤佳。

Haffajee 等于 2003 年对全身应用抗生素控制牙周感染的疗效进行了 meta 分析，纳入了 27 项临床研究。结果显示，在不同民族的两个亚组中，抗生素治疗组的疗效明显优于对照组。以全口的平均附着水平变化为依据，所有的药物对侵袭性牙周炎的辅助作用优于慢性牙周炎。与对照组相比，服用抗生素后可有更多附着水平增加，变化的幅度在各个研究中大小不一，meta 分析研究的 8 种抗生素平均有 0.45 mm 的附着水平获得（0.3～0.4 mm），此值虽不高，但是基于全口牙的平均值。由此推算，牙周炎患者在治疗后 12 年的维护期，每年平均会有 0.042～0.067 mm 的附着水平丧失，而平均 0.3 mm 的附着获得相当于疾病发展延迟了 4～7 年。

尽管有足够的资料表明全身应用抗生素可以辅助机械治疗来治疗牙周炎，但是关于何种抗生素应用于何种感染，抗生素的最佳剂量和疗程是多少，机械治疗与抗生素使用的时机是什么，用药所提供的临床疗效是什么，耐药性的产生和菌斑成分改变的原因是什么等许多问题仍值得进一步研究和探讨。

2008 年第六届欧洲牙周学术研讨会（the 6th European Workshop on Periodontology）关于牙周药物治疗的共识认为，机械清除牙石和菌斑生物膜越彻底，临床疗效越佳；机械清除牙石和菌斑生物膜应先于服用抗生素；若机械清除菌斑生物膜和辅助药物治疗联合使用，最佳时机是机械清除当日应用抗生素，机械清除和药物治疗间隔时间尽量短，避免菌斑生物膜的再定植，最好用药后 1 周内完成机械治疗。

路瑞芳等关于侵袭性牙周炎的研究发现，接受牙周基础治疗的患者，无全身用药者（单纯机械治疗）与洁治后或刮治后辅助口服阿莫西林和甲硝唑 7 日者比较，无论是洁治后还是刮治后用药组，牙周袋深减少、附着增加和牙龈出血指数明显优于非用药组，PD ≥ 7 mm 位点数少于非用药组。另外，在 PD ≥ 7 mm 和根分叉病变位点，洁治后用药还优于刮治后用药。

# 影响药物疗效的因素
## Factors Influencing the Outcomes of Antimicrobial Therapy

抗菌药物在体内能否发挥效能，取决于其药代动力学和局部环境因素，体外药敏试验的结果不能完全反映体内的药物效能。影响临床疗效的因素包括：

**1. 药物在组织中的吸附和分布**　不同的药物被不同组织吸附的能力不同，有的药物对某些组织有较强的吸附力，如四环素可吸附于牙根面，然后缓慢释放于牙周袋内，从而延长药物的作用时间。

**2. 感染的类型**　在 G$^+$菌与 G$^-$菌、兼性与专性厌氧菌混合感染的牙周袋内，微生态环境复杂，多种致病菌、非致病菌共同存在于其中。非致病菌通过结合、降解、消耗抗菌药物和使其失活等机制，降低龈沟液中药物的浓度，致使主要致病菌不能被消除。例如，粪链球菌通过使甲硝唑失活，从而保护了脆弱拟杆菌等。

**3. 耐药性**　多种牙周可疑致病菌对牙周治疗中常用的抗生素（四环素、阿莫西林等）都可产生耐药性。如牙龈卟啉单胞菌、中间普氏菌、具核梭杆菌、直肠弯曲菌、侵蚀艾肯菌、链球菌等多种细菌都可产生 β - 内酰胺酶而使青霉素类药物失去活性。耐药菌株的产生，使抗菌药物的效能下降。

**4. 菌斑生物膜**　牙菌斑生物膜是一个多种微生物的生态群体，细菌凭借生物膜这一独特的结构，黏附在一起生长，细胞外基质中的多糖-蛋白质复合物及其他物质使抗菌药物不易渗入和作用于致病微生物。

**5. 药代动力学**　根据药代动力学，抗菌药物可分为 3 类：①浓度依赖性药物，如甲硝唑。该类药物具有首次接触效应，药效是由药物浓度决定的，而与药物作用时间无关，故应采用大剂量、间断给药的方式，以提高药效。②时间依赖性药物，如青霉素类药物。只要血药浓度高于最小抑菌浓度（MIC），就能有效杀菌，进一步升高浓度并不增加杀菌能力。其疗效与药物作用时间长短有关，故这类药物的使用原则是尽量长时间地维持有效的血药浓度。③具有抗菌后效应的抑菌剂，如四环素等。抗菌后效应是指血药浓度降至最小抑菌浓度后的一段时间内，仍具有抑菌作用，故给药的间隔时间宜长。

**6. 药物的配伍**　联合用药时，应考虑药物之间的相互作用，配伍得当，可使药物间的协同作用得以发挥，有利于提高疗效。应注意避免产生药物间的拮抗作用。杀菌剂（如青霉素）与抑菌剂（如四环素）同时应用会产生拮抗作用，因为杀菌剂只能作用于分裂期细菌，而抑菌剂抑制了细菌的分裂。但如果采用序列治疗，先用多西环素抑菌，再用甲硝唑杀菌，即可避免二者的拮抗作用。

# 第三节　调节宿主防御反应的药物
## Host Modulatory Therapy

大量资料显示，细菌引起牙周疾病，主要是通过激活宿主的反应机制，导致牙周支持组织的破坏。在牙周炎的破坏过程中，大多数的细胞外基质和骨的破坏是宿主来源的酶、细胞因子和炎症介质等直接作用的结果。因此，近年来有学者提出了各种调节宿主防御功能的治疗方法即宿主反应调节治疗（host modulatory therapies，HMT），以阻断牙周组织的破坏。宿主调节可作用于不同的目标：①作用于使骨和结缔组织破坏的直接因子，阻断组织破坏的最直接的机会就是阻断破骨（细胞破坏和阻断基质金属蛋白酶 MMP）造成的结缔组织破坏，目前有二磷酸脂对骨代谢的调节、小剂量多西环素对过度产生的 MMP（包括胶原酶）的调节。②作用于宿主对直接作用因子的调节机制，前列腺素是牙周组织破坏的一种重要作用因子，也是花生四烯酸代谢产物，对花生四烯酸代谢产物的调节也是目前宿主调节治疗的一个重要方面，非甾体抗炎药物（non-steroid-anti-inflammatory drugs，NSAIDs）就对花生四烯酸代谢产物具有调节作用。③作用于宿主防御的主要调节因子，对宿主免疫和炎症反应的调节。目前在这方面的研究大都还处于体外研究或动物实验阶段，只有少量的人类研究。尚需严密设计的临床研究来加以验证。另外，中医中药的应用也是宿主调节的重要治疗方法。

# 小剂量多西环素的全身应用
## Systemic Use of Low-dose Doxycycline

四环素类药物因其具有抑制胶原酶和其他基质金属蛋白酶活性的作用，故作为调节宿主免疫功能的治疗方法之一，近年来受到学者们的关注。美国食品药物管理局（Food and Drug Administration，FDA）批准的一项多中心、双盲、随机化、同期对照研究结果表明，口服小剂量（10 mg，每日一次；20 mg，每日一次；20 mg，每日两次）多西环素辅助洁治和根面平整，在 9 ～ 12 个月的观察期中，与安慰剂组相比可使慢性牙周炎患者的探诊深度减少，临床附着增加（clinical attachment gain），为 0.35 ～ 0.49 mm。这一作用与其抗菌作用无关。长时间使用小剂量四环素类药物来调节宿主基质金属蛋白酶的产生而治疗牙周炎，其安全性及长期有效性尚需进一步证实。

# 非甾体抗炎药物
## Non-Steroid-Anti-Inflammatory Drugs

牙槽骨吸收是牙周炎的重要病理改变，前列腺素是牙槽骨吸收最有力的刺激因子，在牙周炎病变进展过程中起着重要作用。在花生四烯酸代谢为前列腺素的过程中，需要环氧化酶的催化，而此酶的活性可被消炎镇痛类药物所阻断。在此基础上，Goldhaber 等于 1973 年提出用非甾体抗炎药物（NSAIDs）抑制前列腺素的合成，以阻止牙周炎时牙槽骨的吸收。后来的研究者根据这个假设进行动物实验，并有少量人类牙周炎的治疗试验，取得了一定的治疗效果。

**1. 非甾体抗炎药治疗牙周炎可能的机制**

（1）抑制环氧化酶和脂氧化酶的活性，降低花生四烯酸的代谢，减少前列腺素和白三烯等的产生，从而抑制炎症过程，减轻牙槽骨的吸收。

（2）抑制炎症细胞释放前列腺素，减轻炎症反应和骨吸收。

（3）减弱 IL-1、TNF-α 等细胞因子对前列腺素合成的诱导作用，减少前列腺素的合成，从而减少骨吸收。

**2. 用于治疗牙周炎的非甾体类抗炎药** 将 NSAIDs 药物用于牙周炎治疗，近年来在国内外都有报道，主要的药物有氟比洛芬（flurbiprofen）、吲哚美辛（消炎痛，indomethacin）、布洛芬（ibuprofen）、布洛芬缓释胶囊（芬必得，ibuprofen sustained-release capsules）等。有文献报道，全身应用 NSAIDs 后，牙龈组织和龈沟液内的前列腺素水平显著降低，牙龈炎症状况改善，牙槽骨吸收受到抑制。NSAIDs 药物也可局部应用，在牙周基础治疗后的维护期使用吲哚美辛等含漱剂，龈沟液中的前列腺素水平降低，牙龈炎症显著低于对照组。但关于 NSAIDs 用于治疗牙周病的大样本的临床报告尚少，这些药物有明显的副作用，而且它们对牙周炎的实际疗效如何，有待于进一步的研究。

# 对宿主免疫和炎症反应的调节
## Modulation of Host Immunologic and Inflammatory Responses

细胞因子受体拮抗剂能有效地减轻组织的炎症。动物实验已证实 IL-1 和 TNF 受体拮抗剂能抑制牙槽骨的吸收和牙周附着丧失，对减缓疾病的进展有一定的作用；给予一氧化氮（NO）抑制剂也能使骨吸收减少。其他一些抗炎的细胞因子用于调节宿主免疫以阻断牙周病的进展，如重组人 IL-11，能抑制 TNF-α、IL-1 和 NO 产生，在动物实验中也显示出能减缓牙周炎的进展，但应用于临床尚需进一步的研究。此外，接种疫苗产生保护性的抗体，不失为一种成功地预防牙周病的方法，但由于牙周病病原因素的多样性和菌斑生物膜中微生物的复杂性，要成功地构建牙周炎的疫苗是非常困难的。

# 中药的全身应用
## Systemic Use of Traditional Chinese Medicine

根据中医的理论，肾虚则齿衰，肾固则齿坚。用于治疗牙周病的中药主要由补肾、滋阴、清热等成分所组成。研究较多的中药主要有以古方六味地黄丸为基础的补肾固齿丸、固齿膏等。据报道，补肾固齿丸治疗牙周炎，尤其是青少年牙周炎有较好的临床疗效，可减缓牙槽骨的吸收，延迟复发。中药作为牙周病治疗中调节宿主免疫力的一个辅助方法，有待于进一步的研究和发掘。其有效性尚需大样本、多中心的随机化对照的临床研究结果进一步证实。

# 益生菌辅助治疗
## Probiotics as an Adjunctive Therapy to Chronic Periodontitis

最常见的为乳酸杆菌类和双歧杆菌两大类。益生菌能够分泌有机酸、过氧化氢和细菌素等多种抗菌物质，抑制致病菌的生长；可以与致病菌竞争黏膜表面的结合位点，减少致病菌的定植；可通过调整 pH 值和氧化还原反应电位，改变微生态环境；还可能通过刺激非特异性的免疫反应和调节体液免疫与细胞免疫，来发挥其益生作用。乳酸杆菌作为口腔固有微生物群的成员，在维持口腔微生态平衡方面发挥着重要的作用。牙周病的发生与牙周组织中细菌和宿主防御功能之间的平衡被打破有关。牙菌斑是牙周病发生的始动因素，牙周病治疗的根本和重点是减少致病菌的威胁。

益生菌是一种活的微生物，当给予足够量益生菌时，通过预防病原菌黏附，抑制细菌生长，调节黏膜免疫系统或细胞增殖，改善肠道屏障的完整性，对宿主的健康有益。益生菌主要属于乳杆菌属或双歧杆菌属，常用于治疗与消化道有关的各种疾病，以及泌尿生殖道感染、湿疹和口咽部感染。益生菌在牙周水平的治疗效果已在体外和体内模型中进行了研究。Teughels 等在犬的牙周炎模型中，进行了 SRP 与牙周袋内放置益生菌联合治疗的疗效研究，证实益生菌可使牙周致病菌的龈下数量减少和再定植延迟，同时显著降低了 BOP（$P = 0.03$）。

Meta 分析（3 篇低风险文章）的结果显示短期内（尤其是在深牙周袋）使用罗伊氏乳杆菌（L. reuteri）辅助 SRP 治疗慢性牙周炎。其中 CAL 增加 0.42 mm（$P = 0.002$），BOP 减少 14.66%（$P = 0.003$）。全口平均 PPD 减少无统计学差异（$P = 0.06$），但中等深度牙周袋减少 0.18 mm（$P = 0.001$），深牙周袋减少 0.67 mm（$P < 0.001$）。该分析结果似乎支持了罗伊氏乳杆菌在 CP 治疗中辅助 SRP 的短期作用（3 个月）。该治疗方案与其他辅助药物［抗生素、抗炎药物、抗氧化微量营养素（如番茄素和维生素 E）］治疗方案在 CP 治疗中的效果相似。然而，需要长期的随机对照试验。

在本系统综述的局限性内，可以得出以下结论

1. 使用系统抗菌剂作为 SRP 的辅助手段，特别是 MET + AMOX，可显著提高 PPD 降低率，如减少 4 mm、5 mm、6 mm 和 7 mm 的牙周炎袋出现频率，增加 CAL 和减少探诊后出血

（BOP）。

2. 甲硝唑＋阿莫西林（MET ＋ AMOX）引起的额外 PPD 的降低和 CAL 增加，MET 和阿奇霉素（AZI）在较小程度上可使 PPD 降低和 CAL 增加，在初始深牙周袋时使用比在初始中等深度牙周袋中使用效果更明显。

3. 上述临床效果可维持 12 个月。

4. 目前没有证据表明，对全身应用抗生素作为 SRP 辅助手段的效果进行了 2 年以上的随访观察结果。

5. 没有迹象表明，在侵袭性牙周炎和慢性牙周炎患者中，系统性抗生素的作用是不同的。

6. 在不同类型的全身应用抗生素中，MET ＋ AMOX 的使用与副作用发生频率最高。

7. MET 和 AZI 对一些结果指标有显著影响，但在量级上小于 MET ＋ AMOX。

# 第四节　牙周病的局部药物治疗
## Local Chemotherapy of Periodontal Disease

局部用药是牙周病药物治疗的重要方面，主要用于两个方面：一是预防或减少菌斑的形成，二是作为牙周炎的辅助治疗。作为牙周炎辅助治疗的局部用药，主要用于牙周脓肿等急性炎症以及经过机械治疗（SRP）后仍有 5 mm 以上的牙周袋并有出血等未控制的部位等。

局部药物治疗的特点是药物直接作用于病变部位，但其疗效取决于：①药物能否到达病变区域，尤其是器械难以到达的部位；②到达病变部位的药物浓度是否足够高；③药物在病变部位作用的时间是否足够长。

## 牙周局部用药方式
### Types of Local Drug Delivery

牙周局部用药的方式包括含漱、龈上和龈下冲洗、涂布以及牙周袋内使用缓释和控释药物等（表 22-1）。

### 一、含漱（mouth rinse）

药物含漱应能减少口腔内细菌的数量，消除或减少牙面、舌背、扁桃体、颊黏膜等处的微生物，并抑制龈上菌斑的堆积，阻止致病菌重新在牙面和牙周袋内的定植，防止牙龈炎症的复发。但含漱药物在口腔内停留时间短，且药物进入龈下不超过 1 mm，故对牙周袋内的菌群没有直接影响。用于含漱的常用药物有：0.12% ～ 0.2% 氯己定液、0.1% 西吡氯铵（cetylpyridinium chloride，CPC）、1% 过氧化氢液和精油漱口液等。

### 二、冲洗（irrigation）

使用盐水或抗菌药液对牙龈缘或牙周袋内进行冲洗，可以清洁牙周局部，改善局部微生态环境。冲洗具有一定的机械清洁作用，但药物停留时间较短，也不容易达到较高的浓度，因此疗效均是短暂的。冲洗方式包括龈上冲洗和龈下冲洗。

**1. 龈上冲洗**　单纯用水或盐水进行龈上冲洗，只能去除口腔内的食物残屑，对牙菌斑无作用。使用抗菌药液进行龈上冲洗，也不能去除已形成的菌斑，只能抑制和减缓新的菌斑形成，因此不能替代刷牙。在临床上，龈上冲洗常用于洁治术后，以除去已脱落的牙石碎片、稀释和减少残余细菌及毒素、清洁口腔、止血和减缓菌斑再附着。

**2. 龈下冲洗**　使用抗菌药物进行龈下冲洗，一般用于治疗牙周急性炎症、刮治术和根面平整术后的辅助治疗，也可用于维护期患者的疗效巩固。但药物在袋内停留时间短，需反复冲洗。龈下冲洗后可使袋内的螺旋体、能动菌及厌氧菌等暂时减少，牙龈炎症略减轻，但效果短暂，1～8周之内微生物又反弹。有学者报告，龈沟液的不断渗出使药物在牙周袋内的半衰期只有数分钟。而菌斑生物膜的结构也使得冲洗的药物难以进入生物膜起抑制、杀菌作用。循证医学研究结果显示，作为辅助机械治疗，龈下冲洗与对照组比较，牙周指数改善无差异。

常用的冲洗器具及冲洗方法包括：①注射用冲洗器，即注射针筒加弯曲的钝头针头。冲洗时针头进入龈下2～3 mm，一般能将药物送至牙周袋深度的70%～90%及根分叉区。冲洗时应避免过大压力，保持针孔的通畅，应由专业人员操作。②冲牙器（waterflosser，waterpik），又称电动加压冲牙器，是用于个人口腔卫生保健的器具，由患者自行使用。冲牙器不能完全清除菌斑生物膜，故不能替代刷牙，仅是冲去软垢、一些细菌产物和内毒素。具有清洁口腔和略微减轻牙龈炎症的作用。建议在洁治清除了牙石、菌斑的基础上和刷牙后使用，先通过刷牙破坏菌斑生物膜，再用冲牙器辅助清除口内细菌。③带冲洗系统的超声洁牙机，这种超声洁牙机本身带有冲洗系统，可在超声洁治和刮治的同时，给予抗菌药物冲洗，延长了冲洗药物的作用时间，并可通过超声工作头，将药物送到牙周袋底。虽在临床的应用已有多年，但其优越性还有待于进一步的临床评估。常用的冲洗药物有：3%过氧化氢液、0.12%～0.2%氯己定（洗必泰）、0.5%聚维酮碘等。

## 三、涂布

20世纪前半期，在洁治术或刮治术后，常在牙周袋内涂布消炎收敛药物，这类药物有较强的消毒防腐作用，有的可凝固蛋白质，腐蚀袋壁坏死组织，具有灭菌、除脓、止痛、收敛等作用。但其缺点是刺激性太强。大量研究已证实，彻底的洁治和根面平整已能使炎症消退，牙周袋变浅。因此，目前洁治和刮治术后已不需涂布药物，除非局部炎症很重，有肉芽增生或急性脓肿等，可适当涂药。常用的涂布药物有复方碘液、碘甘油等。

## 四、缓释系统（slow-release system）

牙周药物缓释系统能使活性药物缓慢地从制剂中释放出来，直接作用于病变组织，使病变局部能较长时间地维持有效药物浓度。这种特定的药物剂型称为缓释剂（slow-release preparation）。20世纪80年代以来，国内外学者对缓释抗菌药物治疗牙周炎进行了大量研究，并已研制出多种疗效较好的牙周袋内缓释制剂。

根据药物载体的不同，牙周缓释抗菌药物可分为可吸收型和不可吸收型。可吸收型是药物置入牙周袋后，其基质遇龈沟液可缓慢降解，药物随之释放，在局部发挥作用，不需医生取出。不可吸收型是载体不能降解和吸收，在置入袋内一定时间后，需由医生取出。另外，牙周缓释抗菌药物还可根据药物在载体中的形态不同分为液态、固态和半固态。早期Goodson应用的纤维微管型制剂，将液态四环素注入空心的管内，置入牙周袋，但由于95%的药物在短时间内即释放出，严格地说它不属于缓释剂型，只是将液态药物放入载药的装置（carrier）。固态是指药物放入羧甲基纤维素钠、乙基纤维素等载体材料，形成固态的制剂，如各种药膜、药条或实心纤维制剂等。半固态即凝胶（gel）或膏剂（ointment），基质材料为单酸甘油酯或三酸甘油酯，遇水后变硬呈高黏度凝胶状，不易从牙周袋脱落或溢出，其基质材料能被脂酶分解而逐渐排出，药物成分亦在此过程中缓慢释放，是目前使用较广泛的剂型。

缓释抗菌药物的优点是牙周袋内药物浓度高；药物作用时间延长；用药剂量较口服可显著减少，从而避免或减少药物的不良反应；与其他局部用药方式相比，可减少给药频率，减少患者复诊次数；因为由医师局部给药，故依从性好。缺点是对已侵入牙周袋壁组织中的 Aa、螺旋体等病原微生物效果较差；对舌背、扁桃体及颊黏膜等处的致病菌无作用；对于多个患牙，需要逐一放置药物，较费时；有诱导袋内耐药菌株产生的可能。另外，缓释剂的一个缺陷是药物释放速度不稳定，通常在缓释剂置入袋内 2～3 天内释放出 80%～90% 的药物，随后释放速度变慢，药物浓度明显下降，需要重复放置，致使牙周袋内药物浓度波动较大，仍不利于感染的控制。

牙周缓释抗菌药物主要适用于经龈下刮治后仍有较深的牙周袋，且探诊后出血的患牙；急性牙周脓肿引流后；有牙周瘘道形成的患牙；急性冠周炎；早期种植体周围炎；以及不宜全身用药的牙周炎患者。

20 世纪 80 年代以来，国内外学者对缓释抗菌药物治疗牙周炎进行了大量研究，并已研制出多种疗效较好的牙周袋内缓释制剂，主要有 2% 米诺环素软膏和不可吸收的 5% 米诺环素薄片、25% 甲硝唑凝胶和 22% 甲硝唑药棒、四环素药线、四环素纤维及氯己定薄片（chip）、可吸收的多西环素凝胶等。

## 五、控释系统（controlled release drug delivery system，CRDDS）

药物控释系统是指通过物理、化学等方法改变制剂结构，使药物在预定时间内自动按某一速度从剂型中恒速（零级速度）释放于特定的靶组织或器官，使药物浓度较长时间恒定地维持在有效浓度范围内。因此，控释系统的最大优势是能使药物在局部保持恒定的浓度。

但目前，牙周袋内控释系统尚处于研制阶段，属于控释系统的药物只有国外的两种药物：不可降解的四环素控释系统和可吸收型的 10% 多西环素凝胶。

不可降解的四环素控释系统由 25% 的盐酸四环素和 75% 的乙烯-醋酸乙烯（ethylene vinyl acetate，EVA）共聚物组成，呈纤维状，直径约 0.5 mm，每 1 cm 含药 0.446 mg。这种控释纤维能以相对恒定的速度释放四环素达 9 天。临床试验证明，该纤维放入牙周袋内 10 天后，

表 22-1　牙周局部用药的方式及相应药物

| 用药的方式 | 相应药物 |
| --- | --- |
| 含漱 | 1. 0.12%～0.2% 氯己定<br>复方氯己定含漱液（氯己定＋甲硝唑）氯己定类含漱液，抑制菌斑的作用强，牙周等口腔手术后首选菌斑控制药物，也是含漱液类评估的金标准<br>2. 西吡氯铵　与氯己定类含漱液比较，菌斑控制作用弱，故不建议口腔手术后单独使用。对于长期的抗牙龈炎症作用与精油类似，色素和牙石沉积少于氯己定<br>3. 1% 或 3% 过氧化氢　很少用于含漱，仅用于坏死性牙龈病<br>4. 精油漱口液　在炎症控制方面与氯己定相似，但菌斑控制方面弱于氯己定。色素和牙石沉积少于氯己定，但含漱时刺激感强，一般多用于控制牙龈炎症 |
| 龈上和龈下冲洗 | 3% 过氧化氢<br>0.12%～0.2% 氯己定<br>0.5% 聚维酮碘 |
| 涂布 | 复方碘液、碘甘油等 |
| 缓释制剂 | 2% 米诺环素软膏、不可吸收的 5% 米诺环素薄片<br>25% 甲硝唑凝胶、甲硝唑药棒<br>四环素药线、四环素纤维、多西环素凝胶<br>氯己定薄片等 |
| 控释制剂 | 不可降解的四环素控释系统<br>可吸收型的 10% 多西环素凝胶 |

龈沟液中四环素浓度仍较高。该纤维状制剂需由医生放置，从袋底至袋口呈反复折叠状紧贴牙面，填塞于牙周袋内，十分费时；且由于此纤维不可吸收，10 天后再由医生取出。

上述各种局部制剂已有大量的临床疗效报告观察期，大多为 6～9 个月，主要是作为刮治和根面平整的辅助治疗，或在维护期复查中发现有炎症的牙周袋内施用。总体来说，局部用药比不用药的对照组效果有略好（牙周探诊变浅和附着增加的程度优于对照组），但差别的幅度不大（大多在 1 mm 左右）。因此，牙周局部缓释制剂的应用价值还需进一步长期观察。

第十六届欧洲牙周病学研讨会（XVI European Workshop on Periodontology 2020 年于 JCP 发表），局部用药的系统研究和 meta 分析，针对 50 个随机对照试验（59 篇文献）研究发现，与对照组相比，局部用药者用药 6～9 个月后，普遍的 PPD 降低和 CAL 增加有统计学意义（加权平均差分别为 0.365 mm 和 0.263 mm）。

# 常用的牙周局部用药
## Local Delivery Agents for Periodontal Therapy

## 一、氯己定（chlorhexidine）

氯己定又名洗必泰（hibitane），是双胍类化合物，为广谱抗菌剂，能吸附于细菌表面，改变细胞膜的结构，破坏其渗透平衡从而杀菌，具有高效、广谱杀菌作用，对 $G^+$ 及 $G^-$ 细菌和真菌都有很强的抗菌作用，是目前已知效果最确切的抗菌斑药物。20 世纪 70 年代，Löe 等就报道了 0.2% 氯己定具有强有力的抗菌及抑制菌斑形成的作用。此后众多学者对氯己定在口腔疾病的预防和治疗作用进行了大量的研究，用共聚焦显微镜观察到，用氯己定处理已形成的菌斑后 24 小时，其中的活菌数目减少，多中心、大样本的临床试验也充分证实了氯己定的安全性和有效性，已普遍应用于临床。

用 0.2% 氯己定含漱后，药物能吸附于口腔黏膜上皮和牙面，并于 8～12 小时内以活化方式缓慢释放，它作用时间长，能有效地抗菌及抑制菌斑的形成。使用该药不易产生耐药菌株，长期使用安全，全身副作用小。该药的缺点和副作用是味苦，长时间使用可使牙齿、修复体及舌背黏膜着色，部分患者含漱后有一过性的味觉改变，少数患者可有口腔黏膜烧灼感，停药后均能自行消失，也有报道长期使用氯己定会使牙石增多。用浓度为 0.12% 的氯己定，可减少副作用的发生，但有同样疗效。对于牙面的着色和牙石的形成，可用洁治术清除。

临床使用

（1）0.12%～0.2% 氯己定液含漱：是最常用的方法，经典方法为每日含漱 2 次，每次 10 ml，含漱 1 分钟。常用于牙周维护期治疗、牙周手术后以及因某些原因暂时不能行使口腔卫生措施者。通过氯己定含漱，减少菌斑的形成，防止牙周炎症的发生和疾病的复发，利于术后组织的愈合。

（2）0.12%～0.2% 氯己定冲洗：也是使用方法之一，但有报道，在牙周袋内有脓血的情况下会影响其作用的发挥。

（3）缓释剂型氯己定薄片（chip）：在国外已有应用，在国内也曾进行过临床应用研究，但目前国内尚无商品化药物供应。

## 二、过氧化氢液

过氧化氢是一种氧化剂，一旦与组织、血液或脓液中的过氧化氢酶接触，立即释放出新生态氧，产生大量气泡，有清创、止血、灭菌、除臭等作用，并可改变牙周袋内的厌氧环境，抑制厌氧菌的生长，因此对厌氧菌有良好的抑制作用。

临床应用

（1）3% 过氧化氢液冲洗：用于治疗急性坏死溃疡性龈炎和急性牙周感染有较好的疗效，洁治术及根面平整术后辅助用 $H_2O_2$ 冲洗，有助于清除袋内残余的牙石碎片及肉芽组织。但不得用于急性牙周脓肿的脓腔冲洗，因新生氧进入组织会引起剧痛。

（2）3% 过氧化氢液鼓漱：在进行超声波洁治前嘱患者先用 3% 过氧化氢液（或 0.12% 氯己定）鼓漱 1 分钟，可大大减少洁治时喷雾中的细菌数，减少对诊室环境的污染。

（3）1% 过氧化氢液含漱：在治疗急性坏死溃疡性龈炎时，可以给患者使用 1% 过氧化氢液含漱，抑制厌氧菌，起到辅助治疗的目的。但要注意的是，该药不宜长期使用，因过氧化氢液为酸性液体，对白念珠菌无效，且利于白念珠菌生长，长期用药会导致白念珠菌的继发感染。

## 三、甲硝唑

甲硝唑是咪唑类药物，对厌氧菌具有杀菌作用。该药的局部应用剂型主要是缓释剂，并有与氯己定形成的复方含漱剂。

**1. 缓释剂型** 25% 的甲硝唑凝胶和甲硝唑药棒。甲硝唑药棒是国内自行研制生产的一种牙周局部制剂，商品名为"牙康"。其载体是淀粉和羧甲基纤维素钠，已在临床应用多年。它对牙周脓肿和深牙周袋的治疗效果良好，但牙周袋内有效药物浓度维持时间较短，约 2 ～ 3 天，从严格意义上讲，甲硝唑药棒能否作为缓释剂尚存有争议。

**2. 含漱剂** 国内有一种含甲硝唑与氯己定的复方含漱剂，称为复方氯己定含漱液（商品名为口泰），利用这两种药物的抗菌作用而发挥作用。该药在牙周临床已应用多年，局部应用效果较好，多用于牙周脓肿、急性坏死性龈炎等急性牙周炎症的治疗。因含有甲硝唑成分，因此不能长期应用，避免产生继发感染。

## 四、四环素族药物

**1. 米诺环素** 米诺环素的缓释剂型有可吸收的 2% 的米诺环素软膏和不可吸收的 5% 米诺环素薄片。含 2% 米诺环素的可吸收型软膏状缓释剂药物贮存于特制的注射器内，通过纤细的注射器头可将软膏导入牙周袋的深部，软膏遇水变硬形成膜状，可在牙周袋内缓慢释放其有效成分，并在较长时间内保持局部较高的药物浓度。有研究报道，在牙周袋内注入 2% 盐酸米诺环素软膏后，可维持有效抗菌浓度约 1 周，需每周 1 次，重复放置共 4 次。同时，盐酸米诺环素还有抑制胶原酶活性的作用，辅助刮治和根面平整治疗牙周炎，其临床疗效稍优于单独使用洁治和根面平整。对急性牙周脓肿也有一定效果。

**2. 其他抗菌缓释 / 控释剂** 四环素药线、四环素纤维、多西环素凝胶等，均是国外常用的牙周局部缓释抗菌药物，四环素族药物辅助机械治疗（与对照组比较），效果最显著。循证医学显示 PD 减少的加权平均差为 0.5 ～ 0.7 mm；洗必泰和甲硝唑类 PD 减少的加权平均差为 0.1 ～ 0.4 mm，但目前国内市场尚未销售。

## 五、精油类

如 Listerine 漱口液，含有 4 种成分：0.064% 麝香草酚（thymol）、0.092% 桉油精（eucalyptol）、0.060% 水杨酸甲酯（methyl salicylate）和 0.042% 薄荷醇（menthol）。临床试验证实上述有效成分可以减少口腔的菌斑、影响菌斑生物膜的代谢和降低菌斑中细菌数量。杀菌的机制是导致细菌细胞膜破裂。精油类漱口水避免了牙面、舌头和修复体上的色素沉积、无味觉改变和加重龈上牙石形成等。可相对长期应用。

## 六、西吡氯铵（cetylpyridinium chloride，CPC）

西比氯铵又称西吡氯烷，是一种阳离子季铵化合物，可与细菌细胞壁上带负电荷的基团作用而杀灭细菌。其抗菌作用不如氯己定，副作用也比氯己定弱，且无牙面着色。剂型有 0.05% ～ 0.1% 的西吡氯铵溶液，用于含漱。有报道用该药含漱后，可使菌斑的量减少 25% ～ 35%。市售的一些含漱液中含有此成分。

## 七、三氯羟苯醚（triclosan）

三氯羟苯醚又称三氯生，是一种非离子性的广谱抗菌剂，过去数十年用于肥皂、除臭剂等，近年来用于含漱剂中，或加入牙膏中，具有抑制菌斑形成及抗炎的双重作用。含漱后在口腔内停留时间短，抗菌斑作用不如在牙膏中明显。有报道称用 0.15% 的三氯羟苯醚含漱 4 周后，患者的菌斑指数较对照组明显降低。

## 八、氟化亚锡液

长期以来，氟化物一直被用于龋病的防治，近年的研究表明，使用 0.05% 或 0.1% 的氟化亚锡液含漱，可以有效地抑制菌斑的聚集，起到减轻牙龈炎症的作用，可用于牙周疾病的预防和辅助治疗。但 $SnF_2$ 不稳定，应使用新鲜配制的药液。

## 九、碘制剂

**1. 碘甘油**　为刺激性较小的药物，含碘化钾、碘、甘油等，具有一定的抑菌、消炎收敛作用。用于牙周袋内涂布上药。

**2. 复方碘液**　含碘化锌、碘片及甘油等，其收敛和杀菌作用比碘甘油强，需由医师将药涂布于牙周袋内。

**3. 碘伏**　是一种低毒、安全、刺激性小的消毒剂，可涂布于脓肿引流后的牙周袋内，有较好的消炎作用。

**4. 聚维酮碘**　是碘与表面活性剂的结合物，对各种 $G^+$ 菌、$G^-$ 菌、病毒、真菌、螺旋体等均有杀灭作用。刺激性小，着色轻。剂型为 0.5% 聚维酮碘液，用于牙周冲洗。有报道，用聚维酮碘液冲洗牙周袋后，效果与氯己定相似，可使龈下微生物组成向有益的方向转化，并可改善局部牙龈炎症的状况。

**5. 西帕依固龈液**　有效成分是中药没食子，辅料为甜蜜素、薄荷香精、苯甲酸钠。淡黄色至棕黄色的液体。没食子有明显的抑菌，消炎，镇痛及清除自由基等作用。初步临床研究显示，牙周炎患者含漱后，可减少菌斑和改善牙龈炎症（牙龈出血）。方法为含漱后 2～3 分钟，吞服无妨。一次 3～5 ml，一日 3～5 次。

牙周局部抗感染治疗的效果
Effectiveness of Local Anti-infective Therapy

Hanes 等于 2003 年发表了关于牙周局部抗感染治疗的 meta 分析，得出如下结论：①对于慢性牙周炎，单纯的机械治疗（如洁治、刮治）后，临床指标 PD、CAL 和 BOP 均可明显改善。②与单纯的 SRP 比较，SRP 联合应用局部缓释药物，如米诺四环软膏（minocycline gel）、氯己定薄片（chip）和多西环素凝胶（doxy cycline gel）可明显降低 PD 和 BOP 水平，临床附着（CAL）水平增加更多。③尽管某些研究显示单纯的局部用药也可使临床指标改善，但当牙石较多时，此疗效不可靠。④在 SRP 治疗中，应用氯己定冲洗与否，临床疗效没有差异。⑤用抗生素在牙周袋冲洗或采用缓释用药，无明显的不良反应发生，发生的轻微不适与对照组之间亦无差异。

David Herrer 等近期（2020）的系统研究和 meta 分析显示，龈下局部辅助应用抗生素，在减少探诊深度和短期临床附着增加方面有统计学意义上的优势。但大多数研究中存在明显的异质性，如存在不同的产品与不同的活性物质结合、不同的研究设计（分口设计和位点评估较佳），局部用药并不能改变牙周维护的间隔时间，故理论上局部用药优势的大小可能与临床意义无关。

牙周局部用药经过 meta 分析显示临床指标的差异有统计学意义，但值得一提的是，局部用药对临床指标的改善数值很少（< 1 mm），这种耗时、费力和费钱的局部治疗意义值得进一步探讨和研究。牙周炎治疗的难点是打破龈下菌斑生物膜后，在口腔有菌的环境下，很易、很快形成菌斑生物膜和局部再定植。理想的局部用药应能消除龈下菌斑生物膜并抑制菌斑生物膜的再形成。

## 思考题

1. 侵袭性牙周炎患者应如何选择药物治疗？
2. 牙周脓肿患者应如何选择药物及用药方式？

（徐　莉　欧阳翔英）

## 参考文献

［1］Andrea Mombelli，David Herrera. Antibiotics in periodontal therapy. //Lang Np，Lindhe J. Clinical Periodontology and Implant Dentistry. 6th ed. New Jersey：John wiley & Sons Ltd，2015：870-884.

［2］Sebastian G，Angelo J M. Systemic anti-infective therapy for periodontal diseases. //Newman MG，Takei H，Klokkevold PR，et al. Newman and Carranza's Clinical Periodontology. 13th ed. Philadelphia：WB Saunders Co，2019：555-563.

［3］Maurizio S T，Pierpaolo C. Local drug delivery for the treatment of periodontitis. //Lang Np，Lindhe J. Clinical Periodontology and Implant Dentistry. 6th ed. New Jersey：John wiley & Sons Ltd，2015：891-897.

［4］Research，Science，and Therapy Committee of the American Academy of Periodontology. Modulation of the host Response in periodontal therapy. J Periodontol，2002，73（4）：460-470.

［5］Kornman KS，Williams KS. Host-modifying therapeutics. //Wilson TG，Kornman KS. Fundamental of periodontics. 2nd ed. Berlin：Quintessence Publishing Co Inc，2003：455-461.

［6］Slots J，Ting M. Systemic antibiotics in the treatment of periodontal disease. Periodontol 2000，2002，28：106-176.

［7］欧阳翔英，Mombelli A，Lang NP. 甲硝唑棒在深牙周袋病损治疗中的作用. 口腔医学纵横，2001，17（3）：220-222.

［8］孙昌州，欧阳翔英. 消炎痛含漱液对牙周炎症的作用. 中华口腔医学杂志，2002，37（2）：129-131.

［9］Herrera D，Sanz M，Jepsen S，et al. A systematic review on the effect of systemic antimicrobials as 10. an adjunct to scaling and root planing in periodontitis patients. J Clin Periodontol 2002，29（Suppl 3）：136-159.

［10］Phillip JH，James PP. Local anti-infective therapy，pharmacological agents. a systematic review. Ann Periodontal，2003，8：79-98.

［11］Anne DH，Sigmund SSocransky，John CG. Systemic anti-infective periodontal therapy a systemic review. Ann Periodontal，2003，8（1）：115-181.

［12］David H，Bettina，Ruben L，Antimicrobial therapy in periodontitis，the use of systemic antimicrobials against the subgingival biofilm. J Clin Periodontol，2008，35（Suppl 8）：45-66.

［13］路瑞芳，徐莉，冯向辉，等. 侵袭性牙周炎基础治疗中不同时机口服抗生素的短期疗效观察. 中华口腔医学杂志，2012，47（11）：1-5.

［14］Van Winkelhoff AJ，Winkel EG. Microbiological diagnostics in periodontics. Biological significance and clinical validity. Periodontology 2000，2005，39（1）：40-52.

［15］Mascarenhas P，Gapski R，Al-Shammari K，et al. Clinical response of azithromycin as an adjunct to non-surgical periodontal therapy in smokers. J Periodontol，2005，76（3）：426-436.

［16］Mombelli A，Schmid B，Rutar A，et al. Persistence patterns of of porphyromonas gingivalis，prevotella intermedia/nigrescens，and actinobacillus actinomycetemcomitans after mechanical therapy of periodontal disease. Periodontol，2000，71（1）：14-21.

［17］Herrera D，Matesanz P，Martin C，et al. Adjunctive effect of locally delivered antimicrobials in periodontitis therapy：a systematic review and meta-analysis. J Clin Periodontol 2020，47（Suppl 22）：239-256.

［18］Martin-Cabezas R，Davideau J-L，Tenenbaum H，et al. Clinical efficacy of probiotics as an adjunctive therapy to non-surgical periodontal treatment of chronic periodontitis：a systematic review and meta-analysis. J Clin Periodontol，2016，43（6）：520-530.

# 第二十三章　牙周手术治疗的总则

## General Principles of Periodontal Surgery

**应知应会的内容：**

1. 牙周手术的目的和类型
2. 牙周手术的适应证
3. 牙周手术的基本原则和程序
4. 牙周塞治的作用

　　牙周手术治疗（periodontal surgery）是牙周病总体治疗计划的第二阶段，是牙周病治疗的重要组成部分。牙周炎发展到较严重阶段后，单靠基础治疗不能解决全部问题，需要通过手术的方法对牙周软、硬组织进行处理，才能获得良好的疗效，从而保持牙周组织健康、延长患牙在口腔内的寿命、维持牙列的完整性、促进全身健康。

　　牙周病的手术治疗始于19世纪末及20世纪初，在漫长的发展过程中，经历了切除性手术、重建性手术、再生性手术、牙周成形和美学手术多个发展阶段。在此过程中，还不断有新的进展，如牙周显微外科手术技术的应用，将会使牙周手术治疗进入微创手术时代。

　　**1. 切除性手术（resective surgery）**　19世纪末 Robicsek 提出了牙龈切除术，20世纪初，Neumann（1912）、Widman（1918）、Cieszynski（1926）等提出了翻瓣术。这些手术的提出是基于当时对牙周病的认识，认为牙周袋和受到感染而坏死的牙槽骨都必须清除，因而这类手术的目的在于切除"坏死感染"的组织，即切除"病变的牙龈"和炎症软组织，同时还要清除"感染和坏死的骨质"，从而消灭牙周袋。

　　Widman 在其所提出的翻瓣术中，采用内斜切口大量切除牙周袋壁组织，在翻开黏膜骨膜瓣后，去除吸收不齐的牙槽骨，然后将软组织瓣复位在刚刚覆盖牙槽嵴顶处，达到消除牙周袋的目的。

　　对于附着龈窄而有深牙周袋、袋底超过膜龈联合的病例，采用一般消除牙周袋的手术会导致附着龈过多地丧失。Friedman（1962）提出了根向复位瓣术，提出在做切口时少切除或不切除角化龈组织，尽量保留角化龈，在软组织瓣复位时，将瓣往根尖方向复位至刚刚覆盖牙槽嵴顶的水平，这样，既保存了软组织瓣表面的角化龈，又消除了牙周袋。

　　**2. 重建性手术（reconstructive surgery）**　20世纪中期，人们认识到牙周炎时牙槽骨并不坏死，而牙龈的炎症反映了机体的防御反应，在病因去除后，组织有相当好的愈合、修复能力，因此放弃了"彻底切除"的原则。手术的目的不再是消灭（eliminate）牙周袋，而是使袋变浅到可以维护的程度，重建牙龈和牙槽骨的生理外形，有利于菌斑控制。学者们对翻瓣术的设计、操作进行了许多改进，如 20 世纪 70 年代 Ramfjord 和 Nissle 提出了改良 Widman 翻瓣术，仅切除袋内壁的病变组织，保留并翻起外侧健康的组织瓣，彻底刮净根面牙石和感染的炎症组织，再将软组织瓣原位复位，达到使牙周袋变浅、促进骨修复的目的。

**3. 再生性手术（regenerative surgery）**　手术的理想目的是促使牙周附着结构的再生，即在病变部位的牙根表面形成新的牙骨质，有功能性排列的牙周膜主纤维束穿入其中，另一端与新生的牙槽骨相连，形成新的牙周附着装置（periodontal attachment apparatus）。20 世纪 80 年代 Nyman（1982）、Gottlow（1986）等提出了引导性组织再生术（guided tissue regeneration），使牙周组织再生这一理想目标变为可能。但其适应证较为局限，有众多因素影响理想疗效的获得，仍需深入研究。釉基质蛋白、自身富血小板产物、多种生长因子等已用于促进牙周组织再生，一些临床研究显示了它们的有效性，还有更多的研究正在进行中。牙周组织再生治疗是研究的热点。

随着人们对牙周疾病认识的不断深入，针对同样问题所进行的手术治疗的目的也呈现多样化，关键在于针对不同的病例采用不同的治疗策略，根据不同的治疗策略采用不同的手术方法。因此，上述三个阶段中所提出的手术方法在目前仍都有所应用。

**4. 牙周成形和美学手术（periodontal plastic and esthetic surgery）**　在治疗牙周疾病的手术之外，20 世纪中叶学者们就提出了一些改善软组织缺损和美观效果的手术，并将这类手术称为膜龈手术（mucogingival surgery）。之后，这种牙周袋治疗以外的手术有了很大的发展，使用范围也更广泛，1996 年世界临床牙周病学研讨会上对这类手术重新命名为牙周成形手术（periodontal plastic surgery）。除了膜龈手术外，它还涵盖了为修复做准备的手术。21 世纪以来，改善牙龈退缩等针对牙周美学效果的手术受到了更多的关注，在牙周临床中的应用也日益增多，有学者提出将这类手术称为牙周成形和美学手术。

**5. 牙周显微外科手术（periodontal microsurgery）**　随着放大系统在牙周手术领域中的应用，微创手术方法和技术的出现，在未来将会使牙周手术进入微创时代，有利于促进牙周组织再生并改善美学治疗效果。

# 第一节　牙周手术治疗的目的
## Objectives of Periodontal Surgery

牙周手术治疗是为了解决基础治疗阶段未能解决的问题，主要包括两大方面：一方面是针对牙周袋的治疗，消除牙周袋壁的病变组织，使袋消除或变浅，从而建立稳定的易于维护的状态，并促进牙周组织再生；另一方面是改正解剖形态学缺陷，以避免这些外形缺陷导致的菌斑沉积、牙周袋的复发和对美观的影响，最终达到改善牙的预后和改善美观的目标（框 23-1）。

框 23-1　牙周手术的目的

- 暴露病变的根面和牙槽骨，在直视下彻底清创
- 消除牙周袋或使牙周袋变浅，使这些部位易于保持清洁，减少炎症的复发
- 修整软、硬组织缺陷和不良外形，建立具有生理外形的、和谐的组织形态，利于菌斑控制和口腔卫生维护
- 促进牙周组织再生，建立新的牙周附着关系
- 恢复美观和功能需要，利于牙齿或牙列的修复，如增宽附着龈、覆盖裸露的根面、改变系带附着的位置、延长临床牙冠等

**1. 针对牙周袋的手术治疗**　主要目的是消除牙周袋或使牙周袋变浅，包括切除性手术、重建性手术和再生性手术。经牙周基础治疗之后，深牙周袋如果还存在，提示单纯刮治和根面平整难以彻底清除深袋内的菌斑牙石等病原因子，往往需要通过手术的方法来解决。牙周手术过程中所涉及的组织包括牙周袋壁（感染的炎症组织）、牙根面（残留的菌斑、牙石和吸附的内毒素等）、牙槽骨（吸收和不规则修复所形成的不良形状）以及附着龈（角化龈的宽度、牙龈的厚度）（图23-1）。术前应针对这些方面进行恰当的设计。

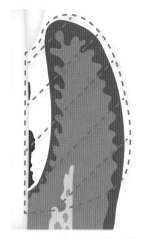

图 23-1　手术包含的区域
牙周手术所涉及的组织包括牙周袋壁、牙根面、牙槽骨以及附着龈。

在切除性手术和重建性手术中，可以采用牙龈切除术，切除软组织袋壁，从而消除牙周袋；也可以通过翻瓣术，在手术中仅切除牙周袋内壁的病变组织，同时暴露病变的根面和牙槽骨，在直视下清除根面的菌斑、牙石和病变组织，从而使牙周袋变浅。

在再生性手术中，通过促进牙周组织再生，使吸收的牙槽骨及其他牙周组织新生，并建立新的牙周附着装置，恢复牙周组织原有的结构和功能，使牙周袋变浅或消除，这是牙周手术治疗的重要目的之一，并且是最理想的目标。

**2. 改正解剖形态学缺陷和改善美观的手术治疗**　目的是改正那些利于菌斑聚集和牙周袋复发或影响美学的解剖学形态缺损，从而改善预后和改善美观。

牙周炎在通过基础治疗后，炎症可以得到控制，牙槽骨的吸收可以得到中止，但病变所造成的骨形态缺陷和不良外形仍存在，如骨下袋、凹坑状吸收、反波浪型吸收等。对于这类问题，可在针对牙周袋的手术治疗中，同时修整软、硬组织缺陷和不良的外形，建立具有生理外形的、和谐的软硬组织形态，从而便于患者自我菌斑控制和口腔卫生的维护，同时改善美观。

对于软组织缺陷，即牙龈和黏膜组织的缺陷，如附着龈过窄或无附着龈、牙龈退缩致根面暴露、龈乳头缺失等，会影响美观，也会使菌斑易于在这些部位沉积，患者难以对这些部位进行自我菌斑控制，因此易引起炎症的复发，需要通过手术建立或加宽附着龈、覆盖裸露的根面、重建已丧失的龈乳头，这类限于软组织的手术称为膜龈手术。有时牙周软、硬组织外形及与牙齿的关系不佳，会影响美观，此时对牙周软、硬组织都需要修正，才能改善美观。临床上还会遇到的一类问题是牙周组织不利于修复治疗，需要在修复前通过手术方法改变牙周组织的形态，以利于修复体的放置以及获得修复后的美学效果。解决这些问题的手术与膜龈手术一起合称为牙周成形和美学手术（periodontal plastic and esthetic surgery）。虽然这类针对软、硬组织的手术不是直接治疗疾病，是在无炎症的组织上和无牙周袋的情况下进行的，但同样具有改善美观、便于患者自我菌斑控制和口腔卫生的维护、预防炎症发生的作用，有利于牙周组织的健康和长期稳定。

# 第二节　牙周手术治疗的时机及适应证
## Indications for Periodontal Surgery

患者经过牙周基础治疗，在一段时间的愈合后需进行再评估（re-evaluation）。一般在治疗后4～12周时进行全面的牙周检查和必要的X线检查，评估患者对基础治疗后的反应，并了解患者能否良好合作，能否有效控制菌斑，吸烟者是否戒烟或愿意戒烟，全身健康状况如何等。根据检查结果，才能决定是否需要进行牙周手术治疗，以及采取何种手术方法。

另外，在基础治疗后，牙周软组织的炎症状况能得到一定的控制，牙龈的外形和组织的质地有所恢复，使得在手术操作中能够对软组织进行准确的处理。

经基础治疗后口腔卫生良好，但仍具有下列情况者，应考虑手术治疗。

1. 经龈下根面清创后牙周袋仍 > 5 mm，探诊后有出血或溢脓。

2. 基础治疗不能彻底清除根面刺激物者，常见于磨牙根分叉区和前磨牙区。

3. 牙槽骨外形不规则，有深的凹坑状吸收、骨下袋等，须手术修整骨外形，或进行牙周再生性手术。

4. 后牙的根分叉病变达Ⅱ度或Ⅲ度者，手术有利于彻底刮净牙石、菌斑，暴露根分叉，或进行再生性手术，使病损处有骨质修复（repair）或再生（regeneration），或进行截根、分根、半牙切除等。

5. 最后一个磨牙的远中骨袋，需手术治疗。

6. 存在附着龈过窄、局限性牙龈退缩等问题，需采用膜龈手术治疗者。

7. 龋坏或牙折断达龈下而影响牙体修复，或修复体破坏了生物学宽度，或前牙临床牙冠短、笑时露龈过多，需手术延长临床牙冠，以利治疗、修复或改善美观者。

值得注意的是，如果在再评估时发现局部炎症和病因尚未消除，患者因不重视或由于残障不能进行良好的菌斑控制，则不应进行手术治疗，因为良好的菌斑控制是牙周手术治疗成功的决定性因素之一。有学者报告，菌斑控制不佳者，手术对其牙周情况有害而无利。另外，患有全身疾病且未得到控制的患者也不适宜手术，例如，糖尿病未得到控制、患有血液病、半年内曾发生心血管意外等，这些全身病情不能经受外科手术，因为手术可能导致出血、感染或具有危害全身健康甚至危害生命的危险，所以也不能进行牙周手术。此外，还应注意，大量吸烟的患者术后愈合及疗效均差，对这类患者应当劝其戒烟，在戒烟后再进行手术治疗。文献表明在牙周手术前和术后停止吸烟者，可取得与不吸烟者相似的效果。

# 第三节　牙周手术的基本程序和原则
## Basic Procedures

## 术前准备
### Pre-surgery Preparation

术前一定要经过牙周基础治疗，只有通过牙周基础治疗将牙石、菌斑及其他局部激惹因素改正和去除后，才能消除或大大减少牙龈炎症所造成的水肿、充血及松软，展现真正的牙龈外形和可能的骨袋深度；牙龈炎症减少，可使软组织坚韧、结实，利于手术处理，使出血减少、术中视野清晰；通过基础治疗后的再评价，可了解患者口腔卫生维持状况，了解患者自我菌斑控制能力，为手术预后的评价提供线索。术前患者必须掌握控制菌斑的方法，术区牙面无或仅有少量菌斑，且能在术后坚持清除菌斑，否则会不利于术后愈合，影响手术效果和预后。

术前一定要了解患者的全身健康状况，并要做必要的化验检查，如血细胞分析、凝血功能、某些传染病的筛查等，以判断患者能否接受手术以及是否需要预防性用药。术前是否预防性使用抗生素，还需综合考虑其可能带来的益处、副作用及风险。

　　术前应向患者做好解释工作，使患者了解牙周手术的目的及术中、术后可能出现的问题，取得患者知情同意。

　　术前还应详细检查记录手术部位的牙周袋探诊深度、附着水平、龈缘位置、附着龈宽度、牙齿动度等临床指标，以便进行手术设计和手术操作。

## 感染控制
### Infection Control

　　术前应清除患者术区的菌斑，并用 0.12% 氯己定含漱 1 分钟，减少和抑制口腔内的菌斑微生物，并用 75%（体积比）的乙醇对口腔周围的皮肤进行消毒处理，铺上消毒孔巾，以保证术区周围为无菌区域。

　　口腔虽然是有菌的环境，不能进行彻底的无菌处理，但应尽量保持牙周手术区的无菌状态，以利于愈合及取得最佳的效果。术前和术中所有步骤均应遵循无菌原则。术后第 1 个月防止术区的感染，对组织的如期愈合至关重要，术后应使用 0.12% 氯己定漱 1 个月，以控制菌斑；每 1～2 周复查，检查术区菌斑控制情况，并及时清除菌斑；教会患者进行合理的菌斑控制方法，除氯己定含漱外，适当时机开始使用极软毛牙刷清除菌斑等。对于术后是否应用抗生素，有不同的观点，一般认为不宜作为常规，但对于较为复杂的手术和再生性手术，可以使用抗生素 4～7 天。

## 局部麻醉
### Anesthesia

　　可采用局部浸润麻醉或神经传导阻滞麻醉，使手术达到无痛地顺利进行，必要时可使用镇静剂。一般多用 4% 复方阿替卡因或 2% 利多卡因局部浸润麻醉。上颌唇（颊）侧在手术区牙龈移行部作浸润麻醉，腭侧行切牙孔或腭大孔阻滞麻醉，下颌多用翼下颌传导阻滞麻醉，在术区每个龈乳头处加局部浸润麻醉。还要注意防范麻醉过程中的各种风险，做好应对预案。

## 组织处理
### Tissue Management

　　根据不同种类手术的要求和手术设计，进行相应的切口。在翻瓣术的基础上可进行牙槽骨的修整等操作，有些手术种类需要截除某个病变牙的牙根、切除部分牙冠等，有些需要进行植骨和（或）引导性组织再生治疗的处理等。在进行手术中的组织处理时要注意下述原则：

　　1. 动作要仔细、轻巧、准确。这是手术操作中要遵循的重要原则，也是最有效的手术操作方法。手术操作要避免粗暴，以免造成组织损伤、术后不适和愈合延迟。例如，在翻开黏骨膜瓣时避免过度压迫软组织和撕裂龈瓣；为保持术中视野清晰，术中使用吸引器而不使用干纱布擦拭，避免棉纤维留在伤口内；避免牙槽骨不必要的长时间暴露和损伤，保持骨的湿润；术中冲洗时要用无菌生理盐水，盐水的温度最好接近体温；缝合时要确保软组织瓣将骨面完全覆盖，张力不可太大等。

2. 在手术的全过程中要注意观察患者。术中要随时注意患者对手术的反应，如对疼痛的反应、焦躁的情绪等，要及时与患者沟通，必要时监测血压等体征，采取必要的措施。

3. 手术器械要锐利。锐利的手术器械才能保证手术操作的有效性，钝的器械在使用时会导致过度用力和反复切割，从而造成不必要的组织损伤。

# 清 创
## Debridement

通过切口和翻瓣将病变区暴露后，要对病变区进行彻底的清创，彻底清除病理性的肉芽组织、根面上残留的牙石，并进行根面平整（root planing），即清除受内毒素侵蚀的牙骨质表层等，尤其注意原来的深牙周袋区和根分叉区等刮治时不易达到的部位，对根面的清创可以联合应用手工和超声器械，从而形成清洁的具有生物相容性（biologically acceptable）的根面，以利于组织的愈合。

# 缝 合
## Suturing

除牙龈切除术外，在其他牙周手术中，都需要对龈瓣进行复位、缝合，将龈瓣固定在所希望的位置上，龈瓣要完全覆盖骨面，并与骨面和牙面贴合。牙周缝合技术详见第二十四章牙周基础性手术。

# 术后护理
## Post-operation Care

术后护理的重要原则是防止出血、减轻组织水肿、控制菌斑、防止感染、促进组织愈合。

牙周手术后是否在术区伤口表面放置牙周塞治剂（periodontal dressing，或 periodontal pack），可根据手术的类型和医生的经验决定。一般来说，牙周塞制剂的放置可以避免在咀嚼时食物等与伤口接触，防止对术区造成创伤。塞治剂具有止血、止痛、保护伤口、固定软组织等作用。

应向患者说明术后可能出现的疼痛反应，并给予止痛剂备用。可给予患者冰袋，在 24 小时内尽量在术区相应面部做冷敷，以减轻术后组织水肿反应。

术后菌斑控制是手术成功的最重要因素，术后短期内疼痛和不适常影响自我口腔卫生的维护，因此，术后常规让患者使用抗菌剂漱口，如 0.12%～0.2% 氯己定含漱，每天 2 次，每次含漱 1 分钟，可有助于术后的菌斑控制。在拆线后仍要让患者复诊，对牙面进行清洁，这是术后第一个月内有效的机械性菌斑清除方法。

术后组织瓣的稳定是影响手术结果的另一个重要因素，除在术中采用适当的缝合技术外，在术后愈合最初的 7 天内尽量不用术区咀嚼食物，使牙龈组织免受机械性创伤。一般术后 7 天拆线，如果对术后伤口稳定有特殊要求，也可适当延迟拆线时间，如 10～14 天拆线。

拆线后可对术区用生理盐水或 0.12% 氯己定冲洗。如果愈合满意，可让患者开始用软毛牙刷轻轻刷牙，用牙签轻柔地清洁牙邻面，注意在早期不要用牙间隙刷，以免对邻面软组织造成损伤。此时可每 2 周复查 1 次，检查菌斑控制情况，以后复查间隔时间可逐渐延长。

牙周手术的基本程序见框 23-2。

框 23-2　牙周手术的基本程序

- 术前准备
- 局部麻醉
- 消毒及交叉感染的预防
- 切口、翻瓣等软组织处理
- 清创
- 硬组织处理等其他手术处理
- 龈瓣复位及缝合
- 牙周塞治剂（保护剂）的应用
- 术后护理

# 第四节　牙周敷料
## Periodontal Dressing

牙周敷料（periodontal dressing）又称牙周塞治剂（periodontal pack），是用于牙周手术后的特殊敷料。用牙周塞治剂覆盖术区表面，可以保护创面，并能起到压迫止血、止痛和固定龈瓣的作用。

由于其具有止血作用，有时也可用于牙龈出血的止血处理。塞治剂有含丁香油和不含丁香油两大类。

含丁香油的塞治剂：为粉、液两种成分调和后使用。粉剂成分包括氧化锌和松香各半，液体成分包括丁香油和麝香草酚。氧化锌略有杀菌作用和收敛作用，能保护组织；松香易溶于丁香油，与氧化锌固化后，具有黏附性和韧性；液体中的主要成分为丁香油，具有安抚镇痛作用，与氧化锌混合调拌，固化后塞治剂会变得比较坚硬；麝香草酚具有消毒防腐作用。粉剂成分中也可加入鞣酸、纤维素等其他成分，鞣酸具有较强的收敛作用，纤维素利于成形，因此使得塞治剂的收敛作用更强，更易于成形操作。具体成分及比例见框 23-3。

框 23-3　含丁香油塞治剂的成分及比例

| 粉剂 | 液剂 |
| --- | --- |
| 氧化锌 42.9% | 丁香油 |
| 松香 38.1% | 麝香草酚 |
| 鞣酸 9.5% | |
| 纤维素 7.1% | |
| 高岭土 2.4% | |
| 石棉少量 | |

使用时分别取适量粉剂和液剂放于干燥无菌的玻璃板上，用调拌刀将粉剂分次小量逐渐加入与液体调匀，直至硬面团状，即可使用。在使用塞治剂时，先将术区止血、隔湿，再将塞治

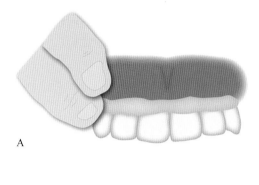

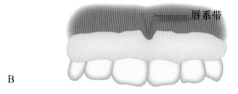

唇系带

图 23-2　牙周塞治

**A.** 放置塞治剂：将塞治剂形成细长条状，贴压于术区表面；**B.** 塞治剂覆盖术区，让开系带。

剂搓成细长条状，贴压于术区表面，牵拉唇或颊部整塑成形，并让开系带，避免塞治剂硬固后妨碍系带的活动（图 23-2）。为了达到更好的固定效果，也可用调刀将塞治剂搓制成多个小圆锥形，先从颊侧将锥形小块塞治剂逐个放入牙间隙内压住龈乳头，然后再用一长的细条放在颊面，将各牙面的塞治剂连成一体，舌侧按同法放置，此法可保证将龈乳头贴附于骨面，有利于愈合。如手术包括最后一个磨牙，应注意塞治剂要包绕牙齿的远中端。放置塞治剂后应立即牵拉唇、颊进行整塑，并除去多余的、妨碍咬合的塞治剂。注意勿将塞治剂挤入龈瓣下方而影响伤口愈合。

由于丁香油具有浓郁的气味，偶有人对其过敏，且有人认为丁香油不利于组织愈合，因此，国外已使用不含丁香油的塞治剂。

不含丁香油的塞治剂：国外已商品化，分装在两个软管中，一管含氧化锌、油脂、胶类及制霉菌素等混合物，另一管含不饱和脂肪酸和抑菌剂。将两组份挤出等长，混合后使用。操作方便，对牙龈组织无刺激，固化后柔韧适度，患者感觉舒适。

术后使用塞治剂，可以避免进食时食物或其他外物对创口的刺激，防止食物滞留，起到保护术后创面的作用，并可避免由于外界刺激带来的疼痛，塞治剂中的成分也具有安抚镇痛作用；由于塞治剂成分具有一定的杀菌作用，还能起到预防感染的作用；塞治剂中含有收敛剂的成分，具有止血作用，并且塞治剂固化后能压迫龈瓣，也能起到良好的止血作用。在颊舌面均使用塞治剂，固化后还能起到暂时性夹板的作用，对术后轻微松动的患牙有一定的固定作用，但不含丁香油的塞治剂在固化后较柔软，固定作用差。有学者报告称，术后可以不使用塞治剂，只要能控制菌斑，伤口也能正常愈合。牙周塞治剂的作用见框 23-4。

框 23-4　牙周塞治剂的作用

- 保护作用：避免食物等外界对创口的刺激，保护术后创面
- 止痛作用：避免刺激带来的疼痛，塞治剂中的成分具有安抚镇痛作用
- 止血作用：塞治剂固化后可压迫止血，塞治剂中的成分具有收敛作用
- 固定作用：颊、舌面塞治剂固化后可起到暂时性夹板的作用

## 思考题

1. 对药物性牙龈肥大患者采用手术治疗的目的是什么？如何选择手术方法？手术的基本程序是什么？

2. 有深牙周袋的患者，分别在无骨下袋、有 2 壁骨袋、有 2 度根分叉病变的情况下，采用手术治疗的目的是什么？手术的基本程序是什么？

（欧阳翔英）

# 参考文献

［1］Wennström JL，Lindhe J. Periodontal surgery：access therapy. //Lindhe J，Karring T，Lang NP，et al. Clinical periodontology and implant dentistry. 6th ed. Copenhagen：Blackwell Munksgaard，2015：767-804.

［2］Carranza FA，and 2. Takei HH. Phsae II Periodontal therapy. //Newman MG，Takei HH，Klokkevold PR，et al. Carranza's clinical periodontology. 12th ed. Philadelphia：WB Saunders Co，2015：552-556.

［3］Klokkevold PR，Takei HH，Carranza FA. General principles of periodontal surgery. //Newman MG，Takei HH，Klokkevold PR，et al. Carranza's clinical periodontology. 12th ed. Philadelphia：WB Saunders Co，2015：566-575.

［4］Wang HL，Greenwell H. Surgical periodontal therapy. Periodontalogy 2000，2001，25（1）：89-99.

［5］Friedman N. Mucogingival surgery. The apically repositioned flap. J Periodontol，1962，33（4）：328-340.

［6］Ramfjord SP，Nissle RR. The modified Widman flap. J Periodontol，1974，45（8）：601-607.

［7］Nyman S，Lindhe J，Karring R，et al. New attachment following surgery treatment of human periodontal disease. J Clin Periodontol，1982，9（4）：290-296.

# 第二十四章　牙周基础性手术

## Periodontal Surgery：Access Surgery

**应知应会的内容：**
1. 牙龈切除术的适应证、手术方法及术后的组织愈合
2. 牙周翻瓣术的适应证、切口和瓣的设计、术后的组织愈合和临床效果
3. 改良 Widman 翻瓣术、嵴顶原位复位瓣术、根向复位瓣术及远中楔形瓣切除术的适应证和特点
4. 牙周骨手术的适应证

在经过牙周基础治疗之后，如果深牙周袋仍然存在并且伴有炎症，或肥大、增生的牙龈尚未完全消退，这些问题仅靠非手术治疗难以解决时，就需要采用手术治疗方法。牙周手术治疗的最基本和最主要的目的，是消除牙周袋或使牙周袋变浅，以利于保持牙面和根面的清洁，防止疾病的复发。为实现这一目的，可采用切除肥大、增生的牙龈或软组织袋壁的方法，从而消除牙周袋；也可采用翻开牙龈瓣的方法，以解决进入病变区的入路问题，在开放直视的情况下彻底清除根面的菌斑和牙石，清除残留的致病因素，从而使炎症彻底消除，牙周袋变浅，疾病得以控制。为实现这种最基本和最主要目的的手术，称为牙周基础性手术（periodontal surgery：access surgery），主要是牙龈切除术和牙周翻瓣术，它们是最基本的牙周手术方法，是其他牙周手术的基础。

## 第一节　牙龈切除术和牙龈成形术
### Gingivectomy and Gingivoplasty

牙龈切除术（gingivectomy）是用手术方法切除增生肥大的牙龈组织，或切除后牙某些部位的中等深度的牙周袋袋壁，重建牙龈的生理外形及正常的龈沟。牙龈成形术（gingivoplasty）与牙龈切除术相似，只是其目的较为单一，是用手术方法修整牙龈形态、重建牙龈正常的生理外形。在临床实施过程中，牙龈切除术和牙龈成形术常合并使用。

牙龈切除术早在 1884 年由 Robicsek 首先提出，目的在于切除牙周袋壁，其切口外形为直线。1918 年 Zentler 改进了手术方法，将切口外形改为扇贝状，更接近牙龈的生理外形。目前所采用的手术方法为 1951 年 Goldman 所描述的方法。

# 适应证及禁忌证
## Indications and Contraindications

## 一、牙龈肥大、增生性病变

牙龈纤维性增生、药物性牙龈肥大等，经基础治疗后牙龈仍肥大、增生，形态不佳，不利于清洁和菌斑控制；或有假性牙周袋，袋内有残留的牙石和菌斑，不利于疾病的控制，需采用手术重建正常的牙龈外形。如果牙龈肥大、增生的患牙无附着丧失，或虽有附着丧失但牙槽骨为水平型骨吸收，并且有足够的角化龈宽度，则可采用牙龈切除术来消除肥大、增生的牙龈。

如果牙龈肥大、增生同时伴有牙槽骨垂直吸收及角化龈过窄，则不适于用单纯的牙龈切除术，而应采用翻瓣术来治疗。

如果牙龈的肥大、增生是由白血病所致，则禁忌手术切除。

## 二、中等深度的骨上袋

牙周袋底不超过膜龈联合，且有足够附着龈宽度者，可采用牙龈切除术切除袋壁，消除牙周袋或使牙周袋变浅。但术后会出现牙龈退缩，使牙根部分暴露。因此，只能在不影响美观的后牙区才考虑采用。

因前牙区的牙周袋在做牙龈切除术后会影响美观，不宜采用。当后牙的深牙周袋袋底超过膜龈联合时，切除牙周袋袋壁就会将全部角化龈组织切除，导致角化龈结构丧失。在这些情况下，不能用牙龈切除术来消除牙周袋，应采用翻瓣术。如果骨上袋同时伴有牙槽骨病损及牙槽骨形态不佳，需进行骨手术者，也不适宜采用牙龈切除术，而应采用翻瓣术，同时进行骨修整术。

## 三、牙龈瘤及妨碍进食的妊娠期龈瘤

牙龈瘤并非真性肿瘤，可采用牙龈切除术将其切除。妊娠期龈瘤也并非真正的肿瘤，一般待分娩后再进行彻底治疗。如果严重妨碍了进食或出血较多，可采用牙龈切除术将其切除。要注意选择在妊娠的 4 ～ 6 个月期间进行手术。

## 四、垂直阻生牙殆面的龈片

对此类龈片也可以采用牙龈切除术将龈瓣切除，以利于牙的萌出。还需注意的是，如果患者没有经过牙周基础治疗，牙周组织的炎症尚未消除，则不能手术，因这时手术将无法进行准确的软组织处理，应先进行牙周基础治疗，控制炎症和菌斑，之后再进行手术治疗。

框 24-1 牙龈切除术和牙龈成形术的适应证

- 基础治疗后仍存在肥大、增生的牙龈
- 后牙区中等深度的骨上袋，袋底不超过膜龈联合，并有足够的附着龈宽度
- 牙龈瘤及严重妨碍进食的妊娠期龈瘤
- 垂直阻生牙殆面上的龈片

# 牙龈切除术的方法
## Procedures of Gingivectomy and Gingivoplasty

## 一、术前准备

遵循牙周手术的基本原则，首先确认患者无有妨碍手术或影响手术愈合的全身疾病及情况，必要时要测量体温、血压、行血液化验等。

**1. 局部麻醉**　采用传导阻滞麻醉和局部浸润麻醉，以保证无痛操作。局部浸润麻醉时使用含肾上腺素的麻醉剂，还可达到减少术中出血的目的。但需注意，不要将麻药直接注射进入需手术切除的病变牙龈组织内，以避免牙龈变形而影响手术切除时的准确性。

**2. 消毒**　术前让患者用 0.12% 氯己定含漱 1 分钟，以起到清洁口腔的作用，口腔周围皮肤用乙醇（酒精）或碘伏擦拭消毒，铺消毒巾。

## 二、手术器械

用于牙龈切除术的器械应包括口镜、牙周探针、尖探针、印记镊、刀柄和刀片（15C，或15 号和 11 号，或 12D）或斧形龈刀（Kirkland 刀）和柳叶刀（Orban 刀）、洁治器或刮治器（宽背镰形洁治器或 Ball 刮治器、4 L/4 R 刮治器）、组织镊、组织剪（弯剪）等（图 24-1）。手术包内还应包括局麻注射器、冲洗器、盛放生理盐水的不锈钢碗、吸引器头、无菌纱布、孔巾等。这些器械应包在手术包内，并事前做好灭菌处理，备用。

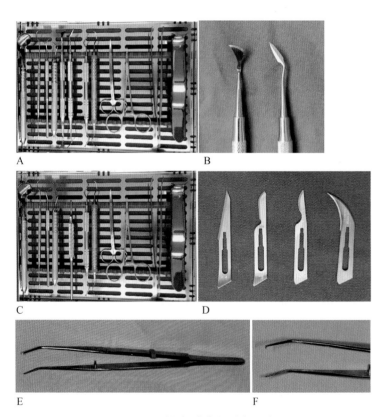

图 24-1　牙龈切除术的手术器械

**A** 和 **B.** 含斧形龈刀和柳叶刀的器械盒，右图为斧形刀和柳叶刀；**C** 和 **D.** 含刀柄的器械盒，右图显示刀片，从左至右分别为 11 号、15 号、15C、12D；**E** 和 **F.** 印记镊。

## 三、手术切口位置的标定

先标定出龈沟底或牙周袋底位置，再确定切口位置。

龈沟底或袋底位置的标定，有探针法和印记镊法两种。探针法是用牙周探针探查龈袋的深度，在牙龈表面相当于袋底处用探针刺入牙龈，形成出血点，作为印记（图 24-2A，B）。印记镊法是使用专门的印记镊，将印记镊的直喙（无钩的一端）插入袋内并达袋底，弯喙（有钩的一端）对准牙龈表面，夹紧镊子，使两喙并拢，弯喙刺破牙龈形成一个出血点，作为标记点（图 24-3A，B）。

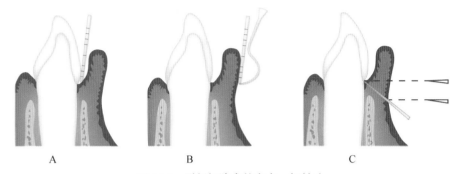

图 24-2　牙龈切除术的定点：探针法

**A.** 用探针测量袋深；**B.** 在牙龈表面测量，在相当于袋底处用探针刺入牙龈，标记袋底位置；**C.** 从定点的根方 1～2 mm 处做切口，与牙面成 45° 角外斜。

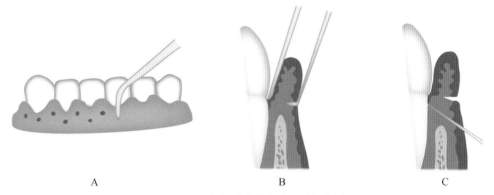

图 24-3　牙龈切除术的定点：印记镊法

**A.** 用印记镊将袋底定位。**B.** 侧面观：印记镊平直端伸至袋底，带钩的一端从牙龈表面刺入。**C.** 从定点的根方 1～2 mm 处做切口，与牙面成 45° 角外斜。

在术区每个牙的近中、中央、远中处的唇（或舌）侧牙龈上分别做标记点，各点连线就是龈沟底或袋底位置，切口位置位于这一连线的根方 1～2 mm 处（图 24-2C，图 24-3C）。

## 四、切口（incision）

使用 15 号或 15C 刀片或斧形龈刀，在已定好的切口位置上切入牙龈，切入时，刀刃斜向冠方，与牙长轴呈 45° 角，直达袋底与牙槽骨嵴顶之间的根面上（图 24-2C，图 24-3C）。切除牙龈时要注意使术区的龈缘形成扇贝状外形。切口完成后，还要用 11 号尖刀或 15C 或柳叶刀，在邻面牙间处沿切口处切入，并分别切向近中和远中牙面，将牙龈乳头切断。

由于所采用的切口切入时斜向冠方，形成的创面暴露在外，因此这种切口被称为外斜切口（external beveled incision），也被称为冠向切口（coronally directed incision）。

做切口时应注意切入的位置和角度，避免暴露牙槽骨。切入的角度可以根据牙龈的厚薄适当调整，如牙龈较厚，可减小切入的角度，适当削薄牙龈（图 24-4）。此外，还应一次切到牙

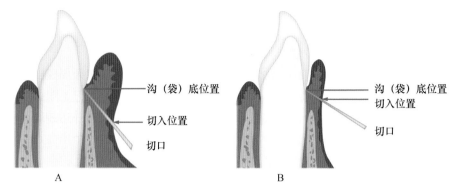

图 24-4 根据牙龈的厚薄适当调整切入的角度

**A.** 牙龈较厚，可减小切入的角度，适当削薄牙龈；**B.** 牙龈较薄，可加大切入的角度。

面，切忌反复切割，以免损伤组织而使龈缘呈锯齿状，并要避免残留牙龈组织，否则不利于组织愈合。

切口可以是连续切口，也可逐个牙分别间断地切除牙龈，但此时要注意相邻牙龈切口的连接及牙龈外形的连续。

## 五、清创（debridement）

用龈上洁治器（常用宽背镰形洁治器或 Ball 刮治器）刮除切下的边缘龈组织和邻面牙间龈组织，然后彻底刮净残留在牙面上的牙石以及病理性肉芽组织。

## 六、修整牙龈，重建牙龈生理外形（tissue trimming）

用小弯剪刀或龈刀，修剪创面边缘及不平整的牙龈表面（图 24-5），使牙龈外形与牙面呈 45° 角，并形成逐渐向边缘变薄、龈缘为贝壳状的正常生理外形。用生理盐水冲洗创面，用生理盐水浸湿的纱布压迫止血，然后仔细检查创面，如有导致出血的残留炎症肉芽组织，应将其彻底清除。

## 七、外敷牙周塞治剂（periodontal dressing）

完全止血后，在创口表面放置牙周塞治剂（periodontal dressing），以保护创面（方法见第二十三章中的牙周塞治部分）。因为牙龈切除术采用的是外斜切口，创面暴露在外，所以通常放置牙周塞治剂，避免食物等刺激伤口引起疼痛不适。

牙龈切除术的步骤见框 24-2。

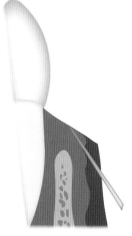

图 24-5 修整牙龈外形

框 24-2 牙龈切除术的步骤

- 标定袋底位置和手术切口位置
- 外斜切口切除牙龈
- 刮除残留的牙石及病理炎症组织
- 修剪牙龈，重建牙龈扇贝状生理外形
- 冲洗创面并压迫止血
- 外敷牙周塞治剂

## 八、术后处理（post-surgery care）

给予患者 0.12% 氯己定含漱剂，使用方法为每日 2 次、每次 10～15 ml 含漱 1 分钟。24 小时内手术区不刷牙，可进软食。一般不用抗菌药物。5～7 日复诊，除去牙周塞治剂。若创面较大，尚未愈合，可再放置牙周塞治剂 1 周。

在牙龈切除的方法中，除外科手术外，还有其他的方法，如使用激光或使用高频电刀（high frequency electrotome，简称电刀 electrotome）切除牙龈。

采用激光进行牙龈切除术，优点是术中可视性好，具有凝血、止血功能，邻近组织损伤小，操作精准，易于操作，可进行精确的塑性。另外，激光去除牙龈组织的色素效果非常好，可进行牙龈色素去除术。激光有不同的种类，其波长差别很大。临床上牙龈切除术常用的激光有 $CO_2$ 激光（波长 10 600 nm）、二极管激光（波长 655～980 nm）、Nd：YAG 激光（1064 nm），应用时要注意调节至适当的能量（W）和脉冲（Hz）。能量过大会导致组织损伤，并影响组织愈合。应用时还应注意避免照射至器械面上形成反射，反射光有可能造成邻近组织或操作者眼睛的损伤。

电刀牙龈切除术的优点是可进行充分的组织外形修整，并且能控制出血，但其有一定的局限性和缺点：如果患者戴有心脏起搏器，并且起搏器为单极或双极起搏器有一极出现了问题，使用电刀有可能会干扰起搏器的功能，因此电刀不能用于此类患者；电刀使用过程中会产热，如果电极过于靠近或接触了骨组织，则会损伤组织并导致骨质局部坏死和牙周支持组织的丧失；如果电极触及根面，会灼伤根面的牙骨质。因此，电刀只能适用于表层肥大增生牙龈的切除，并且要极为小心地避免电极接触牙面和骨组织。用电刀切除牙龈时，一般使用针形电极去除肥大牙龈和成形，使用小卵圆环形电极和钻石形电极进行细致修整。在重建牙龈外形时，电极的移动要精确地以"剃须"样移动。在使用电刀止血时，先压迫止血，然后调至凝结电流后，使用球形电极轻轻接触，可控制点状出血。

## 牙龈切除术后的愈合
### Healing after Gingivectomy

在牙龈切除术后，最初有血凝块覆盖并保护创面，血凝块下方的组织表现为急性炎症反应，大量中性多形核白细胞移出，并伴有一些坏死。

上皮细胞在术后 12～24 小时开始从创口边缘向创面爬行，1～2 天时上皮的分裂活动达到高峰，2～5 天时上皮以每天 0.5 mm 的速度生长，约 5～14 天时薄层上皮可将创面完全覆盖，但需约 4～5 周才能完成上皮的角化和修复。

新结缔组织在术后 24 小时于血凝块及炎症坏死层下方开始生成，血凝块逐渐被含新生毛细血管的肉芽组织所替代，第 3～4 天时结缔组织增殖达高峰并向冠方生长，约 5～7 天时形成新的游离龈和龈沟。

在结缔组织形成新的游离龈和龈沟后，上皮开始向龈沟内生长，形成沟内上皮，约在术后 4～5 周时形成新的结合上皮，以半桥粒体和基板的方式与牙面牢固地结合。此后结缔组织仍在不断地改建和修复，组织学上的完全愈合需 6～7 周。

在临床上，约在术后 2 周时牙龈外观正常，有正常的龈沟建立，但此时组织尚未完全愈合。龈沟液量在术后 1 周内增加，1 周时达最高量，在约 5 周时恢复正常。如果手术时将原有的结合上皮完全切除，则愈合后附着水平略有丧失，牙槽嵴顶也有轻微的吸收。牙龈切除术后的愈合过程虽然一样，但愈合时间的长短受手术创面大小、局部刺激因素及感染等因素的影响。

# 第二节 牙周翻瓣术的原则
## Principles for Periodontal Flap Surgery

牙周翻瓣术（periodontal flap surgery）是应用最广泛的牙周手术，是采用不同的手术切口使牙龈与下方的组织分离，形成牙龈组织瓣，暴露病变区的根面和牙槽骨，提供清创的入路和可视性。在刮除病变组织和菌斑、牙石后，将牙龈瓣复位在合适的位置上并缝合，达到消除牙周袋或使牙周袋变浅的目的，也为骨成形术和骨切除术、牙周再生性手术、截根术等其他手术提供基本方法。

翻瓣术的主要治疗对象之一是牙周袋，通过以下 3 个方面来达到治疗牙周袋的目的：增加根面清创的入路，在直视下刮净根面牙石、彻底清除感染肉芽组织、并进行根面平整，清除含有内毒素的表层牙骨质，然后复位、缝合；通过手术切除部分袋壁，从而消除或减少牙周袋深度；通过手术暴露病变的牙槽骨，以便进行修整和再生性处理。

牙周翻瓣术有几种不同的类型，具体的手术设计有所不同，可根据手术目的和患者条件的不同进行选择，主要的翻瓣术有下列几种：改良 Widman 翻瓣术（modified Widman flap）、嵴顶原位复位瓣术（undisplaced flap）、根向复位瓣术（apically displaced flap）、远中楔形瓣术（distal wedge procedure），以及适于牙周骨手术和适于组织再生治疗的翻瓣术。尽管这些翻瓣术的目的不尽相同，具体的手术设计有所差异，但手术的基本方法是一致的，在本章中将介绍翻瓣术中最基本的一些概念和方法。

## 翻瓣术的适应证
### Indications of Periodontal Flap Surgery

1. 经基础治疗后仍有 5 mm 以上的深牙周袋或有复杂性牙周袋，袋壁有炎症，牙周探诊后有出血。

2. 袋底超过膜龈联合的深牙周袋。治疗这类牙周袋不适宜采用牙龈切除术，而宜采用翻瓣术。

3. 牙槽骨缺损需作骨修整或进行植骨、牙周再生性治疗。

4. 根分叉病变伴深牙周袋，或牙周-牙髓联合病变患者，需采用翻瓣术，在直视下进行根面平整，暴露根分叉或截除某一患根，从而达到治疗根分叉病变的目的；或需要进行再生性手术。

5. 范围广泛的显著肥大增生的牙龈，单纯牙龈切除术会形成过大的创面，此时可采用翻瓣术，或翻瓣术与牙龈切除术联合应用。

# 翻瓣术的手术器械
## Instrument for Periodontal Flap Surgery

用于牙周翻瓣术的最基本的手术器械包括口镜、牙周探针、尖探针、牙科镊、刀柄和刀片（11 号和 15 号、或 15C、或 12D）、骨膜分离器（可有 2 个不同型号）、刮治器（Ball 刮治器、4 L/4 R 刮治器）、刮匙、骨凿、止血钳（弯止血钳）、组织镊（无创）、组织剪（弯剪）、持针器、线剪（直剪）、软组织牵开器械等（图 24-6）。手术包内还应包括局麻注射器、冲洗器、盛放生理盐水的不锈钢碗、吸引器头、无菌纱布、孔巾等。这些器械应包在手术包内，并事前做好灭菌处理，备用；另外，球形钻针（不同型号）和涡轮机头、超声洁治器手机和龈下工作尖可放在手术包内，也可单独包装进行灭菌处理，备用。

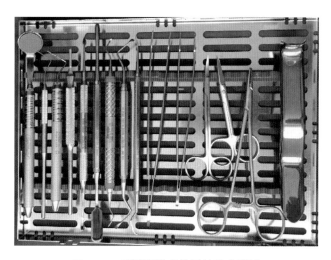

图 24-6　牙周翻瓣术使用的手术器械

手术中用的口镜应为防雾口镜，便于术中观察，还可起到反射光线、牵拉颊和舌部软组织、保证术中视野清晰的作用。刀柄有断面为圆形的和扁形的，圆形刀柄在使用时转动方便，有利于做转变方向的切口，例如：切口从颊（舌）侧转至邻面时需转动方向，以保留龈乳头外形。

牙周翻瓣术中使用的刀片，有多种不同的刀片，各有特色（图 24-7）。11 号刀片为尖刀，顶端为尖形，仅在一侧有刃，用于内斜切口，可进入邻面。15 号刀片为圆刀，顶端较圆钝，一侧有刃，常用于做纵切口，在翻瓣术中与 11 号刀片搭配应用。15C 刀片是在 15 号刀片基础上的改良，头部较 15 号刀片窄而尖，利于进入邻面较窄的区域，因此临床上用此刀片可替代 11 号和 15 号两种刀片的作用，即可用于内斜切口，也可用于纵切口。12D 刀片顶端为弯喙形，两侧都有刃，推或拉的动作都可切割，可进入邻面，可用于内斜切口和纵切口，也易于在最后磨牙远中做楔形切口，但因其两侧都有刃，使用时要注意避免用一侧刃做切口时另一侧刃划伤组织。刀片的选择可根据不同类型手术的需求选择，也根据术者的习惯选择。

持针器有不同的类型，常规的前端为直形，内侧的纹路为交叉纹路，便于稳固挟持缝针。它与止血钳的内侧条形纹理不同，务必不要混淆，若错将持针器当止血钳用，会损坏持针器精准挟持缝针的功能。显微持针器更加精巧，顶部有直的，有略弯的，也有不同粗细的，可根据手术种类和医生习惯选择（图 24-8）。

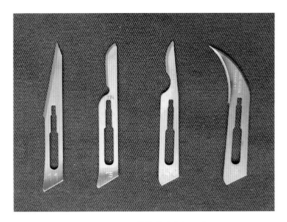

图 24-7    牙周手术用刀片

分别为 11 号、15 号、15C、12D 刀片。

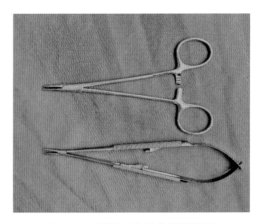

图 24-8    牙周手术缝合用持针器

上为常规持针器，下为显微持针器。

# 翻瓣术的切口设计
## Incision Design for Periodontal Flap Surgery

翻瓣术的切口设计应考虑手术目的、需要暴露牙面及骨面的程度、瓣复位的位置等因素，还要考虑到保证龈瓣的良好血液供应。

翻瓣术的切口分为水平切口和纵切口（或称垂直切口）。水平切口（horizontal incision）是指沿着龈缘附近所做的近远中方向的切口，可使牙龈与牙根面分离，形成龈瓣。垂直切口（vertical incision）是为了起到松弛作用，减小组织张力，更好地暴露术区，纵切口做在水平切口的近中端或在近、远中两端。

## 一、翻瓣术的水平切口（horizontal incision）

水平切口一般包括术区患牙，并向近中和远中各延伸 1 ~ 2 个健康牙。水平切口包括以下 3 个步骤（图 24-9）：

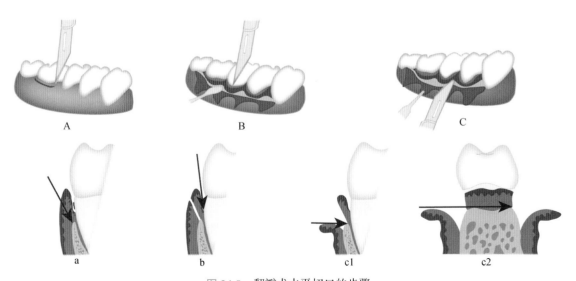

图 24-9    翻瓣术水平切口的步骤

**A 和 a.** 第一切口——内斜切口；**B 和 b.** 第二切口——沟内切口；**C 和 c1、c2.** 第三切口——牙间切口。

**1. 内斜切口（internal bevel incision）** 切口是从近龈缘处切入，刀尖指向根尖方向，切至牙槽嵴顶或其附近，将牙周袋内壁切除，形成创面朝向根面的龈瓣。此切口称为内斜切口（internal bevel incision）（图 24-9A 和 a），有别于牙龈切除术的外斜切口（external bevel incision）。内斜切口是翻瓣术中首先进行的切口，因此又称第一切口，有了此切口之后，才能进行翻瓣，它是翻瓣术的基础，是翻瓣术最关键的切口。

内斜切口要达到 3 个目的：将袋内壁的上皮和炎症组织切除，同时也可切除部分袋壁，使袋变浅；保留相对完好的袋外侧面的角化牙龈；形成边缘较薄的龈瓣，从而易于贴附牙面和骨面，愈合后形成良好的牙龈外形。这也是内斜切口的 3 个优点（框 24-3）。因此，内斜切口既可消除病变，又能在术后保留良好的牙龈外形，不会造成大量的牙龈退缩和根面暴露。

框 24-3　内斜切口的优点

- 在切除部分牙周袋的同时，将袋内壁的上皮和炎症组织切除
- 保留了相对完好的袋外侧面的角化龈
- 形成的龈瓣边缘薄，易于贴附牙面和骨面，愈合后牙龈外形良好

在进行内斜切口时，可选用 11 号或 15C 刀片，一般在距龈缘 0.5～2 mm 进刀，刀片与根面成 10° 角左右，切向根尖方向，直达牙槽嵴顶或其附近。以提插方式移动刀片，每次均切至牙槽骨嵴顶，并切透骨膜。从术区唇面（或舌面）的一端开始，沿龈缘的外形切向术区的另一端。刀片的方向要随着牙龈的扇贝状外形而变化，尤其在到达龈乳头部位时，刀片的方向要转向邻面，在邻面中央将颊、舌侧龈乳头断开，保留牙龈乳头的外形，避免因刀片方向未转变而将龈乳头切除。

内斜切口完成后，将保留的龈瓣组织与根面和骨面分离，而需切除的袋内壁部分仍包绕着牙齿，有人将其称为领圈组织，这部分组织主要是牙周袋软组织壁的感染炎症中心部位，包括袋内壁上皮和炎性肉芽组织、结合上皮以及袋底与牙槽骨嵴顶之间的肉芽组织，在手术中应被彻底清除。

切口与龈缘的距离及切入的角度应根据手术目的而定，并根据牙龈的厚度及龈瓣将要复位的位置水平等情况做适当调整（图 24-10）。改良 Widman 翻瓣术和根向复位瓣术要尽量保留附着龈，因此切口靠近龈缘；而嵴顶原位复位瓣术一般在附着龈较宽的后牙或腭侧进行，要消除牙周袋，因此切口在骨嵴顶略冠方的水平切入，可将牙周袋壁切除。在牙龈肥大增生的部

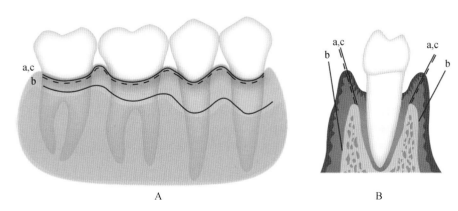

图 24-10　内斜切口的不同水平

**a.** 改良 Widman 翻瓣术的内斜切口：在龈缘或靠近龈缘处；**b.** 嵴顶原位复位瓣术的内斜切口：在骨嵴顶略冠方处切入，将牙周袋壁切除；**c.** 根向复位瓣术的切口水平在龈缘处，但复位至骨嵴顶略冠方处，保存角化龈。

位，切口的位置可距龈缘较远些，切入的角度可大些，这样可切除增厚的袋壁组织，形成符合生理外形的薄的龈瓣。

**2. 沟内切口（crevicular incision）** 完成第一切口后，用骨膜分离器将龈瓣（含黏膜骨膜全层，也称全厚瓣）从骨面略做分离，暴露内斜切口的最根方，这时可看到围绕牙齿颈部的残留的领圈组织。刀片从袋内进入，从袋底切至牙槽嵴顶或其附近，将袋壁组织与根面分离，为第二切口。围绕牙齿的一周均做此切口。与内斜切口联合应用时，沟内切口的作用就是切断领圈组织与根面的连接，以便清除袋壁组织（图24-9B和b）。

**3. 牙间切口（interdental incision）** 在内斜切口和沟内切口之后，再做这一切口，此时龈瓣已略翻开，可见到领圈组织仍与骨嵴顶的连接，尤其在邻面部位。因此这一切口，又称为第三切口。将刀片与牙面垂直，在骨嵴顶的冠方水平地切断袋壁组织与骨嵴顶的连接。此切口除了在沿颊、舌面进行外，重点是在相邻牙齿之间的邻面进行，刀片伸入邻间隙，从颊舌方向将欲切除的组织与骨嵴顶彻底断离（图24-9C和c1、c2）。

## 二、翻瓣术的纵切口（vertical incision）

纵切口指做在水平切口的近中端或近、远中端的纵行切口，从龈缘开始切向根方，经过附着龈，越过膜龈联合，直达牙槽黏膜或达颊侧移行沟处，也称垂直切口（vertical incision）。目的是减小组织张力，松弛龈瓣，以便更好地暴露术区。根据局部解剖条件及病变的范围，来考虑纵切口的长度，以及是仅在近中做一个纵切口还是在近、远中均作纵切口。

纵切口应做在术区近、远中侧比较健康的牙龈组织上，位于牙的颊面轴角处，以利于术后缝合，切忌位于龈乳头中央或颊面中央处，否则会影响愈合及外观（图24-11）。在近、远中侧均做纵切口时，应使龈瓣的基底部略大于龈缘处，略呈梯形，以保证龈瓣的血供。尽量避免在舌、腭侧做纵切口，以免伤及血管、神经。

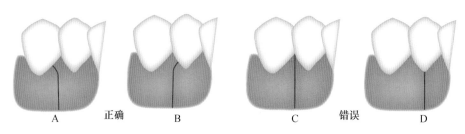

图 24-11　纵切口位置

**A.** 和 **B.** 正确的纵切口位置——在牙的近中线角或远中线角处；**C.** 和 **D.** 错误的纵切口位置——在龈乳头中央处、在颊（舌）面的中央处。

是否作纵切口取决于手术目的和瓣的设计。若要进行根向或冠向复位瓣术，必须在近、远中两侧都作纵切口，且切口应达到牙槽黏膜处，使龈瓣充分松弛而能整体向根方或冠方移位。在进行牙槽骨手术时，需要充分暴露骨面，可作单侧或双侧的纵切口。单纯的改良 Widman 翻瓣术，一般不做骨修整，因此通常不作纵切口。如果翻瓣后龈瓣有张力，可以将水平切口延长 1～2 个牙，以消除张力并充分暴露牙根。

## 三、保留龈乳头切口（papilla preservation incision）

在龈乳头的近远中径较宽时，为了植骨术等再生性手术的需要或为了前牙美观需要，在做水平切口时，将整个牙龈乳头保持在某一侧［唇（颊）或舌（腭）侧］的龈瓣上，而不是将龈乳头分为颊、舌两部分。这种切口称为保留龈乳头切口（papilla preservation incision）。优点是能严密覆盖邻面植骨处，以避免植入物脱落或感染，还能减少术后龈乳头的退缩，利于美观，多用于再生性手术中。

方法是围绕术区的每个患牙做环行的沟内切口，在邻面不要将颊舌侧牙龈乳头切断，而在腭侧或颊侧距龈乳头顶端至少 5 mm 处做一弧形切口，贯通近、远中邻牙的轴角；再用柳叶刀或 15C 刀片切断龈乳头与根方牙槽嵴顶的连接，从而将龈乳头从牙间隙翻至另一侧（颊侧或舌侧）的龈瓣上（图 24-12）。上述方法是经典的保留龈乳头切口，临床应用中，还有改良保留龈乳头切口（the modified papilla preservation technique，MPPT）、简化保留龈乳头切口（the simplified papilla preservation flap，SPPF）等方法（图 24-13）。

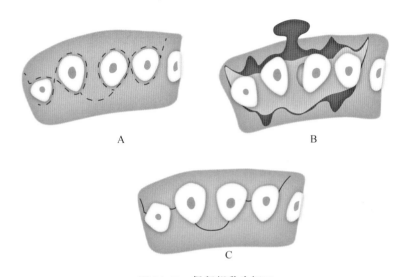

图 24-12　保留龈乳头切口

**A.** 虚线为切口，将龈乳头保留在颊侧（或舌侧）的瓣上；**B.** 龈乳头被翻起至颊侧，下方的骨质暴露出来；**C.** 龈瓣和龈乳头复位。

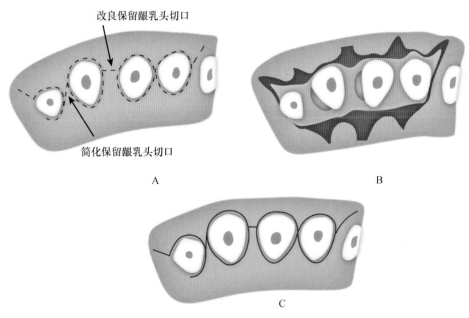

图 24-13　改良保留龈乳头切口和简化保留龈乳头切口

# 龈瓣的种类
## Classification of Flaps

龈瓣的种类包括全厚瓣和半厚瓣。

## 一、全厚瓣（full thickness flap）

在翻瓣术中被翻起的软组织瓣，包括牙龈组织全层及下方的骨膜，使骨面暴露，将这种软组织瓣称为全厚瓣，也称为黏骨膜瓣（mucoperiosteal flap）。全厚瓣用于大多数的翻瓣术。在手术操作中，是在完成手术切口后，用骨膜分离器进行钝分离，沿牙槽骨将骨膜连同牙龈全层一同翻起，使术区的根面和骨面都得以暴露。

## 二、半厚瓣（partial thickness flap）

半厚瓣是指翻起的龈瓣只包括表面的牙龈上皮及下方的一部分结缔组织，而深部的结缔组织连同其下方的骨膜仍覆盖于牙槽骨上，牙槽骨并不暴露。在一些膜龈手术中，或在牙槽骨板很薄或有"骨开窗"等情况下，为了保护牙槽嵴，避免因骨暴露而导致吸收，需要设计做半厚瓣。做切口时，切口深度仅达结缔组织层即可，不要切透骨膜达骨面，然后用锐利的15C刀片将龈瓣与下方的结缔组织和骨膜锐分离。半厚瓣的方法需要一定的技巧，只适用于牙龈较厚处。多用于膜龈手术中。

# 龈瓣的复位
## Reposition of Flap

在龈瓣复位之前，必须先彻底除去致病因子、清创，彻底刮除病变区内的肉芽组织，并仔细检查根面，在直视下刮净牙根表面的牙石，进行根面平整，刮除含有内毒素的表层牙骨质，然后复位、缝合。在龈瓣复位前，还可对龈瓣进行必要的修剪，用小弯剪刀清除龈瓣内侧面残留的肉芽组织和上皮，并适当修剪龈瓣外形，使之与骨的外形相适应，并能覆盖骨面，且颊、舌侧龈瓣在邻面能对接。修剪完毕后，用生理盐水冲洗创口并仔细检查，确认无残留牙石及肉芽组织后，按所设计的方式将龈瓣复位。

术后龈瓣的复位有多种不同的类型，可复位在不同的位置水平上，取决于手术的目的。

## 一、原位复位（undisplaced repositioned）

**1. 复位于牙颈部**　水平切口位于龈缘处，术后龈瓣仍复位于原来的位置上，位于牙颈部，可避免术后牙龈退缩、牙根暴露，并有利于美观（图24-14A）。改良Widman翻瓣术（modified Widman flap）的龈瓣复位即为此种方式，目的在于消除袋壁的炎症，使牙周袋变浅，但尽量减少龈缘的退缩。

**2. 复位于牙槽嵴顶处**　水平切口在龈缘较根方的位置，位于牙槽嵴顶稍向冠方的水平，即切除了部分袋壁组织，使龈瓣的高度降低，龈瓣原位复位后位于刚刚覆盖住牙槽嵴顶（图24-14B）。嵴顶原位复位瓣术（undisplaced flap）即为此类复位方式，目的在于尽量消除牙周袋。但愈合后牙根暴露较多，影响美观，仅适合于舌、腭侧，或适合于后牙区有足够附着龈宽度的部位。

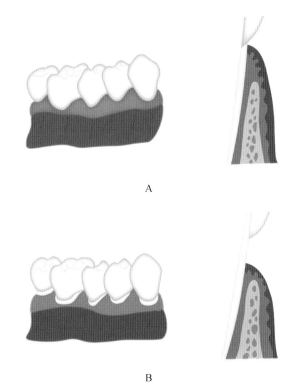

图 24-14　龈瓣复位的不同水平
**A.** 龈瓣复位于原来水平，常用于前牙；**B.** 龈瓣复位于牙槽嵴顶处，以消除牙周袋。

## 二、根向复位（apically repositioned）

水平切口位于龈缘处，但术后龈瓣复位时，不是在原来水平上，而是向根方移位，复位在刚刚覆盖牙槽嵴顶处的水平（图 24-14B）。为了使龈瓣松弛能根向复位，需要在水平切口两端做垂直切口。

根向复位瓣术（apically repositioned flap）的目的在于既消除了牙周袋，又保留了角化龈，适用于袋底超过膜龈联合的深牙周袋以及附着龈窄的牙周袋。

## 三、其他（others）

有时需将龈瓣做冠向复位或侧向复位等，翻瓣术中应用相对较少，主要用于再生性手术和膜龈手术中。

<h2 style="text-align:center">龈瓣的缝合<br>Suturing</h2>

在翻瓣术中，龈瓣复位后要进行缝合。缝合时使用的缝针为弯针，多为 3/8 弧的缝针，有时也会使用 1/2 弧的缝针（图 24-15）。针分为针尖部、体部和针尾部，针尖部分的断面可为三角形和圆形，断面为三角形且侧缘有刃的是三角针，又分为正三角针和倒三角针。牙周手术中缝合全厚瓣时通常使用倒三角针，在针尖部断面为倒三角形，朝向针弧内侧有两个刃，朝向针弧外侧一个刃，缝合后不会使龈瓣裂开（图 24-15）。针也有不同长短和不同粗细，配合使用不同粗细的缝线。在牙周翻瓣术中最常使用的是 3/8 弧倒三角针配合 4-0 或 5-0 缝线；在膜龈手术中，建议使用 5-0 以上细小的缝针缝线，以减小对较薄龈瓣组织的损伤。

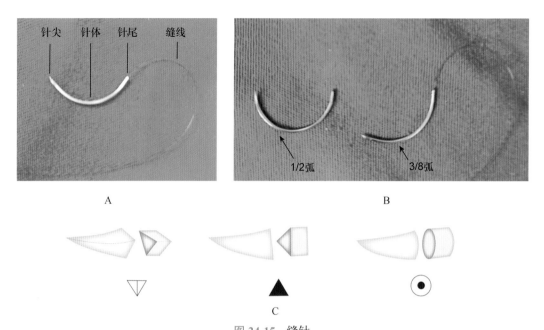

图 24-15 缝针

A. 缝针的结构；B. 不同弧长的缝针：3/8 缝针、1/2 缝针；C. 不同断面的缝针及标识：倒三角缝针，正三角缝针，圆针。

　　龈瓣缝合使用的缝线有多种，有不可吸收缝线和可吸收缝线，有单股线和多股编织线。单股线和可吸收线是最常使用的缝线。单股线无刺激，不可吸收，材料具有惰性，不吸附于组织，易于拆除。丝线在临床上也有应用，为多股编织线，不可吸收，价格低、易于使用，但缺点是口腔内的细菌会沿着缝线编制的缝隙通过"毛细现象"（或"芯吸现象"）进入伤口深部，有感染的风险。聚四氟乙烯线是合成的不可吸收的单股线，被认为是最好的不可吸收缝线。不可吸收线需要拆线。合成的可吸收缝线也是较为广泛应用的缝线，不用拆线。目前的缝线多被直接固定在针尾部，即针带线，且已做无菌处理，只能一次性使用。用这种针带线缝合，可减小对组织的创伤。缝线的粗细不同其编号不同。缝线的直径规格以数字表示，"0"以上的缝线，数字越大缝线越粗，而"0"以下的缝线，"0"数越多缝线越细。4-0 缝线的直径为 0.150 ~ 0.199 mm，5-0 缝线的直径为 0.100 ~ 0.149 mm，6-0 缝线的直径为 0.070 ~ 0.099 mm（美国药典标准）。在牙周手术中对龈瓣的缝合一般使用 4-0 缝线。如采用显微技术，可采用 5-0 或 6-0 缝线，甚至用 7-0 或 8-0 缝线。

　　对龈瓣的缝合方法有多种，如牙间间断缝合、悬吊缝合、褥式缝合、锚式缝合等。在此介绍常用的缝合方法。

## 一、牙间间断缝合（interrupted interdental suture）

　　在牙齿邻间隙处将颊、舌侧龈乳头瓣直接拉拢缝合。唇、舌两侧龈瓣的张力相等、高低一致时适用此类缝合。牙间间断缝合有 2 种缝合方法，一种是直接环行间断缝合（图 24-16A，B），另一种是"8"字形间断缝合，一般在颊、舌侧龈瓣相距有些距离时采用"8"字形间断缝合（图 24-16C，D）。

## 二、悬吊缝合（sling suture）

　　在缝合时利用术区的牙齿来悬吊、固定龈瓣。悬吊缝合不易发生松脱，龈瓣的张力也不会过大。悬吊缝合包括以下几种：

**1. 单个牙的双乳头悬吊缝合（single sling suture）**　利用术牙来固定其近、远中的两个龈乳头，单侧翻瓣或双侧翻瓣均可采用（图 24-17）。

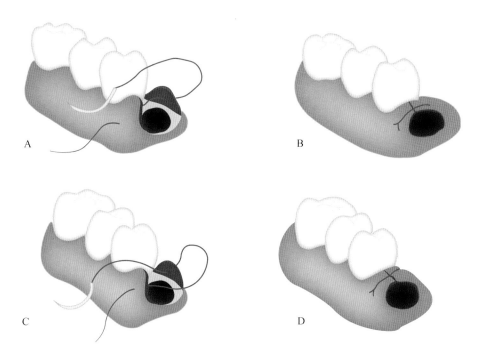

图 24-16　牙间间断缝合
**A 和 B**，直接环行间断缝合；**C 和 D**，"8"字形间断缝合。

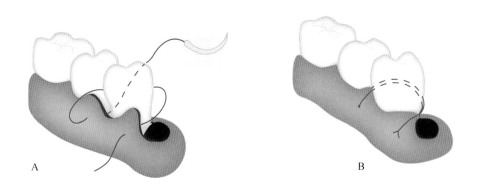

图 24-17　单个牙的双乳头悬吊缝合法

**A.** 从瓣的一个乳头外表面进针，环绕牙齿达到同侧瓣的邻近乳头，再从该龈乳头的外表面进针；**B.** 返回第一个乳头处，打结，将单侧瓣的两个乳头悬吊在牙齿上。

**2. 连续悬吊缝合（continuous sling suture）**　分为单侧和双侧连续悬吊缝合。

（1）单侧连续悬吊缝合：适用于只需要缝合单侧龈瓣（颊侧或舌侧）时，如只做了单侧的翻瓣时（图 24-18）；还适用于涉及的多个牙的颊、舌两侧龈瓣复位高度不一致时，此时可分别在颊、舌侧做单侧连续悬吊缝合，将颊、舌侧龈瓣分别固定于各自的水平。

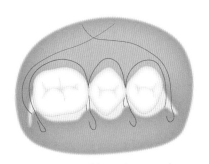

图 24-18　单侧连续悬吊缝合

（2）双侧连续悬吊缝合：适用于颊、舌侧龈瓣高度一致时。缝合时先进行一侧的单侧连续悬吊缝合，之后在远中端的牙上环绕一周，再进行另一侧的单侧悬吊缝合，在近中端的牙上再环绕一周，拉紧后打结。在近、远中端牙齿上环绕一周，目的在于加强悬吊作用，避免拉扯对侧的龈瓣（图 24-19）。

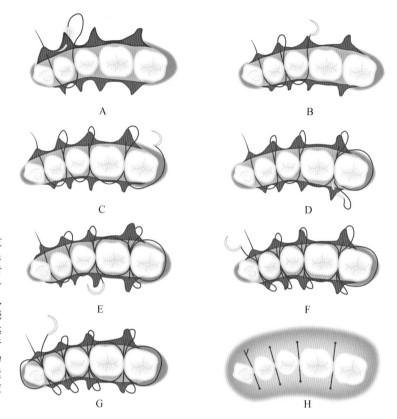

图 24-19 双侧连续悬吊缝合

**A.** 从最近中端的颊侧乳头进针后，通过牙的舌侧绕至颊侧第 2 个乳头处进针；**B.**依次缝合颊侧乳头；**C.**到最远中时从远中绕至颊侧；**D.**再从近中绕至舌侧，即在最远中端的牙上绕圈，然后从舌侧最远中乳头进针；**E.**从牙的颊侧绕至舌侧；**F.**依次缝合舌侧乳头；**G.**达术区的最近中处时，缝线要在邻近的牙上绕圈，在两端邻牙上绕圈的目的是为了加强颊、舌侧龈瓣的固定；**H.**拉紧缝线、打结，颊、舌侧龈瓣被悬吊固定在牙齿上。

## 三、褥式缝合（mattress suture）

适用于两牙之间有较大缝隙或龈乳头较宽时，为了使龈瓣能更好地贴合骨面，可在该乳头处做一水平褥式缝合。此法可与连续悬吊缝合联合应用（图 24-20）。

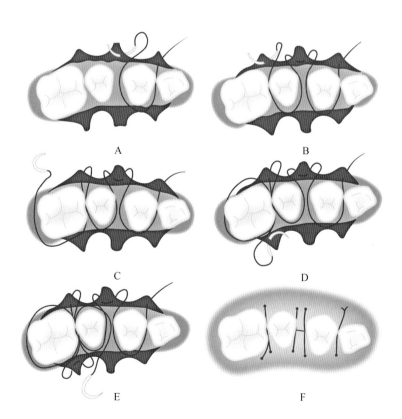

图 24-20 连续悬吊缝合加水平褥式缝合

两牙之间牙间隙较大或龈乳头较宽处做水平褥式缝合。

## 四、锚式缝合（anchor suture）

将最后一个磨牙远中的龈瓣或缺牙间隙处的龈瓣以锚样的固定方式固定在邻近的牙齿上。因此，适用于最后一个磨牙远中楔形瓣的缝合，或与缺牙间隙相邻处的龈瓣闭合（图 24-21）。在缝合时进针应尽量靠近牙齿，以使龈瓣紧贴牙面，避免愈合后在牙齿邻面的牙龈形成一"V"形缺口。

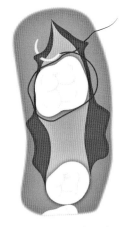

图 24-21 锚式缝合

缝合完毕后，应仔细检查，观察龈瓣是否密贴骨面，龈缘有无卷曲，骨面是否被完全覆盖，张力是否适中等。如果发现牙龈发白，表示张力过大，应给予改正。在轻压龈瓣片刻后，检查创口有无渗血。在放置牙周塞治剂之前，用湿纱布在表面轻压 2～3 分钟，由根方压向冠方，挤压出多余的血液及空气，使瓣与骨面、牙面紧贴，其间仅有一薄层血块，从而避免术后形成死腔和感染，利于术后愈合。然后放置牙周塞治剂，方法见二十三章中的牙周塞治。术后也可不使用塞治剂，持这种观点的人认为，塞治剂的应用并不能防止菌斑的形成，不用塞治剂有利于菌斑的控制，更利于伤口愈合。

<h1 style="text-align:center">术后护理<br>Postsurgical Care</h1>

翻瓣术后的护理同样要遵循防止出血、减轻组织水肿、控制菌斑、防止感染、促进组织愈合的原则。术后 24 小时内手术相应部位的面部尽量冷敷，不剧烈运动；手术当天可刷牙，但不刷手术区；局部使用 0.12% 或 0.2% 氯己定液含漱；告诉患者术后第 1 个月内保持口腔卫生是预防感染、利于组织愈合的重要保证；如果手术范围广，或进行了骨成形、植骨、牙周组织再生术等，可口服抗生素 4～7 日。术后一周复诊，除去塞治剂并拆线，如为植骨术或牙周组织再生术，可 10～14 天拆线。

塞治剂去除后，常见到在局部牙龈表面有一层白膜或灰膜，是由食物及脱落上皮细胞等构成，用盐水或氯己定液可将其冲洗掉，也可用湿棉球轻轻除去。此时术区创口处组织仍会有轻度水肿，碰触后会出血，应注意避免损伤，切忌探诊。此时还要注意检查根面上有无残留的牙石及菌斑，尤其注意邻面和根分叉区，如有残留应轻轻地去除，否则可能会导致局部炎症，愈合延迟。有些患者术后会出现根面敏感，一般数周后会渐渐消失。术后短期内牙齿动度也会增加，一般术后 4 周可恢复至术前水平。愈合过程需要至少 6 周时间，因此，术后 6 周内不要探测牙周袋。

<h1 style="text-align:center">翻瓣术后并发症及处理<br>Postoperative Complication and Management</h1>

在翻瓣术后可能会出现一些并发症，应将这些可能的并发症事先告知患者，一旦发生应给予及时的处理，处理原则如下：

## 一、术后持续出血

应查明术后出血的部位及原因，如果有塞治剂应去除后再查找，针对出血原因进行相应处理，可通过压迫法止血，必要时可采用电灼法止血。止住出血后如有必要可重新放置塞治剂。

## 二、术后疼痛

手术中只要遵循基本原则，术后疼痛和不适会非常轻微。术后疼痛的一个常见原因是牙周塞治剂过度伸展，越过了膜龈联合或妨碍了系带的活动，造成局部黏膜水肿甚至溃疡，这种疼痛常出现在术后 1～2 天，只要除去塞治剂的过度伸展部分，疼痛即可消失。手术过程中骨暴露及骨面干燥的面积过大和时间过长，也会引起术后较严重的疼痛，可服用非甾体抗炎镇痛药物，但对同时服用降血压药的患者需慎用，因为此类药会干扰抗高血压药物的效果。如果术后疼痛严重，需局麻下去除塞治剂，仔细检查原因。与感染有关的术后疼痛常伴有局部淋巴结肿大和（或）低热，应服用抗生素和止痛剂。

## 三、肿胀

在术后 2 天内，有些患者术区相应面颊部可能会出现肿胀，一般质软、无痛，淋巴结也可能肿大，但术区局部并无异常表现，这是对手术过程的非感染性炎症反应，一般在术后 3～4 天会逐渐消退。如果肿胀持续存在或加重，或出现疼痛，则应使用抗生素，如阿莫西林（500 mg，3 次/日，连续服用 1 周），并可告知患者在肿胀区做间断热敷，以有利于肿胀消退。术后 24 小时内局部冷敷，有助于预防术后肿胀。对某些较复杂的手术，术后预防性使用抗生素有助于防止感染和肿胀的发生。

## 四、术区牙齿咬合痛

可由不同的原因所致。塞治剂过多，干扰咬合会引起咬合痛，通过检查即可发现，去除多余的塞治剂即可。术前调𬌗不够，存在咬合高点，术后可能出现咬合痛，调𬌗有助于症状消除。术后炎症反应扩展至牙周膜，也可能导致咬合痛，一般会随着术后时间的延长逐渐消退，但如果症状逐渐加重，则应去除塞治剂，检查有无术区感染及残留牙石等局部刺激物，如果术区有脓肿形成，则应切开引流，并彻底清除残留的牙石。

## 五、全身性反应

患者偶尔会在术后 24 小时内感觉虚弱，或有低烧，这可能是手术过程引起短暂菌血症的全身反应。术前 24 小时开始服用抗生素，如阿莫西林（500 mg，8 小时一次）（注意青霉素过敏者禁用阿莫西林），并连续服用至术后数天，可防止这种症状的发生。

## 六、塞治剂脱落

应及时复诊，重新放置塞治剂。也有学者认为，只要能保持口腔及术区清洁，良好地控制菌斑，术后不放置塞治剂，同样可达到良好的愈合。

## 术后的组织愈合
### Healing after Flap Surgery

### 一、组织学过程（histology）

**1.翻瓣术后 24 小时内** 血凝块将龈瓣与牙面或骨面相连接，血凝块主要由网状纤维及大量中性多形核白细胞构成，还含有红细胞、损伤细胞碎屑，组织损伤导致的渗出液也增多。

**2. 术后 1～3 天**　血块收缩，龈瓣与牙或骨面之间的间隙缩小，上皮向创口爬行，越过龈瓣边缘达到牙面。

**3. 术后第 4 天**　巨噬细胞进入血凝块，在多种生长因子的作用下，来自牙龈结缔组织、骨髓或牙周膜的成纤维细胞和血管内皮细胞增殖并向血凝块内生长，毛细血管长入血块内，肉芽组织开始形成。

**4. 术后 1 周**　上皮附着于牙根面，通过半桥粒和基板与牙面结合，血凝块被来自牙龈结缔组织、骨髓或牙周膜的肉芽组织所替代。如果术后即刻龈瓣与牙或骨面贴合不紧，形成的血凝块较厚，则愈合过程中肉芽组织会较多，炎症较重，愈合也慢。因此，在术中龈瓣复位后要轻压片刻，使其密贴牙面，减少血块厚度，还要注意防止术后感染，防止龈瓣从牙面剥离或撕裂，从而有利于组织愈合。

**5. 术后 2 周**　胶原纤维形成并与牙面平行。牙龈外观已接近正常，但此时胶原纤维尚不成熟，故龈瓣与牙面的连接仍较脆弱。

**6. 术后 3～4 周**　龈沟内已有上皮衬里，结合上皮已形成，牙槽嵴以上的牙龈纤维已开始有功能性排列，此时上皮和结缔组织的重建基本完成。

**7. 牙槽骨的变化**　手术后牙槽骨的愈合过程取决于手术当时骨的暴露程度、是否做骨成形及术后骨面是否严密覆盖等因素。

全厚瓣会使骨面暴露，术后 1～3 日骨表面会有浅的坏死，随后有破骨细胞性骨吸收，术后 4～6 天时吸收达高峰，之后骨吸收渐少，这可导致 0.5～1 mm（平均 0.64 mm）的骨吸收。如果骨板较薄，会有更多的骨吸收。在邻面的牙槽间隔区，骨吸收处日后可以修复；而颊、舌面的骨为皮质骨，骨板薄而无松质骨支持，因而边缘骨难以修复，最终会有少量骨丧失。

半厚瓣法虽然将骨膜和一部分结缔组织留在骨面，但若该结缔组织太薄或骨膜直接暴露，则其后果与全厚瓣无异。只有在牙龈较厚时，半厚瓣的愈合过程才能比全厚瓣缩短。

如果进行了骨成形术，骨的坏死和炎症较重，骨嵴高度降低，此后渐有新骨形成及骨的改建，骨改建在术后 3～4 周达高峰，骨嵴顶的最终外形主要取决于骨的改建。如果术后龈瓣未能严密覆盖骨面，暴露的骨表面会发生坏死和炎症，术后愈合缓慢。

因此，术中应尽量少暴露骨面，或缩短其暴露时间，手术结束时应尽量将龈瓣覆盖骨面，以减少骨吸收，从而有利于组织愈合。

## 二、不同的愈合方式

在翻瓣术后的愈合过程中，龈瓣与曾暴露在牙周袋内的病变根面之间先由血凝块连接，之后牙龈上皮、牙龈结缔组织、牙周膜、牙槽骨 4 种来源的细胞先后向根面生长贴附（图 24-22A，B），最终的愈合方式取决于上述 4 种细胞的生长速度及条件。一般情况下，上皮生长速度最快，首先占据根面，形成长结合上皮（long junctional epithelium）性愈合（图 24-22C），并阻止了其他组织与根面贴附，这是最常见的愈合方式。牙龈结缔组织细胞的生长速度仅次于上皮细胞，如果这类细胞有条件首先接触根面，则可发生牙根面吸收，形成的愈合中胶原纤维与根面平行，由于牙龈结缔组织细胞的生长竞争不过上皮细胞，因此临床上见不到这种愈合。骨髓细胞生长速度最慢，若有条件接触根面，则会发生牙根吸收和骨固连（ankylosis），但由于这类细胞的生长速度竞争不过其他细胞，在临床上也见不到这种愈合。牙周膜细胞的生长速度慢于上皮和结缔组织，只有在袋底附近的牙周膜细胞能优先占据根面，但机会很少。如果牙周膜细胞能够优先向冠方生长，占据根面，其内的前体细胞（progenitor cells）或称干细胞（stem cells）能分化出成牙骨质细胞、成骨细胞和成纤维细胞，在根面沉积新的牙骨质，形成新的牙周膜纤维埋入其中，胶原纤维的另一端埋入新形成的牙槽骨中，形成牙周附着组织的再生（regeneration），这种愈合称为再生性愈合（图 24-22D）。当有牙骨质形成，并有牙周膜纤

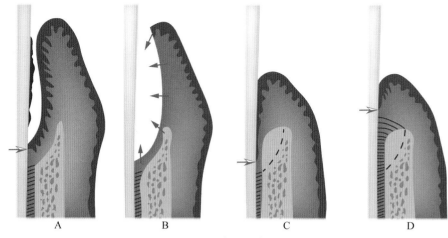

图 24-22　术后愈合方式

**A.** 术前有骨下袋，箭头示术前上皮附着的水平；**B.** 术后愈合过程中来源于上皮、结缔组织、骨、牙周膜的细胞向创口处生长；**C.** 长结合上皮愈合，箭头示结合上皮仍位于术前水平，虽有部分新骨形成，但无新牙周膜；**D.** 有部分牙周组织再生，箭头示结合上皮附着位于术前的冠方。

维垂直埋入时的愈合，称为新附着（new attachment）性愈合。再生性愈合是最理想的愈合方式，然而，在临床上常规翻瓣术后难以获得再生性愈合。

概括而言，牙周翻瓣术后的愈合方式如下：

**1. 长结合上皮（long junctional epithelium，LJE）性愈合**　原来暴露于牙周袋内的牙根表面有一层长而薄的结合上皮，直达原来的袋底上皮附着位置，与牙根面之间以半桥粒体和基板的方式连接。这种愈合方式称为长结合上皮性愈合（图 24-22C）。这是翻瓣术和龈下刮治术后最常见的愈合方式。

长结合上皮性愈合在临床上表现为牙周探诊深度变浅或消失。有研究证明，在菌斑控制良好的情况下，该处牙龈可以长期保持健康，临床上牙龈无炎症，龈沟也浅，临床探诊有附着获得（attachment gain），或称附着增加，牙槽骨也可有一定程度的修复，尤其是垂直型骨吸收处有骨填充（bone fill）（图 24-23）。但组织学观察证明，由于根面有上皮覆盖，不能形成再生，并非真正的附着获得（attachment gain）。

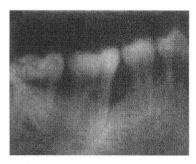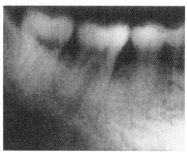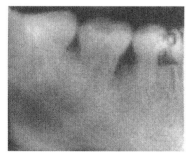

图 24-23　翻瓣术前、术后一年和术后 9 年的 X 线片显示垂直骨内袋修复（Bone fill）
（曹采方教授提供）

**2. 牙周组织再生（periodontal tissue regeneration）**　在原来已暴露于牙周袋内的病变牙根面上有新的牙骨质形成，新的牙骨质中有新的牙周膜纤维埋入，牙周膜纤维的另一端埋入新形成的牙槽骨内，形成新的生理性排列、有功能性的牙周支持组织。新形成的结合上皮位于治疗前牙周袋底的冠方（图 24-22D）。这是理想的愈合方式。但一般情况下，翻瓣术后难以形成牙周组织再生，往往形成的是长结合上皮性愈合。

**3. 新附着（new attachment）**　以前将牙周组织再生称为新附着。目前，新附着的概念是指在原来暴露于牙周袋内的根面上只要有新的牙骨质形成并有新的胶原纤维埋入，即称为形成了新附着，不同于再附着（re-attachment）。常规翻瓣术后难以获得新附着。

**4. 再附着（re-attachment）**　在未暴露于牙周袋内的正常牙根面上，以及术区邻近被翻瓣的健康牙根上，原来具有正常的牙周附着结构，手术中这种附着结构被急性破坏，在翻瓣术后的愈合过程中，龈瓣与正常的牙根面重新结合，上皮附着在原来的水平，胶原纤维也与牙根面的牙骨质、牙槽骨重新附着。这种愈合称为再附着（re-attachment）。简单地说，是在原来并未暴露于牙周袋内的正常牙根上，因手术或创伤等使正常的牙周附着结构被急性破坏，胶原纤维与牙骨质、牙槽骨重新附着的过程。

在翻瓣术中，为了扩大视野和操作，常需将切口延伸到正常的邻牙。在龈瓣复位后的愈合过程中，这些原本正常的邻牙处可发生再附着，但牙槽嵴顶也会有少量吸收。

# 翻瓣术后的临床效果
## Clinical Outcomes of Flap Surgery

## 一、牙龈退缩（gingival recession）

手术中牙周袋壁被切除或龈瓣被根向复位、术后牙龈组织的炎症水肿消退，这些都会使龈缘位置向根方移位，牙根面暴露，造成牙龈退缩。

## 二、临床探诊深度减少（reduction of clinical probing depth）

翻瓣术后大多数病例会呈现临床探诊深度减少，其原因又有多种，常见的原因如下：

**1. 牙龈退缩**　会使牙周袋变浅或消失，临床探诊深度减少。

**2. 长结合上皮性愈合**　长结合上皮与原暴露于牙周袋内的病变牙根面之间以半桥粒和基板的方式连接，临床上袋底的位置向冠方移位，使牙周探诊深度减少，但结合上皮的最根方仍位于术前的位置，并未发生附着增加。

**3. 再生性愈合**　有功能性的牙周支持组织形成，新形成的结合上皮的最根方位于治疗前牙周袋底的冠方，牙周袋变浅或消失，临床探诊深度减少。但实际上这种情况难得见到。

**4. 炎症消退致组织对探诊的阻力加大**　结缔组织内的炎症浸润消退，胶原纤维新生，使组织致密，探针不再能穿透结合上皮而进入结缔组织内。另外，组织致密也使袋壁变紧，探针不易探入，这些都使得临床探诊深度减少。

## 三、临床附着水平的变化（changes of clinical attachment level）

**1. 临床附着获得（clinical attachment gain）**　在翻瓣术后临床探诊检查时，很多病例呈现出与治疗前相比有临床附着获得，在术前深牙周袋的部位临床附着获得更多。虽然长结合上皮性愈合、牙周组织再生或新附着性愈合、炎症消退所致的探诊时探针不易探入都可表现为临床附着水平改善，但只有组织再生或新附着才能形成真正的组织学上的附着获得。

**2. 临床附着丧失（clinical attachment loss）**　在术前探诊深度浅（1～3 mm）的部位，由于手术后牙槽骨会有少量的吸收，手术常造成临床附着水平的少许丧失。

## 四、牙槽骨的变化（changes of alveolar bone）

有些垂直骨吸收在术后常会有一定程度的修复（repair），即原来的垂直型骨吸收处有新骨形成，表现为骨填充（bone fill），骨袋变浅或变窄，骨嵴顶高度也会略有降低。但骨是否修复及修复的量，很大程度取决于术后是否定期牙周维护，如果患者能遵从医嘱，定期复诊进行牙周维护，则能获得较多量的骨修复，并且维持的时期较长，否则，骨修复的量少或没有修复，有些甚至会出现牙槽骨的继续破坏。

# 第三节　不同种类的牙周翻瓣术
## Various Flap Techniques

牙周翻瓣术有多种不同的种类，如改良 Widman 翻瓣术、嵴顶原位复位瓣术、根向复位瓣术等，都可用于牙周袋的治疗，但有的手术目标在于消除牙周袋；而有的在于提供根面清创的入路，通过手术使牙周袋变浅，以控制疾病。因此它们的适应证也有所不同，某些操作要求也不尽相同。

## 改良 Widman 翻瓣术
### The Modified Widman Flap

1918 年，Leonard Widman 首次描述了消除牙周袋的翻瓣术，描述了黏骨膜瓣的设计，可切除袋上皮和部分牙龈结缔组织，以进行根面的彻底清洁，术中进行骨修整，龈瓣复位至牙槽骨嵴顶的水平，这被称为原始的 Widman 翻瓣术（the original Widman flap）。Ramfjord 和 Nissle 于 1974 年提出了改良 Widman 翻瓣术（the modified Widman flap），也被认为是开放的翻瓣刮治技术（the open flap curettage technique）。与原始 Widman 翻瓣术不同的是，一般不做骨修整，龈瓣也复位至原来的位置上，尽量将邻面牙槽骨覆盖，不使骨质暴露。目的不在于完全消除（eliminate）牙周袋，而是使牙周袋变浅，使疾病得以控制。改良 Widman 翻瓣术是目前最常用的牙周手术方法。

### 一、适应证（indications of the modified Widman flap）

经基础治疗后前牙和后牙仍有中等深度或深牙周袋，牙周探诊后有出血，但不需做骨成形术者。

### 二、手术特点（techniques of the modified Widman flap procedures）

手术的基本步骤和方法同前述的翻瓣术方法，其特点主要如下：手术切口的目的是要彻底切除袋内壁上皮及炎症组织，第一切口（内斜切口）的位置应尽量靠近龈缘，切口可向两侧牙延伸，通常不做纵行松弛切口。利用第二切口（沟内切口）和第三切口（牙间切口），或用刮治器，将第一切口切下的袋内壁上皮及炎症组织清除。黏骨膜瓣的翻瓣仅达牙槽嵴顶水平即可，一般不做骨修整，仅在骨外形妨碍了龈瓣与牙颈部贴附时，才适当进行骨修整。在经过彻底清除肉芽组织、牙石和根面平整后，将龈瓣原位复位，尽量将邻面牙槽骨完全覆盖，避免骨质暴露，以减少骨的吸收。手术结束时，健康的牙龈结缔组织能与牙面紧密贴合，利于愈合，且愈合后牙龈退缩少（框 24-4，图 24-24）。

框 24-4　改良 Widman 翻瓣术的特点

- 内斜切口位置尽量靠近龈缘，主要切除袋内壁上皮及炎症组织
- 翻瓣仅达牙槽嵴顶处，一般不做骨修整
- 龈瓣复位后将骨面完全覆盖，以减少骨吸收
- 龈瓣复位在原来水平，愈合后牙龈退缩少

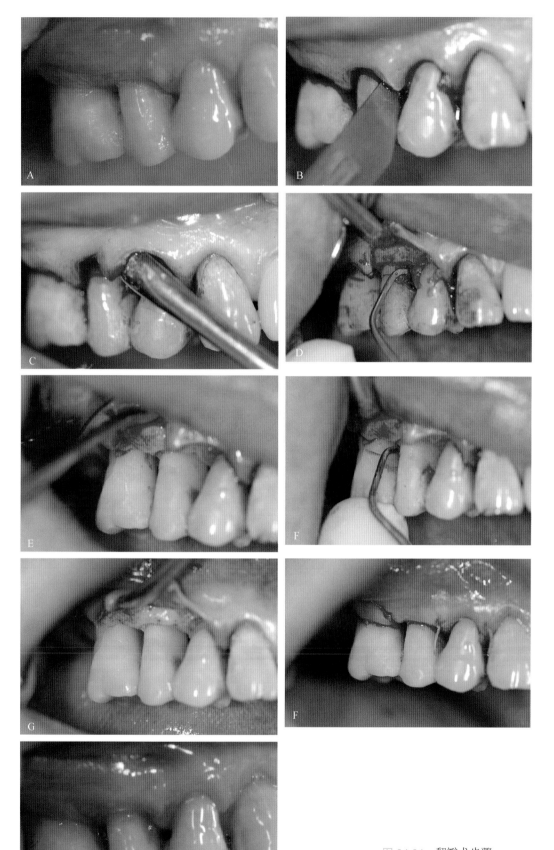

图 24-24 翻瓣术步骤

A. 术前；B. 内斜切口；C. 翻瓣；D. 刮除袋内壁及炎症组织；
E. 观察见根面牙石；F. 根面清创（刮除牙石并根面平整）；
G. 根面清创后；H. 龈瓣复位缝合；I. 术后半年。
（欧阳翔英医师提供）

# 嵴顶原位复位瓣术
## The Undisplaced Flap

嵴顶原位复位瓣术（the undisplaced flap）的目的是消除牙周袋，与改良 Widman 翻瓣术不同，在手术中要切除大部分牙周袋的软组织袋壁，与牙龈切除术不同之处是采用内斜切口，在牙周袋的根方部分仅切除牙周袋的内壁，保留部分外侧壁。

## 一、适应证（indications of the undisplaced flap）

1. 后牙中等深度及深牙周袋的消除；
2. 需修整骨缺损者；
3. 适用于因根分叉病变而需暴露根分叉者；
但上述 3 种情况下均必须有足够的附着龈宽度，才能避免手术切除袋壁时将附着龈全部切除；
4. 腭侧牙周袋的消除。

## 二、手术特点（techniques of the undisplaced flap procedures）

手术步骤与改良 Widman 翻瓣术基本相同，而该手术不同于其他手术的特点如下：内斜切口的位置是从接近袋底和牙槽嵴顶略冠方处切入（图 24-25），切除部分袋壁的牙龈组织，降低牙龈瓣高度，同时削薄龈瓣。在龈瓣较厚时，通过此切口削薄龈瓣最易做到，与翻瓣后再修剪削薄龈瓣相比要容易得多，能达到事半功倍的效果。将龈瓣原位复位，因部分牙龈组织已被切除，龈瓣复位后龈缘位于刚刚覆盖牙槽嵴顶的水平上，与牙槽嵴顶处的根面贴合，手术愈合后牙周袋消失或变浅，但牙根暴露较多（框 24-5）。

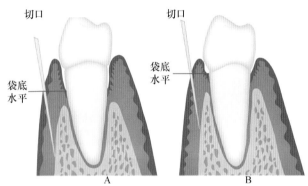

图 24-25 嵴顶原位复位瓣术的切口位置
内斜切口从接近袋底和牙槽嵴顶略冠方处切入，当龈瓣原位复位时能刚刚覆盖牙槽嵴顶。

框 24-5 嵴顶原位复位瓣术的特点

- 内斜切口从接近袋底和牙槽嵴顶略冠方处切入
- 切除一部分袋壁牙龈，降低龈瓣高度，并削薄龈瓣
- 龈瓣原位复位于刚刚覆盖牙槽嵴顶的水平上
- 愈合后牙周袋消失或变浅，但牙根暴露较多

# 根向复位瓣术
## The Apical Repositioned Flap

20 世纪 50 至 60 年代开始关注手术治疗中保留足够宽度附着龈的重要性。1954 年，Nabers 描述了保存附着龈的翻瓣术方法。1962 年，Friedman 建议将其定义为根向复位瓣术（the

apically repositioned flap），并强调在这种手术中，龈瓣根向复位时，不单单是牙龈根向移位，而是将牙龈和牙槽黏膜在内的软组织复合体整体复位至根向的位置。

## 一、适应证（indications of the apically repositioned flap）

　　1.适用于牙周袋底超过膜龈联合者。
　　2.适用于因根分叉病变需暴露根分叉而角化龈过窄者。
　　根向复位瓣术可应用于上、下颌的颊侧和下颌的舌侧。上颌腭侧没有可移动的牙槽黏膜，无法进行根向复位，因此不适用此种手术。

## 二、手术特点（techniques of the apically repositioned flap procedures）

　　选用此种手术的患者一般牙龈薄且角化龈窄，因此内斜切口应尽量靠近龈缘，一般距龈缘不超过 1 mm，尽量保留牙龈组织。切口应呈扇贝状外形，以保证在瓣复位后，能对邻面牙槽骨达到最大的覆盖。
　　要在水平切口的两端做纵切口，切口要超过膜龈联合达移行沟处，以便将瓣向根方复位。
　　用骨膜分离器翻开全厚瓣，不仅将牙龈翻开，牙槽黏膜部分也要翻开，即全厚瓣的翻瓣要超过膜龈联合，使瓣能获得松弛，以便在复位时能使软组织根向移位。
　　用刮治器去除包括袋上皮和炎症组织在内的领圈组织，对暴露的根面进行仔细地刮治和根面平整。
　　如有必要，可用大号球钻（须有水冷却）和（或）骨凿修整牙槽骨嵴外形，形成生理的形态。
　　对软组织瓣进行仔细的修剪，然后将龈瓣边缘复位于恰能覆盖修整过的牙槽嵴顶的水平，实际位于术前的根方位置上，这就是龈瓣向根方移位（图 24-26）。因为牙槽黏膜部分的组织有让性，所以龈瓣能顺利移位至新的位置上。

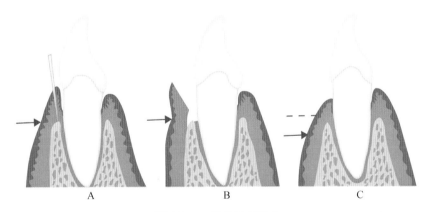

图 24-26　根向复位瓣术
龈瓣向根方移位，复位于恰能覆盖修正过的牙槽嵴顶的水平，箭头所指处为膜龈联合位置，根向复位后，膜龈联合位置也移向根方。

　　在龈瓣根向复位的位置上，先对纵切口进行错位间断缝合，纵切口处组织的相对关系较术前发生了变化，龈瓣上的膜龈联合位置位于邻近组织膜龈联合的根方。因此，对纵切口的缝合实际上是一种错位缝合。将龈瓣在冠根方向的位置固定，然后进行悬吊缝合，将瓣悬吊并固定在所期望的位置上。
　　止血并压迫龈瓣后，要放置牙周保护剂，协助龈瓣的固位，防止龈瓣向冠方移位，并且在软组织对邻面牙槽骨不能完全覆盖时，能起到保护暴露牙槽骨的作用（框 24-6）。

- 内斜切口距龈缘不超过 1 mm，尽量保留牙龈组织
- 须做纵切口，切口超过膜龈联合达移行沟处，以便于瓣的根向复位
- 龈瓣根向复位于刚刚覆盖牙槽嵴顶处
- 纵切口做错位缝合，选用悬吊缝合将龈瓣悬吊并固定在所期望的位置上
- 选用牙周保护剂协助固位，防止龈瓣冠向移位

　　根向复位瓣术的优点是可保留整个膜龈复合体，术后有足够的附着龈宽度，并且可以控制边缘龈的位置，术后袋的深度可达到最小，如果能获得理想的软组织对牙槽骨的覆盖，术后骨丧失最小。其主要缺点是由于骨切除会造成牙周支持组织的丧失，根面会暴露，从而出现美学和根面敏感问题。

# 远中楔形瓣切除术
## Distal Wedge Procedures

　　上、下颌末端的磨牙远中常有垂直性骨吸收及窄而深的牙周袋，病损常与磨牙后垫相连，组织较松软，形成不规则的突起，为了消除牙周袋和过度增生的龈组织，并进行骨外形的修整，需采用远中楔形瓣切除术（distal wedge procedure）。该手术是 Robinson 于 1966 年提出的，这种手术在治疗最后一个磨牙远中的深牙周袋、或治疗邻近缺牙隙的牙周袋时，尤其伴有骨下袋时，可消除过厚的软组织，保存足够的角化龈，易于进行骨修整，还能获得对骨组织的完全覆盖。如果病变区的颊、舌侧有一些附着龈，则效果较好。如果为第二磨牙远中深袋，术前必须拍 X 线片，以确定远中有无低位阻生的第三磨牙，如有第三磨牙则不是适应证。

## 手术方法特点

　　在牙齿的颊、舌面按常规方法做内斜切口，两切口到达磨牙远中后再向远中延伸，汇合形成楔形切口，切口直达骨面。通过楔形切口，形成三角形瓣，底边在最后磨牙的远中面，尖朝向磨牙后垫的远中端（图 24-27）。切口之间的宽度和长度取决于袋的深度、角化龈宽度以及该牙远中面至磨牙后垫的距离等。袋越深则两切口间的距离越大。

　　如果磨牙远中增生的组织较多而厚，又有足够的角化龈，颊、舌两切口在向远中延伸时，也可做平行的切口，在最远端通过一颊舌向切口将其相连，从而在磨牙远中形成矩形瓣（图 24-28），更利于暴露和处理远中的深骨袋。

　　在完成切口后，将楔形或矩形软组织瓣与下方骨组织分离，用组织镊或止血钳夹持已切除并分离的组织垫，稍提起后用手术刀将其整块切除，直达骨面。彻底刮除炎症肉芽组织及袋上皮，并进行根面平整。

　　远中的垂直骨吸收常宽而深，必须对骨外形进行修整，使远中骨变得平坦（图 24-29），这样才能在术后消除牙周袋。若不修整骨外形，会在术后又形成深牙周袋。对颊、舌侧瓣进行修剪、削薄，使其复位在覆盖牙槽骨面的水平上，如果颊、舌侧瓣有重叠，则进一步修整龈瓣的边缘，使龈瓣与骨面紧密贴合后，颊、舌侧瓣恰好对接。在此位置上进行缝合固定。

　　远中常采用的缝合方式为锚式缝合，可将龈瓣牢牢地固定在牙齿的远中舌面上，避免颊舌龈瓣裂开。更远中位置的切口可间断缝合，以关闭伤口。常放置牙周保护剂，以利于固位，但要注意避免将保护剂压入创口内。

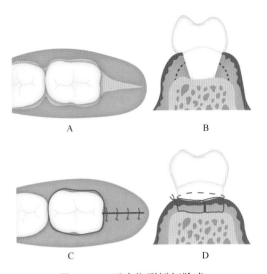

**图 24-27　远中楔形瓣切除术**
**A.** 在最后一个磨牙的远中做楔形切口；**B.** 切除楔形组织并削薄龈瓣；**C.** 和 **D.** 将龈瓣复位于骨嵴顶处，用锚式缝合将远中瓣缝合。

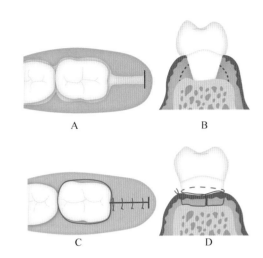

**图 24-28　远中楔形瓣切除术——矩形瓣法**
**A.** 在下颌最后一个磨牙的远中做颊、舌侧两个平行切口，在两个切口的远端再做一横切口，形成矩形切口；**B.** 切除矩形切口内的组织并削薄龈瓣；**C.** 和 **D.** 将龈瓣复位于骨嵴顶处，用锚式缝合将远中瓣缝合。

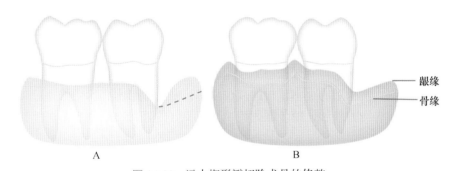

**图 24-29　远中楔形瓣切除术骨的修整**
**A.** 远中宽而深的垂直骨吸收，图中虚线冠方的骨应被修整；**B.** 修整骨外形，使远中骨变得平坦，从而消除深牙周袋。

一般在术后一周时除去保护剂，并拆除缝线。

# 第四节　牙周骨手术
## Periodontal Osseous Surgery

牙周炎会导致牙槽骨的吸收破坏，使得骨高度降低、骨形态改变，有些部位会有代偿性的骨质异常增生，加重牙槽骨的外形改变，使其失去原有的生理外形；而骨的形态与牙龈的形态直接相关，骨的畸形往往使牙龈失去正常的生理外形，增加菌斑的堆积。因此要恢复牙周软、硬组织的正常生理外形，必须在翻瓣术中同时纠正骨病损和畸形，为形成良好的牙龈外形创造条件。对牙周炎患牙实施的骨手术包括切除性（resective）和再生性（regenerative）两大类，本章主要介绍切除性骨手术。

在翻瓣术的基础上，修整或切除部分病变区的牙槽骨，使之恢复正常的形态和生理功能。这类手术包括骨成形术（osteoplasty）和骨切除术（ostectomy 或 osteoectomy）。二者的目的都是对牙槽骨的外形和边缘进行修整，从而建立或恢复牙槽骨正常的生理外形，只是骨成形术强调修整骨外形而不除去任何起支持作用的牙槽骨，而骨切除术则是在骨修整中需要切除起支持作用的牙槽骨。在临床上，这两种方法往往需同时使用。这类手术的缺点是要牺牲一些骨质，优点是能有效地消除牙周袋，并在术后改善牙龈外形。

# 切除性骨手术的适应证
## Indications of Resective Osseous Surgery

1. 牙周炎患牙的牙槽骨嵴顶变为圆钝肥厚呈平台状或骨嵴边缘突出呈壁架状，或颊侧骨面牙根之间的纵沟外形消失，对这些骨外形要进行修整（图24-30A），使牙槽骨嵴顶形成正常的菲薄外形，并为逐渐移行状，恢复颊侧骨面牙根间逐渐移行的波浪形的纵沟外形。

2. 浅的一壁骨袋或浅而宽的二壁骨袋难以有新骨修复者（图24-30B）。骨袋缺损的形态决定着应采用的手术方法，如果骨袋为三壁骨袋或窄而深的二壁骨袋，用再生性手术治疗成功的可能性大，应尽量采用再生性治疗；而浅的一壁骨袋和浅而宽的二壁骨袋，植入的骨或骨替代材料难以固位、成活和形成再生性愈合，因此通常需用骨成形术来修整牙槽骨的外形，以消除骨袋。

3. 邻面凹坑状骨吸收，骨再生的可能性较小时，可采用切除性骨手术，切除较薄而低的一侧骨壁，形成斜坡状。出于美观考虑，常切除舌（腭）侧骨壁，保留唇（颊）骨壁；或将颊、舌（腭）两侧壁均除去，消除凹坑状外形（图24-30C）。

4. 骨边缘线高低不齐呈不规则状，或邻面骨嵴低于颊、舌面骨缘线，使嵴顶呈反波浪形，需要进行骨的修整成形，必要时还需要切除少量支持骨，以建立正常的外形，即形成邻间骨嵴较高、颊舌面骨嵴较低、相邻牙齿的骨嵴顶高度较一致的扇贝状骨缘外形（图24-30D）。

5. Ⅲ度或Ⅱ度根分叉病变但有牙龈退缩且附着龈窄，再生性治疗难以成功者，需要通过牙周手术将分叉区暴露，常采用的手术是根向复位瓣术合并骨成形术，术中修整分叉区的根间骨缘，形成薄而有根间纵沟的外形，使牙龈附着后具有良好的外形，以利于菌斑控制和良好口腔卫生的维护。

6. 邻近缺牙区的牙齿如果向缺牙区倾斜，在缺牙侧常形成窄而深的骨下袋，对此情况的治疗有两种方法，一是正畸治疗，将倾斜牙竖直（uprighting），以消除骨袋；二是牙周骨手术，将骨修整成逐渐移行的长斜面，以消除牙周袋（图24-30E）。

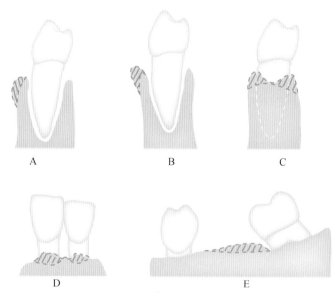

图 24-30　骨成形术和骨切除术

A. 修整肥厚呈壁架状的骨嵴顶；B. 除去浅的一壁骨袋或宽而浅的二壁骨袋；C. 修整邻面凹坑状的骨缺损；D. 切除高低不齐的骨缘，修改出扇贝状外形；E. 修整倾斜牙的深骨下袋。阴影部分为应修整去除的骨。

# 手术方法
## Techniques of Osseous Surgery

骨手术在翻瓣术的基础上进行，内斜切口的位置取决于瓣的设计中对龈瓣复位的要求，如设计为根向复位瓣，则切口尽量靠近龈缘，尽可能多地保留牙龈组织；如设计为原位复位瓣，则切口应位于未来牙槽骨嵴略冠方的水平，在瓣复位后刚刚将牙槽骨覆盖。完成切口后，翻开黏骨膜瓣（mucoperiosteal flap），彻底刮除根面的菌斑、牙石及肉芽组织，充分暴露骨的外形。

根据骨病损的种类和形态，即根据不同的适应证，进行相应的骨成形和（或）骨切除处理。例如，修整肥厚的骨嵴顶或不齐的骨缘，形成薄的扇贝状的骨缘外形；消除一壁骨袋或浅而宽的二壁骨袋；将倾斜牙的骨袋修整成移行的斜坡状；在牙间和根间的骨面形成生理性的纵沟；修整邻面凹坑状的骨缺损等（图 24-30）。

骨修整使用的工具为涡轮手机上的球钻或使用骨凿。使用涡轮时，常使用大的 8 号球钻，动作要轻巧，断续地磨除骨质，在去骨过程中必须有冷却水，以免因温度升高引起骨坏死，并且要注意避免损伤牙齿。

完成骨修整后用生理盐水冲洗，仔细检查骨的形态，观察是否达到要求，必要时再进行适当的补充修整。

对龈瓣进行修剪后，将龈瓣复位时，应将骨面完全覆盖，避免牙槽骨的暴露，减少日后的骨吸收。

其余方法和步骤同翻瓣术。

## 思考题

1. 服用抗高血压药物的患者，同时伴有慢性牙周炎，在牙周基础治疗后，牙龈仍肥大增生，需要进行手术治疗，如何选择手术方法？应考虑哪些问题？手术后的组织愈合和临床效果如何？

2. 简述翻瓣术的目的、原理，翻瓣术切口的种类和用途。

3. 简述翻瓣术后组织愈合的方式及影响临床效果的因素。

4. 简述各种翻瓣术在适应证和手术方法的异同。

（欧阳翔英）

## 参考文献

［1］Goldman HM. Gingivectomy. Oral Surg Oral Med Oral Pathol，1951，4（9）：1136-1157.

［2］Ramfjord SP，Nissle RR. The modified widman flap. J Periodontol，1974，45（8）：601-607.

［3］Friedman N. Mucogingival surgery. The apically repositioned flap. J Periodontol，1962，33（4）：328-340.

［4］Friedman N. Periodontal osseous surgery：osteoplasty and ostectomy. J Periodontol，1955，26：257-269.

［5］Takei HH，Carranza FA，Shin K. The gingival surgical techniques. //Newman MG，Takei HH，Klokkevold PR，et al. Carranza's Clinical Periodontology. 12th ed. Philadelphia：WB Saunders Co，2015：576-581.

［6］Takei HH，Carranza FA，Do JH. The periodontal flap.//Newman MG，Takei HH，Klokkevold PR，et al. Carranza's Clinical Periodontology. 12th ed. Philadelphia：WB Saunders Co，2015：582-586.

［7］Takei HH，Carranza FA，Shin K. The flap technique for pocket therapy. //Newman MG，Takei HH，Klokkevold PR，et al. Carranza's Clinical Periodontology. 12th ed. Philadelphia：WB Saunders Co，2015：

593-603.

［8］Sims TN. Resective osseous surgery. //Newman MG，Takei HH，Klokkevold PR，et al. Carranza's Clinical Periodontology. 12th ed. Philadelphia：WB Saunders Co，2015：604-609.

［9］Wennström JL，Lindhe J. Periodontal surgery：access therapy. //Lindhe J，Karring T，Lang NP，et al. Clinical Periodontology and Implant Dentistry. 6th ed. Copenhagen：Blackwell Munksgaard，2015：767-804.

［10］Laurell L，Gottlow J，Zybutz M，et al. Treatment of intrabony defects by different surgical procedures. A literature review. J Periodontol，1998，69（3）：303-313.

［11］Lang NP. Focus on intrabony defects-conservative therapy. Periodontol 2000，2000，22（1）：51-58.

# 第二十五章　牙周再生性手术

## Periodontal Regenerative Surgery

**应知应会的内容：**

1. 牙周组织再生的基本概念
2. 引导性组织再生术及牙周植骨术的适应证
3. 引导性组织再生术的原理
4. 膜材料及牙周植骨材料的性能及种类
5. 牙周组织再生治疗的评价方法

牙周炎除表现为牙龈的炎症外，还造成牙周支持组织的丧失（牙周袋形成和附着丧失、牙槽骨吸收等）。前面所述的非手术治疗和牙周基础性手术治疗的主要目标是控制炎症，使牙周袋变浅，终止疾病的进展，这些方法在治疗后往往会导致牙周袋壁软组织的减少和降低，或形成长结合上皮性愈合，从而使牙周袋变浅，但却不能使已丧失的牙周组织恢复至原来的水平，也不能完全恢复其原有的功能。牙周组织再生性治疗的目的则在于使牙周炎所造成的已破坏的牙周组织得以重建，恢复其结构和功能。

新附着（new attachment）是指在因疾病而暴露的根面上有新的牙骨质形成，新的再生的纤维埋入其中。牙周组织再生（periodontal tissue regeneration）是指经过正规而系统的牙周治疗后，牙周袋消除，已破坏的牙周组织得以重建，即在因疾病而暴露的根面上有新的牙骨质形成，同时有牙槽骨形成，其间有新的牙周膜纤维将其连接，形成有功能性的牙周附着结构。这是牙周治疗的理想结果。

为了获得牙周组织的再生，人们进行了大量的尝试和努力，以前的努力主要集中在使牙槽骨再生，对骨下袋、Ⅱ度根分叉病变等骨缺损的病例进行自体骨或骨替代品的植入，以期获得骨的再生。但这些治疗的结果往往看似有骨的增高，但组织学上常为长结合上皮附着于根面，或伴有骨固连和根吸收，并非真正的牙周组织再生。这主要是由牙周手术后伤口愈合的生物学所决定。在第二十四章中已经提及，在牙周手术后的愈合过程中，龈瓣与根面之间先由血凝块连接，之后有 4 种来源的细胞向根面生长贴附，分别来自牙龈上皮、牙龈结缔组织、牙周膜和牙槽骨（见第二十四章）。根据组织工程学原理，组织再生的三要素是种子细胞、支架材料和生长因子，目前认为还有第四要素，即局部的血供。牙周再生的种子细胞应是具有增殖和分化能力，能形成牙骨质、牙槽骨和牙周膜组织的干细胞（stem cell）。然而，在牙周组织伤口愈合的 4 种来源细胞中，究竟哪种细胞具有牙周组织再生的能力？学者们对此进行了研究，结果显示，只有牙周膜来源的细胞具有这种能力。植骨材料和骨的替代品的应用，主要起到支架材料的作用，引导细胞在缺损部位的生长，以促进组织再生。而生长因子起到的是调节细胞生长和分化的作用。局部良好的血供也是牙周组织再生的重要因素。实际上，牙周组织再生治疗都是在这四个方面的努力。到目前为止，应用于临床的牙周组织再生治疗都依赖于手术治疗过程，因此，将目的在于获得牙周组织再生的手术治疗方法称为再生性手术（regenerative surgery）。本章主要介绍引导性组织再生术、植骨术、与生长因子有关的其他一些促进再生的方法（如根面处理、釉基质蛋白的应用、生长因子的应用等）、改善血供促进再生的方法，以及这些方法的联合应用。

# 第一节　引导性组织再生术
## Guided Tissue Regeneration

以 Nyman、Lindhe、Karring、Gottlow 等为代表的学者在 20 世纪 70 年代末和 80 年代初进行了一系列的研究。Nyman 等（1980）在狗的动物实验中，研究了牙龈结缔组织产生新结缔组织附着的能力，他们将牙根植入颌骨的颊侧，一半在牙槽骨内，一半面向牙龈结缔组织，结果显示，来源于牙龈的结缔组织缺乏产生组织再生的能力。Karring 等（1980）也用狗进行了动物实验，观察来自骨组织的细胞形成再生的能力，将牙周炎患牙的牙根拔除，并植入在无牙区牙槽骨内人工形成的窝内，用组织瓣完全覆盖，结果显示，来源于骨的组织也缺乏具有形成再生能力的细胞，形成的愈合为骨固连（ankylosis）和牙根吸收。Gottlow 等在用猴进行的研究中，在愈合期用屏障膜（barrier membrane）阻挡牙龈上皮和牙龈结缔组织与根面接触，而让来源于牙周膜的细胞在根面生长，首先占据根面，结果证明，在牙周膜内存在能形成再生的前体细胞（progenitor cells）。这些结果证明，在牙周手术后的愈合过程中，来自于牙龈上皮、牙龈结缔组织、牙周膜、牙槽骨的细胞分别向附有血凝块的根面生长，在这四种来源的细胞中，牙龈上皮生长最快，在数天内即可从创缘爬行到牙面，并沿牙根面向根方生长，形成长结合上皮，使得根面不能形成新的牙骨质，妨碍了再生的形成。而只有牙周膜细胞具有牙周组织再生的潜能，牙周膜细胞是多源性的，其中只有一部分前体细胞可分化为有矿化能力的成牙骨质细胞、成骨细胞等，进一步形成新的牙骨质、牙槽骨和将它们相连接的牙周膜纤维，从而获得牙周组织的再生。但牙周膜细胞的来源有限，有再生能力的细胞更少，且牙周膜细胞向根面生长的速度要慢于牙龈上皮细胞和牙龈结缔组织。因此，在以往的牙周治疗中所获得的再生牙周组织非常有限。随后，作者们提出了阻挡牙龈上皮细胞和牙龈结缔组织细胞、而引导牙周膜细胞向根面生长的手术方法，即引导性组织再生术（guided tissue regeneration, GTR）。Nyman 等于 1982 年首次报道了 GTR 在人类牙齿实施的结果。牙周组织的再生治疗从此得到快速发展和广泛应用。

引导性组织再生术（GTR）是在牙周手术中利用膜性材料作为屏障，阻挡牙龈上皮和牙龈结缔组织在愈合过程中向根面的生长，并提供一定的空间，引导具有再生能力的牙周膜细胞优先占领根面（图 25-1），从而使曾暴露于牙周袋的病变根面上形成新的牙骨质，并有牙周膜纤维埋入，形成再生（regeneration）性愈合。

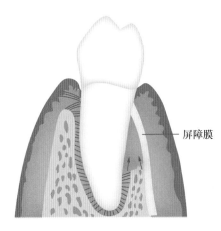

——屏障膜

图 25-1　引导性组织再生术
利用屏障膜，阻挡牙龈上皮和牙龈结缔组织向根面生长，并提供一定的空间，引导具有形成再生能力的牙周膜细胞优先占领根面，从而形成再生性愈合。

# GTR 的适应证
## Indications of Guided Tissue Regeneration

GTR 是引导病损区邻近的牙周膜细胞向病损处生长，从而获得组织的再生。因此，那些能提供较多牙周膜细胞来源的病损才适于采用 GTR 治疗，如果病损还有利于在根面形成和保持一定的空间结构，则更适于 GTR 治疗，如骨下袋、Ⅱ度根分叉病变等。并非所有的牙周炎病损都是 GTR 的适应证。GTR 的适应证主要包括下列方面：

**1. 骨下袋**　垂直型骨吸收形成的骨下袋为 GTR 的适应证，窄而深的骨袋效果好，过宽的骨袋效果差。其中，三壁骨袋和窄而深的二壁骨袋，牙周膜细胞来源丰富且易于提供牙周膜细胞生长的空间，因此效果最好，是较好的适应证。

**2. 根分叉病变**　Ⅱ度根分叉病变为 GTR 的适应证，但牙龈瓣应能完全覆盖术区。下颌磨牙的根分叉结构较上颌磨牙相对简单，影响因素少。因此，下颌磨牙的Ⅱ度根分叉病变用 GTR 治疗的效果好。有学者报告，用 GTR 治疗早期Ⅲ度根分叉病变有一定的疗效，但结果不确定。一般认为，Ⅲ度根分叉病变不是 GTR 的适应证。

**3. 局限性牙龈退缩**　牙龈退缩如果仅涉及唇面，且邻面无牙槽骨吸收、龈乳头完好者，即 Miller 分类的Ⅰ度和Ⅱ度牙龈退缩，也是 GTR 的适应证。局限性龈退缩病损都伴有骨的开裂，在骨开裂的周边可有较丰富的牙周膜细胞来源，具有 GTR 治疗的条件。但对这类病损的 GTR 治疗，难度在于膜与根面之间的空间维持，故对膜材料有一定的要求。目前国外有在不可吸收性膜材料内加入钛支架，将膜撑起以防塌陷，可提供下方一定的空间供组织再生或新附着的形成。

符合上述适应证者，需首先进行牙周基础治疗，包括口腔卫生指导、洁治、刮治和根面平整、调𬌗等治疗，将牙周感染控制之后，才能进行 GTR 术。如果患者吸烟，会影响术区的愈合，手术效果差，最好在患者戒烟后再进行 GTR，至少在 GTR 的术前和术后愈合期的一段时间内，患者应停止吸烟。

# 用于再生性手术的屏障材料
## Barrier Materials for Regenerative Surgery

引导性组织再生术（GTR）的关键是在手术中放置屏障膜以阻挡上皮及牙龈结缔组织向根面的生长，并在膜与根面之间形成一定的空间，以利于牙周膜细胞的生长。因此，膜材料是 GTR 治疗至关重要的因素之一。

## 一、用于 GTR 的屏障材料应具备的标准（criteria of barrier materials）

满足下列标准的膜材料才可用于 GTR（框 25-1）：

**1. 具有生物相容性（biocompatible）**　材料应具有生物相容性，不会引起免疫反应和慢性炎症等，不会给患者带来损害。

**2. 具有屏障作用（barrier）**　材料应能够阻挡不利于牙周组织再生的上皮和牙龈结缔组织细胞向根面生长，但不妨碍营养物质的通过，并能在愈合过程中持续存在，一般要求能保持 6～8 周时间。

**3. 具有组织整合能力（tissue integration）**　组织能够长入屏障膜中，但不能穿过它，这样可

框 25-1　用于 GTR 的膜材料应具备的标准

- 具有良好的生物相容性
- 能维持足够时间的屏障作用
- 具有组织整合能力
- 能够在牙根面形成和保持一定的空间
- 易于临床操作

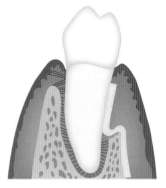

以使膜材料与周围组织如龈瓣保持位置稳定；并最好还能阻止上皮在膜的外表面向根方生长。

**4. 能够在牙根面形成和保持一定的空间（space maintaining）** 膜应有一定的韧性，不易塌陷，能够在膜和牙根面之间形成和保持一定的空间（图 25-1），以利于来自牙周膜的细胞向冠方的根面生长。如果膜材料太软，会塌陷入缺损内，无法形成组织再生性生长的空间（图 25-2）。

**5. 具有临床可操作性（easy to manipulate）** 最好有适用于不同类型缺损外形的成形的膜材料，或膜材料适于进行外形的修剪（trim），以贴合创面。膜材料还应利于放置。

图 25-2　膜材料太软，塌陷入缺损内，无法形成组织再生性生长的空间

## 二、膜材料的种类（types of barrier materials）

膜材料分为两类：不可吸收性膜和可吸收性膜。

**1. 不可吸收性膜（non-absorbable materials）** 这类材料在植入人体内后不能被降解吸收，需要在手术后 6～8 周时进行第二次手术，将膜取出。不可吸收性膜的代表性产品为聚四氟乙烯膜（polytetrafluoroethylene，PTFE），商品名为 Gore-Tex。其分子结构稳定，不引起任何组织反应，是临床应用最早的膜材料，临床效果肯定，缺点是需要二次手术取膜。

**2. 可吸收性膜（absorbable materials 或 bioabsorbable materials）** 在植入体内后的组织愈合过程中，可在 6～12 周被逐渐降解吸收，不需要第二次手术取出。这类膜的产品有胶原膜（collagen membrane）、聚乳酸膜（polylactic acid membrane）、聚乙醇酸（polyglycolic acid）与聚乳酸和碳酸三甲烯（trimethylene carbonate）共聚膜（copolymer）等，国内也有胶原膜产品。

除上述膜材料外，有人将自体骨膜移植用于 GTR，但尚需更多的长期临床对照研究来证实其临床效果，并需组织学研究来证实其作用。

### 手术器械

在牙周组织再生性手术中使用的手术器械与翻瓣术器械基本相同（见第二十四章）。此外，还应配备一支顶端带孔的镊子（图 25-3），用于挟持和放置屏障膜，并可用于挟持龈瓣，使龈瓣复位，和对龈瓣缝合。

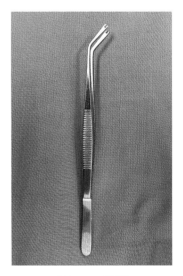

图 25-3　孔镊

# 手术方法和步骤
## Procedures of Guided Tissue Regeneration

GTR 术的方法是在翻瓣术的基础上加入膜的放置。在进行翻瓣术时，要尽量保留牙龈组织，以便能将植入的膜覆盖。膜的放置则是 GTR 所要求的特殊步骤和方法。具体如下（图 25-4）：

**1. 麻醉与消毒**　局部麻醉时，为尽量减轻边缘组织的局部缺血，应注意不要在龈缘及龈乳头处过度浸润麻醉。术前让患者用 0.12% 氯己定含漱 1 分钟，以减少口腔内的微生物。然后，进行常规的口周消毒和铺巾。

**2. 切口与翻瓣**　切口设计要保证黏骨膜瓣在复位后能完全覆盖伤口，因此应尽量保存牙龈组织。内斜切口切入的位置应在龈缘处，仅切除袋内壁上皮部分。也有学者建议做沟内切口。在邻面较宽（> 2 mm）时应做保留龈乳头切口（见图 24-12，25-4A 至 D）或改良保留龈乳头切口（见图 24-13），邻面 < 2 mm 时，采用简化保留龈乳头切口（见图 24-13），以便在龈瓣复位后能将邻面严密覆盖。另外，水平切口应向患牙的近、远中方向延伸 1 ~ 2 个牙，以充分暴露骨病损。在需要增加瓣的移动性时，可在颊侧做垂直切口，切口超过膜龈联合，以达到松弛目的。翻起全厚瓣，充分暴露骨缺损，并要暴露缺损邻近的骨质 3 ~ 4 mm，以便于膜的放置。

**3. 清创**　清除缺损区内所有的肉芽组织，并进行彻底的根面清创（root debridement），即彻底刮净根面的牙石等刺激物，包括清除根面表层的内毒素（图 25-4E，F），这对获得再生至关重要。有学者提出还要对根面进行根面处理。曾使用过枸橼酸、四环素进行根面处理，目前已基本不用，但仍有学者用 24% 乙二胺四乙酸（EDTA）进行根面处理，认为这样有助于清除根面的玷污层，有利于促进再生。如采用的是沟内切口，要注意修剪掉龈瓣内壁上的袋上皮和肉芽组织。

**4. 膜的选择和放置**　根据骨缺损的状况，选择大小、形状合适的屏障膜，必要时可对膜进行适当修剪。

将修剪好的膜放置至骨缺损处，要把骨缺损完全覆盖，并且要超过骨缺损边缘至少 2 ~ 3 mm。膜材料要在冠方与根面贴合，并与缺损周围的骨质紧密贴合，避免折叠，还应注意防止膜向骨缺损内塌陷，在膜的下方缺损处要保留有一定的空间，以便给具有再生能力的组织提供生长的空间。

可通过悬吊缝合将膜材料固定于牙齿上，并保证膜在冠方与牙根面紧贴，以阻止上皮向根面生长，同时保证膜位置的稳定。不可吸收性膜——聚四氟乙烯膜必须进行缝合。有些可吸收性膜材料如胶原膜，因与根面具有良好的贴合性，在放置后能与根面紧密贴合，起到阻挡上皮细胞沿根面生长的作用。但胶原膜过软，无形成空间的能力，因此很少将胶原膜单独用于 GTR，常与植骨术联合应用（图 25-4G，H）。

**5. 瓣的复位与缝合**　在膜放置固定后，将龈瓣复位，龈瓣必须将放置的膜完全覆盖，避免膜的暴露，同时，复位后龈瓣的张力不能过大。如果龈瓣不能将膜完全覆盖，则应将龈瓣做冠向复位，若冠向复位后龈瓣的张力仍较大，可在龈瓣的根方内侧做骨膜松弛切口，使龈瓣充分松弛后，再冠向复位。

缝合时常采用 4-0 或 5-0 缝线，应在龈乳头处做垂直褥式缝合或改良褥式缝合，以保证邻面颊、舌侧瓣的闭合（图 25-4I，J）。在龈瓣复位缝合后，可使用牙周保护剂，以保护术区部位的稳定，也可不用，有文献报道不用牙周保护剂同样可获得良好的愈合。

**6. 术后护理**　一般术后 1 周内可全身使用抗菌药物预防感染，术后 4 ~ 6 周内停止刷牙等机械性清洁措施，用 0.12% 氯己定含漱以控制菌斑，防止感染。一般在术后 10 ~ 14 天拆线。

术前应教会患者用软毛牙刷刷牙，术后 4 ~ 6 周术区酌情恢复刷牙，4 ~ 8 周酌情恢复术区邻面清洁措施（牙线、间隙刷等）。术后 8 周内每 1 ~ 2 周复查一次，清除菌斑，必要时可进行简单洁治（prophylaxis），并要长期定期复诊，进行常规的牙周维护（图 25-4K，L）。

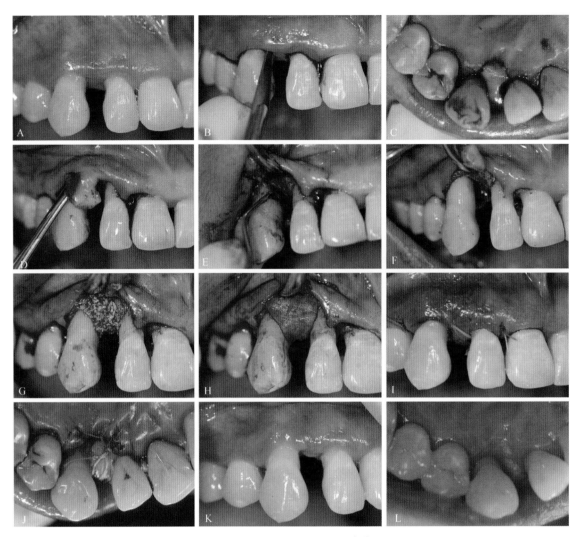

图 25-4　牙周引导性组织再生术步骤

**A.** 术前唇侧；**B.** 沟内切口；**C.** 保留龈乳头切口-腭侧观；**D.** 翻瓣-腭侧瓣翻至唇侧；**E.** 清创；**F.** 清创后；**G.** 植入骨粉（注：单纯 GTR 手术不植骨，因与胶原膜联合应用才有此植骨步骤）；**H.** 放置胶原膜；**I.** 龈瓣复位缝合-唇侧观；**J.** 龈瓣复位缝合-腭侧观；**K.** 术后 3 个月-唇侧观；**L.** 术后 3 个月-腭侧观。

（欧阳翔英医师提供）

**7. 二次取膜手术**　若手术采用的是不可吸收性膜，在术后 6～8 周应做第二次手术将膜取出。

进行取膜手术时，切口的范围仅限于治疗牙，将软组织轻轻翻起，用锐分离法将膜分离，如果膜的外表有袋形成，则必须去除袋上皮。然后龈瓣复位，将创面完全覆盖，之后缝合。

膜下方的新生组织在此后的愈合过程中将会形成再生的牙周组织，因此，在第二次手术取膜的过程中，一定不要损伤新生组织，并且在龈瓣复位时要将这些新生组织完全覆盖，避免暴露。

二次取膜手术后，仍要用 0.12% 氯己定含漱 2～3 周，以控制菌斑，防止术后感染。

## 影响 GTR 疗效的因素
### Factors Affecting Clinical Outcomes of GTR

在 GTR 的术前、术中、术后有许多影响 GTR 疗效的因素（框 25-2），必须对这些因素加以注意，才能最终获得理想的疗效。

框 25-2　影响引导性组织再生术疗效的因素

- **患者因素**
  患者的自我菌斑控制
  吸烟习惯
  牙列中残存牙周感染的牙位数
  患者的年龄及全身状况
  牙周维护阶段的依从性等
- **病损因素**
  存留牙槽骨的高度
  骨缺损的解剖形态：骨袋的深度和宽度
  　　　　　　　　　根分叉病变的部位及程度
  牙龈的厚度
  牙齿的稳定性
- **与手术技术及愈合期有关的因素**
  龈瓣的设计与处理
  屏障膜的放置
  膜与根面间隙的形成与保持
  根面的预备与处理
  伤口的关闭
  术后菌斑控制
  术后龈退缩
  术后膜的暴露
  可吸收膜的过早降解
  取膜手术后龈瓣对新生组织的完全覆盖
  牙周支持治疗

## 一、患者因素

患者的因素包括患者的自我菌斑控制，吸烟习惯，牙列中有无残存的牙周感染，患者的年龄、全身健康状况、牙周维护阶段的依从性等。

自我菌斑控制水平对 GTR 结果具有极为重要的影响，具有理想菌斑控制的患者与口腔卫生不佳的患者相比，术后临床附着获得（attachment gain）更多。吸烟会影响疗效，吸烟的患者，尤其是吸烟 10 支 / 天以上的患者，术后的临床附着获得显著少于不吸烟者。牙列中残留牙周感染的水平会影响 GTR 的效果，残存感染的牙越多，术后的附着获得就越少。因此，一定要先进行牙周基础治疗，在控制全口牙的牙周感染后，再进行 GTR 手术。患者的选择对于GTR 治疗的成功至关重要。

## 二、病损因素

这类因素包括存留牙槽骨的高度、牙齿及骨缺损的解剖形态、牙齿的稳定性等，它们会影响 GTR 的治疗效果。其中骨缺损的形态在 GTR 治疗骨袋后的愈合中起重要作用，如骨袋的深度和宽度、根分叉病变的部位及程度、牙龈的厚度、器械是否易于进入缺损区进行彻底的清创、缺损是否利于膜与根面之间间隙的保持等。

有研究曾证实，骨袋的深度和宽度影响术后临床附着获得的量和骨修复的量，缺损越深，临床改善的量越多，附着获得和骨获得的量也越多。但若以改善量占术前缺损深度的百分比来评价的话，则在浅袋和深袋中的改善量是相似的。骨缺损越窄，效果越好。有研究显示，骨袋的角度＜ 25° 效果最好，＜ 37° 能获得较好的疗效，适宜进行 GTR 再生治疗。骨袋的容纳性越好，疗效越好。

根分叉病变的部位和程度影响 GTR 治疗效果，下颌磨牙 Ⅱ 度根分叉病变的 GTR 治疗效果较好，而上颌 Ⅱ 度根分叉病变和上、下颌 Ⅲ 度根分叉病变，进行 GTR 治疗的效果不具有可预测性。下颌根分叉病变，不论是第一磨牙还是第二磨牙，不论是颊侧还是舌侧，对 GTR 治疗的反应是相同的。根分叉病变术前的水平探诊深度与根分叉区附着获得和骨形成的量直接相关，基线时水平探诊越深，水平附着获得和骨获得的量越多。分叉的解剖形态如果影响器械进入对根面的清创，则会影响治疗效果。

愈合期龈缘位置的变化与术后效果有关，如果愈合期龈缘出现退缩，导致膜的暴露，会影响手术效果。牙龈的厚度直接影响术后龈退缩的发生，继而影响 GTR 的结果。有报道称，牙龈厚度＞ 1 mm 的部位术后龈退缩比牙龈厚度＜ 1 mm 的部位要轻。因此，GTR 治疗时必须考虑到将膜覆盖的牙龈组织厚度，才能将术后龈退缩减到最小或避免其发生。

## 三、与手术技术及愈合期状态有关的因素

这类因素包括瓣的设计与处理、膜的放置、膜与根面间隙的形成与保持、根面的预备与处理、伤口的关闭、术后菌斑控制、术后龈退缩、术后膜的暴露、可吸收膜的过早降解（理想的膜应能存在 6 ～ 8 周）、取膜手术后龈瓣对新生组织的完全覆盖、愈合期牙齿的稳固度、牙周支持治疗（supportive periodontal therapy）等因素。

手术中瓣的设计应能将膜完全覆盖，达到术后伤口的完全关闭，这样才能尽量避免术后膜的暴露及随之而来的细菌在膜上堆积。因为一旦膜暴露，极易引起术后感染。术后菌斑控制不佳，也易导致感染。一旦发生术后感染，则再生性愈合难以形成，从而导致 GTR 治疗失败。因此，成功的 GTR 需要精确的瓣设计、材料的正确放置、良好的伤口闭合及理想的术后菌斑控制。

若应用的是不可吸收性膜，在取膜手术后对新生组织的覆盖是影响临床结果的重要因素。如果新生组织暴露于口腔中，会增加机械损伤和感染的风险，影响新生组织的成熟，从而影响再生的形成。二次手术时对新生组织的不完全覆盖，会使术后附着获得和骨修复的量减少。

根面的生物相容性在再生性愈合中也是一个重要因素，术中要进行彻底的根面平整和清创，以消除根面的污染。另外，有学者提出为了促进再生，可进行根面处理（root surface conditioning），以提高根面的生物相容性。

GTR 术后，来自牙周膜的细胞生长而占据缺损区及根面，需要一定的时间，一般认为需要 4 ～ 8 周，如果可吸收膜材料的吸收时间过短，对上皮的阻挡作用消失，则上皮就会向根面生长，从而大大影响 GTR 的效果，甚至导致 GTR 的失败。

影响 GTR 结果的主要不良因素包括：①菌斑控制不佳；②牙周维护治疗的依从性差；③患者吸烟；④其他因素，如龈瓣的设计不当、骨缺损和牙根形态不佳、所应用的材料不合适、瓣的位置不佳、术后处理不当、牙齿松动等。是否定期复查维护治疗是影响长期效果的重要因素（框 25-2）。因此，在进行 GTR 治疗时要注意避免上述不良因素，以保证获得最佳的 GTR 治疗效果。研究文献显示，牙周组织再生治疗后，定期复查进行牙周维护治疗，可以获得十年甚至二十年以上的长期疗效。

# 第二节　植骨术
## Bone Graft Procedures

牙槽骨的再生能力是较强的，尤其在骨下袋、轻度根分叉病变等病损处，在感染控制、空间维持良好的条件下，是可以发生骨再生的。为了提高骨再生性修复的机会，可施行牙周植骨

术（bone graft procedures），即采用骨或骨的替代品等材料植入骨缺损处，以促进新骨形成，恢复牙槽骨的解剖形态。严格意义上说，牙周植骨术并不是再生性手术，因为在单纯的牙周植骨术后虽可见到新骨形成，但在新骨与牙根面之间往往有长结合上皮伸入，并没有新的牙周膜形成。如前所述，多数植骨材料只起到支架的作用，并不能获得牙周组织的再生。但有一些植骨材料如脱矿冻干骨，含有骨形成蛋白等成分，具有骨诱导能力和促进细胞生长或分化的作用，这类材料植入后，在骨袋底附近可获得少量的再生性愈合，因此，在本书中将其放在再生性手术中。

# 植骨材料
## Graft Materials

## 一、植骨材料的生物学性能（biological properties of bone graft materials）

牙周植骨材料同全身其他骨关节部位所用材料相同，需要具有成骨（或生骨、或骨生成）能力（osteogenic potential），或骨诱导能力（osteoinductive potential），或骨引导能力（osteoconductive potential）。

**1. 成骨（osteogenesis）**　是指植骨材料中含有的细胞能形成新骨。

**2. 骨诱导（osteoinduction）**　是一种化学过程，在这个过程中植骨材料中的分子〔例如骨形成蛋白（bone morphogenetic proteins，BMPs）〕能诱导邻近的细胞转化为成骨细胞，从而形成新骨，此种材料最后被置换或吸收。

**3. 骨引导（osteoconduction）**　是一种物理作用，植骨材料的基质形成支架，以利于邻近组织中的细胞进入植骨材料，从而形成新骨。

除具有上述性能外，植骨材料还要具有生物相容性和临床可操作性，在应用过程中形成的手术损伤小、术后并发症少、术后效果具有可预测性，并且患者能够接受。

## 二、牙周植骨材料的种类（categories of graft materials）

目前用于牙周植骨的材料有下列4类（框25-3）：

**1. 自体骨（autogenous grafts）**　植骨材料来源于患者自身。可在患者口腔内的拔牙创口、上颌结节、无牙区的牙槽嵴、磨牙后区及颏部等部位采取植骨用的骨质，也可从骨成形术和骨切除术中获得骨碎片用于植骨。也可从髂骨取骨，但痛苦较大，且有研究报道，取自髂骨的骨质植入后易引起牙根吸收，因此现已不用。

自体骨的优点是具有成骨能力（osteogenic potential），被移植至牙周骨缺损处，可以获得新骨形成，但结果不易预测。缺点是增加了患者供区的手术创伤。

**2. 异体骨（allogeneic grafts 或 allografts）**　植骨材料来源于同一物种的不同个体。然而，异体骨的提供者必须经过严格的健康筛选，异体骨必须经过冷冻、辐射或化学方法处理，消除其抗原性和可能存在的病毒感染等，以免造成疾病传播的危险。这类材料包括健康捐献者

框 25-3　植骨材料的种类

| | |
|---|---|
| 自体骨（autogenous grafts） | 成骨作用 |
| 异体骨（allogeneic grafts 或 allografts） | 骨引导或骨诱导 |
| 异种骨（xenogeneic grafts 或 xenografts） | 骨引导 |
| 骨替代品（alloplastic materials） | 骨引导，部分有骨诱导作用 |

的新鲜冷冻骨和骨髓、冻干骨移植物（freeze-dried bone grafts，FDBA）、脱钙冻干骨移植物（decalcified freeze-dried grafts，DFDBA），已有多种商品化产品。

异体骨的优点是骨源丰富，因不必进行自体取骨而使手术简化，还免除了患者因取骨造成的创伤和痛苦。冻干骨具有骨引导作用；脱钙冻干骨在脱钙处理后暴露了骨基质中的骨形成蛋白（bone morphogenetic protein，BMP），因此具有骨诱导作用。有临床研究显示其骨再生效果优于冻干骨，并在骨袋底部位可有少量的牙周组织再生性愈合。缺点是仍不能完全排除抗原性及疾病传播的危险性。

**3. 异种骨（xenogeneic grafts 或 xenografts）**　植骨材料来源于不同的物种。在植骨术发展历史上曾有过不少异种骨材料，但多数已不再应用。目前在临床应用的异种骨材料，是对小牛骨进行特殊处理后，除去所有有机成分，只留下骨的无机骨基质，具有自然、多孔的无机骨支架结构。研究显示，临床应用后在多孔结构内有新骨形成。目前应用的这种异种骨材料只具有骨引导作用，而无成骨和骨诱导作用。

**4. 骨替代品（alloplastic materials）**　合成的材料或无机材料，作为骨的替代品用于植骨术中，并非来源于骨组织。这类材料有许多种，如磷酸钙生物材料（calcium phosphate biomaterials）、珊瑚来源的材料（coral-derived materials）、生物活性玻璃（bioactive glass）等。

磷酸钙生物材料自 20 世纪 70 年代至今一直用于临床，具有良好的生物相容性，不引起任何炎症反应和排异反应，这类材料具有骨引导性，而不具有骨诱导性。代表性的材料为羟基磷灰石（hydroxyapatite，HA）、$\beta$-磷酸三钙（$\beta$-tricalcium phosphate，$\beta$-TCP）。可制成颗粒状、多孔的块状等。羟基磷灰石（HA）中钙和磷的比例为 1.67：1，与骨相似，植入后一般不能被吸收。$\beta$-磷酸三钙（$\beta$-TCP）中钙和磷的比例为 1.5：1，植入后能被部分吸收。

珊瑚来源的材料具有较好的生物相容性，已应用于牙周临床的这类材料有自然珊瑚材料和由珊瑚材料制成的多孔羟基磷灰石。自然珊瑚材料被吸收得较慢，需数个月才被吸收，而多孔羟基磷灰石不被吸收或经数年才被吸收。

生物活性玻璃由钠盐、钙盐、磷酸盐和二氧化硅组成。应用于牙周植骨术的生物玻璃材料颗粒不规则，颗粒大小为 90～170 $\mu$m 或 300～350 $\mu$m。在植入体内与组织液接触后，颗粒的表面发生化学变化，可吸引成骨细胞，从而形成新骨。

其他的一些骨替代材料也曾被研究，如膏状硫酸钙等。膏状硫酸钙具有生物相容性和多孔性，植入后 1～2 周可被完全吸收。一项动物实验显示，将其植入三壁骨袋中，获得了显著的骨和牙骨质的再生。

# 牙周植骨术的适应证
## Indications of Bone Graft Procedures

由于目前可用于牙周植骨术的材料大多只具有骨引导能力，且只在一定形态的骨缺损中才能引导骨的形成，因此，牙周植骨术只适用于有限的几种牙周骨缺损类型病损。

**1. 骨下袋**　植骨术适用于垂直型骨吸收形成的骨下袋病损，尤其适用于三壁及二壁骨缺损。容纳性好的骨袋适于植骨术。

**2. Ⅱ度根分叉病变**　Ⅱ度根分叉病变且根分叉区有牙龈覆盖者适于植骨术治疗。但牙龈有退缩而不能将Ⅱ度根分叉病变的分叉口完全覆盖，以及颊舌侧已贯通的Ⅲ度根分叉病变，则不适于植骨术治疗。

具有上述骨缺损的患者，经过牙周基础治疗，炎症得以控制且患者能够良好地控制菌斑后，方可进行牙周植骨术治疗（图 25-5）。

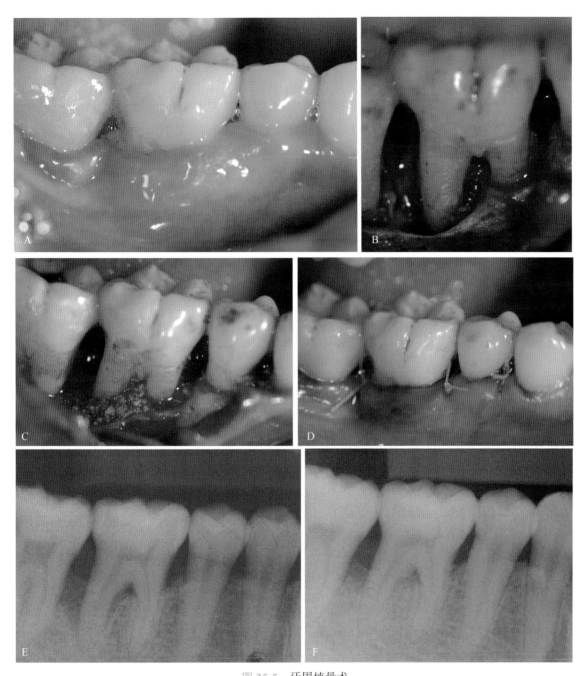

图 25-5 牙周植骨术

**A.** 术前；**B.** 术中清创后可见骨下袋和根分叉病变；**C.** 植入骨粉；**D.** 龈瓣复位缝合；**E.** 术前根尖片；**F.** 术后 2 年根尖片。
（欧阳翔英医师和乔静医师提供）

## 牙周植骨术的步骤
## Techniques of Bone Graft Procedures

在常规消毒和局部麻醉下进行翻瓣术，只是在术中加入取骨（只限于自体骨移植）和植骨的操作。在手术器械中，除前述的用于 GTR 的手术器械外，还需要用于盛放骨粉的小碗状器械，或用双碟代替；中号或较大号的刮匙，用于取骨粉植入骨缺损处。采用再生性手术的翻瓣术。

**1. 切口（incision）** 切口设计与引导性组织再生术相同，要保证黏骨膜瓣在复位后对受骨区的完全覆盖，尽可能多地保留龈瓣组织。内斜切口的位置应尽量靠近龈缘，仅切除袋内壁上皮部分。很多文献在描述植骨术方法中，使用的切口为沟内切口，而不用内斜切口，以避免切除龈瓣组织。在邻面较宽的部位，当邻面宽度＞2 mm时采用保留龈乳头切口或改良保留龈乳头切口（见图24-13），以便在龈瓣复位后能将邻面植骨区严密覆盖。

**2. 清创（debridement）** 翻开全厚瓣，瓣的翻开要充分暴露病变的牙槽骨病损区。

在直视下刮净骨袋内的病理性组织、彻底清除牙石，进行根面清创和根面平整。在清创中还要注意的是，如采用的切口是沟内切口，必须修剪龈瓣内壁的袋上皮和肉芽组织。彻底清创的目的，是清除可能导致感染和妨碍牙周组织再生的因素。

生理盐水冲洗后，观察骨缺损的形态、大小及类型（图25-5B）。

**3. 骨或骨替代材料的植入（grafting of bone or alloplastic materials）** 将采集的骨组织或其他植入材料送入骨缺损（骨袋或根分叉病损）内。注意植入材料的量要适当，不可过多，一般以平齐骨袋口即可。如果植入的材料过多，超出骨袋的移植材料往往不能稳定固位，难以形成新骨，还会给龈瓣的严密覆盖带来困难（图25-5C）。

**4. 软组织瓣的复位及缝合（flap reposition and suturing）** 龈瓣复位后，一定要将植入的材料严密覆盖。如不能严密覆盖，植入材料将会脱落，并因创面暴露而带来感染，导致治疗失败。因此，要保证龈瓣复位后对术区的封闭，必要时将龈瓣做冠向复位。为加强龈瓣的贴合，在缝合时还可配合使用水平褥式缝合或垂直褥式缝合，或改良褥式缝合。术后放置牙周塞治剂（见第二十三章），也可不放牙周塞治剂（图25-5D）。

**5. 术后护理（postoperative care）** 植骨术后的护理极为重要，一是要保证龈瓣的稳定性，二是要预防术后感染。为预防感染，术后可给予抗生素，口服一周；并给予0.12%氯己定含漱液，每日含漱2次，每次含漱1分钟，含漱4～6周，以控制口腔内菌斑。

一般术后10～14天拆线。拆线后仍要密切观察，可根据患者情况确定复查时间，在术后8周内最好每1～2周复查一次，进行专业护理，彻底清除菌斑。之后，也要定期复查和维护治疗，以保证长期疗效（图25-5E、F）。

# 第三节 促进牙周组织再生的其他方法
## Other Techniques to Promote Periodontal Regeneration

牙周引导性组织再生术和植骨术是目前临床最常用的牙周组织再生治疗方法，由于众多因素的影响，很少能达到完全的组织再生，一般仅为1～3 mm。因此，学者们仍在不断地进行研究，并不断提出新的方法，以促进牙周组织的再生。有些方法已进行临床应用试验，例如，根面处理、生长因子的应用、釉基质蛋白的应用等；另外，将多种牙周组织再生方法联合应用，也呈现出良好的趋势。将组织工程学（tissue engineering）的概念引入牙周组织再生治疗的研究中，通过种子细胞、载体材料和生长因子三方面的共同作用，以促进组织再生，就是将体外扩增培养的种子细胞接种到三维结构的生物载体支架上，经过培养后形成有一定结构的细胞支架复合体，然后植入牙周病损部位，使牙周组织的结构和功能得以重建，从而获得牙周组织的再生。这方面是未来发展的方向，仍处于研究阶段，仅有很少量的报道，把从患者体内获得的干细胞（骨髓基质干细胞）经培养后用于牙周组织的再生治疗中，但结果不一致。目前认为局部血供在牙周组织再生中起重要作用，因此，牙周显微手术或称微创手术已在临床中应用，文献显示它可显著提高再生治疗的效果。

## 根面处理
### Root Surface Conditioning

牙周炎患牙的根面上有菌斑、牙石的沉积，并有内毒素侵入牙骨质，使牙周膜细胞在根面上的附着和生长受到抑制，妨碍再生性愈合的形成。因此将这些有害成分去除，对于牙周再生组织的形成极为重要。Stahl 等曾提出，根面脱矿后根面的胶原纤维暴露，会诱导邻近组织的间充质细胞（mesenchymal cells）分化为成牙骨质细胞，利于新牙骨质的形成。根面胶原纤维的暴露也会有利于血凝块在根面的附着，从而利于成纤维细胞的迁移。因此提出了在手术中进行根面处理（root surface conditioning）的方法，以提高根面的生物相容性，促进新附着的形成。用于根面处理的有枸橼酸、纤连蛋白、四环素、乙二胺四乙酸（EDTA）等。组织学观察证明，根面处理能促进组织再生，但在临床对照研究中并未显示出优势。目前临床上进行的根面处理，主要是 24%EDTA 根面处理与釉基质蛋白联合应用，促进牙周组织再生，或根面处理联合软组织移植治疗牙龈退缩。

**1. 枸橼酸（citric acid）**　枸橼酸是研究较早且较多的根面处理剂。体外研究结果显示，用饱和枸橼酸液（pH = 1）处理根面 1 分钟，可除去根面平整时所形成的玷污层（smear layer），降解病变根面的内毒素，使根面轻度脱矿，穿通纤维暴露，从而有利于内源性纤连蛋白与根面的连接，促进新牙骨质的形成。动物实验结果显示，用枸橼酸处理根面，具有促进新附着形成的效果。但在人体的临床应用研究中，使用枸橼酸处理组并未优于不使用的对照组。研究还发现，由于枸橼酸的 pH 值低，对周围的健康组织有损伤。因此，目前在临床中已不再应用。

**2. 四环素（tetracycline）**　用四环素处理根面，具有去除玷污层、降解内毒素、使根面脱矿、暴露胶原纤维的作用，同时还具有抗菌作用及抑制胶原酶的作用。应用时多是用蘸有 2.5% 溶液的棉球在根面涂擦 2 分钟，来处理根面。盐酸米诺环素是四环素族药物，用于处理根面，与四环素的作用相同，体外实验表明能促进牙周膜细胞在牙根面的贴附和增殖，但是成骨细胞不能在涂有盐酸米诺环素软膏（pH 值 1 ～ 2）的钛片上生长，必须去除钛片上的软膏再用生理盐水冲洗干净后细胞才能生长。临床研究显示，用四环素族药物处理根面，具有增加结缔组织附着的倾向。少数学者在结缔组织移植治疗牙龈退缩的手术中有应用。

**3. 乙二胺四乙酸（EDTA）**　乙二胺四乙酸（ethylene diamine tetraacetic acid，EDTA）是一种螯合剂，在 pH 值为中性的条件下，能与羟基磷灰石中的钙离子络合，使根面脱矿，能有效去除根面玷污层，选择性地去除矿化组织，暴露根面胶原纤维。有扫描电镜研究证实，24% 的 EDTA 去除牙本质表面的玷污层和暴露胶原纤维的效果比其他浓度的效果好。因此，在临床上有学者使用 24% 的 EDTA 处理根面。临床应用中，EDTA 常与釉基质蛋白联合应用，先用 EDTA 处理根面，再将釉基质蛋白应用于牙周缺损处，可促进牙周组织的再生。

**4. 纤连蛋白（fibronectin）**　是一种糖蛋白，是成纤维细胞附着于根面所必需的物质。研究显示，用纤连蛋白处理根面可促进早期伤口愈合中的组织反应，防止瓣的分离，利于止血和结缔组织再生，促进新附着。

# 釉基质蛋白的应用
## Application of Enamel Matrix Proteins

釉基质蛋白（enamel matrix protein）是牙齿发育过程中上皮根鞘所分泌的蛋白质，主要是釉原蛋白（amelogenin），在牙骨质形成前分泌于根面上，能诱导无细胞牙骨质的形成，因此被认为有利于牙周组织的再生。在国外已有商品化产品 Emdogain，是从猪牙胚中用纯酸提取出的釉基质提取物（enamel matrix derivatives，EMD）。临床应用研究显示，用釉基质蛋白组与不用的对照组相比，有更多的新骨形成。动物实验和人类组织学研究显示，术中在骨袋内应用釉基质蛋白，术后会产生新牙质、牙槽骨和牙周膜的形成，即有牙周组织的再生。因此，釉基质蛋白在牙周再生治疗中具有良好的应用前景。

釉基质蛋白一般与 EDTA 联合应用。适用于窄的三壁骨袋。应用方法如下：

1. 切口及翻瓣　与植骨术和引导性组织再生术的翻瓣处理相同。

2. 清创及根面平整　彻底清除肉芽组织以及根面牙石和菌斑，彻底根面平整。

3. 完全控制缺损内的出血。

4. 用 24%EDTA 处理根面 15 s，然后用大量生理盐水冲洗干净。可去除玷污层，使根面脱矿，有利于釉基质蛋白的附着。

5. 将胶状的釉基质蛋白注入缺损区内，完全覆盖裸露的根面，注意避免血液和唾液的污染。

6. 龈瓣复位、缝合，关闭创口。颊、舌龈瓣要在邻面对接完好，以保证创口的完全闭合。

7. 放置牙周保护剂，以利保护术区。

8. 术后护理　与其他牙周组织再生治疗相同，并建议术后全身使用抗生素，有助于术后的感染控制。

# 多肽生长因子的应用
## Application of Polypeptide Growth Factors

炎症区内细胞分泌的多肽生长因子在创口的愈合过程中具有调节作用。可调节结缔组织细胞的迁移、增殖、蛋白和其他细胞外基质的合成。这些生长因子包括血小板源生长因子（platelet derived growth factor，PDGF）、胰岛素样生长因子（insulin-like growth factors，IGF）、骨形成蛋白（bone morphogenetic proteins，BMP）、碱性成纤维细胞生长因子（basic fibroblastic growth factor，bFGF）、转化生长因子（transforming growth factor，TGF）等。将这些生长因子应用于牙周组织再生治疗中，可促进牙周膜中的细胞迁移、增殖及胞外基质蛋白质的合成，使其沿根面向冠方生长，利于牙骨质和骨的形成。国外已有重组 PDGF 产品，与 β-磷酸三钙骨粉材料联合应用于临床。

# 血小板浓缩物的应用
## Application of Platelet Concentrates

血小板浓缩物包括富血小板血浆（platelet-rich plasma，PRP）、富血小板纤维（platelet-rich fibrin，PRF）和浓缩生长因子（concentrated growth factor，CGF）等，都是从患者自身血液制

备而成，含有多种生长因子，包括 PDGF、IGF、BMP、bFGF、TGF 等，因此可以认为是自身来源的生长因子，同时还有一定量的白细胞，具有抗菌作用。临床研究结果显示，与骨移植材料联合应用，具有促进牙周组织再生的作用。

<h1 style="text-align:center">联 合 应 用</h1>
<h2 style="text-align:center">Combined Applications</h2>

单一的牙周组织再生治疗方法都有其各自的优点，但也有其局限性，从组织工程学的原理出发，将细胞、支架材料和生长因子联合应用，会获得更好的结果。因此，已呈现出将多种方法联合应用的趋势。

将植骨术与引导性组织再生术（GTR）联合应用，植入的骨材料可防止 GTR 术中膜的塌陷，并作为支架利于再生细胞的生长，发挥植骨术和引导性组织再生术的共同优势，进一步提高再生治疗的效果（图 25-6）。在应用中，除翻瓣、清创等处理外，先将植骨材料植入，再放入 GTR 的膜材料，膜材料将植骨材料完全覆盖，然后再将龈瓣复位缝合，关闭创口。其他手术的要求、注意事项及术后护理与植骨术和 GTR 相同。

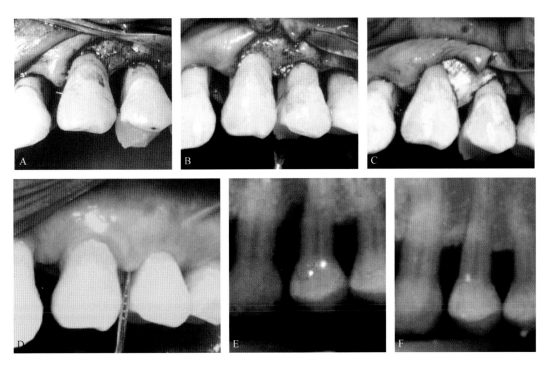

图 25-6　GTR 与植骨术联合治疗

**A.** 治疗前袋深 7 mm，术中可见垂直骨吸收；**B.** 采用植骨术与 GTR 联合治疗，植入骨粉；**C.** 放置屏障膜（胶原膜），然后龈瓣复位缝合；**D.** 术后 1 年探诊深度 3 mm；**E.** 术前 X 线片显示垂直型骨吸收；**F.** 术后 X 线片显示骨袋修复，牙周膜连续。

（欧阳翔英医师提供）

前述提及的其他促进牙周组织再生治疗的方法，如生长因子，可与植骨术或 GTR 术等联合应用，共同发挥促进组织再生的作用，提高治疗效果。釉基质蛋白、富血小板血浆、富血小板纤维也都可以与植骨材料联合应用，促进牙周组织的再生。图 25-7 为富血小板血浆与植骨术联合应用的病例。

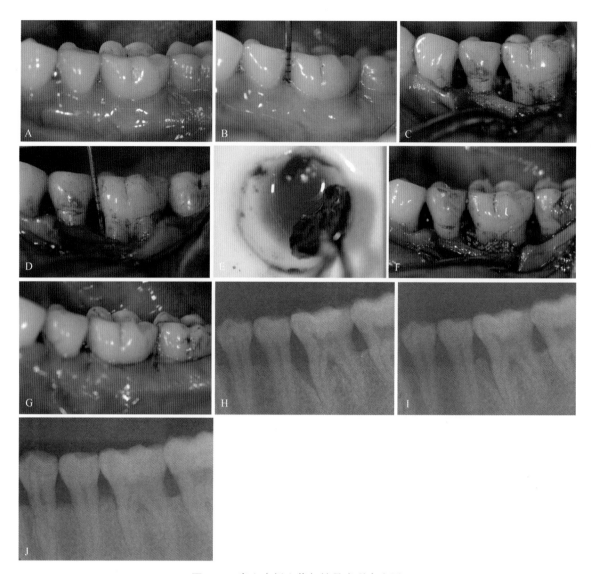

图 25-7　富血小板血浆与植骨术联合应用

**A.** 术前；**B.** 术前探诊；**C.** 术中清创后的骨袋；**D.** 术中探查骨袋深度；**E.** PRP 与骨粉混合；**F.** PRP 与骨粉混合物植入骨袋内；**G.** 龈瓣复位缝合；**H.** 术前根尖片，可见近中骨袋；**I.** 术后 2 周根尖片，可见骨袋内有材料充填至骨袋内；**J.** 术后 2 年根尖片，可见骨袋消失。

（欧阳翔英医师和乔静医师提供）

# 牙周显微外科手术
## Periodontal Microsurgery

　　20 世纪以来显微外科技术开始在牙周领域应用，国外学者提出了牙周微创手术在牙周再生治疗中的应用，并与釉基质蛋白联合应用，从而大大提高了牙周组织再生量。这类手术是在显微镜等放大设备下进行，切口设计采用改良保留龈乳头切口或简化保留龈乳头切口（见图 24-13）。仅翻开有垂直骨缺损的邻面部位的 1 个龈乳头区域，在放大设备下清除炎症组织和彻底根面清创，还可以在用 EDTA 进行根面处理后应用釉基质蛋白，龈瓣复位，褥式缝合或改良褥式缝合，形成完全的伤口闭合。采用这种微创手术，可大大减少组织暴露，明显改善局部的血供，从而促进牙周组织的再生（图 25-8）。

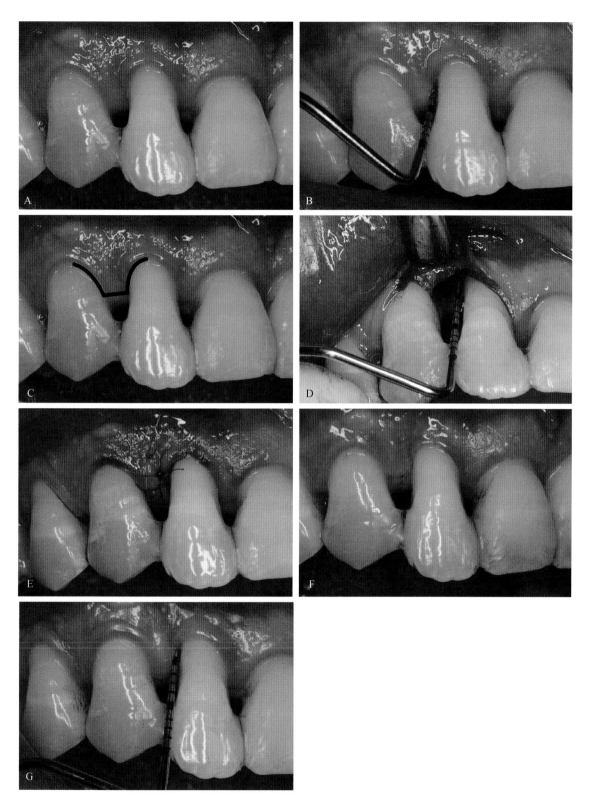

图 25-8　牙周显微翻瓣术

**A.** 术前；**B.** 术前探诊；**C.** 切口示意图；**D.** 术中，仅在一个龈乳头处翻瓣，在放大视野下清创，清创后可见深骨袋；**E.** 龈瓣复位缝合；**F.** 术后 2 周；**G.** 术后 1 年。

（欧阳翔英医师提供）

# 第四节　牙周再生治疗的评价
## Evaluation of Periodontal Regeneration

### 牙周组织再生的评价方法
### Methods for Evaluation of Periodontal Regeneration

牙周组织再生治疗后，需要对治疗后的效果进行评价，对牙周组织再生的评价主要包括下述方法（框 25-4）：

框 25-4　牙周组织再生的评价方法

- 临床牙周探诊
- 放射学评价
- 再次手术翻开观察（Reentry）
- 组织学评价

**1. 牙周探诊（periodontal probing）**　通过牙周探诊方法，比较术前和术后的牙周探诊深度、附着水平以及骨高度的变化，可检测出术后的临床效果。临床附着水平的变化是最常用的指标（图 25-9A、B）。但要注意，临床附着获得并不能准确反映结缔组织的新附着，有长结合上皮性愈合时，临床附着水平也改善，但却没有新附着（图 25-9C）。另外，探诊的准确性受探诊力量、探诊位置、探诊角度、牙龈炎症状况等因素的影响，会有一定的误差，因此，在用探诊方法进行评价时，要注意控制这些影响因素，提高探诊的准确性。控压探针的使用有利于消除探诊压力对探诊准确性的影响，探诊定位装置则可使探诊位置和探诊角度相对固定，大大提高探诊的准确性和重复性。

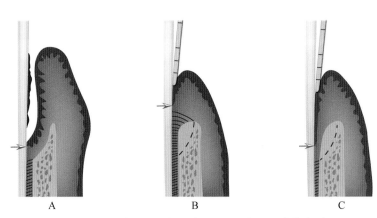

图 25-9　牙周探诊评价牙周组织再生术后的附着水平
**A.**治疗前；**B.**术后牙周组织再生，有附着获得；**C.**术后长结合上皮性愈合，附着水平改善，但无新附着。

**2. 放射学评价**　在临床上，骨水平需要用 X 线片来显示；而评价骨的再生，则需要标准投照技术，最好能进行定位投照，使术前、术后的 X 线片一致，才能进行术前与术后的比较。尽管实施高标准的定位投照，仍会有一些误差，常会低估术前的骨吸收量以及术后增加的骨量。采用术前、术后 X 线片的计算机数字减影分析，可提高准确性，并可反映出骨密度的变化。锥形束 CT 已引入口腔科领域，因其可以反映三维度的变化，因此有可能在牙周组织再生的评价中发挥作用，但仍需研究和评价。

**3. 再次手术翻开观察（re-entry）** 在手术后的一定时间，通过手术翻瓣，直接观察术后骨的修复情况，直接测量骨的变化，能准确地反映牙槽骨的再生。但不能确定是否有新附着形成。在骨高度增加时，上皮也可深入根面，形成长结合上皮性愈合，在新生骨与牙根面之间没有功能性排列的牙周膜的连接。除非患者需要二次手术治疗，否则这种方法对患者来说是不必要的手术，会带来一定的手术痛苦，患者常难以接受。因此，它只能用作临床研究的评价方法，不宜作为临床常规检查方法。

**4. 组织学评价** 从手术后的愈合区获取牙齿及组织块，进行组织学分析和测量。只有这种方法才能准确确定术后形成的附着类型，提供明确的证据证明是否有牙周附着的再生。但这种方法需在治愈后拔除牙齿并切除其周围的牙周组织，临床上不可能实施。

在上述这些评价方法中，只有组织学评价能最准确地确定牙周附着的再生，但无法用于临床；再次手术翻开观察能提供牙槽骨再生的证据，然而患者也往往不愿接受再次手术。因此，在临床工作中主要依靠的是牙周探诊和 X 线检查方法。医生应对这些不同检查方法能获得的结果有清醒的认识。

## 牙周再生治疗的效果
## Outcomes of Periodontal Regenerative Therapy

人类临床研究及组织学研究显示，GTR 在治疗骨下袋和下颌牙Ⅱ度根分叉病变中能获得一定程度的牙周组织再生。在对这两种病损的治疗中，GTR 治疗所获得的临床效果明显优于单纯翻瓣术。在对Ⅲ度根分叉病变和上颌Ⅱ度根分叉病变的治疗中，GTR 治疗的效果不能肯定，结果难以预测。GTR 与其他再生治疗方法如植骨术、根面处理等的联合应用，能提高再生治疗的效果。研究还显示，只要患者能适时复查，保持良好的口腔卫生，通过 GTR 所获得的再生牙周组织可以保持长期的稳定。显微外科技术应用下的牙周微创手术的临床应用，提高了牙周组织的再生量。有研究显示，对于一些牙周损害严重、原本无望保留的患牙，在经过牙周再生治疗后 10 年再评价，发现大多数患牙得以保留，再生的牙周组织稳定。总之，尽管目前可用于牙周再生治疗的病变类型依然有限，但毕竟已能获得一定程度的成功，相信随着研究的不断展开和深入，新方法的不断提出，牙周再生治疗的效果将会更加满意，结果的可预测性将会不断提高，应用范围也将会更加广泛。

**思考题**

1. 在牙周组织伤口愈合中有哪些来源的细胞参与？它们在牙周组织再生中的作用是什么？
2. 促进牙周组织再生的方法有哪些？
3. 要获得满意的牙周组织再生治疗效果，需考虑哪些因素？

（欧阳翔英）

## 参考文献

［1］Nyman S，Karring T，Lindhe J et al. Healing following implantation of periodontitis-affected root into gingival connective tissue. Journal of Clinical Periodontology，1980，7（5）：394-401.

［2］Karring T，Nyman S，Lindhe J. Healing following implantation of periodontitis affected roots into bone tissue. Journal of Clinical Periodontaology，1980，7（2）：96-105.

［3］Gottlow J，Nyman S，Karring T，et al. New attachment formation as the result of controlled tissue regeneration. Journal of Clinical Periodontology，1984，11（8）：494-503.

［4］Nyman S，Lindhe J，KarringT，et al. New attachment following surgical treatment of human periodontal disease. Journal of Clinical Periodontology，1982，9（4）：290-296.

［5］Ellegaard B，Karring T，Listgarten M，et al. New attachment after treatment of interradicular lesions. Journal of Periodontology，1973，44（4）：209-217.

［6］Ellegaard B，Karring T，Davies R，et al. New attachment after treatment of intrabony defects in monkeys. Journal of Periodontology，1974，45（5）：368-377.

［7］Cortellini P，Tonetti M. Focus on intrabony defects：guided tissue regeneration（GTR）. Periodontology 2000，2000，22（1）：104-132.

［8］Cortellini P，Tonetti M. Clinical concepts for regenerative therapy in intrabony defects. Periodontology 2000，2015，68（1）：282-307.

［9］Karring T，Cortellini P. Regenerative therapy：Furcation defect. Periodontology 2000，1999，19（11）：115.

［10］Cortellini P，Tonetti MS：Regenerative periodontal therapy. //Lindhe J，KarringT，Lang NP，et al. Clinical Periodontology and Implant Dentistry. 6th ed. Copenhagen：Blackwell Munksgaard，2015：901-968.

［11］Kao RT，Takei HH，Cochran DL，et al. Periodontal regenerative and reconstructive surgery. //Newman MG，Takei HH，Klokkevold PR，et al. Carranza s Clinical Periodontology. 12th ed. Philadelphia：WB Saunders Co，2015：610-620.

［12］欧阳翔英，张刚，耿素芳，等. 引导性组织再生术治疗Ⅱ度根分叉病变. 中华口腔医学杂志，1999，34（5）：272-274.

［13］Ouyang X，Qiao J. Effect of platelet-rich plasma in the treatment of periodontal intrabony defect in humans. Chinese Medical Journal，2006，119（18）：1511-1521.

［14］Tonetti M，Pini-Prato G，Cortellini P. Factors affecting the healing response of intrabony defects following guided tissue regeneration and access flap surgery. Journal of Clinical Periodontology，1996，23（6）：548-556.

［15］Pontoriero R，Lindhe J，Nyman S，et al. Guided tissue regeneration in degree II furcation- involved mandibular molars. Aclinical study. Journal of Clinical Periodontology，1988，15（4）：247-254.

［16］Machtei E，Cho M，Dunford R，et al. Clinical，microbioloical，and histological factors which influence the success of regenerative periodontal therapy. Journal of Periodontology，1994，65：154-161.

［17］Anderegg C，Metzeler D，Nicoll B. Gingival thickness in guided tissue regeneration and associated recession at facial furcation defects. Journal of Periodontology，1995，66（5）：397-402.

［18］Cortellini P，Staipers G，Mollo A，et al. Periodontal regeneration versus extraction and dental implant or prosthetic replacement of teeth severely compromised by attachment loss to the apex：a randomized controlled clinical trial reporting 10-year outcomes，survival analysis and mean cumulative cost of recurrence. Journal of Clinical Periodontology，2020，47（6）：768-776.

［19］Miron RJ，Zucchelli G，Wang HL，et al. Use of platelet-rich fibrin in regenerative dentistry：a systematic review. Clinical Oral Investigntions. 2017，21（6）：1913-1927.

［20］Liu B，Ouyang X，Kang J，et al. Efficacy of periodontal minimally invasive surgery with and without regenerative materials for treatment of intrabony defect：a randomized clinical trial. Clinical Oral Investigations，2022，26（2）：1613-1623.

# 第二十六章　牙周成形手术

## Periodontal Plastic Surgery

**应知应会的内容：**

1. 生物学宽度的概念
2. 牙冠延长术的适应证、禁忌证、手术方法及术后修复时机
3. 膜龈手术的目的
4. 各种膜龈手术的适应证

　　随着牙周病学的发展，牙周手术治疗的适用范围也有了很大的扩展，除了适用于治疗牙周疾病、维护牙周组织健康外，还用于解决与美容和修复有关的问题。目前对这类手术的临床需求不断增加，手术方法不断地改进和完善，并不断有新的方法提出。1957年，Friedman最初提出的膜龈手术（mucogingival surgery）的概念，是多种软组织手术的总称，指用于保存牙龈、纠正异常系带或肌肉的附着、增加前庭沟深度等的手术。随着手术种类和范围的不断扩大，膜龈手术的定义已不足以概括。1993年Miller建议称为牙周成形手术（periodontal plastic surgery），除原有膜龈手术的内容外，还包括了改正牙槽嵴形态和软组织美学的内容。1996年牙周病学世界研讨会对牙周成形手术（periodontal plastic surgery）所下的定义为：用于防止或改正因解剖、发育、创伤或疾病引起的牙龈、牙槽黏膜或骨的缺损的手术。因包含了美学的内容，因此也将此类手术称为牙周成形和美学手术（periodontal plastic and esthetic surgery）。

　　牙周成形手术主要是解决牙周软硬组织结构的缺陷、及其带来的与美学和（或）修复有关的问题。概括起来，可以大致分为两个方面（框26-1），一方面是仅涉及附着龈、牙槽黏膜、系带或前庭沟区等牙周软组织的手术，例如，通过各种软组织移植术治疗牙龈退缩，解决龈缘外形不协调、根面暴露及随之带来的美观和牙齿敏感问题，通过手术进行龈乳头重建以解决牙间乳头缺失所造成的不美观的"前牙黑三角"问题，通过系带切除术而解决系带附着异常问题等；另一方面则是牙周软、硬组织均涉及，主要目的是解决美观问题和（或）利于修复。例如，可通过牙冠延长术暴露牙齿固有结构，延长临床牙冠从而利于修复；通过牙冠延长术解决"露龈笑"等美观问题；通过软组织或硬组织移植来增宽缺牙区的牙槽嵴，以解决因牙槽嵴塌陷带来的修复后不美观问题；通过软或硬组织移植等手术解决牙种植体周的美观缺陷等。本章中仅介绍牙冠延长术和一些膜龈手术。

框 26-1　牙周成形手术

- 涉及软组织

  软组织移植术　　　　　　　　　　　　　　　　增加附着龈宽度
  　　　　　　　　　　　　　　　　　　　　　　覆盖因牙龈退缩所造成的裸露根面

  龈乳头重建术　　　　　　　　　　　　　　　　消除前牙间隙区的"黑三角"

  系带切除（成形）术　　　　　　　　　　　　　纠正系带及肌肉附着异常

- 涉及软、硬组织

  牙冠延长术　　　　　　　　　　　　　　　　　暴露临床牙冠，以利修复或改正露龈笑

  牙槽嵴增宽（增高）术　　　　　　　　　　　　改善前牙修复体的美观问题
  　　　　　　　　　　　　　　　　　　　　　　改善后牙修复体的功能
  　　　　　　　　　　　　　　　　　　　　　　改善种植体的功能和美观

# 第一节　牙冠延长术
## Crown Lengthening Surgery

　　牙冠延长术（crown lengthening surgery）是通过手术的方法降低龈缘位置、去除相应的牙槽骨，以暴露健康的牙齿结构，使过短的临床牙冠加长，从而利于牙齿的修复或解决美观问题。

　　嵴顶上附着组织（supracrestal attached tissue）［又称生物学宽度（biological width）］是指从龈沟底到牙槽嵴顶的距离，为 2 mm 左右，包括结合上皮的长度（平均 0.97 mm）和牙槽嵴顶冠方牙龈结缔组织附着于根面的宽度（平均 1.07 mm）。这一距离是生物学需要的结构。牙冠延长术正是基于这一原理，通过手术降低牙槽嵴顶和龈缘的水平，在龈沟底与牙槽嵴顶之间建立起符合嵴顶上附着组织的距离（或建立起符合生物学宽度的距离）。

　　当对牙齿进行修复时，修复体边缘距牙槽嵴顶的距离必须大于嵴顶上附着组织的距离，一般来说需要 3 mm，才能保证牙周组织的健康。如果修复体边缘侵犯了这一距离，就会出现牙龈红肿等炎症表现及牙槽骨吸收。因此，不论是为了解决美观问题还是为了解决修复问题而施行牙冠延长术时，都要充分考虑到嵴顶上附着组织，并同时考虑形成龈沟的深度，在解决修复问题而施行牙冠延长术时，还要注意修复体边缘放置的位置。（图 26-1）。

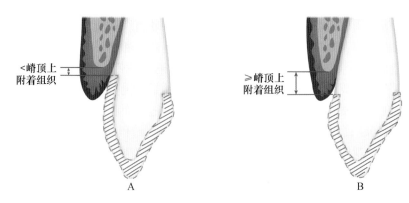

图 26-1　修复体的龈端位置与牙周健康

**A.** 修复体的龈端到牙槽嵴顶的距离小于嵴顶上附着组织所需的距离，会出现牙龈红肿等炎症表现和牙槽骨吸收；**B.** 修复体龈端应位于龈沟中部，距牙槽嵴顶的距离符合嵴顶上附着组织所需的距离。

# 适应证
## Indications of Crown Lengthening Surgery

1. 因牙齿折裂、龋坏等原因形成的残根边缘达龈下，影响牙体预备、取印模及修复，需将牙根断缘暴露者。

2. 龋坏达龈下、根管侧穿或牙根外吸收在牙颈 1/3 处，而该牙尚有保留价值者，需将其暴露出来，以利治疗。

3. 破坏了牙槽嵴顶冠方附着组织的修复体，需手术重建牙槽嵴顶冠方附着组织，并暴露出一定的牙齿结构，以重新修复。

上述都是残根边缘位于龈下，原本无法修复和修复后导致牙龈炎症，可以采用牙冠延长术将位于龈下的牙断缘暴露，使修复得以进行，同时保持牙龈的健康。当然，有些牙通过正畸牵引也可使残根暴露出来，但需要的时间较长，有些病例会复发。有些病例的病损较深，通过手术方法难以完全暴露出来，可采用正畸牵引和牙冠延长术联合的方法，用正畸方法先牵引出一部分，再采用牙冠延长术方法暴露出来；也可采用改良牙冠延长术方法。

4. 临床冠过短，修复体难以固位，或无法粘贴正畸装置者。通过牙冠延长术可使临床冠延长，解决修复体的固位问题。

前述的几种适应证中，患牙牙根都需有一定的长度，在手术切除部分牙槽骨后，仍能保证足够的牙周支持。

有些病例虽然是牙冠延长术的适应证，但由于病变部位较深，如牙断面达龈下 4 ～ 5 mm，需去除较多的牙槽骨才能使牙断端暴露，患牙在修复后可能长期预后不佳，这时就要谨慎，进行全面的综合考虑，来判断是否进行牙冠延长术。因为如若进行了牙冠延长术，就会降低牙槽骨高度，不利于今后该患牙拔除后的种植修复。因此，应从长远的功能和美学效果综合考虑，决定是进行牙冠延长术后修复，还是拔除患牙，保留牙槽骨高度，进行种植修复。

5. 因牙齿被动萌出不足或牙龈过长而引起的露龈笑（gummy smile），需改善美观者，可通过牙冠延长术得以解决。有时上、下前牙牙龈缘位置关系不协调，影响美观，也可进行牙冠延长术，使其形成协调的龈缘和龈乳头的位置关系，符合美学要求，并可配合冠修复和贴面修复，最终解决美观问题。

# 禁忌证
## Contraindications of Crown Lengthening Surgery

1. 牙根过短，冠根比失调者。

2. 牙齿折断达龈下过多，为暴露牙齿断缘而做骨切除术后，剩余的牙槽骨高度不足以支持牙齿行使功能者；或患牙在术后的长期预后不佳，而手术会导致剩余牙槽骨骨量不足，难以进行种植修复者。

3. 为暴露牙齿断缘，需切除的牙槽骨过多，从而导致与邻牙不协调或明显地损害邻牙者。

4. 全身情况不宜手术者。

# 手术方法
## Techniques of Crown Lengthening Surgery

在术前同样要消除牙龈炎症，进行口腔卫生指导，患者能较好地控制菌斑。术前准备、术中和术后护理都应遵循牙周手术治疗原则。手术器械与翻瓣术所用器械相同。

**1. 切口** 在进行手术切口之前先探明牙断端的位置及范围，在前牙，还应考虑术后龈缘的位置要与邻牙相协调，然后确定预期的术后龈缘的位置，根据术后龈缘的新位置而确定内斜切口的位置，即位于未来的龈缘处。若患牙的附着龈宽度不足，则需采用根向复位瓣术。

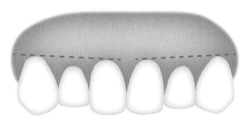

图 26-2 上前牙的龈缘位置关系

中切牙与尖牙的牙龈缘位置相同，而侧切牙的龈缘位置偏向冠方 1 mm。

前牙美容性牙冠延长术是为了解决露龈笑问题，此时，切口位置应遵循牙龈的生理外形，龈缘应与上唇的笑线一致，中切牙与尖牙的牙龈缘位置相同，而侧切牙的龈缘位置则偏向冠方 1 mm（图 26-2）。

**2. 翻瓣及刮治** 沿切口翻开全厚瓣，除去残留的领圈牙龈组织，并刮除肉芽组织，暴露根面或牙根断面。

**3. 观察骨嵴的位置** 观察骨嵴顶的位置，测量骨嵴顶与牙断缘的距离。如为前牙美容手术，则测量骨嵴顶到釉牙骨质界的距离，以及中切牙、侧切牙、尖牙的协调关系，从而判断是否需要进行骨切除。

**4. 骨切除及骨修整** 如果骨嵴顶距牙断缘的距离小于 3 mm，则需切除部分支持骨，一般骨嵴顶需降至牙断缘根方至少 3 mm 处，使骨嵴顶的位置满足术后生物学宽度的需要，如需将牙断缘暴露出龈缘 1 mm，则骨切除后，骨嵴顶应降低至牙断缘的根方至少 4 mm。在骨修整时，需注意使骨嵴高度与其他部位及邻牙的骨嵴逐渐移行，这样才能在术后获得良好的牙龈外形（图 26-3，图 26-4）。一般来说都需要骨切除术。

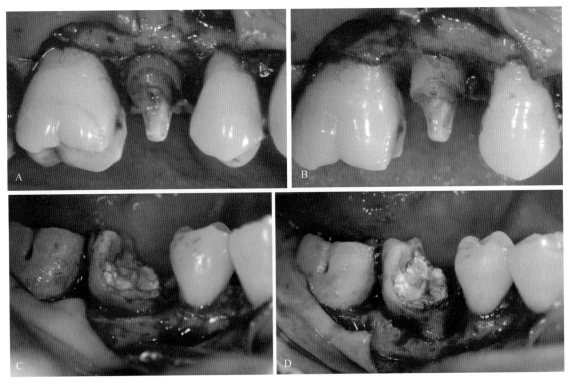

图 26-3 牙冠延长术中骨修整

**A.** 牙冠延长术中-骨切除前；**B.** 牙冠延长术中-骨切除后；**C.** 翻瓣后露出牙断缘与骨嵴顶关系；**D.** 修整骨嵴顶，使其在牙断缘根方至少 3 mm，并与其他部位和邻牙的骨嵴顶逐渐移行，磨牙注意避免形成根分叉病变。

（欧阳翔英医师提供）

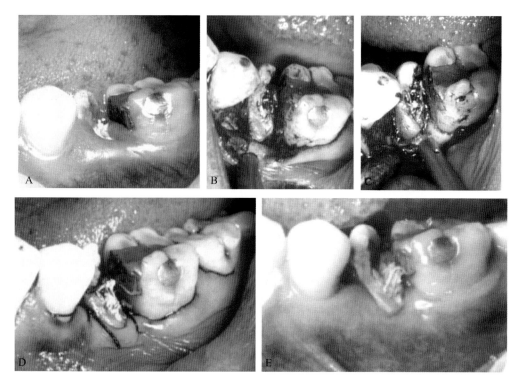

图 26-4 牙冠延长术

女，25 岁，**A.** 术前牙折断至龈下；**B.** 术中见骨嵴顶几乎与牙断缘平齐；**C.** 骨切除术，使骨嵴顶降至牙断缘的根方 3～4 mm；**D.** 缝合后；**E.** 术后 6 周，牙断缘暴露出 0.5～1 mm。

（欧阳翔英医师提供）

改良牙冠延长术方法：当牙劈裂位置较深时，要将牙齿断缘完全暴露，需要切除更多的骨，有可能导致剩余骨量不足，此时可采用这种方法。仅切除少量的骨组织，对牙齿断面的根方部分进行修整和精细抛光，使这部分的断面与根面移行一致，充当"根面"，龈瓣复位至这部分"根面"上，未来修复体的边缘放置在这个"根面"的冠方。这样可避免切除过多的骨，又可保留牙根进行修复，术后无牙龈的炎症反应，可保持牙周组织的稳定。

若为改善露龈笑的美容手术，骨嵴顶应在釉牙骨质界根方 2 mm，使得术后牙龈缘位于釉牙骨质界的冠方 1 mm（图 26-5）。若是特殊情况需暴露更多的临床牙冠，也可进一步降低骨嵴位置，但这类病例在术后必须进行全冠修复，以达到美观目的。另外，还应注意中线两侧牙齿的龈缘位置要左右对称。如果是薄生物型的患者，术后发生骨吸收和进一步龈退缩的可能性大，对这类患者去骨时要保守一些，留有余地。配合修复治疗的美学牙冠延长术视频见二维码。

配合修复治疗的美学牙冠延长术视频

**5. 根面平整** 对暴露的根面进行彻底的根面平整，去除根面上残余的牙周膜纤维，防止术后形成再附着。

**6. 龈瓣的修剪、复位及缝合** 将龈瓣复位后观察其位置、外形和厚度，必要时做适当的修剪，龈瓣的厚度一定要适宜，过厚会影响术后牙龈缘的外形，过薄则可能会出现牙龈退缩。然后，将龈瓣复位并缝合于牙槽嵴顶处水平。一般采用牙间间断缝合，必要时可配合水平或垂直褥式缝合。如果角化龈过窄，则可将龈瓣做根向复位，采用悬吊缝合。

**7. 放置牙周塞治剂** 对术区进行冲洗、压迫止血后，观察龈缘的位置及牙齿暴露情况，然后放置牙周塞治剂。

**8. 术后护理** 与翻瓣术和骨切除术相同。

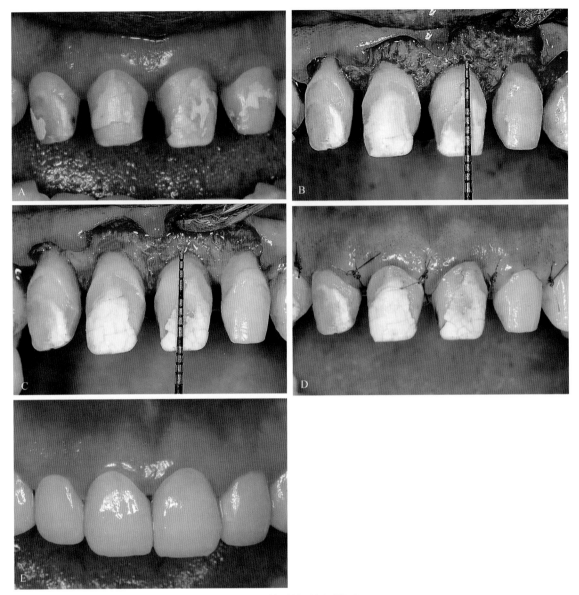

图 26-5    前牙的牙冠延长术

**A.** 术前-侧切牙与中切牙的龈缘在同一水平；**B.** 骨修整前，骨嵴顶在釉牙骨质界；**C.** 骨修整后，骨嵴顶在釉牙骨质根方 1～2 mm；**D.** 龈瓣缝合-此时中切牙的龈缘位于侧切牙的根方 1～2 mm；**E.** 冠修复后，龈缘位置协调。

（刘蓓医师提供）

# 术后的修复治疗
## Prosthodontics after Surgery

牙冠延长术后修复体的制作，应待组织充分愈合、重建后再开始，不宜过早。一般在术后 4～6 周组织愈合，龈缘位置基本稳定，在术后 6 周至 6 个月期间，仍可有小于 1 mm 的变化（继续龈退缩或冠向移动）。因此最好能够在手术后 1～2 周时先戴临时冠，永久修复体在术后 6 周之后再开始，如果过早修复，往往会干扰组织的正常愈合，并在组织充分愈合后出现修复体边缘的暴露。涉及美容的修复应至少在术后 2 个月后开始，如为薄生物型患者，永久修复时间还应延长。手术效果见图 26-4 和图 26-5。

# 第二节　膜龈手术
## Mucogingival Surgery

膜龈手术是仅涉及软组织的牙周成形术。要解决的问题有多个方面，同时也有许多因素影响手术能否进行和能否成功。

膜龈手术的目的是：

**1. 增加附着龈的宽度，以支持龈缘**　附着龈的宽度因人而异、因牙位而异，其正常范围在 1～9 mm。其表面被覆角化上皮，一般认为较宽的附着龈有保护作用，并有利于口腔卫生措施的实施和菌斑控制。但文献报告，若能认真控制菌斑，即使附着龈很窄或无附着龈者，也能保持牙周组织的健康。然而，对于口腔卫生不够理想者，则需要一定宽度的附着龈。附着龈过窄时易受附近牙槽黏膜及肌肉的牵拉而使龈缘与牙面分离，附着龈过窄还常伴有前庭（vestibule）沟过浅，有碍口腔卫生的保持和可摘义齿的佩戴，因此需要通过手术增宽附着龈或加深前庭沟。一般采用游离龈移植术（free gingival graft）来解决这类问题。

**2. 覆盖裸露的根面，解决局限性牙龈退缩问题**　用龈瓣或游离的牙龈组织覆盖因牙龈退缩所造成的个别牙的裸露根面，从而解决由龈退缩导致的根面敏感和美学问题。

Miller 于 1995 年将牙龈退缩病变进行了分度（见第十五章）。对于Ⅰ度和Ⅱ度牙龈退缩，可采用引导性组织再生术（guided tissue regeneration，GTR）、侧向转位瓣术或上皮下结缔组织移植术来治疗，Ⅰ度牙龈退缩有时也可以采用冠向复位瓣术治疗，如达到预期的效果，可获得根面的完全覆盖；对Ⅲ度牙龈退缩，根面可获得部分覆盖；Ⅳ度牙龈退缩则不是适应证。

Cairo 等于 2011 年提出一个简化的颊侧牙龈退缩的分类（图 26-6），用于预测最终根面覆盖结果，根据邻面附着水平进行临床评价。

1 型退缩（RT1）的病例在术后可以获得根面覆盖，甚至可被完全覆盖；2 型退缩（RT2）的病例仅可获得部分根面覆盖；而 3 型退缩（RT3）的病例则难以获得根面覆盖。

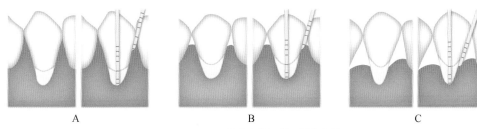

图 26-6　Cairo 简化颊侧牙龈退缩分类
**A.** 1 型退缩（RT1）；**B.** 2 型退缩（RT2）；**C.** 3 型退缩（RT3）。

**3. 解决系带附着异常问题**　用系带成形术或系带切除术来矫正不良的系带或肌肉的附着异常问题。

影响膜龈手术的因素：膜龈手术治疗是否适宜进行，手术能否成功，受到许多因素的影响，在手术前要考虑到这些影响因素，以便进行适当的手术选择；在手术中和手术后也要注意这些因素，才能取得好的手术效果。要考虑的主要因素如下：

**1. 术区应无菌斑、牙石和牙龈的炎症**　膜龈手术需要在坚韧的牙龈上进行仔细而精确的切口和半厚瓣操作，如果术区存在牙龈炎症，则无法实现操作。因此，术前应进行彻底的洁治、刮治和根面平整，以及菌斑控制。

**2. 牙齿位置**    牙齿的颊舌向位置影响牙龈缘的位置、附着龈的宽度、牙槽骨的高度和厚度。唇侧错位牙和扭转牙在唇侧的骨板往往较薄，还可能有骨开裂，因而会出现牙龈退缩和根面暴露，膜龈手术后牙龈在根面附着的水平会受到牙齿排列的影响。如果患者存在牙齿错位，唇侧骨板薄，术中骨板暴露后牙槽骨会有进一步吸收的风险，影响手术效果。最好在术前或者术后能进行正畸治疗，改善牙齿的排列，以利于保持长久的疗效。

**3. 充足的血供**    移植的组织需要充足的血供才能成活，在原来裸露的根面处无血供，血供的来源依赖于牙龈退缩部位根方和侧方的组织，根方组织比侧方组织能提供更好的血供。侧向转位瓣在根方有血供来源。上皮下结缔组织移植是将移植的结缔组织像三明治一样夹在半厚瓣中，这种设计使移植的组织能获得最大程度的血供，因而在同类的根面覆盖手术中的效果较好。

**4. 受区（recipient site）和供区（donor site）部位的解剖**    受区的前庭（vestibule）沟深度是一个重要的解剖学因素。在术前，牙龈退缩部位的前庭沟需要有足够的深度，才能提供组织移植的空间。如果前庭沟过浅，需要通过手术加深前庭沟，增宽附着龈。供区能否提供足够的组织是另一个重要的解剖学因素。侧向转位瓣术的前提是在龈退缩邻近部位有足够厚度和宽度的牙龈组织，能提供足够的转瓣组织才有条件进行。若要进行结缔组织移植术，一方面需要腭侧有足够厚度的牙龈组织，才能提供上皮下结缔组织；另一方面在邻近牙龈退缩的部位也需要有一定厚度的牙龈，才能进行半厚瓣处理。

**5. 移植组织在受区的稳定性**    移植组织从受区组织获得血供需要稳定的环境，这就需要进行必要的缝合，使移植组织能稳定地固位于受区部位，应尽量以最少的缝合获得最大的稳定性。

**6. 术区最小的创伤**    成形手术依赖于精细的组织处理，不必要的组织创伤会导致组织坏死，应尽量避免，例如，应避免不必要的切口、瓣的过度剥离、撕裂、创伤性的缝合或过度的缝合，手术中应选择锐利的器械、细针、细线等，以使组织创伤减到最小。

膜龈手术器械应尽可能为显微手术器械，因为手术需要精细的操作，尽可能减小手术创伤。膜龈手术使用的器械应包含口镜、刀柄或可安装显微刀片的刀柄、刀片（15C 或显微刀片）、骨膜分离器、顶端带孔的镊子、显微组织镊（无创）、显微弯剪、显微持针器、软组织隧道成形器械、线剪等（图 26-7），此外还有冲洗器、盛放生理盐水的容器、局麻注射器等。用 5-0、或 6-0、或 7-0 的带针缝线，可吸收线或不可吸收线都可以使用，根据手术需求而定。

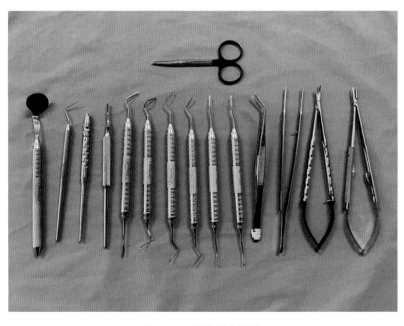

图 26-7    膜龈手术器械

# 游离龈移植术
## Free Gingival Graft

从患者口腔内获取健康的带有角化上皮的游离龈组织，移植到附着龈过窄的患区，从而使附着龈加宽、前庭沟加深，这种手术称为游离龈移植术（free gingival graft，FGG）。

以前曾用游离龈移植术治疗局限性牙龈退缩，覆盖裸露的根面，但效果往往较差，因此目前已很少用游离龈移植术来治疗牙龈退缩，而只是用于附着龈的增宽。

## 一、适应证（Indications of FGG）

1. 附着龈过窄或无附着龈，同时伴有下列情况者：

（1）牙槽黏膜及肌肉的牵拉使龈缘与牙面分离。

（2）个别牙唇侧龈退缩，退缩的根方无附着龈或附着龈过窄。

（3）前庭沟过浅，妨碍义齿的佩带和口腔卫生的保持。

（4）固定修复体的边缘欲放在龈下，但边缘龈组织无附着龈或附着龈过窄。

有研究显示，有 1～2 mm 的附着龈宽度就能维护牙龈的健康。因此，并非所有窄的附着龈区域都需要手术。只有存在上述情况时，才需要手术治疗。

2. 牙龈过薄，预计正畸治疗（尤其是扩弓治疗）后牙齿最终的位置可能导致骨开裂（dehiscence）和牙龈退缩，通过手术增加覆盖牙龈的厚度，以减少牙龈退缩的危险。

## 二、手术方法（techniques of FGG）

**1. 麻醉**　用传导阻滞麻醉或术区周边浸润麻醉，注意勿将麻药注入即将接受移植组织的区域，否则会使组织结构外形变化，不利于精准的手术；另外，麻药内含有的肾上腺素会使局部血管收缩，导致局部血供缺乏，不利于移植组织的成活。

**2. 受区准备**

（1）切口：沿膜龈联合或在膜龈联合冠方 0.5～1 mm 处做水平切口，不要切透骨膜，以便于下一步的半厚瓣翻瓣（图 26-8A，B；图 26-9A，B）。切口长度根据所需治疗的牙位数决定。如果包含的牙位数少，可在两端做纵向松弛切口。

（2）半厚瓣翻瓣及受区创面的形成：用锐分离法，沿切口向根方将牙龈做半厚瓣（partial thickness flap）翻瓣，保留骨膜和部分结缔组织在骨面上，将可移动的结缔组织尽量清除，以避免愈合后组织表面角化但仍可移动。将半厚瓣推向根方，将瓣的边缘缝合固定于根方的骨膜上，形成一个受区的创面（图 26-8C 和图 26-9C）。测量受区创面的大小，或用消毒过的锡箔剪成受区的大小及形状，以便获取相应大小的游离龈组织。用浸有生理盐水的纱布将创面覆盖，以暂时保护创面。

**3. 从供区取游离龈组织**　一般选择上颌前磨牙至第一磨牙腭侧的区域作为供区，从供区获取角化的牙龈组织。在距龈缘约 2～3 mm 处，用 15C 或 15 号刀片做浅切口，切口的长短根据测量的创面大小而定，也可按锡箔的形状做切口。沿切口用锐剥离法切取游离龈组织，切取的组织厚度以 1.0～1.5 mm 为宜，包括角化上皮及其下方少许结缔组织（图 26-8D 和图 26-9D，E）。

薄的游离龈组织易与受区创面密贴，并且容易成活，因为在移植后的最初期内，游离龈组织靠受区的组织液提供营养，若组织过厚，不能获得足够的营养，不利于成活；另外，也会在供区形成过深的创面。如果切取的游离龈组织较厚，在移植前也应进行修剪，除去游离龈上带

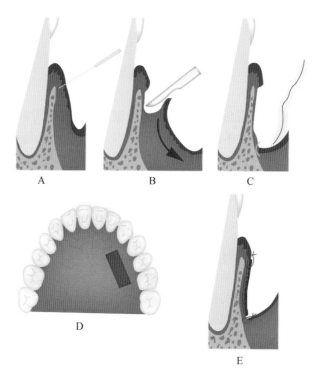

图 26-8  游离龈移植术示意图

**A.** 膜龈联合处切口；**B.** 分离半厚瓣，将瓣向根方推移；**C.** 将移位后的半厚瓣缝合固定于相应的骨膜上；**D.** 供瓣区取瓣；
**E.** 移植后缝合固定。

有的腺体和脂肪。

**4. 游离龈组织的移植与缝合**  先清除受区的血凝块，形成新鲜创面，将游离龈组织移植至受区的创面上，使移植组织与受区的结缔组织紧贴，避免边缘卷曲，然后将游离龈组织缝合固定。

缝合时用细针和细线（至少 5-0 号缝线），以减小创伤，如采用显微外科技术，在显微镜等放大系统下操作，还可使用更细的针线缝合，使创伤更小。将游离龈组织的两角缝合于受区冠方端的骨膜上，使其固位即可，在游离龈组织的根方可以缝合，也可不缝合，使呈"垂帘"状（图 26-8）；或在此基础上，在移植组织的周边进行交叉褥式缝合，缝线在移植组织的表面交叉，形成对移植组织的压迫和固定，尽量减少对移植组织的操作和损伤（图 26-9F）。用湿纱布轻压移植组织，排出组织下方的积血和空气，继续轻压 1 ～ 2 分钟，使组织紧贴。移植组织必须固位良好，才利于愈合。术区表面可放置无菌处理过的锡箔，然后放置牙周塞治剂，也可不放置塞治剂，让其自然愈合。

供区创面可放碘仿纱布或无菌锡箔，然后放置牙周塞治剂。也可术前制作腭护板，术后使用。

**5. 术后护理**  告知患者在术后 3 天内应避免术区部位唇（颊）部的剧烈活动，以防移植组织的移位及影响愈合。术后用 0.12% 氯己定含漱，以控制菌斑。术后 10 ～ 14 天拆线，并指导患者保持良好的口腔卫生（图 26-9G）。

## 三、术后愈合过程（healing）

游离组织的成活取决于结缔组织能否在短期内与受区的组织愈合。在术后即刻，游离组织靠受区组织的血浆渗出物来维持营养和水分。第 2 ～ 3 天时，开始有血管长入瓣内，并与游离组织内残存的部分毛细血管吻合。约需 10 天，中心区的血管才最后生成，同时有结缔组织的

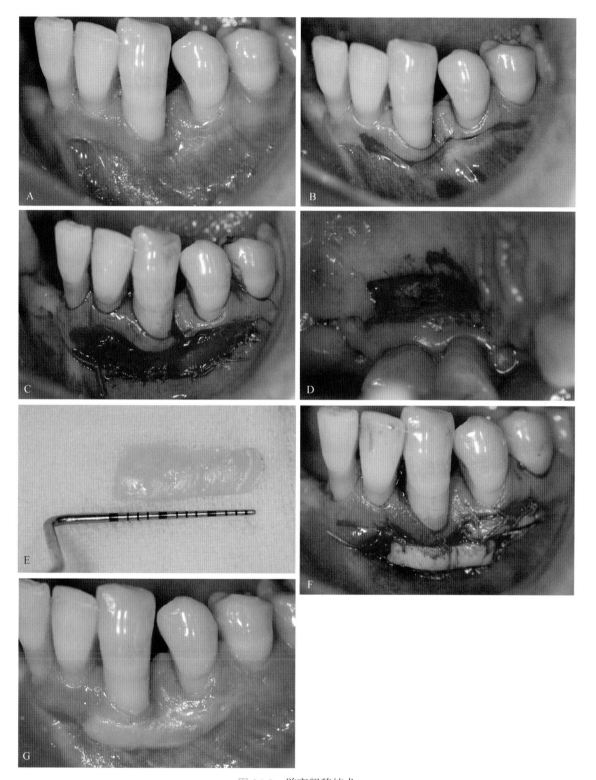

图 26-9　游离龈移植术

**A.** 术前；**B.** 切口；**C.** 翻半厚瓣，根向复位，缝合固定在根方，形成受植床；**D.** 从腭侧切取游离龈组织；**E.** 切取获得的游离龈组织；**F.** 游离龈组织移植至受植床，并缝合固定；**G.** 术后 3 个月。

（欧阳翔英医师提供）

纤维连接。约从术后 14 天开始，移植组织中的血管数目减少至正常，组织逐渐成熟，上皮角化层形成。

　　大多数病例的游离组织在移植后的初期上皮发生退变和坏死，由受区边缘处的上皮爬行至移植组织的表面，约需 4 天可将组织覆盖，第 7 天时上皮钉突形成。显微镜下组织的完全愈合，根据移植组织厚度的不同而有不同，约需 10 ~ 16 周。愈合后移植组织的颜色质地虽为正常，但与周围原有的牙龈相比有明显的区别，略发白或稍厚。

# 侧向转位瓣术
## Laterally Positioned Flap

为治疗个别牙较窄的牙龈退缩，利用相邻牙的健康牙龈形成带蒂的龈黏膜瓣，向牙龈退缩病变区滑行转移，以覆盖裸露根面。这种手术称为侧向转位瓣术（laterally positioned flap，LPF）。

## 一、适应证（indication of LPF）

个别牙的唇侧龈裂或牙龈退缩，但暴露的牙根面较窄，同时邻牙的牙周组织健康，附着龈较宽，牙槽骨有足够的高度和厚度，且有足够的前庭沟深度，可提供龈瓣，并能侧向转移，能将裸露的根面覆盖。

## 二、手术方法（techniques of LPF）

**1. 麻醉**　与游离龈移植相同，避免麻药直接注入受、供瓣区，用传导阻滞麻醉或术区周边浸润麻醉。

**2. 受瓣区的准备**　沿着局限性牙龈退缩的边缘约 0.5 ~ 1 mm 处做一"V"形或"U"形切口，切口线要在健康组织上（图 26-10），切除所暴露根面周围的不良龈组织，并彻底刮除，使牙周膜间隙开放，以利细胞向根面爬行、附着于根面。牙根面若较凸，可略刮平，以利瓣贴合。

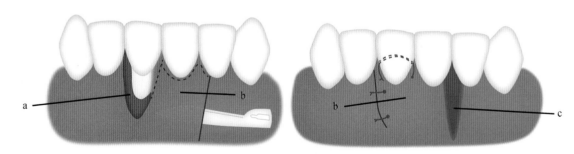

图 26-10　侧向转位瓣术
**a.** 受瓣区；**b.** 带龈乳头的转瓣；**c.** 供瓣区。

**3. 供瓣区的处理**　测量受瓣区缺损的宽度，在患牙的近中或远中形成一相当于受瓣区 1.5 ~ 2 倍宽的半厚瓣，如牙龈较薄也可为全厚瓣，高度与受瓣区相同。

一般在受瓣区创面近中或远中 2 个牙龈乳头处，在健康牙龈上作垂直于骨面的纵切口，翻开半厚瓣或全厚瓣，形成带蒂的龈瓣，使龈瓣能侧向转位至受瓣区，并能将受瓣区的根面覆盖（图 26-10）。如果龈瓣的张力较大，可将纵切口延长，使龈瓣松弛，增加活动性，以便于龈瓣的转移。

**4. 龈瓣侧向转位、缝合固定**　清洗创口，将供区龈瓣侧向转位，覆盖受瓣区的根面，可适当修剪龈瓣外形，使转位龈瓣的乳头与受瓣区的舌侧龈乳头相对应，缝合（图 26-10）。为防止瓣滑向根方，可用悬吊缝合。

**5. 供瓣区创面的处理**　龈瓣转位后，供瓣区会遗留裸露的软组织创面，如为全厚瓣则会裸露骨面，在创面上可放置油纱布或碘仿纱布或锡箔。由于供瓣区邻近的牙周组织是健康的，因此，术后会向供瓣区创面生长，修复供瓣区的创面。

**6. 牙周塞治剂的放置**　在术区表面包括受瓣区和供瓣区表面放置锡箔，然后放置牙周塞治剂。也可不放置塞治剂。

7. 如果牙根暴露区的近远中径较宽，单侧龈瓣的宽度不能将裸露的根面完全覆盖时，可分别从近中和远中邻牙各制备一个带乳头的龈瓣，分别向受瓣区转位，两瓣在受瓣区中线处对接、缝合。有时两瓣连接的龈缘处需要用悬吊缝合，以防止龈瓣向根方滑动，然后放置牙周保护剂。这种从近中、远中两侧转位的手术方法也称为双乳头转位瓣术（double papilla flap surgery）。

术后 1 ～ 2 周左右拆线，术后护理同游离龈移植术。

# 冠向复位瓣术
## Coronally Advanced Flap

在膜龈手术中，为了治疗牙龈退缩，将带蒂的牙龈全厚瓣（黏膜骨膜瓣）、或半厚瓣（黏膜瓣）、或半厚-全厚-半厚瓣向冠方复位，将裸露的根面覆盖，称为冠向复位瓣术（coronally advanced flap，CAF）。有时在牙周再生性手术中，也会联合应用全厚瓣的冠向复位瓣术，以便将植入材料或屏障膜完全覆盖，在此主要介绍膜龈手术中使用的冠向复位瓣术。

## 一、适应证（indication of CAF）

Cairo 1 型牙龈退缩（RT1），即仅有唇（颊）侧牙龈退缩，邻面无附着丧失者。包括：

**1. Miller Ⅰ度牙龈退缩**　唇（颊）侧牙龈退缩（最好牙龈退缩 < 4 mm），根面暴露量少而宽，角化龈宽度较充足，且有足够的厚度，但邻面牙槽骨高度和牙龈高度正常，无附着丧失，无退缩。

**2. Miller Ⅱ度牙龈退缩**　唇（颊）侧牙龈退缩越过膜龈联合，对此类病损的治疗需冠向复位瓣术与结缔组织移植术联合应用，单纯冠向复位瓣术往往效果不佳。

## 二、禁忌证（contradiction of CAF）

1. Miller Ⅳ度牙龈退缩，或 Cairo 3 型牙龈退缩。
2. 患牙的角化龈宽度不足，角化龈宽度 < 3 mm。
3. 薄生物型牙龈不适合单纯冠向复位瓣术。
4. 因全身疾病不能进行牙周手术者。

## 三、方法（Techniques of CAF）

**1. 麻醉**　局部浸润麻醉，注意不要将局麻药注入术区牙龈。

**2. 根面处理**　用刮治器在裸露的根面上进行根面平整，清除根面上的菌斑、毒素等。如果牙根较为突出，也可适当减低根面凸度；如果根面上有充填物，应将根面上的充填物清除。也可配合使用四环素或 EDTA 进行根面处理。

**3. 切口**　用 15 号或 15C 刀片做切口。根据龈退缩的量确定水平切口的位置，分别从近中、远中的龈乳头顶端向根方测量出相当于牙龈退缩的距离，该位置为患牙近、远中部位的水平切口位置。从该处做水平切口。如果采用半厚瓣的冠向复位瓣术，切口不切透骨膜；如果采用半厚—全厚—半厚瓣的术式，则切口先不切透骨膜，在翻瓣过程中，再配合分别做全厚和半厚切口。水平切口的长短取决于需治疗的牙数。在水平切口的最近中端和最远中端分别做斜行的垂直切口，垂直切口要超过膜龈联合，形成根方较宽的梯形龈瓣（图 26-11A）。

**4. 翻瓣**　采用单纯冠向复位瓣治疗牙龈退缩时，翻瓣可采用半厚—全厚—半厚瓣的方式，在有龈退缩牙的近、远中牙龈处沿水平切口向根方做锐分离，翻半厚瓣，达龈退缩的根方处；然后在此处补充切口，切透骨膜，翻全厚瓣，近远中瓣在此处连接在一起，形成一个完整的龈瓣，向根方翻全厚瓣的宽度，要与龈退缩的量相同，在未来龈瓣复位后，全厚瓣正好覆盖在原来龈退缩的根面上；之后再向根方进行锐分离，翻半厚瓣，直至龈瓣可以无张力的冠向移动，达到能将原来裸露的根面完全覆盖为止（图 26-11B）。如果与结缔组织移植联合应用，则仅翻半厚瓣即可。注意翻的半厚瓣不能过薄，以避免其发生坏死。

**5. 去除龈乳头表面上皮**　患牙近中、远中龈乳头靠近顶端部分的表面仍有上皮存在，要用刀片将上皮切除，或用弯剪刀将龈乳头表面的上皮剪除，形成创面（图 26-11C），以便龈瓣冠向复位时与龈瓣的内侧面贴附。

**6. 龈瓣复位**　单纯冠向复位瓣时，将翻开的半厚—全厚—半厚瓣做冠向复位，近中、远中部分的半厚龈瓣覆盖在去上皮的创面上，龈瓣中央处超过釉牙骨质界，这样，龈瓣的全厚瓣部分可将裸露的根面完全覆盖（图 26-11D）。

**7. 缝合**　使用 5-0 以上的缝线进行缝合，在龈乳头处采用间断缝合或联合悬吊缝合，在纵切口处做间断缝合，从而稳固地固定龈瓣（图 26-11D）。

**8. 术后处理**　术后避免牵拉唇（颊）部。用 0.12% 氯己定含漱液含漱，一日 2 次，每次含漱 1 分钟，以控制菌斑，防止感染。术后 10～14 天拆线。

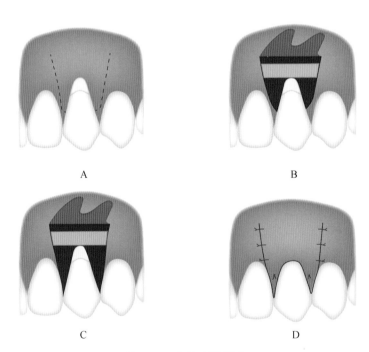

图 26-11　冠向复位瓣术
**A.** 牙龈退缩和切口；**B.** 翻瓣形成半厚-全厚-半厚瓣；**C.** 去除龈乳头区的上皮，形成创面；**D.** 龈瓣冠向复位及缝合，将裸露的根面覆盖。

# 上皮下结缔组织移植术
## Subepithelial Connective Tissue Graft

20世纪80年代有学者提出了一种旨在覆盖裸露根面的膜龈手术,特点是将取自自体上腭部位的游离结缔组织移植至牙龈退缩处,与半厚瓣的冠向复位瓣相结合,以治疗单个牙或多个牙的宽而深的牙龈退缩。这种手术称为上皮下结缔组织移植术(subepithelial connective tissue graft),或简称为结缔组织移植术(connective tissue graft,CTG)。

这种手术是从腭部获取上皮下的结缔组织,移植于受区翻起的半厚瓣的下方,即夹在未翻开的骨膜和结缔组织层与翻开的半厚瓣之间,有利于移植组织的成活,提高覆盖成功率。供区的创面小,愈合快。虽然这种手术的操作难度较大,然而成功率较高,术后残留的牙龈退缩较少。

结缔组织移植术还可以与隧道技术联合应用,用于多牙牙龈退缩的治疗。这种手术与游离龈移植术相比,造成的腭侧伤口小,术后牙龈的颜色与邻牙区也更相近,美观效果更好。因此,其应用逐渐增多。

## 一、适应证(indication of CTG)

Cairo 1型牙龈退缩,包括Miller Ⅰ度和Ⅱ度牙龈退缩,单个牙或多个牙均可(图26-12)。对于Cairo 2型或称Miller Ⅲ度龈退缩,裸露根面只能获得部分覆盖。牙龈需有一定的厚度,能做半厚瓣,且具有充足的血供。上颌牙的牙龈一般较厚,因而效果更佳。

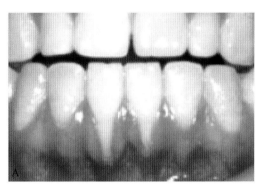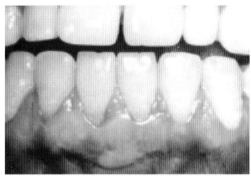

图26-12　结缔组织移植术

女,21岁。**A.** 左、右下中切牙牙龈退缩分别为5 mm和7 mm;**B.** 结缔组织移植术后半年,原裸露的根面被覆盖。
(欧阳翔英医师提供)

## 二、手术方法(techniques of CTG)

### (一)结缔组织移植与冠向复位瓣术联合应用

**1.裸露根面的处理**　对牙龈退缩而裸露的根面进行根面平整,彻底刮净受区根面,并可适当降低根面的凸度。一些学者建议进行根面化学处理,如用四环素等,然后用生理盐水冲洗,以提高根面的生物相容性。

**2.受区处理**

(1)切口:在龈退缩牙近中、远中的唇侧牙龈上做水平切口,不包括龈乳头,切口位置与冠向复位瓣的水平切口位置相同;如为多个牙,则分别做水平切口。测量全部水平切口的长

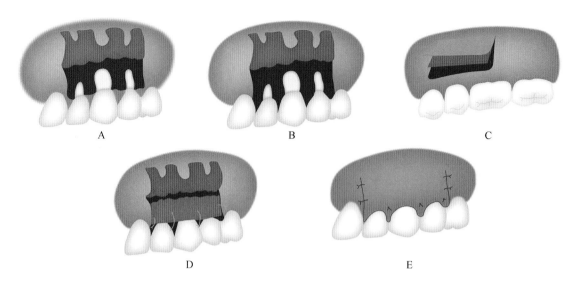

图 26-13　上皮下结缔组织移植术

**A.** 切口位于治疗牙的唇侧中央釉牙骨质界水平，不包括牙间龈乳头，翻起半厚瓣，形成受区；**B.** 将龈乳头处的上皮切除，形成完整的受区；**C.** 在供区做两个平行的水平切口，在两端做纵切口，翻起半厚瓣后，再切取一块足以覆盖受区根面及结缔组织床的结缔组织，其表面带有窄条上皮；**D.** 将上皮下结缔组织移植至受区，缝合固定，窄条上皮位于釉牙骨质界的冠方，并去除位于邻面处的上皮；**E.** 将受区的半厚瓣尽量向冠方复位，覆盖移植物，缝合固定，使瓣与移植组织紧密贴附。

度，以便于采取相应大小的移植组织。在水平切口的近、远中末端做两个斜向纵切口，切口超过膜龈联合，以达到使龈瓣松弛的目的。

（2）半厚瓣翻瓣：用锐分离法翻开半厚瓣，即保留骨膜和薄层结缔组织于骨面上，只翻开部分厚度的牙龈组织。半厚瓣要超过膜龈联合，直至半厚瓣能无阻力地复位至超过釉牙骨质界部位（图 26-13A 和图 26-14A，B）。半厚瓣翻开后，下方的创面为结缔组织创面，再将龈乳头处上皮切除，形成完整的受区（图 26-13B 及图 26-14B，C，D）。

**3. 供区获取游离结缔组织**　从上颌前磨牙及磨牙的腭侧牙龈切取上皮下结缔组织。在距龈缘 2～3 mm 处做一水平切口，长度根据受区的长度确定。在水平切口的两端做垂直切口，3 个切口形成矩形。先翻开薄层的半厚瓣，再从瓣下方切取一块大小合适的结缔组织。这种方法称为开窗法。也可在其表面带一窄条上皮，随结缔组织移植至受区（图 26-13C）。在获取结缔组织时，也可只做一个切口，不翻瓣，直接从该切口处切取深部的结缔组织（图 26-14E、F）。

**4. 游离结缔组织的移植**　将游离的结缔组织适当修剪，清除其上的脂肪组织后，立即放在受区，覆盖根面及邻近的结缔组织创面上。如为带有窄条上皮的结缔组织，则使上皮位于患牙的釉牙骨质界处或其冠方，将覆盖在邻面乳头部位处的条型上皮部分去掉，用细针和细的可吸收缝线，将移植的组织缝合固定在骨膜和被保留的龈乳头处（图 26-13D 和图 26-14G）。

**5. 半厚瓣的复位**　在将移植的组织缝合固定后，随即将受区的半厚瓣冠向复位，将结缔组织覆盖住，尽量将移植的结缔组织完全覆盖，至少也要覆盖 1/2～2/3。之后缝合固定（图 26-13E 和图 26-14H）。

愈合后龈退缩得以治疗，裸露的根面被覆盖（图 26-14I）。在前述步骤和此步骤中，如采用显微外科技术，在放大系统下使用显微器械进行操作，可使用更细的缝针和缝线进行缝合，使操作更为精细、创伤更小，更有利于愈合和愈合后的美观。有时也可采用结缔组织移植与侧向转位瓣联合应用。

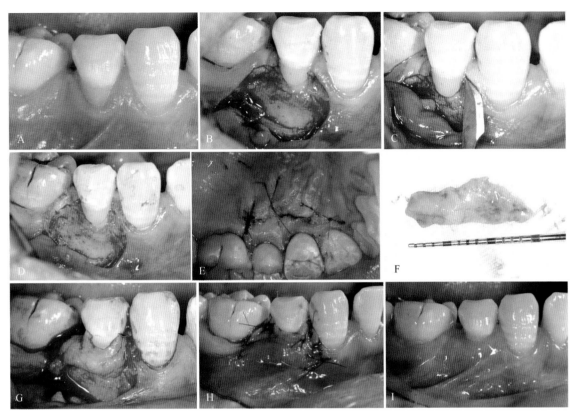

图 26-14　上皮下结缔组织移植

**A.** 术前可见牙龈退缩，根面裸露；**B.** 术中翻开半厚瓣；**C.** 切除龈乳头处上皮；**D.** 龈乳头处上皮已切除；**E.** 从上腭部切取结缔组织，并缝合伤口；**F.** 获取的上皮下结缔组织；**G.** 结缔组织移植至龈退缩处的受植区；**H.** 半厚瓣冠向复位缝合；**I.** 术后 3 个月裸露的根面被覆盖。

（欧阳翔英医师提供）

### （二）结缔组织移植与隧道技术联合应用

**1. 切口**　在龈退缩患牙的唇（颊）侧龈沟处行内斜切口，切除沟内上皮，再向根方和近、远中方向做半厚切口（图 26-15A、B）。

**2. 形成黏膜隧道**　将邻近患牙的半厚切口分别向近、远中向伸展，分别在近中或远中连通，形成黏膜隧道，注意不要将龈乳头剥离开，并向根方伸展，超过膜龈联合，扩展至牙槽黏膜区域，隧道上方黏膜充分松弛（图 26-15C）。

**3. 供区获取游离结缔组织**　同前所述（图 26-15D）。

**4. 游离结缔组织移植**　将获取的游离结缔组织修剪后，插入隧道内，轻巧的调整移植组织在隧道内就位（图 26-15E、F）。

**5. 缝合**　用细针和细线将移植的组织缝合固定。在近中和远中端分别褥式缝合或间断缝合固定，使移植的组织将裸露的根面覆盖；用悬吊缝合使黏膜瓣冠向复位，覆盖在退缩处暴露的移植结缔组织上（图 26-15G）。

**6. 压迫**　压迫 5 分钟，使移植的组织与根面和表面覆盖的组织贴合。

### （三）供区的处理

将供区翻起的半厚瓣复位、缝合。如果创口小，可达一期愈合。

### （四）牙周塞治剂的放置

术区先覆以锡箔，再放置牙周塞治剂，以保护术区伤口。也可不使用塞治剂，同样可获得良好的愈合效果。

### （五）术后护理

同游离龈移植术。术后 10～14 天拆线。术后 2 个月左右，软组织可基本愈合（图 26-15H）。

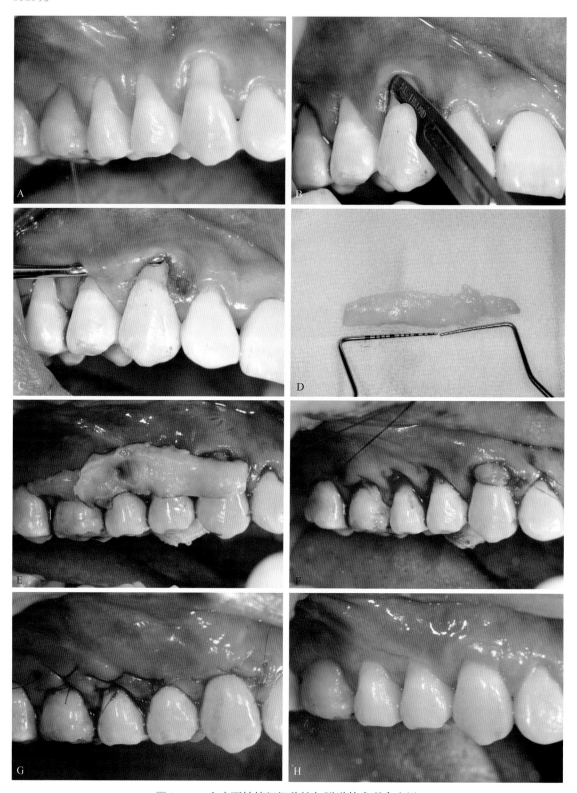

图 26-15 上皮下结缔组织移植与隧道技术联合应用

**A.** 术前多牙牙龈退缩；**B.** 术中制备隧道；**C.** 已形成软组织隧道；**D.** 从腭部获取结缔组织；**E.** 结缔组织将移植至龈退缩区；
**F.** 将结缔组织移植入制备好的软组织隧道内；**G.** 悬吊缝合固定；**H.** 术后 2 个月，基本愈合，裸露的根面被覆盖。

（欧阳翔英医师提供）

## 三、组织愈合（healing）

覆盖在裸露根面上的游离软组织的成活依赖于血浆的扩散和随后的血管生成，移植组织除覆盖裸露根面外，还接触和依靠邻近的结缔组织，血管的生成则来自这些邻近组织，移植组织与邻近组织的血管建立循环通路。因此，术后覆盖根面的组织量受到无血管区大小的限制，缺损周围是否预备有充分的血管床，使用较厚的移植组织，是影响移植组织成活的关键因素。

另一个常见到的愈合现象是"爬行附着（creeping attachment）"，即软组织边缘向冠方移位。术后 1 年组织成熟会出现这种现象。

游离结缔组织移植术后，组织在根面上形成的组织学附着的性质目前尚不清楚，这方面的组织学研究报道较少，结果也不一致。有报道称主要为长结合上皮性愈合，有报道称此为结缔组织附着，也有报道有较多的新附着形成，或有一定程度的牙周组织再生性愈合。因此仍需进一步研究确定。

## 四、根面覆盖治疗的效果（clinical outcomes of root coverage）

用于根面覆盖治疗的方法主要有上皮下结缔组织移植术、侧向转位瓣术、引导性组织再生术及冠向复位瓣术。这些方法都可获得不同程度的临床改善，牙龈退缩减轻，牙龈高度增加，附着水平增加，探诊深度转浅，部分病例能达到完全的根面覆盖。然而，不同方法的术后效果可能有所差异。侧向转位瓣术治疗牙龈退缩，可获得一定的疗效。在减少牙龈退缩方面，结缔组织移植术与冠向复位瓣术联合应用效果最好。GTR 治疗可以获得组织再生性愈合，但根面覆盖的效果不如结缔组织移植术。冠向复位瓣术的效果则与 GTR 无差别。但所有这些治疗方法目前都只能使部分病例达到完全的根面覆盖。

术后被覆盖的根面占术前裸露根面的百分比是常被用来评价治疗效果的指标。用此指标来评价，不同的手术方法结果不同：结缔组织移植术的平均覆盖率最高，冠向复位瓣术的覆盖率其次，GTR 的覆盖率也较高。侧向转位瓣的覆盖率再次之，游离龈移植术的覆盖率最低。

术后根面被完全覆盖的部位占全部治疗部位的百分比，也是用来评价结果的指标。结缔组织移植术的百分比高于其他方法。比较而言，结缔组织移植术在治疗牙龈退缩方面具有优势。

影响根面覆盖程度的因素仍有待进一步研究确定，已知的因素主要如下：

**1. 患者因素**　口腔卫生会影响术后效果。造成龈退缩的因素如刷牙创伤等也会影响术后效果。患者吸烟是否会影响效果，尚有争议。患者的牙龈生物型也是重要的影响因素，厚生物型易获得好的效果，可能与其易操作和可提供更多的血供有关。

**2. 部位因素**　邻面牙间部位支持组织高度是影响根面覆盖效果的最重要因素。从生物学观点看，只有 Cairo 1 型牙龈退缩（或 Miller Ⅰ度和Ⅱ度牙龈退缩）才能获得完全的根面覆盖，邻面组织高度已降低的 Cairo 2 型牙龈退缩（或 Miller Ⅲ度龈退缩）只能获得部分覆盖。另一个影响因素是龈退缩量，宽度＞ 3 mm 和深度≥ 5 mm 的龈退缩难以获得完全覆盖。

**3. 手术技术相关的因素**　龈瓣的厚度会影响有蒂瓣的术后效果，瓣的张力也是影响术后效果的重要因素，如果龈瓣能被动复位贴附于根面上，则可获得最佳的临床效果。在游离组织移植中，移植组织的厚度是影响治疗成功的重要因素，1.5 ～ 2 mm 的厚度最佳。

目前仍需进行大量的研究，以便确定长期的效果、影响预后的因素及伤口愈合的生物学机制等。

# 系带修整术
## Frenotomy and Frenectomy

唇、颊或舌系带由黏膜折叠而形成，其内常包含一些肌纤维。系带将唇、颊或舌连接于牙槽黏膜和（或）牙龈及下方的骨膜。系带附着的位置若过于靠近龈缘，当唇或颊活动时会牵拉龈缘，使该处易于堆积菌斑等刺激物，不利于牙周组织的健康；如果翻瓣术区域有系带附着过于靠近龈缘，则会妨碍术后的愈合。因此，应有必要进行系带修整术（frenotomy）或系带切除术（frenectomy）。系带修整术是将系带切断，改变其附着位置，使其不致妨碍龈缘；而系带切除术则是将系带连同它与骨面的联系一起切除。例如，上中切牙之间因粗大的唇系带相隔而出现较大间隙，此时可用系带切除术。

## 一、适应证（indication of frenotomy and frenectomy）

1. 系带附着位置过于靠近龈缘，唇、颊活动时牵拉龈缘与牙齿分离，或影响翻瓣术后愈合者。

2. 系带粗大并附着至龈缘处，致使上颌中切牙出现间隙者。

## 二、手术步骤（techniques of frenotomy and frenectomy）

在局部浸润麻醉下进行手术。用止血钳夹住系带，钳喙直指移行沟，在止血钳喙的上、下两侧各做一切口直达移行沟。两切口之间呈"V"形，止血钳所夹部分即被切除。钝性剥离创口下的纤维组织，使系带完全松弛，创口呈菱形（图26-16）。沿系带纵行方向做间断缝合，如果在中间部位张力大，可做褥式缝合。压迫止血。1周后拆线。

系带切除术可与翻瓣术或游离龈移植术同时进行。

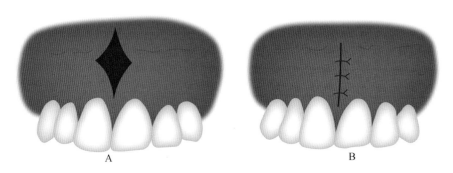

图 26-16 系带修整术
**A.** 系带切除后形成菱形的创面；**B.** 缝合。

## 思考题

1. 前牙冠根折达龈下 4 mm，简述修复前的牙周治疗内容、方法、及要注意的问题。

2. Miller Ⅲ度牙龈退缩的治疗方法有哪些？选择治疗方法时应考虑哪些问题？

（欧阳翔英）

# 参考文献

［1］Herero F，Scott JB，Maropis PS，et al. Clinical comparison of desired versus actual amount of surgical crown lengthening. J Periodontol，1995，66（7）：568-571.

［2］韩蔚，欧阳翔英，王新知. 牙冠延长术的疗效研究及影响因素分析. 中华口腔医学杂志，2004，39（4）：280-283.

［3］Brackett RC，GargiuloAW. Free gingival grafts in humans. J Periodontol，1970，41（10）：581-586.

［4］Grupe J，Warren R. Repair of gingival defects by a sliding flap operation. J Periodontol，1956，27（2）：290-295.

［5］Pfeifer J，Heller R. Histologic evaluation of full and partial thickness lateral repositioned flaps. A pilot study. J Periodontol，1971，42（6）：331-333.

［6］Langer V，Langer L. Subepithelial connective tissue graft technique for root coverage. J Periodontol，1985，56（12）：715-720.

［7］Roccuzzo M，Bunino M，Needleman I，et al. Perodontal plastic surgery for treatment of localized gingival recessions：a systematic review. J Clin Periodontol，2002，29（S3）：178-194.

［8］Wennström JL，Zucchelli G. Mucogingival therapy：periodontal plastic surgery. //Lindhe J，KarringT，Lang NP，et al. Clinical Periodontology and Implant Dentistry. 6th ed. Copenhagen：Blackwell Munksgaard，2015：969-1042.

［9］Takei H，Scheyer E，Azzi RR，et al. Periodontal plastic and esthetic surgery. //Newman MG，Takei HH，Klokkevold PR，et al. Carranza's Clinical Periodontology. 12th ed. Philadelphia：WB Saunders Co，2015：628-631.

［10］胡文杰，李连生，张豪，等. 牙根改形结合少量去骨：一种改良的牙冠延长术. 北京大学学报（医学版），2008，40（1）：83-87.

# 第二十七章 牙周病的维护治疗和预防

## Periodontal Maintenance and Prevention

应知应会的内容：

1. 牙周维护治疗的概念
2. 牙周病预防和维护治疗的生物学基础
3. 牙周病危险因素及风险评估在维护治疗中的特殊意义
4. 牙龈炎和牙周炎患者的维护治疗
5. 牙周病长期疗效及评估

## 第一节 牙周维护治疗的生物学基础
### Biological Basis for Periodontal Maintenance

牙周维护治疗（periodontal maintenance，PM），又称牙周支持治疗（supportive periodontal therapy，SPT）。菌斑是引起牙周病的始动因子，牙周破坏程度和进展与宿主反应息息相关，而各种牙周病危险因素又在宿主与微生物的互动中起着重要的作用。大量研究已清楚表明，牙周治疗后的定期专业维护治疗是牙周整体治疗计划中必不可少的重要一环，它对于有效控制菌斑和各种牙周病危险因素、预防牙周病的复发具有极其重要的作用，也是维持牙周长期疗效的唯一有效手段。

强调 SPT 是基于下列原因：①牙菌斑是不断地形成的，牙周炎患者单纯的自我口腔保健并不足以维持牙周健康。牙周炎患牙的某些部位的菌斑不易清除，如根分叉区、因牙间乳头退缩而暴露的较大牙间隙、暴露的根面等，而且相当一部分患者难以坚持每天用牙线等工具仔细地清除菌斑，因此有必要定时地由专业人员为其进行彻底的清洁。②在积极治疗阶段可能遗留少量的龈下菌斑、牙石，或入侵到牙周组织内的细菌可再定植于牙面，使龈下菌斑再度具有较强的致病力。有学者报告这个反弹的过程约为 9 ~ 11 周，也有学者报告约需 3 ~ 6 个月。③有些深牙周袋或根分叉区在经过治疗后，虽然龈上菌斑控制得较好，牙龈表面和袋口附近的牙龈无炎症表现，但牙周袋深处或根分叉病变深处仍存在慢性炎症，附着丧失仍在继续发展。④有些治疗的缺陷或遗漏部分在维护期内会逐渐暴露出来。因此有必要在一定间隔期内进行复查和监控，并予以及时而必要的治疗。⑤虽然，并非所有牙龈炎都会发展成为牙周炎，但目前并没有可靠的指标和诊断方法将那些能发展成牙周炎的牙龈炎加以预先识别。牙龈炎患者在治愈后也应每隔 6 ～ 12 个月进行复查和洁治，以防复发或进一步发展成牙周炎。

目前认为，菌斑以生物膜（biofilm）形态不断附着在牙面。正常情况下，它与牙周组织保持一种良性互动的关系，通过各种复杂的调控机制，两者处于一种平衡的状态。而在牙周病变过程中，正常的菌斑生物膜成分及结构发生根本变化，演变为具致病性的菌斑生物膜（pathogenic plaque biofilm），致使各种牙周致病菌（periodontal pathogens）在相对易感的个体引起牙周病，造成牙周组织不同程度的破坏。常规的牙周治疗旨在改变致病性的菌斑生物膜，促进牙周组织的愈合。牙周治疗后短期内，牙周致病菌即可重新集聚并引起再度感染和病变的进展。研究已清楚表明，定期维护治疗有助于保持正常的口腔微生态，以及正常的菌斑生物膜与宿主的相对平衡的状态，从而维护牙周组织的健康。从这个意义上讲，阶段性牙周病取得良好治疗效果，一般称为控制（control），而绝不应认为是治愈（cure）。牙周治疗疗效的长期维护及牙周健康是与定期牙周支持治疗密不可分的。有研究显示，牙周病患者的缺失牙数与维护治疗的间隔期呈一种正相关关系，牙周治疗后 10 年内有定期维护治疗的患者，其牙周整体状况明显优于没有定期维护治疗的患者。北京大学口腔医院牙周科对 87 名广泛型侵袭性牙周炎患者在完成牙周治疗后进行了 3 ～ 11 年的纵向观察，结果发现未维护和不定期维护的患者牙槽骨增长值显著小于定期维护的患者，年失牙率高于定期维护的患者；而定期维护的患者无论是低中度危险组还是高度危险组，年失牙率和骨变化均无显著差异。因此，无牙周维护或不定期维护，是影响侵袭性牙周炎（AgP）患者长期疗效的危险因素之一。对于有种植体（dental implant）的牙周病患者，牙周支持治疗对保持种植体长期的健康及稳定，以及防止种植体周炎（peri-implantitis）等不良后果具有同样重要的作用。

牙周维护治疗主要目的包括：①通过定期的维护治疗旨在预防或减少牙周病复发的可能，同时使牙龈病，如药物性牙龈肥大，得到更好的控制。②预防或减少牙齿和种植体的缺失，以维持其长期的稳定。③及时发现及处理口腔中其他疾病和不良状况。

牙周维护治疗，在积极的牙周基础治疗（第一期治疗）结束后即应开始，通常在基础治疗后对牙周临床指标进行再评估，牙周炎症得到控制，牙周支持组织得到加强，各项牙周指标需控制良好，尽可能达到如下标准，进入维护期定期复查：

**1. 口腔卫生状况良好**　检查结果若以有菌斑的牙面占全口现存牙面的百分比来计算，菌斑面积占 20% 以下较为理想，40% 以下为可接受。

**2. 消除牙龈炎症**　全口探诊后出血（bleeding on probing，BOP）位点百分比 ≤ 25%。

**3. 牙周袋变浅**　无牙周袋探诊深度（probing pocket depth，PPD）> 5 mm 的位点。

**4. 控制多根牙的根分叉病变**　Ⅰ度、Ⅱ度根分叉病变，水平探入不超过 3 mm；Ⅲ度、Ⅳ度根分叉病变可自洁。

如果牙周基础治疗后临床指标控制不佳，符合牙周手术治疗的指征，则需进行牙周手术治疗。经过牙周手术后牙周临床指标达到进入维护期的标准，患者可从积极治疗期转入牙周维护期，也可开始进行正畸、修复、种植等治疗，同时进行定期的牙周维护。如果疾病复发，又回到积极治疗。图27-1 展

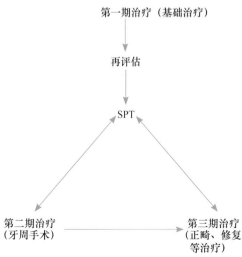

图 27-1　牙周治疗流程

示了牙周炎患者完成牙周系统治疗进入维护期的途径。

# 第二节　牙周维护治疗的原则及主要内容
## The Principle and Treatment Considerations of Periodontal Maintenance

牙周炎患者进行牙周定期复查和维护治疗时，医师应通过问诊了解患者的全身情况、各种牙周病危险因素、既往牙周治疗的过程及目前存在的问题，还应通过口腔临床检查对患者的牙周状况、口腔卫生以及菌斑控制的水平进行评估，在问诊和临床检查的基础上因人而异（tailor-made）地制定个体的维护方案，以满足每个患者的不同需要。牙周维护期复查时问诊及检查的主要内容及正确步骤如下：

**1. 了解及更新全身病史及口腔病史。**

**2. 临床检查及评估**　包括口腔颌面部及口腔内部软硬组织的检查，并将结果与前一次的结果相比较。

牙周组织检查主要包括以下内容：

（1）患者的口腔卫生状况包括全口菌斑及牙石情况，如菌斑指数、牙石指数等。检查结果若以有菌斑的牙面占全口现存牙面的百分比来计算，菌斑面积占 20% 以下较为理想。

（2）完成牙周检查表，记录探诊深度（probing pocket depth，PPD）、探诊后出血（bleeding on probing，BOP）、出血指数、附着丧失（attachment loss）、根分叉病变（furcation involvement）、牙龈退缩（gingival recession）、溢脓（exudates/suppuration）、牙齿动度（mobility）；对有明显复发或恶化倾向的位点，有条件的可进行特殊的检查，如微生物学检查，龈沟液内某些成分的检测等。它们除有助于诊断外，还可指导应用药物治疗。

探诊后出血（BOP）的有无是判断牙龈有无炎症的较简便易行的客观指标。用钝探针在袋口轻轻划过，或探至袋底，观察有无出血。Lang（1990）报道在维护期的连续 12 个月复查期间，BOP 始终阴性的位点病情稳定；而多次 BOP(＋)的位点中则有 30% 会发生新的附着丧失。一般认为全口 BOP（＋）的位点应在 20% ～ 25% 以下，对 BOP（＋）位点＞ 25% 者，应缩短其复查间隔期，进行较频繁的 SPT。

（3）种植体及其周围组织的检查包括菌斑、探诊深度、探诊后出血、出血指数、上部修复体和基台的情况、种植体的稳定性、咬合关系及其他与疾病进展相关的状况，如疼痛、食物嵌塞和溢脓等。

（4）其他：包括牙体疾病的检查如根面龋，口内修复体的检查如全冠的边缘、冠的形态、是否密合等对牙周组织的影响。

**3. X 线片检查**　应按照不同患者的病情及诊断需要，拍摄 X 线片，以评估牙齿、牙周组织以及种植体的硬组织状况，及时发现并记录任何异常状况和病变。一般每隔 6 ～ 12 个月对全口牙或个别重点牙拍摄 X 线片监测牙槽骨的变化。

经过上述问诊和检查，对患者的整体情况进行评估，确定牙周炎患者维护期的治疗计划，通常包括如下内容：

**1. 综合问诊、临床及 X 线片检查结果与初诊或上次记录进行对比，评估牙周状况及其变化**　应尽力发现使疾病复发的危险因素（risk factor），并控制牙周危险因素如戒烟、控制全身相关的疾病、消除精神紧张及均衡营养等。

**2. 强化（reinforcement）患者菌斑控制（plaque control）的实施**　有针对性地对患者的

菌斑控制不佳的牙位或邻面等进行卫生指导，如牙线、牙间隙刷（interdental brush）、单头牙刷（single-tufted brush）及牙签（toothpick）的选择及使用等。最好用菌斑显示剂向患者展示其口腔内菌斑堆积的情况，选择最适合于该患者的切实可行的清洁方法。机械性菌斑控制仍是当前行之有效的预防和控制牙周病的首选方法。

目前，我国大众的刷牙效率亟待提高。2015 年第四次全国口腔健康流行病学调查资料显示 35～44 岁年龄组牙石检出率为 96.7%，人均有牙石的牙数为 20.09 颗，农村高于城市，男性高于女性。自我机械性菌斑控制的效率取决于患者的主观要求程度、对疾病的认知程度、所能获得的口腔卫生指导、使用的口腔洁具类型和操作熟练程度等。对于牙周病患者，从初诊开始，即应该逐步提高患者对牙周病的认识，激发其维持口腔卫生的主观愿望，建立起主动保持口腔卫生的习惯。

**3. 与患者的沟通（communication）十分重要** 应告知患者目前的口腔状况及相应的治疗计划。

**4. 激励（motivate）患者保持长期维护牙周健康的信心** 如有需要，还应进行多学科咨询和会诊（如正畸科、修复科等），以配合必要的治疗。同时也要明确告知牙周炎患者，在 SPT 期仅靠患者自身的机械性菌斑控制来预防和治疗牙周炎是不够的，应该定期进行专业的机械性菌斑清除（professional mechanical tooth-cleaning，PMTC），针对患者易于忽视或无法达到的牙面及区域进行牙周清洁。PMTC 技术强调使牙的各个面都洁净，保证牙周组织处于一个健康、安全的环境中。

**5. 必要的治疗，包括以下 4 点：**

（1）清除龈上和龈下的菌斑及牙石；对于口腔卫生良好的患者，也可进行预防性洁治（prophylaxis scaling）。探诊深度 ≤ 3 mm 的部位无需龈下刮治，以免造成进一步的附着丧失。有些牙位虽然探诊深度仍在 4～5 mm，但菌斑控制良好，无 BOP，只要能坚持 SPT，不一定会发生新的牙周组织破坏。故可在严密监视下，运用 PMTC 技术进行龈上、龈下菌斑牙石的清洁，不需采取复杂的治疗（如手术等）。

有研究显示，单独运用 PMTC 技术对牙周探诊深度为 4～6 mm 的患牙有较好的疗效。经常接受 PMTC 的患者，其牙周袋深度降低，且使其龈下菌丛向低致病力的菌丛转变。在龈下刮治之后的 3 个月内，经常接受 PMTC 的患牙，其龈下菌丛接近健康人的龈下菌丛，且这种改变可保持至完成治疗后 9 个月。这主要是因为 PMTC 可以反复去除龈下 2～3 mm 范围内的菌斑所致，而单靠患者自身菌斑控制，则对龈下菌丛几乎没有影响。Nyman 等（1975）将完成初期治疗进入维护期的青少年牙周炎患者分为两组，试验组每两周进行一次 PMTC 和口腔卫生指导，对照组仅每隔 6 个月复诊一次，进行洁治术和刮治术。两年后，试验组患者的牙周状况稳定，无进一步的临床附着丧失；对照组则发生平均 2 mm 的临床附着丧失，牙周探诊深度又回到治疗前水平。此结果说明，对侵袭性牙周炎，若缺乏适当的菌斑控制和维持治疗，将无法获得牙周治疗的长期疗效。

（2）对引起菌斑滞留的因素应该及时发现和治疗，如未治疗的龋齿、充填物悬突及不良的修复体边缘、不密合的修复体、暴露的粗糙根面、根面的沟纹、根分叉病损等。

（3）如有需要，进行适宜的调𬌗，治疗牙本质过敏（dentine hypersensitivity）。

（4）对牙周炎患者复查时如发现牙周炎复发（recurrence）、牙龈炎症加重、牙周探诊深度 ≥ 6 mm、牙齿动度加重等，患者需重新制订全面的治疗计划，进行积极的治疗，包括牙周基础治疗、牙周手术以控制病情，必要时全身或局部使用抗生素。对此种病例更应尽力找出其危险因素（如口腔卫生不佳、吸烟、全身相关的疾病、精神紧张及营养失衡等），并予以纠正。

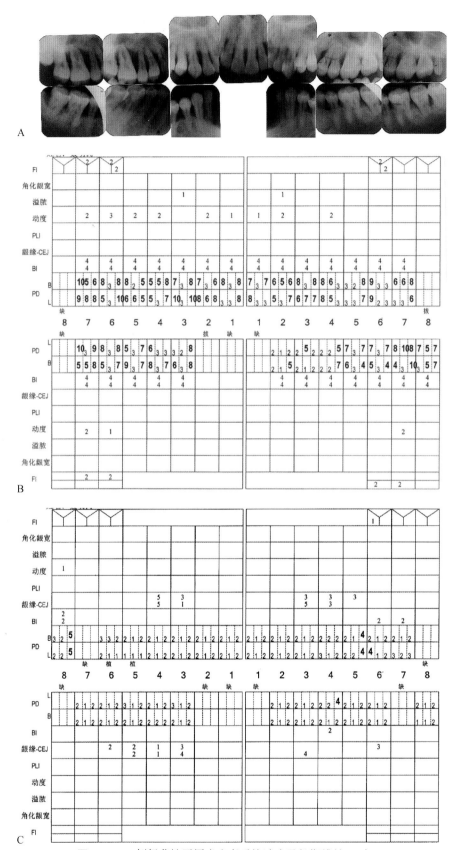

图 27-2　一例侵袭性牙周炎患者系统治疗及长期维护 18 年

（牙周系统治疗包括基础治疗、15、16、17、37、42 拔除、24 牙周手术、2010 年完成 15 及 16 种植修复、2013 年完成 31、41、42 种植修复）

**A.** 患者初诊 X 线片（2004 年，33 岁）；**B.** 初诊牙周检查表（2004 年）；**C.** 完成牙周系统治疗及 15、16 种植修复、患者定期维护 1 ～ 2 次 / 年（2010 年，39 岁）；**D.** 复查 X 线片 (2022 年，51 岁)；**E.** 复查牙周检查表 (2022 年，51 岁)

注：CEJ，釉质牙骨质界；PLI，菌斑指数；BI，出血指数；PD，探诊深度；FI，根分叉。

（周爽英医师提供）

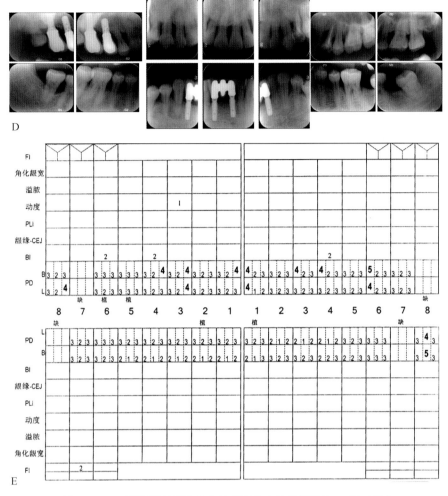

图 27-2　一例侵袭性牙周炎患者系统治疗及长期维护 18 年（续）

# 第三节　种植修复患者的支持治疗
## Supportive Therapy for Patient with Implant

目前，种植修复正逐渐成为患者缺失牙修复的主要方式之一。Mombelli 报告在种植体植入后 5 ～ 10 年，种植体周炎患病率在种植体水平为 10%，在患者水平为 20%。吸烟、牙周病史和种植体周炎的高发生率相关。Pjetursson 等对 70 名牙周炎患者的 165 颗种植体进行 3 ～ 23 年的追踪，结果显示牙周炎患者种植体修复后发生的种植体周炎 / 种植体脱落，和牙周炎患者治疗后残余牙周袋（residual pocket depth，RPD）≥ 5 mm 的数目密切相关，在维护期牙周炎加重的患者比牙周保持稳定的患者存在更高的种植体周炎发病率及种植体脱落的风险。

种植修复患者的牙周支持治疗包括口腔卫生强化，尤其是要针对个体的教授和指导清洁种植体的方法，如牙间隙刷、冲牙器的使用等。定期进行种植体维护及牙周维护，其目的均在于控制菌斑及消除感染。患者种植修复后 1 个月即应复查修复体及周围软组织，第一年内每 3 ～ 6 个月应复查一次，以后根据患者口腔卫生状况和牙周 / 种植体周围状况调整复诊次数，每年至少复查一次。对于牙周炎患者进行种植治疗，种植手术前应完成牙周常规治疗和控制牙周炎症等，牙周维护期复查时残存牙周袋尽量在 5 mm 以下。

种植患者维护期的牙周检查包括对余留牙的牙周和种植体周组织状况的检查（详见第

二十九章），种植体检查包括改良菌斑指数（modified plaque index，mPLI）、改良龈沟出血指数（modified sulcus bleeding index，mBI）、探诊深度、以及 X 线片检查等（详见第二十九章）。

临床上种植体复查多以根尖 X 线片检查为主，探诊深度检查也必不可少，结合探诊检查和 X 线片检查结果与前次检查结果相比较，可全面掌握种植体周的状况，及早发现病变及时处理。近年来，各种系统植入骨内的种植体表面大都处理为粗糙面以利骨结合，然而修复后修复体表面及软组织沟内的菌斑微生物一旦侵入种植体周深部组织，菌斑生物膜聚集到种植体的粗糙面和螺纹内则难以清洁，会使种植体周组织病变持续进展，难以控制，治疗效果差。因此加强种植修复后的维护、预防种植体周组织疾病是所有参与种植修复治疗的口腔医师应尽的责任。

Mombelli 和 Lang 就种植体周组织病变的治疗方法提出了建议，国内称之为"渐进式阻截支持疗法"（cumulative interceptive supportive therapy，CIST），指根据临床检查结果和影像学诊断设计相应的治疗方案，尽早阻止种植体周组织病变的进展（详见第二十九章）。

## 第四节　牙周维护治疗间隔期的确定及时间分配
### Intervals and Time Allotted for Periodontal Maintenance

对于多数牙龈炎患者来讲，6 个月至 1 年一次的维护治疗应可达到良好的结果。对大多数牙周炎患者，复诊间隔期应不超过 6 个月为宜。牙周积极治疗后的第 1 年，为重点时期，定期复查并在医师指导下强化口腔卫生措施是十分重要的。牙周治疗后的第 1 年复查间隔一般为 3 个月，以有效地维护牙周状况的稳定，降低进一步破坏的概率。之后的维护治疗的间隔期可按照各人的临床状况及评估结果做出相应的调整，因人而异。在第一阶段治疗时，常有些病原因素被忽视等，这些情况应该在复查时尽早发现并很好地处理。在积极治疗后的 1 年内，牙周组织始终处在修复和改建期，此时期的口腔卫生对组织愈合具有重要意义，因此对于不太重视自我口腔保健、依从性差者，也可 1 ～ 2 个月即复查一次，以清除菌斑和强化指导，待疗效稳定后则可逐步延长间隔期。对于维护期患者的长期维护间隔也可应用牙周炎风险评估系统进行测评，决定患者的维护期复查间隔时间。对于长期维护治疗的患者常可取得较好治疗效果（图 27-2）。

对有下列情况的患者，为重点人群，复查的间隔期宜缩短为 1 ～ 3 个月：

①口腔卫生状况不良；②有较多、较快的牙石形成；③部分牙位仍存在较深的牙周袋；④部分牙的牙槽骨破坏超过根长的 1/2；⑤超过 20% 的牙周袋探诊后出血；⑥牙周组织破坏迅速，牙周手术未能改善牙周组织状况；⑦咬合异常；⑧复杂病例伴有根分叉病变或冠根比例失常；⑨有复杂的修复体；⑩正在进行正畸治疗；⑪有龋齿发生；⑫吸烟；⑬有咀嚼槟榔习惯；⑭有促进牙周组织破坏的全身疾病因素或基因背景。

每次维护治疗的内容包括病史询问、检查与评估、诊断、与患者沟通及治疗等（详见第二节），维护治疗时间可由许多因素综合决定，可根据患者口腔中牙齿及种植体的数目、患者的依从性、菌斑控制状况、全身健康状况及其他牙周危险因素、以前维护治疗的间隔期、机械性治疗的难易程度、牙周并发症的发生情况和牙周袋的深度及分布情况确定。一般每次维护治疗需持续 45 ～ 60 分钟。通常对患者全身病史及口腔病史更新、临床检查与评估及诊断需要 15 分钟，与患者沟通复查情况、进行口腔卫生宣教及进行龈上和龈下菌斑及牙石的清除需要 30 ～ 45 分钟，书写病历及决定下次复查的时间需要 8 ～ 10 分钟。对于维护期复发的患者，根据复发牙位的多少和程度，可在维护期完成个别复发位点的治疗，也可以重新安排时间对复发牙位或位点进行治疗。严重者应中断维护治疗，重新进行积极的牙周治疗。

在临床实践中，完全依从定期维护治疗的患者的百分比并不高。国外有报告称，28% 的患者并不依从首次维护治疗。10 年保持定期维护治疗的患者百分比为 45.8%，30 岁以下的年轻患者的依从性只有 41%。在国内，相应的百分比估计要远远偏低。口腔科医师有责任在治疗前、治疗过程中和治疗结束时向患者反复强调 SPT 的重要性和必要性，双方共同努力提高和保持疗效。

# 第五节　牙周病危险因素及风险评估在维护治疗中的特殊意义

## Implications of Risk Assessment in Periodontal Maintenance

过去 30 年来，牙周病学重大进展之一是发现人群中对牙周病的易感性（susceptibility）存在巨大差异，主要表现在牙周病的发生（initiation）、发展（progression）、治疗反应（treatment response）和牙周状况的长期稳定方面。各国学者已进行了大量的研究，目前人们也已普遍接受牙周病高危人群（high risk group）及易感个体（susceptible individual）的理念。这对于牙周病学研究及临床都具有极其重要的意义。为此，人们发现了各种与牙周病有关的危险因素（详见第七章、第八章）。近年来，临床上多种危险因素评估（multi-level risk assessment）和控制已引起人们的高度重视，并被认为是牙周病诊断和治疗的重要组成部分。在维护治疗中，关注的重点是高危患者经阶段性牙周治疗控制病情后，重新评定其牙周炎复发的风险、维护治疗的需要及频率，旨在长期维护牙周组织和种植体周组织的稳定与健康。为此，近年来欧美学者提出了牙周风险评估（periodontal risk assessment，PRA）系统或牙周风险指数（periodontal risk calculator，PRC）。其基本理念是将各种主要的牙周炎危险因素结合在一起，进行多因素的综合评定，从而有助于医师较客观地对每位患者进行牙周炎进一步发展或复发的风险加以判断，以确定维护治疗的间隔期及必要的相应治疗。这体现了牙周治疗由旧的仅针对病变的治疗模式到基于预防和保健为主的模式（wellness model）的转变，也有助于预防 SPT 期间的治疗不足或治疗过度，将对今后的牙周临床实践产生重要影响。例如，2003 年 Lang 和 Tonetti 建立了一个牙周炎复发风险评估系统（图 27-3）。该系统包括以下 6 个因素，每个因素又分为低、中、高 3 个危险级别：

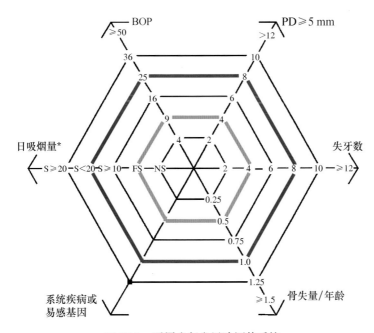

图 27-3　牙周炎复发风险评估系统
S，吸烟；NS，不吸烟；FS，戒烟 5 年以上。

①BOP 的百分比＜ 10% 和＞ 25% 分别为低、高复发危险度。

②牙周探诊深度≥ 5 mm 的牙周袋数量：检出少于 4 个和大于 8 个则分别代表低、高复发危险度。

③除智齿外的牙丧失数：丧失小于 4 个和大于 8 个牙分别为低、高复发危险度。

④病变最重后牙的牙槽骨丧失量与患者年龄之比（BL/Age）：如一名 40 岁的患者，病损最严重后牙的牙槽骨丧失量为根长的 20%，则 BL/Age ＝ 20/40 ＝ 0.5。BL/Age 为＜ 0.5 和＞ 1.0 分别为低、高复发危险度。

⑤全身系统疾病或易感基因：如糖尿病，如有则为高复发危险度。

⑥环境因素：如吸烟。戒烟 5 年以上或不吸烟则为低复发危险度，每日吸烟 20 支以上则为高危险度。

根据上述 6 个因素的评估，将患者识别为牙周炎进展的低危、中危和高危人群：①低复发危险度，6 个危险因素都为低度，或最多其中的一个因素为中度；②中度复发危险度，6 个危险因素中，至少有 2 个危险因素为中度，且最多 1 个因素为高度；③高复发危险度，6 个危险因素中，至少有两个危险因素为高度（图 27-2）。牙周炎进展的低危、中危、高危人群的复查间隔可以通过 PRA 系统进行计算，将患者以上 6 个因素的数据带入系统，可以计算出患者的复查间隔时间，通常低危人群复查间隔为 12 个月，高危人群复查间隔为 3 个月，中危人群复查间隔为 6 个月，该系统可以在 www.perio-tools.com/pra. 网站上免费使用对患者进行测评。

北京大学口腔医学院的牙周医师尝试用该系统对本科纵向观察的侵袭性牙周炎患者进行评估，结果发现我国患者在牙周治疗后，探诊后出血位点和 PD ≥ 5 mm 的位点仍较多，而且年龄偏低，所有患者均排在复发的高危人群中，故对该系统进行改良：①以出血指数 BI（Mazza，1981）代替 BOP，BI ＞ 2 的百分比＜ 10% 和＞ 25% 分别为低、高复发危险度，②牙周探诊深度≥ 6 mm 代替牙周探诊深度≥ 5 mm，检出的牙周袋数量＜ 4 个和＞ 8 个分别代表低、高复发危险度，③ BL/Age 为＜ 0.75 和＞ 1.25 分别为低、高复发危险度。应用此分度可以较好地区分侵袭性牙周炎中的低危、中危和高危人群，有助于对我国侵袭性牙周炎患者的预后进行评估，对 SPT 间隔时间提供参考。

2003 年，Page 等应用计算机也将已知的的牙周炎危险因素按其权重进行数学分析，提出牙周危险指数（periodontal risk calculator，PRC）。PRC 分为 5 个等级，等级越高，其牙周炎进展、牙槽骨丧失的发生率越高。应用这些牙周风险评估系统或指数，有助于指导医师进行临床治疗计划的制订和维护治疗的决策，也有助于医患沟通，激励患者在 SPT 期间的自我监督和定期复查。

## 第六节　维护治疗期全科医师和牙周专科医生之间的互动与合作
### Cooperation and Coordination among Treating Dentists and Specialists

在临床实践中，有效的牙周维护治疗取决于患者、转诊的全科医师和牙周专科医师之间的互相配合与沟通，以达成共识，并根据不同患者的临床情况，决定医生之间适当的分工与合作，进行最有效的定期牙周维护治疗。一般来讲，对于牙龈炎及轻度牙周炎患者，可由全科医师进行维护治疗；而对于中度牙周炎患者，其维护治疗可由全科医师和牙周专科医生互相配合交替进行；对于重度牙周炎或侵袭性牙周炎患者，其维护治疗应由牙周专科医生来进行。而非牙周方面的口腔维护，则可由全科医师来进行。此外，对于那些接受种植体治疗或涉及较复杂的跨牙弓修复体，及目前正接受正畸治疗的患者，应接受由各专科医生与全科医师互相配合和协调的定期维护治疗，以保持牙周、种植体周组织及修复体的健康和稳定。

# 第七节　牙周病长期疗效的评估
## Assessment of Long–Term Effectiveness of Periodontal Treatment

在 20 世纪 70—80 年代，人们有关牙周病长期维护治疗疗效评定的文献（表 27-1）已清楚表明，按部就班地进行定期牙周维护治疗的多数患者长期疗效是好的，牙周组织保持相对稳定，维护期间因牙周病复发或进展而导致缺牙的总百分数只有 10% 左右。而大约 60% 的根分叉病变牙可保持相对稳定、发挥功能。值得一提的是，牙周长期维护期间，牙周炎复发或明显进展（extreme downhill）而导致缺牙的情况，主要发生在少数患者身上。按目前的牙周风险概念，这些患者应属于牙周炎高危人群。由此可见，牙周病危险因素的控制及风险评估（risk assessment）在牙周维护治疗中有着特别重要的作用及临床意义。

20 世纪 70 年代至 90 年代有大量的临床研究对经各种方法治疗后的牙周炎进行长期纵向观察，有的长达 8 ~ 22 年。比较一致的结论是无论是手术疗法还是非手术疗法，主要的病情改善都发生在第 1 年，此后只要有定期的 SPT，病情均可基本稳定。各种常规手术和非手术疗法的远期疗效无明显的差别，而对不同深度的牙周袋则各种方法的效果略有差别。这些研究报告的共同点是所有患者在维护阶段均每隔 3 个月接受 SPT。其中即便有些患者的菌斑控制较差，但每 3 个月一次的洁治术也能使他们长期保持疗效。Axelsson 等（1991）的一项 15 年观察结果显示，约有 65% 的患者每年复诊 1 次，30% 的患者复诊 2 次，5% 的患者复诊 3 ~ 6 次。15 年间该人群牙周炎患者的人均失牙数仅为 0.23 个。此结果较同期未接受牙周病维护措施的人群低 1/13 ~ 1/8。Page 等（2003）追踪观察了 523 例未接受 SPT 的牙周炎患者 15 年，期间该人群人均失牙数为 10.5 个，其中 8.4 个为牙周炎导致的失牙，2.1 个为其他原因导致的失牙。

患者能否坚持长期、终生的牙周维护治疗取决于其依从性。国外资料显示，患者维护治疗的依从性为 41% ~ 72%。28% 的患者并不依从首次维护治疗，能自觉地坚持复查者只占患者的 16.4%。有 34.1% 的患者从不复查，这些患者的复发率高，失牙率比复查患者高 3 倍。我国的现状更为严峻，医患双方或对 SPT 的重要性认识不足，或由于客观原因而难以坚持。大多数牙周炎患者经过积极治疗后，症状消失，病情明显好转，他们往往认为病已彻底治愈，不愿定期复查。据北京大学口腔医学院牙周科 5 年（2007—2012 年）电子牙周检查表的统计，有牙周检查表的患者数为 34 677 人，但是复查过 1 次以上并有 2 次检查表的患者只有 7306 人，只占 21%。因此，只有激发患者本人的主动需求感，才能获得长期的高质量菌斑控制（包括自我菌斑控制和定期进行 PMTC），保持牙周组织健康。

随着研究的深入，尤其是临床评估手段和多风险因素评估系统的完善、牙周微生物或宿主反应的检测手段的进展，以及牙周治疗技术的更新，今后人们应能更有效地预测牙周病的进程及活动期。牙周维护治疗必将更科学化，能确切反映每个患者的需要，从而做到真正因人而异地开展有效的牙周维护治疗，保持牙周病患者长期的稳定疗效及健康。

表 27-1　有关牙周病长期维护治疗疗效评定的经典文献主要内容

| | Hirschfeld 和 Wasserman（1978） | McFall（1982） | Goldman 等（1986） |
|---|---|---|---|
| 病例数 | 600 | 100 | 211 |
| 患者年龄 | 42 岁（12 ～ 73 岁） | 44 岁（8 ～ 71 岁） | 42 岁（12 ～ 67 岁） |
| 全口平均牙数 | 26.1（维护期开始时） | 26.3（维护期开始时） | 27.3（初诊时） |
| 维护间隔期 | 4 ～ 6 个月 | 3 ～ 6 个月 | 3 ～ 6 个月 |
| 平均观察期限 | 22 年（15 ～ 53 年） | 19 年（15 ～ 29 年） | 22 年（15 ～ 34 年） |
| 维护期失牙总百分率 | 8% | 11% | 13% |
| 牙周病原因 | 7% | 10% | 未报道 |
| 其他原因 | 1% | 1% | 未报道 |
| 根分叉病变牙失牙百分率 | | | |
| 　上磨牙 | 33% | 56% | 43% |
| 　下磨牙 | 29% | 58% | 45% |

# 第八节　牙周病的预防
## Prevention of Periodontal Diseases

　　有效地预防和控制牙周病的措施，应建立在对牙周病各种始发因素、促进因素的全面认识基础上。被誉为现代牙科之父的 Fauchard 早在 1746 年就指出：不注意清洁牙齿，将会导致使牙破坏的疾病。但直至 1965 年，Löe 等发表的实验性龈炎研究，才用临床和微生物学资料权威性地证实了牙菌斑是牙周疾病的直接病因。此后，Lindhe 等的动物实验也证明了菌斑堆积可导致牙周炎。虽然牙周病的发生在一定程度上还受微生物种类和宿主反应的影响，但可以肯定的是牙菌斑以及局部的刺激因素引起了牙龈炎，牙周炎是在牙龈炎长期存在炎症的基础上发展起来的。因此，保持牙面清洁、消除牙龈炎症是预防牙周疾病的关键。

　　**1. 牙龈炎的预防**　牙龈炎的病因比较明确。它的预防方法主要是持之以恒、及时地清除牙面的菌斑，保持相对清洁的牙面。有学者报告在形成实验性龈炎的过程中，每隔 48 小时刷一次牙，即能阻止实验性龈炎的发生。然而，即便每日认真刷牙，仍免不了有些部位存有菌斑和牙石。发达国家的研究资料已经证明，每隔 6 ～ 12 个月接受一次专业性的洁治术，对大多数人来说，是预防牙龈炎的有效措施。对已患牙龈炎者，进行彻底的洁治术、除去明显的局部刺激因素，以及个人认真的日常菌斑控制，可以使牙龈炎痊愈，牙周组织恢复正常，也就是说，牙龈炎是可逆性病变。

　　**2. 牙周炎的预防**　牙周炎是多因素疾病，它的预防需考虑菌斑、咬合创伤、宿主反应、环境因素、遗传基因等综合因素。虽然，并非所有牙龈炎都会发展成为牙周炎，但目前并没有可靠的指标和诊断方法将那些能发展成牙周炎的牙龈炎加以预先识别。因此，消除菌斑、牙石以及其他局部刺激因素，消除牙龈的炎症，仍然是预防牙周炎最根本且行之有效的手段。

　　对于已患牙周炎者，更应强调早诊断、早治疗和恰当、彻底的综合治疗，以阻止病损的加重和发展。牙周炎的治疗不是一劳永逸的，在积极治疗阶段（active therapy phase）取得的效果，不一定能长期保持。积极治疗结束后，应立即进入维护阶段，需要定期复查和进行必要的补充治疗，以确保疗效的巩固。牙周治疗后短期内，牙周致病菌即可重新聚集并引起再度感染和病变的进展。定期维护治疗有助于保持正常的口腔微生态。大量研究已清楚表明，牙周治疗后的定期专业维护治疗是牙周整体治疗计划中必不可少的重要一环，它对于有效控制菌斑和各种牙周病危险因素、预防牙周病的复发具有极其重要的作用。

## 思考题

1. 从牙周病的病因及病变机制角度，谈谈你对牙周维护治疗必要性的认识。
2. 选读几篇经典的有关牙周维护治疗的文献，进一步阐述牙周维护治疗的重要性。
3. 简述如何建立多因素风险评估系统，并讨论其临床意义和应用价值。
4. 结合临床病例，讨论如何因人而异地开展有效的牙周维护治疗。

（周爽英　孟焕新）

## 参考文献

［1］American Academy of Periodontology. Periodontal maintenance（position paper）. J Periodontol，2003，74（9）：1395-1401.

［2］Axelsson P，Lindhe J. The significance of maintenance care in the treatment of periodontal disease. J Clin Periodontol，1981，8（4）：281-294.

［3］Bjarni EP，Christoph H，Hans PW，et al. Peri-implantitis susceptibility as it relates to periodontal therapy and supportive care. Clin Oral Implant Res，2012，23（7）：888-894.

［4］Corbet EF，Jin LJ. Periodontal risk assessment and prognosis：current status and future development-A perspective from Hong Kong. //Bartold PM，Ishikawa I，Vergel de Dios N. Current trends in periodontal diagnosis，disease recognition and management. Adelaide：Asian Pacific Society of Periodontology，2004：67-72.

［5］Lv D，Meng HX，Xu L. New attempts to modify periodontal risk assessment for generalized aggressive periodontitis：a retrospective study. J Periodontol，2013，84（11）：1536-1545.

［6］Goldman MJ，Ross IF，Goteiner D. Effect of periodontal therapy on patients maintained for 15 years or longer. a retrospective study. J Periodontol，1986，57（6）：347-353.

［7］Hirschfeld L，Wasserman B. A long-term survey of tooth loss in 600 treated periodontal patients. J Periodontol，1978，49：225-237.

［8］Lang NP，Matuliene G，Salvi G，et al. Supportive care. //Lang NP，Lindhe J. Clinical Periodontology and Implant Dentistry. 6th edition. New Jersey：John Wiley&Sons Ltd.，2015：1347-1371.

［9］Lang NP，Tonetti MS. Periodontal risk assessment（PRA）for patients in supportive periodontal therapy（SPT）. Oral Health Prev Dent，2003，1（1）：7-16.

［10］Löe H，Anerud A，Boysen H，et al. Natural history of periodontal disease in man. Rapid，moderate and no loss of attachment in Sri Lankan laborers 14～46 years of age. J Clin Periodontol，1986，13（5）：431-445.

［11］McFall WT Jr. Tooth loss in 100 treated patients with periodontal disease. A long-term study. J Periodontol，1982，53（9）：539-549.

［12］Mombelli A，Müller N，Cionca N. The epidemiology of peri-implantitis Clin. Oral Implants Res，2012，23（S6）：67-76.

［13］Novaes Junior AB，Novaes AB. Compliance with supportive periodontal therapy. Part Ⅱ：Risk of non-compliance in a 10-year period. Braz Dent J，2001，12（1）：47-50.

［14］Ojima M，Hanioka T，Shizukuishi S. Survival analysis for degree of compliance with supportive periodontal therapy. J Clin Periodontol，2001，28（12）：1091-1095.

［15］Page RC，Krall EA，Martin J，et al. Validity and accuracy of a risk calculator in predicting periodontal disease. J Am Dent Assoc，2002，133（5）：569-576.

［16］Page RC，Martin J，Krall EA，et al. Longitudinal validation of a risk calculator for periodontal disease. J Clin Periodontol，2003，30（9）：819-827.

［17］Page RC，Offenbacher S，Schroeder HE，et al. Advances in the pathogenesis of periodontitis：summary of developments，clinical implications and future directions. Periodontol 2000，1997，14（1）：216-248.

［18］赵静仁. 45300 份信息电子化牙周检查表的回顾性分析. 北京：北京大学，2013.

［19］Skudutyte RR，Eriksen HM，Hansen BF. Trends in periodontal health among 35-year-olds in Oslo，1973-2003. J Clin Periodontol，2007，34（10）：867.

# 第二十八章 牙周健康与修复治疗和正畸治疗的关系

## Periodontal-Restorative & Periodontal-Orthodontic Relationships

**应知应会的内容：**

1. 与牙周健康有关的修复体设计要求
2. 生物学宽度与修复体龈缘位置的关系
3. 牙周炎患者的永久性修复和正畸治疗的适宜时机
4. 正畸治疗对牙周组织的影响
5. 正畸治疗过程中如何保护牙周健康
6. 牙周健康与口腔其他学科之间的关系

　　龈牙结合部（dento-gingival junction）是牙周组织的一个重要组成部分，它终生暴露于口腔环境中，长期接触各种刺激因素，当然首要的是菌斑微生物在局部的堆积，使龈牙结合部成为牙周病的始发部位。牙周组织还承受其他物理、化学等因素的刺激；对于局部和全身等刺激因素，牙周组织也是一个积极的反应者，受到刺激后会发生一系列免疫和炎症反应。从这个角度来看，牙周组织是口腔内相对敏感的组织，要保持牙周组织的终身健康，需要多方面的保护，避免各种可能的不良刺激因素。

　　口腔内很多疾病以及它们的治疗与牙周组织的健康有着密切的关系。例如：龋损波及牙髓和根尖周围组织时，可以通过不同途径将感染扩散至牙周组织，而牙周的感染也可影响牙髓组织（详见第十四章）；各种牙体和牙列的修复治疗需要有牙周健康的基牙；不合理的修复体可以损伤牙周组织，甚至导致牙周组织的快速破坏；正畸治疗已在青少年和成人中普遍开展，它同样既可"造福"牙周组织，又可能损害牙周组织。当前日益受到重视的与美容相关的口腔治疗，不应仅重视牙体的外观，还应包括健康的牙龈。试想单有洁白的牙齿，而牙龈却红肿流脓，或牙龈软组织缺损，那也不是真正的完美。种植义齿的成功和长久疗效也有赖于种植体周围软硬组织的健康。儿童期牙龈炎非常普遍，有一些儿童甚至会发生严重而快速进展的牙周炎，所以必须从儿童时期就建立良好的口腔卫生习惯，才能保证其终身的健康牙周组织。因此可以这样说：健康的牙周组织是临床上进行各种口腔治疗的基础，应在牙周健康的基础上开展修复、正畸、种植等治疗。同时，口腔医师应在各种治疗中竭尽全力保护牙周组织，避免造成不必要的牙周损伤。本章着重讨论牙周健康与修复治疗和正畸治疗的关系，上述其他内容可详见各有关章节。

牙周炎发展到晚期时，常造成病理性牙移位（pathological migration）或牙齿松动（mobility），甚至牙齿缺失，以致影响咀嚼功能、语言功能、美观和心理健康。牙周炎患者虽经成功的牙周基础治疗和（或）手术治疗后，仍可能存在下列问题，如牙列缺损、牙周支持组织减少、对咬合力的承受能力下降；有的牙可能残存中等深度的牙周袋，炎症易复发；存在菌斑滞留（plaque retention）的不利形态（如暴露的根分叉区、增大的牙间隙等）。因此，牙周炎的成功治疗有赖于制定一套完善的、多学科配合的系统性治疗计划。在重症牙周炎的综合治疗计划中，修复治疗和正畸治疗常占有重要的位置。这些治疗必须按照牙周病的特点来设计和实施，从基牙的选择、修复体或正畸装置的设计和制作、治疗过程及维护期的牙周监测等方面，均应遵循保护牙周健康、防止牙周病情加重或复发的原则。对于没有牙周病的健康者，也应当防止由于修复体的不当而造成牙周组织的损害。另外，成功的牙周治疗和良好的牙周支持治疗（supportive periodontal therapy，SPT）也是保证修复体和正畸治疗取得良好效果所不可缺少的因素。

# 第一节　修复体的设计应有利于牙周健康
## Biological Considerations for Restoration Designing

## 一、修复体边缘的位置与生物学宽度（margin placement and biologic width）

现代的观点主张将修复体的龈侧边缘（margin of restoration）尽量放在牙龈缘的冠方，以免刺激牙龈，并有利于患者保持该处的清洁，而且制作方便，容易保证密合。只有在前牙因美观需要或龋坏已达龈下，或者牙冠较短，需增加固位等情况下，才考虑将冠缘放到龈下。但应遵循"不侵犯生物学宽度"的原则。

Gargiulo等的测量结果表明，从牙槽嵴顶到结合上皮最根方的结缔组织宽度约为 1.07 mm，结合上皮的宽度约为 0.97 mm，二者构成恒定的生物学宽度（biological width）平均约为 2.04 mm。如果将修复体放到龈缘以下过多，使其边缘距牙槽嵴顶不足 2 mm，则会侵犯生物学宽度（biological width violation）。可能出现两种不良反应：①组织为避让冠缘的激惹而发生牙槽嵴顶吸收和牙龈退缩，此种情况多发生于牙槽骨较薄处，修复过程中的创伤是导致该现象的主要原因；②牙槽骨不吸收，但牙龈发生炎症和肿胀，此种不良反应较多见。已有大量的临床研究表明冠缘伸至龈下的牙齿，其牙龈指数（gingival index，GI）= 2（即探诊后出血）的比例明显高于冠缘在龈上者。在必须将冠缘放在龈下时，还应该遵循第二条原则——修复体边缘不应超过龈沟深度的 1/2（健康的龈沟一般为 2 mm）；冠缘距龈沟底至少 1 mm，不得延伸至沟底，且必须与牙面非常密合。即修复体边缘到牙槽嵴顶的距离为 3 mm。

有些牙的龋坏广泛达牙根部，或牙折断达到龈下数毫米，断端附近甚至有牙龈增生或息肉长入。为了对这些牙体缺损进行修复，过去常只做单纯的牙龈切除术，暴露一部分牙根，随即以冠修复。但不久常有牙龈再度增生，覆盖修复体，并有炎症和肿胀，这就是因为侵犯了生物学宽度。为了避免侵犯生物学宽度，首先要清楚牙槽骨的位置，因此须用手术方法翻开龈瓣。假如未来修复体边缘距牙槽嵴顶不足 3 mm，须去除部分牙槽骨，此为牙冠延长术（crown lengthening surgery，详见第二十六章）。

## 二、冠部的外形（crown contour）

有证据表明外形（contour）过突的修复体中有 64.3% 存在牙龈炎症，因为过突的外形高点与龈缘之间所形成的三角形地带，正是菌斑最易堆积之处（图 28-1）。在颊、舌面靠近牙颈部处的突起，一般比釉牙骨质界突出约 0.5 mm 为宜，在烤瓷全冠的牙体预备时，该处应给全冠留出 1.5 mm 的厚度，以免造成过突的外形。在前牙使用树脂或烤瓷贴面时，也不要为了加强牢固性而将靠近牙颈部处做得太厚，否则容易造成牙龈的炎症。

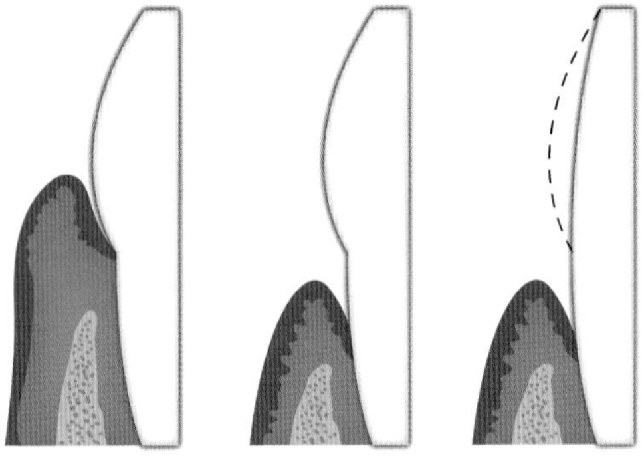

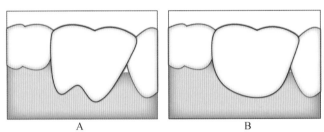

图 28-1　牙冠突度与牙龈健康的关系
**A.** 正常龈缘位于牙冠外形高点的略冠方；**B.** 牙龈退缩后，外形高点与龈缘之间易存留菌斑；**C.** 牙龈退缩处的修复体勿过突，以利清洁。

## 三、根分叉区（furcation area）

经过牙周治疗后，磨牙根分叉病变大多暴露在口腔中，牙龈已退缩，该处正是牙龈缘、牙颈部凹陷和分叉病变的交汇处，极易堆积菌斑。此处的充填体或冠桥外形应适应牙体的自然外形，在牙冠的颊（舌）面近颈处形成与牙龈外形相应的凹陷，以利于清除菌斑（图 28-2）。

图 28-2　根分叉病变处的修复体外形
**A.** 正确外形；**B.** 不良外形。

## 四、冠缘的密合（marginal fit）

修复体不可有悬突（overhang），也不可与牙面之间有过大的空隙。应尽量减少黏固剂（如磷酸锌粘固粉）在冠缘处的外露，因为黏固剂的表面较粗糙，易附着菌斑；日久后黏固剂溶解，会形成冠与牙面之间的微隙。有学者报告冠缘不密合超过 0.2 mm 者，局部均发生牙槽骨吸收。Lang 等报告在有悬突的牙面，产黑色素拟杆菌群的比例明显增高；消除悬突后，该菌群的比例明显减少。

## 五、接触区的位置及形态（position and contour of contact area）

后牙邻面的接触区（contact area）应位于中央沟的颊侧，以使腭侧有较大的外展隙（楔状隙，embrasure），使食物得以外溢而不致嵌塞。接触区的颊舌径不宜过大，以免形成相应过宽的龈谷。接触区以下的牙面应平坦或微凹，不可凸出，以免挤压牙间乳头。牙周炎患者常有牙龈退缩，造成较大的牙间隙。此处的修复体不应制作得太突，应留出足够的空隙，以利洁牙工具，如牙间隙刷、牙签等进入（图 28-3）。

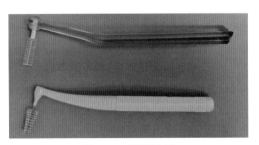

图 28-3　牙间隙刷

## 六、表面的光洁度（surface smoothness）

一般认为抛光过的贵金属、烤瓷和热固化树脂对牙周组织几乎无刺激。黏固剂则因不同厂家的产品而异。更为重要的是任何修复体必须抛光，使其表面光滑，不易堆积菌斑。未经仔细抛光的树脂表面呈多孔性，极易堆积菌斑。当修复体的边缘位于龈下时，一般与牙面之间会有 20 ～ 40 μm 的微隙，一旦黏固剂溶解后，此处极易存留菌斑（框 28-1）。

框 28-1　与牙周健康有关的修复体设计

- 修复体边缘的位置应尽量放在龈上
- 勿侵犯生物学宽度
- 冠部外形勿过突
- 有利于根分叉处的菌斑控制
- 接触区在中央区的颊侧，颊舌径不宜过大
- 冠缘和牙面密合
- 表面光滑
- 平衡的咬合关系

# 第二节　牙周炎患者修复治疗的时机
## Timing of Restoration Placement for Periodontitis Patients

牙周炎的综合治疗计划应是有序地进行。只有在控制了牙周炎症、病情稳定的情况下，才能开始对缺失牙进行修复。修复治疗一般在基础治疗结束后 6 ～ 8 周，经复查深牙周袋消除、病情稳定后再开始，牙周手术后则宜更长些。需要强调的是，修复治疗的计划应在患者就诊的早期即开始考虑，根据牙周破坏程度、对预后的判断（如深牙周袋能否消除，根分叉病变能否控制等）、患者的配合程度、对初步治疗的反应等来全面设计，如考虑某些牙的去留以及基牙的选择等。当然，在第一、第二阶段治疗过程中，还可根据具体情况对原来的计划进行调整，但应把修复治疗与牙周炎的治疗过程紧密结合，以求取得理想的治疗效果。

# 第三节　牙周炎患者正畸治疗的适应证和禁忌证
## Indications and Contraindications of Orthodontic Treatment for Periodontitis Patients

长期以来，人们认为牙周炎患牙的支持组织减少，不能承受正畸压力，故不主张对牙周炎患者施行正畸治疗。然而，Case 在 1921 年就曾对一位四十多岁的牙周炎患者，在拔除两个下中切牙后，用正畸治疗成功地关闭缺牙间隙。后来的学者也证明在没有炎症的情况下，对患牙施加生物限度以内的正畸力不会引起和加重牙周组织的破坏，有时还能改善病情。

年龄也不是决定能否正畸的主要因素。虽然一般来说成年人颌骨的发育已停止，骨质的改建较慢，加上多有牙周病、牙齿缺失、骨缺损、颞下颌关节病以及全身病等，加大了正畸治疗的难度，但只要正确选择病例、方法得当，成人牙周炎患者的正畸治疗也有不错的效果。

牙周炎患者的下列问题可通过牙齿简易矫治术（minor tooth movement，MTM）予以解决。

1.排齐拥挤错位的牙齿，形成良好的外展隙。

2. 前牙深覆殆。

3. 前牙病理性扇形移位、过长和出现间隙。

4. 基牙位置的调整，使前后牙处于平行位置，利于义齿的戴入，也减少对牙体组织的切割。

5. 后牙缺失未及时修复，邻牙向缺牙间隙（一般为近中）倾斜，形成深的骨下袋。可通过正畸治疗使其直立（up-righting），同时近中的深袋也可消除，免除了骨成形手术的必要性。

6. 建立良好的咬合关系和重要的咬合标志。

7. 前牙折断达龈下，可用正畸方法将牙根牵出，以延长临床牙冠，利于修复。在牵引的同时，牙槽骨和牙龈也会随之向冠方伸延，有时仍需要行牙冠延长手术。

8. 改善软组织外形，如有些前牙龈缘不齐的病例，可通过正畸将牙排齐，从而改正龈缘位置。

9. Ⅱ～Ⅲ度根分叉病变做分根术后，可用正畸手段将两个过于靠近的牙根推开（可达 7～8 mm），以利修复。

最主要的正畸禁忌证是未经治疗的牙周炎，或虽经治疗但炎症仍存在，菌斑未控制，病情仍处于活动阶段的患者。此时若加上正畸力，将使牙周病情恶化，加速牙周组织的破坏，甚至发生牙周脓肿。在牙齿移动过程中压力侧的牙周韧带很容易形成玻璃样变性，会阻止牙齿的移动。玻璃样改变的清除取决于压力吸收侧牙周韧带的再生。当牙周组织存在炎症时，组织的再生很难发生。因此，控制牙周组织炎症不但是牙周健康的需要，也是牙齿正畸移动的需要。此外，正畸装置应尽量简单，便于菌斑控制，加力大小恰当等也很重要，并非力量越大，牙齿移动越快。因为较大的力量会造成玻璃样变性，反而阻滞了牙齿的移动。对于牙周健康的成年人，每颗牙施加的力量应为 5～15 克。

正畸治疗必须在牙周炎症已控制，致病因素及深牙周袋已消除，牙龈保持健康状态；患者已掌握菌斑控制的方法，并能在正畸治疗期间认真执行菌斑控制和定期复查牙周情况之时方能开始。

有些牙周手术要在正畸开始前完成，如消除深牙周袋、消除邻面的垂直型或凹坑状骨缺损的手术、切除过长的牙龈或异常的系带、预防牙龈退缩或开裂的膜龈手术、牙周加速成骨正畸（periodontally accelerated osteogenic orthodontics，PAOO）手术等。PAOO 手术当日或 1 周即可开始正畸加力，而牙周骨手术正畸治疗应在术后 3～6 个月再开始。对于正畸治疗可引起牙周软、硬组织改建的，是否需要牙周手术一般在正畸治疗后再进行评估，如牙齿近中倾斜导致的角形骨吸收。

正畸治疗结束后应固定保持至少 6 个月，有的患者可能需终身固定。对正畸后的牙齿进行定期复查和牙周维护也十分重要。

# 第四节　正畸对牙周组织的影响
## Impact of Orthodontics on the Periodontium

正畸过程中，加力的大小、方向、持续时间以及正畸装置的设计和安放都会对牙周组织的各部位发生影响。牙槽骨、牙周膜和牙根面对各种正畸压力总的反应是基本相同的，电镜下可见到牙周组织在受力后数小时内即有明显的细胞和血管的改变。总体分为 3 个阶段，即组织变性、清除变性的组织、最终建立新的牙齿附着装置。正畸的作用包括使牙整体移动（bodily movement）、牵引（extrusion）出牙槽窝、压入（intrusion）牙槽窝、直立（up-righting）和扭转（rotation）等。同样的力加于不同牙齿，对支持组织的影响大小也不尽相同，影响的因素包括牙根长度和形态、支持骨的量、着力点、转动中心等。本节仅简介正畸治疗过程中较常见的牙周组织临床反应。

# 一、牙龈炎症和增生（inflammation and enlargement of gingiva）

正畸装置往往不利于菌斑的清除，尤其是多余的黏固剂未去净、托槽的位置太靠近龈缘、带环位于龈缘以下且不密合等都会刺激牙龈。它们还会改变牙龈的生态环境。有学者报告正畸装置附近局部的普氏菌属、放线菌属和伴放线聚集杆菌等的检出率增高，兼性厌氧菌比例减少。正畸患者多为青少年，对口腔卫生重视不够，又处于青春期龈炎的好发年龄，因此大部分正畸患者在矫治过程中均会发生程度不等的牙龈炎，以牙间乳头处较重，甚至可发生牙龈肥大或增生。文献报告在口腔卫生较好的牙周健康者，除去矫正器后一个月内牙龈的炎症可消退，但增生的牙龈牙周基础治疗后仍无明显改善则需手术切除。若对未经治疗的牙周炎，或虽经治疗但维护不良的牙周炎患者进行正畸治疗，可导致牙周袋加深、炎症复发、牙槽骨吸收加快，甚至发生牙周脓肿，造成严重后果。

# 二、牙龈退缩（gingival recession）

上下颌牙齿的唇（颊）侧，尤其是前牙唇侧的牙槽骨板较薄，有的部位甚至有"骨开窗"（fenestration）或"骨开裂"（dehiscence）。当需要扩弓或使牙齿向唇（颊）侧移动或由于牙轴改变而使牙根向唇侧倾斜，使原来很薄的骨板迅速吸收，容易造成牙龈退缩，使根面暴露。Vanarsdall 等对扩弓矫治后 10 年的患者进行复查，约有 20% 的患者有一个或数个牙的颊侧有牙龈退缩，而用 edgewise 矫治者则仅有 6% 发生牙龈退缩。

受压力侧的牙龈厚度和骨板厚度对防止正畸过程中的牙龈退缩很重要，在治疗前应充分检查和了解骨板的厚度和角化牙龈的宽度，以及牙齿在牙弓中的位置。文献报告只要牙齿的移动是在牙槽窝的生理范围内，一般不会引起牙龈退缩。如果下切牙正畸治疗要向唇侧移动，而且唇侧牙龈已经有退缩，必要时可先做骨增量或附着龈增宽和增厚手术，从而避免由于牙齿唇（颊）侧移动带来硬组织缺陷和膜龈问题的风险。

另外，对某些因牙位不正所致的轻度牙龈退缩，也可通过正畸治疗将该牙排入牙列内的正常位置，从而改善牙龈退缩。因此，关键在于牙在牙槽窝中的位置，以及局部牙龈和牙槽骨的厚度。

儿童时期结合上皮尚附着在牙冠部的釉质上，正畸带环不可放置太深，以免刺激结合上皮向根方增生，易导致牙龈退缩，牙龈有炎症时也易加速退缩。

# 三、牙根吸收（root resorption）

正畸加力时，牙根也可发生吸收，通常吸收的量很少，临床或 X 线片上不能发现，以后可由继发的含细胞牙骨质来修复被吸收处。当正畸加力过快或过大时，可引起明显的甚至严重的牙根吸收，通常发生在根尖处。文献报告在青少年正畸患者中发生牙根吸收达根长 1/3 者约有 3%，成年人中更高，主要发生在上、下颌切牙。也有少数患者发生牙颈部的牙根外吸收。也有研究显示，正畸前配合牙周加速成骨正畸（PAOO）技术，可降低正畸相关牙根外吸收的风险。

# 四、牙槽骨吸收和附着丧失（bone resorption and attachment loss）

年轻人在受正畸加力 30～40 小时后，牙槽骨表面即可有破骨细胞分化。儿童正畸时受力牙的牙槽嵴有少量的吸收，一般在 1 mm 以内（0.1～0.5 mm），无明显的临床意义。但成人正畸时骨吸收可能略多，尤其是原有的牙周炎未经治疗或炎症复发，则正畸过程中将发生明显而快速的牙槽骨吸收。过大的正畸力还可使牙周膜和牙槽骨发生坏死。较一致的观点是，牵引（extrusion）牙齿可使牙槽骨随牵引方向增高，适用于改善个别牙的垂直型骨吸收；至于将牙压入牙槽窝（intrusion），则学者的观点有争议，一般认为压入易导致牙根吸收、牙髓改变，更可使骨下袋加深或形成角形牙槽嵴，该处只有上皮附着于根面。对于牙周炎患者施行压低治疗须慎重。

正畸的目的是使患者获得健康、有良好功能和美观的牙列，其中必定包括牙周组织的健康。有学者认为约 10% 接受正畸治疗的患者存在牙周问题需要考虑，约 8% 的正畸患者需要与牙周专科医师进行完善的合作。在正畸治疗开始前和过程中，医生应通过问病史和细致全面的检查来发现患者的"牙周危险因素"，如口腔卫生习惯、菌斑量、牙周情况、牙龈和牙槽骨的厚度、冠根比、咬合负担、有无修复体、有无夜磨牙史或家族史、全身情况等，并根据存在的问题制订相应的个性化正畸治疗计划，这是成人正畸取得成功的必要前提（框 28-2）。

框 28-2　正畸前应考虑的牙周"危险因素"

- 口腔卫生情况和习惯
- 有无未经治疗的牙周炎或牙龈炎
- 牙周炎是否定期进行维护治疗
- 牙龈和牙槽骨的厚度
- 冠根比
- 治疗牙和全口的咬合负担
- 有无夜磨牙症或紧咬牙
- 有无不良修复体
- 牙周病的家族史
- 全身健康情况

# 第五节　为配合正畸开展的牙周手术
## The Periodontal Surgery for Orthodontics

中、重度牙周炎常伴有牙齿倾斜移位、牙间隙变大、咬合关系错乱、修复间隙不协调等问题，为了恢复功能和美学，正畸治疗是牙周系统治疗中不可缺少的重要一环。成人正畸前仔细的牙周检查、牙周系统治疗和正畸过程中定期的牙周维护也必不可少。有时正畸矫治还需要牙周手术的配合。

## 一、牙周加速成骨正畸（PAOO）

随着经济的发展，成人正畸逐渐增加。由于成人机体发育已完成，成人正畸往往周期较长。如何健康有效地加速成人正畸患者牙齿的移动，缩短正畸的治疗周期是一个值得关注的问题。PAOO 技术的出现为解决上述问题提供了方法。其原理是通过涡轮或超声骨刀等完成牙根附近的皮质骨切开，牙槽骨组织（牙根周围）在经受损伤刺激后，局部出现加速现象（regional acceleration phenomenon，RAP），增强了重生或重建过程中的修复速度。RAP 在骨愈合中的主要特征是局部骨密度的减低和骨转化的加速。骨皮质切开手术创伤增加了炎症因子的释放，促使多种前体细胞分化为成熟破骨细胞，增加骨吸收率，使得骨中矿物质减少、骨改建增加，为牙齿快速移动打下了基础。

PAOO 手术除了可加快牙齿移动的速度，还可减低牙根外吸收的风险，减少正畸后复发的可能性，若配合植骨术和或引导组织再生术，可增加牙齿唇侧的骨量（图 28-3）。

**1. 手术要点**

（1）为避免手术后牙龈退缩，应采用沟内切口或改良的保留牙龈乳头的水平切口。

（2）翻全厚瓣，暴露骨面。

（3）切开或切透皮质骨，深度穿透皮质骨达髓质骨即可，骨皮质切口的冠方在牙槽嵴顶下 2 mm，可有 3 种形式：①切透两牙根间的骨皮质，根方超过根尖 2 mm。②切透两牙根间的骨皮质，根方超过根尖 2 mm，同时近中、远中根尖在根尖区联合呈"U"形。③若骨板较厚可同时在唇舌侧骨板上打孔，穿过骨皮质即可，上述操作避免伤及根面，超声骨刀可增强安全性和减轻创伤。

（4）在骨缺损处植入一层骨粉，避免术后骨厚度的改变和促进骨改建。若想增加唇侧骨厚度，应增加植骨量，并覆盖可吸收性生物膜。

（5）采用间断或双层褥式严密缝合。

（6）手术后 14 天拆线。

（7）术后服用止痛药 3 ～ 7 天、抗生素 7 ～ 10 天。

**2. 注意事项**　牙周炎患者在牙周炎控制稳定后方可开展 PAOO 手术；PAOO 手术范围比较大、时间比较长，必要时手术前可服用镇静药物；PAOO 手术后当天即刻或拆线时正畸开始加力；PAOO 手术后牙齿快速移动有窗口期，通常 6 个月后牙齿快速移动现象消失。

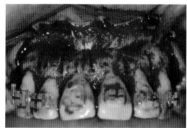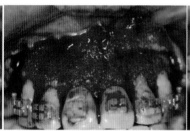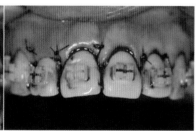

图 28-3　上前牙区 PAOO 手术
（栾庆先医师提供）

## 二、牙冠延长手术

正畸前有时需要先行牙冠延长手术来获得足够的临床冠长度，为放置正畸装置提供空间。如果临床冠过短，带环和托槽离龈缘过近或进入龈沟，导致菌斑的聚集，可能带来牙周组织的破坏。

## 三、纤维环切手术（fiberotomy）

牙周韧带中主纤维和牙槽嵴上纤维影响正畸后的牙齿稳定性，而牙槽嵴上的牙龈纤维与扭转牙正畸治疗后复发有关，纤维环切手术的效果为上述认识提供了证据。除了有预防正畸治疗后复发的作用，该手术还可应用于正畸牵出牙齿的过程中，通过每两周一次的手术，可以避免牙龈组织和牙槽骨随牙齿一道被牵出。

**手术方法**　切口由龈沟底指向牙周膜间隙，环绕牙齿切开上皮附着，切断牙槽嵴上纤维，直达牙周膜间隙。当牙龈有炎症的情况下，不宜行该手术。上颌前牙的手术效果要好于下颌前牙。手术没有导致龈沟的加深和唇侧牙龈的退缩。

## 四、系带修整术（frenotomy）

上唇系带附着过低会导致上颌中切牙牙间隙，正畸关闭后容易复发，粗大的唇系带还会影响到间隙的关闭，上述情况正畸前应考虑手术。

## 思考题

1. 修复体边缘需要放在龈下时，应注意的问题是什么？
2. 当患牙有根分叉病变且已暴露在口腔中时，全冠的外形应注意什么？
3. 如何纠正对生物学宽度的侵犯？
4. 哪些牙周问题可用正畸方法来治疗？
5. 正畸治疗中牙龈退缩的原因是什么？如何防止？

（栾庆先 曹采方）

## 参考文献

［1］Boyd RL，Leggott PJ，Quinn RS，et al. Periodontal implications of orthodontic treatment in adults with reduced or normal periodontal tissues versus those of adolescents. Amer J Orthodontics and Dentaofacial Orthopedics，1989，96（3）：191.

［2］Bragger U，Lacchenauer D，Lang NP. Surgical lengthening of the clinical crown. J Clin Periodontol，1992，19（1）：58.

［3］Ong MM，Wang HL. Periodontic and orthodontic treatment in adults. Am J Orthod Dentofacial Orthop，2002，122（4）：420.

［4］Gkantidis N，Christou P，TopouzelisN. The orthodontic-periodontic interrelationship in integrated treatment challenges：a systematic review. J Oral Rehabil，2010，37（5）：377-390.

［5］Mathews DP，Kokich VG. Managing treatment for the orthodontic patient with periodontal problems. Semin Orthod，1997，3（1）：21-38.

［6］Ericsson I，Lindhe J. Effect of long-standing jiggling on experimental periodontitis in the beagle dog. J Clin Periodontol，1982，9（6）：497.

［7］Vanarsdall RL Jr. Periodontal/orthodontics interrelationship. //Graber TM，Vanarsdall RL Jr. Orthodontics：Current principles and techniques. 3rd ed. St. Louis：Mosby，2000.

［8］Ingber JS. Forced eruption Ⅱ. Amethod of treating non-restorable teeth-periodontal and restorative considerations. J Periodontol，1995，47（4）：203.

［9］Listgarten MA. Periodontal probing：What does it mean？ J Clin Periodontol，1980，7（3）：165.

［10］Nelson PA，Årtum J. Alveolar bone loss of maxillary anterior teeth in adult orthodontic patients. Amer J Orthodontics & Dentofacial Orthopedics，1997，111（3）：328.

［11］Newman MG，Takei H，Klokkevold PR，et al. Newman and Carranza's Clinical Periodontology. 13th ed. Philadelphia：WB Saunders Co，2019：699-704.

［12］Lang Np，Lindhe J. Clinical Periodontology and Implant Dentistry. 6th ed. New Jersey：John Wiley & Sons Ltd，2015：1297-1324.

# 第二十九章  种植体周组织及疾病

## Peri-Implant Tissue and Diseases

**应知应会的内容：**

1. 黏膜及骨与种植体间的界面结构特点
2. 种植体周疾病的致病因素
3. 种植体维护期的检查及维护方法
4. 种植体周病的治疗原则

种植义齿（implant denture）是由种植体和种植体支持的上部义齿组成的修复体。种植体经手术植入失牙区的颌骨内，与骨组织形成骨整合（osseointegration），在骨的冠方与牙槽黏膜结合，形成软组织封闭，然后在穿越牙槽黏膜的种植基桩上完成义齿修复。种植体是种植义齿特有的组成部分，位于颌骨内和（或）黏膜骨膜下，与其周围软、硬组织的结合方式与自然牙有许多类似之处，但不完全相同，种植体周组织的防御能力比自然牙周组织要弱得多。因此，种植体周组织需要进行良好的维护，才能保持健康，否则，会发生类似于牙周病的疾病，即种植体周病（peri-implant diseases），包括炎症仅累及种植体周软组织的种植体周黏膜炎（peri-implant mucositis）和除软组织炎症外尚有深袋形成及牙槽骨丧失的种植体周炎（peri-implantitis），从而影响种植体的稳定性和功能的行使，严重时导致种植体松动、脱落。

牙周疾病是导致失牙的主要原因之一，牙周炎患者常需要种植修复，而牙周炎往往导致牙槽骨吸收，使骨量不足；另外，牙周病的致病因素也会影响到种植体周组织，导致种植体周病。因此，对牙周炎患者进行种植修复时，要给予格外注意，进行必要的种植前治疗，并进行更详细的检查，全面考虑各种因素，才能获得成功。国际上已将种植学列入牙周专科毕业后教育的内容，这也是未来的发展趋势。

## 第一节  种植体周组织及其特点
### Peri–Implant Tissue and Its Characteristics

种植体周围组织简称种植体周组织（或种周组织），包括种植体周软组织和骨组织。种植体周软组织即种植体周黏膜，健康的种植体周黏膜类似于自然牙的牙龈组织，外观呈粉红色、表层角化、有点彩，质地坚韧，组织致密，包绕在种植体的颈部并覆盖在种植体周骨组织牙槽突的表面，在种植体颈部与种植体结合形成软组织封闭，在两个种植体之间的邻面区域也可有龈乳头形成。种植体周的硬组织即骨组织，与自然牙不同，骨与种植体直接结合，从而支持种植体，使其稳固和发挥功能。

# 种植体周组织的组织学结构特点
## Histological Features of Peri-Implant Tissues

## 一、种植体周黏膜（peri-implant Mucosa）

种植体周黏膜在组织学上与牙龈相似，同样包括上皮和结缔组织，并具有与龈牙结合部类似的黏膜-种植体结合界面（图29-1）。

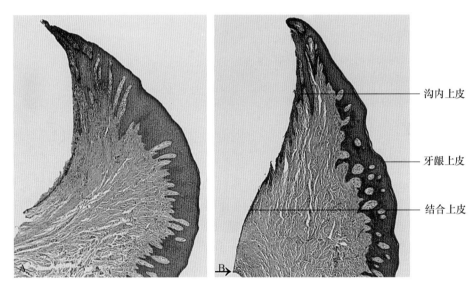

沟内上皮

牙龈上皮

结合上皮

图 29-1 比格犬天然牙牙龈组织（**A**）种植体周黏膜组织，可见长结合上皮（箭头示种植体基台与周围黏膜结合处，**B**）

（黄宝鑫医师提供）

**1.上皮（epithelial）** 种植体周黏膜组织的上皮与牙龈相似，包括口腔龈上皮（oral epithelium）、沟内上皮（sulcular epithelium）及结合上皮（junctional epithelium）。种植体周的口腔上皮与自然牙牙龈的口腔上皮相同，也是角化的鳞状上皮，有钉突。沟内上皮无角化，由基底细胞和 5～15 层基底上细胞组成，细胞层次较自然牙少，在冠方与角化的口腔上皮相连续，与种植体之间形成种植体软组织沟。其深度因种植体的种类和植入深度会有所不同，一般不超过 4 mm。结合上皮有 2～5 层细胞，层次少于自然牙的结合上皮，同样没有钉突。其与种植体表面的附着类似自然牙，亦是通过基板和半桥粒而结合。种植体周黏膜通过结合上皮与种植体表面结合，形成软组织封闭。

**2.结缔组织（connective tissue）** 种植体周黏膜的结缔组织中胶原纤维的排列方向与自然牙不同。在结缔组织与种植体直接接触部分，种植体表面无牙骨质，因此没有类似插入自然牙牙骨质的垂直排列的胶原纤维，胶原纤维只是平行于种植体表面。结缔组织胶原纤维来自牙槽骨嵴顶的骨膜，由骨膜向软组织边缘伸展，方向与种植体或种植体基台表面平行，在远离种植体部分，胶原纤维呈环形围绕种植体。这种环形纤维的作用仍不清楚，可能有助于形成围绕种植体周围的软组织"封闭"（seal）。

种植体周的结缔组织比自然牙的牙周组织含有更多的胶原纤维，而成纤维细胞和血管结构少。种植体周结缔组织在邻近种植体表面的内层部分中，成纤维细胞量相对较多，细胞长轴与种植体表面平行排列，血管成分很少；而在外层部分中，成纤维细胞少，血管成分增多，胶原纤维较多。Abrahamsson 等（2002）的研究显示，表面粗糙度不同的基台周围的结缔组织成分相似。

**3. 黏膜 - 种植体结合界面（the mucosa-implant interface）** 与自然牙的龈牙结合部一样，种植体在穿过种植体周黏膜部分处，与种植体周黏膜组织相结合，形成软组织封闭，从而阻止菌斑与种植体周骨组织的接触。

黏膜组织与种植体表面的结合同样包括结合上皮和结缔组织部分，种植体表面的结合上皮与自然牙相似，也是通过基底板和半桥粒与种植体表面相结合。Ikeda 等研究发现，仅在根方的结合上皮存在通过半桥粒与基板的连接，而天然牙的结合上皮存在广泛的半桥粒连接，这表明种植体结合上皮的结合力要弱于天然牙；而结缔组织附着部分是指在结合上皮根方至骨嵴顶之间的区域，结缔组织与种植体表面直接相接。这部分则与自然牙不同，自然牙牙根表面有牙骨质层，牙龈胶原纤维与牙骨质呈垂直排列，一端埋于牙骨质层内，另一端深入牙龈组织中；而种植体无牙骨质层，结缔组织中的纤维只是与种植体表面平行排列，虽然结缔组织外层有环形排列的纤维，有助于加强软组织的封闭，但种植体周的结缔组织封闭明显弱于自然牙（图 29-2）。

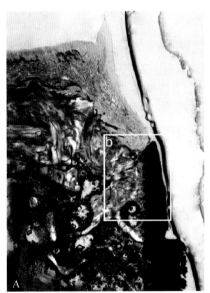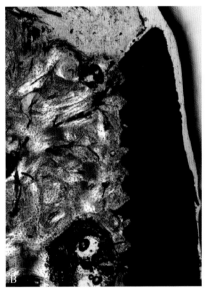

图 29-2　比格犬硬组织切磨片显示种植体周软组织和种植体-骨结合界面
（黄宝鑫医师提供）

超微结构研究发现约有 20 nm 厚的无定形糖蛋白层将种植体表面与胶原纤维和细胞突起分隔开，结缔组织似乎是粘在种植体表面，这种黏附可能阻挡结合上皮向根向增殖。但是与牙齿相比，这层相对无血管的软组织防御机制很弱。

黏膜的成功愈合是种植成功的关键因素之一。良好的软组织封闭是局部防御之一，为种植体提供一道屏障，防止口腔细菌及其毒素侵入内环境。种植义齿的菌斑堆积可导致软组织边缘的炎症变化，炎症是否会进展累及种植体支持组织，决定于细菌的毒力和宿主的防御水平。系统性免疫缺陷会削弱宿主对入侵微生物的防御，最终导致种植体失败。手术中植入种植体时，尽量多地保留角化咀嚼黏膜，能增强种植体周的封闭，减轻种植体周组织的炎症。长期维护种植体周黏膜的健康对种植体成功至关重要。

## 二、种植体周组织的生物学宽度（biological width of the peri-implant mucosa）

种植体周黏膜组织与种植体之间形成的穿黏膜附着由结合上皮和结缔组织附着区两部分

构成。动物实验显示，在穿黏膜附着中，结合上皮长约 2 mm，较自然牙的结合上皮长，与自然牙一样也是通过基底板和半桥粒结合于种植体表面；结缔组织附着区位于结合上皮与骨嵴顶之间，高约 1.5～2 mm，结缔组织附着于种植体，与自然牙的附着方式不同，胶原纤维平行排列。结合上皮和结缔组织附着区这两部分结构构成了种植体周的生物学宽度（biological width），也有学者将其称为生物学屏障（biological barrier），即在沟底至骨嵴顶之间有一定的恒定距离。从而保护了骨结合种植体免受菌斑及其他刺激因素的损害作用。有动物实验显示，无论黏膜高度如何，其生物学宽度是恒定的。一项人类的组织学研究结果显示，这个距离为 4～4.5 mm。2018 年牙周病和植体周病国际新分类研讨会建议用"嵴顶上附着组织"（supracrestal attachment tissues）取代"生物学宽度"（biological width）。

## 三、种植体周骨组织（bone of peri-implant）

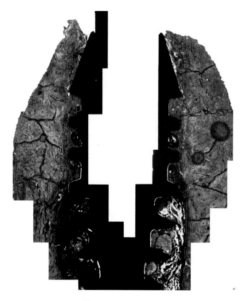

图 29-3 种植体硬组织切磨片（甲苯胺蓝染色）示种植体-骨结合界面
（黄宝鑫医师提供）

成功种植体和骨组织的结合与自然牙和骨组织的结合方式不同，自然牙与骨组织之间通过牙周膜连接，而种植体与骨组织之间形成直接接触结合，这种结合方式称为骨整合（osseointegration）（图 29-2B，图 29-3）。Brånemark 首先提出了骨结合这个概念，指负载的种植体表面与周围骨组织直接接触。Schroder 等曾使用"功能性骨固连"（functional ankylosis）来描述这种骨整合。这种整合包含种植体周围骨的功能性适应（functional adaptation），使得种植体在受到𬌗力时，可直接将力传导到骨，骨将力分散，从而发挥功能。

骨整合是种植体与骨组织结合的理想方式。种植体与骨组织界面多为骨与种植体直接接触，也可有少部分骨髓与种植体接触，但如果种植体表面的大部分或全部被纤维组织包裹，则会导致种植体松动、脱落而种植失败。

## 种植体周黏膜的血液供给
## Vascular Supply for Peri-Implant Mucosa

自然牙龈的血供有两个不同来源：第一个来源为大的牙槽嵴骨膜上血管。它的分支形成口腔上皮下结缔组织乳头的毛细血管及结合上皮旁的血管丛。第二个来源是牙周膜血管丛，此分支向冠方，经过牙槽骨嵴，终止于牙槽嵴上方的游离龈。种植体周围无牙周膜，也因此没有牙周膜血管丛。其血供主要来源于牙槽嵴外侧的大的骨膜上血管，它发出分支形成口腔上皮下结缔组织乳头的毛细血管和结合上皮下方的毛细血管丛和小静脉。由于没有牙周膜血管丛，结合上皮的根方至牙槽嵴上方的结缔组织区的血液供应少。

## 种植体周组织与牙周组织的比较
## Comparison of Peri-implant Tissue and Periodontium

种植体周组织与牙周组织有许多相似之处，也有明显的不同点。种植体周组织与牙周组织的异同见表 29-1。

表 29-1　种植体周组织与牙周组织的比较

| 项目 | 种植体周组织 | 牙周组织 |
|---|---|---|
| 生物学宽度 | 恒定 | 恒定 |
| 结合上皮长度 | 2 mm | 1 mm |
| 结缔组织高度 | 1.5 ~ 2 mm | 1 mm |
| 健康龈沟深度 | ≤ 4 mm | ≤ 3 mm |
| 结合上皮附着 | 基板-半桥粒复合体 | 基板-半桥粒复合体 |
| 牙龈胶原纤维排列 | 胶原纤维平行于种植体表面 | 从根面呈放射状，垂直于牙骨质并包埋在牙骨质中 |
| 结缔组织成分 | 胶原纤维多，成纤维细胞少，血管少 | 胶原纤维少，成纤维细胞多，血管多 |
| 牙周膜 | 无 | 有 |
| 与牙槽骨之间界面 | 骨整合 | 牙周膜 |
| 血液供给来源 | 牙槽嵴外侧的骨膜上血管 | ①牙槽嵴骨膜上血管；②牙周膜血管丛 |
| 防御能力 | 较弱 | 较强 |

# 第二节　牙周病患者的种植治疗
## Implant Therapy in Periodontal Patients

### 牙周病患者种植治疗的预后和风险
### Prognosis and Risk of Implant Therapy in Periodontal Patients

牙周疾病是导致我国成人失牙的首要原因，在需要种植修复的患者中很多患有牙周疾病。牙周疾病患者种植治疗的预后如何，尤其是长期效果如何，已有研究报道。这些资料是决定牙周疾病患者能否种植修复的重要依据。

对种植 10 年以上患者的长期观察显示，牙周炎患者在经过牙周治疗后进行种植治疗，种植失败率高于无牙周炎的种植治疗患者。Karoussis 等（2003）报告，在种植前对牙周炎进行了牙周治疗的牙周炎患者，种植体 10 年存活率为 90.5%，成功率为 71.4%，而那些因其他原因拔牙而无牙周炎的患者种植体存活率为 96.5%，成功率为 94.5%。Roos-Jansaker 等（2006）对种植后 9 ~ 14 年的患者进行的观察显示，有牙周炎病史但经过牙周治疗的患者种植体失败率（17.02%）显著高于无牙周炎的患者（3.22%）。这些资料说明，牙周炎易感者的种植体失败风险增高。特别值得注意的是，以上所观察的牙周炎患者都是在种植手术前经过系统的牙周治疗的。对于未经牙周治疗即行种植手术的牙周炎患者而言，种植失败率有可能远远高于经过牙周治疗的牙周炎患者。

近年来已有许多对牙周炎患者与非牙周炎患者种植效果研究的系统综述，这些综述的普遍结论如下：牙周炎患者在经过牙周治疗后不是种植治疗的禁忌证；但有牙周炎病史的患者种植失败的风险增高，有较多的边缘骨吸收，患种植体周炎的风险增高；重度牙周炎病史患者的种植体周临床附着丧失明显大于牙周健康患者及轻度牙周炎患者，广泛型侵袭性牙周炎患者的种植失败率高于慢性牙周炎患者和牙周健康者。

# 牙周炎患者种植治疗前的准备
## Preperation before Implant Therapy in Periodontitis Patients

牙周病患者进行种植治疗的目的是满足患者的咀嚼舒适和美观的需求，修复体能维持长期的效果。在有牙齿缺失的牙周炎患者中进行种植治疗时，如果存留牙仍有牙周病变，这些部位的牙周致病菌会快速定植于种植体。因此，要在牙周疾病患者中进行种植治疗，在种植体植入前消除牙周病损并建立高标准的菌斑控制，是成功种植治疗的最终决定性因素。另外，在种植治疗之前还必须进行全面的临床和放射学检查以及仔细的危险因素评估，才能制订出合理的种植治疗计划。

## 一、牙周感染控制（periodontal infection control）

感染控制是所有患者种植治疗之前应进行的必要准备，因此，牙周炎患者的牙周感染在种植治疗之前必须控制，尤其是邻近缺牙区部位有深牙周袋，更要做好牙周感染控制，因为有研究显示，这些部位的牙周致病菌更易在种植体周定植，从而造成种植体周感染。Sumida 等取同一患者牙周和种植体周的龈下菌斑进行凝胶电泳，发现牙周和种植体周分离的牙龈卟啉单胞菌的电泳图谱是相同的。在实施牙周感染控制中，首先要进行牙周基础治疗，包括口腔卫生指导、清除牙石和菌斑（龈上洁治、龈下刮治和根面平整）、必要时辅助药物治疗（全身用药或局部用药）。在对治疗结果进行再评估后，决定是否可进行种植治疗。如果再评估时发现牙周感染控制水平未达到满意程度，仍有牙周袋存在，尤其是有深牙周袋存在，需进一步治疗，如牙周手术治疗，主要是手术清创，清除牙石和菌斑，达到控制感染的目的，也可进行牙周组织再生性手术，创造更佳的牙周环境。

关于种植前牙周感染控制的标准，目前尚无公认的标准。在对牙周炎患者进行种植治疗的研究报道中，牙周炎患者在接受种植前一般需达到菌斑百分率 < 20%，且全口 BOP < 25%，余留牙的牙周袋的探诊深度 ≤ 3 mm 或 ≤ 5 mm。最近 Pjetursson 等的研究发现，种植前余留 PD ≥ 5 mm 的牙周袋显著增加患种植体周炎的风险。

## 二、种植前的检查和危险因素评估（examination and risk assessment before implant therapy）

在种植修复前对患者进行详细的检查和全面的评估非常重要，有了这些检查和评估，才能了解我们所面临的牙周炎患者进行种植修复的可能风险，以便确定是否适合种植修复。若可进行种植修复，确定种植修复的计划。

**1. 病史采集**

（1）主诉：了解患者的主诉十分重要，通过主诉可了解患者想进行种植修复治疗的目的、患者所关心的最主要问题、患者对治疗的期望、患者是否有种植治疗的愿望，并了解患者对治疗成功的理解，以此判断患者对种植治疗的期望是否过高。

（2）现病史：除了解患者牙周疾病的发病、进展和以前治疗的情况外，还要特别了解患者失牙的原因、时间，以前是否进行过修复治疗、修复治疗的种类、效果和存在的问题。患者因牙周炎导致牙齿松动并最终导致牙齿缺失，往往伴随着重度的牙槽骨高度和宽度的缺损；失牙时间越长，因缺乏功能刺激，骨量的变化也越大，并且该区域的牙槽骨骨质也往往变得疏松。这些都将对后续的治疗计划产生重要影响。

（3）既往史及全身状况：包括全身疾病史、全身健康状况和口腔疾病史。尤其要注意询问有无糖尿病、骨质疏松症等骨代谢性疾病、血液系统疾病、心血管疾病、免疫系统疾病、神经系统疾病、精神疾病或心理障碍，是否妊娠，有无颌面部肿瘤和放疗史，口腔卫生习惯如何，有无既往修复治疗等口腔治疗史等，有无不良习惯如叩齿、磨牙、烟酒嗜好、药物成瘾等，注意全身状态能否耐受种植手术、有无任何影响伤口正常愈合的疾病等，因为这些会是种植危险因素或禁忌证。

**2. 检查**

（1）口腔检查：①颌面部，观察有无各种软硬组织疾病；②缺牙区情况，用牙周探针或其他测量工具测量缺牙区的近远中向距离、颊舌向距离、垂直向空间；观察缺牙区牙槽嵴情况，包括牙槽嵴的高度、颊舌向宽度及颊舌侧侧方丰满度，可通过触诊检查解剖结构上的缺陷和变异，如是否有凹陷或倒凹等；并观察缺牙区软组织情况，尤其注意角化软组织的量和位置；③缺牙区的邻牙及其牙根的方向及倾斜度，因为其方向和倾斜度会影响缺牙区根方牙槽骨和冠方修复的空间；④颌位关系、颞下颌关节状态、开口度等；⑤全口存留牙及其牙周软硬组织的健康状态，有无感染灶，咬合情况。

通过这些检查，以便于初步估计是否还有其他感染灶的存在，牙槽嵴是否足以容纳种植体，修复空间是否足够，咬合关系是否允许种植修复，开口度是否足以进行种植操作。

（2）研究模型：灌制研究模型，在模型上能够更好地评估缺牙区的情况和上下颌的位置及咬合关系等。

（3）放射学检查：临床检查虽可以初步了解牙槽嵴情况，但牙槽骨等硬组织情况还需通过放射学检查，可采用根尖片、曲面断层片、锥形束 CT 检查，锥形束 CT 可提供三维信息。通过放射学检查，来评价缺牙区牙槽骨量、牙槽骨密度、牙槽骨位置等，并确定鼻底、切牙管、上颌窦、下颌神经管及颏孔等重要的解剖结构，以确定在适合将来修复的位置上牙槽骨量是否足以放置种植体，并有助于种植计划的制订。

**3. 风险因素评估**

在上述病史采集和全面检查基础上，有必要对患者进行风险评估，在评估的基础上确定是否适合种植修复，或即使是适应证，是否存在导致种植失败风险增高的因素，从而与患者进行必要的沟通，有利于预后判断和治疗计划的制订。

作为牙周炎患者，牙周感染控制不佳或治疗后的维护不佳，是种植治疗的危险因素。除此之外，对种植患者都需进行的可能风险评估也都适用于牙周炎患者。简要地说，要评估是否存在下述方面的风险：①是否存在可能影响骨代谢或者影响愈合能力的全身疾病，包括未控制的糖尿病、骨质疏松症、HIV 感染等免疫缺陷疾病，是否在进行免疫抑制药物治疗，是否静脉注射或口服双膦酸盐，是否在进行头颈部放疗和化疗；②是否患有心理或精神疾病，这类疾病往往被认为是禁忌证；③是否有不良习惯和行为因素，如吸烟、夜磨牙症、嗜酒和吸毒等；④口腔内局部因素，其他感染灶、颌骨囊肿等局部骨的病变，颌骨萎缩等因素（表 29-2，表 29-3）。

如果患者有心理或精神疾病、接受放疗剂量超过 60 Gy 的头颈部放疗、人类免疫缺陷病毒感染或患获得性免疫缺陷综合征、嗜酒或吸毒、静脉注射或口服双膦酸盐导致骨坏死，往往被认为是禁忌证。如存在其他因素也会增加种植失败的风险。除医生必须知晓外，也应告知患者，让他了解自己存在这些高风险因素，可能会影响种植治疗的成功。

表 29-2 无美学要求患者，位点种植前的风险评估

| | 低 | 中 | 高 |
|---|---|---|---|
| 影响伤口愈合的系统疾病或用药 | 无 | | 有 |
| 牙周疾病状态 | 牙龈炎 | 轻、中度牙周炎 | 重度牙周炎 |
| 吸烟情况 | 无 | ＜ 10 支 / 天 | ≥ 10 支 / 天 |
| 夜磨牙症 | 无 | | 有 |
| 口腔卫生保健等依从性 | 好 | 一般 | 差 |
| 种植位点骨缺损 | 无 | 水平骨缺损 | 垂直骨缺损 |

表 29-3 有美学要求患者，位点种植前的风险评估

| | 低 | 中 | 高 |
|---|---|---|---|
| 影响伤口愈合的系统疾病或用药 | 无 | | 有 |
| 牙周疾病状态 | 牙龈炎 | 轻中度牙周炎 | 重度牙周炎 |
| 吸烟情况 | 无 | ＜ 0 支 / 天 | ≥ 10 支 / 天 |
| 夜磨牙症 | 无 | | 有 |
| 口腔卫生保健等依从性 | 好 | 一般 | 差 |
| 患者的美学要求 | 低 | 中 | 高 |
| 唇线 | 低 | 中 | 高 |
| 牙龈生物性 | 厚 | 中 | 薄 |
| 邻牙的骨水平 | 距接触点 ≤ 5 mm | 距接触点 5.5 ～ 6.5 mm | 距接触点 ≥ 7 mm |
| 种植区局部感染 | 无 | 慢性 | 急性 |
| 软组织 | 完整 | | 缺损 |
| 种植位点骨缺损 | 无 | 水平骨缺损 | 垂直骨缺损 |

# 牙周炎患者种植治疗中的特点
## Characteristics of Implant Treatment in Patients with Periodontitis

牙周炎患者在牙周感染控制良好的情况下，可以与非牙周炎患者一样进行种植治疗。种植手术的基本原则和手术方法也与常规种植手术相同（见《口腔种植学》相应章节）。

然而，由于牙周炎而失牙的患者，其主要的特点是缺牙区往往有软、硬组织缺损，邻近缺牙区的牙也常伴有牙槽骨缺损，这将给种植治疗带来一定的难度，在种植治疗中要全面考虑，并采取相应的措施。

**1. 牙周炎患者修复计划的全面考虑** 牙周炎患者的种植修复计划要着眼于全面、长期的功能和稳定。牙周炎患者存留牙大多都有不同程度的牙周支持组织的缺损。如果程度较轻，在经过牙周治疗后，可以保留，仅对缺牙区进行常规的种植治疗。如果有些患牙牙周缺损的程度严重，疾病难以控制，或即使暂时控制感染，也难以维持长期疗效或不能行使功能，则应考虑拔除，与其他缺失牙一起总体考虑种植修复计划。如果牙周缺损程度介于前述两种情况之间，则应对现有治疗方法可能产生的效果进行预估，如果治疗可获得长期稳定的效果，例如，可能进行的牙周再生治疗的预后较好，则应先进行包括再生治疗在内的牙周治疗，待牙周状况稳定后，再进行缺失牙的种植治疗。对于邻近缺牙区的邻牙，也有学者采用在种植治疗同时，对缺

牙区邻牙的牙周缺损进行再生治疗，也获得了不错的效果。如果牙周治疗的预后差，则应考虑拔除，进行总体种植治疗设计，以免将来影响种植体的长期功能及预后。

**2. 牙周炎患者后牙区段的种植治疗特点**　后牙区段通常是牙周疾病损害最严重的区域，该区段失牙后，往往伴有较明显的骨缺损，使种植治疗更加复杂。

在上颌后牙区段种植时，骨量不足是常见的问题，且大多数有垂直向骨量不足。因此，牙周炎患者上颌后牙区的种植治疗常需要骨增量手术，除颊腭向骨增量外，在上磨牙区，大多需要进行上颌窦底提升术，以达到骨增量的目的。近年来学者们也在探讨使用短种植体来解决牙周炎患者骨量不足的问题，对于仍有一定高度骨量（如 8 ～ 10 mm）的患者，可以避免上颌窦底提升术，从而减少上颌窦底提升术带来的手术风险和痛苦，但仍需长期研究证据来支持这种方法。有一些因牙周炎导致严重牙槽骨缺损的患者，即使上颌窦底提升术也不能解决上颌后牙区垂直骨缺损的问题，还需垂直向骨增量治疗。目前，垂直向骨增量手术治疗仍是难点，有学者已进行了尝试，但目前仍不具有治疗效果的可预测性。

下颌后牙区段种植时，也常见骨量不足的问题，包括颊舌向骨宽度不足和垂直向骨量不足。颊舌向骨宽度不足可通过引导性骨再生术等方法解决。垂直向骨量不足常是由于牙周炎患者的牙槽骨吸收，在失牙后存留的牙槽骨高度不足，使得骨嵴顶距下牙槽神经管的距离小，不能满足种植的需求。解决办法是垂直向骨增量手术或短种植体方案，在十分必要时也可考虑下牙槽神经解剖移位术。在实施治疗前，术前评估下牙槽神经管上壁的位置对这类患者非常重要。

引导性骨再生手术等骨增量手术方法、上颌窦底提升术方法及下牙槽神经解剖移位术见《口腔种植学》相应章节。

**3. 牙周炎患者前牙美学区的种植治疗特点**　牙周炎会导致牙槽骨高度降低，前牙区骨量不足更是牙周炎患者的常见现象，常会有唇侧骨量不足和垂直向骨量不足同时存在，邻牙也会在牙周治疗后出现牙龈退缩，这给种植手术和种植修复带来了难题。此时要特别注意天然牙的咬合关系、笑线的位置、唇侧骨量和垂直向骨量不足的程度、牙龈组织的厚度、患者对美观的认知和对美观的期望程度。如果患者对美观的期望过高，应与患者进行充分地交流沟通，在其期望处于合理的水平时才可进行种植修复。牙周炎患者前牙区骨量不足的程度一般较大，常需植骨术、引导性骨再生术、自体块状骨移植术以及这些方法的联合应用来解决，有时还需要配合使用上皮下结缔组织移植术等膜龈手术，之后再进行种植手术和修复。

如果牙周炎患者的前牙已不能保留，决定拔除后进行种植修复，可采用微创拔牙，并同期进行拔牙窝植骨术（位点保存），以便尽可能地保存拔牙窝骨壁及尽早修复缺失的骨量，节省后期骨增量手术的时间，达到尽早种植修复和恢复美观的效果。

有些牙周炎患者会伴有牙齿的移位，影响美观和修复。对于有牙齿移位的患者，可与患者、正畸医师和修复医师共同讨论，建议在牙周治疗控制感染和炎症后先进行正畸治疗，然后再进行种植治疗，从而获得相对理想的修复效果和美观效果。

由于这类患者的治疗复杂，且难度大，建议由经验丰富的医生来治疗。

**4. 牙周炎患者种植治疗中软组织缺陷的处理**　牙周炎患者缺牙区除硬组织缺损外，有一些患者还会有软组织缺损，如缺牙区牙龈组织过薄、角化龈缺如或不足。对于这些软组织问题，可采用软组织移植方法解决。牙龈组织过薄可采用上皮下结缔组织移植术解决，角化龈缺损的病例可采用游离龈移植术来解决。上皮下结缔组织移植术和游离龈移植术的方法与膜龈手术中的相应方法相同，方法见本书第二十六章相应部分。

**5. 注意避免早期种植的失败**

导致早期种植失败的因素有以下几个：

（1）手术技巧（proper surgical procedure）和术后处理所有的手术操作都会损伤宿主组织，损伤的程度决定了是骨整合或是纤维结合。

骨的手术操作产热，使骨的局部温度升高，造成骨坏死，影响骨的活力，逐渐引起纤维包裹种植体，手术操作也可使种植体边缘血管壁的再生能力差，骨化延迟或无骨化。骨组织温度的升高（骨再生的阈值温度是 44 ～ 47℃）会引起毛细血管破裂、脱水、渗透压改变，前体细胞分化程度降低，造成纤维包裹。手术时应动作轻柔，用锋利的钻逐级扩大，配合用大量水冲洗冷却，使局部温度低于阈值。钻针的形态、钻速都对局部温度有影响。手术中还应保护骨膜的完整性，以保持成骨细胞的功能和局部骨组织的血供。

种植体与骨的密合程度也是影响成功的因素之一，种植时尽量减少二者之间的间隙。研究表明，小于 1 mm 的间隙有利于新骨形成。尤其是拔牙后即刻种植手术，如果种植体与拔牙窝之间骨缺损较多，会使植入的种植体不能保持稳定，易引起种植体微小动度，妨碍骨结合。在骨缺损处，骨的再生与结缔组织的长入进行竞争，为了阻挡上皮细胞和结缔组织细胞的长入以利于骨再生，应考虑加生物膜的骨移植。推荐用人工骨与自体骨混合植入缺损处。

术后未保持口腔卫生或缝线撕脱也可能引起感染。植入的部位不当及骨量不足也易导致失败。

（2）殆负载过早（early overload）　负载过早是造成种植体松动的早期因素。手术创伤所造成的骨坏死区必需被吸收和被新骨取代，才能形成骨结合。如果负载过早，种植体松动就会导致纤维包裹种植体，抑制新骨形成和血管长入坏死区，种植体的松动还会刺激巨噬细胞释放细胞因子和基质金属蛋白酶。松动又促使种植材料被磨损，产生颗粒状的碎屑和金属离子，又进一步刺激炎症细胞释放其他细胞因子和酶，导致骨吸收和纤维包裹。Pilliar 在一系列动物实验中证实，在 28 μm 的微小动度下，骨能长入多孔的种植体表面，大于 150 mm 的动度则造成成熟的结缔组织长入。愈合期的骨改建速度决定于骨局部坏死的量，骨局部的生理状态及患者的全身状况。因此，主张种植体维持无负载状态 2 ～ 8 个月，具体时间应根据种植材料、种植部位及是否植骨等而定。

对牙周炎患者的种植治疗过程中及之后，也要注意上述的各个方面，避免导致早期种植的失败（框 29-1）。

框 29-1　牙周炎患者种植修复的注意事项

- 轻度慢性牙周炎已得到控制，可选择种植义齿修复
- 中度慢性牙周炎已得到控制，但需观察一段时间，病情稳定后再行种植手术
- 重度慢性牙周炎或侵袭性牙周炎可行种植治疗，同样需在疾病得到控制后进行，且种植后发生种植体周疾病的风险高
- 牙面易堆积牙石，对牙周炎易感的患者发生种植体周疾病的风险高，应缩短复查、维护的间隔期
- 种植前应已掌握维护口腔卫生的方法，菌斑控制良好
- 吸烟者已戒烟
- 定期复诊，义齿装戴后 1、3、6 个月复诊，以后每半年至 1 年复诊一次
- 每半年做一次专业洁治，螺丝固位的种植修复体还应取下上部结构，彻底清除种植体表面的菌斑和牙石
- 有稳定的正中殆，在前伸及侧方运动时无殆干扰
- 定期治疗和复查余留牙的牙周状况，发现问题早期治疗

# 第三节　种植体周组织疾病和状况
## Peri-implant Disease and Condition

种植体周组织疾病（peri-implant disease）（简称种植体周病或种周病）是发生于种植体周围软、硬组织的炎症损害，包括种植体周黏膜炎（peri-implantmucositis）和种植体周炎（peri-implantitis）（简称种周炎）。种植体周黏膜炎仅累及软组织，是可逆的，类似于牙龈炎；而种植体周围炎不仅累及软组织还累及深层支持种植体的牙槽骨，造成骨吸收，如不及时治疗，将导致持续的骨吸收和种植体-骨界面原有的结合分离（disintegration），最终使种植体松动、脱落，类似于牙周炎。种植体周炎是影响牙种植修复体远期效果、导致种植治疗失败的主要原因之一。2017 年召开的牙周病分类研讨会将种植体周组织疾病和状态分为：种植体周健康（peri-implant health）、种植体周黏膜炎、种植体周炎和种植位点的软硬组织不足（hard and soft tissue implant site deficiencies）。

# 临床判断种植体周健康的标准
## The Criteria for Diagnosis of Peri-implant Health in Clinic

诊断种植体周健康需满足以下标准：
1. 种植体周组织粉红色、无肿胀、质地坚韧。
2. 探诊无出血。
3. 探诊深度一般不超过 5 mm。
4. 无 2 mm 及以上的进一步骨丧失。

# 种植体周病的病因学因素
## Etiological Factors of Peri-implant Disease

菌斑生物膜及其微生物是种植体周病的始动因素，这一点已被许多研究所证实。除此之外，还有许多因素会促进种植体周病的发生和发展，如𬌗负载过重、患有牙周疾病、吸烟、酗酒、患有糖尿病等系统性疾病、服用双膦酸盐药物等；种植体表面结构，种植修复体的上部结构，种植体周围的软、硬组织缺陷等也会影响疾病的发生和发展。

## 一、种植体表面的菌斑生物膜（plaque biofilm on surface of implant）

与牙周疾病类似，菌斑聚集是导致种植体周病的始动因素，菌斑生物膜中的致病菌可以引起种植体周的感染，造成牙槽骨的吸收，继而导致种植体松动，以致种植修复失败。

菌斑生物膜及其微生物是导致种植体周病始动因素的证据见框 29-2。

框 29-2 菌斑生物膜及其微生物导致种植体周疾病的证据

- 在对人的实验中，种植体上菌斑的形成可引起种植体周黏膜炎
- 种植成功和失败时，种植体的微生物菌丛质和量明显不同
- 丝线结扎造成牙周致病菌定植后，可诱导种植体周骨吸收
- 用抗生素治疗能明显改善种植体周炎患者的临床症状
- 保持口腔卫生和控制菌斑能有效地消除或减轻种植体周组织的炎症

**1. 种植体周菌斑生物膜的形成** 种植体周菌斑生物膜的形成与天然牙的牙周菌斑生物膜的形成是相同的。种植体、种植体基台及其修复体与自然牙一样，表面都覆盖着一层源于唾液糖蛋白的获得性膜。细菌会不断黏附在获得性膜上，首先黏附在获得性膜上的是血链球菌，与获得性膜形成复合体。之后会有更多的细菌及多种微生物不断聚集和繁殖，菌斑成熟，形成具有致病性的菌斑生物膜。

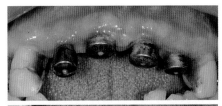
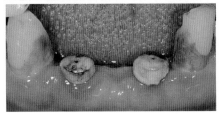

图 29-4 基台表面菌斑堆积
（孟焕新医师提供）

粗糙面有利于细菌的黏附，是光滑面的 2～4 倍，因此，种植体的粗糙部分均应植入牙槽骨内，而对暴露于口腔内的光滑部分，在临床检查和治疗中也应注意保护，避免使其损伤而形成粗糙面。种植体基台表面也是菌斑易于附着和堆积的部位（图 29-4）。

**2. 种植体周菌斑生物膜微生物的特点（框 29-3）** 种植体周健康部位的菌斑内主要含 $G^+$ 需氧或兼性厌氧球菌及非能动菌，优势菌多为链球菌和放线菌。当软（硬）组织存在炎症病损时，种植体周的菌斑主要由 $G^-$ 厌氧菌及螺旋体等组成，如牙龈卟啉单胞菌（*Porphyromonas gingivalis*，Pg）、中间普氏菌（*Prevotella intermedia*，Pi）、直肠弯曲菌（*Campylobacter rectus*）、微小消化链球菌（*Peptostreptococcus micros*）、具核梭杆菌（*Fusobacterium nucleatum*）、螺旋体（spirochetes）等，也能发现少量的伴放线聚集杆菌（*Aggregatibacter actinomycetemcomitans*，Aa）。种植体周探诊深度＞ 6 mm 时，可培养菌的总量比健康部位增多 20 倍，其中厌氧菌明显增多，能动菌占总菌量的 50%，其菌斑生物膜结构与龈下菌斑生物膜结构相似。失败的种植体龈下有大量螺旋体、丝状菌、能动菌和弯曲菌、梭杆菌属和产黑色素类杆菌属（black-pigmented bacteroides），螺旋体在活动病损中占较高的比例（可达 50% 以上）。总之，感染失败种植体的龈下细菌与慢性牙周炎相似。

框 29-3 种植体周菌斑微生物的特点

- 健康种植体周的菌群与健康天然牙相似
- 因感染而患种植体周疾病的菌群与牙周炎的菌群相似
- 部分缺牙患者的种植体周菌群与余留牙相似
- 全口无牙与部分缺牙患者的种植体周菌群有所不同
- 牙列缺损患者种植体周的牙周致病菌比例明显高于牙列缺失患者的种植体周

部分缺牙患者与无牙颌患者的种植体周菌斑的组成有所不同。部分缺牙者的种植牙和天然牙的龈下细菌种类几乎无差异，菌斑中常见牙龈卟啉单胞菌（Pg）、螺旋体等牙周致病菌，这表明部分缺牙患者口内残留的天然牙的牙周袋可作为致病菌的贮库（reservoir），是种植体上定植细菌的来源，使致病菌传播并定植于种植体周，一定条件下就会引发炎症反应。因此，患者口腔内其他天然牙的牙周状况会对种植体周组织的健康产生影响，未经治疗的牙周炎患者种植的失败率高，故施行种植修复前必须彻底治疗口腔中存留牙的牙周炎，在牙周感染控制后再进行种植修复。

无牙颌患者的菌斑组成更接近健康牙周的菌斑，主要含中间普氏菌（Pi）、具核梭杆菌（Fn）等机会致病菌，而很少发现牙龈卟啉单胞菌（Pg）和螺旋体。在采用定量聚合酶链反应（qPCR）扩增法检测细菌的研究中，发现全口拔牙并不能消除牙周致病菌，只是使细菌数量明显减少，原因在于拔牙后唾液、舌背、扁桃体和口腔其他黏膜表面均可存留细菌。牙周炎的易感者也将是种植体周炎的易感者。因此，对于全口牙因牙周炎拔除的患者也要关注种植体植入后的种植周组织的健康维护。

种植体周的菌斑会使结合上皮的半桥粒和细胞间桥减少，黏膜封闭遭到破坏，上皮下方的结缔组织内有炎症细胞浸润，上皮细胞层附着松散、出现溃疡。与天然牙相比，菌斑导致的病损在种植体周更为明显，累及的组织更广泛。如果菌斑向根方迁移，炎症浸润层可扩散至骨膜上的结缔组织层，并可达骨髓腔。炎症细胞的产物可以导致破骨作用，形成临床及 X 线片上可见的支持骨丧失。如果仔细地、经常地去除种植体表面的菌斑，能显著减少牙周袋内细菌总数，增加革兰氏阳性菌的比例，减少螺旋体、牙龈卟啉单胞菌和中间普氏菌的比例，因此，应强调菌斑控制和口腔卫生对种植患者的重要性。

# 二、局部促进因素（local factors）

**1. 菌斑滞留因素**　粘接剂溢出，在局部形成菌斑滞留区，易导致局部感染。不恰当的修复体易导致局部菌斑滞留，包括修复体各成分之间不密合、修复体的位置不恰当、形成无法进入进行菌斑控制的区域。

**2. 殆负载过重（occlusal overload）**　殆负载过重是种植体周炎发病的重要促进因素。它导致种植体-骨界面产生微小骨折，形成垂直型骨吸收，继而有上皮和结缔组织向根方增殖移行，包绕种植体。在种植体周组织存在感染和炎症时，殆负载过重会加重菌斑引起的骨吸收，使疾病进展大大加速。

可能导致种植殆负载过重的因素如下：种植体的位置不佳殆关系不正常，应力分布不均匀，使种植体承受过大的侧向力；患者的上、下颌骨关系异常，难以获得理想的咬合关系；种植体的数目过少，种植体上承受殆力过大；设计不合理，在种植体上分布的应力过大；上部修复体与种植体未能精确就位，固位差；修复体的外形设计不良增加了负荷；由于患者功能异常而有严重的咬合问题；种植体植入区骨量不足等。

另外，种植体周围无牙周膜，缺乏本体感受器，对受力和位移的感觉较迟钝，不能对过度的和方向不适当的受力通过反射弧途径有效地"自身保护"，更增加了受创伤的机会。此外，当邻牙在受到同样较大咬合力时，由于有牙周膜的存在会有一定程度的下沉，而种植体为骨结合，只能有极微小的下沉，如果修复时没有考虑到这一点，就会使种植体承受过殆力，形成创伤。

**3. 骨量不足或骨整合不完全（inadequate bone volume or incomplete osseointegration）**　骨的质和量影响着种植体的骨结合。下颌骨的骨皮质较厚，且骨小梁也致密，初期稳定性和后期的骨结合较好，而上颌骨的骨密度往往不如下颌骨，初期稳定性和后期的骨结合也往往不如下颌骨。

牙槽嵴骨量不足，有骨缺损，又未能进行成功的骨增量手术，种植体的粗糙面在该区域未能被骨组织包绕形成骨结合，只是被软组织覆盖，或者骨结合不完全。一方面影响力的承担，另一方面，当种植体周感染时，粗糙面就会暴露于菌斑中，菌斑在其上附着，难以清除和治疗，加快种植体周病的发展。

**4. 种植体周的软组织状况**　在种植体周软组织附着类型中，有角化的牙槽黏膜附着更有利于种植体周的稳定。如果种植体周围为非角化的牙槽黏膜，往往不易控制菌斑；但也有研究显示，只要维持良好的口腔卫生，也能保证软组织的健康。若种植体周围黏膜反复发炎，可采用膜龈手术形成附着龈，以利于口腔卫生的维护。

种植体周的生物学宽度、种植体的深度、龈瓣的设计等也与种植体周病的发生发展有一定关系。

**5. 种植体表面及类型（surface and type of implant）**　种植体的表面对骨结合具有明显的影响，粗糙表面形成更大面积的骨结合，然而一旦种植体周的感染到达种植体的粗糙表面，则很难清除，因此，种植体周炎在粗糙面的发展速度更快、更显著。

二阶段式种植体在愈合期完全埋植于黏膜下，不易感染牙周致病菌；义齿上部结构为覆盖义齿时，易于清除菌斑，而固定义齿难以控制菌斑；义齿龈面外形设计不合理或未充分抛光，会促使菌斑聚集。

## 三、牙周炎及牙周炎病史（periodontitis and history of periodontitis）

牙列缺损患者的余留牙的龈下菌斑中细菌可移居到种植体，如果这些牙患有牙周炎，牙周致病菌就会转移至种植体周，引起种植体周炎。

研究显示，牙周炎患者即使在经过牙周治疗后，其种植体周炎的发生率也要高于非牙周炎患者。不言而喻，患牙周炎而未经牙周治疗的患者其种植体周炎的发生率会更高。对种植体观察10年以上的文献报道显示，经过牙周治疗的牙周炎患者在种植后种植体周炎的发生率为16%～28.6%，而相应的非牙周炎患者的发生率仅为2.2%～5.8%。尽管牙周炎患者在经过牙周治疗后才进行种植治疗，其发生种植体周炎的比例仍显著高于非牙周炎者。且有文献显示，有侵袭性牙周炎病史的患者发生种植体周炎的风险要高于有慢性牙周炎病史的患者。因此，牙周炎病史被认为是种植体周炎的危险因素。

这提示医生们，在种植前须先行牙周状况检查及牙周炎治疗，待病情稳定后再决定可否施行种植牙修复。

## 四、吸烟和酗酒（tobacco smoking and alcohol binge drink consumption）

吸烟是种植体周围骨丧失有关因素中最为重要的因素之一。研究显示，吸烟者每年种植体边缘骨丧失量为非吸烟者的2倍；如果吸烟者同时伴有口腔卫生不良，其骨丧失量是不吸烟者的3倍。吸烟量与骨吸收的程度呈正相关关系，种植术前后戒烟者可减少牙槽骨的吸收。早期种植体周炎患者在接受治疗的同时配合戒烟，能明显改善预后，戒烟者比继续吸烟者的种植体周组织破坏减轻；继续吸烟者尽管接受治疗，仍可能会有进一步的种植体周组织破坏。有牙周炎病史并且吸烟的患者发生种植体周骨吸收的风险高于有牙周炎病史但不吸烟的患者。

酗酒是目前被认识到的一个种植体周炎的危险因素。有研究显示，饮酒量＞10 g/d的患者边缘骨吸收的量甚至大于吸烟者。

## 五、全身系统性疾病及服药情况（systemic diseases and medication）

如果患者患有糖尿病等全身系统性疾病，会影响种植体的愈合，并可能影响种植体周组织对菌斑微生物等刺激因素的反应。

糖尿病能改变宿主对创伤的愈合能力。由于患者中性粒细胞的趋化性能降低，吞噬活动减弱，故易感性增加。电镜观察发现毛细血管基膜明显增厚。这些微血管和大血管的异常，可改变局部微循环并导致愈合不良。对于血糖未控制或控制不佳的患者，不应进行种植手术，待血糖得到控制后再行手术。

骨质疏松和曾进行过放射治疗的部位应视为种植禁忌证。

对于治疗骨质疏松而服用双膦酸盐的患者，应特别加以注意，因不断有因服用双膦酸盐导致骨坏死的报道。因此，服用双膦酸盐被认为是影响种植效果的一个重要危险因素。

## 种植体周组织的检查
### Examination of Peri-implant Tissue

在完成种植修复后，应定期对种植体周组织及种植体进行检查，以便能及早发现种植体周组织疾病，尽早做出诊断和治疗，从而阻止疾病的进展。

## 一、种植体周组织的卫生状况

应注意检查种植修复体表面的菌斑和牙石量，包括检查种植体基台连接处、种植修复体周围软组织面、金属支架及义齿盖嵴部与种植体颈之间的间隙等部位的菌斑和牙石。

因为菌斑是种植体周组织炎症的主要致病因素，所以对所有的种植体都应进行菌斑指数评价。

Mombelli 等将常用的菌斑指数（plaque index，PLI；Silness 和 Löe，1964）略做改动，提出了改良菌斑指数（modified plaque index，mPLI），见框 29-4。

Lindquist 将菌斑量分为 3 度：0 = 无菌斑；1 = 局部菌斑堆积（小于基台暴露面积的25%）；2 = 普遍菌斑堆积（大于基台暴露面积的 25%）。

## 二、种植体周黏膜的检查

观察种植体周黏膜色、形、质的变化。观察有无充血、出血、肿胀，有无增生和瘘管形成。对种植体周角化黏膜的宽度和牙龈生物型的评估。为了评价种植后软组织龈乳头的高度和外形，Jemt（1997）提出了龈乳头指数（gingival papilla index，GPI），该指数分 5 级来表示龈乳头的大小，以通过冠修复体和相邻恒牙唇侧牙龈缘曲度顶点的连线为参考线进行测量，测定从该参考线到自然牙、冠的接触点之间的距离，见框 29-4。

框 29-4　种植义齿常用的临床检查指标

| 改良菌斑指数 (mPLI)<br>（Mombelli，等） | 改良出血指数（mSBI）<br>（Mombelli，等） | 牙龈乳头指数（GPI）<br>（Jemt，等） |
|---|---|---|
| 0 = 无菌斑<br>1 = 探针尖轻划种植体表面可见菌斑<br>2 = 肉眼可见菌斑<br>3 = 大量软垢 | 0 = 探针沿种植体龈缘划过无出血<br>1 = 分散的点状出血<br>2 = 出血在龈沟内呈线状<br>3 = 重度或自发出血 | 0 = 无龈乳头<br>1 = 龈乳头高度不足 1/2<br>2 = 龈乳头高度超过 1/2，但未达接触点<br>3 = 龈乳头充满邻间隙并与相邻牙乳头一致，外形恰当<br>4 = 龈乳头增生，覆盖过多 |

## 三、溢脓

注意观察种植体周沟有无溢脓。溢脓是感染和炎症病变存在的结果，与牙周炎一样，种植体周组织炎症时，龈沟中白细胞数目增多，约为健康种植体的 5 倍。溢脓表明已有大量中性粒细胞浸润，炎症已到晚期。如果存在溢脓，常表示有导致骨吸收的种植体周炎的存在。

## 四、探诊

探诊是检查种植体周组织的重要检查手段。使用普通牙周探针进行轻压力探诊（0.25 牛顿），是被推荐的评估种植体周组织的方法。以前曾认为围绕种植体探诊会损伤种植体周的黏膜封闭，但 Etter（2002）的实验表明，在种植体周标准化探诊（0.25 N）后 5 天黏膜封闭就可完全再形成。目前尚无证据显示不能用金属探针进行种植体周探诊。Heitz 2008 年的研究表明金属探针与塑料探针相比，对体周组织的影响没有不同。但是，探诊时如果压力过大，黏膜与种植体表面的附着会被机械损伤，黏膜向侧方和根方移位，探针尖端会终止于接近牙槽骨的水平。因此对种植体周探诊时应控制探诊力量。有些种植体基台与种植体连接处的直径小于种植体直径，称之为平台转移。对于有平台转移的种植体行探诊检查时，应将探针向外侧移动，避免探针尖端落到平台转移处，而没有探及种植体外侧真正骨破坏处。

应探查种植体周袋的探诊深度、附着丧失量和有无探诊后出血。

成功种植体的平均探诊深度（probing depth，PD）小于 3 mm，但有研究显示 PD 在 2～6 mm 时种植体可保持稳定。探诊深度如果大于 5 mm，厌氧菌存在的机会增加，故有学者将 PD ＝ 5 mm 作为种植体周组织健康与炎症的阈值。失败种植体的 PD 增大。

但应注意，黏膜骨膜的厚度对种植体周龈沟的深度有影响，种植体植入时的深度较深时，如植入骨水平或骨下水平时，探诊深度会较深。因此定期检查很重要，在定期检查中发现探诊深度加深是更重要的指标，往往是种植体周炎导致骨吸收的最早出现的临床表征。

附着水平（attachment level，AL）能准确地反映组织破坏情况。种植体-基台连接处可用作参考点。探诊力量的大小、组织的炎症状况对探诊结果有影响，在健康或仅有黏膜炎的种植体，探针尖止于结合上皮的基底，即反映了结缔组织附着水平。有种植体周炎时，探针尖止于炎症细胞浸润的基底，接近骨面。动物实验表明，当使用 51.0 g 力进行探诊时，探针尖接近或达到骨面；而使用与牙周探诊相似的 20.4 g 力时，可获得与牙周探诊意义相似的结果。

轻探诊后出血是诊断种植体周病（种植体周黏膜炎和种植体周炎）的有效指标。种植体周软组织如果存在炎症，探诊后会有出血。

为了评价种植体周软组织探诊后出血情况，Mombelli 等提出了改良龈沟出血指数（modified sulcus bleeding index，mSBI）。

Lang 等（1994）的实验研究显示健康的种植体位点无探诊后出血，黏膜炎的 BOP 达 67%，种植体周炎高达 91%。BOP 可用于预测种植体周炎患者进行性附着丧失，Jepsen 等以 1 mm 作为探诊附着丧失的阈值来判断，6 个月后，基线时 6% 的探诊后出血位点（19% 种植体）和 28% 的患者发生了附着丧失。因此，无探诊后出血可视为种植体周状况稳定的指标。另一项研究显示，在 2 年以上的牙周维护期内复查，在探诊后出血次数超过一半以上的位点，疾病有了进展。

探诊后出血和探诊深度仍是目前诊断种植体周组织健康状况的较敏感的指标。

## 五、X 线检查

成功的种植体周围无 X 线透影区，承𬋊力后第 1 年的骨丧失不超过 2 mm，以后每年的骨丧失不超过 0.2 mm。由于种植体有明显的肩台、螺纹等外形特征，为骨高度的测量提供了一定的参考依据。用平行定位投照根尖片及计算机数字减影技术对骨高度进行纵向测量，提高了检测的灵敏度。锥形束 CT 的引入为种植体周骨情况的检查提供了另一种有效的方法。

种植体周骨质情况可分 3 度：1 度为松质骨包绕整个种植体，2 度为边缘有致密的皮质骨包绕，3 度为皮质骨包绕整个种植体。此指标不能定量。

## 六、种植体周软组织沟液及其成分的检测

与自然牙一样，种植体周软组织沟中也有类似龈沟液的液体，称为种植体周龈沟液（peri-implant crevicular fluid，PICF），其生物学特性与真牙极相似。因此，对 PICF 量及其成分进行监测亦是有价值的生化指标。但对 PICF 检测的结论不尽相同：①临床健康的种植体与自然牙的相比，量无明显差异；但有学者研究结论是真牙的龈沟液（GCF）量为上部结构修复后种植体的 2 倍，因为种植体无牙周膜。②种植体的愈合期和功能改建期（大约在种植体植入后 1～1.5 年）PICF 量增加。③种植体周炎的 PICF 量高于健康种植体。④ Aa、Pg、Pi 聚集位点的 PICF 液体量明显增高。

PICF 中多种酶活性和浓度与临床指标和骨吸收程度呈正相关关系。这些酶水平可作为种植失败的检测指标。

## 七、种植体检查

种植术后的种植体评价应包括种植体骨结合状态、种植体稳定性、修复之后的修复体状态。其中种植体的骨结合状态和稳定性是种植体失败与否的重要指标，可通过动度检查、动度仪检查、共振频率分析（resonance frequency analysis，RFA）和放射学检查来综合评估。

与自然牙不同，即使种植体周组织的炎症很重，只要有部分骨结合存在，种植体就不会松动。一旦种植体出现松动，往往种植体周的骨整合基本丧失，种植失败。因此种植体的临床动度不能用于检测早期病变。

牙周动度仪（periotest）近年来被用于种植体稳定性的检测，以读数（periotest value，PTV）表示，动度越大读数越高，成功种植体的 PTV 多在 − 8 ～ ＋ 5 之间，失败种植体的PTV 可达＋ 50。

共振频率分析是评价种植体组织界面稳定性的一种方法，共振频率是由种植体周骨的硬度和传感悬臂梁到最先接触的骨的距离决定的。与组织形态学检查、X 线检查、叩诊、声波和超声、植入力矩法、切割力矩法、推出试验等侵入性测量方法相比，具有无创、简便、客观准确的特性，故属于非侵入式测量方法。共振频率分析仪将共振频率转换为种植体稳定系数（Implant stability quotient，ISQ），其范围是 1 ～ 100，数值愈大稳定性愈好。

# 种植体周病的类型及临床表现
## Types of Peri-implant Disease

根据炎症累及的范围，种植体周病分为两类：种植体周黏膜炎（peri-implantmucositis）和种植体周炎（peri-implantitis）。

## 一、种植体周黏膜炎（peri-implant mucositis）

种植体周黏膜炎的病变局限于种植体周的软组织，不累及深层的骨组织，类似牙龈炎。适当的治疗可使疾病逆转，恢复至正常。

种植体周黏膜炎表现为刷牙、咬物或碰触时种植体周软组织出血，检查可见种植修复体表面和种植体与基台接缝处堆积菌斑或牙石；种植体周的黏膜充血发红、水肿光亮、质地松软、乳头圆钝或肥大，探诊有出血，严重时可有溢脓，并可能出现疼痛；由于种植体周软组织的炎症肿胀，探诊深度超过 3 mm，可达 4 ～ 5 mm。种植体不松动。X 线检查显示种植体与牙槽骨结合良好，无任何透影区及牙槽骨的吸收。

种植体周黏膜炎中有一类"增生性黏膜炎"，由于上部结构长期覆盖或压迫软组织，造成局部卫生状况不良，产生软组织增生性炎症。

## 二、种植体周炎（peri-implantitis）

种植体周炎的病变不仅侵犯种植体周软组织，还累及深层的骨组织，类似牙周炎。适当的治疗可阻止疾病的发展，阻止骨的进一步吸收。

种植体周炎具有种植体周黏膜炎的所有症状，除此之外，临床检查还可见种植体周袋的形成，探诊深度增加，溢脓，瘘管形成，严重者可出现种植体松动（图 29-5、图 29-6）。X 线检查显示种植体周牙槽骨吸收。早期骨吸收仅累及牙槽嵴顶，根方仍保持骨结合状态，种植体可以不松动；晚期则达种植体全长，种植体松动。由于种植体周组织的防御能力较弱，炎症进展快，往往在数月内就可造成种植体松动、脱落。

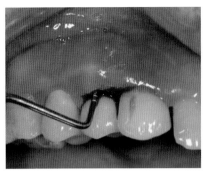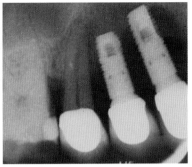

图 29-5　种植体周炎的临床及根尖片表现

种植体周组织暗红肿胀、探诊达 9 mm，探诊后出血，根尖片示种植体周骨吸收达种植体长度 2/3 以上。

（栾庆先医师提供）

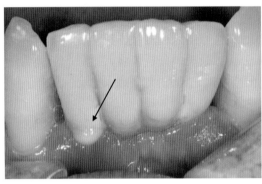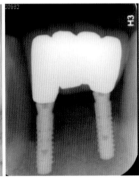

图 29-6　种植体周炎的临床及根尖片表现

种植体周组织暗红退缩、螺纹暴露，挤压溢脓（箭头），根尖片示种植体周骨吸收达种植体长度 1/2。

（周爽英医师提供）

# 种植体周病的治疗
## Treatment of Peri-Implant Disease

　　对种植体周病治疗的基本原则，是持之以恒地彻底去除菌斑、控制感染、消除种植体周袋、阻止骨丧失、诱导骨再生。对种植体周病的预防和治疗方案（cumulative interceptive supportive therapy，CIST）是目前较为公认的种植体周病的治疗方法，是由 Lang 等学者提出的。方案包括 A、B、C、D 方案，其中包含了非手术治疗方法和手术治疗方法。

## 一、机械性清除菌斑——CIST-A 方案

　　如果患者的种植修复体上有沉积的菌斑、牙石，种植体周黏膜探诊后出血阳性，无溢脓，探诊深度 ≤ 4 mm，应采用 CIST-A 方案。

　　采用机械方法清除天然牙齿及种植义齿各个部分的菌斑、牙石，包括种植体颈、种植体基台、上部结构软组织面等处的菌斑、牙石。去除牙石可采用超声洁治或手工洁治，超声洁治时使用碳纤维工作头，手工洁治也可用塑料器械或与种植体同样硬度的钛刮治器。可用橡皮杯和抛光膏抛光种植体表面以清除菌斑。由于钛种植体表面易磨损，传统的金属刮治器不能用于种植体，它们会损伤钛表面，形成粗糙面，促使菌斑沉积。龈下喷砂、激光、光动力也是去除种植体表面菌斑的有效方法，特别是对有螺纹的种植体的表面。

　　如果负载过重，则应除去过重的咬合负荷。

## 二、氯己定的应用——CIST-B 方案

如果种植体部位有探诊后出血阳性、溢脓或无溢脓、探诊深度 4～5 mm，首先要机械性清除菌斑和牙石（A 方案），在此基础上还应使用氯己定治疗（B 方案），即采用 CIST-A ＋ B 方案。

氯己定是广谱抗菌剂，因此 CIST-B 方案又称抗菌剂治疗。氯己定的应用方法是每日用 0.12%～0.2% 氯己定含漱，用 0.2%～0.5% 氯己定龈下冲洗，或在感染部位局部应用 0.2% 氯己定凝胶。抗菌剂治疗一般需持续 3～4 周的时间。

## 三、抗生素治疗——CIST-C 方案

如果种植体部位有探诊后出血阳性、溢脓或无溢脓、探诊深度 ≥ 6 mm、且 X 线片显示有骨吸收，但骨吸收 ≤ 2 mm，应首先进行机械治疗和应用氯己定抗感染治疗，在此基础上还必须使用抗生素，即采用 CIST 治疗方案中的 A ＋ B ＋ C 方案。这时的种植体深袋内往往存在牙周致病菌，多为革兰氏阴性厌氧菌，配合使用抗生素以便消除或减少致病菌，达到软组织愈合的目的。

在持续 10 天的氯己定治疗期间，联合应用直接抗厌氧菌的药物——甲硝唑或替硝唑，全身给药。也可局部使用控释抗生素，但必须注意，只有能动态释放抗生素的装置才能获得成功的临床结果，并且抗生素必须能保持在局部发挥作用至少 7～10 天，浓度足以穿透菌斑生物膜。

## 四、手术治疗——CIST-D 方案

如果经过上述非手术治疗后，种植体周部位的感染已得到控制，但骨缺损 ＞ 2 mm，还需对这些病例进行手术治疗。即对种植体周感染已得到控制，但骨缺损 ＞ 2 mm 者，要进行 CIST 方案中的 A ＋ B ＋ C ＋ D 方案。

手术种类有切除性手术和再生性手术。切除性手术目的是降低探诊深度、修整骨外形、清除种植体表面的菌斑和牙石，使之光洁。再生性手术是在清创的基础上，促使种植体周的骨组织再生，同样使袋变浅。是进行再生性手术还是切除性手术，需根据局部骨吸收的程度和范围来决定。

**1. 切除性手术**　在手术中翻起组织瓣，清除袋壁的肉芽组织，之后进行种植体螺纹暴露处的处理：先用器械刮除菌斑及牙石，彻底清洁种植体表面；用生理盐水反复冲洗或擦洗，以去除毒素，恢复其生物相容性；再修整牙槽骨，将黏膜骨膜瓣复位、缝合。

目前的种植体表面都经过特殊处理呈粗糙状，如何彻底清除种植体表面的感染和微生物及毒素，是当前最棘手的问题。除用生理盐水反复冲洗或擦洗外，有学者提出用甘氨酸喷砂处理种植体表面，也有学者提出可使用激光处理，还有学者提出应将暴露的种植体粗糙表面磨除，形成光滑表面，以利菌斑控制。

**2. 引导性骨再生术（guided bone regeneration，GBR）**　引导性骨再生术的生物学机制是利用生物膜作为屏障，将软组织与缺损部位的骨组织隔开，阻止上皮细胞及结缔组织来源的成纤维细胞长入缺损区，保证生长较慢的骨细胞增生并充满膜下方的骨缺损间隙。

GBR 技术的要点有：膜应放在缺损区骨面上并超出缺损区 2～3 mm，以保证膜完全覆盖骨缺损；膜下的缺损部位一定要有血块或植入自体骨或其他植骨材料以保持间隙；术后要严密缝合切口。如果黏膜骨膜瓣在复位时张力过大，无法关闭切口，可采用骨膜减张切口，即在黏膜骨膜瓣的根方切开骨膜层，可以减小黏膜骨膜瓣的张力，使切口能够关闭，避免膜的暴露。

由于骨吸收后暴露（图 29-7）于病变内的种植体表面粗糙，种植体表面的菌斑微生物感染难以彻底清除，这常导致 GBR 治疗难以获得成功。因此，能否有效清除种植体表面的菌斑

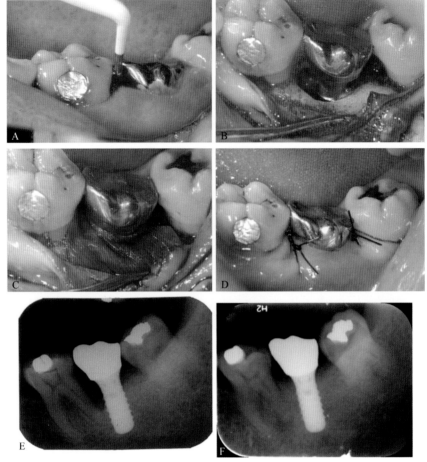

图 29-7 左下 7 种植体周炎手术治疗

**A.** 左下 7 种植修复体，近中可探及深袋，伴出血和溢脓；**B.** 翻瓣术中中可见种植体近中Ⅲ壁垂直骨缺损；**C.** 骨缺损内植骨并覆盖胶原屏障膜；**D.** 缝合关闭创口；**E.** 术前 X 线片显示种植体近中骨吸收超过第二螺纹；**F.** 术后 5 年 X 线片显示种植体近中骨缺损内明显充盈

（释栋医师提供）

微生物的感染，是获得成功治疗的关键。

**3. 其他手术** 有些患者种植体颈部包绕的软组织无角化龈，且反复发生黏膜炎，对此类患者可行角化龈增宽的膜龈手术，在种植体周重建附着龈，从而有利于种植体周的菌斑控制。

## 五、种植体的移除

如果种植体周的探诊深度超过 8 mm，BOP 阳性，有溢脓，或有瘘管或窦道，并且种植体松动，X 线片显示骨吸收已达种植体的全长，整个种植体周围都有低密度影像，此时应及早将种植体移除。

## 种植体周病的预防和种植后维护
### Prevention of Peri-implant Disease and Supportive Therapy for Patient with Implant

与天然牙相似种植体周组织一样可以出现炎症改变，当种植体周牙槽骨破坏到一定程度后也会导致种植体的脱落。因此，种植治疗并不意味着一劳永逸，牙周定期维护治疗仍十分必要。

加强种植后的维护，预防种植体周组织疾病是所有开展种植治疗口腔医师的应尽责任。

## 一、种植前后对口腔卫生状况的要求

已决定采用种植修复的患者必须建立良好的口腔卫生习惯，种植前全口菌斑应控制在20%以下，慢性龈炎患者应已治愈；牙周炎患者经过牙周治疗后病情得到控制，牙周组织健康状况已得到恢复，口内无 PD > 5 mm 的牙周袋；吸烟者同意戒烟；患者有良好的依从性。种植后仍保持良好的口腔卫生习惯，终身定期请专科医生进行专业护理。

## 二、种植后的维护

种植体的牙周支持（或维护）治疗可分为患者日常口腔卫生维护和口腔专业维护治疗两部分，其目的在于控制菌斑及消除炎症，保持种植体长期稳定。

**1. 自身维护** 患者自我维护的方法包含机械性菌斑控制和化学性菌斑控制。机械性清洁种植体的工具有间隙刷、单束牙刷、牙线、橡皮头等。化学性菌斑控制是局部用 0.12% ～ 0.2% 氯己定等含漱剂含漱或擦洗，含漱可以每天 2 次，每次含漱 1 分钟。

**2. 定期复查和专业维护** 种植体的长期成功很大程度上决定于种植体周围软硬组织的健康和适当的咬合力分布。完成种植治疗之后，患者应定期维护。种植修复后 1 个月即应复查修复体及周围软组织。术后 1 年内至少应每 3 ～ 6 个月复查一次，之后根据患者口腔卫生状况和牙周 / 种植体周状况调整复诊次数，口腔卫生控制良好的患者复诊间隔可以延长，但每年复查至少 1 次。

复查的内容应包括菌斑控制状况；种植体及天然牙周围的软、硬组织健康状况，如牙龈的颜色变化、牙龈外形及肿胀情况、探诊后出血及溢脓等；仔细地探查探诊深度（PD）和附着水平（AL）的变化；拍摄 X 线片，以了解种植体行使功能期的骨变化；如有条件，还可监测种植体周细菌成分的变化，这将有利于评价种植体周组织的健康情况、致病的病因、种植体稳定性、修复体的完整性和稳定性、是否容易清洁和选择抗生素等。

要定期地到医院请专业医生去除种植体的菌斑及牙石，一般间隔期为 3 ～ 6 个月。如为螺丝固位的修复体，能取下种植体上部结构进行清洁更好。使用碳纤维或 PEEK（聚醚醚酮）工作尖的超声洁治既省时，又对钛种植体表面无损伤。塑料洁治器对钛种植体表面亦无损伤，但效率低。龈上喷砂、橡皮杯和磨光糊剂可用来去除菌斑和抛光。有条件的也可使用龈下喷砂和激光对种植体表面，特别是螺纹暴露的种植体表面进行处理。

## 三、成功种植体的标准

关于种植体的成功、存活和失败，不同的学者提出了许多不同的标准。

种植体的存活（implant survival）是指种植体被植入后，在进行评价时仍存在于植入的口腔内，不论其是否伴有任何不良的症状、体征，或有过任何问题，甚至没有支持任何修复体。

种植体的成功（implant success）是指种植体不仅存在，而且符合检查时评价种植体状况和功能的标准。种植体成功的标准有不同的标准和看法。Albrektsson 等 1986 年提出的标准曾被许多学者采用。Albrektsson 等（1986）提出的成功的种植体标准见框 29-5。Roots-Jansaker 等对此标准进行了补充，种植体行使功能后第一年期间骨吸收不应 > 1 mm。

Froum 等提出了更严格的标准：①最初的治疗计划应使种植后没有并发症；②种植体在植入的部位仍保持稳定并行使功能，而无任何问题；③种植体周软、硬组织健康；④患者和医生都对结果满意。以此严格的成功标准来评价，种植支持的局部固定义齿的 5 年成功率在 61%。

2007 年国际口腔种植学家会议（the International Congress of Oral Implantologist，ICOI）提出的成功标准是：①种植体在行使功能时无疼痛和敏感；②牙齿动度为 0；③ X 线检查显示与植入手术时骨的高度相比骨丧失 < 2 mm；④种植体周无渗出液及渗出史。

框 29-5　种植成功的标准（Albrektsson 等，1986）

种植体无临床动度

X 线片未见种植体周围透射区

植入后第 1 年骨吸收不超过 2 mm

行使功能 1 年后，每年平均的垂直骨丢失 ≤ 0.2 mm 无疼痛及不适

软组织无炎症

种植体周围无溢脓

用此标准，5 年成功率是 85%，10 年成功率是 80%

# 种植位点的软、硬组织缺损
## Hard and Soft tissue implant site deficiencies

　　种植部位存在组织缺损临床比较常见，这会导致种植体的边缘骨吸收增加和软组织出现炎症。上述并发症很难处理，会威胁种植体的生存。种植体周牙槽骨的缺损包括骨开裂、骨开窗、水平牙槽嵴骨缺损和垂直牙槽嵴骨缺损，软组织缺损包括角化龈缺失等。

　　与种植位点的软、硬组织缺损的相关因素见表 29-4，表 29-5。

表 29-4　种植前后影响硬组织缺损的相关因素

| 种植前 | 种植后 |
| --- | --- |
| 牙齿缺失 | 健康状态下既有的缺损 |
| 拔牙的损伤 | 种植体错位 |
| 牙周炎 | 种植体周炎 |
| 牙髓感染 | 机械性负载过大 |
| 牙根纵裂 | 软组织厚度 |
| 外伤 | 系统疾病 |
| 解剖因素：上颌窦、下颌神经管 | |
| 系统疾病 | |

表 29-5　种植前后影响软组织缺损的相关因素

| 种植前 | 种植后 |
| --- | --- |
| 牙齿缺失 | 颊侧骨板缺失 |
| 牙周炎 | 龈乳头高度<br>角化龈宽度<br>天然牙的移动和骨骼变化 |
| 系统疾病 | 系统疾病 |

# 小　结
## Summary

　　探诊深度、探诊后出血、有无溢脓以及 X 线片检查牙槽骨高度或密度的改变，是诊断种植体周病的常规手段。菌斑生物膜中的细菌仍是种植体周病的罪魁祸首。种植前口腔内的菌群决定了种植体周早期菌群的成分。全口无牙患者种植体上的细菌主要来自邻近软组织表面，部分缺牙患者在自然牙上的牙菌斑是重要的细菌来源。有牙周炎史的患者进行种植修复时，由于他们对牙周炎易感及牙周致病菌的相互传递，发生种植体周炎的危险性增高，应强调种植前、

种植后都保证良好的菌斑控制。牙周炎患者应更加严格控制种植修复的适应证。种植体周组织发生炎症的早期是可以治疗和可逆的，不是失败种植体（failing implant，FI）的同义词。

## 思考题

1. 简述牙周炎患者种植条件和时机的选择。
2. 种植体周病的病因是什么？
3. 种植体周病的预防有哪些措施？

（栾庆先　欧阳翔英　沙月琴）

## 参考文献

［1］Lang Np，Lindhe J. Clinical Periodontology and Implant Dentistry. 6th ed. New Jersey：John Wiley & Sons Ltd，2015：85-99，505-520，861-869.

［2］Berglundh T，Lindhe J. Dimension of the periimplant mucosa. Biological width revisited. J Clin Periodontol，1996，23（10）：971-973.

［3］Berglundh T，Lindhe J，Jonsson K，et al. The topography of the vascular system in the periodontal and peri-implant tissuesinthedog. J Clin Periodontol，1994，21（3）：189-193.

［4］Berglundh T，Lindhe J，Ericsson I，et al. The soft tissue barrier at implants and teeth. Clin Oral Implant Res，1991，2（2）：81-90.

［5］Lindhe J，BerglundhT，Ericsson I，et al. Experimental breakdown of periimplant and periodontal tissues. A study in the beagle dog. Clin Oral Implant Res，1992，3（1）：9-16.

［6］Donley TG，Gillette WB. Titanium endosseous implant-soft tissue interface：a literature review. J Periodontol，1991，62（2）：153-160.

［7］Pontoriero R，Tonelli MP，Carnevale G，et al. Experimentally induced peri-implant mucositis. A clinical study in humans. Clin Oral Implant Res，1994，5（4）：254-259.

［8］Eichel B，Shahrik HA. Tobacco smoke toxicity：loss of human oral leukocyte function and fluid-cell metabolism. Science，1969，166（3911）：1424-1428.

［9］Block MS，Kent JN. Factors associated with soft and hard-tissue compromise of endosseous implants. J Oral Maxillofac Surg，1990，48（11）：1153-1160.

［10］Ericsson I，Lindhe J. Probing depths at implants and teeth. J Clin Periodontol，1993，20（3）：263-267.

［11］Jemt T. Regeneration of gingival papillae after single-implant treatment. Int J Periodontics Restorative Dent，1997，17（4）：326-333.

［12］Lang NP，Wilson TG，Corbet EF. Biological complication with dental implants：their prevention，diagnosis and treatment. Clin Oral Implants Res，2000，11（Suppl 1）：146-155.

［13］Caton JG，Armitage G，Berglundh T，et al. A new classification scheme for periodontal and peri-implant diseases and conditions-introduction and key changes from the 1999 classification. J Clin Periodontol，2018，45（Suppl 20）：S1-S8.

［14］Hämmerle CHF，Tarnow D. The etiology of hard-and soft-tissue deficiencies at dental implants：a narrative review. J Clin Periodontol，2018，45（Suppl 20）：S267-S277.

［15］Bauman GR，Mills M，Rapley JW，et al. Plaque-induced inflammation around implants. Int J Oral Maxillofac Implants，1992，7（3）：330-337.

［16］Mombelli A，Marxer M，Gaberthuel T，et al. The microbiota of osseointegrated implants in patients with a history of periodontal disease. J Clin Periodontol，1995，22（2）：124-130.

［17］Dahlin C，Sennerby L，Lekholm U，et al. Generation of new bone around titanium implantsusing a membrane technique：an experimental study inrabbits. Int J Oral Maxillofac Implants，1989，4（1）：19-25.

［18］Persson LG，Ericsson I，Berglundh T，et al. Guided bone regeneration in the treatment of periimplantitis. Clin Oral Implants Res，1996，7（4）：366-372.

［19］Galindo MP，Fauri M，Avila OG，et al. Influence of alcohol and tobacco habits on peri-implant marginal bone loss：a prospective study. Clin Oral Implants Res，2005，16：579-586.

# 中英文专业词汇索引